위생사

필기시험문제

대한민국 국가대표 브랜드
국가자격 시험문제 전문출판
에듀크라운
국가자격시험문제 전문출판
최고의 적중률!! 최고의 합격률!!
크라운출판사
국가자격시험문제 전문출판
http://www.crownbook.co.kr

들어가는 말

21세기 우리의 의식주 문화도 이제는 선진국 수준에 와 있다. 우리의 주거생활은 보다 더 위생적이고 과학적으로 성장하였으나 아직 보이지 않는 일부분은 그렇지 못한 면도 많이 있다.

특히 위생적인 면은 아직도 낙후된 부분이 많다. 가까운 이웃 일본과 비교해 보더라도 관청 건물, 체육시설, 리조트시설, 주택, 식품업소 등 여러 면에서 규모와 외형은 가까운 일본 등의 나라와 대등하지만 위생적인 면은 상당히 뒤떨어져 있음을 쉽게 알 수 있다.

그동안 정부 관계 부처에서 위생사 시험을 실시한 이래 많은 젊은이들이 위생사 자격을 취득하고 국가기관, 산업체, 식품생산업체 및 교육기관에 종사하고 있다. 현재 위생업에 종사하는 위생사는 내실 있는 근무를 해야 하고, 앞으로 위생사를 지원하는 사람들은 국민보건 향상과 가까운 장래에 위생의 선진국이 될 국가의 위상을 위해서도 보다 더 높은 사명감과 위생업무 능력을 높여야 한다.

위생사의 역할은 아주 중요하고 영역도 광범위하다. 국가기관, 지방자치단체, 각종 산업체, 의료기관, 호텔, 식품취급업소, 교육기관 등 사회의 거의 모든 부분이 그들의 중요한 활동무대이다.

그간 여러 고명하신 분들이 위생사에 관한 책과 이에 따른 문제집을 출판한 바 있으나 시간이 지남에 따라 관계 법령이 개정 · 폐지 · 신설되어 사용할 수 없게 되었다. 이로 인해 새로운 교재가 필요하게 되어 최근 개정된 새 법령과 출제 기준에 따라 새로운 위생사 시험문제집을 집필하여 발행하게 되었다.

이 교재의 특징은 다음과 같다.

첫째, 각 과목마다 간결하게 핵심을 요약 정리하였으며, 중요한 부분은 고딕체로 표시하였다.

둘째, 각 과목별로 최소한의 노력으로 최대의 효과를 얻을 수 있도록 같은 유형, 비슷한 문제들을 모아서 해설과 함께 출제 및 예상 문제를 수록하였다.

셋째, 실전모의고사 문제(수험생들의 자료 중심으로 만든 것임)를 각 과목별로 수록하여 출제 문제의 적중률을 높이도록 하였다.

넷째, 최근 개정된 새 법령을 위생사 출제 기준에 맞게 정리하여 수록하였다.

다섯째, 위생사 시험 출제 문제 방향을 알게 하여 누구나 단시일 내에 위생사 시험에 합격할 수 있도록 노력하였다.

이 관계 분야에 종사하는 선배님과 동료 제현님의 많은 충고와 지도 편달을 바라며 끝으로 이 위생사 시험 교재의 발행에 많은 협조를 아끼지 않은 크라운출판사 회장님 이하 임직원 여러분에게 깊은 감사와 인사의 말씀을 드린다.

저자 **하 재 남**

위생사 시험안내

1 직종안내

(1) 개요

「위생업무」란 지역사회단위의 모든 사람의 일상생활과 관련하여 사람에게 영향을 미치거나 미칠 가능성이 있는 일체의 위해요인을 관리하여 중독 또는 감염으로부터 사전예방을 위한 6개호의 위생업무를 법률로 정하고 동 업무수행에 필요한 전문지식과 기능을 가진 사람으로서 보건복지부장관의 면허를 받은 사람을 "위생사"라 한다.

(2) 수행직무

공중위생관리법 제8조의2(위생사의 업무범위) 및 동법 시행령 제6조의3(위생사의 업무)
위생사는「공중위생관리법령」에 따라 다음과 같은 업무를 수행한다.
- 공중위생영업소, 공중이용시설 및 위생용품의 위생관리
- 음료수의 처리 및 위생관리
- 쓰레기, 분뇨, 하수, 그 밖의 폐기물의 처리
- 식품 · 식품첨가물과 이에 관련된 기구 · 용기 및 포장의 제조와 가공에 관한 위생관리
- 유해 곤충 · 설치류 및 매개체 관리
- 그 밖에 보건위생에 영향을 미치는 것으로서 소독업무, 보건관리업무

(3) 진로 및 전망

① 음료수처리(먹는 물 검사 및 위생관리) 기관 및 업체 요원
② 분뇨 · 하수 · 의료폐기물 검사 및 처리기관, 업체 요원
③ 공중위생접객업소, 공중이용시설 및 위생용품제조업체의 위생관리담당자
④ 식품, 식품첨가물 및 이에 관련된 기구용기포장 및 제조업체의 위생관리자
⑤ 지역사회단위 유해곤충, 쥐의 구제 담당요원
⑥ 집단주거시설, 대형유통시설 · 해 · 공항 · 버스터미널 등 집단이용시설의 방역업무 등

2 응시자격

(1) 다음 각 호의 자격이 있는 자가 응시할 수 있다.

① 전문대학이나 이와 같은 수준 이상에 해당된다고 교육부장관이 인정하는 학교(보건복지부장관이 인정하는 외국의 학교를 포함한다. 이하 같다)에서 보건 또는 위생에 관한 교육과정을 이수한 사람

② 「학점인정 등에 관한 법률」 제8조에 따라 전문대학을 졸업한 사람과 같은 수준 이상의 학력이 있는 것으로 인정되어 같은 법 제9조에 따라 보건 또는 위생에 관한 학위를 취득한 사람

③ 보건복지부장관이 인정하는 외국의 위생사 면허 또는 자격을 가진 사람

공중위생관리법 제6조의2제1항1호 중 "전문대학이나 이와 같은 수준 이상에 해당된다고 교육부장관이 인정하는 학교에서 보건 또는 위생에 관한 교육 과정을 이수한 자"라 함은 전공필수 또는 전공 선택과목으로 다음 각 호의 1과목 이상을 이수한 자를 말함.

1) 식품 보건 또는 위생과 관련된 분야
식품학, 조리학, 영양학, 식품미생물학, 식품위생학, 식품분석학, 식품발효학, 식품가공학, 식품재료학, 식품보건 또는 저장학, 식품공학 또는 식품화학, 첨가물학

2) 환경 보건 또는 위생과 관련된 분야
공중보건학, 위생곤충학, 환경위생학, 미생물학, 기생충학, 환경생태학, 전염병관리학, 상하수도공학, 대기오염학, 수질오염학, 수질학, 수질시험학, 오물·폐기물 또는 폐수처리학, 산업위생학, 환경공학

3) 기타분야 : 위생화학, 위생공학

보건복지부령이 정하는 위생업무라 함은 다음의 업무를 말한다.

1) 국가 공공단체 또는 국공립의 위생시험기관에서 직무상 행하는 식품위생·환경위생 및 위생시험에 관한 업무

2) 식품위생법 제28조의 규정에 의한 식품위생관리인의 업무 〈2000.1.12 삭제〉

3) 감염병의 예방 및 관리에 관한 법률 제52조에 따른 소독대행자의 소독업무를 보조하는 업무

4) 근로자의 보건관리에 관한 업무

(2) 다음 각 호에 해당하는 자는 응시할 수 없다.

① 「정신건강증진 및 정신질환자 복지서비스 지원에 관한 법률(약칭 : 정신건강복지법)」 제3조제1호에 따른 정신질환자. 다만, 전문의가 위생사로서 적합하다고 인정하는 사람은 그러하지 아니하다.

② 마약 · 대마 또는 향정신성의약품 중독자

③ 「공중위생관리법」,「감염병의 예방 및 관리에 관한 법률」, 「검역법」, 「식품위생법」, 「의료법」, 「약사법」, 「마약류 관리에 관한 법률」 또는 「보건범죄 단속에 관한 특별조치법」을 위반하여 금고 이상의 실형을 선고받고 그 집행이 끝나지 아니하거나 그 집행을 받지 아니하기로 확정되지 아니한 사람

3 응시자 유의사항

4 응시원서 접수안내

(1) 인터넷 접수

① 인터넷 접수 대상자

㉮ 과거에 응시한 적이 있거나 국내대학 기졸업자의 경우 별도의 절차 없이 인터넷 접수 가능

※ 단, 외국대학 졸업자 중 응시 자격 확인이 필요한 경우에는 접수 기간 내에 국시원에 방문하여 접수하여야 함

② 인터넷 접수 준비사항

㉮ 회원가입 등

㉠ 입력 사항 : 이름, 생년월일, 아이디, 비밀번호, 연락처(휴대폰/이메일/전체)

※ 연락처(휴대폰, 이메일)는 비밀번호 재발급 시 인증용으로 사용

㉯ 시험 선택, 실명 인증 및 안내 사항 확인

㉠ 실명 인증 관련 문의처 : 코리아크레딧뷰로(주)(02-708-1000)

㉰ 응시원서 작성 : 국시원 홈페이지 [응시원서 접수]에서 직접 입력

㉠ 입력 사항(공통) : 사진, 주소, 전화(자택/휴대전화), 이메일, 졸업학교(학과), 졸업(예정)일자, 응시지역

※ 주소 : 실제 거주지를 입력하여도 관계없음

※ 사진 파일 등록 : 등록된 사진은 면허(자격)증에 사용

㉡ 실명 인증

- 성명과 주민등록번호를 입력하여 실명인증을 시행, 외국국적자는 외국인등록증이나 국내거소신고증 상의 등록번호사용
- 금융거래 실적이 없을 경우 실명인증이 불가능함(NICE신용평가정보(1600-1522)에 문의)

㉢ 사진

- 모자를 쓰지 않은 정면 사진
- jpg, bmp, png 포맷
- 276×354 픽셀 이상 크기
- 해상도 200dpi 이상(600dpi 이상 권장)

③ 응시수수료 결제

㉮ 결제 방법 : [응시원서 작성 완료] → [결제하기] → [응시수수료 결제] → [시험선택] → [온라인계좌이체 / 가상계좌이체 / 신용카드] 중 선택

㉯ 마감 안내 : 인터넷 응시원서 등록 후, 접수 마감일 18:00시까지 결제하지 않았을 경우 미접수로 처리

④ 접수결과 확인

㉮ 방법 : 국시원 홈페이지 [응시원서접수] - [응시원서 접수결과] 메뉴

㉯ 영수증 발급 : http://ecredit.uplus.co.kr [거래내역 조회]에서 열람 · 출력

⑤ 응시원서 기재사항 수정

㉮ 방법 : 국시원 홈페이지 [마이페이지] - [응시원서 수정] 메뉴

㉯ 기간 : 시험 시작일 하루 전까지만 가능

㉰ 수정 가능 범위

㉠ 응시원서 접수기간 : 아이디, 성명, 주민등록번호를 제외한 나머지 항목

㉡ 마감~시행 하루 전 : 비밀번호, 주소, 전화번호, 전자 우편, 학과명 등

㉢ 단, 성명이나 주민등록번호는 개인정보(열람, 정정, 삭제, 처리정지) 요구서와 주민등록초본 또는 기본증명서, 신분증 사본을 제출하여야만 수정이 가능
(국시원 홈페이지 [시험정보] - [서식모음]에서 「개인정보(열람, 정정, 삭제, 처리정지) 요구서」 참고)

⑥ 응시표 출력

㉮ 방법 : 국시원 홈페이지 [마이페이지]- [응시표 출력]

㉯ 기간 : 시험장 공고일부터 시험 시행일 아침까지 가능

㉰ 기타 : 흑백으로 출력하여도 관계없음

(2) 방문 접수

① 방문 접수 대상자 : 외국대학 졸업자 중 국가시험에 처음 응시하는 경우는 응시자격 확인을 위해 방문 접수만 가능

※ 단, 기응시 경력자 및 인터넷 응시원서 접수를 위한 응시자격 사전심의를 신청하여 응시자격이 확인된 자는 인터넷 접수 가능

② 방문 접수 시 준비 서류

㉮ 국내대학 졸업(예정)자 제출 서류

㉠ 응시원서 1매(국시원 홈페이지 [시험안내 홈] – [시험선택] – [서식모음]에서「보건의료인국가시험 응시원서 및 개인정보 수집 · 이용 · 제3자 제공 동의서(응시자)」참고)

㉡ 동일 사진 2매(3.5×4.5cm 크기의 인화지로 출력한 컬러사진)

㉢ 개인정보 수집 · 이용 · 제3자 제공 동의서 1매(국시원 홈페이지 [시험안내 홈] – [시험선택] – [서식모음]에서「보건의료인국가시험 응시원서 및 개인정보 수집 · 이용 · 제3자 제공 동의서(응시자)」참고)

㉣ 최종학교 졸업증명서 1매

㉤ 위생업무 종사증명서 1매(국시원 홈페이지 [시험안내 홈] – [시험선택] – [서식모음]에서「위생사 업무종사 증명서」참고)

㉥ 응시수수료(현금 또는 카드결제)

※ 대리접수 시 제출서류와 함께 응시원서에 응시자 도장 날인 또는 서명이 되어 있어야 함

㉯ 외국대학 졸업자 제출서류(보건복지부장관이 인정하는 외국대학 졸업자 및 면허소지자에 한함)

㉠ 응시원서 1매(국시원 홈페이지 [시험안내 홈] – [시험선택] – [서식모음]에서「보건의료인국가시험 응시원서 및 개인정보 수집 · 이용 · 제3자 제공 동의서(응시자)」참고)

㉡ 동일 사진 2매(3.5×4.5cm 크기의 인화지로 출력한 컬러사진)

㉢ 개인정보 수집 · 이용 · 제3자 제공 동의서 1매(국시원 홈페이지 [시험안내 홈] – [시험선택] – [서식모음]에서「보건의료인국가시험 응시원서 및 개인정보 수집 · 이용 · 제3자 제공 동의서(응시자)」참고)

㉣ 면허증사본 1매(해당자에 한함)

㉤ 졸업증명서

㉥ 성적증명서 1매

㉦ 출입국사실증명서 1매

㉧ 응시수수료(현금 또는 카드결제)

※ 면허증사본, 졸업증명서, 성적증명서는 현지의 한국 주재공관장(대사관 또는 영사관)의 영사 확인 또는 아포스티유(Apostille) 확인 후 우리말로 번역 및 공증하여 제출(단, 영문서류는 번역 및 공증을 생략할 수 있음)

※ 단, 제출한 면허증, 졸업증명서, 성적증명서, 출입국사실증명서 등의 서류는 서류 보존 기간(5년) 동안 다시 제출하지 않고 응시할 수 있음

㉰ 응시 수수료 결제

㉠ 결제 방법 현금, 신용카드, 체크카드 가능

㉡ 마감 안내 : 방문접수 기간 18:00시까지(마지막 날도 동일)

(3) 공통 유의사항

① 등록기준지 작성

㉮ 내국인의 등록기준지 작성

㉠ 가까운 주민자치센터에서 '기본증명서'를 발급하거나, 전자가족관계등록시스템(http://efamily.scourt.go.kr)에서 공인인증서로 본인 확인을 거쳐 '가족관계등록부'를 조회하면 등록기준지 확인 가능

㉡ 입력 방법 기본증명서상에 기재된 등록기준지를 정확하게 입력

㉢ 작성 사유 : 보건의료관계 법령에 의거 응시 자격 및 면허 자격 확인을 위한 결격 사유 조회를 위해 활용

※ 응시원서 작성 시 기재한 등록기준지가 기본증경서상에 기재된 실제 등록기준지와 다를 경우, 결격 사유 조회가 불가능하여 응시 및 면허 발급이 제한 · 지연될 수 있음

㉯ 외국국적자의 등록기준지 작성

㉠ 외국국적자는 등록기준지 기재란에 '외국'이라고 기재(주소 검색창에 '외국'이라고 입력 후 검색하여 000-000 외국을 선택)

㉡ 합격 후 면허교부신청을 위해서는 면허교부신청 서류 발송 전에 국시원(1544-4244)으로 반드시 문의

② 원서 사진 등록

㉮ 모자를 쓰지 않고, 정면을 바라보며, 상반신만을 6개월 이내에 촬영한 컬러사진

㉯ 응시자의 식별이 불가능할 경우, 응시가 불가능할 수 있음

㉰ 셀프 촬영, 휴대 전화로 촬영한 사진은 불인정

㉱ 기타 : 응시원서 작성 시 제출한 사진은 면허(자격)증에도 동일하게 사용

※ 면허 사진 변경 : 면허 교부 신청 시 변경 사진, 개인정보(열람, 정정, 삭제, 처리정지) 요구서, 신분증 사본을 제출하면 변경 가능

5 합격기준

(1) 합격자 결정

① 합격자 결정은 전과목 총점의 60% 이상, 매과목 40% 이상 득점한 자를 합격자로 하고, 실기 시험에 있어서는 총점의 60% 이상 득점한 자를 합격자로 함

② 응시자격이 없는 것으로 확인된 경우에는 합격자 발표 이후에도 합격을 취소함

(2) 합격자 발표

① 합격자 명단은 다음과 같이 확인할 수 있음

㉮ 국시원 홈페이지 [합격자조회] 메뉴

㉯ 국시원 모바일 홈페이지

② 휴대전화번호가 기입된 경우에 한하여 SMS로 합격여부를 알려드림

휴대전화번호가 010으로 변경되어, 기존 01* 번호를 연결해 놓은 경우 반드시 변경된 010 번호로 입력(기재)하여야 함

6 면허 · 자격 발급 신청방법

(1) 신청방법

① 신청방법

㉮ 우편, 방문접수가 모두 가능함

㉯ 우편으로 신청할 때에는 가급적 등기우편을 이용하기 바람

㉰ 단, 방문하여 접수하여도 즉시 발급은 불가능함

㉱ 보내실곳 : (05043) 서울특별시 광진구 자양로 126, 성지하이츠 2층 시험운영본부 자격관리부 면허교부신청 담당자 앞

② **면허(자격)증 발급 진행상황**

국시원 홈페이지 [면허 · 자격 · 증명서] – [면허 · 자격 신청 및 조회] – [면허 · 자격 발급 진행상황]에서 확인 가능

(2) 유의사항

① **면허(자격)증 교부 신청서 관련**

㉮ 과거 서식에 직접 작성하거나 면허(자격)증 교부 신청서 없이 신청한 경우, 접수가 불가함

㉯ 면허(자격)증 교부 신청서에 인쇄된 바코드가 훼손되지 않도록 주의하여야 함

㉰ 면허(자격)증은 신청서에 기재한 주소지로 발송되므로 수령지 주소를 정확히 기재하여야 함

㉱ 수취인이 없을 경우 반송되므로 실제 우편물 수령이 가능한 주소를 기재하여 주시기 바람

㉲ 국시원에 방문하여 면허(자격)증을 수령하고자 할 경우, 면허(자격)증 교부 신청 서류 발송 후 고객상담센터(1544-4244)에 문의하여 주시기 바람

㉳ 신청서 출력 : 국시원 홈페이지 [면허 · 자격 · 증명서] – [면허 · 자격 발급] – [면허 · 자격 신청 및 조회] – [면허 · 자격 신청서 작성]에서 작성 후 출력

② **졸업증명서 관련**

㉮ 대학 및 기관에서 단체 신청할 경우에도 개인별 제출 서류(졸업증명서 포함)를 각각 첨부하여야 함(공문은 필요하지 않으며, 공문이 졸업증명서 등을 대체할 수 없음)

㉯ 졸업예정증명서는 인정하지 않으며, 졸업 후에 면허(자격)증 발급 신청 가능
(단, 위생사의 경우 3 · 4년제 대학에서 4학기 이상 수료자 제외)

㉰ 사본은 인정하지 않음

③ **의사진단서 관련**

㉮ 의사진단서는 30일 이내 발급된 진단서만 인정됨(서루 도착일 기준)

㉯ 의사진단서는 대학병원, 병원, 의원 등 발급 의료기관에 대한 제한을 두지 않으나, 해당 의료기관을 방문하기 전에 반드시 진단서 발급 가능여부를 확인하여야 함
즉, 아래 표에 제시된 문구가 진단서에 포함되는지를 확인하여야 함

㉰ 사본은 인정하지 않음

종 목	의사진단서 나용
위생사	「정신건강증진 및 정신질환자복지서비스지원에 관한 법률」 제3조제1호에 따른 정신질환자, 마약 · 대마 · 향정신성의약품 중독자가 아님

7 시험 일정

구 분		일 정	비 고
응시원서 접수	기간	• 인터넷 접수 : 2025년 8월 26일(화) ~ 9월 2일(화) 예정 다만, 외국대학 졸업자로 응시 자격 확인 서류를 제출하여야 하는 자는 접수기간 내에 반드시 국시원 별관(2층 고객지원센터)에 방문하여 서류 확인 후 접수가 능 함	[응시수수료] 88,000원 [접수시간] • 인터넷 접수 : 해당직종 원서접수 시작일 09:00부터 접수마감일 18:00까지
	장소	• 인터넷 접수 : 국시원 홈페이지 [원서접수] 메뉴	
응시표 출력기간		시험장 공고일 이후부터 출력 가능	2025년 10월 22일(수) 이후 예정
시험시행	일시	2025년 11월 15일(토) 예정	[응시자 준비물] 응시표, 신분증, 필기도구, 컴퓨터용 흑색 수성사인펜 지참 ※식수(생수)는 제공하지 않습니다.
	장소	[국시원 홈페이지]–[시험안내]–[위생사]–[시험장소(필기/실기)]	
최종합격자 발표	일시	2025년 12월 3일(수) 예정	• 휴대전화번호가 기입된 경우에 한하여 SMS 통보
	장소	• 국시원 홈페이지 [합격자조회] 메뉴	

8 시험시간표

교 시	시험과목(문제수)	교시별 문제 수	응시자 입장시간	시험시간
1	1. 위생관계법령(25) 2. 환경위생학(50) 3. 위생곤충학(30)	105	08:30	9:00~10:30 (90분)
2	1. 공중보건학(35) 2. 식품위생학(40)	75	10:50	11:00~12:05 (65분)
3	1. 실기시험(40)	40	12:25	12:35~13:15 (40분)

9 출제기준

시험직종	위생사	적용기간			
시험형식	객관식 (5지 선다형)	문제수 (배점)	220문제 (1점/1문제)	시험시간	195분

시험과목	분 야	영 역
1. 공중보건학	1. 공중보건의 개념	1. 공중보건의 개요 2. 건강증진
	2. 역학	1. 역학의 개념 2. 역학의 활용
	3. 감염병관리	1. 감염병 개요 2. 감염병 관리
	4. 만성질환관리	1. 만성질환 개요 2. 만성질환의 관리
	5. 보건행정	1. 보건행정 개요 2. 보건행정체계
	6. 보건관리	1. 인구보건 2. 보건영양 3. 모자보건 4. 노인보건 5. 보건교육 6. 학교보건 7. 정신보건 8. 보건통계 9. 생물테러
2. 환경위생학	1. 공기위생관리	1. 대기환경관리 2. 실내공기위생 3. 공중이용시설위생
	2. 물위생관리	1. 수환경 2. 급수위생 3. 하 · 폐수위성
	3. 생활 · 의료폐기물위생관리	1. 생활폐기물관리 2. 의료폐기물관리
	4. 작업환경보건관리	1. 작업환경위생의 개요 및 관리
	5. 소독위생관리	1. 소독위생
	6. 주거위생관리	1. 주거위생

시험과목	분 야	영 역
3. 식품위생학	1. 식품위생의 개요	1. 식품위생과 식품의 안전성
	2. 식품과 미생물	1. 식품미생물의 특성 2. 식품변질과 저장
	3. 식중독	1. 식중독 2. 식중독 분류
	4. 식품과 질병	1. 경구감염병 2. 인수공통감염병과 기생충
	5. 식품첨가물	1. 식품첨가물의 개요 2. 식품첨가물의 종류
	6. GMO와 방사선조사식품	1. 유전자재조합 및 방사선조사
	7. 식품공전안전관리기준	1. HACCP
4. 위생곤충학	1. 위생해충 개론	1. 분류 및 동정 2. 내부 및 외부구조 3. 발육 4. 병인작용 및 뉴슨스 5. 구제방법
	2. 방제용 약제	1. 개론 2. 살충제 3. 살서제
	3. 위생곤충 각론	1. 바퀴 2. 모기 3. 파리 4. 이 5. 빈대, 흡혈노린재 6. 벼룩 7. 독나방류 8. 벌, 개미 9. 진드기 10. 쥐
5. 위생관계법령	1. 공중위생관리법	
	2. 식품위생법	
	3. 감염병예방 및 관리에 관한 법률	
	4. 먹는물관리법	
	5. 폐기물관리법	
	6. 하수도법	

시험과목	분 야	영 역
6. 실기시험	1. 환경위생학	1. 환경측정 2. 물 위생검사
	2. 식품위생학	1. 식품취급 및 시설위생 2. 기구의 소독 및 살균법 3. 식중독세균 4. 기생충의 형태 및 감염경로 5. 경구감염병균 및 인수공통감염병
	3. 위생곤충학	1. 바퀴 2. 모기 3. 파리 4. 이 5. 빈대, 흡혈노린재 6. 벼룩 7. 독나방 8. 벌, 개미 9. 진드기 10. 쥐 11. 방역작업실무

목차

제1장 공중보건학

제2장 환경위생학

제3장 식품위생학

제4장

위생곤충학

제5장

위생관계법령

제6장

실전모의고사

일반시험방법의 단위 및 기호

(1) 길 이

미터(m), 센티미터(cm), 밀리미터(mm), 마이크로미터(μm)=미크로(μ), 나노미터(nm)=밀리크론(mμ), 옹스트롬(Å)

$1m = 10^2cm = 10^3mm = 10^6\mu m = 10^9nm = 10^{10}$ Å

$1mm = 10^3\mu m$

$1\mu m = 10^3nm$

1nm=10Å

1ft=0.3048m

(2) 무 게

킬로그램(kg), 그램(g), 밀리그램(mg), 마이크로그램(μg), 나노그램(ng)

$1kg = 10^3g = 10^6mg = 10^9\mu g = 10^{12}ng$

$1mg = 10^3\mu g$

$1\mu g = 10^3ng$

(3) 넓 이

제곱미터(m^2), 제곱센티미터(cm^2), 제곱밀리미터(mm^2)

$1m^2 = 10^4cm^2 = 10^6mm^2$

(4) 부 피

세제곱미터(m^3), 세제곱센티미터(cm^3), 세제곱밀리미터(mm^3)

$1m^3 = 10^6cm^3 = 10^9mm^3$

(5) 용 량

킬로리터(kl), 리터(l), 밀리리터(ml), 마이크로리터(μl)

$1kl = 10^3l = 10^6ml = 10^9\mu l$

$m^3 = kl$

$1m^3 = 10^3l$

$1l = 10^3ml$

$cm^3 = ml = cc$

(6) 압 력

기압(atm), 수은주밀리미터(mmHg), 수주밀리미터(mmH_2O)

$1atm=760mmHg=10,332mmH_2O$

$mmH_2O=mmAq=kg/m^2$

(7) 밀도단위

$1g/cm^3=1,000kg/m^3$(4℃ 물의 밀도)

$1lb/ft^3=16.02kg/m^3$

$1lb/in^3=27,700kg/m^3$

(8) 점도단위

1cp(centipois)$=0.001kg/m \cdot sec=10^{-3}kg/m \cdot sec$

(9) 중량단위

1lb=0.4536kg

lb ; libra(라틴어)=pound

(10) 온도의 표시

섭씨온도 : ℃(Celsius), 0℃=273°K, $℃=\frac{5}{9}(°F-32)$

절대온도 : °K(Kelvin), 0°K=−273℃

표준온도 : 0℃

찬 곳 : 0~15℃

상온 : 15~25℃

실온 : 1~35℃

(11) 원소의 주기율표 및 분자의 명칭

원소의 표준 주기율표

주기 \ 족	1	2	3	4	5	6	7	8	9	10	11	12	13	14	15	16	17	18
1	$_{1}$H 수소 1.00794																	$_{2}$He 헬륨 4.00260
2	$_{3}$Li 리튬 6.941	$_{4}$Be 베릴륨 9.01218											$_{5}$B 붕소 10.811	$_{6}$C 탄소 12.011	$_{7}$N 질소 14.0067	$_{8}$O 산소 15.9994	$_{9}$F 플루오르 18.9984	$_{10}$Ne 네온 20.1797
3	$_{11}$Na 나트륨 22.989768	$_{12}$Mg 마그네슘 24.3050											$_{13}$Al 알루미늄 26.9815	$_{14}$Si 규소 28.0855	$_{15}$P 인 30.9738	$_{16}$S 황 32.066	$_{17}$Cl 염소 35.4527	$_{18}$Ar 아르곤 39.948
4	$_{19}$K 칼륨 39.0983	$_{20}$Ca 칼슘 40.078	$_{21}$Sc 스칸듐 44.9559	$_{22}$Ti 티탄 47.88	$_{23}$V 바나듐 50.9415	$_{24}$Cr 크롬 51.9961	$_{25}$Mn 망간 54.9381	$_{26}$Fe 철 55.847	$_{27}$Co 코발트 58.9332	$_{28}$Ni 니켈 58.6934	$_{29}$Cu 구리 63.546	$_{30}$Zn 아연 65.93	$_{31}$Ga 갈륨 69.723	$_{32}$Ge 게르마늄 72.61	$_{33}$As 비소 74.9216	$_{34}$Se 셀렌 78.96	$_{35}$Br 브롬 79.904	$_{36}$Kr 크립톤 83.80
5	$_{37}$Rb 루비듐 85.4678	$_{38}$Sr 스트론튬 87.62	$_{39}$Y 이트륨 88.9059	$_{40}$Zr 지르코늄 91.224	$_{41}$Nb 니오브 92.9064	$_{42}$Mo 몰리브덴 95.94	$_{43}$Tc 테크네튬 (98)	$_{44}$Ru 루테늄 101.07	$_{45}$Rh 로듐 102.906	$_{46}$Pd 팔라듐 106.42	$_{47}$Ag 은 107.868	$_{48}$Cd 카드뮴 112.411	$_{49}$In 인듐 114.88	$_{50}$Sn 주석 118.710	$_{51}$Sb 안티몬 127.757	$_{52}$Te 텔루르 127.60	$_{53}$I 요오드 126.904	$_{54}$Xe 크세논 131.29
6	$_{55}$Cs 세슘 132.905	$_{56}$Ba 바륨 137.327	$_{57}$La 란탄 138.906	$_{72}$Hf 하프늄 178.49	$_{73}$Ta 탄탈 180.948	$_{74}$W 텅스텐 183.84	$_{75}$Re 레늄 186.207	$_{76}$Os 오스뮴 190.23	$_{77}$Ir 이리듐 192.22	$_{78}$Pt 백금 195.08	$_{79}$Au 금 196.967	$_{80}$Hg 수은 200.59	$_{81}$Tl 탈륨 204.383	$_{82}$Pb 납 207.2	$_{83}$Bi 비스무트 208.980	$_{84}$Po 폴로늄 (209)	$_{85}$At 아스타틴 (210)	$_{86}$Rn 라돈 (222)

원자 번호 — $_{2}$He — 원소 기호
헬륨 — 원소 이름
4.00260 — 원자량

※ 원자량은 대략적인 값이고, (　　) 안의 원자량은 가장 안정한 동위체의 질량수이다.

원자 · 원자단의 산화수

원소기호	산화수	원소기호	산화수	원소기호	산화수
H	+1	P	−3, +5	Cu	+2
C	±4	S	±2, +4	As	+3, +5
N	−3, +5	Cl	±1, +3, +5	Ag	+1
O	−2	K	+1	Cd	+2
F	−1	Ca	+2	Hg	+1, +2
Na	+1	Cr	+3, +6	Pb	+2
Mg	+2	Mn	+2, +4	I	−1
Al	+3	Fe	+2, +3		

원자단	이름	산화수	원자단	이름	산화수	원자단	이름	산화수
OH	수산	−1	SO_4	황산	−2	Cr_2O_7	중크롬산	−2
HCO_3	탄산수소	−1	NH_4	암모늄	+1	OCl	차아염소산	−1
HSO_3	아황산수소	−1	NO_3	질산	−1	IO_3	요오드산	−1
HSO_4	황산수소	−1	CH_3COO	초산	−1	CN	시안	−1
CO_3	탄산	−2	MnO_4	과망간산	−1	S_2O_3	티오황산	−2
SO_3	아황산	−2	CrO_4	크롬산	−2	C_2O_4	수산	−2
						PO_4	인산	−3

① 산화수는 화학변화 즉, 산화 · 환원시 교환수의 역할을 한다.

예 산화수가 +1인 H와 산화수가 −2인 O와의 결합은 다음과 같다.

$H^{1+}+O^{2-} \rightarrow H_2O_1$

$H^{+}+O^{2-} \rightarrow H_2O$

$Na^{+}+Cl^{-} \rightarrow NaCl$

$Ca^{2+}+(OH)^{-} \rightarrow Ca(OH)_2$

$Al^{3+}+(SO_4)^{2-} \rightarrow Al_2(SO_4)_3$

② 분자

㉠ 분자란 원자 또는 화합물에서 휘발성 물질의 기본 구조단위를 갈한다.

㉡ 화학식의 명칭

원소가 2개이면 : 뒤 → 화 → 앞 예 NaCl : 염화나트륨, $Ca(OH)_2$: 수산화칼슘

원소가 3개이면 : 중간 → 뒤 → 앞 예 K_2CrO_4 : 크롬산칼륨

분자의 명칭

분자식	이름	분자식	이름	분자식	이름	분자식	이름
H_2O	물	H_2S	황화수소	NaCl	염화나트륨 (소금)	CH_3COOH	식초산
H_2SO_4	황산	Na_2SO_4	황산나트륨	NaOH	수산화나트륨 (가성소다)	$C_6H_{12}O_6$	포도당
HNO_3	질산	$MgSO_4$	황산마그네슘			HCHO	폼알데하이드
HCl	염산	$Al_2(SO_4)_3$	황산알루미늄	KOH	수산화칼륨	C_6H_5OH	석탄산 (phenol)
HOCl	차아염소산	$KMnO_4$	과망간산칼륨	NH_4OH	수산화암모늄 (암모니아수)	C_2H_5OH	에틸알코올
$CaCO_3$	탄산칼슘	K_2CrO_4	크롬산칼륨			$CuSO_4$	황산구리
SiO_2	산화규소	$K_2Cr_2O_7$	중크롬산칼륨	CaO	산화칼슘 (생석회)	$FeCl_3$	염화제2철
Na_2CO_3	탄산나트륨 (소다)	KIO_3	요오드산칼륨	$Ca(OH)_2$	수산화칼슘 (소석회)	$FeSO_4$	황산제1철
$Ca(HCO_3)_2$	탄산수소칼슘	$Na_2S_2O_3$	티오황산나트륨	NH_3	암모니아	$C_2H_5O_2N$	글리신
Na_2SO_3	아황산나트륨	$Na_2C_2O_4$	수산나트륨	H_3PO_4	인산	$MnSO_4$	황산망간

제1장

공중보건학

1. 공중보건학의 개념
2. 역학
3. 감염병 관리(급성·만성질환 및 생물테러)
4. 보건영양, 노인보건 및 정신보건
5. 모자보건 및 인구와 보건
6. 보건행정
7. 보건교육 및 학교보건
8. 보건통계

출제 및 예상문제

제1장 공중보건학

1 공중보건학의 개념

01 세계보건기구의 건강 정의

세계보건기구(WHO ; World Health Organization) : "건강이란 단순히 질병이 없고 허약하지 않은 상태만을 의미하는 것이 아니라 **육체적, 정신적 건강과 사회적 안녕의 완전한 상태**"를 의미한다.

02 공중보건학의 정의

(1) 지역사회 전체주민을 대상으로 치료보다는 예방에 중점을 두어, 질병예방, 건강증진, 생명연장을 목적으로 하는 학문이다.

(2) **Winslow 교수(1920년, Yale대 교수)의 공중보건학 정의**

"공중보건학이란 조직적인 지역사회의 공동 노력을 통해 **질병을 예방하고, 수명을 연장**시키며, **신체적, 정신적 효율을 증진**시키는 기술이며 과학이다."라고 정의하였다.

이의 목적 달성을 위해서는 **환경위생개선, 감염병관리, 개인위생교육, 질병의 조기진단 및 치료를 위한 의료 및 간호 봉사의 조직화**, 모든 사람들이 자신의 건강 유지에 적합한 생활수준을 보장받도록 사회제도를 발전시키는 등의 노력이 필요하다고 하였다.

(3) **공중보건과 비슷한 용어**

예방의학, 위생학, 사회의학, 건설의학, 포괄보건의료학 등

(4) **공중보건과 임상의학의 차이**

구 분	공중보건	임상의학
대상	지역사회의 전체주민	환자(개인)
목적(3대 요소)	예방(질병예방, 건강증진, 생명연장)	치료
진단의 근거	보건통계	임상검사

(5) 질병발생과정과 예방조치

① Leavell과 Clark 교수의 질병의 자연사과정을 5단계로 나눈 예방조치는 다음과 같다.

예방대책	예방단계	질병의 과정	예비적 조치
1차예방	1단계	비병원성기	적극적 예방(환경개선, 건강증진, 예방접종 등)
	2단계	초기병원성기	소극적 예방(특수예방, 숙주의 면역강화)
2차예방	3단계	불현성감염기	중증의 예방(조기진단, 집단검진)
	4단계	발현성질환기(임상질환기)	치료(악화방지)
3차예방	5단계	회복기	무능력예방(재활, 사회생활복귀)

이와 같이 질병의 전과정(건강포함) – **예방, 치료, 재활**을 포함하는 **포괄보건의료**가 현대적 개념의 예방대책이다.

② 예방대책 : 협의의 예방은 질병의 발생을 사전에 억제하는 것이고, 광의의 예방은 다음 세 가지 차원으로 분류한다(현대적 개념).

㉮ **1차 예방 : 예방접종, 환경위생관리, 생활조건 개선, 보건교육, 모자보건사업** 등

㉯ **2차 예방 : 질병의 조기발견(건강진단)**, 감염병환자(전염병환자)의 조기치료, 질병의 진행을 늦추고, 후유증 방지 등

㉰ **3차 예방 : 재활치료**(신체에 장애를 남긴 사람에게 물리적 치료로 신체기능을 회복), 사회생활 복귀 등

※ 감염병=전염병, 감염원=전염원

(6) 보건의료 : 보건의료란 예방과 치료의 개념이 포함되는 것을 말한다.

① **1차 보건의료 : 예방접종**사업, **식수위생**관리사업, **모자보건**사업, **영양개선**사업, **풍토병관리**사업, 통상질병의 **일상적 치료**사업 등을 말한다.

② **2차 보건의료** : 2차 보건의료사업은 주로 **응급처치를 요하는 질병**이나 **급성질환의 관리사업**과 병원에서 **입원치료**를 받아야 하는 환자관리사업이다.

③ **3차 보건의료 : 재활을 요하는 환자, 노인의 간호** 등 **장기요양**이나 **만성질환자의 관리사업**이다. 3차 보건의료는 노령화 사회에서 **노인성 질환의 관리**에 큰 기여를 하고 있다.

(7) WHO 건강증진을 위한 국제회의

■ 제1차 오타와헌장

1986년 11월 캐나다 오타와에서 최초로 세계건강증진 대회가 개최되었으며, 여기에서 건강증진을 개인의 생활개선에 한정시키지 않고, 사회적 환경개선을 포함하는 "오타와헌장"이 채택되었다. Ottawa 헌장 채택 내용은 다음과 같다.

1) 오타와 헌장은 건강평등실현에 초점을 두고 있으며, 건강증진의 3대 원칙과 활동요소

① 옹호 : 건강에 대한 대중의 관심을 일으키고, 보건의료의 수요를 충족시킬 수 있는 건강한 보건정책을 도입해야 한다.

② 역량 : 본인과 가족의 건강을 유지할 수 있게 하는 것을 권리로 인정하며, 스스로 건강관리에 적극 참여하여 자신의 행동에 책임을 느끼게 해야 한다.

③ 연합 : 모든 사람들이 건강하도록 건강에 영향을 미치는 관련분야 사람들이 연합해야 한다.

2) 건강증진이 무엇이라는 개념을 정립하였고, 그 개념을 실천하기 위해 5가지 전략을 제시

① 건강에 관한 공공정책의 수립(건강 공중정책개발=건전한 공공정책의 수립)

㉮ 모든 정책과 법령(교통, 환경, 주택, 교육, 사회적 서비스 등)에서 중요한 고려 사항으로 건강을 포함시키는 것(정책과 법령은 모두 건강에 양향을 주기 때문)

㉯ 그들의 의사결정 결과에서 건강을 고려하고 건강에 대한 책임을 받아들이기 위하여 모든 부분과 모든 수준의 전역에서 모든 정부와 정책 입안자들의 협동 운영체제를 수립하는 것

② 지원적 환경의 조성(지원적 환경의 창조=건강 지향적 환경조성)

건강에는 사회적, 생태학적과 관계가 있다. 작업, 생활, 여가 등의 행태, 변화는 건강에 중대한 영향을 미친다.

㉮ 자연환경을 보살피기 위하여 모든 국가, 지역, 공동체 그리고 개인의 책임을 수립

㉯ 천연자원을 보존하고, 자연환경과 인공환경을 보호하는 것

㉰ 건강한 생활환경을 지원하는 것

③ 지역사회 활동의 강화(공동체 행동 강화=지역활동강화)

㉮ 공동체에 권한을 부여하는 것

㉯ 공적참여와 공동체 소유권과 건강문제의 방향 통제를 강화하는 것

㉰ 정보, 자금과 지원에 대한 충분한 이용방법을 제공하는 것

④ 개인 건강기술의 개발(개인의 기능 발견=개인적 기술개발=자기건강 돌보기 육성)

㉮ 개인과 사회의 발전을 지원하는 것

㉯ 정보, 교육을 제공하고 삶의 기능을 향상하는 것

⑤ 보건사업의 재정립(보건의료의 방향 재설정=보건서비스개혁=기존 보건의료체계의 방향 재설정)

■ 제2차 : 애들레이드(Adelaide=아델레이드회의)(호주, 1988)

건전한 공공보건정책을 건강증진의 수단으로 강조, 우선순위는 다음과 같다.

① 여성건강의 개선 ② 식품과 영양 ③ 흡연과 음주 ④ 지원적 환경의 조성

■ 제3차 : 선즈볼(스웨덴, 1991) :건강을 지원하는 환경구축 강조

■ 제4차 : 자카르타(인도네시아, 1997) : 건강증진을 보건의료개발의 중심에 둠

■ 제5차 : 멕시코시티(멕시코, 2000) : 건강증진을 위한 과학적 근거 확보와 파트너십 형성

■ 제6차 : 방콕(태국, 2005) : 건강 결정요소를 다루기 위한 정책과 파트너십

■ 제7차 : 케냐 나이로비(2009) : 건강증진과 개발-수행역량격차 해소 과제
■ 제8차 : 핀란드 헬싱키(2012)
■ 제9차 : 중국상하이(2016. 11월 21일~24일) : 목표는 건강을 증진하는 것과 2030 지속가능한 발전 의제 간의 비평적 연결점들을 뚜렷하게 나타내는 데 있다.

03 공중보건학의 발전단계

(1) 고대기(기원전~서기 500년)

그리스, 이집트, 로마의 위생시설을 볼 수 있으며, Hippocrates가 대표적 인물이다.

(2) 중세기(500~1500년)

중세기에는 나병, 흑사병, 천연두, 디프테리아, 홍역 등 많은 전염병이 유행하였으며, 방역의사 빈민구제의사 활동이 활발했다.

페스트는 1347~1348년 징기스칸이 유럽정벌 시 전파되어 유럽 인구의 1/4을 죽였던 무서운 질병이다. 이때 40일간 교통을 차단하였는데 여기서 검역제도가 유래되었으며, 검역법을 제정하여 검역소를 설치하였다.

(3) 여명기(요람기, 근세, 1500~1850년)

① 산업혁명으로 공중보건의 사상이 싹튼 시기였다.
② John Graunt(1620~1670, 영국)
　㉮ 1662년 "사망표에 관한 자연적, 정치적 관찰"이라는 논문을 발표하였다.
　㉯ 출생과 사망인구의 수량적 분석을 시작한 보건통계의 시조이다.
③ Ramazzini(1633~1714년) : 직업병의 저서
④ J.P. Frank(1745~1821년) : 전의사 경찰체계(최초의 보건학 저서)
⑤ 스웨덴 : 최초의 국세조사(1749년)
⑥ E. Jenner(1749~1823년)
　㉮ 제너가 우두종두법(종두법 개발, 1798년)을 개발하였다.
　㉯ 18세기 영국의 제너가 천연두를 막기 위한 우두접종이 예방접종 주사의 시작이다.
⑦ Edwin Chadwick(1800~1875(1890)년) : 열병환자를 조사하여 Fever report(위생상태보고서)를 작성, 정부에 보고하였다.
⑧ 세계 최초의 공중보건법 제정 · 공포(1848년, 영국) : 이 법에 기준하여 공중보건국과 지방보건국 설치로 보건행정의 기틀을 마련하였다.
⑨ 3P : 오염(Pollution), 인구(Population), 빈곤(Poverty)

(4) 확립기(근대, 1850~1900년)

① 예방의학적 사상이 시작된 시기이다.
② Pettenkofer : 위생학교실 창립(1866년, 뮌헨대학)
③ L. Pasteur(1822~1895년) : 닭콜레라균(1880년)의 발견과 광견병 항혈청을 개발(1883년)하였으며, 질병의 자연발생설을 부인하고 미생물설을 주장하였다.

④ John Snow(1813～1858년) : 콜레라 역학조사에 관한 보고서(1855년)를 발표하였으며, 역학 조사의 특징은 다음과 같다.

㉮ 콜레라 발생 전파양식(펌프물로 옮겨짐)에 대해 역학조사보고서(1855년)를 발표했다.

㉯ 콜레라에 관한 역학조사보고서는 Miasma(독기, 毒氣)설을 뒤집었다.

㉰ 감염병(전염병) 감염설을 입증하는 동기가 되었다(콜레라 감염은 인간의 상호왕래로 전파된다는 점, 콜레라 환자와 접촉한 사람에게 주로 발생한다는 점, 빈곤자와 군집생활과 관계가 있다는 점, 임상적으로 보아 위장계에 침범하는 질병이라는 점 등을 밝혀냈다).

㉱ 콜레라에 관한 역학조사보고서는 오늘날까지 역학의 Bible로 불리고 있다.

㉲ Koch가 콜레라균(1883년 발견)을 발견하기 30년 전의 일이다.

⑤ Robert Koch(1843~1910, 독일) : 콜레라균, 파상풍균, 결핵균, 탄저균 등을 발견하였다.

⑥ Claude Bernard(1859년, 프랑스) : "건강이란 외부환경의 변화에도 내부환경의 항상성(恒常性)이 유지되는 상태"라고 주장한 학자이다.

⑦ Rathborne : 1862년(1850~1900)에 영국 Liverpool(리버풀) 시에서 Rathborne이라는 간호사에 의해 방문간호사업을 시작한 것이 오늘날 보건소 제도의 효시가 되었다.

⑧ Ballantyne(1861~1923, 영국) : 모자보건사업을 주장하고 실시하였다.

⑨ Bismarck(1883, 독일) : 사회보장제도의 창시자(근로자를 위한 질병보호법)이다.

(5) 발전기(현대, 20세기 이후)

① 보건소 설치 및 사회보장제도 발전, 1919년 영국의 보건부가 설립되었다.

② WHO 발족(1948. 4. 7), 사회보장제도 발전, 1차 보건의료, 건강증진사업, 포괄적 보건사업의 전개가 시작되었다.

2 역학

01 역학의 정의

역학이란 인간집단을 대상으로 질병의 발생요인을 파악하고 요인간의 상호관계를 규명하며, 그 빈도와 분포를 파악하여 예방대책을 수립하는 학문이라 할 수 있다.

02 역학의 역할

(1) 질병발생의 원인을 규명하고

(2) 질병의 자연사를 이해하며

(3) 건강수준과 질병발생 양상을 파악하여

(4) 보건사업의 기획과 평가에 필요한 자료를 제공한다.

03 질병(역학)의 3대 기본요인

(1) 병인적 요인(병원체=1차 요인) : 직접적인 요인

① 생물학적 병원체 : 세균, 바이러스, 리케치아, 원충 등
② 물리적 요인 : 화상 등
③ 화학적 요인 : 외인성 화학물질, 내인성 화학물질
④ 영양소 : 과잉, 결핍 등
⑤ 유전적 요인 : 대머리 등
⑥ 정신적 소인 : 정신질환 등
⑦ 신체적 소인 : 임신중독, 노인성 질환 등

(2) 숙주적 요인 : 감수성과 면역에 좌우

① 숙주의 구조적 · 기능적 방어 기능
② 숙주의 생물학적 요인 : 연령, 성, 종족, 가족력 등
③ 숙주의 건강상태 · 면역상태
④ 숙주의 행태 요인 : 습관(식생활, 술, 담배), 상수의 사용행태와 위생상태, 개인위생, 직업 등

(3) 환경적 요인 : 질병발생의 외적요인

매개곤충(파리, 모기), 기상, 지리, 대기오염, 소음, 빈부, 직업, 교육정도, 문화, 종교, 전쟁, 주거환경, 인구밀도 등

04 수레바퀴 모형설의 역학적 인자

수레바퀴는 유전소인을 핵으로 가진 숙주 행태요인의 수레바퀴통과 숙주를 둘러싸고 있는 환경으로 구성되어 있는데, 환경은 물리적 환경, 생물학적, 사회경제적으로 구분되었다.
(즉, 수레바퀴 모형설의 질병 인자 : 유전인자, 숙주행태, 환경(생물학적 환경, 사회경제적 환경, 물리적 환경)

05 건강과 질병발생의 모형(건강과 보건)

(1) 생의학적 모형

① 질병은 육체라는 기계의 고장이고, 의사는 기계를 고치는 기술자의 역할을 할 뿐이다.
② 생의학적 모형에서의 병인론은 단일 병인론으로 특정 질병은 특정한 세균이나 화학물질에 의해 질병이 발생한다.(특정 병인설)
③ 육체와 정신은 별개이다(심신 이원론(二元論)).

④ 현대의학의 기본모델(서양의학의 모델)이 되었으나 현대에 접어들면서 만성질병(당뇨, 혈압 등)을 설명할 수 없으므로 한계가 있는 모형이다. – (전문가 중심의 의료체계에 중점을 둠)

⑤ 장점 : 항생제 개발에 기여했다.

(2) 생태학적 모형

① 건강은 병인, 숙주, 환경 3가지 요소에 의해 결정되며, 이들 3요소에 의해 평형을 이루었을 때 건강이 유지되는 것으로 정의하였다.

② 환경요인을 지렛대 받침으로 양 끝에 병원체와 숙주를 위치하여 질병을 설명한 모형이다.

③ 복잡한 환경을 강조한 모형이다.

④ 한계 : 환경(물리 · 화학적 환경, 생물학적 환경, 사회 · 경제적 환경)은 다양하고 복잡하기 때문에 질병원인을 밝히는 데는 한계가 있다.

⑤ 비전염성 질환(심장질환 등)은 설명할 수 없는 모형이다.

(3) 사회 · 생태학적 모형

① 질병의 양상이 병원체에 의한 급성질병에서 숙주의 행태요소인 음주, 흡연, 식생활 등에 의해 발생하는 만성질병(고혈압, 당뇨 등)으로 질병의 양상이 바뀌었으므로, 생태학적 모형으로는 비감염성질환 증가를 설명할 수 없었다. 따라서 개인의 행태를 중시하는 사회 · 생태학적 모형이 대두되었다.

② 생태학적 모형에 개인의 행태를 더한 것으로, 개인의 행태(사회적, 심리적, 행태적 요인)를 강조한 모형이다.

③ 질병의 발생에 영향을 주는 것은 개인의 행태, 숙주, 환경이다.

(4) 총체적 모형(전인적 모형)

① 건강에 영향을 미치는 여러 요인들을 다 고려하여 총체적으로 건강관리를 해야 한다는 것으로, 생활습관(여가활동, 소비패턴, 식생활습관 등)을 강조한 모형이다.

② 건강은 개인의 생활습관, 인체생리(유전소인), 환경, 보건의료체계 등 4인자에 의해 결정된다고 주장한 모형이다.

③ 건강관리는 본인이 주체가 되어야 하며, 의사는 질병을 극복하고 건강한 상태가 되도록 교육을 도와주는 역할을 하는 것이다.

④ 개인의 육체와 정신은 상호 간 또는 외부환경과 다양한 상호작용을 한다.
즉, 건강–질병은 2분법으로 파악한 것이 아니고 연속선상에 있는 것이다.

⑤ 1974년 캐나다의 보건부장관인 라론데(Lalonde) 학자가 제시한 "건강에 가장 큰 영향을 미치는 요소는 개인의 생활습관이다"라고 주장하였다.

⑥ 라론데의 주장에 의하면 건강은 개인의 생활습관(생활양식 : 50%), 인체생리(유전소인 : 20%), 환경(20%), 보건의료체계(10%) 등 4인자에 의해 결정된다.

⑦ 보건의료체계는 건강에 영향을 미친다. 따라서 보건의료체계는 건강증진, 예방, 치료, 재활 등을 포함하는 포괄적 보건으로 서비스로 하여야 한다.

06 역학의 분류(역학의 접근방법)

(1) 기술역학 : 건강수준 파악, 자연사 파악, 가설유도

인간집단에서 발생되는 **질병의 분포, 경향 등을 인적 · 지역적 · 시간적 특성**에 따라 **사실 그대로를 기술**하여 조사 · 연구하는 **제1단계 역학**을 말한다.

(2) 분석역학 : 원인규명

기술역학의 결과로 얻은 **가설을 규명하는 역학**으로 질병발생과 질병발생의 요인 혹은 속성과의 인과 관계를 밝혀내는 **제2단계 역학**이다.

① **단면적인 연구**(Cross Sectional Study, 단면 조사)

일정한 인구집단을 대상으로 **특정한 시점이나 기간 내**에 **그 질병과 그 인구집단**이 가지고 있는 속성과의 관계를 찾아내는 조사 방법이다.

(예 **한 지역에 어떤 종류의 악성 종양**이 **가장 많은**가를 알기 위하여 **한 시점에서 집단 검진**을 일률적으로 실시함)

② **환자-대조군 연구**(Case-control Study) 또는 **후향성 조사**(Retrospective Study)

질병에 이환되어 있는 환자군과 질병이 없는 건강한 대조군을 선정하여 질병의 원인이 된다고 보는 속성이나 요인에 폭로된 상태를 비교 검토, 질병과의 인과 관계를 규명하는 방법이다.

③ **전향성 조사**(Prospective Study) 또는 **코호트 조사**(Cohort Study)

질병 발생의 원인과 관련되어 있다고 생각되는 인구집단과 관련이 없는 인구집단 간에 질병 발생률을 비교 분석하는 연구 방법이다.

단면조사와 코호트조사의 장단점

조사방법	장 점	단 점
단면조사	㉮ 비교적 단시간 내 결론을 얻는다. ㉯ 동시에 여러 종류의 질병과 발생요인과으 관련성에 대한 조사가 가능하다. ㉰ 저렴한 비용	㉮ 질병과 관련 요인간의 선후관계를 규명하기 어렵다. ㉯ 대상 인구집단이 커야 한다.
전향성(코호트) 조사 (Prospective Study ; 추적 조사)	㉮ 속성 또는 요인에 편견이 들어가는 일이 적다(객관적이다). ㉯ 상대위험도와 귀속위험도의 산출이 가능하다. ㉰ 원인적 연관성을 확정하는 데 도움이 되는 시간적 속발성 관계를 알 수 있다. ㉱ 흔한 질병에 적용(폐암)	㉮ 많은 대상자를 필요로 한다. ㉯ 오랜 기간 관찰해야 한다. ㉰ 비용이 많이 든다.
후향성(코호트) 조사 (Retrospective Study ; 기왕 조사)	㉮ 비교적 비용이 적게 든다. ㉯ 대상자의 수가 적다. ㉰ 비교적 단시간 내에 결론 얻음(시간이 적게 든다) ㉱ 희귀한 질병 조사에 적합하다.(에이즈)	㉮ 정보 수집이 불확실하다. ㉯ 기억력이 흐려 착오가 생긴다.(편견이 크다 ; 주관적이다) ㉰ 대조군 선정이 어렵다. ㉱ 위험도 산출이 불가능

(3) 이론역학

감염병의 발생 모델과 유행 현상을 수학적으로 분석하여, 이론적으로 그 유행 법칙이나 현상을 수식화하는 3단계적 역학을 말하고, 어떤 감염병(전염병)의 발생이나 유행을 예측하는 데 활용한다.

(4) 실험역학(임상역학)

연구 대상에서 어떤 자극이나 실험 조작을 가하여 그 반응이나 결과를 보는 방법으로 임상역학이라고도 한다(실험군을 원인에 의도적으로 노출시키는 역학으로서 가장 정확하나, 인간을 대상으로 하여야 하는 단점이 있다).

기술역학, 분석연학, 이론역학의 역학적 연구 방법은 관찰을 통한 연구이나, 실험역학은 동물시험에서 안전성과 효과가 확인된 백신이나 치료제를 의사가 입원 환자들을 대상으로 하는 임상시험이다.

실험역학은 대상 요인을 인위적으로 투여하여 그 영향을 측정하는 것이므로 원칙적으로 대상 요인 이외의 변수는 실험군과 대조군이 똑같아야 한다.

이러한 조건을 맞추기 위해서 실제로 이용하는 방법은 모집단에서 연구 대상 선정 시 무작위 추출 방법으로 대상자를 뽑아 무작위추출법에 의해 실험군 또는 대조군으로 할당한다.

이때 대상자나 연구자들이 이 사실을 인지하고 있음으로써 발생할 수 있는 편견(bias)을 최소화하기 위하여 누가 어느 군에 속해 있는지 모르도록 조치하는 것을 이중맹검법(double blinded method)이라고 한다. 실험연구에서 고려할 점은 다음과 같다.

① 실험군과 대조군을 정할 때 해당 집단으로부터 무작위 추출하여 연구 대상 집단을 형성하고 이를 동일한 확률에 의거해서 배당하는 무작위추출할당(randomized assignment)을 한다.

② 연구자(실험자)나 피연구자(피실험자) 모두가 어느 군에 속하는지를 모르게 하는 것을 이중맹검법이라 한다.

③ 이중맹검법을 효율적으로 활용할 수 있게 하는 위약투여법(placebo administration)이다. 위약(placebo)은 진짜 제와 색깔, 형태, 냄새, 맛 등이 똑같아서 투약하는 사람이나 복용하는 사람이 분별할 수 없도록 만들어진 것으로 약리작용만 없는 것이다. 이러한 이유는 약리작용 이외 심리적 작용(placebo effect)으로 발생하는 편견을 제어하여 좀 더 정확한 결과를 얻기 위함이다.

(5) 작전역학

보건의료 서비스의 효과 판정에 쓰인다(여러 보건관리 사업의 평가에 쓰임).

07 위험도(Risk)의 측정

(1) 비교위험도(상대위험도)

비교위험도란 속성을 가지고 있는 사람이 속성을 가지고 있지 않은 사람에 비해 조사하려는 질병에 이환 될 확률이 된다.

또는 **노출군**에서는 **비노출군**에 비해 **질병발생 위험**이 **몇** 배나 더 **높은가**를 나타내 주는 것이다.

$$\text{비교위험도(상대위험도)} = \frac{\text{위험요인에 폭로된 집단의 발병률}}{\text{비폭로된 집단의 발병률}}$$

$$= \frac{A}{A+B} \div \frac{C}{C+D} = \frac{A(C+D)}{C(A+B)}$$

(2) 귀속위험도(기여위험도)

기여위험도란 **위험요인**이 **질병발생**에 얼마나 **기여했는지**를 나타내는 것. 즉, **요인**이 **제거되면 질병**이 얼마나 **감소될** 수 있는지를 **예측**하기 위한 것이다.

또는 **어떤 속성**으로 인하여 얼마나 **질병발생 위험**이 더 **높아졌는**가를 나타내는 것이다.

$$\text{귀속위험도(기여위험도)} = \text{위험요인에 폭로된 실험군의 발병률} - \text{비폭로군의 발병률}$$

$$= \frac{A}{A+B} - \frac{C}{C+D}$$

구 분	폐암환자	건강자(대조군)	계
흡연자 비흡연자	A C	B D	A+B C+D
계	A+C	B+D	(A+B)+(C+D)

예제 **다음은 폐암과 흡연과의 관계를 규명하기 위하여 100명의 환자군과 100명의 대조군을 선정하여 조사한 것이다. 흡연하는 사람이 흡연하지 않는 사람에 대한 폐암 발생의 비교위험도는?**

구 분	폐암환자	건강자(대조군)	계
흡연자 비흡연자	90 10	10 90	100 100
계	100	100	200

$$\text{비교위험도(상대위험도)} = \frac{\text{위험요인에 폭로된 집단의 발병률}}{\text{비폭로된 집단의 발병률}}$$

$$= \frac{90}{100} \div \frac{10}{100} = \frac{90 \times 100}{100 \times 10} = 9$$

08 OR(Odds Ratio = 교차비)

- 오즈(승산)란 어느 현상을 갖는 것과 갖지 않는 것의 비이다.
- 환자 - 대조군 연구에서는 발생률을 계산할 수 없기 때문에 오즈비를 이용한다.
- 모집단이 없는 **환자 - 대조군 연구**인 경우에는 사건의 **발생확률(P)**과 **비발생확률(1−P)의 비**를 Odds라 하는데 서로 조건이 다른 소집단간 Odds의 비인 **교차비(Odds Ratio)**를 **이용하여 질병발생**과 **요인** 간의 **연관성**을 **측정**한다.

예 환자군 중 유해요인노출군을 A · 비노출군을 C, 대조군 중 유해요인노출군을 B · 비노출군을 D라고 하면 OR(Odds Ratio = 교차비)는 다음과 같다.

$$\text{OR(Odds Ratio=교차비)} = \frac{\dfrac{\text{환자군 중 유해요인노출군(A)}}{\text{환자군 중 비노출군(C)}}}{\dfrac{\text{대조군 중 유해요인노출군(B)}}{\text{대조군 중 비노출군(D)}}} = \frac{AD}{BC}$$

09 진단검사법의 정확도 측정

(1) 질병의 진단시 타당성과 신뢰성

① **타당성(Validity)** : 측정방법이 측정하고자 하는 **목적에 적합한가**를 보는 것, 정확성과 비슷하다.

예 X-ray는 결핵에 대한 타당성이 높다.

② **신뢰성**(Reliability) : 동일 대상을 동일 방법으로 반복 측정시 **결과가 일치**하는가를 보는 것, 반복성과 비슷하다.

(2) 진단검사법의 정확도 측정

질병의 유무 / 진단검사	질 병		계
	있음	없음	
양성	A(진양성)	B(가양성)	A+B
음성	C(가음성)	D(진음성)	C+D
계	A+C	B+D	

① 감수성(Sensitivity ; 민감도) : 실제 **병이 있는 사람을 병이 있다고 판정**할 수 있는 확률($\frac{A}{A+C}$)

② 특이성(Specificity ; 특이도) : 그 진단검사법으로 검사한 후 **병이 없는 사람을 병이 없다고 판정**할 수 있는 확률($\frac{D}{B+D}$)

③ 예측도(Predictability) : 그 진단검사법으로 양성(음성)이라고 판명된 사람 중 정말 양성(음성)일 확률

㉮ 양성예측도 : **진단결과 양성으로 판정**된 사람 중 **실제 질병이 있을 확률**($\frac{A}{A+B}$)

㉯ 음성예측도 : **진단결과 음성으로 판정**된 사람 중 **실제 질병이 없을 확률**($\frac{D}{C+D}$)

3 감염병 관리(급성 · 만성질환 및 생물테러)

01 감염병(전염병) 발생설의 변천 과정

종교설 시대(신벌설시대) → 점성설 시대 → 장기설 시대 → 접촉전염설 시대 → 미생물병인론 시대

① 종교설 시대(신벌설시대) : 사람은 선신과 악신의 두 신에 의존하던 시대이다.

예 선신의 덕 : 전쟁의 승리, 무병 등

악신(귀신) 때문 : 질병의 전파, 폭풍우, 패전, 사망, 기아 등

② 점성설 시대 : 별자리 이동으로 전쟁의 발생, 감염병의 유행, 사망 등을 예단하던 시대이다.

③ 장기설 시대 : 감염병의 전파는 나쁜 공기나 공기 중의 유독물질 때문에 발생한다고 믿던 시대이다.

예 말라리아(malaria) : 나쁜(mal) 공기(aria)가 전파한다고 생각했기 때문에 질병이 발생하는 가옥에 연기소독법이 시행되었다.

④ 접촉감염설 시대 : 사람과 사람의 접촉에 의해 전파된다는 사실이 알려져 질병전파의 이론적 새싹이 트기 시작했던 시대이다.

예 Aristoteles는 페스트가 환자로부터 옮겨진다고 했으며, 성병이 유럽 전역에 유행됨으로써 접촉전염설을 크게 뒷받침했다.

⑤ 미생물병인론 시대 : 감염병의 미생물병인론 시대가 시작되었다.

예 Pasteur는 질병의 자연발생설을 부인하고 미생물설을 주장하였다.

02 감염병(전염병) 생성 6개 요건

(1) 병원체

세균, 진균, 바이러스, 리케치아, 원충, 윤충 등을 병원체라 한다.

병원체에 의한 감염병의 분류

병원체	질 병
세균성	디프테리아, 백일해, 결핵, 성홍열, 장티푸스, 파라티푸스, 콜레라, 세균성이질, 페스트, 매독, 임질, 나병 등
바이러스성	일본뇌염, 유행성이하선염, 홍역, 두창, 풍진, 폴리오(소아마비), 유행성간염(A형간염), 공수병(광견병), 황열, B형간염, 유행성출혈열(신증후군출혈열), AIDS(에이즈, 후천성면역결핍증), 수두 등
리케치아성	발진티푸스, 발진열, 록키산홍반열, 쯔쯔가무시병(양충병), Q열 등
원충성	아메바성이질, 말라리아(Malaria) 등

(2) 병원소

인간(환자, 보균자), 동물(개, 소, 돼지), 토양(오염된 토양)

※ 식품은 병원소가 아님

① 건강(만성)보균자

감염에 의한 임상 증상이 전혀 없고 건강자와 다름없지만 병원체를 배출하는 자를 건강보균자라하며, **영구보균자**라고도 한다.

예 장티푸스, 디프테리아, 콜레라 등

② 잠복기보균자

감염성(전염성) 질환의 잠복기간 중에 병원체를 배출하는 자, **호흡기계 감염병**은 일반적으로 잠복기보균자에 속한다.

예 디프테리아, 홍역, 백일해, 유행성이하선염, 수막구균성수막염 등

③ 병후(회복기)보균자

감염성(전염성) 질환에 이환된 후 그 임상 증상이 소실된 후에도 병원체를 배출하는 자, **소화기계 감염병**은 일반적으로 병후보균자에 속한다.

예 장티푸스, 파라티푸스, 세균성이질, 디프테리아 등

(3) 병원소로부터 병원체의 탈출

호흡기계, 소화기계, 비뇨생식기계, 개방병소(한센병, 피부병 등), 기계적 탈출(주사기 : 매독, 에이즈 등)

(4) 전파

① **직접전파** : **접촉**에 의한 전파(**성병, 에이즈**), **비말**에 의한 전파(**디프테리아, 결핵** 등)

② **간접전파** : 간접전파의 **필수조건**에는 전파체가 있어야 하며 **병원체가 병원소 밖으로 탈출하여 일정 기간 생존능력**이 있어야 한다.

㉮ 활성 전파체(생물 전파체)

㉠ 기계적 전파 : **파리, 가주성 바퀴** 등에 의한 전파(**소화기계** 감염병)

㉡ 생물학적 전파 : 증식형 · 발육형 · 발육증식형 · 배설형 · 난소전이형 전파

ⓐ 증식형 전파

- 병원체가 곤충의 체내에서 수적 **증식만 한 다음** 다른 사람을공격(흡혈 등)할 때 **전파되는** 것을 증식형 전파라 한다.
- 거의 모든 질병이 증식형 전파에 속한다.
- 감염병 : **흑사병, 황열, 일본뇌염, 뎅기열, 발진티푸스, 발진열, 재귀열** 등

ⓑ 발육형 전파

- 병원체가 곤충의 체내에서 수적 변화는 없고 단지 **발육만** 한 다음 다른 사람에게 전파되는 것을 발육형 전파라 한다.
- 감염병 : **사상충병, Loa loa(로아사상충)** 등

ⓒ 발육증식형 전파

- 병원체가 곤충의 체내에서 발육과 증식을 해서 다른 사람에게 전파하는 것을 발육증식형 전파라 한다.
- 감염병 : 말라리아, 수면병 등

ⓓ 경란형 전파

- 매개하는 질병은 알(세대)을 경유하여 대대로 계속 질병을 일으키는 것을 경란형 전파라 한다.
- 진드기매개 질병은 경란형에 속한다.
- 감염병 : 록키산홍반열, 양충병(쯔쯔가무시병), 진드기매개 재귀열 등

ⓔ 배설형 전파

- 곤충 체내에서 증식한 후 장관을 거쳐 배설물과 함께 배출되어 전파
- 감염병 : 발진티푸스, 발진열, 재귀열(이매개 재귀열)

㉯ 비활성 전파체(무생물 전파체) : 공기, 토양, 물, 우유, 음식물, 개달물에 의한 전파

㉠ 공기 전파(호흡기계 감염병, 비말 감염) : 디프테리아, 결핵, 홍역, 백일해, 풍진, 성홍열, 두창(천연두) 등

㉡ 토양 : 파상풍 등

㉢ 물(수인성 감염병) 전파 : 장티푸스, 파라티푸스, 콜레라, 소아마비, 이질, A형간염(유행성간염) 등

㉣ 우유 : 결핵, 파상열, Q열 등

㉤ 음식물 : 식중독, 콜레라 등

㉥ 개달물 : 공기, 토양, 물, 우유, 음식물(5가지)을 제외한 환자가 쓰던 모든 무생물을 개달물이라 한다.

예 환자의 손수건, 컵, 안경, 완구, 장신구 등(대표적인 질환 : 트라코마)

(5) 신숙주에의 침입

① 호흡기 : 결핵, 디프테리아, 성홍열, 백일해, 수막구균성수막염, 두창, 홍역, 인플루엔자, 수두 등

② 소화기 : 장티푸스, 파라티푸스, 이질, 콜레라, 폴리오, 유행성간염(A형간염) 등

③ 성기 점막, 피부 : 매독, 임질, 연성하감, 전염성 농가진 등

④ 점막 피부 : 파상풍, 페스트, 발진티푸스, 일본뇌염, AIDS(에이즈), 트라코마, 말라리아 등

(6) 숙주의 감수성과 면역

① 감수성(Susceptibility, 접촉성)지수 : De Rudder는 급성 호흡기계 감염병(전염병)에 있어서 감수성 보유자가 감염되어 발병하는 율을 %로 표시하였다.

두창 · 홍역(95%) > 백일해(60～80%) > 성홍열(40%) > 디프테리아(10%) > 소아마비(0.1%)

② 면역의 종류

㉮ **선천적 면역** : 인종, 종족, 개인 특이성 등

㉯ **후천적 면역**

㉠ 능동면역

ⓐ **자연능동면역** : 질병에 감염된(질병이환) 후 형성되는 면역이다.

ⓑ **인공능동면역** : vaccine(병원체 자체)이나 toxoid(독소)의 **예방접종** 후 얻어지는 면역이다.

㉡ 수(피)동면역

ⓐ **자연수(피)동면역** : **모체**로부터 태반이나 **수유를 통해 받는 면역**이다.

ⓑ **인공수(피)동면역** : **면역혈청**(Antiserum), **항독성**(Antitoxin), **항체**(γ-globulin) 등 인공제제를 접종하여 얻는 면역이다.

자연능동면역과 질병

면역의 종류	질 병
영구면역(현성 감염 후)	**홍역**, **수두**, 유행성이하선염, 백일해, 콜레라, **두창**, 성홍열, 발진티푸스, 장티푸스, 페스트, 황열 등
영구면역(불현성 감염 후)	일본뇌염, 폴리오, 디프테리아 등
약한 면역	폐렴, 수막구균성수막염, **세균성이질** 등
감염면역(면역 형성이 안 됨)	**매독**, **임질**, **말라리아** 등

인공능동면역 방법과 질병

방 법	질 병
생균백신(Live Vaccine)	두창, 탄저, 광견병, 결핵, 폴리오, 홍역, 황열, **수두**, **일본뇌염** 등
사균백신(Killed Vaccine)	**장티푸스**, **파라티푸스**, **콜레라**, **백일해**, **일본뇌염**, 폴리오, A형간염, B형간염 등
순화독소(Toxoid)	**디프테리아**, **파상풍** 등

※ 일본뇌염 : 2014년부터 생균, 사균 예방접종 중 선택해서 접종하면 됨

03 감염병(전염병) 유행의 3대 요소

(1) 감염원(전염원)

병원소, 오염식품, 오염수, 오염 식기류 등 **병원체를 전파시킬 수 있는 근원이 되는 모든 것**

(2) 감염경로(전파)

접촉감염, 공기 전파, 감염동물 전파, 개달물 전파 등 병원체 전파 수단이 되는 모든 요인

(3) 감수성 있는 숙주

면역이 되어 있지 않은 숙주

04 감염병의 유행 현상(역학의 4대 현상)

(1) 생물학적 현상(사람)

연령, 성, 인종, 사회경제적 상태와 직업에 따라 유행 현상이 다르다.

(2) 시간적 현상(시간)

① 추세변화(장기변화) : 수십년(10년 이상) 주기로 유행, 장티푸스(30～40년), 디프테리아(20년), 인플루엔자(20～30년)

② 순환변화(주기적 변화) : 수년(10년 미만)의 단기간을 주기로 반복 유행, 홍역(2～3년), 백일해(2～4년), 일본뇌염(3～4년)

③ 계절적 변화 : 1년 주기로 계절적 발생 및 유행(여름－소화기질환, 겨울－호흡기질환)

④ 불규칙 변화 : 외래 감염병(전염병)이 국내 침입시 돌발적 유행(수계 감염병 ; 콜레라)

(3) 지리적 현상(장소)

국가간 또는 지역간 감염병 발생 및 유행의 차이가 있다. 지방병적(endemic, 풍토병, 토착성), 유행병적(epidemic), 산발적(sporadic), 범발적(pandemic ; 감염병이 다른 나라로 전파되는 것)

(4) 사회적 현상

인구밀도, 직업, 문화, 거주

05 감염성 질환의 일반적 관리(감염병의 유행관리)

감염병의 종류에 따라 다르지만, 외래 감염병은 국내침입 자체를 막아야 하므로 검역을 철저히 하여야 한다. 일반적으로 감염병의 접근방법에는, ① 감염병의 국내침입방지와 감염원을 중심으로 한 전파예방 및 전파경로 차단 등 감염원 및 감염경로 대책, ② 숙주의 감염병 감염방지 및 면역 증강 등 감수성 숙주 대책, ③ 예방되지 못한 환자의 격리 · 치료 및 악화방지를 통한 환자대책 등 3대 접근방법으로 나눌 수 있다.

(1) 전파예방

병원소의 제거 및 격리(외래 감염병의 국내침입방지 ; 검역), 감염력의 감소, 환경위생 관리 등이 있다.

① 감염병의 국내침입방지(검역)

㉮ 검역과 격리 : 국내에 상재하지 않고 외국의 유행지로부터 침입되어 유행되는 감염병은 검역을 철저히 한다.

㉯ 검역감염병의 관리방법 : 검역시간 준수, 격리를 요하는 자는 검역소 또는 기타시설에 수용한다.

② 감염병의 전파예방

㉮ 병원소의 제거 및 격리

㉯ 환경위생관리 : 음료수 소독, 배설물 소독 등

㉰ 행정적 관리 : 법정 감염병 신고의무, 예방접종 실시의 국가적 책임 등

(2) 면역 증강

영양관리, 예방접종, 적당한 운동 등의 관리가 필요하다.

(3) 예방하지 못한 환자의 조치

진단 시설의 제도화, 감수성 보유자의 관리, 보건교육, 치료 등

06 우리나라 법정감염병

(1) 제1급감염병 : 생물테러감염병 또는 **치명률이 높거**나 집단 발생의 우려가 커서 발생 또는 유행 **즉시 신고**하여야 하고, 음압격리와 같은 높은 수준의 격리가 필요한 감염병으로서 다음의 감염병을 말한다.

종류 : 디프테리아, 탄저, 두창, 보툴리눔독소증, 야토병, 신종감염병증후군, **페스트**, 중증급성호흡기증후군(SARS), 동물인플루엔자인체감염증, 신종인플루엔자, 중동호흡기증후군(MERS), 마버그열, 에볼라바이러스병, 라싸열, 크리미안콩고출혈열, 남아메리카출혈열, 리프트밸리열

(2) 제2급감염병 : 전파가능성을 **고려**하여 발생 또는 유행 시 24시간 이내에 **신고**하여야 하고, 격리가 필요한 다음의 감염병을 말한다.

종류 : **백일해**, **홍역**, 폴리오, **풍진**, **유행성이하선염**, 수두, b형헤모필루스인플루엔자, 폐렴구균 감염증, A형간염, 콜레라, 장티푸스, 파라티푸스, 세균성이질, 장출혈성대장균감염증, **결핵**, **한센병**. 성홍열, 수막구균감염증, 반코마이신내성황색포도알균(VRSA)감염증, 카바페넴내성장내세균속균종(CRE)감염증, **E형간염**

(3) 제3급감염병 : 그 발생을 **계속 감시**할 필요가 있어 발생 또는 유행 시 24시간 이내에 **신고**하여야 하는 다음의 감염병을 말한다.

종류 : **파상풍**, B형간염, C형간염, **일본뇌염**, 말라리아, 레지오넬라증, 비브리오패혈증, 발진티푸스, 발진열, 쯔쯔가무시증, 렙토스피라증, 브루셀라증, 공수병, 신증후군출혈열, 후천성면역결핍증(AIDS), 크로이츠펠트-야콥병(CJD) 및 변종크로이츠펠트-야콥병(vCJD), 황열, 뎅기열, 큐열(Q熱), **웨스트나일열**, 라임병, 진드기매개뇌염, 유비저(類鼻疽), 치쿤구니야열, 중증열성혈소판감소증후군(SFTS), **지카바이러스** 감염증, **매독**

(4) 제4급감염병 : 제1급감염병부터 제3급감염병까지의 **감염병 외**에 유행 여부를 조사하기 위하여 **표본감시 활동**이 필요한 다음의 감염병을 말한다.

종류 : 인플루엔자, 회충증, 요충증, 편충증, 간흡충증, 폐흡충증, 장흡충증, 수족구병, 임질, 클라미디아감염증, 연성하감, 성기단순포진, 첨규콘딜롬, 반코마이신내성장알균(VRE) 감염증, 메티실린내성황색포도알균(MRSA)감염증, 다제내성녹농균(MRPA)감염증, 다제내성아시네토박터바우마니균(MRAB)감염증, 장관감염증, 급성호흡기감염증, 해외유입기생충감염증, 엔테로바이러스감염증, 사람유두종바이러스 감염증

(5) **기생충감염병** : 기생충에 감염되어 발생하는 감염병 중 질병관리청장이 고시하는 감염병을 말한다.

종류 : 회충증, 요충증, 편충증, 간흡충증, 폐흡충증, 장흡충증

(6) **세계보건기구 감시대상 감염병** : 세계보건기구가 국제공중보건의 비상사태에 대비하기 위하여 감시대상으로 정한 질환으로서 질병관리청장이 고시하는 감염병을 말한다.

종류 : 콜레라, 폐렴형 페스트, 황열, 신종인플루엔자, 중증급성호흡기증후군(SARS), 두창, 폴리오, 바이러스성 출혈열, 웨스트나일열

(7) **생물테러감염병** : 고의 또는 테러 등을 목적으로 이용된 병원체에 의하여 발생된 감염병 중 질병관리청장이 고시하는 감염병을 말한다.

종류 : 탄저, 야토병, 페스트, 두창, 보툴리눔독소증, 마버그열, 에볼라열, 라싸열

(8) **성매개감염병** : 성 접촉을 통하여 전파되는 감염병 중 질병관리청장이 고시하는 감염병을 말한다.

종류 : 매독, 임질, 클라미디아, 연성하감, 성기단순포진 등

(9) **인수공통감염병** : 동물과 사람 간에 서로 전파되는 병원체에 의하여 발생되는 감염병 중 질병관리청장이 고시하는 감염병을 말한다.

(10) **의료관련감염병** : 환자나 임산부 등이 의료행위를 적용받는 과정에서 발생한 감염병으로서 감시활동이 필요하여 질병관리청장이 고시하는 감염병을 말한다.

(11) **감염병환자** : 감염병의 병원체가 인체에 침입하여 증상을 나타내는 사람으로서 제11조제6항의 진단 기준에 따른 의사, 치과의사 또는 한의사의 진단이나 제16조의2에 따른 감염병병원체 확인기관의 실험실 검사를 통하여 확인된 사람을 말한다.

(12) **감염병의심자** : 다음에 해당하는 사람을 말한다.

① 감염병환자, 감염병의사환자 및 병원체보유자(감염병환자등)와 접촉하거나 접촉이 의심되는 사람(접촉자)

② 「검역법」에 따른 검역관리지역 또는 중점검역관리지역에 체류하거나 그 지역을 경유한 사람으로서 감염이 우려되는 사람

③ 감염병병원체 등 위험요인에 노출되어 감염이 우려되는 사람

07 필수예방접종 감염병

디프테리아, 백일해, 파상풍, 홍역, 폴리오, 풍진, 유행성이하선염, 일본뇌염, 수두, B형간염, b형 헤모필루스인플루엔자, 폐렴구균, 결핵, A형간염, 인플루엔자, 사람유두종바이러스 감염증, 그룹 A형 로타바이러스 감염증

08 검역감염병의 최대 잠복 기간

(1) 콜레라 : 5일
(2) 페스트 : 6일
(3) 황열 : 6일
(4) 중증급성호흡기증후군(SARS) : 10일
(5) 동물인플루엔자 인체감염증 : 10일
(6) 중동호흡기증후군(MERS, 메르스) : 14일
(7) 에볼라바이러스병 : 21일
(8) 신종인플루엔자 : 최대잠복기까지

※ 검역감염병 환자 등의 격리기간은 검역감염병 환자 등의 감염력이 없어질 때까지로 한다.

09 생물테러 감염병

(1) 생물테러의 정의

잠재적으로 사회 붕괴를 의도하고 바이러스, 세균, 곰팡이, 독소 등을 사용하여 살상을 하거나, 사람, 동물 혹은 식물에 질병을 일으키는 것을 목적으로 하는 행위를 생물테러라 한다.

(2) 생물테러의 유형

① 테러의 동기에 따른 분류

정치적, 이데올로기적, 종교적 목적을 개진하기 위해서 폭력을 도구적으로 사용하는 조직, 개인을 포함하는 사건 강탈, 살인, 다른 비정치적 목적이 내포된 경우

② 테러의 대상에 따른 분류

불특정 다수의 민간인, 상징적인 건물이나 조직

③ 공개 테러, 은밀한 테러

㉮ 공개테러

공개테러의 경우에는 주로 수사기관 혹은 응급구조기관에 연락하는 경우가 대부분이다. 따라서 응급 구조 혹은 경찰이 먼저 대응을 하게 되고, 보건의료 분야 전문가는 나중에 참여하게 되는데, 최대한 빠른 시간 내에 보건 전문가가 참여하여 환자 발생을 최소화하기 위한 노력과 환자들에 대한 지침에 따라 치료를 하여야 하며, 환자, 감염자, 접촉자, 접촉

위험자 등으로 구분하고 이들에 대하여 치료, 격리 및 대피 등의 조치를 체계적으로 실시하여야 하는데 이를 위해서는 명확한 명령체계를 확립하는 것이 필요하다.

㉯ 은밀테러

공개테러의 경우에는 원인을 알 수 있는 경우가 많기 때문에 즉각적으로 대책을 수립할 수 있지만, 은밀한 테러의 경우에는 발견에서부터 시작하여 원인 병원체를 발견하기가 어렵기 때문에 보다 강화된 감시체계와 원인 구명을 위한 보다 전문성 있는 역학조사가 필요하다. 은밀한 테러를 발견하는 사람은 일선 의료기관의 방역 담당자 혹은 일차의료인이다. 이 경우에 있어서도 테러가 시도되기 전에 사전에 파악할 수 있는 경우가 있는데, 이러한 사실은 경찰 혹은 정보기관의 정보가 필요하며, 이 경우에 있어서도 정보 및 수사 기관과의 협력체계가 중요하다. 이렇게 은밀한 테러가 인지되면 신속하게 정밀한 역학조사를 시행하여 원인을 밝히는 것이 신속한 대처의 시작이 된다.

(3) 생물테러 감염병 및 독소

① 생물테러감염병의 종류 : 탄저, 페스트, 야토병, 두창, 보툴리눔독소증, 마버그열, 에볼라열, 라싸열

② 리신

㉮ 리신의 독소 : 리신은 피마자(Ricinus communis, 아주까리)의 종자에 존재하는 독성을 가진 알부민의 일종으로 많은 식물의 잎, 뿌리, 구근 등과 특히 콩과 식물의 종자에 널리 분포하고 있으며, 적혈구를 응집하는 식물적혈구응집소(Phytohemagglutinin : PHA) 중의 하나이다.

㉯ 생물무기로서의 리신 : 리신은 매우 적은 용량으로도 강력한 독성을 발휘하며 독성물질이 에어로졸 상태로 살포될 수 있다. 전 세계적으로 구하기가 쉽고 독성이 강하며 독성분을 추출하기가 쉬워 생물학적 무기로 쉽게 사용될 수 있다. 탄저균이나 보툴리눔보다 생산하기가 쉽기 때문에 테러분자들이 많이 사용한다.

㉰ 리신 중독 : 사람에서 사람으로 즉, 사람 접촉에 의하여 전파되지 않는다.

10 감염병의 분류

감염병은 크게 급성 · 만성감염병으로 분류한다.

- 급성감염병 : 호흡기계, 소화기계, 절지동물에 의한 감염병, 기타 동물에 의한 감염병 등
- 만성감염병 : 결핵, 성병, 나병(한센병), B형간염, 트라코마 등
- 호흡기계 감염병의 가장 중요한 예방대책은 예방접종이며, 호흡기계감염병에는 디프테리아, 백일해, 홍역, 풍진, 유행성이하선염(볼거리), 수두, b형헤모필루스인플루, 성홍열, 수막구균성수막염 등이 있다.
- 소화기계 감염병의 예방대책은 환경위생을 철저히 하는 것이며, 소화기계감염병에는 A형간염, 콜레라, 장티푸스, 파라티푸스, 세균성이질, 장출혈성대장균감염증 등이 있다.

(1) 호흡기계 감염병

① 디프테리아(Diphtheria)

㉮ 병원체 : Corynebacterium diphtheriae(세균)

㉯ 병원소 : 사람(환자, 보균자)

㉰ 전파방식 : 환자의 비강 및 인후 분비물과 직접 또는 간접으로 접촉될 때 감염된다.

㉱ 예방 : 예방접종을 실시하는 것이 가장 효과적이다(DPT 예방접종).

② 백일해(Whooping cough, Pertussis)

영유아에 주로 발생하는 급성 세균성질병이다.

㉮ 병원체 : Bordetella Pertussis(세균)

㉯ 병원소 : 사람(환자, 보균자)

㉰ 증상 : 발작성의 극심한(경련성) 기침이 1~2개월 지속된다.

㉱ 예방 : 예방접종을 실시하는 것이 가장 효과적이다(DPT 예방접종).

③ 홍역(Measles)

㉮ 병원체 : 바이러스(Virus)

㉯ 병원소 : 사람(환자, 보균자)

㉰ 증상 : 열이 나고 얼굴과 온몸에 붉은 반점이 생긴다. 폐렴 등 합병증이 발생하면 위험하다.

㉱ 잠복기 : 8~13일

㉲ 전파방식 : 주로 환자의 비강, 인후 분비물 또는 오줌과 직접 접촉할 때 감염된다(드물지만 오염된 개달물에 의한 감염도 가능하다).

㉳ 관리방법 : 예방접종(MMR)을 실시한다.

④ 유행성이하선염(Mumps, 항아리 손님 또는 볼거리)

우리나라에서 아직도 발생되고 있는 제2급감염병이다. 소아기에 겪어야 하는 질병으로 생각되어 왔으며 지역에 따라 항아리 손님 또는 볼거리로 불린다.

㉮ 병원체 : 바이러스(Virus)

㉯ 병원소 : 사람(환자, 보균자)

㉰ 증상 : 고열이 나고 타액선에 부종 및 연화가 일어나 정소염(남자)이나 난소염(여자)이 발생하기도 한다.

㉱ 잠복기 : 평균 30~40일

㉲ 전파방식 : 감염자의 타액과 직접 접촉하거나 비말핵(오염공기)에 의하여 또는 오염된 개달물과 접촉할 때 감염된다.

㉳ 감염기 : 부종의 발생 전후 약 2주일(발병전 48시간이 감염의 절정기)이다.

⑤ 풍진(Rubella, German measles)

풍진은 비교적 경미한 질병으로 어린이에게는 무증상 감염이 많으나 여성이 임신초기에 감염되면 선천성 기형아(심장기형, 농아 등)를 출산할 위험이 있어 근래 중요성이 크게 인식되고 있는 호흡기계 감염병이다.

㉮ 병원체 : **바이러스(Virus)**

㉯ 병원소 : 사람(환자, 보균자)

㉰ 증상 : 홍역이나 성홍열과 비슷한 반점을 보이는 경미한 감염병(전염병)으로 미열, 두통, 불쾌감, 코감기, 결막염 등의 증상을 보인다.

㉱ 잠복기 : 14~21일(보통 18일)

㉲ 전파방식 : 환자와 직접 접촉하거나 비말핵(오염공기)에 의하여 감염된다. 감염자의 비인두분비물, 혈액 또는 분뇨에 오염된 개달물에 의한 전파도 추측할 수 있다.

㉳ 감염기(전염기) : 발진발생 전 1주일부터 발생 후 4일이다.

⑥ **성홍열(Scarlet fever)**

용혈성 연쇄상구균 감염에 의해 나타나며, **영유아 및 소아기의 감염병**이며, 주로 **비말감염** 또는 **환자와 보균자의 분비물**과 접촉에 의해 **전파**된다.

㉮ 병원체 : Streptococcus pyogenes**(세균)**

㉯ 병원소 : 사람(환자, 보균자)

㉰ 증상 : 고열, 편도선염, 목, 가슴과 허벅지 안쪽에 반점이 발생한다.

㉱ 잠복기 : 1~3일

㉲ 전파방식 : 주로 환자나 보균자와 직접 접촉할 때 호흡기로 감염된다(오염된 개달물에 의한 전파는 드물다).

⑦ **수막구균성 수막염**

㉮ 병원체 : Neisseria meningitidis**(세균)**

㉯ 병원소 : 사람(환자, 보균자)

㉰ 증상 : 돌발성으로 발열, 심한 두통, 오심, 구토, 목의 경직, 홍반점출현에 이어 쇼크, 기력상실, 섬망, 혼수상태로 이어진다.

㉱ 잠복기 : 3~4일

㉲ 전파방식 : 감염자의 비인두분비액과 직접 접촉하거나 비말오염공기에 의하여 감염된다.

㉳ 감염기 : 입과 코의 분비물에서 병원체가 검출되는 기간이 위험하다.

㉴ 관리방법 : 개인위생에 관한 보건교육을 실시하고 격리 및 소독을 실시한다.

⑧ **수두**

미열과 전신에 발진이 나타나는 급성 바이러스 질환이다.

㉮ 병원체 : **바이러스(Virus)**

㉯ 병원소 : 감염된 사람

㉰ 증상 : 낮은 전신열, 피부진이 생기며 두피와 상기도점막에 괴저가 발생한다.

㉱ 잠복기 : 2~3주(보통 13~17일)

㉲ 전파방식 : 감염자와 직접접촉하거나 환부와 점막의 분비물이 호흡기도에 접촉될 때 감염된다.

(2) 소화기계 감염병

① 장티푸스(Typhoid fever)

우리나라뿐만 아니라 세계적으로 가장 오래된 급성소화기계 감염병의 하나이다.

㉮ 병원체 : Salmonella typhi(세균)

㉯ 병원소 : 사람(환자, 보균자)

㉰ 증상 : **불쾌감**, **발열**, 기침, 두통, 식욕상실이 나타나고 맥박은 늦어지며 복부에 붉은 반점이 생긴다. 합병증으로는 복부 출혈에 이은 복막염이다.

㉱ 잠복기 : 1~3주

㉲ 전파방식 : 식품이나 음료수로 감염되지만 감염원은 **환자나 보균자의 분변**이므로 이들을 찾아내어 치료하는 것이 무엇보다 중요하다. **집파리에 의한 전파**도 가능하다.

② 파라티푸스(Paratyhphoid fever)

감염병예방법에 지정된 제2급감염병으로 장티푸스보다는 경미한 질환이다.

㉮ 병원체 : Salmonella paratyphi(세균)

㉯ 병원소 : 사람(환자, 보균자)

㉰ 증상 : 돌발성이며 지속적인 **고열**이 나타나고 비장확장과 설사 등의 증상을 보이나 장티푸스에 비하면 대체로 경미한 편이다.

㉱ 잠복기 : 1~3주

㉲ 전파방식 : 환자나 보균자의 **분변을 직접 또는 간접**으로 접촉할 때 감염된다.

③ 콜레라(Cholera)

㉮ 병원체 : Vibrio cholerae(세균)

㉯ 병원소 : 사람(감염자), 해수

㉰ 증상 : **다량의 설사**, **심한 구토증**, **탈수증**, 전신쇠약 등이다.

㉱ 잠복기 : 2~5일

㉲ 전파방식 : 병원체(분변)에 의하여 오염된 식품이나 음료수를 섭취할 때 감염된다. 집파리가 병원체를 전파하는 경우도 있다.

④ 세균성 이질(Bacillary dysentery)

㉮ 병원체 : Shigella dysenteriae(세균)

㉯ 병원소 : 사람(감염자)

㉰ 증상 : 발열, 오심, 구토, 복통, 위경련, **설사** 등이며 **혈변을 배설**하기도 한다.

㉱ 잠복기 : 보통 4일(1~7일)

㉲ 전파방식 : 병원체에 오염된 식품과 음료수를 섭취할 때 감염된다. **집파리가 전파**에 관련되는 경우도 있다.

⑤ 아메바성 이질(Amebiasis)

㉮ 병원체 : Entamoeba histolytica(아메바)

㉯ 병원소 : 환자 또는 무증상 보균자

㉰ 증상 : 복통 및 설사(때로는 변비), **피와 점액이 섞인 심한 설사**(보통 약간의 **고름이 섞여 나옴**) 등

㉱ 잠복기 : 5일~수개월(보통 3~4주)

㉲ 전파방식 : 환자의 분변에 오염된 식수나 음식물, 채소, 파리 등에 의하여 전파된다.

⑥ **폴리오**(Poliomyelitis)

소아마비 또는 **급성 회백수염**으로 불리기도 한다. 이 병은 감염된 사람(감염자) 중에서 증상을 나타내는 사람(**환자**)의 **비율이 아주 낮은**(약 1,000대 1) 질병이다.

㉮ 병원체 : **바이러스**(Virus)

㉯ 병원소 : 사람(주로 불현상 감염자)

㉰ 증상 : 발열, 두통, 소화불량, 불쾌감, 목과 등의 **경직 또는 마비**(소화관으로 침입한 virus가 중추신경과 운동세포를 침범) 등

㉱ 잠복기 : 7~12일

㉲ 전파방식 : 주로 **인두분비액**과 직접 접촉하였을 때 감염되었다. 파리, 음료수, 식품에 의한 전파는 가능성은 있으나 확인된 바는 없다.

㉳ 관리방법 : 예방접종을 실시하는 것이 최선의 방법이다.

⑦ **A형 바이러스**(Infections helatitis, **유행성간염**)

비위생적인 환경에서 발생하는 급성소화기계 감염병이다. 이 질병의 병원체는 열과 음료수의 염소에 저항력이 높다.

㉮ 병원체 : **A형 바이러스**(Virus)

㉯ 병원소 : 사람, 침팬지

㉰ 증상 : 돌발성 발열, 불쾌감, 식욕감퇴, 오심, 복통, **황달**(며칠 후), **전격성간염**, **간부전** 등

㉱ 잠복기 : 30~35일

㉲ 전파방식 : 사람과 사람의 직접접촉(소화기 전염), 오염된 식품(**분변오염**), **인두분비물**, **혈액** 등을 통하여 감염된다.

(3) 만성 감염병

① **결핵**(Tuberculosis)

결핵은 세균인 결핵균에 의하여 발생되는 **만성질환**으로 신체의 모든 부분을 침범할 수 있으며 특히 폐에서 흔히 볼 수 있다(**예** 장결핵, 신장결핵, 골결핵, 피부결핵, 임파선결핵 등).

㉮ 병원체 : Mycobacterium tuberculosis(**세균**)

㉯ 병원소 : 감염된 사람과 소

㉰ 증상 : 피로감, 미열, 체중감소, 흉통, 기침, 객혈, 쉰목소리 등

㉱ 잠복기 : 4~12주

㉲ 전파방식 : 기침, 재채기, 담화를 할 때 나오는 결핵균이 직접 침입하거나 또는 비말핵(작은입자)과 먼지에 묻은 결핵균이 공기 중에 떠 있다가 호흡기도를 통하여 침입한다.

② B형간염(Serum hepatitis)

㉮ 병원체 : B형 바이러스(Virus)

㉯ 병원소 : 사람(감염자)

㉰ 증상 : 식욕감퇴, 복부불안, 오심, 구토, 황달, 열은 없거나 경미하며, 간경화와 간암을 유발한다.

㉱ 잠복기 : 보통 60~100일(2~3개월)

㉲ 전파방식 : 혈액, 타액, 정액, 질분비액에서 항원이 발견된다.

③ 후천성면역결핍증(AIDS ; Acquired Immunodeficiency Syndrome, 에이즈)

㉮ 병원체 : HIV(Human Immunodeficiency Virus)

㉯ 병원소 : 사람(감염자)

㉰ 증상 : 미열, 전신피로, 식은땀, 불쾌감, 체중감소, 임파선비대, 손, 입, 항문이 가렵고 부스럼 발생, 만성기침, 호흡곤란, 기억력감퇴, 식도염, 폐렴, 피부암 등

㉱ 잠복기 : 수개월~6년

㉲ 전파방식 : 전파방식으로는 성적접촉 시, 수혈 및 혈액제품 사용 시, 오염된 주사기, 면도칼을 사용할 때, 감염모성에서 태아로 수직감염도 가능한 것으로 인정된다.

㉠ AIDS 전파양식 : 성접촉(75%), 주사기 · 혈액제제(15%), 엄마가 아기에게로의 수직감염(10%)

㉡ AIDS 전파효율(AIDS 환자와 1번 접촉 시 감염률) : 수혈(90~100%), 성접촉(0.01~1%), 주사기 공동사용(0.5~1%), 감염된 산모의 출산(25~30%)

㉳ 예방 : 혼외 성교를 금한다. 콘돔을 사용한다. 주사기, 침 등은 매회 가열 소독해서 사용한다. 혈액 공여자나 매혈자의 혈액은 채취하기 전에 철저한 검사를 실시한다. 에이즈의 위험성과 전파경로에 관하여 보건교육을 실시한다.

④ 임질

㉮ 병원체 : Neisseria gonorrheae(세균)

㉯ 병원소 : 사람(감염자)

㉰ 잠복기 : 3~4일

㉱ 전파방식 : 성적 접촉에 의하여 감염된다.

㉲ 예방 : 성병에 관한 보건교육을 실시한다.

⑤ 매독

매독은 성병으로만 인식되고 있지만 신체의 모든 부위를 침범할 수 있는 무서운 질병이다.

㉮ 병원체 : Treponema pallidium(세균)

㉯ 병원소 : 사람(감염자)

㉰ 증상 : 초기 증상으로는 입과 음부에 발진이 생기지만 치료하지 않으면 진행되면서 수막염, 보행불능, 실명, 심장병 등 치명적인 증상을 나타낼 수 있다.

㉱ 잠복기 : 약 3주

㉮ 전파방식 : 주로 **성적 접촉**으로 직접 전파되지만 환부 침출물과 타액, 정액, 혈액, 질분비액을 통하여 간접적으로 전파되기도 한다. **임신부가 감염되면 태아 감염**(심장기형, 농아, 녹내장아, 저능아 등)을 일으킨다.

㉯ 예방 : 매독에 관한 **보건(대중)교육**을 실시한다.

⑥ **트라코마(Trachoma)**

㉮ 병원체 : **클라미디아 트라코마티스**

㉯ 병원소 : 사람

㉰ 증상 : 결막염과 각막염을 유발하고 치료하지 않으면 장기간 또는 일생 지속되며 실명을 초래할 수도 있는 **만성질병**이다.

㉱ 잠복기 : 5~12일

㉲ 전파방식 : 눈과 코의 분비물과 직접 접촉하였을 때 또는 이들과 오염된 물건과 접촉하였을 때 감염된다.

㉳ 예방 : 보건교육을 실시한다(개인위생). **공동으로 수건 사용**하는 것을 **금한다**.

(4) 피부상처에 의한 감염병

① **파상풍(Tetanus)**

㉮ 병원체 : Clostridium tetani(세균)

㉯ 병원소 : 사람과 동물

㉰ 증상 : 불안, 초조, 근육경화, 연하곤란, 턱근육의 경련, 마비 등

㉱ 잠복기 : 약 10일(4~20일)

㉲ 전파방식 : 사람이나 가축의 분변에 오염된 **토양**, **먼지** 등에 **상처난 피부**가 접촉할 때 감염된다.

② **광견병(공수병)**

공수병이라고도 하며 광견(미친 개)에 물릴 때 감염된다.

㉮ 병원체 : 바이러스(Virus)

㉯ **병원소 : 개**, 고양이, 여우, 늑대, 박쥐 등 가축과 야생동물이다.

㉰ 증상 : 발열, 두통, 불안, 심한 불쾌감, 연하곤란, 경련, 섬망, 호흡마비 등

㉱ 잠복기 : 3~6주

㉲ 전파방식 : 감염동물이 물거나 감염동물의 타액(침)이 상처에 묻을 때 감염된다.

③ **렙토스피라증(Leptospirosis)**

㉮ 병원체 : Leptospira속의 여러 종(세균)

㉯ **병원소** : 소, 개, 돼지, **쥐**

㉰ 증상 : 발열, 두통, 오한, 심한 불쾌감, 구토, 근육통, 결막염, 황달, 신부전, 용혈성 빈혈, 피부 및 점막 출혈, 발진 등

㉱ 전파방식 : 감염동물의 분변에 오염된 피부에 묻을 때 감염된다. **9~10월(결실기)**, **20~60대 남자**에게 **주로 발생**한다.

(5) 절지동물(곤충 등)에 의한 감염병

① 일본뇌염

총환자의 90% 이상이 14세 이하이고 5~9세 연령군이 50%를 차지한다. 이 병은 또 불현성 감염률이 아주 높아서 1:500 내지 1,000으로 추정된다.

㉮ 병원체 : 바이러스(Virus)

㉯ 병원소 : 돼지, 소, 말 등

㉰ 증상 : 고열, 두통, 구역질, 최면, 보행장애, 언어장애, 목이 굳는 증세, 혼수상태, 마비 등

㉱ 잠복기 : 5~15일

㉲ 전파방식 : 감염된 뇌염모기에 물릴 때 감염된다(매개모기 : Culex tritaeniorhyunchus).

㉳ 전염기 : 사람 사이의 전파는 되지 않으나 감염모기는 살아 있는 동안 감염 상태로 남는다.

㉴ 예방 : 예방접종을 실시한다. 모기를 구제한다. 모기가 옥내에 들어오지 않도록 방충망을 설치하고 밤에 옥외 활동을 할 때는 긴소매로 된 헐거운 방충복을 착용하며 기피제를 바른다.

② 말라리아(학질, Malaria)

Plasmodium 속의 4종이 인체 감염하는데 우리나라에 존재하는 양성 3일열 malaria는 치사율은 거의 없으나 장기간 재발된다.

㉮ 병원체 : Plasmodium vivax(아메바)

㉯ 병원소 : 사람(감염자)

㉰ 증상 : 불쾌감, 고열, 오한, 두통, 오심, 많은 발한(땀) 등이 매일 한번 또는 2~3일에 한 번씩 반복된다. 치료하지 않으면 1개월 이상 지속되며 보통 몇 년간 불규칙하게 재발하는 경우가 많다.

㉱ 전파방식 : 감염모기(학질모기)에 물릴 때 감염된다(매개모기 : Anopheles sinensis).

③ 사상충병(Filariasis)

우리나라에서는 중부 이남 전역에서 높은 이환율을 보였으나 생활환경의 향상과 더불어 계속 감소경향을 나타내고 있다.

㉮ 병원체 : Brugia malayi(사상충)

㉯ 병원소 : 사람(감염자)

㉰ 전파방식 : 사상충의 유충을 가진 모기에 물렸을 때 감염된다(매개모기 : Aedes togoi).

④ 황열(Yellow fever)

㉮ 병원소 : 사람(도시지역), 원숭이 등(산림지역)

㉯ 전파방식 : 감염모기가 물었을 때 감염된다(매개모기 : Aedes aegrpty).

⑤ 뎅귀열(Dengue fever)

㉮ 병원소 : 사람(모기와 관련됨)

㉯ 전파방식 : 감염모기에 물렸을 때 감염된다(매개모기 : Aedes aegypti).

⑥ 재귀열 : 몸이가 매개하는 감염병이다.

⑦ 참호열(Trench fever) : 몸이가 매개하는 감염병이다.

⑧ 발진티푸스

㉮ **병원체 : Rickettsia prowazeki(리켓치아)**

㉯ 병원소 : 사람(감염자)

㉰ 증상 : 두통, 오한, 기력상실, 고열, 전시통, 발진, 파혈증이다.

㉱ 전파방식 : 감염된 몸이에 물렸을 때(피부를 긁어 생긴 상처에 이의 변을 문지르게 됨) 감염될 가능성이 있다.

⑨ **페스트(흑사병)**

㉮ 병원체 : Pasteurella pestis(세균)

㉯ 병원소 : 야생설치류(**야생들쥐**)

㉰ 증상 : 고열, 쇼크, 혈압강하, 맥박증가, 부정맥, 불안, 혼미, 보행장애, 기력상실, 섬망, 혼수상태 등이다.

㉱ 전파방식

㉠ 선페스트(Bubonic plague) : 감염된 벼룩에 물리거나 감염동물의 고름이나 조직을 취급할 때 감염된다.

㉡ 폐페스트(Pneumonic plague) : 폐페스트 환자나 선페스트 환자의 가래침 등과 접촉하거나 오염된 비말핵을 통하여 감염된다.

⑩ **발진열 : 벼룩**이 매개하는 감염병이다.

⑪ **쯔쯔가무시병(양충병)** : 좀진드기의 일종인 **털진드기**가 매개하는 질병이다.

(6) 포유동물에 의한 감염병

① **신증후군출혈열(유행성출혈열)**

㉮ **병원체 : 한탄바이러스(Han taan Virus)**

㉯ **병원소 : 들쥐(등줄쥐)**

㉰ 증상 : 발열, 기력상실, 식욕상실, 구토, 출혈, 저혈압, 단백뇨배설, 신장기능상실, 쇼크 등이다.

㉱ 잠복기 : 12~16일

㉲ **전파방식 : 야생들쥐(등줄쥐)**의 배설물이 입으로 들어가거나 호흡기도로 흡입될 때 감염되는 것으로 추정된다.

② **브루셀라증(Brucellosis)**

감염된 가축에 의하여 전파되는 질병으로 농민, 도살장 근로자, 식용육 취급자에게 많이 발생한다.

㉮ **병원체 : Brucella abortus(세균)**

㉯ **병원소 : 소, 양, 염소, 말, 돼지**

㉰ 증상 : 발열(불규칙), 두통, 쇠약, 심한 땀, 오한, 관절통, 전신통 등이다.

㉱ 잠복기 : 5~21일(흔히 몇 개월)

㉲ 전파방식 : 감염동물의 조직, 혈액, 소변, 질 분비액, 유산폐기물, 우유 등을 접촉하거나 섭취할 때 전파(감염)된다.

(7) 감염병별 특징

감염성 질환 요약

질병명	병원체	전파 방식
천연두(두창)	바이러스	호흡기도 분비물, 피부병변
홍역	바이러스	비강 및 인후분비물, 오줌
유행성이하선염	바이러스	타액, 비말핵
풍진	바이러스	인두분비물, 혈액, 분뇨
디프테리아	세균	비강 및 인후 분비물
성홍열	세균	직접접촉, 호흡기도
백일해	세균	인두 및 기관지 분비물
결핵	세균	오염공기(비말핵 등)
장티푸스	세균	분변에 오염된 식수 및 식품, 파리
파라티푸스	세균	분변에 오염된 식수 및 식품, 파리
콜레라	세균	분변 및 토사물에 오염된 식수 및 식품, 파리
나병(한센병)	세균	피부병변, 콧물 등
세균성이질	세균	오염된 식수 및 식품, 파리
아메바성이질	원충(아메바)	오염된 식수 및 식품, 파리
폴리오(소아마비)	바이러스	인두분비액과 접촉 시
유행성간염(A형간염)	바이러스	오염된 식수 및 식품, 분변, 혈액, 인두분비물
비브리오 패혈증	세균	오염해수 및 어패류
임질	세균	성적 접촉
매독	세균	성적 접촉, 혈액
연성하감	세균	성적 접촉
광견병(공수병)	바이러스	광견의 타액(침)
파상풍	세균	오염, 토양에 상처 접촉
렙토스피라증	세균	감염동물(쥐 등)의 분변에 오염된 물이 피부에 묻을 때
일본뇌염	바이러스	뇌염모기(작은빨간집모기)
말라리아	원충(아메바)	학질모기(중국얼룩날개 모기)
사상충병	선충	숲모기
황열	바이러스	숲모기
재귀열	세균	몸이
발진티푸스	리케치아	몸이
페스트(흑사병)	세균	쥐벼룩
유행성출혈열(신증후군출혈열)	바이러스	등줄쥐(들쥐)
브루셀라증	세균	가축, 야생동물
B형간염	바이러스	혈액, 타액, 정액, 질액
후천성면역결핍증(에이즈)	바이러스	혈액, 성접촉, 모체로부터 수직감염

11 주요 용어 해설

(1) **간과환자**(Missed Case) : 임상 증상이 미약하여 지나쳐 버린 환자

(2) **감마글로불린**(γ – globulin) : 성인 혈장을 모아 **항체 부분만 분리**해 낸 것

(3) **감수성**(Sensitivity, 민감도) : **실제 병이 있는 사람**을 어떤 검사법으로 검사한 후 병이 있다고 판정할 수 있는 능력

(4) **감수성**(Susceptibility) : 질병에 열려 있는 상태, 감염될 수 있는 능력(면역의 반대)

(5) **감염력**(Infectivity) : 병원체가 숙주 안에서 발육 또는 증식하는 능력

(6) **개달물 : 공기, 토양, 물, 우유, 음식물을 제외한 환자가 쓰던 모든 무생물 매체**(의복, 침구, 완구, 책 등)

(7) **면역**(Immunity) : 어떤 **질병**에 대한 선천적 또는 후천적 **저항성**(어떤 병원체에 대하여 항체를 가진 상태)

(8) **발병력**(Pathogenicity, 병원력) : 병원체가 감염된 숙주 안에서 **현성질환**을 일으키는 능력

(9) **병원소**(Reservoir) : 병원체가 그 안에서 생산되어 대기하고 있는 **생물과 무생물**(병원체가 본래 생활하고 있는 장소)

(10) **병원체**(Pathogen) : 질병을 일으키는 생물

(11) **보균자**(Carrier) : **자각적으로나 타각적으로 증상 없이 균을 배출**(잠복기보균자, 회복기보균자, 만성보균자)하는 자

(12) **불현성 감염자** : 총 감염기간 중 증상 없이 균을 배출하는 경우

(13) **세대기** : 균이 인체에 침입할 때부터 그 균이 인체 내에서 증식한 후 다시 배출되어 다른 사람에게 가장 **많은 전염을 일으키는 기간**

(14) **숙주**(Host) : 병원체에 의하여 감염될 수 있는 척추동물과 무척추동물

(15) **은닉환자**(Hidden Case) : 신고 또는 보고되지 아니한 환자

(16) **잠복기**(Incubation Period) : **병원체**가 숙주에 **침입한 후 증상**이 **나타날 때까지의 기간**

(17) **감염기**(전염기) : 균이 인체로부터 **탈출을 시작해서 탈출이 끝날 때까지의 기간**

(18) **전파**(Transmission) : 병원소에서 감염 숙주로 병원체의 수송을 말한다.

(19) **치명률**(Case Fatality Rate) : 어떤 **질병에 걸린 환자 100명 중에서 사망**하는 사람의 수

(20) **코호트**(Cohort) : 같은 속성을 가진 인구집단

(21) **특이성**(Specificity) : 그 진단검사법으로 검사한 후 **병이 없는 사람을 병이 없다고 판정**할 수 있는 능력

(22) **환자**(Case) : **임상적으로 증상**을 보여주는 감염자

(23) **항원**(Antigen) : 항체의 생산을 유도하는 물질

(24) 항체(Antibody) : 항원의 자극에 반응하여 생산되는 **글로불린(Globulin)**인데 조직액이나 혈청에 들어 있다.

(25) 헤모글로빈(Hemoglobin) : 적혈구 세포의 구성물질로 붉은색을 나타내며 산소를 운반한다.

4 보건영양, 노인보건 및 정신보건

01 보건영양

(1) 영양소

탄수화물, 단백질, 지방 / 무기질(무기염류), 비타민 / 물

열량소(3대 영양소) 조절소(5대 영양소) (6대 영양소)

(2) 영양소의 3대 작용

① 신체의 조직구성(구성소 또는 구성작용) : 수분 65%, 단백질 16%, 지방 14%, 무기질 5%, 탄수화물은 소량

② 열량공급 : 탄수화물(4Kcal/g), 단백질(4Kcal/g), 지방(9Kcal/g)

③ 신체의 기능조절 : 무기질(무기염류), 비타민

(3) 영양소의 결핍에 의한 증상

① 단백질 : 발육 지연, 지능발달장애, 면역 결핍, kwashiorkor, 빈혈, 부종, 신체 소모

② 탄수화물 : 단백질 소모(과량 섭취 시 비만, 우리나라 사람 과량 섭취)

③ 지방 : 거친 피부, 빈혈

(4) 영양소의 결핍에 의한 증상

① A : 야맹증

② B_1 : 각기병, 피로감

③ B_2 : 구순염, 설염, 눈의 충혈

④ B_6 : 피부염, 눈 · 입 · 혀 등에 증상

⑤ B_{12} : 빈혈

⑥ C : 괴혈병

⑦ D : 구루병, 충치, 골연화

⑧ E : 불임증

⑨ K : 혈액응고지연

⑩ Niacin : 펠라그라

⑪ 칼슘 : 구루병, 골다공증 등

⑫ 인 : 구루병, 골다공증

⑬ 요오드 : 갑상선 비대

⑭ 철분 : 빈혈

⑮ 불소 : 치아의 붕괴(충치 = 우식치)

※ 불소 과다 시에는 반상치 유발

⑯ 식염 : 식염은 근육 및 신경의 자극, 전도, 삼투압의 조절 등 조절소로서 기능을 하며, 부족하면 열중증(열경련)의 원인이 된다.

※ 지용성 : A, D, E, K

(4) 기초대사량(BMR ; Basal Metabolic Rate)

생명을 유지하는데 필요한 최소열량을 기초대사량(1kcal/kg · hr · 20℃)이라 한다.

(5) 객관적인 영양상태 판정

① 영유아기부터 학령 전반기까지 : Kaup index 사용 (22 이상 – 비만, 15 이하 – 마른 아이)

$$\text{Kaup 지수} = \frac{\text{체중(kg)}}{[\text{신장(cm)}]^2} \times 10^4$$

② 학령기 이후의 소아 : Rohrer index 사용 (160 이상 – 비만, 110 미만 – 마른 아이)

$$\text{Rohrer 지수} = \frac{\text{체중(kg)}}{[\text{신장(cm)}]^3} \times 10^7$$

③ Vervaek index : 92 이상–비만, 82 이하 – 마른 체중

$$\text{Vervaek 지수} = \frac{\text{체중(kg)} + \text{흉위(cm)}}{\text{신장(cm)}} \times 10^2$$

④ 표준체중(Broca index)=[신장(cm)−100]×0.9 …… 중등신장에만 적합한 단점이 있음 (신장이 작은 사람은 비만도가 높고, 신장이 큰 사람은 비만도가 낮은 경향이 있음)

⑤ $\text{비만도(\%)} = \frac{\text{실측체중} + \text{표준체중}}{\text{표준체중}} \times 10^2$ …… 20% 이상–비만

⑥ $\text{비만도(\%)} = \frac{\text{실측체중}}{\text{표준체중}} \times 10^2$

90% 이하 – 저체중, 109% 이하 – 정상, 119% 초과 – 과체중,
120% 이상 – 비만, 200% 이상 – 극도비만

⑦ BMI(Body Mass Index ; 체질량지수) = $\frac{\text{체중(kg)}}{[\text{신장(m)}]^2}$ …… WHO가 제시한 공식

BMI에 의한 과체중과 비만의 분류 및 관련 질환의 발병 위험성

분 류	BMI(kg/m²)	비만관련 질환의 위험
저체중	<18.5	낮음
정상체중	18.5~22.9	보통
과체중	≥23	–
위험체중	23.0~24.9	위험 증가
비만 I 단계	25.0~29.9	중등도 위험
비만 II 단계	>30.0	고도 위험
비만 III 단계	≥40.0	극심한 위험

※ 비만과 관련된 질환 : 당뇨병, 심장질환, 심혈관계질환, 고혈압 등

02 노인보건

(1) 성인병의 특성

감염병의 경우는 병원체를 눈으로 확인하거나 면역학적으로 확인할 수 있으나, **비감염성 성인병**은 감염병과는 달리 그 직접적인 **원인을 정확히 확인할 수 없는 경우가 대부분**이다.

그 이유로는 **원인이 되는 요소에 노출된 후** 증상이 즉시 나타나지 않고 **오랜 잠재기간이 지난 다음에 나타나**고 또한 그 **발병 시점도 파악하기 어렵기** 때문이다.

성인병의 **1차적인 예방**은 **원인이 되는 요소**를 알아내어 이를 **제거**하는 노력에서 시작되어야 한다. 알려진 원인요소로는 환경에 의한 요인과 개인의 **행태에 관련된 요인**이 있다.

환경적인 요인은 개인의 힘으로 변경시킬 수 없는 것들이고 **개인의 형태**에 관련된 요인은 **식습관, 흡연, 운동, 음주, 약물 등**으로 개인의 의지에 따라 바꿀 수 있는 것들이다.

2차적 예방은 **조기발견**이다. 그러나 인구집단을 대상으로 조기발견을 위하여 신체검사를 실시하는 것도 시간과 경비상 쉬운 일이 아니다.

더구나 조기진단을 한다 해도 2차 예방이 가능한 질환은 별로 많지 않다.

예를 들어 2차 예방이 가능한 악성종양은 자궁경부암과 유방암 정도이고, 심혈관계 질환의 경우는 고혈압과 고지혈증에 불과하다. 따라서 성인병 예방은 위에서 논의한 바와 같이 사회적 및 행태적 위험요인을 줄이는 노력, 즉, **1차적 예방**에 역점을 두어야 할 것이다.

(2) 성인병의 발생

① **생활수준이 높아지면 만성질병(고혈압, 당뇨 등)**은 증가하며, 생활수준이 낮아지면 **급성감염병(소화기, 호흡기)**은 증가한다.

② **원인 : 생활습관**(식습관 등), **생활행태**(운동부족, 담배, 술 등)

(3) 성인병의 종류

고혈압, 뇌졸중, 동맥경화증, 협심증, 심근경색, 당뇨병, 퇴행성관절염, 노인성치매, 악성신생물 등

① **고혈압**(Hypertension)

㉮ 고혈압은 성인병 중에서 가장 흔하고 순환기계통 질환의 근본적 원인이 되는 질환으로 수축기 혈압이 160mmHg 이상이거나 확장기 혈압이 95mmHg 이상일 때를 말한다. (**고혈압 160/95mmHg 이상**, 정상 120/80mmHg, 저혈압 100/60mmHg 이하)

㉯ **고혈압 분류**

㉠ **본태성(1차성)고혈압**

ⓐ **원인 : 유전적 소인**, 노화, 체중과다, 고지혈증, **과다한 소금섭취**, 기호품(담배, 술, 커피 등)의 과다섭취, **스트레스**, **운동 부족**, 과로 등

ⓑ **증상 : 뇌졸중, 허혈성심장질환, 동맥경화, 심근경색, 대동맥박리** 등

ⓒ **예방 및 치료 : 저염식**, 규칙적인 운동 등

㉡ **속발성(2차성)고혈압** : 원인(장기이상, 호르몬, 수술 후 등)을 알 수 있으므로 치료가 가능하다.

② 동맥경화증

㉮ 동맥경화증은 여러 가지로 세분화되나 보통 죽상동맥경화증을 말하는 경우가 많으며, 이것은 혈관 내벽에 지방분 등이 쌓여 혈관이 탄력을 잃고 굳어져 퇴화하는 현상이다.

㉯ 원인 : 고지혈증, 고혈압, 흡연, 음주, 고혈당, 비만, 스트레스, 운동부족, 내분비 이상, 성격 장애, 약물에 의한 영향 등

③ 협심증

㉮ 협심증은 심장 근육으로 가는 피의 흐름에 지장이 생겨 심근에 빈혈이 일어나는 현상이다. 운동 시 흉통이 방생하나 휴식을 취하면 흉통이 일단 없어진다.

㉯ 원인 : 동맥경화에 관련되는 여러 가지 요인을 포함한 고칼로리식습관, 신체장기의 병리적 상태 등

④ 당뇨병(Diabetes mellitus, 혈관병)

췌장에서 분비되는 인슐린이 부족하거나, 인슐린이 우리 몸에서 제대로 작용하지 못하여, 혈당이 에너지로 이용되지 않고 혈액 속에 쌓여서 고혈당을 유발하고, 소변으로 당이 배설되는 질환을 말한다.

만성퇴행성질환으로 보통 공복시 혈당이 140(125)mg% 이상이거나 식후 2시간 혈당이 200mg% 이상이면 당뇨병으로 진단한다.

㉮ 발생인자

㉠ 유전적인자

㉡ 환경적 인자 : 스트레스, 운동부족, 음주, 흡연, 식생활(고칼로식사, 서구화된 식생활), V.D 부족, 바이러스감염 등

㉯ 증상 : 다뇨, 다식, 다갈, 피로감, 망막증, 심근경색, 신경증, 족부괴사 등

㉰ 분류

㉠ 1차성 당뇨(본태성당뇨) : 원인 불명

ⓐ 인슐린 의존형(1형당뇨, 소아당뇨) : 인슐린 분비가 안 됨, 35세 이전, 갑자기 발병하는 경우도 있다. (대책 : 인슐린 투여) – 약 2~3%

ⓑ 인슐린 비존형(2형당뇨, 성인당뇨) : 인슐린분비가 되나 기능발휘가 안 되며, 40세 이상에서 발병한다. (대책 : 식이요법, 스트레스 감소 등) – 약 85%

㉡ 2차성 당뇨(속발성당뇨) : 원인을 알 수 있음

※ mg% = mg/dl

⑤ 악성신생물(악성종양=암)

㉮ 암세포의 특징

㉠ 이상적 증식을 계속하여 규칙적인 조직구조대로 배열되지 않고, 불규칙한 덩어리를 만들거나 표면에 튀어나오기도 한다.

㉡ 일방적인 증식을 계속함으로서 생명을 유지할 수 없게 된다.

㉢ 암세포는 피막을 형성하지 않아 주변 조직으로 침입되고, 혈관도 파괴되고 출혈이 일어나 2차 감염의 원인이 되기도 한다.

㉣ 암세포는 전이가 잘되어 다른 조직에 침범하여 다른 장기조직의 파괴를 가져오기도 한다.

㉯ 암 발생의 원인 : 흡연, 음주, 유독 물질의 섭취, 바이러스, 곰팡이류의 감염 등

※ 양성종양(종양=혹) : 피막을 형성하여 주위 조직으로 침입이 이루어지지 않는다.

⑥ 노인성 치매(Senile dementia)

65세 이하에서 발생하는 치매 증상을 알츠하이머씨병(Alzheimer's disease)이라고 하고 65세 이상에서 나타나는 치매 증상을 노인성 치매(Senile dementia)라고 하는데 알츠하이머씨병은 대뇌의 피질에 있는 신경세포가 점진적으로 줄어들어서 나타나는 현상으로 알려져 있다. 대부분의 경우에 노인성 치매와 알츠하이머씨병은 그 증상에 있어서 동일한 것으로 확인되고 있다. 80세 이상 노인의 약 20%가 앓고 있는 이 병의 원인은 유전적 소인이 의심되지만 아직도 확실히 모르며 따라서 치료방법도 없는 실정이다.

03 OECD 국가의 노인기능 지표

(1) 일상생활 수행동작(ADL ; activities of daily living)이 어려운 노인

① 옷 갈아입기(옷 챙겨입기)

② 세수 · 양치질하기, 머리 감기

③ 목욕하기

④ 식사하기

⑤ 화장실 이용하기

⑥ 대소변 조절

⑦ 누웠다 일어나 방문 밖으로 나오기

(2) 수단적(도구적)인 일상생활 수행동작(IADL ; instrumental activities of daily living)이 어려운 노인

① 머리 빗질, 손톱 · 발톱 깎기, 면도 · 화장하기

② 집안일, 청소하기, 빨래하기, 물건 사기, 전화 걸고 받기

③ 식사 준비하기(음식 재료를 준비하여 요리하고 밥상 차리기)

④ 걸어서 가까운 거리 외출하기

⑤ 교통수단 이용하여 먼 거리 외출하기

⑥ 금전 관리(통장, 용돈, 재산관리)

⑦ 약 복용하기

04 정신보건

(1) 각 연령기의 정신보건

① 영 · 유아기 : 인격의 기초 형성기

② 학령기 : 학업 성취도 등을 관찰 지도하고 교과과정에서 정신보건 문제를 다뤄야 한다.

③ 사춘기 : 급성장으로 인한 정신적 및 신체적 취약기

④ 노년기, 갱년기 : 정신적, 육체적 변혁기, 가족의 이해와 협조가 필요하다.

(2) 정신보건의 대책

① 정신병자의 실태를 파악하여 예방한다.
② 정신질환자를 조기발견, 조기치료한다.
③ 정신의 교육시설을 설치한다(정신박약아시설, 특수학교 등).
④ 법률을 제정한다(정신건강증진 및 정신질환자 복지서비스 지원에 관한 법률, 아동복지법 등).
⑤ 자살에 대한 대책
　㉮ 자살가능이 있는 자 조기발견, 치료
　㉯ 자살풍조 모방방지
⑥ 보건교육 계몽 등

5 모자보건 및 인구보건

01 모자보건

(1) 모자보건대상

① 광의의 모자보건대상 : 가임 여성과 6세 미만 어린이(영유아)
② 협의의 모자보건대상 : 임신, 분만, 산욕기, 수유기 여성과 영아

(2) 임신 중의 보건관리

① 약물사용 억제
② 예방접종 주의
③ 휴식 및 정신적 안정
④ 정기적인 검사 : 뇨검사, 혈압, 체중, 매독혈청 검사
⑤ 영양관리

(3) 모성의 대상

① 광의의 대상 : 15세 ~ 폐경기 여성까지
② 협의의 대상 : 임신, 분만, 산욕기 여성

(4) 영 · 유아의 보건관리

① 초생아 : 생후 1주일까지
② 신생아 : 생후 1개월(4주)까지
③ 영아 : 생후 1년까지
④ 유아 : 생후 6년까지
⑤ 영 · 유아의 주요질병
　㉮ 발육 이상
　　㉠ 정상아 : 체중 3.2 ~ 3.5kg

㉡ 조산아 : 체중 2.5kg 이하(미만)의 저체중아(미숙아)

㉢ 조산아(저체중아)의 관리 : 감염방지, 체온보호, 호흡관리, 영양관리

㉯ 선천적 이상 : 백내장아, 심기형아, 농아아, 정신박약아 등

㉰ 감염과 사고

(5) 모자보건법 제2조【정의】이 법에서 사용하는 용어의 뜻은 다음과 같다.

① "임산부"란 임신 중이거나 분만 후 6개월 미만인 여성을 말한다.

② "모성"이란 임산부와 가임기(可姙期) 여성을 말한다.

③ "영유아"란 출생 후 6년 미만인 사람을 말한다.

④ "신생아"란 출생 후 28일 이내의 영유아를 말한다.

⑤ "미숙아(未熟兒)"란 신체의 발육이 미숙한 채로 출생한 영유아로서 대통령령(체중이 2,500g 미만, 37주 미만 출생아)으로 정하는 기준에 해당하는 영유아를 말한다.

⑥ "선천성이상아"란 선천성 기형(奇形) 또는 변형(變形)이 있거나 염색체에 이상이 있는 영유아로서 대통령령으로 정하는 기준에 해당하는 영유아를 말한다.

⑦ "모자보건사업"이란 모성과 영유아에게 전문적인 보건의료서비스 및 그와 관련된 정보를 제공하고, 모성의 생식건강(生殖健康) 관리와 임신 · 출산 · 양육 지원을 통하여 이들이 신체적 · 정신적 · 사회적으로 건강을 유지하게 하는 사업을 말한다.

⑧ "난임(難姙)"이란 부부(사실상의 혼인관계에 있는 경우를 포함한다. 이하 이 호에서 같다)가 피임을 하지 아니한 상태에서 부부간 정상적인 성생활을 하고 있음에도 불구하고 1년이 지나도 임신이 되지 아니하는 상태를 말한다.

02 가족계획

(1) 피임의 원리

방 법	종 류	기 전
일시 피임법	• 경구피임제(oral pills) • 자궁내 피임장치(IUD) • 발포성 정제 • 월경주기법, 기초체온법 • 콘돔	• 배란조정 및 억제(효과가 크나 부작용이 있음) • 수정란 착상방지(출산경험이 있는 사람만 가능) • 정자 살충 • 배란시기를 피함 • 정자의 질내 침입방지
영구 피임법	• 난관절제술 • 정관절제술 • 불임수술	• 난관을 결찰 또는 절단하는 방법 • 정관절제 또는 결찰

(2) 가족계획사업시 주의할 점

모든 계층에 널리 확대 실시하여 인구문제가 발생하지 않도록 해야 한다.

예 가족계획사업을 사회, 경제적 상류층에만 보급하고, 하류층에는 보급하지 않으면 국민자질이 저하되는 역도태 현상이 일어난다.

03 인구보건

(1) 맬더스주의(Malthusism)와 신맬더스주의(Neo-Malthusism)

① 맬더스주의(Malthusism)

인구증가는 기하급수적이고, 식량증가는 산술급수적이라고 하여, 인구의 증가를 식량과 연관하여 전개했는데 이를 맬더스주의라고 한다.

② 최초의 인구학자 : 맬더스

③ 인구론을 제일 먼저 정립한 사람 : 맬더스

④ 맬더스주의 인구억제 방법 : 도덕적 억제(성순결, 만혼)

⑤ 신맬더스주의 인구억제 방법 : Francis place는 피임에 의한 산아조절을 주장하였는데 이를 '신맬더스주의'라고 한다.

(2) 인구정태통계와 인구동태통계

① 인구정태통계(조사)

㉮ 일정 시점에 있어서 일정 지역의 인구의 크기, 구성, 분포, 밀도 등에 관한 통계이다.

㉯ 최초의 국세조사 실시 : 스웨덴(1749년)

㉰ 우리나라 인구조사 : 근대적 의미의 국세조사 1925년, 5년마다 조사(11월 1일)

※ 국세조사 : 일정한 시간 간격을 두고 전국적으로 실시하는 인구정태조사이다.

② 인구동태통계(조사)

출생, 사망, 전입, 전출, 혼인, 이혼 등 인구의 변동을 중심으로 한 통계이다.

(3) C.P. Blacker가 분류한 인구성장 5단계

① 제1단계(고위정지기) : 고출생 · 고사망률인 인구정지형, 아프리카지역의 후진국형 인구

② 제2단계(초기확장기) : 고출생 · 저사망률인 인구증가형, 경제개발 초기 단계의 인구

③ 제3단계(후기확장기) : 저출생 · 저사망률인 인구성장둔화형, 중미지역 국가

④ 제4단계(저위정지기) : 출생률과 사망률이 최저로 인구성장정지형, 일본 · 미국 등 선진국형의 인구

⑤ 제5단계(감퇴기) : 출생률이 사망률보다 낮아져 인구감소경향형, 한국 · 스웨덴 · 유럽 · 호주 · 뉴질랜드

(4) 인구증가

① 인구증가 = 자연증가 + 사회증가

㉮ 자연증가 = 출생 − 사망

㉯ 사회증가 = 유입인구 − 유출인구

② 인구증가율 $= \dfrac{\text{자연증가} + \text{사회증가}}{\text{인구}} \times 1{,}000$

③ 조자연증가율 $= \frac{\text{연간출생수} - \text{연간사망수}}{\text{인구}} \times 1,000 = \text{조출생률} - \text{조사망률}$

④ 동태지수(증가지수) $= \frac{\text{출생수}}{\text{사망수}} \times 100$

⑤ 재생산율

㉮ 합계생산율 : 한 여성이 일생 동안 낳은 아기의 수

㉯ 재생산율 : 여자가 일생 동안 낳는 여자아이의 평균수 또는 한 여성이 다음 세대에 남긴 어머니의 수를 재생산이라고 한다.

㉠ 총재생산율 : 어머니의 사망률을 무시하는 재생산율 또는 한 여성이 일생 동안 낳은 여아의 총수(어머니로 될 때까지의 사망은 무시)를 총재생산율이라 한다.

총재생산율 = 모(母)의 연령별 여아 출생수 ÷ 연령별 여자 인구수

㉡ 순재생산율 : 어머니의 사망을 고려하는 경우에는 순재생산율이라 한다(총재생산율에 모성까지 생존을 곱한 율). (1.0 : 인구 정지, 1.0 이상 : 인구 증가, 1.0 이하 : 인구 감소)

(5) 인구의 구성형태(연령별)

① 피라미드형(Pyramid Form)

㉮ 출생률은 높고, 사망률이 낮은 형

㉯ 14세 이하가 50세 이상 인구의 2배 이상

㉰ 인구증가형

② 종형(Bell Form)

㉮ 가장 이상적인 인구 구성형태, 출생률과 사망률이 모두 낮은 형

㉯ 14세 이하가 50세 이상 인구의 2배 정도

㉰ 인구정지형

③ 항아리형(Pot Form)

㉮ 출생률이 사망률보다 더 낮은 형

㉯ 14세 이하가 50세 이상의 2배 이하

㉰ 인구감퇴형, 선진국형

④ 별형(Star Form, 星型)

㉮ 도시형, 생산층 인구가 전체 인구의 1/2 이상인 경우

㉯ 생산층 인구가 증가되는 형

㉰ 생산층 유입

⑤ 기타형(Guitar Form, 호로형, 표주박형)

㉮ 농촌형, 생산층 인구가 전체 인구의 1/2 미만인 경우

㉯ 생산층 인구가 감소하는 형

㉰ 생산층 유출

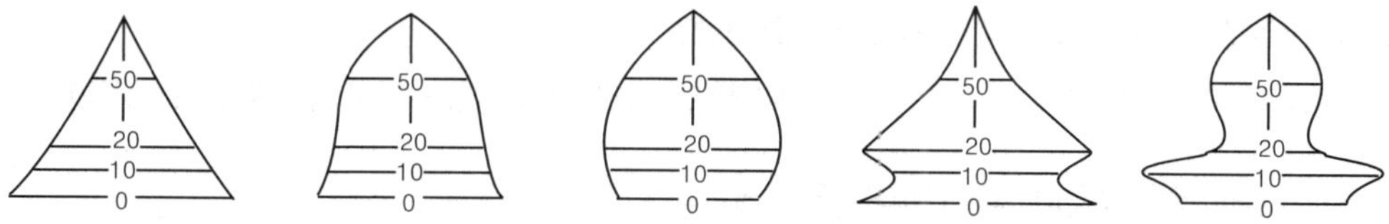

◘ 인구 구성의 일반적 정형

※ 인구의 구성형태에서 50세 이상 인구는 60세 또는 65세 이상의 인구를 뜻하기도 함

(6) 인구의 성별 구성

- 성비(Sex Ratio) : 여자 100에 대하여 남자 인구비를 표시하는 것
- 성비 = $\frac{\text{남자수}}{\text{여자수}} \times 100$

① 1차 성비(태아 성비) : 남 > 여

② 2차 성비(출생시 성비) : 남 > 여

③ 3차 성비(현재 인구의 성비) : 남 < 여

6 보건행정

01 서양의 보건행정 발전단계

서양의 보건행정 발전단계 : 고대기 – 중세기 – 여명기(요람기) – 확립기 – 발전기

02 한국의 보건행정사

(1) 조선시대(1392 ~ 1910년)

① 전형사(전향사) : 예조판서 산하에 의약을 담당

② 내의원 : 왕실 의료 담당

③ 전의감 : 일반 의료행정 및 의과 고시를 담당

④ 혜민서 : 의약과 일반서민의 치료 담당

⑤ 활인서 : 감염병(전염병) 환자와 구호를 담당

⑥ 고종 31년(1894년) : 서양 의학적 지식이 처음 우리나라에 도입되었음

(2) 한일합방시대(1910 ~ 1945년)

경찰국 산하에 위생과를 설치하여 보건행정을 경찰이 담당하였다.

(3) 미군정 및 과도정부시대(1945～1948년)

위생국 설치－보건후생국 개칭－보건후생부 개칭(1946년)－과도정부수립(1947년)

(4) 대한민국 정부수립 이후(1948. 8. 15)

보건후생부 폐지－**사회부** 설치－보건국을 **보건부**로 독립(1949년)－**보건사회부**(1955년 보건부와 사회부를 통합)－**보건복지부로 개칭(1994년)**－**보건복지가족부**(2008년 보건복지부와 가족부를 통합)－**보건복지부로 개칭(2010년 3월)**

03 세계보건기구(WHO)

(1) 세계보건기구는 **1948년 4월 7일** 발족

(2) 본부는 스위스 제네바

(3) 우리나라는 1949년 8월 17일에 **65번째** 회원국으로 가입

(4) 6개 지역 사무소

① 동지중해지역 사무소(본부 : 이집트의 알렉산드리아 ; Alexandria, Egypt)
② **동남아시아지역** 사무소(본부 : **인도의 뉴델리** ; New Delhi, India) － **북한**
③ **서태평양지역** 사무소(본부 : **필리핀의 마닐라** ; Manila, Philippines) － **우리나라**
④ 미주(남북아메리카)지역 사무소(본부 : 미국의 워싱턴 ; Washington D.C., USA)
⑤ 유럽지역 사무소(본부 : 덴마크의 코펜하겐 ; Copenhagen, Denmark)
⑥ 아프리카지역 사무소(본부 : 콩고의 브로자빌 ; Brazaville, Congo)

(5) 주요기능

① 국제적인 **보건사업의 지휘조정**
② 회원국에 대한 **기술지원 및 자료공급**
③ 전문가 파견에 의한 **기술자문** 활동

※ 약품, 경제적 지원은 안 함

(6) 주요사업 내용

① 말라리아 근절사업
② 결핵관리사업
③ 모자보건사업
④ 영아보건사업
⑤ 환경개선사업
⑥ 보건교육 개선사업 등

04 보건행정의 행정적 원칙

(1) 보건행정의 특성

① **과학성과 기술성** : 과학과 기술을 바탕으로 한 **기술 행정적** 성격이다.

② **조장성 및 교육성** : 지역사회 주민을 교육 또는 **자발적인 참여를 조장**함으로써 목적을 달성한다. 즉, 보건행정은 **교육**을 주된 **수단**으로 하고 있다.

③ **봉사성** : **국가는 국민의 행복과 복지**를 위해 직접 개입하고 **봉사**한다. **국민의 건강 향상과 증진**을 위해 적극적인 서비스의 **봉사성** 행정이다.

④ 행정대상의 **양면성** : **소비자(국민)** 보건(건강)을 위한 **규제(강제성)**와 보건의료산업의 보호를 위한 **자율(스스로)**을 함께 고려하는 양면성이 존재한다.

⑤ **사회성** : **사회 구성원** 전체의 **건강 증진**을 위한 사회성이다.

⑥ **공공성** : 공공복지와 공익을 위한 공공성이다.

⑦ **상충성** : 제한된 자원을 분배하려는 **사회적 형평성**과 무한대의 서비스를 요구하는 **개인의 가치**가 **상충(相衝, 충돌)**하는 경우가 있다.

(2) 행정의 관리과정

Gulick의 7가지 기본 관리과정 POSDCoRB은 다음과 같다.

① 기획(Planning)

② 조직(Organization)

㉮ 조직의 일반적인 순서(POAC) : 기획(Planning) → 조직(Organization) → 실행(Actuating) → 관리(Controlling)

㉯ 기능조직 : 계선조직, 참모조직, 보조조직

㉰ **조직의 7대 원칙** : **계층화**의 원칙, **목적**의 원칙, **분업**의 원칙, **조정**의 원칙, **명령통일**의 원칙, **일치**의 원칙, **통솔 범위**의 원칙

③ 인사(Staffing)

④ 지휘(Directing)

⑤ 조정(Coordinating)

⑥ 보고(Reporting)

⑦ 예산(Budgeting)

(3) 행정 계획과 평가

① **계획 → 사업 → 예산 → 체계**
(PPBS ; Planning → Programming → Budgeting → System)

② **운영연구(OR ; Operation Research) : 제2차 대전 당시 군사작전상의 문제**를 해결하기 위해 고안된 것

05 보건사업을 정부 책임하에 수행하는 이유

(1) 감염병 관리와 같이 지역 단위로 하는 것은 불가능하거나 의미가 없는 것이 있다.

(2) 정부 각 부처간의 조정이나 기술 인력의 협력 없이는 불가능한 보건사업이 있기 때문이다.

(3) 보건사업의 중첩을 피하기 위해서이다.

(4) 법적 규제만으로는 불가능한 보건사업들이 있기 때문이다.

06 보건소

(1) 보건소는 우리나라의 보건행정기관으로 1962년 시 · 군 · 구에 보건소가 처음 설치되었다.

(2) 보건소는 보건사업의 일선 기관으로 사업실시 계층이다.

(3) 1956. 12. 13 보건소법 제정 공포 : 시 · 도 주관

(4) 1962. 9. 24 보건소법 제정 공포 : 시 · 도 주관이던 보건소법을 시 · 군 · 구로 전면 개정

(5) **설치기준**

① 시 · 군 · 구에 보건소 설치

② 읍 · 면에는 보건지소 설치

③ 리 · 동에는 보건진료소 설치

④ 읍 · 면 · 동에 건강생활지원센터 설치

(6) **지역보건법**

1) 지역보건법

제1조【목적】 이 법은 보건소 등 지역보건의료기관의 설치 · 운영에 관한 사항과 보건의료 관련기관 · 단체와의 연계 · 협력을 통하여 지역보건의료기관의 기능을 효과적으로 수행하는데 필요한 사항을 규정함으로써 지역보건의료정책을 효율적으로 추진하여 지역주민의 건강 증진에 이바지함을 목적으로 한다.

제2조【정의】이 법에서 사용하는 용어의 뜻은 다음과 같다.

1. "지역보건의료기관"이란 지역주민의 건강을 증진하고 질병을 예방 · 관리하기 위하여 이 법에 따라 설치 · 운영하는 보건소, 보건의료원, 보건지소 및 건강생활지원센터를 말한다.

제10조【보건소의 설치】

① 지역주민의 건강을 증진하고 질병을 예방 · 관리하기 위하여 시 · 군 · 구에 1개소의 보건소(보건의료원을 포함한다. 이하 같다)를 설치한다. 다만, 시 · 군 · 구의 인구가 30만 명을 초과하는 등 지역주민의 보건의료를 위하여 특별히 필요하다고 인정되는 경우에는 대통령령으로 정하는 기준에 따라 해당 지방자치단체의 조례로 보건소를 추가로 설치할 수 있다.

제12조【보건의료원】보건소 중 「의료법」 제3조제2항제3호가목에 따른 병원의 요건을 갖춘 보건소는 보건의료원이라는 명칭을 사용할 수 있다.

제13조【보건지소의 설치】지방자치단체는 보건소의 업무수행을 위하여 필요하다고 인정하는 경우에는 대통령령으로 정하는 기준에 따라 해당 지방자치단체의 조례로 보건소의 지소(이하 "보건지소"라 한다)를 설치할 수 있다.

제14조【건강생활지원센터의 설치】지방자치단체는 보건소의 업무 중에서 특별히 지역주민의 만성질환 예방 및 건강한 생활습관 형성을 지원하는 건강생활지원센터를 대통령령으로 정하는 기준에 따라 해당 지방자치단체의 조례로 설치할 수 있다.

2) 지역보건법 시행령

제10조【보건지소의 설치】법 제13조에 따른 보건지소는 읍 · 면(보건소가 설치된 읍 · 면은 제외한다)마다 1개씩 설치할 수 있다. 다만, 지역주민의 보건의료를 위하여 특별히 필요하다고 인정되는 경우에는 필요한 지역에 보건지소를 설치 · 운영하거나 여러 개의 보건지소를 통합하여 설치 · 운영할 수 있다.

제11조【건강생활지원센터의 설치】법 제14조에 따른 건강생활지원센터는 읍 · 면 · 동(보건소가 설치된 읍 · 면 · 동은 제외한다)마다 1개씩 설치할 수 있다.

(7) 농어촌 등 보건의료를 위한 특별조치법

제1조【목적】이 법은 농어촌 등 보건의료 취약지역의 주민 등에게 보건의료를 효율적으로 제공함으로써 국민이 고르게 의료혜택을 받게 하고 국민의 보건을 향상시키는 데에 이바지함을 목적으로 한다.

제2조【정의】

1. "공중보건의사"란 공중보건업무에 종사하게 하기 위하여 「병역법」 제34조제1항에 따라 공중보건의사에 편입된 의사 · 치과의사 또는 한의사로서 보건복지부장관으로부터 공중보건업무에 종사할 것을 명령받은 사람을 말한다.
2. "공중보건업무"란 제5조의2제1항 각호에 따른 기관 또는 시설에서 수행하는 보건의료업무를 말한다.
3. "보건진료 전담공무원"이란 제19조에 따른 의료행위를 하기 위하여 보건진료소에 근무하는 사람을 말한다.
4. "보건진료소"란 의사가 배치되어 있지 아니하고 계속하여 의사를 배치하기 어려울 것으로 예상되는 의료 취약지역에서 보건진료 전담공무원으로 하여금 의료행위를 하게 하기 위하여 시장 · 군수가 설치 · 운영하는 보건의료시설을 말한다.

07 사회보장

(1) 사회보장제도의 창시자 : 독일의 Bismark

(2) 최초의 사회보장법 : 1935년 미국

(3) 우리나라 최초의 사회보장법 : 1963년에 제정 · 공포

(4) 체계

① 사회보험

㉮ 재원 : 보험료와 일반재정수입에 의존(본인부담)

㉯ 4대보험 : 의료보장(국민건강보험, 산재보험), 소득보장(국민연금, 고용보험)

② 공적부조

㉮ 재원 : 조세를 중심으로 한 일반재정수입에 의존

㉯ 생활보호, 의료급여, 재해구호, 보훈사업

③ 공공복지서비스

㉮ 사회복지서비스 : 노인복지, 아동복지, 부녀자복지, 장애자복지

㉯ 보건의료서비스 : 무료보건의료서비스, 환경위생, 감염병관리, 위생적인 상수 등

※ 의료보험(현재 : 국민건강보험), 산재보험(산업 재해보험), 실업보험(고용보험), 연금보험(국민연금)
의료보호(현재 : 의료급여), 생활보호대상자(국민기초생활수급권자)

(5) 의료보험과 의료보호

① 의료보험(건강보험)

㉮ 1977년 7월 500인 이상 사업장에서 의료보험제도가 처음으로 실시

㉯ 1989년 7월부터 전국민에게 보험이 실시되었으며, 직장과 지역의 통합은 2000년 7월 1일이고, 자금의 통합은 2003년 7월 1일이다.

② 의료보호(의료급여) : 생활 무능력자 및 일정수준 이하의 저소득층을 대상으로 실시한다.

㉮ 1종 수급권자 : "국민기초생활 보장법"에 의한 수급자 중 근로능력이 없거나 근로가 곤란하다고 인정하여 보건복지부장관이 정하는 자만으로 구성된 세대의 구성원(18세 미만인 자, 65세 이상인 자, 중증장애인, 희귀난치성 질환자 등), 이재민, 국가유공자, 북한이탈 주민자, 중요무형문화제 보유자, 5 · 18민주화운동 관련자

㉯ 2종 수급권자 : "국민기초생활 보장법"에 따른 수급자에 해당하는 자 중 근로능력이 있는 자

08 의료보험 진료체계(우리나라)

(1) 보건의료시설

보건의료시설(넓은 의미)이란 보건의료를 소비자에게 제공하기 위한 구조물을 총칭한다.

① 병원 : 종합병원, 병원, 치과병원, 한방병원, 요양병원, 정신병원

② 의원 : 의원, 치과의원, 한의원

③ 보건기관(공공보건의료기관) : 보건의료원, 보건소, 보건지소, 모자보건센터

④ 조산원

⑤ 약국

※ 병원은 30병상 이상, 종합병원은 100병상 이상의 요건을 갖춘 시설을 말한다.

(2) 의료보험 대상이 안 되는 자

의료보호대상자, 자동차보험대상자, 산재보험대상자, 가해자가 있는 상해의 경우

(3) 의료기관 : 종합병원, 병원, 의원, 치과병원, 치과의원, 한방병원, 한의원, 요양병원, 정신병원, 조산원

(4) 의료인 : 의사, 치과의사, 한의사, 간호사, 조산사

(5) 진료비 지불체계 : 제3자 지불제

제1자(피보험자=보험가입자), 제2자(의료기관), 제3자(보험자=보험관리공단)

(6) 진료비 지불제도

① **인두제** : 의료인이 맡고 있는 일정지역의 **주민 수**에 **일정금액을 곱하여 지급**하는 제도이다(등록된 환자 또는 사람 수에 따라 일정액을 보상하는 방식).

② **봉급제** : **기본급**을 지불하는 제도이다.

③ **행위별수가제**(점수제) : 동일한 질병이라도 의료인의 **행위**에 **따라 수가가 다르게 지급**되는 것 – 우리나라

㉮ **장점** : 의료공급자의 **진료행위, 서비스항목, 의약품별로 가격을 정하기** 때문에 **양질의 의료**가 될 수 있다.

㉯ **단점** : **과잉진료, 의료남용, 행정적으로 복잡, 의료비 상승유도의 원인**, 의료인과 보험자 간의 마찰이 있을 수 있다.

④ **포괄수가제(DRG)**

㉮ **진료의 종류나 양에 관계없이** 요양기관종별(종합병원, 병원, 의원) 및 입원일수별로 미리 정해진 **일정액의 진료비만을 부담**하는 제도 – **미국**, 우리나라 일부 질병에 채택

㉯ **포괄수가제 실시** : 행위별 수가제도 적용시 환자가 별도로 부담하던 대부분의 비급여 항목을 보험급여 대상으로 포함시켜 **환자 본인부담금 수준을 경감**시키고 나아가 **항생제 사용 감소유도**로 국민건강을 보호하고, 또한 **적정진료의 제공**으로 **국민의료비 상승을 억제**하는 목적으로 실시한다.

⑤ **총액계약제** : 보험자와 의사단체가 미리 총액을 정해 놓고 치료하는 제도이다.

⑥ **굴신제** : 부유한 사람에게는 많이 받고, 가난한 사람에게는 경감해 주는 제도이다.

09 본인일부부담제

일정비율로 보험자(또는 제3자 지불단체)와 의료이용자가 부담하는 것을 말한다.

즉, 소비자의 도덕적 위해(**의료의 남용**, moral hazard)를 **방지**하고 **보험재정 안정**을 도모하기 위한 것이다.

(1) 정률제(본인일부부담제, 정률부담제, coinsurance)

보험자가 진료비의 **일정 비율**을 **지불**해 주고, **소비자**는 나머지 부분을 **부담**하게 하는 방식이다.

예 의료비 100원 : 환자 – 30%, 공단 – 70%

(2) 정액부담제(copayment)

의료이용의 내용이 어떠하든 간에 이용하는 의료서비스 **건당 일정액**만 이용자(**환자**)가 부담하고, **나머지**는 **보험자**가 지불하는 방식이다.

예 의료비 100원 : 환자 – 30원, 공단 – 70원(나머지 부담)

(3) 정액수혜제(Indemnity)

정액부담제와는 반대로 이용하는 의료서비스의 **건당 일정액만**을 **보험자**가 부담하고, **나머지**는 **환자**가 **지불**하는 방법으로 의료 이용자에게 부담이 큰 방법이다.

예 의료비 100원 : 환자 – 70만원(나머지 부담), 공단 – 30원까지만 부담

(4) 급여의상한제(limits) 또는 상한제(maximums)

보험급여의 **최고액**을 정하여, **그 이하**의 의료에 대해서는 **보험자**가 **보험급여**를 지급하고, 최고액을 **초과**하는 의료비에 대해서는 **이용자(환자)**가 **부담**하는 방식이다.

예 의료비 100원 : 환자 – 초과금액 부담(100원 초과 환자부담), 공단 – 100원까지만 부담

(5) 일정금액공제제(정액공제제, 일정액공제제, deductible clause)

일정한도까지의 의료비를 **본인**이 **부담**하고, **그 이상**의 의료비만 **급여**의 대상으로 인정받는 방식이다.

예 의료비 100원 : 환자 – 100원까지만 부담, 공단 – 초과금액 부담(100원 초과금액 부담)

(6) 상환제(현금보상제)

① **피보험자**가 자유의사에 따라 의료기관을 이용하고 **진료비를 직접 지급한 후** 영수증을 보험공단이나 질병금고에 제출하여 **진료비를 환불**받는 제도이다.

② 이 제도는 민간보험의 예를 따른 것으로 미국의 **민영보험회사**에 주로 **이용**되고 있으며, 서구에서는 프랑스가 대표적이며, 스위스에서는 1차진료를 담당하고 있는 개업의사들의 진료비 상환에 이용되고 있다.

③ 우리나라 민영보험에서 운영되는 **실손형 급여보상** 방법이기도 하다.

10 보건의료 서비스의 사회·경제적 특징

시장실패의 원인 : 정보의 비대칭성, 외부효과, 독점적지배(경쟁제한) 등이다.

(1) 정보의 비대칭성 : 공급자(의사) – 전문가, 소비자(환자) – 무지

(2) 외부효과

① 외부경제 : 소비 또는 생산활동의 결과가 다른 사람에게 편익(혜택)을 제공 함에도 대가를 받지 못하는 것이다(예방접종, 성병치료 등).

② 외부불경제 : 다른 사람에게 손해를 끼치고도 정당한 대가를 지불하지 않는 것이다. (방치된 감염병(전염병)환자, 공해배출)

(3) 독점적 지배(경쟁제한)

① 면허제도 도입 ∴ 질에 문제(질 보장해야 하므로)

② 병원 정부가 인허가해 주는 것 (독점 정부가 용인)

③ 최근 수요독점 사항 : 제3자 지불체계

④ 수요 · 공급은 시간불일치(예 : 수요↑, 공급(×), 의대졸업 10년 소요)

⑤ 보건의료서비스가 경쟁이 제한되어 독점적지배가 되는 이유의 예는 다음과 같다.

첫째, 생산권이 면허자에게만 제한되어 있어 독점적 지위를 누리고 있다.

둘째, 공급시장에의 진입제한(자유시장 경쟁체제라 하더라도 누구든지 의료시장에 진입할 수는 없다 ; 일정한 자격과 조건을 갖춘 자만 진입)

셋째, 공급의 비탄력성에 의한 경쟁제한
(보건의료의 공급(전문인력)은 공급기간이 길다. 12~15년)

넷째, 가격 경쟁이나 선전의 제한

(4) 질병의 예측불가능성

① 개인적 차원에서 질병의 예측은 불가능하다. 그러나 과거의 실적을 기초로 전체집단 인구의 질병발생률을 예측하는 것은 가능하다.

② 개별적 수요의 불확실성과 불규칙성에 집단적 대응이 보험이다.

③ 국민건강보험(의료보험)을 통해 미래의 불확실한 큰 손실을 현재의 작은 손실(보험료)로 대처하여 질병발생의 예측불가능성에 대비하고 있다.

(5) 공공재적 성격 : 비배제성, 비경합성, 무임승차 문제

(6) 소비적 요소와 투자적 요소의 혼재

: 보건의료를 통해 개인 · 집단의 건강↑ → 생산성↑ 소비와 투자의 동시성을 갖고 있다.
(경제↑, 의료재원↑, 보건의료비↑)

(7) 노동집약적인 서비스

노동이 중요한 생산이므로 노동집약적이다(기계의 자동화에는 한계가 있다).
(경제(생산성)↑, 인건비↑, 원가↑)

(8) **치료의 불확실성**(침습성) : 의료사고 분쟁을 막기 위해 방어진료(**과잉진료**)

(9) **공동생산물**로서의 **보건의료와 교육**

(10) **생활필수품으로써의 보건의료** : 의식주 다음의 제4의 생활필수품이라 한다.

(11) **우량재(가치재)** : 우량재란 교육, 주택, 의료 등 **소득수준과 상관없**이 모든 사람이 **필요**로 하는 재화나 서비스를 말한다. 따라서 보건의료서비스는 우량재에 해당된다.

(12) **비영리 동기** : 의료인에게는 영업세가 부과하지 않는 비영리 조직으로 이윤은 조직의 유지·발전을 위한 최소한의 것이어야 한다.

(13) **저장불가능성**

7 보건교육 및 학교보건

01 보건교육

(1) 보건교육의 학습과정에 필요한 요건

① 교육적 가치가 있어야 한다.

② 교육이 시기적으로 적합해야 한다.

③ 피교육자는 교육을 받을 마음의 자세가 되어 있어야 한다.

④ 피교육자는 교육내용에 대한 관심과 집중이 있어야 한다.

(2) 보건교육의 일반적인 습득 과정

① 새로운 사실, 잘못된 사실들을 알게 된다.

② 관심을 갖게 된다.

③ 알게 된 새로운 사실에 대해서 스스로 평가하게 한다.

④ 실제로 시도해 보게 된다.

⑤ 채택하여 실천하게 한다.

(3) 보건교육의 방법

① **개인접촉방법** : **노인층**이나 **저소득층**에 적합한 방법이다(**가정방문**, 진찰, 건강 상담, 전화, 편지 등의 방법이 있다).

② **집단접촉방법**

㉮ 강연회 : 일방적인 의사 전달

㉯ 집단 토론(Group Discussion) : 10~20명으로 구성되며 각자 의견 발표 후 사회자가 전체 의견을 종합한다.

㉰ 심포지엄(Symposium) : 여러 사람의 전문가가 각각의 입장에서 어떤 주제에 관하여 발표한 다음 청중과 질의 토론하는 형식으로 변화가 있어 지루하지 않은 방법이다.

㉱ 패널디스커션(Panel Discussion, 배심토의) : 어떤 주제에 관해 몇 명의 전문가가 청중 앞 단상에서 자유롭게 토의하는 방법이다.

㉲ 버즈세션(Buzz Session) : 집회의 참석자가 많은 경우에 전체를 몇 개의 분단으로 나누어서 토의시키고 다시 전체 회의에서 종합하는 분단토의 방법(6-6 method)이다.

㉳ 역할극(Role Playing) : 교육내용을 청중 앞에서 실연함으로써 시청각 보건교육효과를 얻는 방법이다.

㉴ 워크샵(Work Shop) : 특정 직종에 있는 사람들이 서로 경험하고, 연구하고 있는 것을 발표하여 의논하는 것으로 2～3일 정도의 일정이 필요하다.

㉵ 강의(Lecture) : 일방적 교육방법으로 많은 사람을 상대로 교육할 수 있는 경제적인 방법이다.

③ 대중교육방법(Mass media)

불특정 다수인에게 교육을 하는 방법이며, 교육 효과는 낮으나 전체 사회를 대상으로 하기 때문에 양적인 효과는 있음(신문, TV, 라디오, Poster 등)

02 학교보건

(1) 학교보건이 공중보건상 중요한 이유

① 학생 인구가 전체 인구의 약 1/4 이상으로 대상인구가 많다.

② 학교는 지역사회의 중심이 되며, 학생을 통하여 지역사회 및 가족에게 간접적 보건교육이 이루어질 수 있다.

③ 학생은 배우려는 의욕이 있기 때문에 호적기이며, 학생들의 장래에 생활화가 가능하다.

(2) 학교보건조직

① 구성 : 교장, 보건(양호)교사, 체육교사, 담임교사, 영양사, 교의, 약사, 치과의사

② 역할

㉮ 교장 : 총책임자

㉯ 보건교사 : 실무책임자

㉰ 담임교사 : 실천자

(3) 학교보건사업의 주요 내용

① 학교 보건봉사

② 학교 환경위생

③ 학교 보건교육

④ 학교 급식관리

⑤ 학교 정신보건

⑥ 사고예방과 응급처치

(4) 교육환경보호구역의 설정 〈교육환경법 2017. 2. 4부터 시행〉

교육감이 "학교경계등"을 설정할 때에는 절대보호구역과 상대보호구역으로 구분하여 설정한다.

① 절대보호구역 : 학교 출입문(학교 정문)으로부터 직선거리로 50m까지의 지역

② 상대보호구역 : 학교 경계선으로부터 직선거리로 200m까지의 지역 중 절대보호구역을 제외한 지역으로 한다.

※ "정화구역"이 "법 개정"에 따라 "보호구역"으로 변경되었음.

8 보건통계

01 보건통계

(1) 공중보건에서의 보건통계의 이용

① 보건통계는 지역사회나 국가의 보건수준 및 보건상태를 나타내 주는 지표이다.

② 보건사업의 필요성을 결정해 준다.

③ 보건사업의 우선순위를 결정하며 보건사업의 절차, 분류 등의 기술 발전에 도움을 준다.

④ 보건사업의 성패를 결정하는 자료가 되고, 보건사업의 기초자료가 된다.

(2) 대표치

① 평균치(Mean) : 산술평균, 기하평균, 조화평균

② 중앙치(median) : 어떤 집단의 개체 측정치를 크기의 순서로 나열했을 때 그 중앙에 오는 값이다.

③ 최빈치(mode) : 도수분포에 있어서 그 변량의 측정치 중에서 최다의 빈도를 나타내는 측정치를 최빈치(유행치)라 한다.

(3) 산포도(Dispersion) : 분포의 흩어진 정도를 나타내는 것

① 표준편차(Standard Deviation) : 산포도의 대소를 비교하는 데 가장 많이 사용, 분산 제곱근의 값

② 평균편차(Mean Deviation) : 측정치들과 평균치와의 편차에 대한 절대값의 평균(편차 = 측정값 − 평균)을 평균편차라 한다.

③ 변이계수(Coefficient of Variation, 변동계수) : 표준편차 S를 평균 X로 나눈 값, 즉, $\frac{S}{X}$
변이계수는 주로 2개 이상의 산포도를 비교하려고 할 때 측정치가 크기가 매우 차이가 나거나 단위가 서로 다를 때 사용한다.

④ 범위(Range) = 최대 − 최소

⑤ 분산(Variance) : 편차의 제곱을 평균한 값으로 산포의 정도를 나타내는 데 많이 쓰인다 (개체값과 평균값의 차를 제곱한 합계를 총수로 나눈 것을 분산이라 한다).

(4) 정규분포

① 정규분포의 특징

㉮ 정규분포의 면적은 1이다.

㉯ 좌우가 대칭이다.

㉰ 산술평균과 중앙값이 같다.

㉱ 모든 정규분포는 표준정규분포로 고칠 수 있다.

② 정규분포의 신뢰구간과 신뢰도

$\mu \pm 1\sigma = 68\%$

$\mu \pm 2\sigma = 95.4\%$

$\mu \pm 3\sigma = 99.7\%$ (μ : 평균, σ : 표준편차)

(5) 상관관계

어떤 모집단에서 2개의 변수 간에 한쪽 값이 변함에 따라 다른 한쪽이 변하는 관계를 상관관계라 한다.

① 완전상관(직선상관) : r=1 또는 r=−1

② 불완전상관 : r=0.5 또는 r=−0.5

③ 무상관 : r=0

④ 상관계수 양수(+) : 순상관

⑤ 상관계수 음수(−) : 역상관

※ r : 상관계수

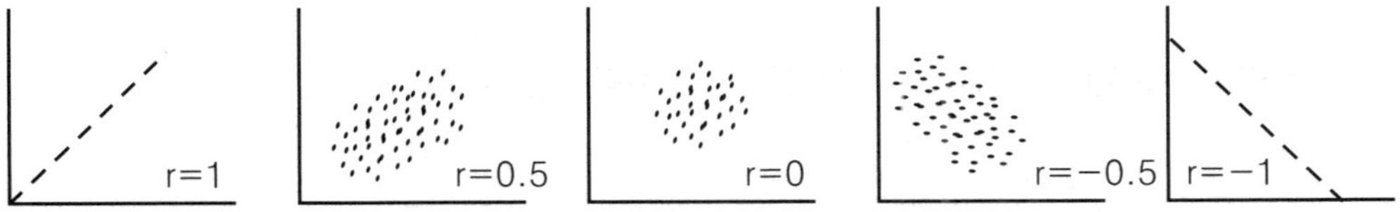

상관관계

(6) 보건통계 지표

① 조사망률 $= \dfrac{\text{연간 총사망자수}}{\text{연앙인구}} \times 1,000$

② 신생아 사망률 $= \dfrac{\text{연간 신생아 사망수(생후 4주 이내)}}{\text{연간 출생아수}} \times 1,000$

③ 영아사망률 $= \dfrac{\text{연간 영아 사망수}}{\text{연간 출생아수}} \times 1,000$

④ 모성사망률 $= \dfrac{\text{연간 임신 · 분만 · 산욕열에 의한 모성사망수}}{\text{연간 출생아수}} \times 10^3(10^5)$

※ 보건계열에서는 관행상 모성사망비(모성사망수 ÷ 출생아수)를 모성사망률(모성사망수÷가임여성수)로 쓰고 있음

⑤ 조출생률 $= \dfrac{\text{연간 출생아수}}{\text{연앙인구(기앙인구)}} \times 1,000$(가족계획 판정에 쓰임)

⑥ 일반출산율 = $\frac{\text{연간 총출생수}}{\text{가임연령의 여자인구}} \times 1,000$

⑦ 연령별 출산율 = $\frac{\text{해당 연령의 여자에 의한 출생아수}}{\text{해당 연령의 가임여성인구}} \times 1,000$

⑧ 주산기사망률 = $\frac{\text{임신 28주 이후의 태아 사망수 + 생후 1주일 이내 사망아수}}{\text{연간 28주 이후의 태아 사망수 + 연간 출생아수}} \times 10^3$

⑨ α−Index = $\frac{\text{영아 사망자수(율)}}{\text{신생아 사망자수(율)}}$

⑩ **감염력**(infectivity) : 병원체가 **숙주에 침입하여** 알맞은 기관에 자리 잡고 **증식하는 능력**이다.

$$\text{감염력} = \frac{\text{감염자수(발병자 + 항체상승자)}}{\text{가족내 발단자와 접촉한 감수성자수}}$$

⑪ **병원력**(pathogenicity = **병원성**) : 병원체가 감염된 숙주에게 **현성질환을 일으키는 능력**이다.

$$\text{병원력} = \frac{\text{발병자수}}{\text{전감염자수}}$$

⑫ **독력**(virulence) : 질병의 **위중도와 관련된 개념**이다.

$$\text{독력} = \frac{\text{중증환자수(후유증 또는 사망)}}{\text{전발병자수}}$$

⑬ **치명률** : 그 **질병에 걸렸**을 때 일정기간 내 **사망하는 확률**이다.

$$\text{치명률} = \frac{\text{사망수}}{\text{발병자수}} \times 100$$

⑭ **발생률** = $\frac{\text{일정기간 내 새로 발생한 환자발생건수}}{\text{일정기간 인구}} \times 10^3$

(**발생률**의 분모 : **면역자, 기감염자 제외**)

(어떤 질병의 **위험도 추정**과 **발생기전을 규명**하는 데 유용)

⑮ **유병률** = $\frac{\text{그 당시의 환자수}}{\text{조사 시 인구(시점인구)}} \times 10^3$

(**유병률 분모 : 면역자, 기감염자 포함**)

(**병상수, 전문의 수, 약품생산의 수요** 등 추정하는 데 유용)

⑯ 2차 발병률 = $\frac{\text{발병자수}}{\text{접촉자수(기감염자와 면역자는 제외)}} \times 10^3$

(가구나 병영 같은 **폐쇄집단**에 전염병환자가 들어왔을 때 그로 인한 **유행의 확산정도**를 알기 위한 지표로 쓰임)

⑰ 발병률 = $\frac{\text{새로운 환자}}{\text{위험에 폭로된 전체 인구}} \times 10^{X}$

(발병률 : 어떤 집단이 한정된 기간에 한해서만 어떤 질병에 걸릴 위험에 놓여 있을 때 전체기간 중 주어진 집단 내에 새로이 발병한 총수의 비율)－유행 전기간에 폭로된 인구

※ 보건통계에 사용되는 상수는 상황에 따라 변할 수 있음(100, 1,000, 100,000)
연앙인구(연중간인구, 기앙인구)란 7월 1일 인구를 말한다.

02 건강지표

(1) 지역사회의 보건수준과 건강수준 평가

① 영아사망률 : 한 국가나 지역사회의 보건수준을 평가할 수 있는 대표적인 지표로 사용

② α － Index : 더욱 세밀한 평가를 위해 α －Index를 계산하고 그 값이 1.0에 가장 가까울 때 보건수준이 가장 높은 것으로 평가하고 있다.

(2) 세계보건기구(WHO)가 제시한 건강지표

① WHO가 제시한 종합건강지표

㉮ 조사망률(Crude Ceath rate)

㉯ 비례사망지수(Proportional Mortality Indicator) = $\frac{\text{50세 이상 사망수}}{\text{총사망수}} \times 100$

전체사망자 중 50세 이상의 사망수를 백분율(%)로 표시한 지수

㉰ 평균수명(Expectation of Life) : 0세의 평균여명

※ 평균여명 : x세가 앞으로 몇 년을 더 살 수 있는가의 기대치 또는 x세에 달한 사람이 앞으로 몇 년을 더 살 수 있는가의 기대치

② 국가간 건강지표

㉮ 조사망률

㉯ 평균수경

㉰ 비례사망지수

㉱ 신생아사망률

㉲ 영아사망률

㉳ 모성사망률

㉴ 질병이환율 등

③ 국가간이나 지역사회의 보건수준을 비교하는 3대 지표

㉮ 영아사망률

㉯ 비례사망률

㉰ 평균수명

〈참고〉
변경된 내용은 크라운출판사 홈페이지(www.crownbook.co.kr) 학습자료실을 참고하기 바람

제1장 출제 및 예상문제

※ 별표(★)한 문제는 자주 반복 출제되는 유형이므로 반드시 숙지하기 바람

1 공중보건학의 개념

01 건강의 정의로 언급한 것이 아닌 것은?

① 신체적 건강　② 정신적 건강　③ 사회적 건강
④ 환경적 건강　⑤ 정신적 · 사회적 건강

해설 세계보건기구(WHO)의 건강에 대한 정의 : '건강이란 단순히 질병이 없고 허약하지 않은 상태만을 의미하는 것이 아니라 육체적, 정신적 건강과 사회적 안녕의 완전한 상태'를 의미한다.

02 WHO의 건강에 대한 정의에서 "사회적 안녕" 상태란? 중요도 ★★

① 사회 질서가 잘 확립될 수 있도록 법이 마련된 상태
② 국민 경제가 고도로 성장된 상태
③ 사회에 도움이 되는 역할을 하고 있는 상태
④ 보건교육제도가 잘 마련된 상태
⑤ 범죄가 없는 안정된 사회의 상태

해설 사회적 안녕(social well-being) : 사회보장이나 사회의 여러 제도가 잘 되어 있다는 뜻이라기보다는 자신의 역할을 충분히 수행할 수 있는 능력을 가진 상태를 말한다.

03 건강의 정의에 해당되는 것을 고르시오. 중요도 ★

㉮ 건강이란 단순히 질병이 없고 허약하지 않은 상태만을 의미하는 것이 아니고, 육체적, 정신적 건강과 사회적 안녕이 완전한 상태를 뜻한다. ㉯ 건강이란 육체적, 정신적 건강과 사회적 안녕이 완전한 상태를 뜻한다. ㉰ 육체와 정신은 불가분의 관계에 있기 때문에 어느 한쪽의 불건강도 건강한 상태일 수 없으며, 사회적 안녕이나 영적 안녕이 이루어진 상태에서 사는 동안만 건강한 삶이라는 의미이다. ㉱ 사회적 안녕이란 사회보장제도나 사회복지제도가 잘 되어 있는 곳에 산다는 뜻이 아니라 복잡한 사회환경 속에서 각자의 기능과 역할을 충실히 수행해 갈 수 있는 만족스러운 상태의 생활을 의미한다.

① ㉮, ㉯, ㉰　② ㉮, ㉰　③ ㉯, ㉱
④ ㉱　⑤ ㉮, ㉯, ㉰, ㉱

해설 건강의 정의에 해당되는 것은 ㉮ · ㉯ · ㉰ · ㉱번이다.

1. 공중보건학의 개념 01. ④ 02. ③ 03. ⑤ 정답

04 건강의 개념 중에서 사회적 안녕의 의미로 옳은 것은? 중요도 ★

① 신체적 측면 ② 정신적 측면 ③ 심신적 측면
④ 생활적 측면 ⑤ 사회복지 측면

해설 사회적 안녕은 인간의 건강개념을 규정한 것으로 사회복지제도나 어떤 장치를 의미하는 것이 아니라 각자가 사회 구성의 일원이며 자신의 기능과 역할을 충실히 할 수 있는 문화 국민으로서 윤리, 도덕적으로 건전한 삶을 영위할 수 있는 생활개념의 건강을 의미한다.

05 건강의 개념 변천과정을 순서대로 나열한 것은?

① 신체적 건강 → 정신적 건강 → 사회적 건강
② 신체적 건강 → 영적 건강 → 사회적 건강
③ 사회적 건강 → 정신적 건강 → 신체적 건강
④ 신체적 건강 → 물질적 건강 → 정신적 건강
⑤ 정신적 건강 → 신체적 건강 → 사회적 건강

해설 ① 건강의 개념 변천사 : 신체개념(19세기전) → 심신개념(19세기) → 생활개념(20세기)
육체적 개념(19세기전) → 정신적 개념(19세기) → 사회적 개념(20세기)
② 건강의 개념 : 신체적 개념에서 정신 · 신체개념으로 변화되었다가 오늘날에는 사회적 안녕상태를 중시하는 생활개념의 건강을 강조하고 있다.

06 20세기의 건강의 개념으로 옳은 것은?

① 신체개념 ② 심신개념 ③ 생활개념
④ 활동개념 ⑤ 영적개념

07 공중보건학에서 가장 중요하게 생각하는 건강의 대상은? 중요도 ★★★

① 개인의 건강 ② 빈민촌 저소득층의 건강 ③ 지역사회 전체주민의 건강
④ 근로자의 건강 ⑤ 노인의 건강

해설 공중보건학은 지역사회를 한 단위로 전체주민의 건강증진에 목적을 두고 있다.

08 질병예방과 건강증진을 위한 Winslow 교수의 공중보건학 정의로 옳은 것은? 중요도 ★

① 수명연장, 신체적 · 정신적 효율을 증진
② 조기발견, 신체적 · 정신적 효율을 증진
③ 조기발견, 신체적 · 사회적 효율을 증진
④ 질병치료, 신체적 · 사회적 효율을 증진
⑤ 재활치료, 신체적 · 정신적 효율을 증진

해설 Winslow 교수 공중보건학 정의 : "공중보건학이란 조직적인 지역사회의 공동 노력을 통해 질병을 예방하고, 수명을 연장시키며, 신체적, 정신적 효율을 증진시키는 기술이며 과학이다"라고 정의하였다.

정답 04. ④ 05. ① 06. ③ 07. ③ 08. ①

09 Winslow 교수의 공중보건학 개념은?

중요도 ★

(　　)(　　)(　　)을 통해 질병을 예방하고, 수명을 연장시키며, 신체적, 정신적 효율을 증진시키는 기술이며 과학이다.

① 지역사회의-조직적인-노력
② 구체적인-지역주민의-공동노력
③ 구체적인-지역사회의-공동노력
④ 조직적인-지역사회의-공동노력
⑤ 조직적인-지역주민의-노력

10 Winslow 교수의 공중보건학의 개념에 관한 설명으로 잘못된 것은?

① 질병을 예방
② 수명을 연장
③ 신체적 효율을 증진
④ 정신적 효율을 증진
⑤ 사회적 효율을 증진

해설 Winslow 교수 공중보건학 정의 : "공중보건학이란 조직적인 지역사회의 공동 노력을 통해 질병을 예방하고, 수명을 연장시키며, 신체적 · 정신적 효율을 증진시키는 기술이며 과학이다"라고 정의하였다.

11 공중보건의 정의에 포함된 내용이라고 볼 수 없는 것은?

중요도 ★

① 질병의 예방
② 정신적 효율 증진
③ 신체의 질병 치료
④ 수명의 연장
⑤ 지역사회의 공동 노력

해설 공중보건의 목적(3대 요소) : 질병예방, 수명연장, 건강증진

12 공중보건의 목적은?

중요도 ★

① 질병예방, 수명연장, 건강증진
② 조기발견, 수명연장, 건강증진
③ 질병예방, 조기발견, 건강증진
④ 질병치료, 수명연장, 건강증진
⑤ 질병예방, 조기발견, 생명연장

13 공중보건사업과 관계가 가장 적은 사업은?

중요도 ★

① 질병의 조기진단을 위한 의료봉사사업
② 감염병 관리사업
③ 감염병의 예방사업
④ 환경위생 개선사업
⑤ 암환자 치료사업

해설 공중보건사업은 환경위생이나 질병예방 차원의 사업이며 질병치료사업은 아니다.

14 공중보건의 중요한 3가지 수단이 아닌 것은?

① 개인건강
② 보건교육
③ 환경위생
④ 산업보건
⑤ 보건교육, 환경위생

09. ④ 10. ⑤ 11. ③ 12. ① 13. ⑤ 14. ① 정답

15 불현성 감염기의 예비적 조치로 옳은 것은?

중요도 ★

① 예방접종
② 숙주의 면역강화
③ 중증예방을 위한 조기진단
④ 악화방지를 위한 치료
⑤ 사회생활 복귀를 위한 재활

해설 질병발생 과정과 예방조치

①번-1단계(비병원성기), ②번-2단계(초기병원성기), ③번-3단계(**불현성감염기**), ④번-4단계(**발현성질환기**), ⑤번-5단계(**회복기**)

① Leavell과 Clark교수의 질병의 자연사과정을 5단계로 나눈 예방조치는 다음과 같다.

예방대책	예방단계	질병의 과정	예비적 조치
1차예방	1단계	비병원성기	적극적 예방(환경개선, 건강증진, 예방접종 등)
	2단계	초기병원성기	소극적 예방(특수예방, 숙주의 면역강화)
2차예방	3단계	**불현성감염기**	**중증의 예방(조기진단, 집단검진)**
	4단계	**발현성질환기**(임상질환기)	**치료(악화방지)**
3차예방	5단계	회복기	무능력예방(**재활**, 사회생활복귀)

이와 같이 질병의 전과정(건강 포함)－**예방, 치료, 재활**을 포함하는 **포괄보건의료**가 현대적 개념의 예방대책이다.

② 예방대책

㉮ **1차 예방 : 예방접종, 환경위생관리, 생활조건 개선, 보건교육, 모자보건사업, 안전띠 착용, 유기체 대처능력** 등

㉯ **2차 예방 : 질병의 조기발견**(건강진단), 감염병환자의 **조기치료**, 질병의 진행을 늦추고, 후유증 방지 등

㉰ **3차 예방 : 재활치료**(신체에 장애를 남긴 사람에게 물리적 치료로 신체기능을 회복), **사회생활복귀** 등

16 1차 예방에 속하지 않는 것은?

① 보건교육 · 상담
② 질병예방, 건강증진
③ 유기체의 대처능력
④ 불구의 기능 극대화 및 재활
⑤ 예방접종, 가족계획

17 다음 설명이 맞는 것은?

① 1차 예방 : 질병발생 전에 예방하는 것이다.
② 2차 예방 : 질병발생 전에 예방하는 것이다.
③ 3차 예방 : 치료를 해서 완치를 목적으로 하는 것이다.
④ 1차 예방 : 질병을 조기에 발견하자는 것이다.
⑤ 1차 예방 : 질병을 조기에 치료하는 데 목적이 있다.

18 질병의 예방개념상 2차 예방에 해당하는 것은?

중요도 ★★★

① 모자보건
② 생활환경개선
③ 예방접종
④ 재활 및 사회활동 복귀
⑤ 질병의 조기발견 및 조기치료

정답 15. ③ 16. ④ 17. ① 18. ⑤

19 **건강진단은 몇 차 예방인가?** 중요도 ★

① 1차 예방 ② 2차 예방 ③ 3차 예방
④ 4차 예방 ⑤ 5차 예방

20 **흡연자를 위한 2차 예방 대책으로 옳은 것은?** 중요도 ★

① 보건교육 ② 환경위생 관리 ③ 내시경 검사
④ 생활조건 개선 ⑤ 재활치료

해설 질병의 조기발견을 위한 위 · 장 내시경 검사는 2차 예방에 해당한다.

21 **Leavell과 Clark 교수의 질병예방 활동에서 40세 이상 여성을 대상으로 유방암 검진을 위한 유방조영술(mammography)을 시행한 것은 몇 차 예방인가?**

① 1차 예방 ② 2차 예방 ③ 3차 예방
④ 4차 예방 ⑤ 5차 예방

22 **포괄보건의료의 개념에서 3차 예방활동의 의미는?**

① 질병의 조기발견 및 조기치료 ② 생활 환경개선 활동
③ 재활 및 사회활동 복귀 지도 ④ 안전관리 및 예방접종 활동
⑤ 건강증진 활동

23 **포괄보건의료의 개념은?**

① 질병의 예방 ② 환자의 치료 ③ 건강증진 활동
④ 재활의학적 활동 ⑤ 이상 모두를 포함한 활동

24 **질병의 예방, 치료, 재활을 의미하는 것은?**

① 예방의료 ② 사회의료 ③ 예방치료
④ 포괄의료 ⑤ 치료의료

25 **공중보건학의 개념과 거리가 가장 먼 학문은?**

① 위생학(hygiene sanitation) ② 예방의학(preventive medicine)
③ 사회의학(social medicine) ④ 지역사회의학(community medicine)
⑤ 임상의학(clinical medicine)

해설 ① 공중보건학과 비슷한 용어 : 예방의학, 위생학, 사회의학, 지역사회의학, 포괄보건의료학 등
② 임상의학 : 치료의학으로서 거리가 멀다.

19. ② 20. ③ 21. ② 22. ③ 23. ⑤ 24. ④ 25. ⑤ 정답

26 1차 보건의료와 상관없는 것은?

중요도 ★

① 응급처치 및 급성질환치료 ② 예방접종사업 ③ 식수위생관리사업
④ 모자보건사업 ⑤ 풍토병관리사업

해설 보건의료

① 1차 보건의료 : 예방접종사업, 식수위생관리사업, 모자보건사업, 영양개선사업, 풍토병관리사업, 통상질병의 일상적 치료사업 등을 말한다.

② 2차 보건의료 : 2차 보건의료사업은 주로 응급처치를 요하는 질병이나 급성질환의 관리사업과 병원에 입원치료를 받아야 하는 환자관리사업이다.

③ 3차 보건의료 : 재활을 요하는 환자, 노인의 간호 등 장기요양이나 만성질환자의 관리사업이다. 3차 보건의료는 노령화 사회에서 노인성 질환의 관리에 큰 기여를 하고 있다.

27 2차 보건의료와 관계있는 것은?

중요도 ★★

㉮ 응급처치	㉯ 급성질환치료	㉰ 입원환자 관리	㉱ 만성질환자의 관리

① ㉮, ㉯, ㉰ ② ㉮, ㉰ ③ ㉯, ㉱
④ ㉱ ⑤ ㉮, ㉯, ㉰, ㉱

28 다음 중 3차 보건의료에 관한 것은?

① 환경관리 ② 급성감염병관리 ③ 노인건강관리
④ 모자보건사업 ⑤ 예방접종

29 공중보건 개념 중 세계보건기구의 취지와 관련된 공중보건은?

중요도 ★

① 사회의학 ② 위생학 ③ 지역사회의학
④ 예방의학 ⑤ 건설의학

해설 공중보건과 비슷한 용어 : 예방의학, 위생학, 지역사회의학, 사회의학, 건설의학, 포괄보건의학 등

① 사회의학(지역사회의학) : 공중보건이란 개인의 건강문제를 중심으로 다루는 학문이 아니고 사회 · 경제 · 문화적 요인 등 광범위한 사회과학적 접근에 의한 건강을 증진 · 향상시킬 목적으로 연구하는 학문이라 할 수 있어 지역사회의학 또는 사회의학이라 불리기도 한다. 따라서 사회 의학은 사회적 환경요인에 의한 인간집단의 건강을 추구하는 학문이라는 점에서 공중보건과 맥을 같이 한다.

② 예방의학 : 개인을 대상으로 질병예방과 악화방지에 역점을 두는 것이다.

③ 건설의학 : 질병의 치료나 예방보다는 현재의 건강상태를 최고도로 증진하는 데 역점을 둔 적극적인 건강관리 방법을 연구하는 학문이다.

30 건강증진의 접근원칙과 활동영역을 제시한 제1차 국제건강증진회의와 관련 있는 것은?

중요도 ★

① 방콕헌장 ② 알마아타선언 ③ 헬싱키선언
④ 오타와헌장 ⑤ 자카르타선언

정답 26. ① 27. ① 28. ③ 29. ④ 30. ④

해설 WHO 건강증진을 위한 국제회의

제1차 오타와헌장 : 1986년 11월 캐나다 오타와에서 최초로 세계건강증진 대회가 개최되었으며, 여기에서 건강증진을 개인의 생활개선에 한정시키지 않고, 사회적 환경개선을 포함하는 "오타와헌장"이 채택됨. Ottawa 헌장 채택 내용은 다음과 같다.

(1) 오타와 헌장은 건강평등실현에 초점을 두고 있으며, 건강증진의 3대 원칙과 활동요소

① 옹호 : 건강에 대한 대중의 관심을 일으키고, 보건의료의 수요를 충족시킬 수 있는 건강한 보건정책을 도입해야 한다.

② 역량 : 본인과 가족의 건강을 유지할 수 있게 하는 것을 권리로 인정하며, 스스로 건강관리에 적극 참여하여 자신의 행동에 책임을 느끼게 해야 한다.

③ 연합 : 모든 사람들이 건강하도록 건강에 영향을 미치는 관련분야 사람들이 연합해야 한다.

(2) 건강증진이 무엇이라는 개념을 정립하였고, 그 개념을 실천하기 위해 5가지 전략을 제시

① 건강에 관한 공공정책의 수립(건강 공중정책개발=건전한 공공정책의 수립)

② 지원적 환경의 조성(지원적 환경의 창조=건강 지향적 환경조성)

③ 지역사회 활동의 강화(공동체 행동 강화=지역활동강화)

④ 개인 건강기술의 개발(개인의 기능 발견=개인적 기술개발=자기건강 돌보기 육성)

⑤ 보건사업의 재정립(보건의료의 방향 재설정=보건서비스개혁=기존 보건의료체계의 방향 재설정)

31 오타와헌장의 3대원칙이 아닌 것은?

① 가능화 ② 옹호 ③ 역량
④ 연합 ⑤ 옹호, 역량, 연합

32 다음 "보기"의 내용을 선언한 도시의 이름으로 옳은 것은?

• 건강한 공공정책 수립	• 건강 지향적 환경조성	• 지역사회 활동 강화
• 시민의 개인 능력 개발	• 보건의료의 방향 재설정	

① 오타와 ② 알마아타 ③ 케냐 나이로비
④ 애들레이드 ⑤ 애들레이드

33 다음 중 건강 지향적 환경조성에 대해 집중토의를 하였던 국제건강증진회의 장소로 옳은 것은?

① 제2차 : 애들레이드선언(아델레이드회의)－호주
② 제3차 : 스웨덴선언－선즈볼 ③ 제4차 : 자카르타선언－인도네시아
④ 제6차 : 방콕헌장－태국 ⑤ 제8차 : 헬싱키선언－핀란드

해설 WHO 건강증진을 위한 국제회의

제1차 : 오타와(Ottawa)(캐나다, 1986) : 최초로 세계건강증진 대회가 개최

제2차 : 애들레이드(Adelaide=아델레이드회의)(호주, 1988):건전한 공공보건정책을 건강증진의 수단으로 강조, 우선순위는 ① 여성건강의 개선 ② 식품과 영양 ③ 흡연과 음주 ④ 지원적 환경의 조성

제3차 : 선즈볼(스웨덴, 1991) :건강을 지원하는 환경구축 강조

제4차 : 자카르타(인도네시아, 1997) :건강증진을 보건의료개발의 중심에 둠

제5차 : 멕시코시티(멕시코, 2000) :건강증진을 위한 과학적 근거 확보와 파트너십 형성

제6차 : 방콕(태국, 2005) : 건강 결정요소를 다루기 위한 정책과 파트너십

제7차 : 케냐 나이로비(2009) : 건강증진과 개발－수행역량격차 해소 과제

제8차 : 핀란드 헬싱키(2012)

제9차 : 중국상하이(2016. 11. 21~24) : 목표는 건강을 증진하는 것과 2030 지속가능한 발전 의제 간의 비평적 연결점들을 뚜렷하게 나타내는데 있다.

31. ① 32. ① 33. ② 정답

34 **공중보건학의 발달순서가 올바르게 연결된 것은?**

① 고대기 – 중세기 – 여명기 – 발전기 – 확립기
② 중세기 – 여명기 – 요람기 – 발전기 – 확립기
③ 여명기 – 고대기 – 중세기 – 확립기 – 발전기
④ 여명기 – 고대기 – 요람기 – 발전기 – 확립기
⑤ 고대기 – 중세기 – 여명기 – 확립기 – 발전기

35 **4액체설이 아닌 것은?** 중요도 ★

① 혈액 ② 점액 ③ 황담즙
④ 흑담즙 ⑤ 림프액

해설 고대기 : 희랍시대의 Corpus Hippocraticum 전집(70권)에는 **장기설**과 인체의 **혈액, 점액, 황담즙** 및 **흑담즙**을 가지고 있다는 **4액체설**이 있고, 4액체설은 Galenus에 의해 **계승** 발전되었으며, Galenus는 **"위생"**이라는 말을 **처음으로 사용**하였다.

36 **동양에서 "위생"이란 용어를 최초로 말한 사람은 누구인가?** 중요도 ★

① 맹자 ② 장자 ③ 노자
④ 존스노 ⑤ 페텐코퍼

37 **보건행정의 발전단계 중 여명기에 속하는 단계는?** 중요도 ★

① 고대기 ② 중세기 ③ 요람기
④ 확립기 ⑤ 발전기

해설 고대기 → 중세기 → 여명기(요람기, 산업혁명시대) → 확립기 → 발전기
(고대) (중세) (근세) (근대) (현대)

38 **공중보건의 사상이 싹트기 시작한 시기는?** 중요도 ★

① 고대 이집트시대 ② 중세 확립시대 ③ 산업혁명시대
④ 1900년 이후 ⑤ WHO 발족 이후

해설 **산업혁명**(1760~1830)은 공장중심으로 도시가 형성되어 농촌인구가 도시로 집중하면서 비위생적인 집단생활과 교통의 발달로 감염병(전염병)이 유행해 **공중보건 사상이 싹트기 시작했다.**

39 **영국에서 공중보건법에 근거하여 공중보건국과 지방보건국이 설치됨으로써 보건행정의 기틀이 마련된 시기는?**

① 고대기 ② 중세기 ③ 여명기
④ 확립기 ⑤ 발전기

해설 여명기 : **영국에서 세계 최초의 공중보건법(1848년)**이 제정되었으며, 이 법에 근거하여 공중보건국과 지방보건국이 설치됨으로써 **보건행정의 기틀**이 마련되었다.

정답 34. ⑤ 35. ⑤ 36. ② 37. ③ 38. ③ 39. ③

40 **공중보건에 관한 단독법을 최초로 제정한 나라는?**

① 영국　　② 미국　　③ 이탈리아
④ 독일　　⑤ 스웨덴

41 **직업병에 관한 저서를 출간했으며 산업보건의 기초를 확립한 사람은?** 중요도 ★

① Shattuck　　② Jenner　　③ Chadwick
④ Ramazzini　　⑤ Graunt

해설 Ramazzini(1633~1714) – 직업병 저서, Graunt – 보건통계 시조

42 **J.P. Frank의 "위생행정"이라는 저서가 저술되어 나온 시대는?** 중요도 ★

① 고대기　　② 확립기　　③ 중세기
④ 여명기　　⑤ 발전기

해설 J.P. Frank(1745~1821) : 최초의 보건학 저서

43 **"우두법"과 관계있는 인물은?** 중요도 ★

① 지석영　　② 장자　　③ 공자
④ 존스노　　⑤ 코흐

해설 ① E. Jenner : 우두종두법 개발(1798년)
② 종두종법은 정약용이 도입하였으나 대원군의 쇄국정책으로 시행되지 못하였다.
③ 지석영이 "우두신설"을 펴내면서 우두법 보급에 힘썼으며 1899년에 전국적으로 시행되었다.

44 **J. Snow의 콜레라에 관한 역학조사와 관련이 없는 것은?**

① 콜레라 발생의 전파양식에 대하여 역학조사보고서(1855년)를 발표하였다.
② 콜레라는 펌프물로 옮겨진다.
③ 감염병(전염병) 감염설을 입증하는 동기가 되었다.
④ 오늘날에는 역학조사의 좋은 실례로 남아 있다.
⑤ Koch가 콜레라균을 발견한 후이다.

해설 J. Snow의 콜레라에 관한 역학조사 : ①·②·③·④번 외
① 콜레라에 관한 역학조사보고서는 Miasma(독기, 毒氣)설을 뒤집었다.
② 콜레라에 관한 역학조사보고서는 오늘날까지 역학의 Bible로 불리고 있다.
③ Koch가 콜레라균(1883년 발견)을 발견하기 30년 전의 일이다.

45 **콜레라의 역학적 전파양상을 잘 설명한 사람은?**

① Koch　　② Snow　　③ Gorden
④ Goldberger　　⑤ Lister

해설 J. Goldberger : 역학조사에서 펠라그라는 감염병이 아니고 나이아신(Niacin) 결핍에 의한 것이라는 결론을 최초로 규정한 사람이다.

40. ①　41. ④　42. ④　43. ①　44. ⑤　45. ② 정답

46 콜레라균 등을 발견하여 보건 향상에 기여한 사람은? 중요도 ★

① Pettenkofer ② Pasteur ③ John Snow
④ Robert Koch ⑤ Bismarck

해설 ① Pettenkofer : 위생학교실 창립(1866년, 독일의 뮌헨대학)
② Pasteur : 질병의 자연발생설을 부인하고 미생물설을 주장
③ John Snow(1813~1858년)의 콜레라에 관한 역학조사
④ Robert Koch(1843~1910년, 독일) : 콜레라균, 결핵균, 탄저균, 파상풍균 등 발견
⑤ Bismarck(1883년, 독일) – 사회보장제도의 창시자(근로자를 위한 질병보호법)

47 세계 최초로 위생학 강좌를 창설한 나라는?

① 프랑스 ② 미국 ③ 독일
④ 일본 ⑤ 영국

해설 Max Von Pettenkofer : 독일 Munchen(뮌헨) 대학에 1866년 위생학 강좌를 개설하여 실험위생학을 발전시켰다.

48 세계 최초로 위생학 강좌를 창설한 사람은?

① Koch ② Snow ③ Gorden
④ Pasteur ⑤ Pettenkofer

49 L. Pasteur와 R. Koch 등이 활약한 시대는?

① 고대기 ② 중세기 ③ 여명기
④ 확립기 ⑤ 발전기

50 Robert Koch가 발견한 균을 연결한 것은? 중요도 ★

㉮ 콜레라균	㉯ 결핵균	㉰ 탄저균, 파상풍균	㉱ 매독균

① ㉮, ㉯, ㉰ ② ㉮, ㉰ ③ ㉯, ㉱
④ ㉱ ⑤ ㉮, ㉯, ㉰, ㉱

해설 Robert Koch(1843~1910, 독일) : 콜레라균, 파상풍균, 결핵균, 탄저균 등을 발견하였다.

51 매독균 발견자와, 매독치료제인 살바르산을 발명하여 화학요법의 시대를 개척한 사람을 맞게 연결한 것은? 중요도 ★

① 샤우딘, 호프만－Ehelick ② 샤우딘, 호프만－Snow ③ Gorden－Ehelick
④ Ehelick－Pasteur ⑤ Pettenkofer－Ehel:ck

정답 46. ④ 47. ③ 48. ⑤ 49. ④ 50. ① 51. ①

해설 ① 1905년 독일의 동물학자 샤우딘(Fritz Schaudinn, 1871~1906)과 피부과 의사 호프만(Erich Hoffmann, 1868~1959)이 매독균을 발견하였다.
② 1906년 독일의 세균학자 바서만(August von Wassermann, 1866~1925)이 매독의 혈청 검사법(바서만법)을 개발하였다.
③ Ehelick(1854~1915, 독일) : 매독치료제인 살바르산(Salvarsan, 매독약)을 발명하여 화학요법이 시작되었다.

52 인물과 관련된 내용이 옳지 않은 것은? 중요도 ★

① Galenus－Hygiene이라는 단어를 최초로 사용한 사람
② Frank－최초의 보건학 저서
③ Chadwick－위생상태에 관한 보고서 작성
④ Pettenkofer－위생학교실 창립
⑤ Koch－콜레라에 관한 역학조사

53 질병의 자연발생설을 부인하고 미생물설을 주장한 학자는?

① Koch ② Snow ③ Gorden
④ Pasteur ⑤ Lister

해설 Pasteur : 질병의 자연발생설을 부인하고 미생물설을 주장하였다.

54 역학조사에서 펠라그라는 감염병이 아니라는 결론을 최초로 규정한 사람은 누구인가? 중요도 ★

① J. Goldberger ② Ramazzini ③ Pettenkofer
④ Pasteur ⑤ John Snow

해설 ① J. Goldberger(1914년) : 펠라그라는 감염병(전염병)이 아니고 나이아신 결핍에 의한 것이라는 결론을 규명했다.
② Ramazzini : 직업병의 저서 서술
③ Pettenkofer : 위생학교실 창립(1866년, 뮌헨대학)
④ Pasteur : 질병의 자연발생설을 부인하고 미생물설을 주장하였다.
⑤ John Snow(1813~1858년) : 콜레라 역학조사에 관한 보고서를 발표하였다.

55 영국에 보건부가 설치된 시기는?

① 고대기 ② 발전기 ③ 확립기
④ 여명기 ⑤ 중세기

해설 영국에 보건부 설치 : 1919년(발전기)

56 세계최초로 보건부를 설치한 나라는? 중요도 ★

① 영국 ② 이탈리아 ③ 미국
④ 독일 ⑤ 스웨덴

해설 1919년 영국의 보건부가 설립되었다.

52. ⑤ 53. ④ 54. ① 55. ② 56. ① 정답

57 **다음 중 지역사회보건학과 1차 보건의료의 중요성이 강요된 시기는?** 중요도 ★

① 고대기 ② 중세기 ③ 여명기
④ 확립기 ⑤ 발전기

해설 세계보건기구가 1978년 구소련 알마아타시에서 개최된 제1차 보건의료관계 국제회의에서 "Health for all by the year 2000"(2000년까지 전 인류에게 건강을, 즉, 2000년까지 1차 보건의료실현)이라는 **인류건강실현 목표를 설정하고 이를 실현하는 최선의 방법은 1차 보건의료**라는 데 의견을 같이 하였다.

58 **알마아타(Alma-Ata) 선언을 하였던 철학적 배경은?**

① 환경권 ② 인권 ③ 일조권
④ 여권신장 ⑤ 건강권

59 **구 소련 알마아타(Alma-Ata) 선언과 관계가 가장 큰 것은?** 중요도 ★

① 가정의학의 정착 ② 지역사회보건의 중요성
③ 1차 보건의료의 실현 ④ 포괄의료 실현
⑤ 2천년까지 모든 인류의 건강실현

2 역학

01 **역학의 목적이 아닌 것은?** 중요도 ★

① 질병발생의 원인을 규명 ② 질병의 자연사를 이해
③ 건강수준과 질병발생 양상을 파악 ④ 보건사업의 기획과 평가에 필요한 자료 제공
⑤ 질병의 치료

해설 질병 치료는 역학의 목적이 아니다.

02 **역학의 궁극적 목표는?** 중요도 ★

① 감염병의 전파양식 파악 ② 감염병 관리
③ 질병의 치료 ④ 공중보건학의 발전
⑤ 질병발생 예방과 질병의 근절

03 **역학의 특징으로 맞는 것은?** 중요도 ★

㉮ 질병의 원인규명	㉯ 의료인력의 양성	㉰ 질병의 예측	㉱ 의료기술의 발전

① ㉮, ㉯, ㉰ ② ㉮, ㉰ ③ ㉯, ㉱
④ ㉱ ⑤ ㉮, ㉯, ㉰, ㉱

정답 57. ⑤ 58. ⑤ 59. ③ **2. 역학** 01. ⑤ 02. ⑤ 03. ②

04 역학의 접근방법(역학의 분류)이 아닌 것은?

① 기술역학 ② 분석역학 ③ 이론역학
④ 실험역학(임상역학) ⑤ 집단역학

해설 역학의 분류 : 기술역학, 분석역학, 이론역학, 실험역학(임상역학), 작전역학

05 역학조사에서 어떤 사실에 대해 계획적 조사를 실시하는 1단계 역학은? 중요도 ★★

① 기술역학 ② 분석역학 ③ 이론역학
④ 실험역학(임상역학) ⑤ 작전역학

해설 기술역학 : 인간을 대상으로 질병발생 분포 · 경향 등을 파악하는 1단계적 역학, 사실을 그대로 기록(인적, 지역, 시간)하여 상황을 파악한다.

06 기술역학으로 알 수 있는 것은? 중요도 ★★

① 질병의 발생분포 파악 ② 원인규명 ③ 이론역학
④ 실험역학(임상역학) ⑤ 집단역학

해설 기술역학
① 대상 : 지역사회주민, 병의원 환자
② 목적 : 건강 수준 파악, 질병의 자연사 파악(질병의 발생분포 파악), 질병 원인에 대한 가설 유도
※ 분석역학 : 원인 규명

07 기술역학을 설명한 것은? 중요도 ★

① 질병발생 분포 · 경향 등을 파악하는 1단계적 역학
② 2단계 역학 ③ 환자-대조군
④ 이론역학 ⑤ 보건의료

08 시간, 지역, 사람의 특성에 따라 질병의 발생을 기록하는 역학은? 중요도 ★

① 기술역학 ② 분석역학 ③ 이론역학
④ 실험역학(임상역학) ⑤ 작전역학

09 질병에 관한 모든 것을 기록하는 역학은? 중요도 ★

① 기술역학 ② 분석역학 ③ 이론역학
④ 실험역학(임상역학) ⑤ 작전역학

10 질병의 원인이 무엇인지를 알기 위해서 가설을 설정하여 그 가설이 옳은지 그른지를 판정하는 2단계 역학은? 중요도 ★

① 기술역학 ② 분석역학 ③ 이론역학
④ 실험역학 ⑤ 작전역학

04. ⑤ 05. ① 06. ① 07. ① 08. ① 09. ① 10. ② 정답

해설 분석역학 : 기술역학의 결과를 바탕으로 질병발생에 대한 가설을 설정해 해답을 구하는 2단계적 역학. 질병에 대한 기왕조사(후향성조사) · 추적조사(전향성조사) 등을 실시한다.

11 임상역학에서 심리적작용으로 발생하는 편견을 없애고 정확한 결과를 얻기 위한 방법은? 중요도 ★

① 이중맹검법 ② 위약투여법 ③ 표본추출법
④ 무작위할당법 ⑤ 주관적할당법

12 질병발생이나 유행 현상을 수리적으로 분석하여 수식화한 역학은?

① 기술역학 ② 분석역학 ③ 이론역학
④ 실험역학 ⑤ 작전역학

해설 이론역학 : 감염병의 발생모델과 유행 현상을 수학적으로 수식화하여 발생이나 유행의 예측을 가능케 하는 3단계적 역학이다.

13 수학적 분석을 토대로 상호관계를 수리적으로 규명하는 3단계 역학은?

① 기술역학 ② 분석역학 ③ 이론역학
④ 실험역학 ⑤ 임상역학

14 작전역학의 주요 목적은? 중요도 ★★

① 여러 보건관리 사업의 평가 ② 원인구명을 하기 위해
③ 질병 예방을 위해 ④ 질병원인 가설유도
⑤ 인구동태 파악

해설 작전역학 : 여러 보건관리 사업의 평가에 쓰인다(보건의료 서비스의 효과판정에 사용).

15 환자－대조군 조사 시 장점이 아닌 것은? 중요도 ★★★

① 희귀한 질병조사에 적합하다. ② 적은 조사대상 수
③ 시간 · 경비가 적게 든다. ④ 잠복기가 긴 질병에 적합하다.
⑤ 편견이 크다.

해설 ⑤번 : 환자－대조군 조사의 단점이다.

16 환자－대조군 조사 시 장점인 것은? 중요도 ★

① 편견이 작다. ② 위험도(Risk)의 산출이 가능하다.
③ 시간 · 경비가 많이 든다. ④ 흔한 질병에 대한 조사에 적합하다.
⑤ 희귀한 질병조사에 적합하며, 시간 · 경비가 적게 든다.

해설 ① · ② · ③ · ④번은 전향성의 장단점이다.

정답 11. ② 12. ③ 13. ③ 14. ① 15. ⑤ 16. ⑤

17 **희귀한 질병조사에 적합한 역학은?** 중요도 ★

① 기술역학 ② 환자–대조군 조사 ③ 이론역학
④ 실험역학 ⑤ 임상역학

18 **역학의 분석연구방법 중 만성병이나 희귀한 질병의 원인을 규명하기 위해 가장 많이 사용되는 방법은?**

① Cross Sectional Study ② Case Control Study
③ Cohort Study ④ Ecological Study
⑤ Trial and Error Study

해설 ① 단면적인 연구(Cross Sectional Study)
② 환자 – 대조군 연구(Case Control Study)
③ 코호트 연구(Cohort Study)

19 **분석역학 중 연구에 시간이 많이 걸리고 비용 부담이 가장 큰 것은?**

① 생물역학 ② Cohort Study ③ Case–control Study
④ Cross Sectional Study ⑤ Error Study

해설 Cohort Study에는 전향성 코호트조사와 후향성 코호트조사가 있는데, 이 문제에서는 전향성 코호트조사로 이해하기 바람

20 **다음 중 역학적 분석으로서 전향성 조사란?**

① 질병발생 전에 건강자를 대상으로 조사한다.
② 질병발생 후에 사망자를 대상으로 조사한다.
③ 질병발생 후에 환자를 대상으로 조사한다.
④ 질병발생 후에 건강자를 대상으로 조사한다.
⑤ 병력을 가진 사람만을 대상으로 조사한다.

21 **전향성 조사의 장점이라 할 수 있는 것은?** 중요도 ★★

① 대상자가 많이 탈락한다. ② 위험도(Risk)의 산출이 가능하다.
③ 장기간의 관찰이 필요하다. ④ 후향성조사에 비해서 노력이 많이 든다.
⑤ 조사경비가 많이 든다.

해설 전향성 조사
① 장점 : 흔한 병(폐암)에 적합, 객관적(편견이 적다), 위험도 산출이 가능하다.
② 단점 : 조사경비가 많이 들고, 장기간의 관찰이 필요하며, 조사노력이 많이 들고, 탈락률이 높다.

22 **다음 중 코호트(전향성 조사)의 장점이라 할 수 있는 것은?** 중요도 ★

① 조사경비가 많이 든다. ② 위험도(Risk)의 산출이 가능하다.
③ 장기간의 관찰이 필요하다. ④ 연구에 걸리는 비용이 절약된다.
⑤ 대상자가 많이 탈락한다.

17. ② 18. ② 19. ② 20. ① 21. ② 22. ② 정답

23 **위험도 산출이 가능한 것은?** 중요도 ★

① 기술역학 ② 환자-대조군 조사 ③ 이론역학
④ 실험역학 ⑤ 전향성 조사

24 **역학자가 임상의와 달리 인간집단을 진단시 주요 진단방법이 아닌 것은 어느 것인가?**

① 집단조사 ② 보건통계 ③ 환경조사
④ 사회조사 ⑤ 개인진찰

해설 역학의 진단 : 집단조사

25 **역학적 분석에서 전향성조사의 경우 상대위험도의 산출방법은?** 중요도 ★★

① 폭로군의 발병률 ÷ 비폭로군의 발병률 ② 폭로군의 발병률 × 비폭로군의 발병률
③ 폭로군의 발병률 − 비폭로군의 발병률 ④ 비폭로군의 발병률 − 폭로군의 발병률
⑤ 비폭로군의 발병률 ÷ 폭로군의 발병률

해설 상대(비교)위험도 : 질병요인에 폭로된 자가 폭로되지 않은 자보다 질병에 걸릴 위험도가 몇 배나 되는가를 나타내는 방법이다.

26 **역학적 분석에서 귀속위험도의 산출방법은?** 중요도 ★★

① 폭로군의 발병률 × 비폭로군의 발병률 ② 비폭로군의 발병률 ÷ 폭로군의 발병률
③ 폭로군의 발병률 − 비폭로군의 발병률 ④ 비폭로군의 발병률 − 폭로군의 발병률
⑤ 폭로군의 발병률 ÷ 비폭로군의 발병률

해설 ① 기여위험도 : 위험요인이 질병발생에 얼마나 기여했는지를 나타내는 것. 즉, 요인이 제거되면 질병이 얼마나 감소될 수 있는지를 예측하기 위한 것이다.
② 귀속위험도(기여위험도) = 위험요인에 폭로된 실험군의 발병률 − 비폭로군의 발병률

27 **흡연과 폐암의 원인적 관련성을 조사하기 위하여 코호트조사를 실시하였다. 비흡연자 10,000명 중 1명의 폐암환자가 발생하고, 흡연자 10,000명 중 10명의 폐암환자가 발생하였다면 이 연구에서 흡연이 폐암에 미치는 상대위험도는?** 중요도 ★

① 8 ② 10 ③ 13
④ 48 ⑤ 52

해설 상대위험도(비교위험도) = 폭로군의 발병률 ÷ 비폭로군의 발병률

$$= \frac{10}{10,000} \div \frac{1}{10,000} = \frac{\frac{10}{10,000}}{\frac{1}{10,000}} = 10$$

정답 23. ⑤ 24. ⑤ 25. ① 26. ③ 27. ②

28 흡연과 폐암의 원인적 관련성을 조사하기 위하여 코호트 조사를 실시하였다. 비흡연자 20,000명 중 8명의 폐암환자가 발생하고, 흡연자 10,000명 중 52명의 폐암환자가 발생하였다면 이 인구에서 흡연이 폐암에 미치는 귀속위험도는 얼마인가?

① 인구 10,000명당 52명 ② 인구 10,000명당 50명 ③ 인구 10,000명당 48명
④ 인구 10,000명당 44명 ⑤ 인구 10,000명당 40명

해설 귀속(기여)위험도 $= \frac{52}{10,000} - \frac{8}{20,000}$

$= \frac{52}{10,000} - \frac{4}{10,000} = \frac{48}{10,000}$

29 환자군 중 유해요인노출군을 A · 비노출군을 C, 대조군 중 유해요인노출군을 B · 비노출군을 D라 한다. 다음 중 OR(Odds Ratio=교차비)의 계산공식은?

① AB/CD ② AC/BD ③ CD/AB
④ AD/BC ⑤ AD×BC

해설 환자−대조군 연구에서는 발생률은 계산할 수 없기 때문에 오즈비를 이용한다.

$$\text{OR(Odds Ratio = 교차비)} = \frac{\dfrac{\text{환자군 중 유해요인노출군(A)}}{\text{환자군 중 비노출군(C)}}}{\dfrac{\text{대조군 중 유해요인노출군(B)}}{\text{대조군 중 비노출군(D)}}} = \frac{AD}{BC}$$

30 윤리적인 문제가 발생할 수 있으나 가장 정확한 역학은? 중요도 ★

① 기술역학 ② 분석역학 ③ 이론역학
④ 실험역학 ⑤ 작전역학

31 신약을 개발한 후 해당 질병이 있는 집단을 2개의 군으로 나누고, 한 군에는 신약을 투여하고 다른 군에는 위약을 투여한 후, 신약의 효과를 알아보는 역학으로 옳은 것은? 중요도 ★

① 기술역학 ② 분석역학 ③ 이론역학
④ 실험역학 ⑤ 작전역학

32 위험요인이 특정한 유병률을 갖고 있는 인구집단 내의 전체 질병발생률 중 위험요인이 기여하는 부분을 추정하는 방법을 무엇이라 하는가? 중요도 ★

① 특이도 ② 비교위험도 ③ 오즈비
④ 귀속위험도 ⑤ 상대위험도

28. ③ 29. ④ 30. ④ 31. ④ 32. ④ 정답

33 다음 설명 중 옳지 않은 것은?

① 특이성 : 실제로 병이 있는 사람을 진단검사 후 병이 없다고 판정할 수 있는 확률
② 양성예측도 : 진단결과 양성으로 판정된 사람 중 실제 질병이 있을 확률
③ 의양성 : 실제 병이 없는 사람이 검사결과 양성으로 판정된 경우
④ 타당도 : 측정방법이 측정하고자 하는 목적에 적합한가를 보는 것, 정확성과 비슷하다.
⑤ 감수성(Sensitivity ; 민감도) : 실제 병이 있는 사람을 병이 있다고 판정할 수 있는 확률

해설 특이성(특이도) : 실제로 병이 없는 사람을 진단검사 후 병이 없다고 판정할 수 있는 확률

34 질병발생의 3대 요소로 바르게 짝지어진 것은? 중요도 ★★

① 숙주, 환경, 감염 ② 병인, 숙주, 환경 ③ 병인, 환경, 소질
④ 병인, 숙주 , 유전 ⑤ 환경, 소질, 감수성

35 다음 중 연결이 잘못된 것은? 중요도 ★

① 병인 – 박테리아, 곰팡이 ② 병인 – 매개곤충(파리, 모기)
③ 환경 – 토양, 소음, 공기 ④ 환경 – 경제적 생활
⑤ 숙주 – 연령, 성

해설 ① 질병(역학)의 3대 요인 : 병인(병원체), 숙주, 환경이다.
② 질병의 3대 요인 중 매개곤충(파리, 모기)은 환경인자에 속한다.

36 질병발생의 3대 요인 중 병인에 해당하는 것은? 중요도 ★

① 연령, 식생활 ② 매개곤충(파리, 모기)
③ 토양, 소음, 공기 ④ 경제적 생활
⑤ 생물학적 병원체(세균, 바이러스, 곰팡이), 물리적, 화학적

37 역학의 인자 중에서 감수성 및 면역과 관계있는 것은? 중요도 ★

① 병인요인 ② 숙주요인 ③ 환경요인
④ 병원체 ⑤ 보건의료

38 역학적으로 환경적 인자와 관계없는 것은?

① 매개곤충 ② 인종 ③ 지형
④ 전파체 ⑤ 기후

39 질병발생 모형 중 지렛대형의 양쪽 저울에 있는 것은? 중요도 ★

㉮ 유전	㉯ 병인	㉰ 환경	㉱ 숙주

① ㉮, ㉯, ㉰ ② ㉮, ㉰ ③ ㉯, ㉱
④ ㉱ ⑤ ㉮, ㉯, ㉰, ㉱

정답 33. ① 34. ② 35. ② 36. ⑤ 37. ② 38. ② 39. ③

40 질병발생에 관한 수레바퀴 모형설의 역학적 인자로 옳지 않은 것은? 중요도 ★★

① 숙주요인 ② 병인적 요인
③ 생물학적 환경요인 ④ 사회경제적 환경요인
⑤ 물리적 환경요인

해설 ① 질병발생의 원인의 생태학적 모형의 종류 : 거미줄모형, 역삼각형, 수레바퀴형 등
② 질병발생의 3대 기본적인 요인 : 병인, 숙주, 환경
③ 수레바퀴 모형설의 역학적 인자 : 수레바퀴는 유전소인을 핵으로 가진 숙주 행태요인의 수레바퀴통과 숙주를 둘러싸고 있는 환경으로 구성되어 있는데, 환경은 편의상 생물학적, 사회경제적, 물리적 환경으로 구분되었다(즉 수레바퀴 모형설의 질병 인자 : 숙주, 생물학적 환경, 사회경제적 환경, 물리적 환경).

41 다음의 감염병 발생에 관한 수레바퀴모형에서 숙주요인의 핵심 (㉠)에 해당하는 것은? 중요도 ★

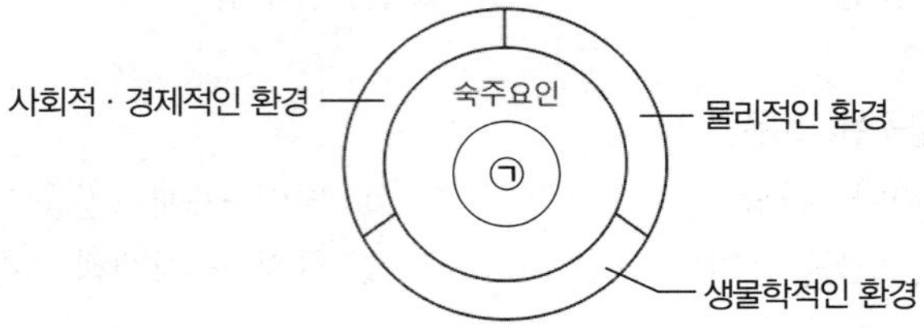

① 물리적 요인 ② 사회 · 경제적 요인 ③ 생물학적 요인
④ 화학적 환경요인 ⑤ 유전적 요인

42 다음 설명과 관련된 것은? 중요도 ★

> • 건강결정요인을 생활양식, 생물학적 요인, 환경적 요인, 보건의료체계로 나누었다.
> • 생활양식의 변화와 환경의 개선이 건강문제를 해결하는 데 중요한 요인임을 강조하였다.
> • 개인의 생활습관을 강조하였다.

① 알마아타 선언 ② 교토 의정서 ③ 오타와 헌장
④ 라론드 보고서 ⑤ 파리 협정

3 감염병 관리(급성 · 만성질환 및 생물테러)

01 감염병 생성 6개 요소

01 감염병 발생 이론의 변천 과정으로 옳은 것은? 중요도 ★

① 장기설 → 접촉전염설 → 미생물병인설 ② 장기설 → 미생물병인설 → 접촉전염설
③ 접촉전염설 → 미생물병인설 → 장기설 ④ 접촉전염설 → 장기설 → 미생물병인설
⑤ 미생물병인설 → 장기설 → 접촉전염설

40. ② 41. ⑤ 42. ④ 3. 감염병 관리 (1) 01. ① 정답

02 감염병(전염병) 발생에 관여하는 6가지 요소의 순서가 올바른 것은? 중요도 ★

① 병원소－병원소로부터 탈출－전파－신숙주의 감수성 및 면역－신숙주에의 침입
② 병원체－전파－병원소－병원소로부터 탈출－신숙주에의 침입－신숙주의 감수성 및 면역
③ 병원체－병원소－병원소로부터 탈출－전파－신숙주에의 침입－신숙주의 감수성 및 면역
④ 병원소－전파－신숙주에의 침입－신숙주의 감수성 및 면역－병원소에서 탈출－병원체
⑤ 병원체－병원소－전파－병원소로부터 탈출－신숙주에의 침입－신숙주의 감수성 및 면역

03 감염병 발생에 관여하는 6가지 요소의 순서를 나열한 것이다. ( ) 안에 들어갈 말은? 중요도 ★

병원체 – 병원소 – 병원소로부터 탈출 – 전파 – ( ) – 신숙주의 감수성 및 면역

① 신숙주에의 탈출 ② 병원체의 탈출 ③ 직접전파
④ 간접전파 ⑤ 신숙주에의 침입

04 감염병(전염병) 생성 6개 요소가 아닌 것은?

① 병원체 전파 ② 병원체 ③ 병원소
④ 신숙주의 감수성과 면역 ⑤ 감염원에 병원체 침입

해설 감염병 생성 6개 요소 : ①·②·③·④번 외에 신숙주 침입, 병원소로부터 병원체의 탈출

05 다음 감염병 중 세균성(bacteria) 감염병으로만 엮인 항목은? 중요도 ★

① 백일해, 유행성 일본뇌염, 페스트 ② 디프테리아, 백일해, 홍역
③ 발진티푸스, 두창, 결핵 ④ 장티푸스, 파라티푸스, 콜레라
⑤ 페스트, 콜레라, 풍진

해설 ① 세균성 : 콜레라, 장티푸스, 파라티푸스, 백일해, 디프테리아, 결핵, 페스트 등
② 바이러스성 : 풍진, 홍역, 두창, 일본뇌염 등
③ 리케치아성 : 발진티푸스, 발진열 등

병원체 \ 침입구	호흡기계	소화기계	피부 점막계
세균	결핵, 디프테리아, 백일해, 성홍열, 수막구균성수막염, 폐렴, 나병	장티푸스, 파라티푸스, 콜레라, 세균성이질, 파상열	페스트, 파상풍, 매독, 임질, 야토병, 연성하감
바이러스	홍역, 두창, 유행성이하선염(볼거리), 인플루엔자, 풍진, 수두	소아마비(폴리오), A형간염(유행성간염)	에이즈, 일본뇌염, 광견병, 황열
리케치아	Q열	Q열	발진티푸스, 발진열, 양충병
원충류		아메바성이질	말라리아
클라미디아 트라코마티스			트라코마

정답 02. ③ 03. ⑤ 04. ⑤ 05. ④

06 다음 중 바이러스(virus)성 감염병이 아닌 것은?

① 풍진 ② 이하선염 ③ 홍역
④ 유행성간염 ⑤ 디프테리아

07 다음 중 바이러스성 감염병(전염병)이 아닌 것만으로 구성된 항목은? 중요도 ★

① 유행성간염, 일본뇌염 ② 폴리오(소아마비), 풍진 ③ 황열, 유행성이하선염
④ 콜레라, 이질 ⑤ 두창, 홍역

08 다음 중 바이러스 감염병으로 옳은 것은? 중요도 ★

① 백일해 ② 디프테리아 ③ 결핵
④ 장티푸스 ⑤ 간염

해설 ① A형간염, B형간염, C형간염 : 바이러스
② 백일해, 디프테리아, 결핵, 장티푸스, 파라티푸스 : 세균

09 잠복기(incubation period)를 가장 잘 설명한 것은? 중요도 ★

① 병원체가 인체에 침입하여 감염력이 가장 클 때까지의 기간
② 병원체가 인체에 침입 후 임상적으로 타각증상이 발현되기까지의 기간
③ 병원체가 인체에 침입 후 임상적으로 자각 및 타각증상이 발현되기까지의 기간
④ 병원체가 인체에 침입 후 다른 숙주에 감염 이환되기까지의 기간
⑤ 병원체가 인체에 침입 후 임상적으로 자각증상이 발현되기까지의 기간

해설 ③번 : 잠복기, ①번 : 세대기간

10 병원체가 숙주로부터 배출되기 시작하여 배출이 끝날 때까지의 기간은? 중요도 ★

① 발병기간 ② 세대기간 ③ 감염기간(전염기간)
④ 감시기간 ⑤ 잠복기간

해설 감염기(전염기) : 균이 인체로부터 탈출을 시작해서 탈출이 끝날 때까지의 기간

11 병원체가 숙주에 침입하여 다른 숙주에 감염을 가장 많이 일으킬 때까지의 기간을 무엇이라 하는가?

① 세대기 ② 감염기 ③ 잠복기
④ 병원체 ⑤ 보균자

해설 세대기 : 병원체가 숙주에 침입하여 다른 숙주에 감염을 가장 많이 일으킬 때까지의 기간

12 환자와 보균자를 구분할 수 있는 차이점은?

① 신체의 허약 ② 타각 증상의 유무
③ 자각 및 타각 증상의 유무 ④ 자각 증상의 유무
⑤ 병원에의 입원 경력 여부

06. ⑤ 07. ④ 08. ⑤ 09. ③ 10. ③ 11. ① 12. ③ 정답

해설 ① 보균자(Carrier) : 자각적으로나 타각적으로 증상 없이 균을 배출(잠복기보균자, 회복기보균자, 영구보균자)
② 환자(Case) : 임상적으로 증상을 보여주는 감염자

13 병원소가 아닌 것은?

중요도 ★

① 개달물 ② 토양 ③ 동물
④ 사람 ⑤ 환자

해설 병원소 : 사람(환자, 보균자), 동물(개, 소, 돼지), 토양(오염된 토양)
※ 개달물, 식품은 병원소가 아님

14 다음 중 병원소가 아닌 것은?

중요도 ★

① 환자 ② 건강보균자 ③ 불현성 환자
④ 식품 ⑤ 동물

15 공중보건상 감염병(전염병) 관리면에서 가장 중요하고 어려운 것은?

중요도 ★

① 동물병원소 ② 보균자 ③ 음료수
④ 토양 ⑤ 환자

16 다음 인간병원소 중 가장 관리하기 어려운 대상은?

중요도 ★★★

① 감염병에 의한 사망자 ② 건강(만성) 보균자
③ 회복기 보균자 ④ 만성감염병 환자
⑤ 급성감염병 환자

해설 보균자는 잠복기보균자 · 회복기보균자 · 영구(건강)보균자가 있으며, 이들 보균자 중 가장 관리하기 힘든 것은 건강보균자이다.

17 잠복기 보균자가 병원소 역할을 하는 것이 아닌 것은?

중요도 ★

① 성홍열 ② 백일해 ③ 장티푸스
④ 디프테리아 ⑤ 홍역

해설 잠복기 보균자 : 감염성(전염성)질환의 잠복기간 중에 병원체를 배출하는 자, 호흡기계 감염병은 일반적으로 잠복기 보균자에 속한다. **예** 디프테리아, 홍역, 백일해, 유행성이하선염, 수막구균성수막염 등

18 잠복기 보균자가 될 수 없는 감염병은?

① 일본뇌염 ② 디프테리아 ③ 백일해
④ 유행성이하선염 ⑤ 홍역

19 홍역 경과 중 감염성(전염성)이 가장 큰 시기는?

① 후유기 ② 잠복기 ③ 회복 후
④ 발병기 ⑤ 회복기

정답 13. ① 14. ④ 15. ② 16. ② 17. ③ 18. ① 19. ②

20 **다음 감염병 중 체외독소를 분비하여 주로 코 · 인후 등의 상피조직에 염증을 일으켜 병후회복기에 서조차 병원체를 배출하는 감염병은?**

① 두창　② 디프테리아　③ 장티푸스
④ 풍진　⑤ 홍역

해설 체외독소 분비 : 디프테리아, 파상풍

21 **병후(회복기) 보균자로서 감염력(전염력)이 가장 큰 것은?**

① 홍역　② 디프테리아　③ 백일해
④ 일본뇌염　⑤ 풍진

해설 ① 병후(회복기) 보균자 : 감염성 질환에 이환된 후 그 임상 증상이 소실된 후에도 병원체를 배출하는 자를 회복기 보균자라 하며, **소화기계 감염병**은 일반적으로 병후보균자에 속한다.
예 소화기질환(장티푸스, 파라티푸스, 세균성이질), 디프테리아 등
② 디프테리아 : 호흡기계 감염병으로 감염기(잠복기, 회복기 등)는 다양하다.
③ 폴리오 : 정확하지는 않으나 증상 발현 후 수일이다.
④ 일본뇌염 : 사람 사이에 감염이 안 된다.

22 **다음 중 병후보균자에 속하는 질병은?** 중요도 ★★

① 세균성이질　② 홍역　③ 백일해
④ 유행성이하선염　⑤ 풍진

23 **병원소로부터 병원체의 탈출 경로가 아닌 것은?**

① 비뇨기계　② 호흡기계　③ 소화기계
④ 피부, 점막　⑤ 순환기계

해설 병원소로부터 병원체의 탈출 : 호흡기계, 소화기계, 비뇨생식기계(소화기계, 성병), 개방병소(한센병, 피부병 등), 기계적 탈출(주사기에 의한 매독 · 에이즈, 모기에 의한 말라리아 등)

24 **병원체의 인체 침입로가 아닌 것은?** 중요도 ★

① 기계적 침입　② 경피 침입　③ 경구적 침입
④ 호흡기계 침입　⑤ 신경계 침입

해설 병원소로부터 병원체의 탈출과 침입로는 일치해야 감염이 된다.

25 **병원체가 인체로 침입하는 경로 중 수인성감염병의 침입경로는 주로 어떤 경로를 거치는가?**

① 경구 침입　② 혈류 침입　③ 경피 침입
④ 골격계 침입　⑤ 호흡기 침입

해설 수인성감염병 : 침입경로는 대부분 경구 침입이다.

20. ②　21. ②　22. ①　23. ⑤　24. ⑤　25. ① 정답

26 다음 중 수인성질병이 아닌 것은?

① 콜레라 ② 장티푸스 ③ 세균성이질
④ 파상풍 ⑤ 파라티푸스

27 경구로 침입하는 감염병은? 중요도 ★

① 백일해 ② 성홍열 ③ A형간염
④ 홍역 ⑤ 디프테리아

28 다음 질병의 전파방법 중 직접전파에 속하는 것은? 중요도 ★

① 비말핵에 의한 전파 ② 활성 매개체 전파 ③ 경난형 전파
④ 공동 매개체 전파 ⑤ 비말에 의한 전파

해설 전파

① 직접전파 : 접촉에 의한 전파(성병, 에이즈), 비말에 의한 전파(디프테리아, 결핵 등)
② 간접전파 : 전파체가 있어야 하며 병원체가 병원소 밖으로 탈출하여 일정기간 생존능력이 있어야 한다.
　㉮ 활성 전파체(생물 전파체)
　　㉠ 기계적 전파 : 파리, 가주성 바퀴 등에 의한 전파(소화기계 감염병)
　　㉡ 생물학적 전파 : 증식형 · 발육형 · 발육증식형 · 배설형 · 난소전이형 전파
　㉯ 비활성 전파체(무생물 전파체) : 공기, 토양, 물, 우유, 음식물, 개달물에 의한 전파
　※ 비말 : 10μ 이상, 비말핵 : 10μ 이하

29 질병에서 간접전파에 중요한 조건은?

① 전파체가 있어야 하며 병원체가 병원소 밖으로 탈출하여 일정기간 생존능력이 있어야 한다.
② 전파체가 있어야 한다.
③ 병원소 밖으로 탈출하여야 한다.
④ 전파체가 생물체여야 한다.
⑤ 전파체가 없어도 되나 병원체가 병원소 밖으로 탈출하여 일정기간 생존능력이 있어야 한다.

30 생물학적 전파에 대한 내용이다. 바르게 연결되지 않은 것은?

① 증식형 전파 : 매개곤충 체내에서 수적으로 증가만 한다.
② 발육형 전파 : 매개곤충 내에서 수적증식은 없고 단지 발육한다.
③ 발육증식형 전파 : 매개곤충 체내에서 발육과 수적증식을 같이 한다.
④ 배설형 전파 : 매개곤충 체내에서 수적증식은 없고 발육한다.
⑤ 경란형 전파 : 곤충의 난자를 통하여 다음 세대까지 전달된다.

해설 배설형 전파 : 곤충 체내에서 증식한 후 장관을 거쳐 배설물과 함께 배출되어 전파

정답 26. ④ 27. ③ 28. ⑤ 29. ① 30. ④

31 **다음 중 활성 전파체에 의한 감염병의 연결이 잘못된 것은?** 중요도 ★

① 증식형 전파 : 황열, 페스트, 뎅기열 ② 발육형 전파 : 사상충증
③ 발육증식형 전파 : 말라리아, 수면병 ④ 배설형 전파 : 발진티푸스, 발진열
⑤ 경란형 전파 : 재귀열, 뎅기열

해설 경란형 전파 : 록키산홍반열, 양충병(쯔쯔가무시병), 진드기매개 재귀열

32 **알(세대)을 경유하여 대대로 계속 질병을 일으키는 것은?** 중요도 ★

① 모기 매개 ② 파리 매개 ③ 진드기 매개
④ 이 매개 ⑤ 등에 매개

해설 경란형(난소전이형) 전파
① 매개하는 질병은 알(세대)을 경유하여 대대로 계속 질병을 일으키는 것
② 종류 : 양충병(쯔쯔가무시병), 록키산홍반열, 진드기매개 재귀열 등

33 **다음 중 발진열을 매개하는 곤충은?** 중요도 ★

① 진드기 ② 이 ③ 벼룩
④ 모기 ⑤ 파리

해설 벼룩 : 페스트, 발진열

34 **우리나라에서는 9월에 일본뇌염이 많이 유행하였는데 그 이유로서 가장 중요한 것은?** 중요도 ★

① 감수성 인구의 폭로 ② 하절기의 주위 환경 불량
③ 더위로 인한 숙주의 저항력 약화 ④ 모기의 소장과 잠복기
⑤ 인구밀도의 증가

해설 일본뇌염 : 모기의 소장과 잠복기
① 모기의 밀도가 정점을 이룬 시점부터 바이러스가 모기 내에서 증식하는데 필요한 외잠복기 2주와 감염된 모기가 사람을 감염시킨 뒤 증상이 나타날 때까지의 내잠복기 평균 약 1주를 합쳐 약 3주 뒤에 일본뇌염이 정점을 이룬다.
② 8월 하순부터 발생하는 뇌염모기(작은빨간집모기)에 물리는 인구가 잠복기 후에 발병하기 때문이다.
③ 사람에서 사람 사이 전파되지 않는다.

35 **비말감염이 이루어지지 않는 감염병은?** 중요도 ★★

① 유행성이하선염 ② 성홍열 ③ A형간염
④ 홍역 ⑤ 한센병

해설 침입구별 감염병의 종류
① 호흡기(비말감염, 공기전파) : 디프테리아, 백일해, 성홍열, 유행성이하선염, 홍역, 인플루엔자(독감), 풍진, 수막구균성수막염, 한센병(나병), 결핵, 두창, 감기, 폐렴, 수두 등
② 소화기 : 파라티푸스, 장티푸스, 세균성이질, 콜레라, 파상열, 폴리오, A형간염(유행성간염), 살모넬라 등
③ 점막피부 : 옴, 유행성결막염, 페스트, 발진티푸스, 야토병, 일본뇌염, 파상풍, 트라코마 등
④ 성기점막 : 매독, 임질, 연성하감 등

---

31. ⑤ 32. ③ 33. ③ 34. ④ 35. ③ 정답

36 **공기로 전파되는 감염병(전염병)은?** 중요도 ★

① 일본뇌염 ② 발진티푸스 ③ 디프테리아
④ 광견병 ⑤ 장티푸스

37 **다음 중 개달물에 해당되지 않는 것은?** 중요도 ★★

① 책 ② 의복 ③ 완구
④ 침구 ⑤ 토양

해설 개달물(fomites) : 공기, 토양, 물, 우유, 음식물(5가지)을 제외한 환자가 쓰던 모든 무생물을 개달물이라 한다. 환자의 손수건, 컵, 안경, 완구, 장신구 등(대표적인 질환 : 트라코마)

38 **간접전파에서 개달물(fomites)에 속하는 것은?** 중요도 ★

① 파리, 빈대 ② 모기, 이 ③ 의복, 침구, 수건
④ 식품, 토양 ⑤ 우유, 공기

39 **목욕탕에서 잘 걸리는 질병은?** 중요도 ★★

① 레지오넬라 ② 매독 ③ 트라코마
④ 성병 ⑤ 홍역

해설 ① 수영장이나 목욕탕에서 감염될 수 있는 질병 : 트라코마, 피부병, 눈병 등
② 트라코마 : 개달물(fomites)로 전파

40 **감염경로와 관련 질병명과의 연결이 옳지 않은 것은?** 중요도 ★★★

① 직접접촉 감염－성병 ② 개달물 감염－트라코다 ③ 토양 감염－파상풍
④ 비말감염－황열 ⑤ 간접접촉 감염－결핵

해설 ① 황열 : 모기가 매개하는 감염병이다.
② 결핵 : 직접 · 간접 접촉에 의해 감염된다.

41 **감염지수가 큰 것부터 차례로 나열된 것은?** 중요도 ★

① 홍역－백일해－성홍열－디프테리아－소아마비
② 홍역－디프테리아－성홍열－백일해－소아마비
③ 홍역－디프테리아－백일해－소아마비－성홍열
④ 천연두－홍역－백일해－소아마비－디프테리아
⑤ 천연두－백일해－디프테리아－성홍열－소아마비

해설 ① 감수성(Susceptibility)지수 : De Rudder는 급성호흡기계 감염병에 있어서 감수성 보유자가 감염되어 발병하는 율을 %로 표시하였다.
② 두창 · 홍역(95%) > 백일해(60~80%) > 성홍열(40%) > 디프테리아(10%) > 소아마비(0.1%)

정답 36. ③ 37. ⑤ 38. ③ 39. ③ 40. ④ 41. ①

42 접촉지수가 틀리게 짝지어진 것은? 중요도 ★

① 두창 : 95%　② 백일해 : 60~80%　③ 디프테리아 : 10%
④ 홍역 : 5%　⑤ 폴리오(소아마비) : 0.1%

43 접촉지수(감수성지수)가 가장 낮은 것은? 중요도 ★★★

① 풍진　② 디프테리아　③ 백일해
④ 소아마비(폴리오)　⑤ 결핵

44 접촉성지수가 0.1%인 질병은? 중요도 ★

① 풍진　② 디프테리아　③ 백일해
④ 소아마비　⑤ 결핵

45 불현성 감염 : 현성 감염의 비율이 약 1 : 100 정도 되는 질병은? 중요도 ★

① 백일해　② 성홍열　③ 홍역
④ 디프테리아　⑤ 소아마비

해설 홍역의 접촉지수 : 95%(100명에게 접촉 시 현성환자가 95명이 나타난다는 뜻)

46 접촉성지수가 가장 낮은 것과 가장 높은 것은? 중요도 ★

① 풍진－홍역　② 디프테리아－홍역　③ 소아마비－백일해
④ 소아마비(폴리오)－홍역　⑤ 소아마비－결핵

47 인공능동면역과 인공피동면역의 차이를 가장 잘 설명한 것은?

① 인공능동면역은 면역성이 긴 데 비해 인공피동면역은 면역성이 짧다.
② 인공능동면역은 인공피동면역보다 개인에 대한 항체 저항이 없다.
③ 인공능동면역이나 인공피동면역은 둘 다 면역성이 길다.
④ 인공능동면역과 인공피동면역은 둘 다 면역성이 짧다.
⑤ 인공능동면역은 면역성이 짧은 데 비해 인공피동면역은 면역성이 길다.

해설 면역이 생기는 시간과 지속기간 비교

시 간 \ 면 역	능동면역	피동(수동)면역
면역이 생기는 시간	길다.	짧다.
면역의 지속기간	길다.	짧다(일시적이다).

42. ④　43. ④　44. ④　45. ③　46. ④　47. ① 정답

48 **사균백신, 생균백신(vaccine), 순화독소(toxoid) 등을 사용하여 얻어지는 면역은?**

① 자연능동면역 ② 인공능동면역 ③ 자연수동면역
④ 인공수동면역 ⑤ 감염면역

해설 후천적 면역
① 능동면역
㉮ 자연능동면역 : 질병에 감염된(질병이환) 후 형성되는 면역
㉯ 인공능동면역 : vaccine(병원체 자체)이나 toxoid(독소)의 예방접종 후 얻어지는 면역
② 수(피)동면역
㉮ 자연수(피)동면역 : 모체로부터 태반이나 수유를 통해 받는 면역
㉯ 인공수(피)동면역 : 면역혈청(Antiserum), 항독성(Antitoxin), 항체(γ-globulin) 등 인공제제를 접종하여 얻게 되는 면역

49 **모체로부터 출생시 받게 되는 면역은?**

① 자연능동면역 ② 자연수동면역 ③ 인공능동면역
④ 인공수동면역 ⑤ 선천면역

50 **순화독소 등을 사용하는 것은 어떤 형태의 면역을 얻고자 함인가?** 중요도 ★★

① 자연능동면역 ② 인공능동면역 ③ 자연수동면역
④ 인공수동면역 ⑤ 감염면역

51 **감마 글로불린과 혈청제제 등의 접종으로 얻어지는 면역은?** 중요도 ★★

① 선천적 면역 ② 인공수동면역 ③ 자연능동면역
④ 자연수동면역 ⑤ 인공능동면역

52 **γ – globulin, antitoxin을 인공적으로 접종하는 면역은?** 중요도 ★

① 자연능동면역 ② 인공능동면역 ③ 자연수동면역
④ 자연피동면역 ⑤ 인공수동면역

53 **다른 개체의 혈청을 주사 맞고 면역력을 얻었다면, 이는 어느 면역에 해당하는가?** 중요도 ★★

① 자연능동면역 ② 인공능동면역 ③ 자연수동면역
④ 자연피동면역 ⑤ 인공수동면역

54 **모유 영향하에 있는 유아가 받을 수 있는 가장 대표적인 면역형태와 해당되는 감염병의 형태는?**

① 자연수동면역－수두 ② 자연수동면역－파상풍 ③ 자연능동면역－백일해
④ 자연능동면역－소아마비 ⑤ 자연능동면역－홍역

해설 수두는 모유의 Immunoglobulin(면역글로불린)에 의해 면역이 형성된다.

정답 48. ② 49. ② 50. ② 51. ② 52. ⑤ 53. ⑤ 54. ①

55 자연능동면역이 가장 강력하게 형성되는 질병은?

① 매독, 임질　② 두창, 홍역　③ 이질, 말라리아
④ 수막구균성수막염　⑤ 인플루엔자, 폐렴

해설

자연능동면역과 질병

면역의 종류	질 병
영구면역(현성 감염 후)	홍역, 수두, 유행성이하선염, 백일해, 콜레라, 두창, 성홍열, 발진티푸스, 장티푸스, 페스트, 황열 등
영구면역(불현성 감염 후)	일본뇌염, 폴리오(소아마비), 디프테리아 등
약한 면역	폐렴, 수막구균성수막염, 세균성이질
감염면역(면역 형성이 안 됨)	성병(매독, 임질), 말라리아

56 다음 감영병(전염병) 중 현성감염 후 자연능동면역이 가장 장기간 형성되는 질병은?

① 수두　② 말라리아　③ 디프테리아
④ 매독　⑤ 인플루엔자

57 이환 후 면역이 가장 약한 질병은?

① 이질　② 장티푸스　③ 유행성이하선염
④ 결핵　⑤ 일본뇌염

58 다음 중 병후면역이 형성되지 않는 것은?

중요도 ★★

① 임질, 매독　② 장티푸스　③ 폐렴
④ 와일씨병　⑤ 세균성이질

59 질병이환 후 얻은 면역종류와 영구면역이 생기는 질병을 연결한 것이다. 맞게 된 것은?

> ㉮ 인공수동면역－임질　㉯ 자연능동면역－장티푸스
> ㉰ 자연수동면역－콜레라　㉱ 자연능동면역－홍역

① ㉮, ㉯, ㉰　② ㉮, ㉰　③ ㉯, ㉱
④ ㉱　⑤ ㉮, ㉯, ㉰, ㉱

60 인공능동면역으로 생균백신을 이용하는 감염병은?

① 홍역　② 디프테리아　③ 백일해
④ 일본뇌염(Salk)　⑤ 콜레라

55. ②　56. ①　57. ①　58. ①　59. ③　60. ①　정답

해설 인공능동면역 방법과 질병

방 법	질 병
생균백신(Live Vaccine)	두창, 탄저, 광견병, 결핵, 홍역, 황열, 수두, 일본뇌염, 폴리오(소아마비) 등
사균백신(Killed Vaccine)	장티푸스, 파라티푸스, 콜레라, 백일해, 일본뇌염, 폴리오, A형간염, B형간염 등
순화독소(Toxoid)	디프테리아, 파상풍

※ 생균(Sabin), 사균(Salk), 백신(왁친)

61 다음 중 인공능동면역으로 사균(死菌)백신을 이용하는 것은? 중요도 ★★★

① 결핵 ② 백일해 ③ 파상풍
④ 디프테리아 ⑤ 두창

62 인공능동면역으로서 순화독소를 이용하는 감염병은? 중요도 ★

① 결핵, 황열 ② 파상풍, 디프테리아 ③ 홍역, 수두
④ 성홍열, 폴리오 ⑤ 콜레라, 페스트

63 예방접종이 감염병관리상 갖는 의미는? 중요도 ★

① 감염원의 제거 ② 감수성 숙주의 관리 ③ 병원소의 제거
④ 환경의 관리 ⑤ 유행 여부의 파악

64 감염병관리의 방법 중에서 예방접종은 어디에 해당되는가?

① 면역증강 ② 전파예방 ③ 환경위생
④ 환자치료 ⑤ 병원소의 제거

65 감염병관리의 3대 원칙 중 감수성숙주 대책에 해당되는 것은?

① 면역증강 ② 환자치료 ③ 환경위생
④ 식품위생 ⑤ 전파예방

해설 감염병관리의 3대 원칙
① 전파 예방 : 병원소의 제거 및 격리(외래 감염병의 국내침입방지 ; 검역), 감염력의 감소, 환경위생 관리 등
② 면역 증강 : 영양관리, 예방접종 등
③ 예방되지 못한 환자의 조치 : 진단 시설의 제도화, 감수성 보유자의 관리, 보건교육, 치료 등

66 감염병의 전파예방 조치와 관계가 없는 것은? 중요도 ★

① 병원소의 격리 ② 병원소의 제거 ③ 환경위생의 관리
④ 환자의 감염력 감소 ⑤ 감염병 치료

67 급성감염병이 발생할 때 역학조사를 실시하여 먼저 알아내야 하는 것은?

① 질병분포상황 ② 전파양식 ③ 명확한 진단
④ 감염원 제거방법 ⑤ 그 질병의 관리방법

정답 61. ② 62. ② 63. ② 64. ① 65. ① 66. ⑤ 67. ②

68 역학의 4대 현상(감염병의 유행양식)에 속하지 않는 것은?

① 생물학적 현상　② 지리적 현상　③ 물리적 현상
④ 시간적 현상　⑤ 사회적 현상

해설 감염병의 유행양식(역학의 4대 현상)

① 생물학적 현상(사람) : 연령, 성, 인종, 사회 경제적 상태, 직업에 따라 유행양상이 다르다.
② 시간적 현상(시간)
　㉮ 추세변화 : 장기변화로서 수십년(10년 이상) 주기로 발생 유행
　　장티푸스(30~40년), 디프테리아(20년), 독감(인플루엔자 ; 20~30년)
　㉯ 주기적 변화(순환변화) : 주기적 변화는 수년(10년 미만)의 단기간을 주기로 반복 유행
　　홍역(2~3년), 백일해(2~4년), 일본뇌염(3~4년)
　㉰ 계절적 변화 : 1년 주기로 계절적 발생 및 유행(여름-소화기질환, 겨울-호흡기질환)
　㉱ 불규칙 변화 : 외래 감염병이 국내 침입시 돌발적 유행(수계 감염병 ; 콜레라)
③ 지리적 현상(장소) : 국가간 또는 지역간 감염병 발생 및 유행의 차이가 있다.
　지방병적(endemic, 풍토병, 토착성), 유행병적(epidemic), 산발적(sporadic), 범발적(pandemic ; 감염병이 다른 나라로 전파되는 것)
④ 사회적 현상 : 인구밀도, 직업, 문화, 거주 등
※ 역학에서 직업은 생물학적 현상 또는 사회적 현상에 속한다.

69 어떤 감염병(전염병)의 유행에 있어서 연령에 따라 유행양상이 달라진다면 이런 유행현상은?

중요도 ★

① 지리적 현상　② 사회적 현상　③ 생물학적 현상
④ 시간적 현상　⑤ 시대적 현상

70 다음 중 시간적 현상에 속하지 않는 것은?

① 추세변화　② 생물학적 현상　③ 주기적 변화
④ 계절적 변화　⑤ 불규칙 변화

71 어떤 질병이 10년을 주기로 대유행이 반복된다면 이런 변화는?

중요도 ★★★

① 추세변화　② 순환변화　③ 계절적 변화
④ 단기변화　⑤ 불규칙 변화

72 장티푸스, 인플루엔자의 유행주기 변화는?

중요도 ★★★

① 계절적 변화　② 추세변화　③ 불규칙변화
④ 순환변화　⑤ 돌연유행성 변화

73 어떤 감염병(전염병)이 3~4년(수년)을 주기로 유행이 반복된다면 이런 변화는?

중요도 ★

① 장기변화(추세변화)　② 단기변화(순환변화)　③ 계절적 변화
④ 시간적 변화　⑤ 불규칙 변화

68. ③　69. ③　70. ②　71. ①　72. ②　73. ②　정답

74 백일해, 홍역은 질병발생의 시간적 특성으로 구분하면 어떻게 분류되는가?

① 추세변화 ② 불시변화 ③ 주기적 변화
④ 계절적 변화 ⑤ 불규칙 변화

75 렙토스피라증의 역학적 현상은? 중요도 ★

① 지방병적 ② 유행병적 ③ 산발적
④ 범발적 ⑤ 환경적

해설 렙토스피라증은 가을철 풍토병(지방병적)이다.

76 산발적인 유행을 나타내는 말은?

① epidemic disease ② pandemic disease ③ sporadic disese
④ endemic disease ⑤ periodic disease

77 계절적 변화에 속하는 것은? 중요도 ★★★

㉮ 여름 – 콜레라	㉯ 가을 – 유행성출혈열	㉰ 겨울 – 인플루엔자	㉱ 겨울 – 파상풍

① ㉮, ㉯, ㉰ ② ㉮, ㉰ ③ ㉯, ㉱
④ ㉱ ⑤ ㉮, ㉯, ㉰, ㉱

해설 계절적 변화 : 1년 주기로 계절적 발생 및 유행(여름 – 소화기질환, 겨울 – 호흡기질환)

78 태국에서 콜레라가 발생하여 다른 지역(나라)으로 넓게 퍼지고 있다. 이러한 현상은?

① 주기적 유행 ② 산발적 유행 ③ 지방병적 유행
④ 범발적 유행 ⑤ 유행적 발생

79 역학적으로 보아 여름철에 발병률이 낮은 감염병은?

① 장티푸스 ② 인플루엔자 ③ 세균성이질
④ 파라티푸스 ⑤ 콜레라

80 외래 감염병이 국내에 침입함으로써 돌발적으로 유행하는 시간적 현상은?

① 추세변화 ② 순환변화 ③ 계절적 변화
④ 단기변화 ⑤ 불규칙 변화

정답 74. ③ 75. ① 76. ③ 77. ① 78. ④ 79. ② 80. ⑤

02 법정 감염병 및 감염병 분류

01 **페스트, 사스(SARS), 동물인플루엔자인체감염증, 신종인플루엔자, 중동호흡기증후군(MERS)는 몇 급 감염병인가?** 중요도 ★

① 제1급감염병 ② 제2급감염병 ③ 제3급감염병
④ 제4급감염병 ⑤ 제5급감염병

02 **다음 중 "제1급감염병"의 정의로 옳은 것은?**

① 생물테러감염병 또는 치명률이 높거나 집단 발생의 우려가 커서 발생 또는 유행 즉시 신고하여야 하고, 음압격리와 같은 높은 수준의 격리가 필요한 감염병을 말한다.
② 전파가능성을 고려하여 발생 또는 유행 시 24시간 이내에 신고하여야 하고, 격리가 필요한 감염병을 말한다.
③ 그 발생을 계속 감시할 필요가 있어 발생 또는 유행 시 24시간 이내에 신고하여야 하는 감염병을 말한다.
④ 고의 또는 테러 등을 목적으로 이용된 병원체에 의하여 발생된 감염병 중 질병관리청장이 고시하는 감염병을 말한다.
⑤ 생물테러의 목적으로 이용되거나 사고등에 의하여 외부에 유출될 경우 국민건강에 심각한 위험을 초래할 수 있는 감염병병원체로서 보건복지부령으로 정하는 것을 말한다.

해설 ①번-제1급감염병 ②번-제2급감염병 ③번-제3급감염병 ④번-생물테러감염병 ⑤번-고위험병원체

03 **제1급감염병이 아닌 것은?**

① 디프테리아, 탄저, 신종감염병증후군
② 두창, 보툴리눔독소증, 야토병
③ 페스트, SARS, 동물인플루엔자인체감염증, 신종인플루엔자, MERS
④ 마버그열, 에볼라바이러스병, 라싸열
⑤ 황열, 뎅기열, 큐열, 웨스트나일열, 파상풍

해설 ① 제1급감염병의 종류 : 디프테리아, 탄저, 두창, 보툴리눔독소증, 야토병, 신종감염병증후군. 페스트, 중증급성호흡기증후군(SARS), 동물인플루엔자 인체감염증, 신종인플루엔자, 중동호흡기증후군(MERS), 마버그열, 에볼라바이러스병, 라싸열, 크리미안콩고출혈열, 남아메리카출혈열, 리프트밸리열
② 제3급감염병 : 황열, 뎅기열, 큐열, 웨스트나일열, 파상풍 등

04 **다음 중 제1급감염병인 것은?** 중요도 ★

① 파라티푸스 ② 세균성이질 ③ 발진열
④ 장티푸스 ⑤ 페스트, 두창, 디프테리아

해설 ① 페스트, 두창, 디프테리아 – 제1급감염병 ② 장티푸스, 파라티푸스, 세균성이질 – 제2급감염병
③ 발진열 – 제3급감염병

(2) 01. ① 02. ① 03. ⑤ 04. ⑤ 정답

05 제2급감염병이 아닌 것은?

중요도 ★

① 백일해, 홍역, 폴리오
② 풍진, 유행성이하선염, 수두
③ b형헤모필루스인플루엔자, 폐렴구균감염증
④ 결핵, 한센병, 성홍열, 수막구균감염증
⑤ 일본뇌염, 말라리아, 파상풍, B형간염, 재귀열

해설 제2급감염병의 종류 : 백일해, 홍역, 폴리오, 풍진, 수두, 유행성이하선염, b형헤모필루스인플루엔자, 폐렴구균감염증, A형간염, 콜레라, 장티푸스, 파라티푸스, 세균성이질, 장출혈성대장균감염증, 결핵, 한센병, 성홍열, 수막구균 감염증, 반코마이신내성황색포도알균(VRSA)감염증, 카바페넴내성장내세균속균종(CRE)감염증, E형간염

06 제2급감염병이 아닌 것은?

중요도 ★★

① A형간염, E형간염
② 디프테리아, B형간염, C형간염, 발진열
③ 장티푸스, 파라티푸스
④ 콜레라, 세균성이질
⑤ 장출혈성대장균감염증

해설 ① 디프테리아 : 제1급감염병 ② B형간염, C형간염, 발진열 : 제3급감염병

07 제2급감염병이 아닌 것은?

중요도 ★★

① 백일해, 수두
② 유행성이하선염
③ A형간염, 성홍열, 수막구균 감염증
④ 결핵, 한센병
⑤ 디프테리아, B형간염, C형간염, 후천성면역결핍증(AIDS)

08 제3급감염병이 아닌 것은?

① 일본뇌염, 말라리아
② 발진티푸스, 발진열
③ AIDS, SFTS, 지카바이러스 감염증
④ 결핵, 한센병, 유행성이하선염
⑤ 신증후군출혈열, 렙토스피라증, 쯔쯔가무시증

해설 제3급감염병의 종류 : 파상풍, B형간염, C형간염, 일본뇌염, 말라리아, 레지오넬라증, 비브리오패혈증, 발진티푸스, 발진열, 쯔쯔가무시증, 렙토스피라증, 신증후군출혈열, 공수병, 브루셀라증, 후천성면역결핍증(AIDS), 크로이츠펠트-야콥병(CJD) 및 변종크로이츠펠트-야콥병(vCJD), 황열, 뎅기열, 큐열(Q熱), 웨스트나일열, 라임병, 진드기매개뇌염, 유비저(類鼻疽), 치쿤구니야, 중증열성혈소판감소증후군(SFTS) , 지카바이러스감염증, 매독

09 제3급감염병으로 구성된 것은?

중요도 ★★

① 만성B형간염, 결핵, 일본뇌염
② 성병, 성홍열, 파상풍
③ 나병, 매독, 유행성이하선염
④ 파상풍, B형간염, C형간염, 일본뇌염, 말라리아
⑤ 결핵, 한센병(나병), 홍역

정답 05. ⑤ 06. ② 07. ⑤ 08. ④ 09. ④

10 **다음 중 제2급 · 제3급감염병이 아닌 것은?**

① 발진티푸스 ② 디프테리아 ③ 발진열
④ A형간염, 콜레라 ⑤ 백일해

해설 ① 발진티푸스, 발진열 – 제3급감염병 ② 백일해, A형간염, 콜레라 – 제2급감염병
③ 디프테리아 – 제1급감염병

11 **제3급감염병으로 조합된 것은?** 중요도 ★★

㉮ 말라리아, 일본뇌염	㉯ 신증후군출혈열, 렙토스피라증, 쯔쯔가무시증
㉰ AIDS, 브루셀라증(파상열)	㉱ 결핵, 매독

① ㉮, ㉯, ㉰ ② ㉮, ㉰ ③ ㉯, ㉱
④ ㉱ ⑤ ㉮, ㉯, ㉰, ㉱

12 **다음 보기는 법정 감염병 종류를 연결한 것이다. 옳지 않은 것은?**

㉮ 제4급감염병 : 회충증, 요충증, 편충증, 간흡충, 폐흡충증, 장흡충증 등
㉯ 생물테러감염병 : 탄저, 페스트, 야토병, 두창, 보툴리눔독소증, 마버그열, 에볼라열, 라싸열
㉰ 제4급감염병 : 인플루엔자, 임질, 수족구병, 급성호흡기감염증, 사람유두종바이러스 감염증 등
㉱ 제4급감염병 : 웨스트나일열, 두창, 보툴리눔독소증, MERS, SARS, SFTS, 지카바이러스 감염증 등

① ㉮, ㉯, ㉰ ② ㉮, ㉰ ③ ㉯, ㉱
④ ㉱ ⑤ ㉮, ㉯, ㉰, ㉱

해설 제4급감염병의 종류 : 인플루엔자, 회충증, 요충증, 편충증 간흡충증, 폐흡충증, 장흡충증, 수족구병, 임질, 클라미디아감염증, 연성하감, 성기단순포진, 첨규콘딜롬, 반코마이신내성장알균(VRE)감염증, 메티실린내성황색포도알균(MRSA)감염증, 다제내성녹농균(MRPA)감염증, 다제내성아시네토박터바우마니균(MRAB) 감염증, 장관감염증, 급성호흡기감염증, 해외유입기생충감염증, 엔테로바이러스감염증, 사람유두종바이러스감염증

13 **자궁경부암을 예방하기 위한 예방접종은?** 중요도 ★

① 에이즈 ② b형헤모필루스인플루엔자
③ 폐렴구균 ④ 매독
⑤ 사람유두종바이러스 감염증

14 **세계보건기구가 국제공중보건의 비상사태에 대비하기 위하여 감시대상으로 정한 질환은?** 중요도 ★

① 지정감염병 ② 생물테러감염병 ③ 의료관련감염병
④ 고위험병원체 ⑤ 세계보건기구 감시대상 감염병

해설 세계보건기구 감시대상 감염병이란 세계보건기구가 국제공중보건의 비상사태에 대비하기 위하여 감시대상으로 정한 질환으로서 질병관리청장이 고시하는 감염병을 말한다.

10. ② 11. ① 12. ④ 13. ⑤ 14. ⑤ 정답

15 생물테러가 발생하였을 때의 조치는? 중요도 ★★

① 112나 119에 신고 없이 자택에서 치료한다.
② 112나 119에 신고한다.
③ 응급구조기관에 연락 없이 병원치료를 한다.
④ 위생환경을 철저히 한다.
⑤ 절지동물이 옮기므로 방역작업을 한다.

16 생물테러 감염병 환자발생시 조치는? 중요도 ★

① 물을 소독한다.
② 예방접종을 한다.
③ 환경위생을 철저히 한다.
④ 숙주의 면역을 높인다.
⑤ 격리치료 한다.

17 생물테러로 가장 많이 쓰이는 감염병은? 중요도 ★

① 콜레라
② 세균성이질
③ A형간염
④ 탄저, 에볼라열
⑤ 파상풍

해설 ① 생물테러감염병이란 : 고의 또는 테러 등을 목적으로 이용된 병원체에 의하여 발생된 감염병 중 질병관리청장이 고시하는 감염병을 말한다.
② 종류 : 탄저, 야토병, 페스트, 두창, 보툴리눔독소증, 마버그열, 에볼라열, 라싸열

18 다음 질병 중 생물테러 감염병은? 중요도 ★

① 콜레라
② 세균성이질
③ A형간염
④ 페스트
⑤ 파상풍

19 생물테러로 쓰이는 페스트를 막는 방법은? 중요도 ★

① 예방접종
② 방역
③ 검역
④ 원인규명
⑤ 환경위생철저

20 "생물테러" 질병 중에서 인간의 적혈구를 응고시켜 테러하는 것은? 중요도 ★

① 에볼라
② 탄저
③ 두창
④ 보툴리눔독소증
⑤ 리신

해설 리신
① 리신은 피마자(아주까리)의 종자에 존재하는 독성을 가진 알부민의 일종으로, 적혈구를 응집하는 식물적혈구응집소(PHA) 중의 하나이다.
② 생물무기로서의 리신 : 리신은 매우 적은 용량으로도 강력한 독성을 발휘하며 독성물질이 에어로졸 상태로 살포될 수 있다. 전 세계적으로 구하기가 쉽고 독성이 강하며 독성큔을 추출하기가 쉬워 생물학적 무기로 쉽게 사용될 수 있다. 탄저균이나 보툴리눔보다 생산하기가 쉽기 때문에 테러분자들이 많이 사용한다.
③ 리신 중독은 사람에서 사람으로 즉, 사람 접촉에 의하여 전파되지 않는다.

정답 15. ② 16. ⑤ 17. ④ 18. ④ 19. ③ 20. ⑤

21 **우리나라에서 최근 유행한 아프리카 질병은?** 중요도 ★

① 페스트 ② 에볼라열 ③ 폴리오
④ 콜레라 ⑤ A형간염

22 **의사, 치과의사 또는 한의사가 1급감염병환자 등을 진단하거나 그 사체를 검안한 경우 즉시 누구에게 신고하여야 하는가?** 중요도 ★★

① 관할 보건소장 ② 보건소장을 거쳐 질병관리청장
③ 보건소장을 거쳐 시 · 도지사 ④ 구청장 ⑤ 시 · 도지사

해설 감염병예방법 제11조(의사 등의 신고)

① 의사, 치과의사 또는 한의사는 다음에 해당하는 사실(표본감시 대상이 되는 **제4급감염병**으로 인한 경우는 제외함)이 있으면 소속 의료기관의 장에게 보고하여야 하고, 해당 환자와 그 동거인에게 질병관리청장이 정하는 감염 방지 방법 등을 지도하여야 한다. 다만, 의료기관에 소속되지 아니한 의사, 치과의사 또는 한의사는 그 사실을 관할 보건소장에게 신고하여야 한다.

㉮ 감염병환자등을 진단하거나 그 사체를 검안한 경우
㉯ 예방접종 후 이상반응자를 진단하거나 그 사체를 검안한 경우
㉰ 감염병환자등이 제1급감염병부터 제3급감염병까지에 해당하는 감염병으로 사망한 경우
㉱ 감염병환자로 의심되는 사람이 감염병병원체 검사를 거부하는 경우

② 보고를 받은 의료기관의 장은 다음의 시간에 따라 질병관리청장 또는 관할 보건소장에게 신고하여야 한다.

㉮ 제1급감염병의 경우에는 즉시
㉯ 제2급감염병 및 제3급감염병 24시간 이내
㉰ 제4급감염병의 경우에는 7일 이내

23 **의사, 치과의사 또는 한의사가 1급감염병인 탄저병 환자를 진단하였을 때에는 누구에게 어떻게 하여야 하는가?** 중요도 ★★

① 즉시- 보건복지부장관 - 신고 ② 즉시 - 시 · 도지사 - 신고
③ 지체없이 - 관할 보건소장 - 신고 ④ 즉시 - 관할 보건소장 - 보고
⑤ 즉시 - 관할 보건소장 - 신고

24 **감염병 발생시 등교 중지를 명령할 수 있는 자는?**

㉮ 질병관리청장	㉯ 담임선생님	㉰ 보건소장	㉱ 학교장

① ㉮, ㉯, ㉰ ② ㉮, ㉰ ③ ㉯, ㉱
④ ㉱ ⑤ ㉮, ㉯, ㉰, ㉱

25 **다음 중 필수예방접종 대상질환이 아닌 것은?** 중요도 ★

① 폴리오 ② 결핵 ③ 파상풍
④ 장티푸스 ⑤ 디프테리아

해설 필수예방접종 대상질환 : 디프테리아, 백일해, 파상풍, 홍역, 폴리오, 풍진, 유행성이하선염, B형간염, 수두, 일본뇌염, b형헤모필루스인플루엔자, 폐렴구균, 결핵, A형간염, 인플루엔자, 사람유두종바이러스 감염증, 그룹 A형 로타바이러스 감염증

21. ② 22. ① 23. ⑤ 24. ④ 25. ④ 정답

26 **질병예방차원에서 예방접종을 해야 하는 것으로 옳은 것은?** 중요도 ★

① 세균성이질 ② 파라티푸스 ③ 장티푸스
④ 콜레라 ⑤ 홍역, 그룹 A형 로타바이러스 감염증

27 **감염병 예방법상 필수예방접종(정기예방접종)은 누가 실시하는가?** 중요도 ★

① 시 · 도지사 ② 특별자치시장 · 특별자치도지사 또는 시장 · 군수 · 구청장
③ 보건소장 ④ 국립보건원장 ⑤ 질병관리청장

해설 필수예방접종 실시 : 특별자치시장 · 특별자치도지사 또는 시장 · 군수 · 구청장이 실시한다.

28 **예방접종 증명서를 교부해야 하는 사람은?** 중요도 ★

① 시장 · 읍장 · 면장 ② 의사
③ 보건소장 ④ 도지사
⑤ 질병관리청장, 특별자치시장 · 특별자치도지사 또는 시장 · 군수 · 구청장

해설 예방접종 증명서 교부 : 질병관리청장, 특별자치시장 · 특별자치도지사 또는 시장 · 군수 · 구청장이 교부한다.

29 **생후 최초로 실시되는 예방접종질병은?** 중요도 ★

① 풍진 ② 일본뇌염 ③ 결핵
④ B형간염 ⑤ 폴리오

해설 국가필수예방접종
① 출생~1개월 이내 : B형간염(1주 이내, 1차), BCG(4주 이내)
② 1개월 : B형간염(2차)
③ 2개월 : DTaP(1차 ; 기초), 폴리오(1차 ; 기초), b형헤모필루스인플루엔자
④ 4개월 : DTaP(2차 ; 기초), 폴리오(2차 ; 기초), b형헤모필루스인플루엔자
⑤ 6개월 : DTaP(3차 ; 기초), 폴리오(3차 ; 기초), B형간염(3차), b형헤모필루스인플루엔자
⑥ 12~15개월 : MMR(홍역, 유행성이하선염, 풍진) (1차 ; 기초), 수두(1회)
⑦ 12~35개월 : 일본뇌염(생균백신 1~2차, 사균백신 1~3차)
⑧ 15~18개월 : DTaP(4차 ; 추가)
⑨ 만 6세 : 일본뇌염(4차) 등
※ DPT(DPTa) : 디프테리아(Diphtheria), 백일해(Pertussis), 파상풍(Tetanus)
MMR : 홍역(Measles), 유행성이하선염(Mumps), 풍진(Rubella, German Measles)
기초 : 최단 시간 내에 적절한 방어면역 획득을 위한 것
추가 : 기초 접종 후 얻어진 방어면역을 장기간 유지하기 위한 것

30 **생후 1년 이내(영아기)에 예방접종을 받아야 하는 질병이 아닌 것은?** 중요도 ★

① 결핵 ② 백일해 ③ 소아마비
④ 일본뇌염 ⑤ B형간염

정답 26. ⑤ 27. ② 28. ⑤ 29. ④ 30. ④

31 임신 37주 미만의 출생아 또는 출생 시 체중이 2,500g미만인 자로서 보건소장 또는 의료기관의 장이 임신 37주이상인 출생아 등과는 다른 특별한 의료적 관리와 보호가 필요하다고 판단하는 아이는? 중요도 ★

① 영아 ② 유아 ③ 과숙아
④ 신생아 ⑤ 미숙아

32 홍역, 유행성이하선염, 풍진 등에 대한 처방의 예방주사는? 중요도 ★★★

① MMR ② MMD ③ DDT
④ BCG ⑤ T-test

해설 MMR : 홍역(Measles), 유행성이하선염(Mumps), 풍진(Rubella, German Measles)
※ 유행성이하선염(볼거리=항아리손님)

33 성인 예방접종에 관한 설명이다. 옳지 않은 것은? 중요도 ★★

① B형간염 : 항체형성이 안 된 사람과 미접종자는 B형간염 예방접종을 한다.
② 파상풍 : 흙을 만지는 직업에 종사하는 사람의 경우에는 10년마다 1회 접종한다.
③ 인플루엔자(독감) : 노인이나 폐렴환자는 9~10월에 예방접종을 한다.
④ 풍진 : 가임여성을 제외하고 모든 사람에게 접종한다.
⑤ 신증후군출혈열 : 경기도 북부와 강원도 등 출혈열의 주민이나 전방의 군인 등은 예방접종을 한다.

해설 성인 예방접종
① B형간염 : 미 접종자나 항체형성이 안 된 자는 B형간염 예방접종을 한다.
② 파상풍 : 흙을 만지는 직업에 종사하는 자는 10년마다 1회 접종한다.
③ 인플루엔자 : 예방접종은 노인이나 만성폐질환자, 심장질환자, 심부전증환자 및 당뇨병환자는 유행하기 2개월 전(9~10월경)에 예방접종할 것을 공지한다.
④ 풍진 : 풍진항체가 없는 결혼 전 또는 임신 3개월(6개월) 전에 예방접종한다.
⑤ 신증후군출혈열 : 경기도 북부와 강원도 등 주민이나 전방의 군인 등은 예방접종을 한다.

34 다음 〈보기〉의 설명과 관련된 감염병으로 옳은 것은? 중요도 ★

• 이 질병은 항원의 변이가 생기며, 면역력이 없는 노약자의 집단에서는 대규모 유행을 일으킬 수 있기 때문에 국제적인 감시가 필요하다. • 주로 동절기에 발병하는 급성호흡기계 감염병이다.

① 폴리오 ② B형간염 ③ 장티푸스
④ 인플루엔자 ⑤ 세균성이질

31. ⑤ 32. ① 33. ④ 34. ④ 정답

35 BCG에 대한 설명 중 옳지 않은 것은?

중요도 ★

① 생후 4주 이내의 PPD검사 없이 접종한다. ② 결핵 생균제제이다.
③ 결핵 감염여부 판단 약이다. ④ PPD 음성자에게 접종한다.
⑤ 결핵 예방약이다.

해설 ① BCG : 결핵 예방접종 약이다.
② OT : 구 투베르쿨린(결핵) 감염 유 · 무검사
③ PPD – test : 현재 결핵감염 유 · 무검사에 사용한다.

36 우리나라에서 학동의 결핵관리를 위해 가장 유효한 대책은?

중요도 ★★

① 집단검진 및 BCG ② 학부형에 대한 보건교육
③ 이환 아동의 색출 및 등교중지 ④ 이환 교사의 색출 및 휴직조치
⑤ 상수처리

37 소아에 있어서 폐결핵의 집단검진 순서는?

중요도 ★

① 객담검사–간접촬영–직접촬영 ② 투베르쿨린 반응검사–직접촬영–객담검사
③ 간접촬영–직접촬영–객담검사 ④ 객담검사–직접촬영–간접촬영
⑤ 투베르쿨린 반응검사–직접촬영–간접촬영

38 성인의 폐결핵 집단검진 순서가 올바른 것은?

① 간접촬영–직접촬영–배양검사 ② 객담검사–간접촬영–직접촬영
③ 배양검사–간접촬영–직접촬영 ④ 배양검사–직접촬영–간접촬영
⑤ 직접촬영–간접촬영–배양검사

해설 폐결핵 검진 순서
① 성인 : X–ray 간접촬영 → X–ray 직접촬영 → 배양(객담) 검사
② 어린이 : 투베르쿨린 검사 → X–ray 직접촬영 → 배양(객담) 검사
※ 투베르쿨린 검사(T–test=PPD test) : 결핵균 감염 유무 판단에 사용한다.

39 PPD 검사로 알 수 있는 질병은?

중요도 ★

① 결핵 ② 파상열 ③ 장티푸스
④ Q열 ⑤ 간염

해설 투베르쿨린 검사(T–test=PPD test)는 결핵균 감염 유무 판단에 사용되는 검사이다.

40 개방성 폐결핵 환자의 최종적인 확인방법으로 적합한 것은?

① 객담검사 ② X–ray 간접촬영 ③ TTC 검사
④ X–ray 직접촬영 ⑤ 조직검사

해설 ① 폐결핵임이 이미 드러난 환자에 대한 X–ray검사는 무의미하다.
② 투약량과 종류를 결정하기 위한 객담 세균검사가 가장 정확한 확인검사이다.
※ TTC 검사는 항생물질 잔류량 검사(예 우유 또는 음용 식품류를 대상으로 함)이다.

정답 35. ③ 36. ① 37. ② 38. ① 39. ① 40. ①

41 결핵관리상 효율적인 방법이 아닌 것은? 중요도 ★

① 예방접종 철저
② 환자의 등록치료
③ 집회장소의 철저한 소독
④ 개방성 환자의 격리 철저
⑤ 환자의 조기발견

해설 결핵은 만성감염병으로 **공기감염**은 되지만 사람이 모이는 **장소를 소독**하는 것은 **무의미**할 수 있다.

42 우형 결핵이 인체에 많이 감염될 수 있는 경로는?

① 조류
② 우유
③ 토양
④ 채소
⑤ 환자접촉

해설 장결핵인 우형 결핵이 인체에 많이 감염될 수 있는 경로는 주로 **우유**이다.

43 감염병 발생시 병원균을 제독하는 업무를 행하는 곳은? 중요도 ★

① 보건소
② 경찰서
③ 소방서
④ 질병관리청
⑤ 병원

해설 감염병의 예방 및 관리에 관한법률 제51조(소독 의무) : **특별자치시장 · 특별자치도지사** 또는 **시장 · 군수 · 구청장**은 **감염병을 예방**하기 위하여 보건복지부령으로 정하는 바에 따라 **청소나 소독**을 실시하거나 쥐, 위생해충 등의 구제조치(소독)를 하여야 한다.

감염병의 예방 및 관리에 관한 법률 시행규칙 제36조(방역기동반의 운영 및 소독의 대상 등) : 법 제51조 제1항에 따라 **특별자치시장 · 특별자치도지사** 또는 **시장 · 군수 · 구청장**은 **청소나 소독**을 **실시**하거나 쥐, 위생해충 등의 구제조치(소독)를 실시하기 위하여 관할 **보건소마다 방역기동반**을 편성 · 운영할 수 있다.

※ 제독(除毒) : 독(균)을 없애버림

44 검역법에 규정된 검역 감염병인 것은? 중요도 ★

① 황열, 말라리아, 콜레라
② 페스트, 장티푸스, 파라티푸스
③ 콜레라, 페스트, 두창
④ 장티푸스, 세균성이질
⑤ 콜레라, 페스트, 황열, 사스, 동물인플루엔자, 메르스, 에볼라바이러스병, 신종인플루엔자

해설 검역감염병의 최대 잠복 기간

① 콜레라 : 5일
② 페스트 : 6일
③ 황열 : 6일
④ 중증급성호흡기증후군(SARS) : 10일
⑤ 동물인플루엔자 인체감염증 : 10일
⑥ 중동호흡기증후군(MERS, 메르스) : 14일
⑦ 에볼라바이러스병 : 21일
⑧ 신종인플루에자 : 최대잠복기까지

45 콜레라의 최대 잠복기로 옳은 것은? 중요도 ★

① 2일
② 3일
③ 5일
④ 6일
⑤ 10일

41. ③ 42. ② 43. ① 44. ⑤ 45. ③ 정답

46 **잠복기는 감염병(전염병) 관리상 어떤 목적에 이용되나?** 중요도 ★

① 건강 격리기간 결정 ② 감염시간 결정 ③ 감염기간 결정
④ 보균기간 결정 ⑤ 환자 격리기간 결정

47 **건강격리를 하는 기간 및 기준은?** 중요도 ★

① 자각 증상 소실기까지 ② 타각 증상 소실기까지 ③ 그 질병의 잠복기간
④ 검사 소견은 없어도 된다. ⑤ 환자 격리기간 결정

48 **접촉자에 대해 격리하는 기간은?**

① 접촉한 환자가 치료될 때까지 ② 그 질병의 잠복기간 동안
③ 접촉자에게 예방주사를 할 때까지 ④ 접촉한 환자에서 균이 증명 안 될 때
⑤ 이상 모두 해당 없음

49 **환자의 격리를 어렵게 하는 대상이 아닌 것은?** 중요도 ★★

① 건강보균자 ② 은닉환자 ③ 잠복기보균자
④ 간과환자 ⑤ 현성환자

해설 간과환자, 은닉환자, 잠복기보균자, 건강보균자 : 색출하기 어려워 격리하기가 어렵다.

50 **호흡기 감염병이 아닌 것은?** 중요도 ★

① 백일해 ② 성홍열 ③ 파라티푸스
④ 홍역 ⑤ 디프테리아

해설 파라티푸스 : 소화기 감염병이다.

51 **다음 "보기"의 내용으로 알 수 있는 질병은?** 중요도 ★

> 용혈성 연쇄상구균 감염에 의해 나타나며, 영유아 및 소아기의 감염병이며, 주로 비말감염 또는 환자와 보균자의 분비물과 접촉에 의해 전파된다.

① 콜레라 ② 세균성이질 ③ 성홍열
④ 파상열 ⑤ 유행성출혈열

52 **호흡기계 질환의 이상적인 관리방법은?**

① 보균자 관리 ② 접촉자 색출 ③ 예방접종 실시
④ 발병시 치료 ⑤ 환경위생 철저

해설 ① 호흡기 감염병 예방 : 예방접종
② 소화기계 감염병 예방 : 환경위생 철저
③ 성병 질환의 이상적인 관리 예방 : 접촉자 색출 및 보건교육

정답 46. ① 47. ③ 48. ② 49. ⑤ 50. ③ 51. ③ 52. ③

53 홍역을 예방하기 위한 가장 좋은 방법은?

① 환자의 철저한 관리 ② 실내의 공기 소독 ③ 예방접종
④ 환경위생 관리 ⑤ 상수도의 철저한 관리

54 다음 중 비말감염이 잘되는 조건은?

① 영양실조 ② 피로 ③ 상처
④ 군집(집단생활) ⑤ 환경불량

해설 ① 집단생활(군집)은 대화의 기회가 많아지고 비말감염의 가능거리(2m)에서의 생활형태가 많으므로 가장 감염의 기회가 많다.
② 집단생활은 다수가 생활하므로 확률적으로 보균자수가 많고, 감염속도(전염속도)도 빠르다.

55 비말감염이 잘되지 않는 전염병은?

① 백일해 ② 성홍열 ③ 인플루엔자
④ B형간염 ⑤ 디프테리아

해설 B형간염 전파 : 혈액, 타액, 정액, 질액 등

56 현재 세계적으로 박멸된 것으로 알려진 감염병은?

중요도 ★

① 백일해 ② 두창 ③ 홍역
④ 파상풍 ⑤ 결핵

해설 1979년 10월 26일 WHO 사무총장이 나이로비에서 두창 박멸을 선언하였다.

57 경련성 기침을 유발하는 질병은?

중요도 ★

① 홍역 ② 소아마비 ③ 백일해
④ 장티푸스 ⑤ 볼거리

58 경구용 제제인 Sabin백신에 의해 지구상에 곧 박멸될 것으로 예상되는 질병은?

① 파상풍 ② 파라티푸스 ③ 폴리오
④ 쯔쯔가무시병 ⑤ 두창

해설 ① 폴리오(소아마비) : 생균백신 · 사균백신이 있고, WHO는 백신개발로 지구상에서 곧 박멸될 것으로 예상한다.
② 두창(천연두 ; 마마) : 백신 개발로 지구상에서 박멸되었다.
※ Sabin(생균)백신, Salk(사균)백신

59 마시는 물 또는 식품을 매개로 발생하고, 최근에 우리나라 젊은 층에서 많이 이환되며, 질환이 급성이며, 영구면역을 갖는 2급감염병은?

① 볼거리 ② B형간염
③ 변종크로이츠펠트-야콥병(vCJD) ④ E형간염
⑤ A형간염

53. ③ 54. ④ 55. ④ 56. ② 57. ③ 58. ③ 59. ⑤ 정답

60 장티푸스의 가장 중요한 대책은? 중요도 ★

① 검역의 철저 ② 환자의 치료사업 ③ 의료기관의 확충
④ 환자의 격리수용 ⑤ 환경위생의 철저와 보균자 색출

해설 장티푸스 감염원 : 오염된 음식물이 감염원(전염원)이다.

61 우리나라에서 장티푸스를 관리하는 데 가장 주안점을 두어야 할 사항은? 중요도 ★

① 항만 및 검역 강화 ② 환자격리 ③ 환자치료
④ 만성보균자 색출 ⑤ 예방접종

62 다음 중 인간만이 병원소가 될 수 있는 감염병은? 중요도 ★

① 브루셀라 ② 일본뇌염 ③ 탄저병
④ 장티푸스 ⑤ 광견병

해설 장티푸스 : 사람에게만 감염되는 질병이다.

63 다음 중 환경위생개선이 중요한 예방의 하나인 감염병은?

① 풍진 ② 파라티푸스 ③ 결핵
④ 성병(매독) ⑤ 백일해

해설 소화기계 감염병 : 오염된 물이나 음식물을 통해 병원체가 전파되므로 환경위생(물 소독, 소 · 대변의 위생적 처리)에 유의해야 한다.

64 환경위생을 하여도 효과를 볼 수 없는 감염병은?

㉮ 홍역	㉯ 장티푸스	㉰ 백일해	㉱ 세균성이질

① ㉮, ㉯, ㉰ ② ㉮, ㉰ ③ ㉯, ㉱
④ ㉱ ⑤ ㉮, ㉯, ㉰, ㉱

해설 ① 호흡기계의 예방대책 : 예방접종
② 소화기계의 예방대책 : 환경위생 철저

[참고] "K형의 문제"란 "보기"가 다음과 같이 된 것을 말한다.
① ㉮, ㉯, ㉰ ② ㉮, ㉰ ③ ㉯, ㉱
④ ㉱ ⑤ ㉮, ㉯, ㉰, ㉱

65 소화기계감염병의 예방대책으로 옳은 것은? 중요도 ★

① 환경위생 철저 ② 예방접종 ③ 보건교육
④ 영양관리 ⑤ 치료

정답 60. ⑤ 61. ④ 62. ④ 63. ② 64. ② 65. ①

66 우리나라에서 발생했던 콜레라의 역학적 특성이라고 할 수 없는 것은?

① 완쾌 후 수년간 면역이 지속되었다. ② 어촌 등 빈민지역에서 많이 발생하였다.
③ 2차 감염은 소수였다. ④ 주로 소아에게 많이 발생하였다.
⑤ 병원체는 Eltor형이었다.

해설 ① V. Cholera의 변종인 Eltor형이 아시아에는 많이 분포되어 있다.
② 콜레라는 40대 이후의 서민층 남자에게서 발병률이 높다.

67 다음 중 감염성질환이 아닌 것은?

① 결핵 ② 장티푸스 ③ 열사병
④ 뇌염 ⑤ 풍진

해설 ① 결핵 : 호흡기 또는 소화기계 감염병 ② 풍진 : 호흡기계 감염병
③ 장티푸스 : 소화기계 감염병 ④ 뇌염 : 절지동물 매개 감염병

68 다음 중 인수공통감염병에 속하는 것은? 중요도 ★

① 나병 ② 소아마비 ③ 발진티푸스
④ 콜레라 ⑤ 결핵

69 다음 동물과 관계없는 감염병으로 연결된 것은? 중요도 ★

① 개－광견병 ② 돼지－일본뇌염 ③ 양－탄저
④ 소－결핵 ⑤ 쥐－백일해

해설 인축(인수)공통감염병의 전파 동물과 질병명
① 소 : 결핵, 탄저, 파상열(브루셀라), 살모넬라증 등
② 돼지 : 일본뇌염, 파상열, 살모넬라증 등
③ 말 : 탄저, 일본뇌염, 살모넬라증 등
④ 양 : 탄저, 파상열 등
⑤ 개 : 광견병(공수병) 등
⑥ 쥐 : 페스트, 발진열, 렙토스피라증, 신증후군출혈열(유행성출혈열), 살모넬라증, 서교증, 선모충 등

70 다음 중 잠복기가 가장 짧은 감염병은?

① 콜레라 ② 장티푸스 ③ 파라티푸스
④ 결핵 ⑤ 나병

해설 ① 콜레라 : 12~14시간, 최장 5일(보통 2~5일)
② 장티푸스 : 1~3주
③ 결핵 : 초기 증상이 나타날 때까지 약 4~12주
④ 나병(한센병) : 2~10년

66. ④ 67. ③ 68. ⑤ 69. ⑤ 70. ① 정답

71 **다음 중 현성감염보다 불현성감염이 더 많은 것으로 알려진 질병은?** 중요도 ★

① 말라리아 ② 공수병 ③ 디프테리아
④ 홍역 ⑤ 일본뇌염

해설 일본뇌염의 현성감염 : 불현성감염=1 : 100(또는 500)

72 **신증후군출혈열에 관한 설명 중 틀린 것은?**

① 봄, 가을에 가장 많이 발생한다. ② 전파 경로는 들쥐의 배설물에 의한다.
③ 원인균은 아직 알려지지 않고 있다. ④ 심한 출혈과 혈뇨 및 단백뇨를 보인다.
⑤ 치명률은 5~15%이다.

해설 ① 신증후군출혈열(유행성출혈열)의 원인균(병원체) : Han taan virus(한탄바이러스)
② 신증후군출혈열의 전파경로 : 들쥐의 배설물(뇨 · 타액)이 경구나 호흡기로 흡입될 때 감염된다.

73 **신증후군출혈열(유행성출혈열)의 Vector(병원체)는?** 중요도 ★★★

① Han taan Virus ② 세균 ③ 리케치아
④ 원충 ⑤ 박테리아

74 **다음은 사람과 동물을 함께 병원소로 하는 인축공통감염병이다. 이 중에서 가축이나 야생동물 · 설치류 등 다양한 병원소를 가지며 건강보균숙주인 들쥐의 신장 · 세뇨관에 무증상 감염된 후 오줌으로 배설되어 논 · 밭에서 작업하는 농부의 상처로 침입하여 감염되는 질병은?** 중요도 ★

① 공수병 ② 렙토스피라증
③ 신증후군출혈열 ④ 탄저
⑤ 살모넬라증

해설 Leptospirosis(렙토스피라증) : 한국에서 9~10월, 습한 지역에서 소, 개, 돼지, 쥐 등에 감염되는데 특히 쥐가 중요한 병원소로서 물, 식품 등에 오염시켜 경구적 섭취 시 5~7일의 잠복기를 거쳐 오한 · 전율을 시작하여 두통 · 요통 · 불면 · 식욕감퇴 · 황달을 일으키며 심장 · 순환기계 · 신장 · 간장장애를 일으키는 질환이다.

75 **가을철 풍토병이라 불리며, 들쥐 등의 소변으로 균이 배출되어 피부 상처를 통해 감염되는 질병은?** 중요도 ★

① 유행성출혈열 ② 렙토스피라증 ③ 쯔쯔가무시병
④ 후천성면역결핍증(AIDS) ⑤ 흑사병

76 **한국에서 9~10월, 습한 지역에서 쥐, 소, 돼지 등에 감염되는데 특히 쥐가 중요한 병원소인 질환은?** 중요도 ★

① Leptospirosis(렙토스피라증) ② 장티푸스 ③ 세균성이질
④ 유행성출혈열 ⑤ 콜레라

정답 71. ⑤ 72. ③ 73. ① 74. ② 75. ② 76. ①

77 병원소가 "물"인 독특한 질환으로 aerosol의 근원이 되는 냉각장치의 철저한 소독에 의해서만 예방할 수 있는 질환은? 중요도 ★

① 살모넬라증 ② 리스테리아증 ③ 비브리오증
④ 레지오넬라증 ⑤ 렙토스피라증

78 흙을 다루며 상처가 생길 기회가 많은 농부 또는 군인들에게 발병 가능성이 가장 높은 질환은?

① 파상풍 ② 파상열 ③ 유행성간염
④ 유행성이하선염 ⑤ 렙토스피라증

79 AIDS(에이즈)의 감염률(전파양식)을 가장 높일 수 있는 것은?

① 감염된 혈액제제 수혈 ② 감염자와 성 접촉
③ 엄마가 아기한테 주는 수직감염 ④ 면도기사용
⑤ 변기사용

해설 ① AIDS 전파양식 : 성접촉(75%), 주사기 · 혈액제제(15%), 엄마가 아기에게로의 수직감염(10%)
② AIDS 전파효율(AIDS 환자와 1번 접촉 시 감염률) : 수혈(90~100%), 성접촉(0.01~1%), 주사기 공동사용(0.5~1%), 감염된 산모의 출산(25~30%)
※ 우리나라 에이즈 감염률 : 성접촉 60%, 동성간 39%, 수혈 1%
※ 인체의 감염 : 성접촉이 가장 많다.

80 다음은 AIDS에 관한 설명이다. 잘못된 것은?

① 산모가 감염되었어도 태아에게 수직감염되지는 않으므로 출산 즉시 격리한다.
② HIV(에이즈바이러스)에 감염된 혈액제제의 수혈을 통한 전파가 가능하다.
③ HIV에 감염 후 발병하기까지의 잠복기에도 감염자는 전파력이 있다.
④ 확인 검사용으로는 Wertern Blot검사법이 있다.
⑤ HIV 항체검사 중 선별검사용으로는 ELISA, PA검사법이 있다.

해설 AIDS(에이즈, 후천적면역결핍증)은 산모가 감염되었으면 태아에게 수직감염된다.

81 1회만(1번 접촉 시)에 AIDS(에이즈)의 효율이 가장 높은 것은?

① 감염된 혈액제제 수혈 ② 감염자와 성 접촉
③ 변기사용 ④ 면도기사용
⑤ 엄마가 아기한테 주는 수직감염

77. ④ 78. ① 79. ② 80. ① 81. ① 정답

82 후천성면역결핍증 또는 그것과 관련된 요인에 대한 설명으로 옳은 것은?

① 한국에서는 동성간 성접촉에 의한 감염자가 이성간 성접촉에 의한 감염자보다 많다.
② 합병증보다는 감염 그 자체가 주 사망원인이다.
③ 차별을 막기 위해 익명 검사(anonymous testing)를 활용할 수 없다.
④ 항HIV제제 병합요법은 HIV의 전파력을 억제시킬 수 있다.
⑤ 모체로부터 태아에게 수직감염이 되지 않는다.

해설 차별을 막기 위해 익명검사를 활용할 수 있다.

83 콘돔으로 예방이 가능한 질병은?

중요도 ★★

① 장티푸스　② 후천성면역결핍증　③ 파상열
④ 홍역　⑤ 트라코마

84 다음 중 주사기, 수혈 또는 수직감염이 될 수 있는 질병은?

중요도 ★★

㉮ 매독	㉯ 에이즈	㉰ B형간염	㉱ 일본뇌염

① ㉮, ㉯, ㉰　② ㉮, ㉰　③ ㉯, ㉱
④ ㉱　⑤ ㉮, ㉯, ㉰, ㉱

85 B형간염의 전파는?

① 잠복기는 2~3주이다.　② 공기로 전파된다.
③ 성 접촉에 의해 감염되지 않는다.　④ 건강보균자는 감염력이 있다.
⑤ 만성보균자는 감염력이 없다.

해설 ① B형간염 : B형 바이러스가 감염되어 간염을 일으킨다는 뜻임
② 보균자
㉮ 간염 바이러스가 감염되기는 했지만, 간에 손상을 일으키거나 간 기능에 이상이 없이, 간염을 일으키는 바이러스만 몸 안에 있는 상태를 말함
㉯ 보균자 분류 : 만성활동성간염, 비증식기 비활동성간염
③ 잠복기 : 45일~6개월(평균 2~3개월)
④ 전파 : 혈액을 통해 감염(대부분은 어머니로부터 수직감염이 많음), 수혈, 타액, 정액, 질액 등

86 쌍구균으로서 가장 많이 걸리는 성병은?

중요도 ★

① 임질　② 에이즈　③ 장티푸스
④ 세균성이질　⑤ 트라코마

해설 임질의 특징
① 능동 · 피동 면역방법은 모두 없다.　② 그람음성의 쌍구균이다.
③ 이환 후 면역이 형성되지 않는다.　④ 배양 온도는 36℃로 24시간 배양한다.
⑤ 생식기를 침입하여 불임증이 될 수 있다.

정답 82. ④ 83. ② 84. ① 85. ④ 86. ①

87 **합병증으로 폐렴을 일으키는 감염병이 아닌 것은?**

① 홍역 ② 백일해 ③ 장티푸스
④ 인플루엔자 ⑤ 페스트

해설 폐렴 : 호흡기계는 폐렴의 합병증이 올 수 있다.

88 **수인성감염병의 역학적 특성으로 틀린 것은?** 중요도 ★

① 유행지역이 한정되어 있다. ② 발병률과 치명률이 높다.
③ 2차 감염이 적다. ④ 환자가 폭발적으로 발생한다.
⑤ 음료수에서 병원체가 증명된다.

해설 ①·③·④·⑤번 외, 발병률과 치명률이 낮다.

89 **역학에서 코호트란 무엇을 뜻하는가?**

① 다른 특성을 가진 인구집단 ② 환자군과 대조군을 말한다.
③ 감염할 수 있는 병원체의 능력을 말한다. ④ 동일한 특성을 가진 인구집단
⑤ 대조군을 말한다.

해설 코호트(Cohort) : 같은 속성을 가진 인구집단

90 **용어 설명 중 틀린 것은?**

① 감염력(Infectivity) : 병원체가 숙주에 침입하여 알맞은 기관에 자리 잡고 증식하는 능력을 말한다.
② 2차 발병률 : 환자와 접촉자 중(접촉자 중 기감염자와 면역자는 포함)에서 새로 발병한 비율
③ 면역력(Immunity) : 어떤 질병에 대한 선천적 또는 후천적 저항성(어떤 병원체에 대하여 항체를 가진 상태)을 갖고 있는 능력
④ 독력(Virulence) : 질병의 위중도와 관련된 개념을 말한다.
⑤ 2차 발병률 : 환자와 접촉자 중(접촉자 중 기감염자와 면역자는 제외)에서 새로 발병한 비율

해설 2차 발병률 : 환자와 접촉자 중(접촉자 중 기감염자와 면역자는 제외)에서 새로 발병한 비율을 말한다.

91 **감염력에 대한 설명으로 옳은 것은?** 중요도 ★

① 병원체가 숙주에 침입하여 알맞은 기관에 자리 잡고 증식하는 능력
② 병원체가 감염된 숙주에게 현성질환을 일으키는 능력
③ 증상을 발현한 사람들 중에서 매우 심각한 임상증상이나 장애를 초래하게 하는 정도
④ 환자와 접촉자 중(접촉자 중 기감염자, 면역자는 제외)에서 새로 발병한 비율
⑤ 어떤 질병에 대한 선천적 또는 후천적 저항성(어떤 병원체에 대하여 항체를 가진 상태)를 갖고 있는 능력

87. ③ 88. ② 89. ④ 90. ② 91. ① 정답

92 **다음 중 2차 발병률을 산출하는 데 분모가 되는 것은?** 중요도 ★★

① 발병위험에 폭로된 비면역자 수 ② 환자와의 접촉자수
③ 전체 환자수 ④ 그 기간 내의 총인구수
⑤ 그 기간 내의 총사망수

93 **어느 가족의 2차 발병률 계산에서 이론적인 분모는?** 중요도 ★

① 환자를 제외한 전 가족 ② 가족 전원
③ 초발환자와 면역자를 제외한 전 가족 ④ 전 가족과 방문자
⑤ 초발환자를 제외한 전 가족

94 **2차 발병률로 알 수 있는 것은?** 중요도 ★

① 유병률 ② 중독률 ③ 치명률
④ 전문의 수 ⑤ 유행의 확산정도

해설 **2차 발병률** : 가구나 병영 같은 **폐쇄집단**에 감염병(전염병) 환자가 들어왔을 때 그로 인한 **유행의 확산정도**를 알기 위한 지표이다.

95 **독력이란 무엇인가?**

① $\dfrac{\text{감염자수(발병자 + 항체상승자)}}{\text{가족 내 발단자와 접촉한 감수성자수}}$ ② $\dfrac{\text{발병자수}}{\text{전 감염자수}}$

③ $\dfrac{\text{중증환자수(후유증 또는 사망수)}}{\text{전 발병자수}}$ ④ $\dfrac{\text{사망자수}}{\text{전 감염자수}}$

⑤ $\dfrac{\text{일정기간 내 신환자 발생수}}{\text{일정기간 내 그 지역의 인구}}$

해설 ①번은 감염력, ②번은 병원력, ③번은 독력, ⑤번은 발생률
① 감염력(Infectivity) : 병원체가 숙주에 침입하여 알맞은 기관에 자리잡고 **증식하는 능력**을 말한다.
② 병원력(Pathogenicity) : 병원체가 감염된 숙주에게 **현성질환**을 **일으키는 능력을 말한다.**
③ 독력(Virulence) : **질병의 위중도**와 관련된 개념을 말한다.
④ 치명률 : 그 **질병**에 **걸렸**을 때 **일정기간 내 사망하는 확률**을 말한다.

(치명비 = $\dfrac{\text{사망률}}{\text{발생률}}$)

96 **다음 중 감염력과 독력이 가장 높은 것은?**

① 두창 ② 홍역 ③ 수두
④ 풍진 ⑤ 파라티푸스

해설 ① **감염력** : 세균이 들어가서 **증식하는 능력**(두창, 홍역, 수두, **광견병** 등은 감염력이 높다)
② **병원력(병원성)** : **현성질환**을 일으키는 능력(**두창-100%**, 광견병-100%, 소아마비-0.1%)
③ **독력** : **질병의 위중도**와 관련(사망 및 후유증)
(광견병-100%, **두창-20~40%**, 홍역-5~10%)

정답 92. ① 93. ③ 94. ⑤ 95. ③ 96. ①

97 다음 중 발생률이란?

① 일정기간에 인구 중 새로이 발생한 특정 질병의 발생 건수(환자수)
② 위험에 놓인 사람(접촉된 사람) 중에서 발병한 사람의 수
③ 질병을 일으키는 능력
④ 병원체가 숙주에 침입하는 능력
⑤ 병원체가 숙주에 침입하여 증식하는 능력

해설 $\text{발생률} = \frac{\text{일정기간 내 새로이 발생한 환자발생 건수}}{\text{일정기간의 인구}} \times 10^3$

98 유병률에 대한 설명이 맞는 것은? 중요도 ★

① 한 시점에서 현재 병을 앓고 있는 사람
② 현재 질병에 새롭게 이환된 사람
③ 병에 걸린 사람 중 사망한 사람의 비율
④ 현재 질병에 감염된 사람
⑤ 감염된 사람

해설 $\text{유병률} = \frac{\text{한 시점에서의 환자의 총수}}{\text{한 시점에서의 인구(시점인구)}} \times 10^3$

99 급성감염병의 역학적 특성을 잘 표현한 것은? 중요도 ★

① 발생률은 높고 유병률은 낮다.
② 발생률과 유병률이 모두 높다.
③ 발생률과 유병률이 모두 낮다.
④ 발생률은 낮고 유병률은 높다.
⑤ 발생률과 유병률이 같다.

해설 ① 급성 감염병(전염병) : 발생률은 높고 유병률은 낮다.
② 만성 감염병(전염병) : 발생률은 낮고 유병률은 높다.
③ 이환기간이 짧은 질병(사망이 거의 없고, 기간이 1년일 때) : 발생률과 유병률이 거의 같다.

100 만성감염병의 역학적 특성을 잘 표현한 것은? 중요도 ★

① 발생률은 높고 유병률은 낮다.
② 발생률과 유병률이 모두 높다.
③ 발생률은 낮고 유병률은 높다.
④ 발생률과 유병률이 모두 낮다.
⑤ 유병률은 낮고 치명률은 높다.

101 감염병(전염병)의 이환기간이 짧을 때의 역학적 특성은? (단, 조사기간은 1년, 사망은 없다.) 중요도 ★

① 발생률과 유병률이 모두 낮다.
② 발생률과 유병률이 모두 높다.
③ 발생률은 낮고 유병률은 높다.
④ 발생률은 높고 유병률은 낮다.
⑤ 발생률과 유병률이 거의 같다.

해설 발생률과 유병률을 비교할 때 어느 측정치가 클 것이냐는 질병의 이환기간과 치명률 그리고 어느 기간 동안의 비교이냐에 따라서 달라진다.
급성질환의 경우 수주 혹은 수개월 내에 완전히 회복되든가 아니면 사망하는 질병의 1년 기간의 발생률을 유병률과 비교하면 다음과 같다.
① 거의 사망이 없을 때는 발생률과 유병률은 같다.
② 치명률이 높은 질병일 때에는 발생률이 높다.

97. ① 98. ① 99. ① 100. ③ 101. ⑤ 정답

102 발생률과 유병률이 거의 같은 경우는 다음 중 언제인가? 중요도 ★

① 질병의 이환기간이 길 때
② 질병의 이환기간이 짧을 때
③ 한 지역에 많은 질병이 발생할 때
④ 치명률이 낮을 때
⑤ 만성 감염병이 유행할 때

해설 유병률(P) = 발생률(I)×이환기간(D)

103 역학적 특성을 설명한 것 중 옳은 것은? 중요도 ★★

① 노인에게 발생하는 만성질환은 유병률이 높다.
② 노인에게 발생하는 만성질환은 유병률이 낮다.
③ 노인에게 발생하는 만성질환은 발생률이 높다.
④ 호흡기계 급성질환은 유병률이 높다.
⑤ 소화기계 급성질환은 발생률이이 낮다.

104 감염병의 유행에 있어서 치명률이 높은 이유는?

㉮ 병원체의 병독성(독력)이 높다.	㉯ 감수성이 높다.
㉰ 영양상태 및 건강상태가 나쁘다.	㉱ 면역성이 높다.

① ㉮, ㉯, ㉰
② ㉮, ㉱
③ ㉯, ㉱
④ ㉱
⑤ ㉮, ㉯, ㉰, ㉱

105 중독에서 사망률이 말하는 것은?

① 치명률
② 발병률
③ 유병률
④ 발생률
⑤ 감염률

106 질병의 감염이나 위험도를 알아볼 수 있는 지표는? 중요도 ★

① 2차 발병률과 치사율
② 감염력
③ 발생률
④ 유병률
⑤ 잠복기

해설 질병의 감염이나 위험도를 알아볼 수 있는 지표 : 2차 발병률과 치사율

107 만성 감염병인 것은? 중요도 ★

① 당뇨
② 심근경색증
③ 에이즈
④ 고혈압
⑤ 고지혈증

해설 ① 만성 감염병의 종류 : 결핵, 한센병(나병), 매독, 임질, B형간염, 에이즈, 트라코마 등
② 성인병(만성질병, 비감염병)의 종류 : 고혈압, 뇌졸중, 동맥경화증, 협심증, 심근경색, 당뇨병, 퇴행성관절염, 노인성치매, 악성신생물(암) 등

108 다음 중 만성 감염병이 아닌 것은? 중요도 ★

① 결핵
② B형간염
③ 매독
④ 트라코마
⑤ 콜레라

정답 102. ② 103. ① 104. ① 105. ① 106. ① 107. ③ 108. ⑤

109 다음 중 혈청학적 Widal 반응시험으로 진단하는 질병은? 중요도 ★

① Typhoid fever ② Diphtheria ③ Scarlet fever
④ Tuberculosis ⑤ 성홍열

해설 ① 혈청학적 Widal 반응시험으로 진단하는 질병 : Typhoid fever
② Typhoid fever(장티푸스), Diphtheria(디프테리아), Scarlet fever(성홍열), Tuberculosis(결핵)

110 다음 중 성홍열의 감수성 검사방법은?

① Dick Test ② Schick Test ③ Widal 반응시험
④ T-Test ⑤ PPD Test

해설 ① 성홍열의 감수성 검사방법 : Dick test
② 디프테리아의 감수성 검사방법 : Schick test

111 디프테리아의 감수성 검사방법은?

① Dick Test ② Schick Test ③ Widal 반응시험
④ T-Test ⑤ PPD Test

112 다음 <보기>에서 설명하는 감염병으로 옳은 것은? 중요도 ★

- 소화기계 감염병이며, 병원체는 Salmonella typhi이다.
- 급성질병이며, 발열, 오한, 두통 등의 열성질환으로 제2급감염병에 속한다.
- 잠복기는 1~3주이다.
- 호산구 감소가 특징적이다.

① 세균성이질 ② 파상열 ③ 장티푸스
④ 페스트 ⑤ 말라리아

해설 호산구 : 과립백혈구의 한 종류를 말한다.

113 임신초기에 감염될 경우 태아에게 선천성기형을 유발할 수 있는 2급감염병은? 중요도 ★

① 풍진 ② B형간염 ③ 파상풍
④ 수두 ⑤ 홍역

109. ① 110. ① 111. ② 112. ③ 113. ① 정답

4 보건영양, 노인보건 및 정신보건

01 다음 중 기초대사량이란?

① 생명을 유지하는 데 필요한 최소열량 ② 최대노동에 필요한 열량권장량
③ 일주일에 필요한 최소열량 ④ 하루에 필요한 최대열량
⑤ 최소 노동에 필요한 열량

해설 기초대사량 : 생명을 유지하는 데 필요한 최소열량으로 체중 1kg당 1시간에 1kcal가 소요되며 20℃에서 최저이다(1kcal/kg · hr · 20℃).

02 어떤 사람의 체중이 120kg, 신장이 2m일 때, 체질량지수(BMI)로 판단한 비만정도는 어떻게 되는가? 중요도 ★

① 저체중 ② 정상체중 ③ 과체중
④ 비만 ⑤ 보통

해설 BMI(Body Mass Index ; 체질량지수) = $\frac{\text{체중(kg)}}{[\text{신장(m)}]^2} = \frac{\text{체중(kg)}}{\text{키(m)} \times \text{키(m)}} = \frac{120}{2 \times 2} = 30$

BMI 수치에 따른 체질량지수 및 비만관련 질환 위험도

분 류	BMI(kg/m²)	비만관련 질환의 위험
저체중	< 18.5	낮음
비만 I 단계	25.0 ~ 29.9	중등도 위험

※ 비만시 관련질병 : 당뇨병, 심장질환, 심혈관계질환, 고혈압 등

03 다음 중 영유아기부터 학령기 전까지 이용하는 신체계측 판정법은? 중요도 ★★

① 알파 지수 ② 비만도(%) ③ Vervaek 지수
④ Kaup 지수 ⑤ 임상증상 판정법

해설 신체계측에 의한 판정법
① 영유아기부터 학령 전반기까지 : Kaup index 사용(22 이상-비만, 15 이하-마른 아이)
② Kaup 지수 = $\frac{\text{체중(kg)}}{[\text{신장(cm)}]^2} \times 10^4$

04 $\frac{\text{체중(kg)}}{[\text{신장(cm)}]^2} \times 10^4$은 무엇을 나타내는 것인가? 중요도 ★

① 알파 지수 ② 비만도(%) ③ Vervaek Index
④ Kaup Index ⑤ Rohrer Index

05 초등학생의 신체성장률을 알아보기 위한 것은? 중요도 ★

① 헤모글로빈 수치 ② 몸무게/신장 ③ 질병의 검사
④ 식품의 섭취 ⑤ 혈액검사

정답 4. 보건영양, 노인보건 및 정신보건 01. ① 02. ④ 03. ④ 04. ④ 05. ②

06 노인성 질환으로 옳지 않은 것은?

중요도 ★

① 고혈압 ② 뇌졸중 ③ 노인성치매
④ 당뇨병 ⑤ 연성하감

해설 ① 성인병의 종류 : 고혈압, 뇌졸중, 동맥경화증, 협심증, 심근경색, 당뇨병, 퇴행성관절염, 노인성치매, 악성신생물(암) 등
② 성병의 종류 : 매독, 임질, 연성하감, 질염 등
③ 성병은 누구나 걸릴 수 있다.

07 다음 중 고혈압에 대한 설명으로 옳지 않은 것은?

중요도 ★

① 유전과 관계가 있다.
② 수축기/이완기 혈압이 120/80mmHg 이상이다.
③ 식염을 많이 섭취하는 사람은 고혈압 위험이 높다.
④ 당질, 단백질, 지방을 다량 섭취했을 때 더 진행된다.
⑤ 스트레스, 담배, 과로, 불면 등은 고혈압을 진행시킨다.

해설 수축기/확장기(이완기) 혈압
① 고혈압 : 160/95mmHg 이상 ② 정상 : 120/80mmHg ③ 저혈압 : 100/60mmHg 이하

08 혈압에 관한 설명으로 옳은 것은?

중요도 ★

① 고혈압 : 110/80mmHg ② 상완동맥에서 잰다.
③ 어느 위치에서 재도 혈압은 같다. ④ 이완기 혈압은 심장 수축 시 재는 혈압이다.
⑤ 혈액이 심장에 들어갈 때 혈압이 가장 높다.

해설 ① 수축기 혈압
㉮ 심장이 수축해서 강한 힘으로 혈액을 동맥에 보낼 때의 혈관 내압이다.
㉯ 심실이 수축할 때의 혈압으로 가장 높은 압력을 가진다.
② 확장기(이완기) 혈압
㉮ 동맥혈압인데 보통 최소치를 말한다.
㉯ 심장이 확장기에 들어가 동맥의 내압(內壓)이 제일 낮아진 것을 말한다.
③ 상완 : 위팔
④ 심실 : 심장의 아래쪽에서 동맥과 직결되어 혈액을 내보내는 부분(염통집)

09 심장의 박동이 불규칙적인 상태의 질병은?

중요도 ★

① 심장병 ② 신장병 ③ 부정맥
④ 협심증 ⑤ 뇌졸중

해설 부정맥 : 심장의 박동이 불규칙적인 상태

10 사우나에서 주의해야 할 사람이 아닌 것은?

중요도 ★

① 고혈압환자 ② 심장질환자 ③ 심혈관계질환
④ 협심증환자 ⑤ 신경통환자

해설 사우나의 부작용 : 고혈압이나 심장질병을 앓고 있는 사람이 사우나 후 냉탕에 들어가는 것은 절대 금물이다. 사우나와 냉탕을 반복하면 고혈압환자는 고혈압 합병증인 뇌경색이 올 수 있다.

06. ⑤ 07. ② 08. ② 09. ③ 10. ⑤ 정답

11 만성질환(고혈압 등)을 일으키는 내부적인 요인은? 중요도 ★

① 세균 ② 바이러스 ③ 술, 담배
④ 유전 ⑤ 운동

해설 고혈압의 원인 : 유전적 소인, 노화, 체중과다, 고지혈증, 과다한 소금섭취, 기호품(담배, 술, 커피 등)의 과다 섭취, 스트레스, 운동 부족, 과로 등
※ 유전은 내적인 요인이고, 술 · 담배는 외부적인 요인이다.

12 고혈압과 관련된 만성질환이 아닌 것은? 중요도 ★

① 뇌졸중증 ② 동맥경화증 ③ 심근경색
④ 알츠하이머병 ⑤ 협심증

해설 고혈압의 증상 : 뇌졸중증, 협심증, 심근경색, 동맥경화, 허혈성심장질환, 대동맥박리 등

13 중요한 혈관계 질환이며 조용한 살인자라고 지칭하는 질환은? 중요도 ★★★

① 고혈압 ② 뇌졸중 ③ 동맥경화
④ 심장마비 ⑤ AIDS

14 당뇨병에 대한 설명 중 옳은 것은?

㉮ 인슐린 대사 이상 또는 기능 이상	㉯ 인슐린 의존형과 비의존형으로 나뉜다.
㉰ 다뇨, 다갈, 다식의 증상	㉱ 성인은 인슐린 의존형이 많다.

① ㉮, ㉯, ㉰ ② ㉮, ㉰ ③ ㉯, ㉱
④ ㉱ ⑤ ㉮, ㉯, ㉰, ㉱

해설 분류
① 1차성 당뇨(본태성당뇨) : 원인 불명
㉮ 인슐린 의존형(1형당뇨, 소아당뇨) : 인슐린 분비가 안 됨, 35세 이전, 갑자기 발병하는 경우도 있음(대책 ; 인슐린 투여) – 약 2~3%
㉯ 인슐린 비존형(2형당뇨, 성인당뇨) : 인슐린 분비가 되나 기능발휘가 안 됨, 40세 이상(대책 ; 식이요법, 스트레스 감소 등) – 약 85%
② 2차성 당뇨(속발성당뇨) : 원인 알 수 있음

15 당뇨의 만성합병증으로 옳은 것은? 중요도 ★

① 피로감 ② 저혈당 ③ 체중감소
④ 탈수증 ⑤ 족부괴사

해설 당뇨병 합병증
① 급성합병증
넓은 의미에서 고혈당에 의해 나타나는 일반적인 증세인 물을 많이 먹는 것, 체중감소, 탈수증, 피로감 등이 모두 급성 합병증에 포함될 수 있으나 임상적으로 중요한 것은 케톤산혈증과 고삼투압성 혼수, 저혈당이 있다.
② 만성합병증
㉮ 혈관 합병
㉠ 대혈관 합병증 : 뇌혈관, 심장혈관, 말초혈관 등에 오는 대혈관 합병증
ⓐ 대혈관 합병증의 경우에는 동반되는 고혈압, 고지혈증 등
ⓑ 제2형 당뇨병 환자에서는 비만과 관상동맥질환 등

정답 11. ④ 12. ④ 13. ① 14. ① 15. ⑤

㉡ 소혈관 합병증 : 안저혈관, 신장혈관 등에 오는 소혈관 합병증
㉢ 당뇨병성 신증(신장), 당뇨병성 망막증(안구혈관) 등

㉯ 신경 합병증 : 말초신경 장애와 자율신경 장애로 나뉜다.

㉰ 15년 정도 지난 후에 단백뇨로서 나타나게 되고, 단백뇨로 인해 부종이 발생하고 더욱 진행이 되면 노폐물이 신장에서 배설되지 않음으로서 만성신부전증으로 결국 요독증에 빠지게 된다.

㉱ 당뇨병성 망막증은 당뇨병 환자에서 20년 유병기간 후 약 30~50%정도 발생하는데, 25세 이후의 시력상실 질병 중 가장 많은 원인이 된다. 말초신경을 침범하는 경우로서 저린감, 감각이상과 통증 등이 나타나며, 말초감각 신경이 둔해지면 쉽게 상처를 입게 되고 말초혈관 장애와 더불어 심한염증이 발생되면 괴저현상이 야기되어 팔이나 다리를 절단하는 경우도 있다.

16 다음 중 만성질환의 특징으로 올바르게 기술한 것을 모두 고른 것은?

> ㉮ 만성질환은 일반적으로 다양한 위험요인이 복잡하게 작용하여 발생한다.
> ㉯ 제2형 당뇨병은 성인형 당뇨병으로 불리며, 주로 인슐린 저항성이 생겨 발생한다.
> ㉰ 2022년 기준 우리나라 10대 사망원인 1위는 암이다.
> ㉱ 본태성고혈압 환자보다 속발성고혈압 환자가 더 많다.

① ㉮, ㉯, ㉰　② ㉮, ㉰　③ ㉯, ㉱
④ ㉱　⑤ ㉮, ㉯, ㉰, ㉱

해설 본태성고혈압(1차성고혈압) 환자가 속발성고혈압(2차성고혈압) 환자보다 더 많다.

17 사망을 시키진 않지만 장기간의 무능화로 고통을 주며 힘들게 하는 노인성질병은? 중요도 ★

① 퇴행성관절염　② 암　③ 인플루엔자
④ 신부전증　⑤ 결핵

18 비만, 고협압, 당뇨병 등을 무엇이라 하는가? 중요도 ★

① 다발성 경화　② 대사증후군　③ 파킨슨증후군
④ 급성질병　⑤ 신경성질환

19 서울특별시는 대사증후군 오락(5樂) 프로젝트를 통해 건강생활 실천과 질병을 예방하고자 하는 사업을 추진 중이다. 다음 중 대사증후군의 진단기준으로 옳지 않은 것은?

① 허리둘레　② 혈압, 콜레스테롤　③ 고혈당
④ 지방간　⑤ 중성지방

해설 서울특별시가 대사증후군 오락(5樂) 프로젝트를 통해 건강생활 실천과 질병을 예방하고자 하는 사업을 추진 중인 대사증후군의 진단기준
"① 허리둘레 ② 중성지방 ③ 콜레스테롤 ④ 혈압 ⑤ 당뇨"를 체크한다.

20 만성질병(성인병)을 유발할 수 있는 요인은? 중요도 ★

① 예방접종　② 비만　③ 조기진단
④ 조기치료　⑤ 임상검사

해설 비만과 관련질환 : 당뇨병, 심장질환, 심혈관계질환, 고혈압 등

16. ①　17. ①　18. ②　19. ④　20. ② 정답

21 **만성질병의 발생률을 감소시키기 위한 방법으로 옳은 것은?** 중요도 ★

① 건강검진, 환경위생 ② 예방접종, 환경위생 ③ 예방접종, 금연교육
④ 예방접종, 건강검진 ⑤ 생활습관, 금연교육

22 **다음 질병 중 악성신생물에 속하는 것은?** 중요도 ★★

① 변비 ② 뇌출혈 ③ 당뇨
④ 협심증 ⑤ 식도암

해설 악성신생물 = 악성종양 = 암, 양성종양 = 의사암

23 **우리나라에서 가장 높은 사망률을 보이는 암은?** 중요도 ★

① 폐암 ② 위암 ③ 간암
④ 대장암 ⑤ 후두암

해설 ① 우리나라의 암 발생률 : 갑상샘암 > 대장암 > 폐암 > 위암 > 유방암 > 전립선암 > 간암
② 우리나라의 암 사망률 : 폐암 > 간암 > 대장암 > 췌장암 > 위암

24 **우리나라에서 남 · 여 각각 가장 높은 사망률을 보이는 암은?** 중요도 ★

① 남자 – 폐암, 여자 – 폐암 ② 남자 – 폐암, 여자 – 갑상선암
③ 남자 – 간암, 여자 – 갑상선암 ④ 남자 – 간암, 여자 – 대장암
⑤ 남자 – 위암, 여자 – 위암

25 **암 발병 후 5년 내 사망률이 가장 높은 것은?** 중요도 ★

① 갑상선암 ② 위암 ③ 췌장암
④ 간암 ⑤ 유방암

26 **악성신생물(암)에 관한 설명이 틀린 것은?**

① 나이가 많아지면 많이 발병한다. ② 백혈병도 암의 일종이다.
③ 암세포는 전이한다. ④ 암세포는 전이하지 않는다.
⑤ 서구에는 폐암이, 동양인에게는 위암이 많이 발생한다.

27 **암을 자가 검진할 수 있는 증상이 아닌 것은?** 중요도 ★

① 분변과 소변횟수의 변화 ② 갑자기 사마귀나 반점의 발생
③ 혈변 ④ 잦은 구토 증상
⑤ 피부의 상처

28 **예방접종으로 예방할 수 있는 암은?** 중요도 ★

① 간암, 자궁경부암 ② 위암 ③ 유방암
④ 대장암 ⑤ 폐암

정답 21. ⑤ 22. ⑤ 23. ① 24. ① 25. ③ 26. ④ 27. ⑤ 28. ①

해설 ① A형간염, B형간염, 자궁경부암 : 예방접종이 가능하다.
② B형간염, 자궁경부암은 예방접종으로 암을 예방할 수 있다.

[참고] 암의 종류별 검진주기와 연령 기준 등

암의 종류	검진주기	연령 기준 등
위암	2년	40세 이상의 남 · 여
간암	6개월	40세 이상의 남 · 여 중 간암 발생 고위험군
대장암	1년	50세 이상의 남 · 여
유방암	2년	40세 이상의 여성
자궁경부암	2년	20세 이상의 여성
폐암	2년	54세 이상 74세 이하의 남 · 여 중 폐암 발생 고위험군 〈시행일 2019. 7. 1.〉

※ 비고 1. "간암 발생 고위험군"이란 간경변증, B형간염 항원양성, C형간염 항체양성, B형 또는 C형간염 바이러스에 의한 만성간질환 환자를 말한다.
2. "폐암 발생 고위험군"이란 30갑년[하루 평균 담배소비량(갑)×흡연기간(연)] 이상의 흡연력을 가진 현재 흡연자와 폐암검진의 필요성이 높아 질병관리청장이 정하여 고시하는 사람을 말한다.

29 우리나라 6대 조기발견 암에 해당하지 않는 것은?

① 위 ② 대장암, 자궁경부암 ③ 유방암
④ 간암 ⑤ 폐암, 뇌암

해설 2019. 7. 1.부터 "폐암"은 조기발견 암검진 대상이 되었음

30 근래 음식문화가 서구화되면서 많이 발생하는 암은?

중요도 ★

① 위암 ② 췌장암 ③ 대장암
④ 자궁암 ⑤ 뇌종양

31 노인성 치매의 판정 기준은?

① IQ : 10 이하 ② IQ : 20 이하 ③ IQ : 25~49
④ IQ : 50~69 ⑤ IQ : 70~80

해설 치매는 정신장애로 IQ가 25~49 정도를 말한다.

32 흡연자에게서 발생할 수 있는 암은?

중요도 ★

㉮ 폐암	㉯ 후두암	㉰ 식도암	㉱ 위암

① ㉮, ㉯, ㉰ ② ㉮, ㉰ ③ ㉯, ㉱
④ ㉱ ⑤ ㉮, ㉯, ㉰, ㉱

해설 흡연자에게서는 모든 암에 걸릴 확률이 높다.
식도암(4.4배), 폐암(8.8배), 후두암(3배), 방광암, 췌장암, 위암 등

33 다음 중 흡연을 하는 사람에게 가장 높은 발병률을 보이는 것은?

중요도 ★

① 폐결핵 ② 신경통 ③ 심장병
④ 폐암 ⑤ 간암

29. ⑤ 30. ③ 31. ③ 32. ⑤ 33. ④ 정답

34 **만성질병을 유발하는 인자 중 후천적으로 교정이 불가능한 것은?** 중요도 ★

① 운동부족 ② 불규칙한 식사 ③ 유전적 인자
④ 스트레스 ⑤ 생활행태

35 **비감염성 질환의 특징은?**

① 세균에 의해 발병되는 질환 ② 바이러스에 의해 발병되는 질환
③ 리케치아에 의해 발병되는 질환 ④ 원충에 의해 발병되는 질환
⑤ 유전적인 소인에 의한 질환

해설 **비감염성 질환**의 특징 : 유전적인 소인, 물리 · 화학적인 요인 등 **다인적(多因的)**인 경우가 대부분이다.
예 고혈압, 동맥경화, 당뇨병, 류머티스성질환, 암 등

36 **비감염성 질병의 병리학적 특징이라 할 수 없는 항목은?**

① 급(속)성 ② 퇴행성 ③ 신생물성
④ 대사성 ⑤ 잠복성

해설 비감염성 질환 : 일반적으로 **만성이 많다.**

37 **동맥경화증이나 당뇨병 등이 원인이 되어 2차적으로 발생하는 고혈압은?** 중요도 ★

① 본태성 고혈압 ② 속발성 고혈압 ③ 1차성 고혈압
④ 1형 고혈압 ⑤ 원발성 고혈압

38 **다음 중 정신장애 질환인 것은?** 중요도 ★

① 알코올중독 ② 신경증 ③ 우울증
④ 파상열 ⑤ 두창

해설 ① 정신장애 : **조현병(정신분열증), 우울증, 조울증,** 정신박약, 간질성 정신질환 등
② 알코올중독 : 습관적인 알코올 섭취로 인해 발생하는 장애이다.

39 **감정장애를 주 증상으로 하고 심한 우울 · 허무 · 죄책감 · 과대망상의 증상을 동반하며, 부모 모두 질병이 있는 경우에는 자식의 60% 내외가 앓게 되는 질병은?**

① 정신분열증 ② 조울증 ③ 전성간질
④ 정신박약 ⑤ 신경증

해설 ① **조울증 : 감정장애**를 주 증상으로 하고 **심한 우울 · 허무 · 죄책감 · 과대망상**의 증상을 동반하며, **부모의 한쪽이** 병이 있는 경우에는 자식의 **30%, 부모 모두 질병**이 있는 경우에는 자식의 **60%** 내외가 앓게 되는 질병이다.
② **조현병(정신 분열증) : 부모 모두** 이 병이 있으면 **자녀의 50% 이상이 발병**하여 25% 이상이 병적인격자가 되며, **한쪽 부모만** 이 병이 있으면 자녀의 **9~10%**가 발병한다.

정답 34. ③ 35. ⑤ 36. ① 37. ② 38. ③ 39. ②

40 다음 정신보건의 목적 중 옳은 것은?

㉮ 정신질환자의 실태를 파악하여 예방한다.	㉯ 정신질환자를 조기 발견하여 치료한다.
㉰ 정신의학 교육시설을 설치한다.	㉱ 정신질환자 발생시 일단 격리시킨다.

① ㉮, ㉯, ㉰ ② ㉮, ㉰ ③ ㉯, ㉱
④ ㉱ ⑤ ㉮, ㉯, ㉰, ㉱

해설 정신보건의 대책 : ㉮ · ㉯ · ㉰번 외, 필요한 법률을 제정한다.

41 타인에 대해 불신과 의심이 강하고 책임전가를 잘하며 사회적 관계형성 능력의 결함을 보이는 정신질환은?

중요도 ★

① 인격장애 ② 분열증 ③ 조울증
④ 간질 ⑤ 공황장애

42 죽음의 5단계에서 착하게 산다고 살려달라는 것은?

중요도 ★

① 부정 ② 분노 ③ 타협
④ 우울 ⑤ 수용

해설 죽음의 5단계

① 1단계(부정, Denial) : 대부분의 사람들은 암과 같은 죽음의 선고를 받게 되면 처음에는 강하게 부정한다.
② 2단계(분노, Anger) : 많은 사람 중에서 하필 내가 왜 하며 자신이나 가족, 주위 사람들에게 분노를 나타낸다. 신을 저주하거나 주위에 화를 내고 짜증을 내기도 한다. 죽음의 단계에서 가장 어려운 시기이다.
③ 3단계(타협, Bargaining) : 죽음 앞에서 신이나 절대자에게 어떻게 죽음을 연기하려고 타협을 시도한다. 과거의 경험으로 미루어 착실한 행동을 보이고 특별한 헌신을 하기로 맹세함으로써 그 보상을 받을 수 있다고 생각하며 그의 소망은 생명을 연장하는 것이다.
④ 4단계(우울, Depression) : 이젠 도저히 희망이 없구나 라며 심한 우울증에 빠진다.
⑤ 5단계(수용, Acceptance) : 죽음을 받아들인다.

43 각기병은 어떤 비타민의 결핍으로 발생하는가?

중요도 ★

① 비타민 K ② 비타민 D ③ 비타민 B_2
④ 비타민 B_1 ⑤ 비타민 A

44 펠라그라(pellagra)는 어떤 비타민의 결핍으로 발생하는 것인가?

중요도 ★

① 니아신(niacin) ② 비타민 D ③ 비타민 K
④ 비타민 B_1 ⑤ 비타민 A

40. ① 41. ① 42. ③ 43. ④ 44. ① 정답

45 다음은 노화현상에 관한 설명이다. 옳은 것은? 중요도 ★

① 폐활량이 증가한다.
② 면역력이 증가하므로 순환기계 질환이 감소한다.
③ 인지능력이 향상된다.
④ 만성질환의 유병률이 감소한다.
⑤ 소화기능이 저하된다.

해설 노화현상 : ①~④의 반대 현상이 생긴다.

46 노인의 신체기능상태시 "도구적 일상생활수행능력"을 측정하는 방법은? 중요도 ★

① 옷 입기
② 세수 · 양치질 · 머리감기
③ 목욕 · 샤워하기
④ 화장실사용하기
⑤ 전화 걸고 받기

해설 노인의 신체기능상태

① ADL(7개) : 옷 입기, 세수 · 양치질 · 머리감기, 목욕 · 샤워하기, 차려놓은 음식식사하기, 이부자리에서 일어나 방밖으로 나오기, 화장실사용하기, 대소변조절.
② IADL(10개) : 몸단장, 집안일, 식사준비, 빨래, 약 챙겨먹기, 금전관리, 근거리외출, 상점물건사기, 전화 걸고 받기, 교통수단이용 장거리외출

※ 일상생활수행능력(ADL : activities of daily living)
도구적 일상생활수행능력(IADL : instrumental ADL)

5 모자보건 및 인구와 보건

01 우리나라에서 국가시책으로 가족계획사업을 시행하게 된 해는(보건사회부 주관으로 추진)? 중요도 ★

① 1960년
② 1961년
③ 1962년
④ 1963년
⑤ 1964년

해설 ① 1961년 4월 1일 : 가족계획사업이 창립되었으나 5 · 16으로 중지되었음
② 1962년 : 보건사회부 주관으로 가족계획사업을 추진
③ 1963년 : 거국적으로 가족계획사업을 추진

02 우리나라에서 가족계획사업을 시행하게 된 시기는(거국적으로 추진)?

① 1960년
② 1963년
③ 1962년
④ 1961년
⑤ 1964년

03 다음은 가족계획의 내용에 포함된 사항이다. 틀린 것은?

① 자녀수와 출생시기를 조절한다.
② 우생학적인 면을 고려한다.
③ 인공 임신중절수술을 시행한다.
④ 건강한 자녀를 낳아 잘 기른다.
⑤ 경제사정을 고려하여 적정수의 자녀를 출산한다.

해설 인공 임신중절수술의 시행은 가족계획의 내용이 아니다.

정답 45. ⑤ 46. ⑤ 5. 모자보건 및 인구와 보건 01. ③ 02. ② 03. ③

04 자궁내 장치법(IUD)의 피임원리는? 중요도 ★★

① 배란의 억제 ② 정자의 질내 침입 방지
③ 자궁착상 방지 ④ 정자의 멸살
⑤ 수정 방지

해설 IUD(Intrauterine Device) : 수정란의 자궁내 착상을 막는 피임방법이다.

05 영구적 피임방법은? 중요도 ★

① 콘돔 사용 ② 월경주기법
③ 불임수술 ④ 세척법
⑤ 자궁내 장치

해설 영구적 피임방법 : 난관절제술, 정관절제술, 불임수술

06 임신 초기에 이환되면 태아에게 영향을 주는 질병은? 중요도 ★

① 디프테리아 ② 풍진 ③ 수두
④ B형간염 ⑤ 홍역

해설 풍진, 매독 : 태아에게 선천적 기형(농아, 심장기형 등)을 유발하며, 매독은 선천적 매독을 유발한다.

07 임신중독증의 주 증상은? 중요도 ★

㉮ 고혈압	㉯ 단백뇨	㉰ 부종	㉱ 자궁외 임신

① ㉮, ㉯, ㉰ ② ㉮, ㉰ ③ ㉯, ㉱
④ ㉱ ⑤ ㉮, ㉯, ㉰, ㉱

해설 임신중독 증상 : 고혈압, 단백뇨, 부종 등

08 인구론을 제일 먼저 정립한 사람은?

① Hippocrates ② T.R. Malthus ③ F. Place
④ M.V. Pettenkofer ⑤ E. Cannan

해설 T.R. Malthus : 인구론을 제일 먼저 정립한 사람이다.

09 다음은 맬더스에 의한 인구증가 억제요소이다. 틀린 것은? 중요도 ★

① 빈곤 ② 피임 ③ 만혼
④ 금욕주의 ⑤ 도덕적 억제

해설 인구의 규제방법
① Malthus : 도덕적 억제(성순결, 만혼주의), 빈곤 등
② Francis Place : 피임에 의한 산아조절을 주장한 신맬더스주의의 인구학자이다.

10 Malthus의 인구론에서 인구의 규제방법은 다음 중 어느 것인가? 중요도 ★

① 만혼 ② 피임 ③ 성순결
④ 성적 욕구의 도덕적 억제 ⑤ ①·③·④번

04. ③ 05. ③ 06. ② 07. ① 08. ② 09. ② 10. ⑤ 정답

11 맬더스주의에서 주장된 근본적 이론의 보건학적 의의는 무엇인가?

① 인구증가 억제 ② 성순결주의 ③ 만혼주의
④ 금욕주의 ⑤ 피임방법

12 신맬더스주의(Neo-malthusism)를 주장한 사람은?

① Thomas R. Malthus ② J. Gordon ③ Francis Place
④ Cristopher Tietze ⑤ Margaret Sanger

13 신맬더스주의(Neo-malthusism)에 있어서 인구의 규제방법은?

① 성욕의 도덕적 억제 ② 피임 ③ 독신주의
④ 성순결주의 ⑤ 만혼주의

14 국세조사를 최초로 실시한 국가는? 중요도 ★

① 이탈리아 ② 미국 ③ 독일
④ 스웨덴 ⑤ 영국

해설 국세조사 실시 : 스웨덴(1749년), 미국(1790년), 영국(1801년), 이탈리아(1816년), 독일(1871년), 러시아(1897년)

15 근대적 의미의 국세조사를 최초로 실시한 국가는? 중요도 ★

① 미국 ② 독일 ③ 스웨덴
④ 영국 ⑤ 프랑스

16 제2차 세계대전 직후에 전쟁 피해국의 어린이들을 돕기 위하여 설립한 국제기구는? 중요도 ★

① WHO ② UNICEF ③ UNFPA
④ UNEP ⑤ UNESCO

해설 공중보건학 중 보건행정, P153, "28번 해설" 참고

17 우리나라에서 근대적 의미의 국세조사를 실시한 최초의 연도와 국세조사의 명칭이 옳게 된 것은? 중요도 ★★

① 1925년, 조선국세조사 ② 1925년, 간이국세조사
③ 1935년, 총인구조사 ④ 1940년, 인구센서스
⑤ 1944년, 간이국세조사

18 간이국세조사는 몇 년 간격으로 언제를 기준으로 실시하는가? 중요도 ★

① 1년마다 7월 1일 ② 2년마다 10월 1일
③ 5년마다 10월 1일 ④ 5년마다 11월 1일
⑤ 10년마다 11월 1일

해설 ① 국세조사는 정규적으로 매 10년마다 실시하는 것을 원칙으로 하고 5년마다는 간이국세조사를 실시하고 있으며, 그 방법으로는 현재인구조사와 상주인구조사가 있다.
② 우리나라는 국세조사 : 5년마다 실시하며, 11월 1일을 기준으로 하고 있다.

정답 11. ① 12. ③ 13. ② 14. ④ 15. ① 16. ② 17. ② 18. ④

19 인구에 관한 국세조사는 다음 중 어느 것인가?

① 정태통계 ② 동태통계 ③ 인구밀도 및 인구증감통계
④ 사망통계 ⑤ 출생통계

20 인구의 정태통계에 해당하는 것은?

중요도 ★

① 질병이환율 ② 감염병 발생률 ③ 영아사망률
④ 국세조사 ⑤ 출생률

21 인구구성 지표에 해당되지 않는 것은?

① 성비 ② 노령화지수 ③ 부양비
④ 인구증가율 ⑤ 인구의 크기

해설 인구증가율은 인구동태 지표이다.
인구조사에는 인구정태조사, 인구동태조사가 있다.
① 인구정태조사 : 일정 시점에 있어서 일정지역의 인구의 크기, 자연적(성별, 연령별), 사회적(국적별, 배우자별), 경제적(직업별, 산업별) 구조(구성), 분포, 밀도 등에 관한 통계
② 인구동태조사 : 출생, 사망, 전입, 전출, 혼인, 이혼 등 인구의 변동을 중심으로 한 통계

22 인구동태와 가장 관계가 깊은 것은?

중요도 ★★★

① 인구밀도 ② 가족계획 ③ 출생과 사망
④ 국세조사 ⑤ 인구구조

23 인구동태의 대상이 아닌 것은?

중요도 ★★

① 이민 ② 사망 ③ 혼인
④ 인구구조 ⑤ 출생

24 어느 지역의 인구증가에 영향을 미치지 않는 요소는?

① 전출 ② 사망 ③ 전입
④ 출생 ⑤ 인구밀도

25 C. P. Blacker는 인구성장을 몇 단계로 나누었는가?

① 1단계 ② 2단계 ③ 3단계
④ 4단계 ⑤ 5단계

해설 C. P. Blacker가 분류한 인구성장 5단계
① 제1단계(고위정지기) : 고출생 · 고사망률인 인구정지형 – 아프리카지역의 후진국형 인구
② 제2단계(초기확장기) : 고출생 · 저사망률인 인구증가형 – 경제개발 초기 단계의 인구
③ 제3단계(후기확장기) : 저출생 · 저사망률인 인구성장둔화형 – 중미지역 국가
④ 제4단계(저위정지기) : 출생률과 사망률이 최저로 인구성장정지형 – 일본, 미국 등 선진국형의 인구
⑤ 제5단계(감퇴기) : 출생률이 사망률보다 낮아져 인구감소경향형 – 한국, 스웨덴, 유럽, 호주, 뉴질랜드

19. ① 20. ④ 21. ④ 22. ③ 23. ④ 24. ⑤ 25. ⑤ 정답

26 **고출생률과 고사망률인 인구정지형의 국가는 C. P. Blacker의 분류로 몇 단계에 해당하는가?**

중요도 ★★

① 제1단계 ② 제2단계 ③ 제3단계
④ 제4단계 ⑤ 제5단계

27 **Blacker의 인구성장단계 중 제3단계는 어디에 해당하는가?**

① 고위정지기 ② 초기확장기 ③ 후기확장기
④ 저위정지기 ⑤ 감퇴기

28 **C. P. Blacker의 인구성장단계 중 출생률과 사망률이 최저가 되는 저위정지기는 몇 단계에 속하는가?**

중요도 ★

① 1단계 ② 2단계 ③ 3단계
④ 4단계 ⑤ 5단계

29 **출생률이 사망률보다 낮아진다면 C. P. Blacker의 분류 중 몇 단계에 속하는가?**

① 1단계 ② 2단계 ③ 3단계
④ 4단계 ⑤ 5단계

30 **연앙인구란?**

① 1년 평균인구 ② 7월 1일 인구 ③ 10월 1일 인구
④ 연초인구 ⑤ 연말인구

해설 연 중간인구 = 연앙인구 = 중앙인구 = 기앙인구 = 7월 1일 인구

31 **인구의 자연증가율이란?**

중요도 ★

① 연초인구에서 사망자수만 뺀 값으로부터 얻은 율이다.
② 연말인구에서 전출인구만 뺀 값이다.
③ 연초인구와 연말인구의 차이로 계산한다.
④ 1년 중 전입률에서 전출률을 뺀 것이다.
⑤ 전출 · 전입이 없다는 가정하에서 조출생률에서 조사망률을 뺀 값이다.

32 **보통출생률이 24.0이고, 보통사망률이 10.0인 경우 자연증가율은 얼마인가?**

① 14 ② 10 ③ 9
④ 8 ⑤ 7

해설 $\text{조자연증가율} = \frac{\text{연간출생} - \text{연간사망}}{\text{인구}} \times 1,000 = \text{조출생율} - \text{조사망율}$

$\therefore 24-10 = 14$

정답 26. ① 27. ③ 28. ④ 29. ⑤ 30. ② 31. ⑤ 32. ①

33 조사망률이란? 중요도 ★★

① $\frac{\text{연간 50세 이상 사망수}}{\text{연간 총사망수}} \times 100$

② $\frac{\text{연간 특정원인 사망수}}{\text{연간 총사망수}} \times 1,000$

③ $\frac{\text{어떤 질병에 의한 사망수}}{\text{그 질병의 환자수}} \times 1,000$

④ $\frac{\text{연간 총사망수}}{\text{연앙 인구}} \times 1,000$

⑤ $\frac{\text{연간 만 1세 미만 사망수}}{\text{연간 출생수}} \times 1,000$

34 인구증가란? 중요도 ★

① 자연증가
② 사회증가
③ 인구의 이동
④ 베이비 붐
⑤ 자연증가(출생－사망)＋사회증가(유입－유출)

해설 인구증가＝자연증가(출생－사망)＋사회증가(전입－전출)

35 인구증가율을 옳게 나타낸 것은? 중요도 ★★

① [(연초인구 × 연말인구) / 인구] × 1,000
② [(연말인구 × 연초인구) / 인구] × 1,000
③ [(자연증가 － 사회증가) / 인구] × 1,000
④ [(자연증가 ＋ 사회증가) / 인구] × 1,000
⑤ [(연초인구 ＋ 연말인구) / 인구] × 1,000

36 인구 5,000명의 도시에서 한 해에 10명이 출생하고, 6명이 사망했으며, 6명이 전입했다면 이 도시의 인구증가율은 얼마인가?

① 2
② 3
③ 5
④ 6
⑤ 10

해설 $\text{인구증가율} = \frac{\text{자연증가} + \text{사회증가}}{\text{인구}} \times 1,000$

$= \frac{(\text{출생} - \text{사망}) + (\text{전입} - \text{전출})}{\text{인구}} \times 1,000$

$= \frac{(10 - 6) + 6}{5,000} \times 1,000 = 2$

37 인구 5,000명의 도시에서 한 해에 10명이 출생하고, 1명이 사망했으며, 1명이 전입했다. 이 도시의 인구증가율은 얼마인가?

① 0.001
② 0.002
③ 0.02
④ 0.09
⑤ 0.2

33. ④ 34. ⑤ 35. ④ 36. ① 37. ② 정답

해설 인구증가율 = $\frac{(10 - 1) + 1}{5,000}$ = 0.002 (상수를 사용하지 않았을 경우)

38 인구의 동태지수(Vital Index)란?

① (출생자수 + 유출수) × 100
② (출생자수 − 사망자수) × 1,000
③ (출생자수 + 사망자수) × 1,000
④ (출생자수 ÷ 사망자수) × 100
⑤ (출생자수 − 사망자수) × 100

해설 동태지수(증가지수) = $\frac{\text{출생자수}}{\text{사망자수}} \times 100$

39 다음 중 전입 · 전출이 없고 출생 · 사망의 증감만 고려한 인구는?

중요도 ★★

① 유입인구
② 안정인구
③ 개방인구
④ 봉쇄인구
⑤ 모형인구

해설 ① 봉쇄인구
㉮ 전입 · 전출이 없고 출생 · 사망의 증감만 고려한 인구
㉯ 남녀인구가 거의 동등하다.
② 개방인구
㉮ 자연증감 이외에 유입 · 유출이 있는 인구
㉯ 지역의 산업구조(직업여성 · 남성 수)에 따라 성비의 균형이 깨지기도 한다.

40 한 여자가 일생 동안 몇 명의 자녀를 낳았는가를 나타내는 지표는?

① 합계출산율
② 순재생산율
③ 일반출산율
④ 유배우자출산율
⑤ 조출산율

해설 ① **합계생산율** : 한 여성이 일생 동안 낳은 아기의 수
② **재생산율** : 한 여성이 다음 세대에 남긴 어머니의 수 또는 여아의 평균수
㉮ **총재생산율** : 한 여성이 일생 동안 낳은 여아의 총수(어머니로 될 때까지의 사망은 무시)
㉯ **순재생산율** : 총재생산율에 모성까지 생존을 곱한 율
(순재생산율이 1.0 − 인구 정지, 1.0 이상 − 인구 증가, 1.0 이하 − 인구 감소)

41 한 명의 여성이 일생 동안 낳을 수 있는 여아의 총수는?

중요도 ★★

① 표본여성생산율
② 총재생산율
③ 모성생산율
④ 여성출생률
⑤ 순재생산율

42 한 명의 여자가 현재의 출생력이 계속된다는 가정하에서 가임기간 동안에 몇 명의 여자아이를 낳는가를 나타내는 지표는?

① 조출산율
② 총재생산율
③ 합계출산율
④ 순재생산율
⑤ 일반출산율

해설 총재생산율 = $\frac{\text{모(母)의 연령별 여아출생수}}{\text{연령별 여자 인구수}}$

정답 38. ④ 39. ④ 40. ① 41. ② 42. ②

43 **총재생산율의 분자로 옳은 것은?** 중요도 ★

① 여아 출생수 ② 여자 인구수 ③ 중앙 인구수
④ 가임 여성수 ⑤ 모성 수

44 **총재생산율에 모성까지 생존을 곱한 율을 무엇이라 하는가?** 중요도 ★

① 재생산율 ② 총재생산율 ③ 합계출산율
④ 순재생산율 ⑤ 일반출산율

45 **순재산율이 인구정지 상태인 것은?** 중요도 ★

① 1.0 ② 2.0 ③ 3.0
④ 4.0 ⑤ 5.0

46 **출생률 정지상태의 재생산율은 얼마인가?** 중요도 ★★

① 1 ② 2 ③ 5
④ 10 ⑤ 100

47 **순재생산율 1.0이 지니는 의미는?** 중요도 ★

① 1세대와 2세대의 여자수가 같다.
② 그 해 1년 동안 출생한 남 · 여의 비가 1.0이다.
③ 1세대의 여자수가 1년 동안 출산한 자녀수이다.
④ 1세대의 여자가 출생한 총출생수이다.
⑤ 1세대의 여자수가 2세대 여자수보다 크다.

48 **순재생산율을 설명한 것이다. 맞는 것은?**

㉮ 한 여성이 일생 동안 낳은 아기의 수 ㉯ 순재생산율이 1.0이면 인구정지, 1.0 이상이면 인구증가, 1.0 이하면 인구 감소 ㉰ 어머니의 사망률을 무시하는 재생산율 또는 한 여성이 일생 동안 낳은 여아의 총수 ㉱ 총재생산율에서 어머니의 사망을 고려하는 경우

① ㉮, ㉯, ㉰ ② ㉮, ㉰ ③ ㉯, ㉱
④ ㉱ ⑤ ㉮, ㉯, ㉰, ㉱

해설 순재생산율 : 어머니의 사망을 고려하는 경우에는 순재생산율이라 한다(총재생산율에 모성까지 생존을 곱한 율).
(1.0 : 인구 정지, 1.0 이상 : 인구 증가, 1.0 이하 : 인구 감소)

43. ① 44. ④ 45. ① 46. ① 47. ① 48. ③ 정답

49 다음 중 전형적인 인구 증가형은?

① 피라미드형 ② 종형 ③ 항아리형
④ 별형 ⑤ 기타형

해설 피라미드형
① 출생률은 높고, 사망률이 낮은 형
② 14세 이하가 50세 이상 인구의 2배 이상
③ 인구증가형
※ 피라미드형에는 출생률은 높고 · 사망률이 낮은 인구증가형과, 출생률은 높고 · 사망률이 높은 인구정지형이 있는데, 시험출제는 주로 인구증가형인 피라미드형이 출제된다.

50 다음 중 정지인구의 구조는?

중요도 ★★★

① 피라미드형 ② 종형 ③ 항아리형
④ 별형 ⑤ 기타형

해설 종형
① 가장 이상적인 인구 구성형태, 출생률과 사망률이 모두 낮은 형
② 14세 이하가 50세 이상 인구의 2배 정도
③ 인구정지형

51 선진국형이며 출생률이 사망률보다 낮은 인구의 구성형태는?

중요도 ★

① 피라미드형 ② 항아리형 ③ 종형
④ 별형 ⑤ 호로형

해설 항아리형(Pot Form, Regressive Form)
① 출생률이 사망률보다 더 낮은 형
② 14세 이하가 50세 이상의 2배 이하
③ 인구감퇴형, 선진국형

52 대도시지역의 전형적인 인구구조는?

중요도 ★★★

① 피라미드형 ② 종형 ③ 항아리형
④ 별형 ⑤ 기타형

해설 별형(星型, 성형)
① 도시형, 생산층 인구가 전체 인구의 1/2 이상인 경우
② 생산층 인구가 증가되는 형
③ 생산층 유입

정답 49. ① 50. ② 51. ② 52. ④

53 "보기"의 특징을 갖고 있는 인구 구조는? 중요도 ★

> ㉮ 도시형, 생산층 인구가 전체 인구의 1/2 이상인 경우
> ㉯ 생산층 인구가 증가되는 형
> ㉰ 생산층 유입

① 피라미드형 ② 종형 ③ 항아리형
④ 별형 ⑤ 기타형

54 농촌지역의 전형적인 인구구조는 어느 것인가? 중요도 ★

① 피라미드형 ② 종형 ③ 항아리형
④ 별형 ⑤ 기타형(호로형)

해설 기타형(호로형, 표주박형, 농촌형)
① 농촌형, 생산층 인구가 전체 인구의 1/2 미만인 경우
② 생산층 인구가 감소하는 형
③ 생산층 유출

55 인구의 구성에 관한 설명이다. 맞는 것은?

> ㉮ 피라미드형 – 출생률은 높고 사망률이 낮은 형, 14세 이하가 50세 이상 인구의 2배 이상, 인구증가형
> ㉯ 종형 – 출생률과 사망률이 모두 낮은 형, 14세 이하가 50세 이상 인구의 2배 정도, 인구정지형
> ㉰ 항아리형 – 출생률이 사망률보다 더 낮은 형, 14세 이하가 50세 이상의 2배 이하, 인구감퇴형
> ㉱ 별형(성형) – 도시형, 생산층 인구가 전체 인구의 1/2 이상인 경우, 생산층 유입

① ㉮, ㉯, ㉰ ② ㉮, ㉰ ③ ㉯, ㉱
④ ㉱ ⑤ ㉮, ㉯, ㉰, ㉱

해설 인구의 구성 : ⑤번 외 기타형(호로형, 표주박형) – 농촌형, 생산층 인구가 전체 인구의 1/2 미만인 경우, 생산층 유출

56 1차 성비란?

① 태아 성비 ② 유아 성비 ③ 사망시 성비
④ 현재의 성비 ⑤ 출생시 성비

해설 ① 1차 성비(태아의 성비)–남(108~110) : 여(100)
② 2차 성비(출생시의 성비)–남(104~108) : 여(100)
③ 3차 성비(현재의 성비)–남(100~102) : 여(100) (3차 성비는 100 또는 102, 노년인구 고려시 여자의 수가 더 많다).

53. ④ 54. ⑤ 55. ⑤ 56. ① 정답

57 다음은 성비에 관한 설명이다. 옳지 않은 것은?

① 봉쇄인구에서는 거의 100에 가깝다.
② 1차 성비는 출생시 성비이다.
③ 2차 성비는 105 정도가 된다.
④ 결혼적령기 성비는 100 정도이다.
⑤ 성비=(남자 수÷여자 수)×100

58 제2차 성비란 다음 중 어느 것인가? 중요도 ★★★

① 혼령기 성비
② 출생 전 성비
③ 노인의 성비
④ 사망시 성비
⑤ 출생시 성비

59 제2차 성비는 출생시 여아인구 100명당 무슨 인구를 나타내는가?

① 태아시 남아인구
② 태아시 여아인구
③ 출생시 남아인구
④ 남아의 사망인구
⑤ 영아인구 중 남아인구

60 출생시 여아 100명에 대한 남아 성비의 정상적인 범위는?

① 60~100명
② 100~102명
③ 104~108명
④ 110~115명
⑤ 115~120명

61 출생성비가 105라는 것은 무슨 뜻인가? 중요도 ★

① 여아와 남아의 구성비가 105이라는 뜻이다.
② 여아 105에 대하여 남아 105 정도로 출생되었다.
③ 남아 100에 대하여 여아 105 정도로 출생되었다.
④ 여아 100에 대하여 남아 105 정도로 출생되었다.
⑤ 여아 100에 대하여 남아 105 정도로 태아성비를 뜻한다.

62 3차 성비란? 중요도 ★

① 태아 성비
② 유아 성비
③ 사망 시 성비
④ 현재의 성비
⑤ 출생 시 성비

63 「모자보건법」에서 정의하고 있는 용어의 뜻이 옳은 것은? 중요도 ★

① "모성"이란 임산부와 가임기 여성을 말한다.
② "영유아"란 출생 후 1세 미만의 사람을 말한다.
③ "신생아"란 출생 후 30일 이후의 영유아를 말한다.
④ "임산부"란 임신 중이거나 분만 후 1년 미만인 여성을 말한다.
⑤ "선천성이상아"란 출생 시 체중이 2,500g 미만인 영유아를 말한다.

정답 57. ② 58. ⑤ 59. ③ 60. ③ 61. ④ 62. ④ 63. ①

6 보건행정

01 다음 "보기"에서 설명하는 내용으로 옳은 것은? 중요도 ★

공중보건학의 원리를 행정조직을 통하여 일반대중의 생활 속으로 도입하는 사회적 과정을 말하며, 기술행정의 특성도 있다.

① 보건행정 ② 일반행정 ③ 보건통계
④ 공중보건 ⑤ 생활환경

해설 보건행정이란 공중보건학의 원리를 행정조직을 통하여 일반대중의 생활 속으로 도입하는 사회적 과정을 말하며, 대인 관계를 통하여 보건학 및 의학 등의 지식과 기술을 행정면에 적용시켜야 하는 기술행정의 특성도 있다.

02 보건행정과 일반행정의 차이점은?

① 예산편성 방법이 다르다. ② 법적 정신이 다르다.
③ 인사제도가 다르다. ④ 보건행정은 기술행정이다.
⑤ 행정조직이 다르다.

03 보건행정이 일반행정과 다른 점은 어느 것인가?

① 인사제도 ② 예산 집행
③ 보건과 행정의 통합운영 ④ 집행제도
⑤ 행정조직

04 다음 중 보건행정의 기술적 원칙적용의 범위에 해당되지 않는 것은?

① 생태학적 고찰 ② 경제적 기초자료 ③ 역학적 기초확립
④ 환경위생적 기초확립 ⑤ 의학적 기초확립

해설 보건행정의 기술적 원칙 : ①·③·④·⑤번 외, 인구집단별 기초조사

05 보건행정가의 역할이라 할 수 없는 것은? 중요도 ★★

① 전문가로서의 역할 ② 행정가로서의 역할 ③ 사회지도자로서의 역할
④ 정부관리로서의 역할 ⑤ 전문위원으로서의 역할

06 이조시대 왕실의료를 담당하였던 곳은? 중요도 ★★★

① 전형사 ② 혜민서 ③ 내의원
④ 활인서 ⑤ 전의감

6. 보건행정 01. ① 02. ④ 03. ③ 04. ② 05. ⑤ 06. ③ 정답

해설 조선시대(1392~1910년)

① 전형사(전향사) : 예조판서 산하에 의약을 다루는 관직
② 내의원 : 왕실의료 담당
③ 전의감 : 일반 의료행정 및 의과 고시 담당
④ 혜민서 : 의약과 일반서민의 치료 담당
⑤ 활인서 : 감염병(전염병) 환자와 구호를 담당
⑥ 고종 31년(1894년) : 서양 의학적 지식이 처음 우리나라에 도입됨

07 조선시대 전염병을 담당했던 곳은? 중요도 ★

① 전형사 ② 혜민서 ③ 내의원
④ 활인서 ⑤ 전의감

08 다음 중 조선시대 의약을 담당했던 기구는? 중요도 ★

① 전형사 ② 전의감 ③ 내의원
④ 활인서 ⑤ 혜민서

09 다음 중 조선시대 의료행정을 담당했던 기구는?

① 전형사 ② 전의감 ③ 내의원
④ 활인서 ⑤ 혜민서

10 조선시대 의료를 담당했던 기구가 아닌 것은? 중요도 ★

① 전형사 ② 전의감 ③ 내의원
④ 활인서 ⑤ 혜민서

11 우리나라에 서양의학 지식이 도입된 시기는? 중요도 ★★

① 고려중기 ② 이조초기 ③ 이조중기
④ 이조말기(고종시대) ⑤ 고려말기

12 대한민국 정부수립 후의 중앙 보건행정조직에 대한 명칭변경 순서로 옳은 것은? 중요도 ★

① 위생국－보건후생국－보건후생부－보건사회부
② 위생국－보건후생부－보건후생국－보건사회부
③ 사회부－보건부－보건후생부－보건사회부
④ 사회부－보건부－보건사회부－보건복지부－보건복지가족부－보건복지부
⑤ 보건부－보건사회부－보건복지부－보건복지가족부

해설 ① 한국의 보건행정사 : 대한민국 정부수립 이후(1948. 8. 15)
② 보건후생부 폐지－**사회부** 설치－보건국을 **보건부**로 독립(1949년)－**보건사회부**(1955년 보건부와 사회부를 통합)－**보건복지부**로 개칭(1994년)－**보건복지가족부**로 개칭(2008년 보건복지부와 가족부 통합)－**보건복지부**로 개칭(2010년 3월)

정답 07. ④ 08. ① 09. ② 10. ① 11. ④ 12. ④

13 보건복지부 소속 기관은?

중요도 ★

① 질병관리청 ② 보건소 ③ 교육부
④ 고용노동부 ⑤ 식품의약품안전처

해설 보건복지부

(1) 소속기관 직제

① 국립소록도병원, 오송생명과학단지지원센터, 국립장기조직혈액관리원, 국립망향의동산관리원
② 국립정신건강센터 · 국립나주병원 · 국립부곡병원 · 국립춘천병원 · 국립공주병원, 국립재활원
③ 첨단재생의료 및 첨단바이오의약품 심의위원회 사무국
④ 건강보험분쟁조정위원회 사무국

(2) 산하기관 : 국민건강보험공단, 건강보험심사평가원, 국민연금공단, 국립 암센타, 국립중앙의료원, 대한적십자사 등

※ 국립서울병원은 2016. 2. 29 → 국립정신건강센터 명칭 변경되었음

14 감염병 예방관리체계를 강화하고 효과적인 만성질환관리, 보건의료 연구개발 역량을 확보하기 위하여 설립한 보건복지부소속 중앙행정기관은?

중요도 ★

① 국립재활원 ② 질병관리청 ③ 국립중앙의료원
④ 국민건강보험공단 ⑤ 식품의약품안전처

해설 질병관리청

(1) "질병관리본부(보건복지부 소속기관)"에서 2020. 9. 12.부터 "질병관리청(보건복지부 소속 중앙행정기관으로 독립됨)"으로 승격되었음

(2) 소속기관 직제

① 국립보건연구원, 질병대응센터 ② 국립감염병연구소(감염병 연구개발 기획 및 치료제 · 백신 개발)
③ 국립결핵병원(국립마산병원, 국립목포병원) ④ 국립검역소

(3) 직무

① 질병관리청은 방역 · 검역 등 감염병에 관한 사무 및 각종 질병에 관한 조사 · 시험 · 연구에 관한 사무를 관장한다.
② 국립보건연구원은 감염병, 유전체, 바이오 빅데이터, 만성질환 및 첨단재생의료 관련 시험 · 연구 업무에 관한 사무를 관장한다.

15 다음 연결 중 옳지 않은 것은?

중요도 ★

① 감염병 관장 – 질병관리청 ② 학교보건 관장 – 교육부
③ 직업병 관장 – 고용노동부 ④ 상하수도건설 – 국토교통부
⑤ 환경정책 관장 – 보건복지부

해설 환경정책 : 환경부

16 보건행정수단으로 바르게 짝지어진 것은?

중요도 ★★

① 보건교육 · 보건봉사 · 보건법규 ② 보건봉사 · 보건교육 · 보건예산
③ 보건교육 · 보건예산 · 보건법규 ④ 보건법규 · 보건봉사 · 보건예산
⑤ 보건법규 · 보건봉사 · 보건조직

해설 ① 공중보건 사업을 전개하는 데는 각종 서비스에 의한 봉사행정, 법규에 의한 통제행정, 교육에 의한 조장행정이 중요 3대 접근 방법이다.

② 앤더슨(Enderson)의 공중보건사업의 3대 수단 : 보건교육, 보건의료서비스(보건봉사), 보건의료법규, 이중에서 보건교육이 가장 중요하다.

13. ① 14. ② 15. ⑤ 16. ① 정답

17 **공중보건의 3대 원칙은?** 중요도 ★★

① 보건법규, 보건봉사, 보건조직 ② 보건봉사, 보건교육, 보건법규
③ 보건교육, 보건예산, 보건법규 ④ 보건법규, 보건봉사, 보건예산
⑤ 보건봉사, 보건교육, 보건예산

18 **WHO가 속해 있는 기구는?** 중요도 ★

① 국제연합 신탁통치이사회 ② 국제연합 총회
③ 국제연합 사무국 ④ 국제연합 경제사회이사회
⑤ 민간조직단체

19 **우리나라는 세계보건기구에 언제 몇 번째로 가입하였는가?** 중요도 ★

① 1946년, 50번째 ② 1948년, 65번째 ③ 1949년, 65번째
④ 1950년, 70번째 ⑤ 1952년, 75번째

해설 ① 세계보건기구는 1948년 4월 7일 발족, 본부는 스위스 제네바
② 우리나라는 1949년 8월 17일에 65번째 회원국으로 가입

20 **WHO의 지역사무소 수는?** 중요도 ★★

① 3개 ② 5개 ③ 6개 ④ 8개 ⑤ 9개

해설 WHO 6개 지역 사무소
① 동지중해지역 사무소(본부 : 이집트의 알렉산드리아)
② 동남아시아지역 사무소(본부 : 인도의 뉴델리)－북한
③ 서태평양지역 사무소(본부 : 필리핀의 마닐라)－우리나라
④ 미주(남북아메리카)지역 사무소(본부 : 미국의 워싱턴)
⑤ 유럽지역 사무소(본부 : 덴마크의 코펜하겐)
⑥ 아프리카지역 사무소(본부 : 콩고의 브로자빌)

21 **우리나라가 속해 있는 WHO의 지역사무소와 설치된 도시는?** 중요도 ★★

① 아시아 지역, 홍콩 ② 서태평양 지역, 마닐라
③ 극동아시아 지역, 동경 ④ 아시아 지역, 싱가폴
⑤ 동남아시아 지역, 뉴델리

22 **WHO 지역사무소 중 북한이 속한 지역의 위치는?**

① 동남아시아 지역, 뉴델리 ② 서태평양 지역, 마닐라 ③ 극동아시아 지역, 동경
④ 아시아 지역, 싱가폴 ⑤ 아시아 지역, 홍콩

23 **WHO의 지역사무소와 그 소재지가 바르게 연결되지 <u>못한</u> 것은?** 중요도 ★

① 유럽 지역, 코펜하겐 ② 동남아시아 지역, 뉴델리
③ 남북아메리카 지역, 워싱턴 ④ 서태평양 지역, 동경
⑤ 동지중해 지역, 알렉산드리아

정답 17. ② 18. ④ 19. ③ 20. ③ 21. ② 22. ① 23. ④

24 WHO의 지역사무소가 아닌 것은? 중요도 ★

① 알렉산드리아 ② 뉴델리 ③ 마닐라
④ 코펜하겐 ⑤ 뉴욕

25 WHO에서 규정한 보건행정의 범위 내용이 아닌 것은?

① 환경위생 ② 감염병관리 ③ 환경오염관리
④ 모자보건 ⑤ 보건교육

해설 ① WHO가 규정한 보건행정의 범위
㉮ 보건자료 · 보건 관련 기록의 보존 ㉯ 대중에 대한 보건교육
㉰ 환경위생 ㉱ 감염병관리
㉲ 모자보건 ㉳ 의료
㉴ 보건간호
② 미국공중보건협회가 규정한 보건행정의 범위
㉮ 보건자료의 기록과 분석 ㉯ 보건교육과 홍보
㉰ 보건시설의 운영 ㉱ 감독과 통제
㉲ 직접적 환경서비스 ㉳ 개인보건서비스의 실시
㉴ 보건사업과 자원 간의 조정

26 세계보건기구(WHO)의 가장 중요한 기능은?

① 환자치료 지원 ② 보건정책 조정 ③ 보건의료 시설지원
④ 보건의약품 지원 ⑤ 보건분야 기술지원

해설 WHO의 주요 기능
① 국제적인 보건사업의 지휘 조정 ② 회원국에 대한 기술지원 및 자료공급
③ 전문가 파견에 의한 기술자문 활동 ※ WHO는 약품지원과 경제적 도움은 안 함

27 다음 중 국제적인 보건사업을 지휘, 조정하는 국제기구는? 중요도 ★

① UNICEF ② ILO ③ WHO
④ UNESCO ⑤ UNFPA

28 국제기구 중 모자보건과 관련된 기구는? 중요도 ★

① UNICEF ② UNEP ③ UNESO
④ UNFPA ⑤ ILO

해설 ① WHO : 모자보건에 관한 정책결정, 현장조사
② UNICEF(유니세프) : 모자보건에 관한 현장조사, 정책실행 즉, 모자보건에 관한 정책결정은 WHO가 정하고, 현장조사는 WHO와 UNICEF가 같이하고, 실질적으로 정책실행은 UNICEF가 한다. 따라서 모자보건과 관련된 기구는 WHO와 UNICEF이다.
③ UNEP(유엔환경계획) : 유엔의 환경정책수립, 지구환경 감시, 환경관련 국제협력, 환경관련지식 발전 등 환경문제 해결의 주도적 역할을 담당하는 국제기구이다.
④ UNESO(국제연합교육과학문화기구)
⑤ ILO(국제노동기구)
⑥ UNFPA(유엔인구기금) : 주요활동업무는 국제연합 각 기구의 인구정책 사업 지원, 인구문제에 관한 사회적 · 경제적 · 인권적 측면의 인식을 높이고 개발도상국의 인구정책을 지원하는 기관이다.

24. ⑤ 25. ③ 26. ⑤ 27. ③ 28. ① 정답

29 보건행정계획에 있어서 계획, 사업, 예산, 체계를 나타내는 것은? 중요도 ★

① PPBS ② OR ③ PERT
④ SA ⑤ CPM

해설 보건행정의 관리 과정 : Gulick의 7가지 기본 관리 과정 POSDCoRB
① 기획(Planning)
㉮ 계획 → 사업 → 예산 → 체계(PPBS ; Planning → Programming → Budgeting → System)
㉯ 운영연구(OR ; operation research) : 제2차 대전 당시 군사작전상의 문제를 해결하기 위해 고안된 것
② 조직(Organization)
㉮ 조직의 일반적인 순서(POAC) : 기획(Planning) → 조직(Organization) → 실행(Actuating) → 관리(Controlling)
㉯ 기능조직 : 계선조직, 참모조직, 보조조직
㉰ 조직의 7대 원칙 : 계층화의 원칙, 목적의 원칙, 분업의 원칙, 조정의 원칙, 명령통일의 원칙, 일치의 원칙, 통솔 범위의 원칙

30 제2차 세계대전 당시 군사작전상의 문제해결을 위하여 고안된 것은? 중요도 ★

① PERT ② OR ③ PPBS
④ SA ⑤ CPM

31 Gulick이 말한 행정의 일반적인 순서(POAC)에 속하지 않는 것은?

① 기획 ② 조직 ③ 실행
④ 관리 ⑤ 예산

32 한 집단이 같은 목표를 가지고 통일해서 일을 하는 것은? 중요도 ★

① 조직 ② 관리
③ 목적 ④ 계층
⑤ 지휘

해설 ① 조직이란 2인 이상이 공동의 목적을 달성하기 위하여 책임의 분배에 의한 요원의 배치이다.
② 귤릭(Gulick) POSDCoRB 중 조직(Organizing)이란 "공동의 목표를 달성하기 위하여 공식적 권한구조를 설정하고 업무를 분담하는 과정"이다.

33 조직의 일반적인 관리순서가 바르게 표기된 것은?

① 기획(Planning) → 조직(Organization) → 실행(Actuating) → 관리(Controlling)
② 실행(Actuating) → 관리(Controlling) → 조직(Organization) → 기획(Planning)
③ 기획(Planning) → 조직(Organization) → 관리(Controlling) → 실행(Actuating)
④ 조직(Organization) → 기획(Planning) → 관리(Controlling) → 실행(Actuating)
⑤ 조직(Organization) → 기획(Planning) → 실행(Actuating) → 관리(Controlling)

정답 29. ① 30. ② 31. ⑤ 32. ① 33. ①

34 **조직의 원칙과 거리가 먼 것은?** 중요도 ★

① 분업의 원칙　② 목적의 원칙
③ 일치의 원칙　④ 통합의 원칙
⑤ 조정의 원칙

35 **행정에 있어서 주어진 목적을 달성하기 위한 인적 · 물적 자원의 능률적인 관리방법으로 3S에 해당되는 조합은?** 중요도 ★

① 전문화(Specialization), 안정화(Stabilization), 단순화(Simplification)
② 표준화(Standardization), 안정화(Stabilization), 단순화(Simplification)
③ 표준화(Standardization), 안정화(Stabilization), 전문화(Specialization)
④ 표준화(Standardization), 전문화(Specialization), 단순화(Simplification)
⑤ 표준화(Standardization), 사회화(Socialization), 단순화(Simplification)

36 **사회보장제도의 창시자는?**

① 영국의 J. Lister　② 영국의 John Snow
③ 영국의 Chardwick　④ 독일의 Bismarck
⑤ 영국의 Snow

해설 Bismarck : 1883년에 법률로써 노동자 보호를 위한 질병보험법을 제정한 것을 최초의 사회보장제도로 한다.

37 **사회보장법에 관한 단독법이 최초로 제정 공포된 나라와 시기는?** 중요도 ★

① 영국, 1880년　② 독일, 1884년　③ 스웨덴, 1910년
④ 프랑스, 1930년　⑤ 미국, 1935년

해설 1935년 : 미국, 사회보장법을 제정(사회보장이란 용어를 처음 사용)

38 **우리나라에서 사회보장에 관한 법률이 최초로 제정된 시기는?**

① 1925년　② 1935년　③ 1963년
④ 1973년　⑤ 1977년

해설 ① 1953년 : 근로기준법
② 1963년 : 우리나라 사회보장법 제정 · 공포

39 **우리나라에서 가장 먼저 실시된 사회보장제도는?** 중요도 ★

① 의료보호　② 산재보험　③ 의료보험
④ 국민연금　⑤ 고용보험

34. ④　35. ④　36. ④　37. ⑤　38. ③　39. ②　정답

해설 ① 산업재해보상법 제정(1963) – 산업재해보상보험 시행(1964)
② 의료보험법 제정(1963) – 의료보험 시행(1977) – 국민건강보험법 제정(1999) – 국민건강보험 시행(2000)
③ 의료보호법 제정(1977) – 의료보호 시행(1977)
④ 국민연금법 제정(1986) – 국민연금 시행(1988)
⑤ 고용보험법 제정(1993) – 고용보험 시행(1995)
⑥ 국민건강보험 – 2000년(직장과 지역통합, 의약분업실시), 자금통합(2003)

40 전국민 의료보험이 시행된 시기는 언제인가? 중요도 ★

① 1987년 ② 1988년 ③ 1989년
④ 1990년 ⑤ 1991년

해설 의료보험의 역사
① 1989년 : 전국민 의료보험의 실시
② 2000년 : 직장조합과 지역조합의 통합, 의약분업 실시
③ 2003년 : 건강보험 재정통합

41 직장조합과 지역조합의 의료보험이 통합된 연도는? 중요도 ★

① 1987년 ② 1988년 ③ 1989년
④ 2000년 ⑤ 2006년

42 사회보장을 사회보험과 공적부조로 구분한 기구는?

① UN ② UNESCO ③ ILO
④ 보건복지부 ⑤ WHO

해설 ILO(국제노동기구)는 사회보장제도를 사회보험, 공적부조, 공공서비스로 분류하였다.

43 다음 중 우리나라 사회보험에 해당하지 않는 것은? 중요도 ★★

① 생계보호 ② 국민연금 ③ 의료보험
④ 고용보험 ⑤ 산재보험

해설 사회보장
① 사회보험 : 의료보장(국민건강, 산재보험), 소득보장(국민연금, 고용보험)
② 공적부조 : 생활보호, 의료급여, 재해구호, 보훈사업
③ 공공복지서비스 : 아동복지, 노인복지, 장애자복지, 부녀자복지 등
※ 의료보험(국민건강보험), 연금보험(국민연금), 생활보호대상자(국민기초생활수급권자), 의료보호(의료급여)

44 사회보장 제도 중 의료를 위한 것은? 중요도 ★

① 생계보호 ② 국민연금 ③ 국민건강보험
④ 고용보험 ⑤ 재해구호

정답 40. ③ 41. ④ 42. ③ 43. ① 44. ③

45 우리나라의 4대 사회보험이 아닌 것은?

중요도 ★

① 자동차보험　② 건강보험　③ 고용보험
④ 산재보험　⑤ 국민연금

해설 4대 사회보험 : 국민건강보험(의료보험), 산재보험, 국민연금, 고용보험

46 우리나라 사회보험의 본질적 특징과 거리가 먼 것은?

중요도 ★

① 다수가 가입　② 일시적 과부담 경감
③ 예측 불가능한 질병만 해당　④ 3자 부담 원칙
⑤ 임의적 가입 원칙

해설 사회보험(국민건강보험, 산업재해보험, 국민연금, 고용보험) : 강제적 가입이 원칙이다.

47 공적부조의 소요자금이 되는 것은?

중요도 ★

① 재단운영수익금　② 보험료와 일반재정수입
③ 보험료　④ 일반재정수입(조세)
⑤ 기부금

해설 공적부조의 자금은 ④번이고, 의료보험(건강보험)의 자금은 ②번이다.

> **[참고]** 조세 : 국세와 지방세를 말한다.
> ① 국세 : 국가가 국민에게 부과하여 거두어들이는 세금(소득세, 법인세, 주민세, 교육세 등)
> ② 지방세 : 지방자치단체가 주민들에게 부과 · 징수하는 조세의 총칭

48 공적부조와 관련된 것은?

중요도 ★

① 국민기초생활보장　② 국민연금　③ 의료보험(국민건강보험)
④ 고용보험　⑤ 산재보험

해설 사회보장
① 사회보험 : 의료보장(의료보험, 산재보험), 소득보장(연금보험, 실업보험)
② 공적부조 : 국민기초생활보장(생계보호), 의료보호(의료급여), 재해구호, 보훈사업
③ 공공복지서비스 : 아동복지, 노인복지, 장애자복지, 부녀자복지 등

49 공적부조에 관련된 법이 아닌 것은?

중요도 ★★

① 재해구호법　② 아동복지법　③ 의료보험법
④ 생활보호법　⑤ 군사원호법

해설 ②번(아동복지법) : 공적부조가 아니고 공공복지 서비스이다.
공중보건학에서는 관습상 "위와 같은 문제"일 때에는 ③번(의료보험법)을 답으로 한다.

45. ①　46. ⑤　47. ④　48. ①　49. ③ 정답

50 공적부조가 아닌 것은? 중요도 ★

① 생활보호 ② 의료급여(의료보호) ③ 국민건강보험(의료보험)
④ 재해구호 ⑤ 보훈사업

51 사회보장제도상 공적부조에 속하지 않는 것은? 중요도 ★

① 의료보호 ② 취로사업 ③ 건강보험
④ 생활보호 ⑤ 구호제도

52 다음 중 생활보호에 해당하지 않는 것은? 중요도 ★

① 생계급여 ② 의료급여 ③ 교육급여
④ 자활급여 ⑤ 국민연금

해설 국민기초생활 보장법
① 목적 : 이 법은 생활이 어려운 사람에게 필요한 급여를 실시하여 이들의 최저생활을 보장하고 자활을 돕는 것을 목적으로 한다.
② 급여의 종류 : 생계급여, 주거급여, 의료급여, 교육급여, 해산급여, 장제급여, 자활급여

53 공공복지서비스가 아닌 것은? 중요도 ★

① 노인복지 ② 아동복지 ③ 장애자복지
④ 부녀자복지 ⑤ 군인월급

54 다음 중 국민건강보험 급여대상에서 제외되는 것은?

① 부상 ② 검사 ③ 질병
④ 진찰 ⑤ 산재

해설 ① 국민건강보험법에서 규정하는 요양급여 : 가입자 및 피부양자의 질병 · 부상 · 출산 등에 대하여 "진찰 · 검사, 약제 · 치료재료의 지급, 처치 · 수술 기타의 치료, 예방 · 재활, 입원, 간호, 이송" 요양급여를 실시한다.
② 산재 : 산업재해보상법을 적용한다.

55 다음 중 우리나라에서 채택하고 있는 진료비 지불제도는? 중요도 ★

① 인두제 ② 봉급제 ③ 포괄수가제
④ 행위별수가제(점수제) ⑤ 굴신제

해설 진료비 지불제도
① 인두제 : 의료인이 맡고 있는 일정지역의 주민 수에 일정금액을 곱하여 지급하는 것
② 봉급제 : 기본급을 지불하는 것
③ 포괄수가제(DRG 제도) : 진료의 종류나 양에 관계없이 요양기관종별(종합병원, 병원, 의원) 및 입원일수별로 미리 정해진 일정액의 진료비만을 부담하는 제도이다. – 미국, 우리나라 일부 채택
④ 행위별수가제(점수제) : 동일한 질병이라도 의료인의 행위에 따라 수가가 다르게 지급되는 것 – 우리나라

정답 50. ③ 51. ③ 52. ⑤ 53. ⑤ 54. ⑤ 55. ④

56 다음 글에서 설명하는 의료서비스 지불방법은?

> 의료서비스 공급자의 생산성을 크게 높일 수 있고 의료의 기술발전을 가져올 수 있는 반면, 의료비 억제효과는 낮고 과잉진료의 염려와 자원분포의 불균형을 초래할 가능성이 높다.

① 행위별수가제　② 포괄수가제　③ 인두제
④ 총액계약제　⑤ 굴신제

57 다음 중 우리나라에서 채택하고 있는 진료비 지불제도는?　중요도 ★

① 주민 수에 일정금액을 곱하여 지급하는 것
② 기본급을 지불하는 것
③ 미리 총액을 정해놓고 치료하는 제도
④ 진료의 종류나 양에 관계없이 미리 정해진 일정액의 진료비만을 부담하는 제도
⑤ 의료인의 행위에 따라 수가가 다르게 지급되는 것

해설 ①번 : 인두제 – (영국 의원급 1차진료에 적용)
②번 : 봉급제 – (영국 병원급 2차진료에 적용)
③번 : 총액계약제(총괄계약제) – (독일)
④번 : 포괄수가제(DRG) – (미국, 우리나라 일부질병에 적용)
⑤번 : 행위별수가제(점수제) – 우리나라

58 의료비의 지불방법 중 서비스의 증가가 가능한 방법은?　중요도 ★★

① 행위별수가제　② 인두제　③ 포괄수가제
④ 선불상환제　⑤ 봉급제

해설 행위별수가제
① 장점 : 의료서비스의 질을 높일 수 있다.
② 단점 : 의사의 과잉진료(서비스의 증가), 진료비 상승 등

59 최근 우리나라에서 일부채택하고, 미국도 채택하고 있는 진료비 지불제도는?　중요도 ★

① 인두제　② 봉급제　③ 포괄수가제
④ 굴신제　⑤ 행위별수가제(점수제)

60 우리나라 의료보험에서의 진료비 지불체계는?　중요도 ★

① 제3자 지불제　② 굴신법　③ 환불제
④ 공제제　⑤ 직접지불제

해설 우리나라 의료보험에서의 진료비 지불체계 : 제3자 지불제
제1자(피보험자=근로자), 제2자(의료기관), 제3자(건강보험관리공단)

56. ①　57. ⑤　58. ①　59. ③　60. ①　정답

61 **다음 중 의료보장이 앞으로 하여야 할 방향이 아닌 것은?**

① 관리운영체제 혁신 ② 소득재분배 기능 극대화 ③ 의료전달체계 확립
④ 고가의 의료장비 도입 ⑤ 의료비 상승 억제

해설 고가의 의료장비 도입 : 의료보장의 방향이 아니다.

62 **보건계획 수립시 기획이 필요한 이유가 아닌 것은?**

① 학문과 기술개발 ② 합리적 결정 ③ 최첨단 기술도입
④ 각종 요구와 희소자원 배경 ⑤ 상충되는 가치와 전략결정

해설 보건행정 계획의 필요성 : 희소자원 배경, 상호 상충되는 가치와 전략결정, 발전학문과 기술개발, 합리적 결정이다.

63 **의료법상 의료기관에 속하지 않는 것은?**

① 치과의원 ② 한방병원 ③ 조산원
④ 보건소 ⑤ 의원

해설 ① 의료법상 의료기관 : 종합병원, 병원, 의원, 치과병원, 치과의원, 한방병원, 한의원, 요양병원, 정신병원, 조산원
② 의료인 : 의사, 치과의사, 한의사, 간호사, 조산사
※ **보건소**, **약국** 등은 의료법상 의료기관이 아니고 **보건의료시설**이다.

64 **보건소의 활동을 최초로 실시한 국가는?**

① 영국 ② 오스트리아 ③ 독일
④ 일본 ⑤ 미국

해설 1862년(**확립기** ; 1850~1900)에 **영국** Liverpool(**리버풀**) 시에서 Rathbon이라는 간호사에 의해 **방문간호사업**을 시작함으로써 오늘날 **보건소제도의 효시**가 되었다.

65 **우리나라 보건행정의 말단기관은?** 중요도 ★★

① 보건청 ② 환경부 ③ 도 보건연구소
④ 군청 · 시청 ⑤ 보건소

66 **보건교육사업을 실천하는 행정기관은?** 중요도 ★

① 한의원 ② 보건소 ③ 시청 · 군청
④ 개인병원 ⑤ 종합병원

67 **지방자치단체의 보건행정에 대한 보건복지부의 권한은?** 중요도 ★

① 인사권 ② 예산권 ③ 사업감독권
④ 사업기획권 ⑤ 이상 모두

정답 61. ④ 62. ③ 63. ④ 64. ① 65. ⑤ 66. ② 67. ③

68 **우리나라의 보건소는 어떤 성격의 기관인가?**

① 보건사업 수행실시기관 ② 보건연구기관 ③ 보건의료기관
④ 보건행정 감독기관 ⑤ 보건교육기관

69 **우리나라에서 위생업무를 담당하는 일선 행정기관은?**

① 보건연구소 ② 보건소 ③ 시 · 군 · 구
④ 읍 · 면 · 동 ⑤ 국립보건연구원

70 **지역보건소장을 직접 지휘 · 감독하는 자는?**

① 시장, 군수, 구청장 ② 보건사회국 ③ 보사부 의정국
④ 총무국 ⑤ 아동국

해설 보건소장을 직접 지휘 · 감독하는 자 : 시장, 군수, 구청장

71 **우리나라의 보건소 설치기준은?** 중요도 ★

① 읍 · 면 단위에 1개소씩 설치한다. ② 필요하다고 인정되는 때
③ 인구 20만 명당 1개소씩 설치한다. ④ 시 · 군 · 구에 1개소씩 설치한다.
⑤ 각 도 · 특별시 · 광역시에 1개소씩 설치한다.

해설 ① 보건소 : 시 · 군 · 구에 설치
② 보건지소 : 읍 · 면에 설치
③ 보건진료소 : 리 · 동에 설치
④ 건강생활지원센터 : 읍 · 면 · 동에 설치

72 **병원 기능을 하는 보건소의 명칭으로 옳은 것은?** 중요도 ★

① 보건소 ② 건강생활지원센터 ③ 보건지소
④ 보건의료원 ⑤ 보건진료소

해설 지역보건법 제12조(보건의료원)

73 **「지역보건법」상 다음 〈보기〉에서 설명하는 지역보건의료기관은?** 중요도 ★

• 보건소의 업무수행을 위하여 필요하다고 인정하는 경우에는 대통령령으로 정하는 기준에 따라 해당 지방자치단체의 조례로 설치할 수 있다. • 읍 · 면(보건소가 설치된 읍 · 면은 제외한다)마다 1개씩 설치할 수 있다. • 다만, 지역주민의 보건의료를 위하여 특별히 필요하다고 인정되는 경우에는 필요한 지역에 설치 · 운영하거나 여러 개를 통합하여 설치 · 운영할 수 있다.

① 보건소 ② 보건의료원 ③ 보건지소
④ 건강생활지원센터 ⑤ 보건진료소

해설 지역보건법 : 법 제13조(보건지소의 설치), 시행령 제10조(보건지소의 설치)

68. ① 69. ③ 70. ① 71. ④ 72. ④ 73. ③ 정답

74 **보건소의 업무 중 특별히 지역주민의 만성질환 예방 및 건강한 생활습관 형성을 지원하기 위하여 읍 · 면 · 동을 기준으로 1개씩 설치할 수 있는 지역보건의료기관은?** 중요도 ★

① 보건지소 ② 보건의료원 ③ 보건진료소
④ 건강생활지원센터 ⑤ 보건소

75 **의료 취약지역에서 보건진료 전담공무원으로 하여금 의료행위를 하게 하기 위하여 시장 · 군수가 설치 · 운영하는 보건의료시설은?** 중요도 ★

① 보건소 ② 보건지소 ③ 보건진료소
④ 보건의료원 ⑤ 병원

해설 농어촌 등 보건의료를 위한 특별조치법 제2조(정의)

76 **농어촌 등 보건의료 취약지역의 주민 등에게 보건의료를 효율적으로 제공함으로써 국민이 고르게 의료혜택을 받게 하고 국민의 보건을 향상시키기 위해, 보건진료 전담공무원으로 하여금 의료행위를 하게 하기 위한 보건의료시설은?** 중요도 ★

① 보건소 ② 보건지소 ③ 보건진료소
④ 보건의료원 ⑤ 병원

77 **국민건강증진종합계획을 수립해야 하는 자는?** 중요도 ★

① 시장 · 군수 · 구청장 ② 시 · 도지사 ③ 질병관리청장
④ 보건복지부장관 ⑤ 보건소장

해설 국민건강증진법
제4조(국민건강증진종합계획의 수립)
① **보건복지부장관**은 제5조의 규정에 따른 국민건강증진정책심의위원회의 심의를 거쳐 국민건강증진종합계획(이하 **"종합계획"**이라 한다)을 **5년마다 수립**하여야 한다. 이 경우 미리 관계중앙행정기관의 장과 협의를 거쳐야 한다.
제4조의2(실행계획의 수립 등)
① **보건복지부장관, 관계중앙행정기관의 장**, 특별시장 · 광역시장 · 특별자치시장 · 도지사 · 특별자치도지사(이하 **"시 · 도지사"**라 한다) 및 **시장 · 군수 · 구청장**(자치구의 구청장에 한한다. 이하 같다)은 **종합계획**을 기초로 하여 소관 주요시책의 실행계획(이하 **"실행계획"**이라 한다)을 매년 수립 · 시행하여야 한다.

78 **우리나라의 보건소 소속공무원은 행정체계상 어느 부처에 속해 있나?** 중요도 ★★★

① 총무처 ② 행정안전부 ③ 기획재정부
④ 보건복지부 ⑤ 고용노동부

해설 ① **보건소 소속공무원** : 행정체계상 **행정안전부**에 속한다.
② **보건소의 행정**은 이원화되어 있다. 즉, **행정안전부**는 보건소를 **직접통제**(인사, 예산)를 하며 **보건복지부는 기술지원**을 한다.

정답 74. ④ 75. ③ 76. ③ 77. ④ 78. ②

79 **공중보건사업의 최소단위는?** 중요도 ★★

① 인구 10만 ② 개인 ③ 가족
④ 지역사회 ⑤ 직장

80 **공중보건사업 수행에 있어서 가장 적절한 대상은?** 중요도 ★★

① 교육수준이 낮고 비위생적인 사람을 대상으로 한다.
② 빈민층의 저소득층을 대상으로 한다.
③ 특수 업태부를 대상으로 한다.
④ 병원에 입원하고 있는 환자를 대상으로 한다.
⑤ 지역사회 주민 전체를 대상으로 한다.

81 **공중보건사업을 중앙집권으로 할 때 갖는 장점이 아닌 것은?** 중요도 ★

① 지역단위로만은 불가능하거나 의미가 없는 사업이 있다.
② 보건사업의 중첩을 피할 수 있다.
③ 지방 자체의 특색을 살려 보건사업을 할 수 있다.
④ 다른 행정부서의 협조하에 이루어져야 할 사업이 많다.
⑤ 국가시책이 지방말단에 이르기까지 잘 반영된다.

해설 보건행정에는 하향식(국가중심)과 상향식(지역중심)이 있다.
① 중앙정부(하향식) : 지역사회의 특성을 맞추기 어렵다.
② 지역중심(상향식) : 지역사회의 특성에 맞는 사업을 할 수 있다.

82 **지역사회 주민의 자발적 참여를 강조하는 보건행정의 특성은?** 중요도 ★

① 공공성 ② 합법성 ③ 봉사성
④ 조장성 ⑤ 과학성

해설 조장성 및 교육성 : 지역사회 주민을 교육 또는 자발적인 참여를 조장함으로써 목적을 달성한다. 즉 보건행정은 교육을 주된 수단으로 하고 있다.

83 **다음 〈보기〉에서 설명하는 보건행정의 특성은?** 중요도 ★

> "국가는 국민의 행복과 복지를 위해 직접 개입하고, 국민의 건강향상과 증진을 위해 적극적인 서비스를 제공하는 행정이다."

① 과학성과 기술성 ② 조장성 및 교육성 ③ 봉사성
④ 양면성 ⑤ 상충성

84 **조직원이나 하부 조직에 업무 내용을 분담하는 원리는?** 중요도 ★

① 통솔범위의 원리 ② 분업의 원리 ③ 명령통일의 원리
④ 목적의 원리 ⑤ 조정의 원리

79. ④ 80. ⑤ 81. ③ 82. ④ 83. ③ 84. ② 정답

해설 조직의 원리

① 계층제의 원리 : 권한과 책임의 정도에 따라 직무를 등급화 함으로써, 상하조직단위 사이에 직무상 지휘 · 감독관계에 서게 하는 것을 의미한다.
② 전문화(분업화)의 원리 : 조직에서 1인은 오직 1가지(동일한) 업무만 반복 수행하는 것으로, 흥미가 상실되거나 할거주의가 발생 할 수 있다.
③ 통솔범위의 원리: 1사람의 상관이 몇사람의 부하를 직접감독할 수 있는가를 의미하는 것
④ 명령통일의 원리 : 누구나 1사람의 직속상관에게만 보고하고 명령을 받아야 한다는 것
⑤ 조정의 원리 : 조직의 공동목표를 달성하고, 행동의 통일을 위해 제반 기능과 수행을 조화롭게 배열하는 집단적 노력을 의미한다.
: 조직의 공동목표를 원활히 달성할 수 있도록 구성원간의 업무수행을 질서정연하게 배정하고 불필요한 갈등을 사전에 예방하는 것이다.

※ 귤릭(Gulick) POSDCoRB 중 조직(Organizing) : 조직이란 공동의 목표를 달성하기 위하여 공식적 권한구조를 설정하고 업무를 분담하는 과정이다.
※ 제반 : 여러 가지, 모든 것

85 다음 〈보기〉에서 설명하는 조직의 원리는? 중요도 ★

> "조직에서 1인은 오직 1가지(동일한) 업무만 반복수행하는 것으로, 흥미가 상실되거나 할거주의가 발생할 수 있지만, 개인의 작업능률을 향상한다."

① 계층제의 원리 ② 통솔범위의 원리 ③ 전문화의 원리
④ 조정의 원리 ⑤ 명령통일의 원리

86 조직원 또는 부서 간의 행동통일을 위한 집단적인 노력에 해당하는 행정관리과정은? 중요도 ★

① 기획 ② 지휘 ③ 조정
④ 인사 ⑤ 조직

87 다음은 우리나라 의료보험제도의 실시된 연도이다. 옳지 않은 것은? 중요도 ★

① 500인 이상 사업장 의료보험 : 1977
② 공무원 및 사립학교 교직원의료보험 : 1979년
③ 농촌지역 의료보험 : 1989
④ 도시지역, 전국민 의료보험 : 1989
⑤ 국민건강보험 : 2000년 실시

해설 ① 500인 이상 사업장 의료보험 : 1977.7.1 실시
② 공무원 및 사립학교 교직원의료보험 : 1977. 7. 1(법제정), 1979년 (실시)
③ 농촌지역 의료보험 : 1988. 1. 1실시
④ 도시지역, 전국민 의료보험 : 1989. 7. 1 실시
⑤ 국민건강보험 : 2000년 실시

88 고려, 조선, 일제, 미군정 중 보건행정기관의 규모가 제일 큰(컸던) 시대? 중요도 ★

① 고려 ② 조선 ③ 일제
④ 미군정 ⑤ 고려와 조선

정답 85. ③ 86. ③ 87. ③ 88. ④

89 우리나라 건강보험의 주요 특징으로 옳지 않은 것은?

중요도 ★

① 강제가입　② 단기급여　③ 균등급여
④ 균등부담　⑤ 차등부담

해설 우리나라 국민건강보험 : 강제가입, 단기급여, 균등급여, 차등부담

90 보건기획의 과정을 순서대로 바르게 나열한 것은?

중요도 ★

① 상황분석 → 문제인지 → 목표설정 → 기획전제설정 → 대안탐색 → 최적대안선택
② 문제인지 → 상황분석 → 목표설정 → 기획전제설정 → 대안탐색 → 최적대안선택
③ 상황인지 → 목표설정 → 상황분석 → 기획전제설정 → 최적대안선택 → 대안 탐색
④ 문제인지 → 목표설정 → 상황분석 → 기획전제설정 → 대안탐색 → 최적대안선택
⑤ 문제인지 → 목표설정 → 상황분석 → 기획전제설정 → 최적대안선택 → 대안탐색

해설 보건 기획과정

① 문제인지(상황인식) → ② 목표설정 →
③ 상황분석(현황분석)을 위한 자료수집 · 분석 → ④ 기획 전제의 설정 →
⑤ 대안의 탐색과 결과예측 → ⑥ 대안비교 · 평가와 최종안의 선택(집행을 위한 세부계획 수립) →
⑦ 집행(실행) → ⑧ 평가
※ 기획과정은 분류는 학자마다 다름 : ①~⑥(좁은 의미), 또는 ①~⑧
※ 상황분석(현황분석)을 위한 자료수집 · 분석 : 대안을 평가하기 위한 기본적인 지식 제공
※ 기획 전제의 설정 : 계획의 토대로 삼아야 할 가정 (예) 경제개발 ; 환율, 유가 등

91 공식조직과 비공식조직에 관항 설명으로 옳지 않은 것은?

중요도 ★

〈공식적 조직〉 ―――――― 〈비공식적 조직〉
① 인위적 조직 ―――――― 자연 발생 조직
② 외재적 규율조직 ―――――― 내재적 규율 조직
③ 감정의 원리 ―――――― 이성적 원리
④ 전체적 질서 ―――――― 부분적 질서
⑤ 이성적 원리 ―――――― 감정의 원리

해설 공식조직과 비공식조직의 특징

공식 조직	비공식 조직
① 인위적 조직 ② 외재적 규율조직 ③ 외면적(비대면적 조직) ④ 합리적 조직 ⑤ 합리적인 의사결정을 한다. ⑥ 능률의 논리성 강조 ⑦ 이성적 원리 ⑧ 효율성 추구	① 과학적 관리론 한계로 등장한 자연발생 조직 ② 내재적 규율 조직(부분적 질서의 조직) ③ 비연속성 ④ 심리적 안정, 동질감 확보 – 순기능 ⑤ 분위기 쇄신, 창의력 증가 – 순기능 ⑥ 욕구불만과 불평을 해소 ⑦ 감정의 원리 ⑧ 공식조직의 경직성을 완화한다. ⑨ 공식적 리더십을 보완한다. ⑩ 부분적 불만이 전체화 될 수 있음 – 역기능

89. ④　90. ④　91. ③ 정답

92 **다음 중 비공식 조직의 특징으로 옳은 것은?** 중요도 ★

① 인위적, 외면적 조직이다.
② 이성적 원리, 전제적인 질서를 강조한다.
③ 제도적으로 명문화된 조직이다.
④ 능률의 논리와 과학적 합리성을 중시한다.
⑤ 자연 발생적인 조직이다.

해설 ①~④번 : 공식조직의 특징이다.

7 보건교육 및 학교보건

01 **보건교육의 개념을 가장 잘 설명한 것은?** 중요도 ★

① 보건에 대한 지식 전달만을 목표로 하는 것이다.
② 보건지식 중 잘못된 습관을 고치게 하는 것이다.
③ 보건지식 전달로 태도 변화를 촉구하고 이를 실천에 옮길 수 있도록 하는 것이다.
④ 지역사회 조직을 통해서 보건지식에 대한 잘못을 고치는 것이다.
⑤ 보건에 관한 지식과 정보를 전달해 주는 것이다.

02 **우리나라에서 보건사업의 성공을 위한(보건행정의 접근방법으로) 가장 중요한 것은?** 중요도 ★

① 보건교육
② 의료봉사
③ 의료보험
④ 감염병 관리
⑤ 환경위생 관리

03 **다음 중 보건교육의 목적에 대한 설명으로 가장 적절한 것은?** 중요도 ★

① 보건교육은 개인이나 집단의 건강에 관한 지식, 태도, 행위를 바람직한 방향으로 변화시키는 데 목적이 있다.
② 보건교육은 보건사업의 필요성을 결정한다.
③ 보건교육은 사업의 기획과 과정 및 평가에 이용된다.
④ 보건교육은 보건입법을 촉구하고 공공지원을 유도하는 효과가 있다.
⑤ 보건교육은 보건사업의 성패를 결정하는 자료가 된다.

해설 ①번 : 보건교육의 목적이고, ②·③·④·⑤번 : 보건통계의 기능이다.

04 **보건사업 중 가장 효과적인 것은(저렴한 가격으로)?** 중요도 ★

① 보건교육
② 예방접종
③ 감염병치료약 개발
④ 보건의약관계법규
⑤ 환자치료

05 **보건교육 계획과정에서 고려되어야 할 사항이 아닌 것은?**

① 보건교육의 목적은 구체적으로 설정해서 계획되어야 한다.
② 보건교육의 전달매체를 잘 활용할 수 있도록 계획되어야 한다.
③ 보건교육대상자의 입장보다는 보건교육을 시키는 사람의 입장에서 계획되어야 한다.
④ 지역사회 일반 공중보건사업계획과 병행해서 계획되어야 한다.
⑤ 보건교육에 참여하는 인원과 예산을 정확하게 파악해서 계획되어야 한다.

정답 92. ⑤ 7. 보건교육 및 학교보건 1. ③ 02. ① 03. ① 04. ① 05. ③

06 **보건교육 실시과정에서 고려하지 않아도 좋은 사항은?**

① 대상 지역사회의 사회 · 경제적인 요인이 충분히 고려되어야 한다.
② 보건교육의 내용인 자연과학 및 사회과학적인 근거가 확실하여야 한다.
③ 지역사회 주민의 교육 · 문화수준을 고려하여야 한다.
④ 보건교육자는 교육자로서의 자질이 고려되어야 한다.
⑤ 보건교육을 시킬 때는 전문적 용어 구사가 중요하다.

해설 보건교육을 시킬 때는 **알아듣기 쉬운 용어** 구사가 중요하다.

07 **지역사회 보건을 위해 가장 먼저 해야 되는 것은?** 중요도 ★

① 지역 보건교육 ② 치료 ③ 행정서비스
④ 보건법규 ⑤ 예방접종

08 **보건교육방법 중 개인접촉방법에서 주의할 점이 아닌 것은?**

① 신뢰를 얻을 수 있도록 해야 한다.
② 성의와 봉사로써 대해야 한다.
③ 대화 분위기는 묻는 사람이 일방적으로 해야 한다.
④ 화제에서 벗어나지 않도록 해야 한다.
⑤ 급격한 질문이나 대답은 강요하지 말아야 한다.

해설 대화 분위기는 묻는 사람이 **일방적**으로 하면 안 된다.

09 **개별접촉 또는 면접을 통한 보건교육의 기본 요소라 할 수 없는 것은?**

① 솔직히 진술할 수 있도록 유도해야 한다.
② 피면접자의 신뢰를 얻도록 해야 한다.
③ 필요한 목적을 명확히 달성할 수 있어야 한다.
④ 면접자는 피면접자의 진술을 많이 듣도록 하여야 한다.
⑤ 급격한 질문으로 답을 즉시 얻어내야 한다.

해설 급격한 질문으로 답을 즉시 얻어내는 것은 금한다.

10 **다음 중 보건교육은 어떤 교육에 해당되는가?**

① 의료인교육 ② 초등학생교육 ③ 학교교육
④ 대중교육 ⑤ 보건직 공무원 교육

해설 보건교육이란 보건지식을 전달하며 태도의 변화를 가져오고 마침내 실천에 옮기게 하는 대중교육을 의미한다.

11 **보건교육방법 중 개인접촉방법이 아닌 것은?**

① 포스터 ② 전화 ③ 가정방문
④ 진찰 ⑤ 건강상담

해설 ① 개인접촉방법 : 가정방문, 진찰, 건강상담, 예방접종, 전화, 편지 등
② 포스터 : 대중매체이다.

06. ⑤ 07. ① 08. ③ 09. ⑤ 10. ④ 11. ① 정답

12 **다음 중 저소득층이나 노인층에 가장 적합한 보건교육방법은?** 중요도 ★★

① 개인접촉방법 ② 강연회 ③ 집단토론
④ 심포지엄 ⑤ 버즈세션(Buzz Session)

해설 저소득층이나 노인층에 가장 적합한 보건교육방법은 개인접촉방법이며, 개인접촉방법 중 가정방문은 저소득층·노인층에게 가장 적합하다.

13 **보건교육 중 보건효과가 높은 것은?**

① 개인교육 ② 집단교육 ③ 대중교육
④ 강의 ⑤ TV

14 **다음 중 집단접촉교육방법이 아닌 것은?** 중요도 ★

① 강습회 ② 심포지엄 ③ 진찰
④ 부녀회 ⑤ 집단토론

해설 집단접촉교육방법 : 패널디스커션, 심포지엄(6-6법), 강습회, 부녀회, 청년회, 전람회, 반상회, 견학 등

15 **몇 사람의 전문가가 청중 앞 단상에서 자유롭게 토론하는 형식으로 사회자가 있어서 이야기를 진행, 정리해 나가는 보건교육방법은?** 중요도 ★

① 패널디스커션(배심토의) ② 버즈세션 ③ 심포지엄
④ 리플렛 ⑤ 강연회

해설 ① 심포지엄(Symposium) : 여러 사람의 전문가가 각각의 입장에서 어떤 주제에 관하여 발표한 다음 청중과 질의 토론하는 형식
② 패널디스커션(Panel Discussion, 배심토의) : 어떤 주제에 관해 몇 명의 전문가가 청중 앞 단상에서 자유롭게 토의하는 방법
③ 버즈세션(Buzz Session) : 집회 참석자가 많은 경우에 전체를 몇 개의 분단으로 나누어서 토의시키고 다시 전체 회의에서 종합하는 분단토의 방법(6-6 method)

16 **다음 중 집회의 참가자를 분단 토의시키고 이를 전체 회의에서 종합하는 보건교육방법은?** 중요도 ★★★

① 패널디스커션 ② 버즈세션 ③ 심포지엄
④ 강연회 ⑤ 집단토론

17 **여러 사람의 전문가가 각각의 입장에서 먼저 어떤 주제에 관하여 발표한 다음 청중과 질의 토론하는 교육방법은?** 중요도 ★★★

① 패널디스커션 ② 버즈세션 ③ 심포지엄
④ 강연회 ⑤ 집단토론

18 **다음 중 보건교육은 어떤 방법을 택했을 때 가장 효과적일 수 있는가?**

① 집단교육 ② 반상회 ③ 전문교육
④ 개인교육과 집단교육을 병행 ⑤ 강습회

정답 12. ① 13. ① 14. ③ 15. ① 16. ② 17. ③ 18. ④

19 다음 보건교육방법 중 매체를 보조수단으로 활용하여 의사전달을 유효하게 하는 방법이 아닌 것은?

① 영화 ② 슬라이드 ③ 포스터
④ 팸플릿 ⑤ 심포지엄

해설 대중교육 방법
① 시각적인 매체 : 포스터, TV, 영화 등
② 읽을 수 있는 매체 : 팸플릿, 정기 인쇄물, 편지, 신문, 잡지 등
※ 심포지엄 : 집단접촉 방법이다.

20 가장 많은 사람들(불특정 다수인)에게 보건교육을 시킬 수 있는 방법은? 중요도 ★

① 슬라이드 ② 강연회 ③ 심포지엄
④ TV, 신문, 포스터 ⑤ 전문교육

해설 ① 대중교육방법 중 TV, 라디오, 포스터 등이 가장 널리 알릴 수 있는 방법이다.
② 대중교육은 많은 사람들을 교육시킬 수 있다.

21 다음 교육방법 중 인플루엔자와 같이 갑자기 유행한 병은 어떻게 대처하여야 하는가? 중요도 ★

① 개인교육 ② 집단교육 ③ 강연
④ 매스컴 이용 ⑤ 전화

22 다음 중 왕래식 보건교육방법이 아닌 것은? 중요도 ★

① 영화 ② 면접 ③ 강습회
④ 부녀회 ⑤ 집단토론

해설 영화 : 일방적인 교육방법에 속한다.

23 간접적인 효과가 가장 큰 보건교육방법은? 중요도 ★

① 학교보건교육 ② 주민교육 ③ 보건행정
④ 보건법규 ⑤ 사회보건

해설 보건교육 중 가장 능률적이며 간접효과가 큰 보건교육은 학교보건교육이다.

24 보건교육방법 중 가장 효과적이고 중요한 것은? 중요도 ★

① 가정보건교육 ② 의료인교육 ③ 대중교육
④ 학교보건교육 ⑤ 보건소 직원교육

해설 보건교육은 가정보건교육, 학교보건교육, 지역사회 보건교육 및 전문적 보건교육으로 분류할 수 있는데, 공중보건학적 효과로 볼 때 학교보건교육이 가장 많은 효과를 가져올 수 있다.

25 학교보건이 중요시되어야 할 이유라고 볼 수 없는 것은? 중요도 ★

① 교직원은 그 지역사회의 지도적 입장에 있고 항상 보호자와 접촉하고 있다.
② 학교인구는 지역사회인구의 20% 이상이라는 많은 수를 점하고 있다.
③ 학생들은 보건교육의 대상으로서 능률적이며, 학부형에게도 간접적으로 보건교육을 실시할 수 있다.

19. ⑤ 20. ④ 21. ④ 22. ① 23. ① 24. ④ 25. ④ 정답

④ 학생들은 건강하기 때문에 질병에 감염될 우려가 없다.
⑤ 학교는 지역사회의 중심체 역할을 하고 있다.

해설 학교는 많은 인구가 집단생활을 하고 있으므로 **질병에 감염될 염려**가 있다.

26 오늘날 학교보건사업의 가장 중요한 목적은? 중요도 ★

① 집단검진을 통한 질병의 조기발견 ② 감염병 발생의 예방
③ 학교 급식을 통한 영양관리 ④ 안전하고 쾌적한 환경 제공
⑤ 보건교육을 통한 건강한 습관 확립

27 초등학교 보건교육에 가장 중요한 역할을 담당하는 사람은? 중요도 ★

① 보건교사 ② 교장 또는 교감 ③ 담임교사
④ 체육교사 ⑤ 교의

해설 **초등학교** 교육은 **담임교사를 중심**으로 교과과정을 통한 보건교육 및 전과정 학교 생활을 담임교사의 지도를 받기 때문이다.

28 보건교육대상자 중에서 교육효과가 가장 크다고 생각되는 집단은? 중요도 ★

① 영세민 ② 초등학생 ③ 농민
④ 노동자 ⑤ 지역사회 주민

해설 보건교육대상자 중 교육효과가 가장 큰 집단은 초등학교 학생이다.

29 학교보건사업 중 최우선적으로 실시해야 할 사업은? 중요도 ★

① 학교급식 실시 ② 학교환경위생 개선
③ 학교건강교육 실시 ④ 학교보건봉사
⑤ 학교와 지역사회와의 유대강화

해설 학생들이 학교에 있는 동안 건강의 유지 · 향상, 나아가서 학습능률의 향상을 위해 청결하고 아름다운 **환경**이 유지되어야 한다.

30 학교환경의 위생적 관리상 배수 및 환기에 특별히 신경을 써야 할 곳은? 중요도 ★

① 체육실 ② 보건실 ③ 기숙사
④ 실습실 ⑤ 교실

해설 **실습실**은 약품 · 각종 실습재료를 **사용**하므로 냄새가 날 우려가 있고, 세척 · 실습을 할 때 물을 사용하는 경우가 많기 때문에 **배수 및 환기**에 신경을 써야 한다.

31 다음 중 학교에서 실시하는 학교보건업무에 속하지 않는 것은? 중요도 ★

① 학생병리검사 ② 학교급식
③ 신체검사실시 ④ 보건교육실시
⑤ 학생의 만성질환치료

정답 26. ⑤ 27. ③ 28. ② 29. ② 30. ④ 31. ⑤

32 최근 학동기에 이환율이 가장 높을 뿐 아니라 생활 수준의 향상에 비례해 높아지는 질병은? 중요도 ★

① 유행성 일본뇌염　② 백일해　③ 충치
④ 기생충 질환　⑤ 결핵

해설 우리나라 학동의 80% 이상이 충치에 이환되어 있으며, 식습관 · 생활환경 · 문화 정도 등에 따라 영향을 받는다.

33 학교교실에 요구되는 적당한 조도의 기준은?

① 50~60Lux　② 100Lux　③ 300Lux 이상
④ 600Lux 이상　⑤ 1,500Lux 이상

해설 실내조도기준
① 세면장 · 화장실 : 60~150Lux
② 식당 · 강당(집회장) : 150~300Lux
③ 교실 · 현관 · 복도 · 층계 · 실험실(일반) : 300Lux 이상(300~600Lux)
④ 도서실 · 정밀작업 : 600~1,500Lux

34 교실의 CO_2 허용농도는? 중요도 ★

① 0.001%　② 0.1%　③ 0.5%
④ 0.6%　⑤ 15%

해설 CO_2 : 실내공기의 오염지표로 사용되며, 허용농도는 0.1%(1,000ppm)이다.

35 학교 환경보호구역 중 절대보호구역은 학교 출입문(정문)으로 부터 몇 m 이내인가? 중요도 ★★

① 100m　② 200m　③ 50m
④ 30m　⑤ 20m

해설 ①「교육환경법」에 따라 학교 환경보호구역 중 절대보호구역은 학교출입문(정문)으로부터 50m 이내이고, 상대보호구역은 학교경계선으로부터 200m로 되어 있다.
② 같은 급의 학교 간에 보호구역이 서로 중복될 경우에는 학생수가 많은 학교가 관리한다.
③ 상 · 하급 학교 간의 보호구역이 서로 중복될 경우에는 하급학교(유치원은 제외)가 관리한다.
※ "정화구역"이 "법개정"에 따라 "보호구역"으로 변경되었음

36 다음 중 보건교사의 직무는? 중요도 ★

① 학교보건계획의 수립　② 식생활 지도 및 영양상담
③ 위생 · 안전 · 작업관리 및 검식　④ 학교에서 사용하는 의약품의 검사
⑤ 학생 및 교직원의 건강진단과 건강평가

해설 학교보건법 시행령 제23조(학교에 두는 의료인 · 약사 및 보건교사) 보건교사, 학교의사, 학교약사의 직무는 다음 각 호와 같다.
1. 보건교사의 직무
가. 학교보건계획의 수립
나. 학교 환경위생의 유지 · 관리 및 개선에 관한 사항
다. 학생과 교직원에 대한 건강진단의 준비와 실시에 관한 협조
라. 각종 질병의 예방처치 및 보건지도
마. 학생과 교직원의 건강관찰과 학교의사의 건강상담, 건강평가 등의 실시에 관한 협조
바. 신체가 허약한 학생에 대한 보건지도
사. 보건지도를 위한 학생가정 방문 등

32. ③　33. ③　34. ②　35. ③　36. ① 정답

2. 학교의사의 직무
가. 학교보건계획의 수립에 관한 자문　　나. 학교 환경위생의 유지 · 관리 및 개선에 관한 자문
다. 학생과 교직원의 건강진단과 건강평가　　라. 각종 질병의 예방처치 및 보건지도
마. 학생과 교직원의 건강상담　　바. 그 밖에 학교보건관리에 관한 지도
3. 학교약사의 직무
가. 학교보건계획의 수립에 관한 자문　　나. 학교환경위생의 유지관리 및 개선에 관한 자문
다. 학교에서 사용하는 의약품과 독극물의 관리에 관한 자문
라. 학교에서 사용하는 의약품 및 독극물의 실험 · 검사
마. 그 밖에 학교보건관리에 관한 지도

37 보건교육의 평가를 시기에 따라 구분할 때 계획평가에 해당하는 것은? 중요도 ★

① 사후평가　② 진단평가　③ 형성평가
④ 효율평가　⑤ 영향평가

해설 보건사업 평가
① 사전평가(계획평가) : 대안선택 전 사전예측으로 악영향을 최소화하기 위한 평가이다.
(예) : 진단평가, 환경영향평가, 요구도 평가 등
② 과정평가(중간평가) : 평가결과를 진행과정에 즉시 반영할 수 있는 장점이 있다.
㉠ 과정평가 : 일상적이고 반복적인 중간평가이다.
㉡ 형성평가 : 프로그램의 수정이나 오류를 방지하기 위한 중간수정평가이다.
③ 사후평가(총괄평가) : 산출평가, 결과평가, 영향평가

8 보건통계

01 지역사회 공중보건사업을 계획하고자 할 때 가장 먼저 조사되어야 할 사항은? 중요도 ★★

① 인구밀도　② 보건통계 자료　③ 영양상태
④ 경제적 기대효과　⑤ 환경위생 상태

02 보건사업의 필요성 결정이나 보건입법을 촉구하는 데 가장 소중한 자료는?

① 영아사망률　② 질병통계　③ 보건통계
④ 조사망률과 조출생률　⑤ 인구통계

03 모집단이란? 중요도 ★

① 조사단위의 전 집합체　② 표본의 수
③ 조사단위를 500명 이상으로 한 집단　④ 조사 가능한 조사단위의 전 집합체
⑤ 어머니들로 이루는 집단

해설 ① 모집단 : 조사하고자 하는 사항의 전 집합체
② 유한 모집단 : 모집단을 구성하는 단위의 한계를 정하고 있을 때의 집단
③ 무한 모집단 : 무한히 많은 단위로 이루어지는 모집단

정답 37. ② **8. 보건통계** 1. ② 02. ③ 03. ①

04 **OO대학 여학생 중 200명에게 설문지를 주어 150명에게서 해답을 받았다면 해답을 준 사람의 모집단은?** 중요도 ★★

① OO대학 전체학생 ② OO대학 여학생 전원
③ OO대학 여학생 중 응답을 준 150명 ④ OO대학 여학생 중 응답을 준 200명
⑤ OO대학 남학생 중 응답을 준 200명

해설 ① 모집단 : 대상조사 전원
② 표본집단 : 모집단에서 표본 추출한 것

05 **서울시 거주 65세 이상 노인 중 1,000명을 표본으로 추출한 후 설문지를 주어 800명이 회신하였을 때 회신한 사람의 모집단은?**

① 설문지역에서 회신한 800명 노인 ② 표본 추출된 1,000명의 노인
③ 서울시에 거주하는 노인 전원 ④ 서울시에 거주하는 65세 이상 노인 전원
⑤ 서울시에 거주하는 남자와 여자

해설 ① 회신한 사람의 모집단 : 서울시 거주 65세 이상 노인 전원
② 회신한 사람의 표본집단 : 서울시 거주 65세 이상 노인 중 1,000명

06 **다음 중 도수분포를 작성할 때 유의점으로 관계가 먼 것은?**

① 급의 간격은 가급적 간편한 것으로 택한다.
② 급의 간격을 일정하게 잡는다.
③ 급의 수는 8~15 정도가 적당하다.
④ 계산은 정확하게 한다.
⑤ 조사내용은 최근의 것으로 한다.

해설 ① 도수분포 : 각 급에 해당하는 도표의 계열을 도수분포라 한다.
② 도수분포를 작성시 조사내용은 최근의 것으로 한다는 조건은 없다.

07 **대표값이 아닌 것은?**

① 평균치 ② 중앙치 ③ 최빈치
④ 산술평균 ⑤ 산포도

해설 ① 대표값 : 평균치(산술평균, 기하평균, 조화평균), 중앙치, 최빈치
② 산포도(Dispersion) : 표준편차, 평균편차, 변이계수, 범위, 분산

08 **대표값을 나타내는 가장 적절한 표현은?** 중요도 ★

① 하나의 객관적 값으로서 측정값들의 분포를 특정 짓는 값이다.
② 하나의 객관적 값으로서 측정값들의 집단을 대표하는 값이다.
③ 어떤 집단의 산술평균치이다.
④ 산술평균과 중앙값을 뜻한다.
⑤ 하나의 객관적 값으로서 집단의 크기를 나타내는 통계량이다.

04. ② 05. ④ 06. ⑤ 07. ⑤ 08. ② 정답

09 다음 중 중앙치는?

중요도 ★

170cm, 180cm, 175cm

① 170cm ② 175cm ③ 180cm
④ 185cm ⑤ 190cm

10 산포성은 무엇을 특정 짓는 값인가?

중요도 ★★

① 분포의 조사수 크기 ② 분포의 대칭성
③ 분포의 최빈값 ④ 분포의 흩어진 정도
⑤ 분포의 대표성

해설 산포도 : 분포의 흩어진 정도를 나타내는 값이다.

11 분포의 흩어진 정도를 나타내는 것은?

중요도 ★

① 산술평균 ② 조화평균 ③ 분산
④ 최빈값 ⑤ 중간값

12 측정값의 산술평균 둘레에 분포되는 분포상태를 표시하는 산포성은?

중요도 ★

① 분산 ② 조화평균 ③ 중간값
④ 최빈값 ⑤ 범위

해설 분산이란 한 변수의 측정값들이 이들 산술평균 둘레에 평균 얼마나 떨어져 있는가를 표시하는 값이다.

13 산술평균의 표준오차의 설명 중 맞는 것은?

중요도 ★

① 산술평균의 표준분포의 분산이다.
② 산술평균의 오차이다.
③ 표본산술평균 간의 차이다.
④ 산술평균의 표본분포의 표준편차이다.
⑤ 모집단과 표본의 산술평균 간의 차이다.

14 2개 이상의 산포도를 비교하려고 할 때 측정치의 크기가 매우 차이가 나거나 단위가 서로 다를 때 사용하는 것은?

중요도 ★★

① 분산 ② 표준편차 ③ 평균편차
④ 변이계수 ⑤ 중위수

해설 산포도 : 분포의 흩어진 정도를 나타내는 값이다.

정답 09. ② 10. ④ 11. ③ 12. ① 13. ④ 14. ④

15 다음 〈보기〉에서 설명하는 보건통계의 지표는? 중요도 ★

> • (표준편차÷산술평균) 즉, 표준편차를 산술평균에 대한 비 또는 백분율로 나타낸다.
> • 주로 2개 이상의 산포도를 비교하려고 할 때 측정치의 크기가 매우 차이가 나거나 단위가 서로 다를 때 사용한다.

① 중위수 ② 변이계수 ③ 표준편차
④ 평균편차 ⑤ 분산

16 산포도의 대소를 비교하는데 가장 잘 사용, 분산의 제곱근의 값으로 나타낸 것은? 중요도 ★

① 표준편차 ② 대표 값 ③ 평균편차
④ 변이계수 ⑤ 중위수

해설 산포도(dispersion) : 분포의 흩어진 정도를 나타내는 것
① 표준편차 : 산포도의 대소를 비교하는 데 가장 잘 사용, 분산의 제곱근의 값
② 평균편차 : 측정치들과 평균치와의 편차에 대한 절대값의 평균(편차 = 측정값−평균)을 평균편차라 한다.
③ 변이계수(변동계수) = $\frac{S}{X}$(표준편차 S를 평균 X로 나눈 값)
④ 범위(range) = 최대 − 최소(변수의 최대값과 최소값의 차이)
⑤ 분산(variance) : 편차의 제곱을 평균한 값으로 산포의 정도를 나타내는 데 많이 쓰인다.

17 개체값과 평균값의 차를 제곱한 합계를 총수로 나눈 것은? 중요도 ★★

① 분산 ② 조화평균 ③ 중간값
④ 최빈값 ⑤ 범위

해설 분산 : 개체값과 평균값의 차를 제곱한 합계를 총수로 나눈 것을 분산이라 한다.

18 분산의 제곱근의 값으로 나타낸 것은?

① 표준편차 ② 대표값 ③ 평균편차
④ 변이계수 ⑤ 중위수

해설 산포도 : 분포의 흩어진 정도를 나타내는 것
① 표준편차 : 산포도의 대소를 비교하는 데 가장 많이 사용되며 분산의 제곱근의 값으로 나타낸다.
② 분산 : 편차의 제곱을 평균한 값으로 산포의 정도를 나타내는 데 많이 쓰인다.

19 정규분포의 설명 중에서 틀린 것은 어느 것인가? 중요도 ★

① t−분포보다 낮다. ② 산술평균과 중앙값이 같다.
③ 좌우가 대칭이다. ④ 정규분포의 면적은 1이다.
⑤ 모든 정규분포는 표준정규분포로 고칠 수 있다.

해설 정규분포는 t − 분포보다 곡선부분은 높고 꼬리부분은 낮다.

15. ② 16. ① 17. ① 18. ① 19. ① 정답

20 정규분포에서 $\mu \pm 2\sigma$의 범위 밖의 면적은 몇 %인가?

① 95% ② 68% ③ 2.5%
④ 1% ⑤ 5%

해설 ① 정규분포의 신뢰구간과 신뢰도
$\mu \pm 1\sigma = 68.25\%$
$\mu \pm 2\sigma = 95.44\%$
$\mu \pm 3\sigma = 99.73\%$
μ : 평균, σ : 표준편차
② $\mu \pm 2\sigma = 95.44\%$이므로 ∴ $100\% - 95.44\% \fallingdotseq 5\%$
③ 정규분포의 면적은 "1"이다.

21 정규분포에서 전면적의 99.7%를 나타내는 범위는?

① $x \pm 1.5\sigma$ ② $x \pm 1.96\sigma$ ③ $x \pm 2\sigma$
④ $x \pm 3.0\sigma$ ⑤ $x \pm 5.0\sigma$

22 표준정규분포의 면적은 어느 것인가?

① −1 ② 0 ③ 1
④ 2 ⑤ 3

23 표준정규분포의 표준편차는 어느 것인가?

중요도 ★

① −1 ② 0 ③ 1
④ 0.1 ⑤ 2

해설 표준정규분포의 표준편차는 "1"이고 평균은 "0"이다.

24 표준정규분포의 편차의 평균(산술평균)은 다음 중 어느 것인가?

① 0 ② −1 ③ 1
④ −2 ⑤ 2

25 두 변수 사이에 상관이 전혀 없을 때의 표시방법은?

중요도 ★

① $1 > r > 0$ ② $0 > r > -1$ ③ $r = 1$
④ $r = 0$ ⑤ $r = -1$

해설 상관계수(r)
① 완전상관(직선상관) : r = 1 또는 r = −1
② 불완전상관 : r = 0.5 또는 r = −0.5
③ 무상관 : r = 0
④ 순상관 : 1, 0.5
⑤ 역상관 : −1, −0.5
⑥ 양수(1)일 때 증가, 음수(1)일 때 감소

정답 20. ⑤ 21. ④ 22. ③ 23. ③ 24. ① 25. ④

26 **상관관계에 대한 설명으로 옳은 것은?** 중요도 ★

① 상관계수가 양수(1)일 때 감소한다.
② 상관계수가 음수(−1)일 때 증가한다.
③ 상관계수가 "1"일 때 역상관이다.
④ 상관계수가 "−1"일 때 순상관이다.
⑤ 상관계수가 "0"일 때 무상관이다.

27 **모집단의 각 구성원이 뽑힐 확률이 동일하게 추출될 수 있도록 일련번호를 부여하여 무작위(random) 추출하는 추출방법은?** 중요도 ★★

① 단순확률 추출법
② 계통적 추출법
③ 층화 추출법
④ 집락 추출법
⑤ 다단 추출법

해설 표본 추출법

표본을 추출하는 방법은 확률추출법(무작위 추출법), 주관적 할당법, 응모법, 짝지우기법 등이 있는데 **주로 확률 추출법이 잘 이용된다. 확률 추출법(무작위 추출법)**은 다음과 같다.

① **단순임의 추출법**(단순추출법) : 모집단의 구성요소 어느 것도 표본으로 추출될 수 있도록 **일련번호를 부여**하여 똑같은 방법으로 **무작위 추출**하는 방법이다(단순무작위 즉, **심지뽑기** 같은 것).

② **계통적 추출법** : 모집단의 구성요소에 **일련번호를 부여**한 후 일차적으로 **단순임의 추출**한 다음에 미리 정해 놓은 **일정한 간격**으로 **제2차로 표본을 추출**하는 방법이다(모집단 N개에 일련번호를 부여하고 표본 추출 간격을 정한 후 뽑는 것 : **여론조사, 전화번호부** 등 이용).

③ **층화임의 추출법**(층화 추출법) : 모집단 구성요소의 **성별, 연령별, 지역별, 학과별** 또는 기타 어떤 **특성**에 따라 **부분집단(계층)**으로 **구분**하여 **계층별**로 **무작위 추출**하는 방법이다(**집단을 층을 구분**하고 표본을 **추출**하는 것 : **동할당법, 비례할당법**).

④ **집락 추출법(다단 추출법)** : 모집단을 **행정단위**나 **자연부락 단위** 등 어떤 특성에 따라 **집락으로 구분**하여 선정된 **집락의 전체를 조사**하거나 그 하위 집락을 추출하여 하위집락의 전수를 조사하는 **다단계 집락추출법** 등이 이용된다(**행정단위**에 이용).

28 **다음 중 시작 번호를 정한 후 일정한 간격으로 표본을 추출하는 방법은?**

① 단순추출법
② 계통추출법
③ 층화추출법
④ 집락추출법
⑤ 다단 추출법

29 **다음은 어떤 표본추출법인가?**

어떤 한 집단에서 학생들의 성적을 통, 반 등으로 분류하여 특성을 알아본 것

① 단위무작위추출법
② 다단추출법
③ 층화추출법
④ 집락추출법
⑤ 계통적 추출법

30 **연평균 인구증가율이 2.0%라면 인구의 크기가 2배 되는 데 필요한 연수는?** 중요도 ★

① 10년
② 20년
③ 25년
④ 35년
⑤ 40년

해설 인구의 배가 연수 $= \frac{70}{r} = \frac{70}{2} =$ 35년(r : 연평균 인구증가율(%))

26. ⑤ 27. ① 28. ② 29. ③ 30. ④ 정답

31 다음 중 신생아를 뜻하는 것은?
중요도 ★

① 출생 후 1주 이내의 어린이
② 출생 후 4주 이내의 어린이
③ 출생 후 1년 이내의 어린이
④ 출생 후 6년 이내의 어린이
⑤ 출생 후 7년 이내의 어린이

해설 ① 초생아 : 생후 1주일까지 ② 신생아 : 생후 1개월(4주)까지
③ 영아 : 생후 1년까지 ④ 유아 : 생후 6년까지

32 생정통계에서 0세 인구란?
중요도 ★

① 출생 직후의 영아 인구
② 어느 시점의 출산수
③ 출생 후 1년 미만의 영아수
④ 어느 시점의 출생수
⑤ 출생 후 1개월 미만의 영아수

해설 0세 인구란 12개월 미만의 영아수를 말한다.

33 보건통계에서 0세 인구가 뜻하는 것은?
중요도 ★

① 신생아수
② 영아수
③ 조산아수
④ 출산아수
⑤ 유아수

34 보건통계에서 1세 인구란?

① 12개월 미만 인구
② 12개월이 된 인구
③ 만 12개월~만 24개월 인구
④ 24~36개월 미만 인구
⑤ 36개월 미만 인구

해설 1세 인구란 만 1세 이상 만 2세 미만 인구를 말한다.

35 모자보건법에서 규정하고 있는 영유아의 연령은?

① 출생 후 1주 미만의 자
② 출생 후 4주 미만의 자
③ 출생 후 1년 미만의 자
④ 출생 후 6년 미만의 자
⑤ 36개월 미만 인구

36 생정통계에서 5~9세 인구란?
중요도 ★

① 만 5세부터 만 10세 이하까지의 인구
② 만 5세부터 만 10세 미만의 인구
③ 만 4세부터 만 9세까지의 인구
④ 만 4세부터 만 10세 미만의 인구
⑤ 만 5세부터 만 9세까지의 인구

정답 31. ② 32. ③ 33. ② 34. ③ 35. ④ 36. ②

37 서로 연결이 잘못된 것은? 중요도 ★★★

① 신생아-생후 4주 내
② 초생아-생후 1주 내
③ 영아-생후 1년 내
④ 유아-만 6세까지
⑤ 조산아(저체중아)-체중 3.2kg 이하

해설 조산아(저체중아) : 체중 2.5kg 이하(미만)
※ 미숙아(저체중아) 기준 : 「모자보건법」에서는 2.5kg 미만, "공중보건책"에서는 2.5kg 이하로 미숙아를 정의하고 있음

38 조산아의 기준은?

① 2.5kg
② 3kg
③ 3.2kg
④ 4kg
⑤ 4.5kg

39 다음 중 조산아(저체중아)의 관리방법이 아닌 것은? 중요도 ★★

① 소화기보호
② 체온관리
③ 호흡관리
④ 감염관리
⑤ 영양관리

해설 ① 조산아 : 2.5kg 이하(임신 28주~38(37)주 사이의 분만)
② 조산아의 4대 관리 원칙 : 감염방지, 체온관리, 호흡관리, 영양관리
※ 우리나라 「모자보건법」의 미숙아 : 임신 37주 미만의 출생아 또는 출생시 체중이 2,500그램 미만인 자로서 보건소장 또는 의료기관의 장이 임신 37주 이상의 출생아 등과는 다른 특별한 의료적 관리와 보호가 필요하다고 인정하는 자

40 WHO가 제시한 국가 간 종합건강지표는?

① 보통사망률, 비례사망지수, 평균수명
② 신생아사망률, 영아사망률, 모성사망률
③ 평균여명, 신생아사망률, 영아사망률
④ 질병이환율, 비례사망지수, 평균수명
⑤ 보통사망률, 비례사망지수, 중독률

해설 WHO가 제시한 종합건강지표
① 조사망률 : (연간 총사망자수÷연앙인구)×1,000
② 평균수명 : 0세의 평균여명
③ 비례사망지수 : 전체 사망자 중 50세 이상의 사망수를 백분율(%)로 표시한 지수

41 WHO의 국가간 건강수준 평가 지표가 아닌 것은(보통사망률, 비례사망지수, 평균수명은 제외)?

① 신생아사망률
② 영아사망률
③ 모성사망률
④ 질병이환율
⑤ 중독률

해설 국가간 건강지표
① 조사망률 ② 평균수명 ③ 비례사망지수 ④ 신생아사망률
⑤ 영아사망률 ⑥ 모성사망률 ⑦ 질병이환율 등

37. ⑤ 38. ① 39. ① 40. ① 41. ⑤ 정답

42 국가나 지역사회의 보건수준을 비교하는데 사용되는 대표적인 3대 지표는?

① 신생아사망률, 비례사망지수, 평균수명
② 영아사망률, 비례사망지수, 평균수명
③ 조사망률, 비례사망지수, 평균수명
④ 영아사망률, 비례사망지수, 질병이환율
⑤ 영아사망률, 비례사망지수, 중독률

해설 WHO가 국가나 지역사회의 보건수준을 비교하는데 사용되는 대표적인 3대 지표 : 영아사망률, 비례사망지수, 평균수명

43 공중보건사업의 달성도를 파악하기 위한 지표가 아닌 것은?

① 영아사망률 ② 조사망률 ③ 질병이환율
④ 조출생률 ⑤ 평균수명

44 지역사회 보건수준을 평가하기 위한 가장 대표적인 지표는? 중요도 ★★★★

① 질병유병률 ② 모성사망률 ③ 영아사망률
④ 평균수명 ⑤ 조사망률

해설 ① 영아사망률 : 어느 국가나 지역사회의 보건수준을 나타내는 가장 대표적인 보건지표이다.
② 영아사망률 계산은 12개월 미만의 일정 연령군이기 때문에 일반 사망률에 비해 통계적 유의성이 크다.

45 영아사망률을 조사망률보다 보건지표로서 중요시하는 이유와 관련성이 없는 것은? 중요도 ★

① 영아사망률은 보건의료 수준에 따라 영향을 받기 때문이다.
② 조사망률은 연령구성에 따라 영향을 받아 통계적 유의성이 낮기 때문이다.
③ 영아사망률은 환경위생 상태에 따라 예민하게 영향을 받아 통계적 유의성이 크기 때문이다.
④ 조사망률의 보건통계처리는 영아사망률보다 정확성이 크게 낮기 때문이다.
⑤ 영아사망률은 일정 연령군의 통계로서 통계적 유의성이 크기 때문이다.

해설 영아사망률이 조사망률에 비해 보건수준을 나타내는 지표가 되는 이유 : ①·②·③·⑤번 외
① 조사망률은 연령구성에 의한 영향을 받지만 영아사망률은 1세 미만(한정된) 연령군이기 때문이다.
② 영아사망률은 환경위생, 영아보건관리, 모자보건수준과 관계가 크다.

46 지역 사망률을 비교하는 방법은? 중요도 ★

① 표준화사망률 ② 조사망률 ③ 비례사망률
④ 치명률 ⑤ 청소년사망률

해설 ① 보정 또는 표준화사망률 $= \frac{\text{기대사망자수의 총수}}{\text{총표준인구}}$
② 조사망률은 지역사회에 따라 인구구성(연령, 종족 및 성 등)이 다를 경우, 두 지역 사회의 보건수준을 비교하는 것은 무의미하다. 이와 같은 모순을 시정하기 위하여 표준화사망률을 사용한다.

정답 42. ② 43. ④ 44. ③ 45. ④ 46. ①

47 **2000년도의 영아사망률의 계산이 올바른 것은?**

① (2000년도에 출생하여 만 1세 미만의 사망한 영아수/2000년도 내의 총 출생아수)×1,000
② (2000년도의 만 1세 미만의 사망한 영아수/2000년도 내의 총 출생아수)×1,000
③ (2000년도의 만 1세 미만의 사망한 영아수/2000년도 내의 총 출생아수)×100
④ (2000년도의 만 1세 이하의 사망한 영아수/2000년도 내의 총 출생아수)×1,000
⑤ (2000년도의 1개월 미만의 사망한 영아수/2000년도 내의 총 출생아수)×1,000

해설 ① 이하 · 이상 : 기준점 포함, 즉, 기준숫자가 포함됨(예 60점 이하 하면 60점도 포함됨)
② 미만 · 초과 : 기준점 포함 안 됨, 즉, 기준숫자가 포함 안 됨(예 60점 미만 하면 59점부터 해당됨)

48 **영아사망률에 대한 설명 중 옳은 것은?**

① 출생아 100명에 대하여 1세 미만 영아의 사망수
② 출생아 1,000명에 대하여 1세 미만 영아의 사망수
③ 출생아 10,000명에 대하여 1세 미만 영아의 사망수
④ 출생아 100,000명에 대하여 1세 미만 영아의 사망수
⑤ 출생아수에 대한 영아사망수

49 **영아사망률 및 모성사망률의 분모가 되는 것은?** 중요도 ★★

① 연간 사망수 ② 연간 출생아수 ③ 영아수
④ 신생아수 ⑤ 모성수

해설 $\text{영아사망률} = \dfrac{\text{연간 영아 사망자수}}{\text{연간 출생아수}} \times 1,000$

$\text{모성사망률} = \dfrac{\text{그 연도의 임신 · 분만 및 산욕열에 의한 사망수}}{\text{어떤 연도의 출생아수}} \times 10^3(\text{또는 } 10^5)$

50 **영아사망률의 기본수는?**

① 10 ② 20 ③ 1,000
④ 10,000 ⑤ 100,000

51 **조출생률의 기본수는?**

① 10 ② 20 ③ 1,000
④ 10,000 ⑤ 100,000

해설 $\text{조출생률} = \dfrac{\text{1년 동안 출생의 총수}}{\text{연앙인구}} \times 10^3$

47. ② 48. ② 49. ② 50. ③ 51. ③ 정답

52 조출생률의 분모는?

중요도 ★

① 그 해의 인구　② 연간 출생아수　③ 영아수
④ 신생아수　⑤ 모성수

53 가족계획사업의 효과판정 상 가장 좋은 지표는?

중요도 ★★

① 주산기사망률　② 조출생률　③ 초생아사망률
④ 모성사망률　⑤ 영아사망률

해설 조출생률이 감소해야만 가족계획사업이 성공한 것이다.

54 우리나라에서 주산기사망률의 주산기란 무엇을 말하는가?

중요도 ★

① 임신 28주 이후+생후 7일 이내 기간　② 임신 20주 이후+생후 7일 이내 기간
③ 임신 28주 이후+생후 100일 이내 기간　④ 임신 20주 이후+생후 6개월 이내 기간
⑤ 임신 10주 이후+생후 30일 이내 기간

해설 $\text{주산기사망률} = \frac{\text{임신 28주 이후의 태아 사망자수 + 생후 1주 이내 사망수}}{\text{연간 28주 이후의 태아 사망자수 + 연간 출생아수}} \times 10^3$

55 보건통계에서 α-Index란?

중요도 ★

① 출생수－사망수　② 영아 사망수 / 신생아 사망수
③ 신생아 사망수－영아 사망수　④ 출생수 사망수×100
⑤ 만 1세 미만 남아수÷만 1세 미만 여아수

해설 $\text{알파지수}(\alpha - \text{index}) = \frac{\text{영아 사망수(율)}}{\text{신생아 사망수(율)}}$

56 α-index 값을 구하라.

중요도 ★★

영아 사망 : 9명, 신생아 사망 : 3명

① 1　② 2　③ 3
④ 4　⑤ 5

해설 $\alpha - \text{index} = \frac{9}{3} = 3$

57 보건수준이 가장 높을 때의 α-Index 값은?

중요도 ★★

① 1.0 미만일 때　② 1.0 이하일 때
③ 1.0에 가장 가까울 때　④ 1.0 이상일 때
⑤ 1.0 초과할 때

해설 ① α − Index의 값이 1.0에 가까울수록 보건수준이 높다는 것을 뜻한다.
② α − Index는 1보다 작을 수 없다.

정답 52. ① 53. ② 54. ① 55. ② 56. ③ 57. ③

58 선진국의 α - index는 어느 정도로 보는 것이 타당하겠는가? 중요도 ★

① 0.1~0.2 ② 0.3~0.5 ③ 1~1.2
④ 1.5~2 ⑤ 2~3

59 그 값이 1.0 이상이면 건강수준이 나쁘다. 이것은 무엇에 관한 설명인가?

① 모성사망률 ② 영아사망률 ③ 알파인덱스
④ 신생아사망률 ⑤ 초생아사망률

해설 지역사회의 보건수준과 건강수준 평가
① 영아사망률 : 한 국가나 지역사회의 건강수준을 평가할 수 있는 대표적인 지표로 사용한다.
② α-Index : 더욱 세밀한 평가를 위해 α-Index를 계산하고 그 값이 1.0에 가장 가까울 때 보건수준이 가장 높은 것으로 평가하고 있다.

60 α -Index에 관한 설명이다. 옳지 않은 것은?

① 일년간 신생아사망수에 대한 영아사망수이다(영아사망수 ÷ 신생아사망수).
② 1에 가까울수록 영아사망이 대부분 불가피한 신생아의 사망이다.
③ 작아질수록 영아사망 원인에 대한 예방대책 수립이 시급하다.
④ 1일 경우 그 해 사망한 영아는 모두 생후 28일 미만에 사망했음을 뜻한다.
⑤ α지수는 1보다 작을 수는 없다.

해설 알파지수가 작아질수록 신생아사망 원인에 대한 예방대책 수립이 시급하다.
① 신생아사망 : 신생아 고유질환 즉, 분만시 사고, 조산아 등
② 영아사망 : 폐렴, 장염 등에 의한 감염증 사망
③ 신생아 사망뿐이면 폐렴, 장염 등에 의한 감염증 사망이 없다는 의미로 보건수준이 높아졌다고 할 수 있다.

61 α-Index가 전보다 커졌다면 어떤 대책을 세워야 하는가? 중요도 ★

① 영 · 유아사망 ② 초생아사망 ③ 영아사망
④ 유아사망 ⑤ 신생아사망

62 모성사망률의 산출에 사용하는 분모는? 중요도 ★

① 연간 임산부수 ② 20~45세의 임산부 ③ 연간 출생아수
④ 연간 사망아수 ⑤ 전 여성수

63 다음 보건통계 중 분모가 연간 출생아로 계산되지 않는 것은? 중요도 ★★

① 초생아사망률 ② 모성사망률 ③ 신생아사망률
④ 조사망률 ⑤ 영아사망률

해설 $조사망률 = \frac{연간\ 총사망자수}{연앙인구} \times 10^3$

58. ③ 59. ③ 60. ③ 61. ③ 62. ③ 63. ④ 정답

64 비례사망지수는 인구의 연간 사망자수에 대한 무엇을 백분율(%)로 표시한 지수인가?

중요도 ★★

① 영아사망수 ② 유아사망수 ③ 50세 이상 사망수
④ 60세 이상 사망수 ⑤ 남자사망수

해설 비례사망지수(P.M.I) $= \frac{\text{50세 이상 사망수}}{\text{총 사망자수}} \times 100$

65 비례사망지수가 매우 높으면 그 나라 보건수준은?

① 건강 수준과 상관없다. ② 매우 높다. ③ 높다.
④ 낮다. ⑤ 매우 낮다.

해설 ① 비례사망지수(P.M.I)가 크다는 것은 건강수준이 높은 것을 의미하는 것이다.
② 비례사망지수가 작다는 것은 젊은 사람이 많이 죽었다는 것이다.

66 사망성비의 올바른 계산식은?

① (여자 사망수 / 남자 사망수)×100 ② (남자 사당수 / 인구)×100
③ (여자 사망 / 인구)×100 ④ (남자 사당수 / 여자 사망수)×100
⑤ (남녀 사망 / 인구)×1,000

해설 사망성비 $= \frac{\text{남자 사망수}}{\text{여자 사망수}} \times 100$

67 출생 · 사망비(동태지수)의 계산식은?

중요도 ★

① (남자 출생수/인구)×100 ② (연간 사망수/인구)×1,000
③ (연간 출생수/연간 사망수)×100 ④ (여자 출생수/인구)×100
⑤ (연간 출생수/인구)×100

해설 동태지수(증가지수) = (출생수 ÷ 사망수) × 100

68 출생수와 사망수의 비로 나타내는 것은?

① 증가지수 ② 총재생산율 ③ 재생산율
④ 조자연증가율 ⑤ 사회증가율

69 백분율로 표시되는 것은?

중요도 ★★

① 조출생률 ② 이환율 ③ 발병률
④ 치명률 ⑤ 유병률

해설 ① 치명률 $= \frac{\text{사망자수}}{\text{발병자수}} \times 100$
② 백분율로 표시하는 것 : 치명률, 동태지수(증가지수), 부양비, 비례사망지수 등

정답 64. ③ 65. ② 66. ④ 67. ③ 68. ① 69. ④

70 부양비란? 중요도 ★★

① (생산층 인구 + 비생산층 인구) × 100 ② 비생산층 인구 ÷ 생산층 인구 × 100
③ (생산층 인구 − 비생산층 인구) × 100 ④ (비생산층 인구 − 생산층 인구) × 100
⑤ 생산층 인구 ÷ 비생산층 인구 ×100

해설 부양비 = $\frac{\text{비생산층 인구}}{\text{생산층 인구}} \times 100 = \frac{\text{비경제연령 인구}}{\text{경제연령 인구}} \times 100$

71 어느 지역에 0~14세 인구가 A명, 15~64세 인구가 B명, 65세 이상의 인구가 C명이라면 이 지역의 부양비율은 어떻게 되는가? 중요도 ★★★

① $\frac{A + C}{A + B + C} \times 100$ ② $\frac{B}{A + C} \times 100$ ③ $\frac{C}{A} \times 100$
④ $\frac{A + C}{B} \times 100$ ⑤ $\frac{A + C}{A} \times 100$

72 다음 보기의 부양비는? 중요도 ★★★

0~14세 : 10명	15~64세 : 100명	65세 이상 : 30명

① 10 ② 40 ③ 100
④ 150 ⑤ 200

해설 부양비=[(10+30)÷100]×100=40%

73 다음은 부양비에 대한 설명이다. 맞는 것은? 중요도 ★

① 경제활동 인구÷비경제활동 인구로 계산한다.
② 우리나라에서는 농촌보다 도시에 높다.
③ 우리나라에서는 농촌지역이 도시보다 낮다.
④ 도시지역에서는 생산층 연령인구가 많으므로 부양비가 높다.
⑤ 부양비가 높다는 것은 경제수준이 낮다는 것이다.

해설 선진국일수록 부양비가 낮다.

74 부양비의 설명 중 옳지 않은 것은? 중요도 ★

① 분자 : 비생산인구
② 부양비=(비생산인구/생산인구)×100
③ 부양비가 높다는 것은 경제수준이 낮다는 것이다.
④ 선진국일수록 부양비가 낮다.
⑤ 분자 : 0세의 인구

70. ② 71. ④ 72. ② 73. ⑤ 74. ⑤ 정답

75 다음 설명이 틀린 것은?

① 부양비 = (비생산인구 / 생산인구)×100
② 노령 지수 = (노년인구 / 성인인구)×100
③ 노령인구 지수 = (노년인구 / 성인인구)×100
④ 유아인구 지수 = (유아인구 / 성인인구)×100
⑤ 종속인구 지수 = [(유년인구+노년인구) / 경제활동인구]×100

해설 ① 노령(노령화) 지수 = (노년인구/유년인구)×100
② 노령(노년) 인구 지수 = (노년인구 / 경제활동인구)×100 = (노년인구 / 성인인구)×100
③ 유아인구 지수 = (유아인구 / 경제활동인구)×100 = (유아인구 / 성인인구)×100

76 다음 중 노령지수는? 중요도 ★

① (비생산인구/생산인구)×100
② (노년인구/유년인구)×100
③ (노년인구/성인인구)×100
④ (유아인구/성인인구)×100
⑤ [(유년인구+노년인구)/경제활동인구]×100

해설 ①번-부양비, ②번-노령지수, ③번-노령인구지수, ④번-유아인구지수, ⑤번-종족인구지수

77 어느 지역에 0~14세 인구가 100명, 15~64세 인구가 600명, 65세 이상의 인구가 200명이라면 이 지역의 종속인구지수는? 중요도 ★

① 10%
② 20%
③ 30%
④ 40%
⑤ 50%

해설 종속인구지수=[(유년인구+노년인구)/경제활동인구]×100=[(100+200)/600]×100=50%

78 현재 우리나라의 고령사회 노인인구는? 중요도 ★★★

① 7% 이하
② 7~14%
③ 14% 이상
④ 20% 이상
⑤ 20~30%

해설 ① 고령화 사회 : 전체인구 중 65세 이상 인구가 7% 이상(7~14%)
② 고령 사회 : 전체인구 중 65세 이상 인구가 14% 이상(14~20%) - 현재 우리나라
③ 초고령 사회 : 전체인구 중 65세 이상 인구가 20% 이상
※ 우리나라는 전체인구 중 65세 이상 인구가 약 19.2% 정도로 고령화 사회이다.

79 전체인구 중의 14% 이상이 노인인구인 사회를 의미하는 것은? 중요도 ★★★

① 고령화 사회
② 초고령화 사회
③ 고령 사회
④ 초고령 사회
⑤ 초초고령 사회

정답 75. ② 76. ② 77. ⑤ 78. ③ 79. ③

80 **전체인구 중 노인인구가 차지하는 비율에 따라 고령화사회, 고령사회, 초고령사회를 순서대로 나열한 것은?** 중요도 ★

① 5% 이상, 14% 이상, 20% 이상 ② 7% 이상, 14% 이상, 20% 이상
③ 10% 이상, 15% 이상, 20% 이상 ④ 10% 이상, 14% 이상, 25% 이상
⑤ 20% 이상, 25% 이상, 30% 이상

81 **다음 설명 중 잘못된 것은?** 중요도 ★

① 비례사망지수 – 분자는 50세 이상 사망자수
② 신생아사망률 – 분자는 생후 1주일 내 사망자수
③ 주산기 사망률 – 분모는 연간 출생아수
④ 신생아사망률 – 분모는 연간 출생아수
⑤ 모성사망률 – 분모는 연간 출생아수

해설 신생아사망률 $= \dfrac{\text{연간 신생아(생후 4주 이내) 사망자수}}{\text{연간 출생아수}} \times 1,000$

82 **2000년 결핵유병률 계산의 분자가 되는 것은?** 중요도 ★

① 2000년도에 결핵균감염 양성반응인 자 ② 2000년도에 투베르쿨린 반응결과 양성인 자
③ 2000년도에 현존하는 결핵환자 총수 ④ 2000년도에 객담검사결과 양성인 자
⑤ 2000년도에 새로 발생한 환자 총수

해설 시점 유병률 $= \dfrac{\text{한 시점에서의 질병의 총수}}{\text{한 시점에서의 총인구}} \times 1,000$

83 **생존표(생명함수)에 필요 없는 것은?**

① 생존수 ② 생존율 ③ 사망수
④ 평균수명 ⑤ 사망률

해설 ① 생명표란 : 동시 출생집단에 대한 출생과 사망에 의한 생명현상을 표시하는 방법이다.
② 6종의 생명함수 : 생존수, 생존율, 사망수, 사망률, 사력, 평균여명 등으로 표현하는 것을 생명함수(생명표, Life Table)라 한다.

84 **생명함수가 맞게 연결된 것은?** 중요도 ★

① 생존수, 생존율, 사망수, 사망률, 사력, 평균여명
② 생존수, 생존율, 사망수, 사망률, 사력, 영아사망률
③ 발생률, 생존율, 사망수, 사망률, 사력, 평균여명
④ 생존수, 생존율, 사망수, 사망률, 사력, 모성사망률
⑤ 출생률, 비례사망지수, 사망수, 사망률, 사력, 평균여명

85 **우리나라의 평균수명이 연장된 가장 큰 이유는?**

① 출생률의 저하 ② 영아사망률의 증가 ③ 감염성 질환의 감소
④ 노인사망률의 증가 ⑤ 신생아사망률의 저하

80. ② 81. ② 82. ③ 83. ④ 84. ① 85. ⑤ 정답

86 X세의 사망률을 옳게 설명한 것은?

① X세에 도달한 자가 사망하는 비율
② "X세-1"세에 있는 자가 사망하는 비율
③ "X세+1"세에 도달하지 못한 자가 사망하는 비율
④ "X세+1"세에 있는 자가 사망하는 비율
⑤ "X세-1"세에 도달하지 못한 자가 사망하는 비율

해설 ① X세에서의 사망률 : "X세+1"세에 도달하지 못한 자가 사망하는 비율
② X세에서의 생존률 : "X세+1"세에 도달할 수 있는 자의 비율

87 평균수명(Expectation of Life)이란?

중요도 ★

① 0세의 평균여명 ② 60세의 수명 ③ 65세의 수명
④ 77세의 수명 ⑤ 80세의 수명

해설 ① 평균수명(Expectation of Life) : 0세의 평균여명
② 평균여명 : x세가 앞으로 몇 년을 더 살 수 있는가의 기대치 또는 x세에 달한 사람이 앞으로 몇 년을 더 살 수 있는가의 기대치

88 생명표 중 X세에 달한 사람들의 죽을 때까지 생존 연수를 나타내는 것은?

중요도 ★

① 생존 수 ② 생존율 ③ 평균여명
④ 사망 수 ⑤ 사력

89 연령별로 사망률이 가장 높은 시기는?

① 유아기 ② 장년기 ③ 소아기
④ 청년기 ⑤ 영아기

90 다음에 기술한 역학적 설명 중 틀린 것은?

① 연령별 사망률은 영아기에 가장 높다.
② 동일 연령층에서는 남자의 사망률이 여자보다 높다.
③ 영구면역을 얻는 감염병은 유아기에 발병률이 가장 높다.
④ 퇴행성 만성질환은 나이가 많아질수록 감소한다.
⑤ 연령은 발병률 · 유병률 · 사망률과 깊은 관계가 있다.

해설 퇴행성 만성질환은 나이가 많아질수록 증가한다.

91 다음 중 보건통계가 갖는 의의와 관계가 먼 것은?

① 지역사회 보건수준 평가의 자료로 활용한다.
② 보건사업의 성패 결정자료로 활용한다.
③ 보건사업의 행정활동 지침자료로 활용한다.
④ 보건사업의 우선순위를 결정하는 자료로 활용한다.
⑤ 병원체의 감염력 및 병독력을 판정하는 자료로 활용한다.

정답 86. ③ 87. ① 88. ③ 89. ⑤ 90. ④ 91. ⑤

92 **통계자료 중 연속성변수에 속하는 것은?**

① 가구당 자녀 수 ② 병원 내의 환자 수
③ 대학의 학생 수 ④ 수질의 오염도
⑤ 병상 수

해설 **연속성변수**에 속하는 것 : **소수점이 나올 수 있는 것**(신장, 몸무게, 오염도 검사 등)

93 **"일반출생률"의 "분모"가 되는 것은?** 중요도 ★

① 1년 동안 출생의 총수 ② 가임여성의 총수
③ 총인구수 ④ 자녀수
⑤ 출생수

해설 ① **조출생률** = (연간 출생아수 / 연앙인구) × 1,000 = (1년 동안 출생의 총수 / 7월1일 현재 인구) × 1,000
② **일반출생률** = (연간 출생수 / 가임여성수) × 1,000 = (1년 동안 출생의 총수 ÷ 가임여성의 총수) × 1,000

92. ④ 93. ② 정답

제2장

환경위생학

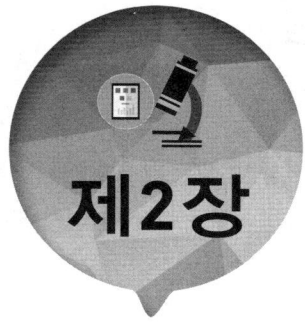

제2장 환경위생학

1 환경위생학의 개념

(1) 환경위생의 정의

환경위생이란 인간의 신체발육과 건강 및 생존에 유해한 영향을 미치거나 미칠 가능성이 있는 물리적 생활환경(대기, 수질, 토양, 소음, 진동 등)에 있어서 모든 인자를 통제하는 것이다.

(2) 환경위생의 분류

실험위생학, 생리위생학, 위생공학 등으로 분류한다.

(3) 환경요인의 분류

① 자연환경

㉮ 이화학적 환경 : 공기, 토양, 광선, 물, 소리, 대기오염(SO_2, CO_2, 매연, 먼지 등), 수질오염, 폐기물 등

㉯ 생물학적 환경 : 동물, 위생곤충(파리, 모기, 바퀴 등), 각종 병원미생물 등

② 사회환경

㉮ 인위적 환경 : 의복, 식생활, 주거지, 산업시설, 위생시설 등

㉯ 문화적(사회) 환경 : 정치, 경제, 문화, 종교, 교육 등

2 대기환경관리, 실내공기위생 및 공중이용시설위생

01 공기

(1) 공기의 성분과 농도(표준상태)

① 질소(N_2 78.09v/v%), 산소(O_2 20.95v/v%), 아르곤(Ar 0.93v/v%), 이산화탄소(CO_2 0.03~0.035v/v%), 기타

② 표준상태에서 공기의 평균분자량은 약 28.84g이고, 공기의 밀도는 1.293g/l이다.

(2) 실내공기오염

① **군집독** : 다수인이 **밀폐된 공간**에 있을 때 실내공기의 **물리적 · 화학적 조성의 변화**로 **두통, 구토, 메스꺼움, 현기증, 불쾌감, 식욕부진** 등을 유발하는 것을 군집독이라 한다.

㉮ 물리적 변화 : 실내온도 증가, 습도 증가

㉯ 화학적 변화 : **CO_2 증가, O_2 감소, 악취 증가**, 기타 가스의 증가

② **실내공기의 변화**

㉮ 질소(N_2)

㉠ 공기의 78.09%로 가장 많다.

㉡ 고압상태에서 잠함병의 원인이 된다.

㉢ **잠함병** : 잠함병은 **고압상태**(이상고압)에서 질소가 혈액이나 지방조직에 용해되었다가 **급격히 감압**되면서 **질소가 기포를 형성**하여 발생되는 병이다.

㉣ 이상기압 : 0.7기압 이하

㉤ 이상고압 : 1기압 초과

㉯ 산소(O_2)

㉠ 1회 호흡시 4~5%의 산소를 소비한다.

㉡ 성인 한 사람이 1일 필요한 공기량 : **약 13kl**(12~14kl)

㉢ 성인 한 사람이 1일 필요한 산소량 : **약 600~700l**

㉣ 대기 중 산소의 변동범위 : 15~27%(21%)

㉤ **10% 이하 : 호흡곤란**

㉥ **7% 이하 : 질식**

㉰ 이산화탄소(CO_2)

㉠ **실내공기오염의 지표**이다.

㉡ **적외선을 흡수**하여 **온실효과**를 일으키는 **가스**이다.

㉢ 1시간 동안 이산화탄소 배출량(호출량) : 약 20~22l/hr · 인

㉣ **오염허용기준 : 1,000ppm 이하**(실내기준)

㉤ **10% 이상 : 질식**

㉥ **7% 이상 : 호흡곤란**

㉱ 일산화탄소(CO)

㉠ 배출 : 탄소성분의 **불완전연소**로 발생한다.

㉡ 주배출원 : **자동차** 배기가스 등에서 **많이 배출**된다.

㉢ 무색, 무취, 자극이 없다.

㉣ 오염허용기준 : 10ppm 이하(실내기준), 25ppm 이하(실내주차장기준)

㉤ **헤모글로빈(Hb)과의 친화력이 산소보다 200～300배 정도 강**하다.

㉥ **CO 중독 시 후유증 : 중추신경계의 장애**를 유발한다. 즉, **운동장애, 언어장애, 시력저하, 지능 저하, 시야협착** 등

㉦ 치료 : 고압산소에 의한 CO와 Hb의 해리를 촉진하기 위해 고압산소요법을 사용한다.

㉲ 먼지

㉠ 우리 인체에 영향을 미치는 입자의 크기 : 0.5～5μm이다.

㉡ 장애 : 알레르기 반응, 진폐증, 감염병(전염병) 등을 유발한다.

※ 전염병 = 감염병

02 온열환경

기온, 기류, 습도(기습), **복사열**을 온열환경이라 한다.

(1) 기 온

기온은 온열조건 중에서 가장 중요한 인자이다.

실외의 기온이란 지상 1.5m **백엽상**에서의 **건구온도**를 말한다.

① **기온의 측정**

㉮ 복사열을 피하기 위해서는 백엽상을 이용하고, **수은온도계를 사용**한다.

㉯ 이상 저온시에는 알코올온도계를 사용하고, 측정장소의 접근이 어려울 때에는 전기온도계를 사용한다.

㉰ 기온의 측정시간 : **수은온도계는 2분, 알코올온도계는 3분간** 측정한다.

② **대류권의 기온** : 대류권에서는 지상 100m마다 1℃ 정도 낮아진다(**건조단열감률은 －1℃/100m**이다).

③ **실내의 온도** : 실내의 적정온도는 **18±2℃**, 침실온도는 15±1℃, 병실온도는 21±2℃이다.

④ **일교차**

㉮ 하루 중 최저온도(일출 30분 전)와 최고온도(오후 2시경)의 차이를 말한다.

㉯ 내륙이 해안보다 온도차가 크고, 계곡분지가 산림보다 일교차가 크다.

⑤ **온도계의 종류 및 특징**

㉮ 백엽상

㉠ 지상 1.5m에서 측정한다.

㉡ 기상관측인 경우 : 백엽상 가운데에 온도계를 고정시킨다.

㉢ 백엽상은 일정한 장소의 기온을 측정하는 데 좋다.

㉣ 다른 장소로 옮겨 기온, 기습을 측정할 수 없으므로 이러한 경우에는 아스만 통풍 온 · 습도계를 사용한다.

㉯ 아스만 통풍 온 · 습도계

㉠ **기온과 기습을 동시에 측정**할 수 있다.

㉡ 건구 · 습구의 두 가지 온도계가 부속되어 있다.

㉢ 건구 : 보통의 온도계이다.

㉣ 습구 : 온도계의 둥근 부분을 젖은 헝겊으로 싼다.

㉤ 측정방법

ⓐ 관측하기 조금 전에 통풍을 시작하여 온도계의 눈금이 정상이 되도록 한다.

ⓑ 통풍이 시작된 지 5분 정도 지날 때의 눈금이 가장 정확하다.

㉰ 자기온도계 : 바이메탈(bimetal)을 이용한다.

(2) 습도(기습)

일정한 온도의 공기 중에 포함될 수 있는 수분량을 습도라 한다.

① **습도 분류**

㉮ 절대습도 : 현재 공기 $1m^3$ 중에 함유한 수증기량(수증기장력)을 말한다.

㉯ 포화습도 : 일정 공기함유량이 한계를 넘을 때 공기 중의 수증기량(g)이나 수증기의 장력(mmHg)을 포화습도라 한다.

㉰ 상대습도(비교습도) $= \frac{\text{절대습도}}{\text{포화습도}} \times 100$

㉱ 포차 = 포화습도 − 절대습도

㉲ **최적습도 : 40~70%**

② **습도 측정기 및 특징**

㉮ 건습계

㉠ 종류

ⓐ 건구온도계

ⓑ 습구온도계

㉡ 똑같은 온도계 2개(T_1, T_2)를 놓고 그중 한 개의 구(救)를 흰 헝겊으로 싸고 여기에서 실을 늘어뜨려 물컵에 연결시켜 측정한다.

㉢ 실의 길이는 약 10cm로 하는데, 그중 4cm는 물컵 속에 잠기게 하고 나머지 6cm는 컵 밖으로 나오도록 한다.

㉣ 측정 시 주의할 사항

ⓐ 입김이 나오지 않도록 멀리 떨어져 수평으로 본다.

ⓑ 눈금이 오르기 쉬운 건구온도계를 먼저 읽는다.

㉤ 건구온도계(T_1) : 건구온도계에서 측정한 온도가 건구온도이다.

㉥ 습구온도계(T_2) : 습구온도계에서 측정한 온도가 습구온도이다.

㉯ 아스만 통풍 온 · 습도계

㉠ 습도 측정의 경우에는 습구의 거즈를 물을 떨어뜨려 적신다.

㉡ 물을 적심과 동시에 잘 흔들어 물을 뺀 다음 금속 덮개를 씌우고 팬이 4～5분 회전한 후 습구 눈금의 저하가 멈췄을 때 건구와 습구를 읽는다.

㉰ 자기습도계

(3) 기류

기류는 바람 또는 기동이라 하며, 바람은 기압의 차와 기온의 차이에 의해서 형성된다.

① 기류 분류

㉮ **무풍** : 0.1m/sec

㉯ **불감기류** : 0.5m/sec

㉰ **쾌적기류** : 1m/sec

② 기류 측정기의 종류별 특징

㉮ 회전형

㉠ 기상관측용 풍속계

㉡ 바람에 의해 회전하는 회전수 혹은 속도에서 풍속을 구한다.

㉢ 종류

ⓐ 로빈슨(Robinson)형

ⓑ 에로벤(Aerovene)형

㉯ 풍차 풍속계

㉠ 풍차의 회전수에 의해 측정하는 것으로서 작은 풍속(1～15m/sec)에 이용된다.

㉡ 실외 기류측정에 쓰인다.

㉰ **카타온도계**

㉠ 풍속이 작고 풍향이 일정하지 않은 **실내 기류측정**에 쓰인다.

㉡ 카타온도계의 눈금 : **최상눈금 100℉, 최하눈금 95℉**

㉢ 알코올이 **100℉(최상눈금)**의 선에서 **95℉(최하눈금)**선까지 강하한 시간(초)을 멈춤 시계로 잰다. 이러한 것을 4～5회 정도 되풀이한 다음 평균을 낸다.

㉣ 종류

ⓐ 건구 카타온도계 : 풍속측정에 사용된다.

ⓑ 습구 카타온도계

(4) 복사열

난로 등 발열체가 주위에 있을 때 온도계에 나타나는 실제온도보다 더 큰 온감을 느낄 수 있는 것을 복사열이라 하는데, 복사열은 발열체로부터 제곱에 비례해서 온도가 감소한다.

① **측정 : 흑구온도계로 측정**한다.

② **흑구온도계의 특징**

㉮ 구부(球部)는 **검게 칠한 동판**으로 되어 있다.

㉯ 목적하는 위치에서 **15～20분간** 방치한 후 눈금을 읽는다.

03 온열지수

(1) 쾌감대

인간이 쾌감과 불쾌감을 느끼는 것은 기온, 기습, 기류의 상호작용에 의해서 형성되는 미기후(microclimate)에 의해서 결정되지만, 신체적 조건, 의복의 착용상태, 활동 등 여러 가지 여건에 따라 다르게 느낀다.

① 성인이 안정시 적당한 착의상태에서 쾌감을 느낄 수 있는 온도와 습도는 다음과 같다.

㉮ **온도 : 18±2℃**

㉯ **습도 : 40～70%**

② **겨울철** 쾌감온도는 19℃(**60～74℉**), **여름철** 쾌감온도는 21.7℃(**64～79℉**)이다.

(2) 감각온도(체감온도=실효온도)

① **온도, 습도(100%습도=포화습도), 기류(무풍)의 3가지 인자**에 의해 이루어지는 체감을 감각온도라 한다.

② 감각온도는 피복, 계절, 성별, 연령별, 기타 조건에 따라 변화한다.

③ **겨울철**의 최호적 감각온도는 **66℉**, **여름철** 최호적 감각온도는 **71℉**이다.

(3) 최적온도(지적온도=쾌적온도)

① **주관적 쾌적온도 : 감각적**으로 가장 쾌적하게 느끼는 온도를 주관적 쾌적온도라 한다.

② **생산적 쾌적온도** : 노동할 때 **생산능률을 최대**로 높일 수 있는 작업온도를 생산적 쾌적온도라 한다.

③ **생리적(기능적) 쾌적온도** : 인체의 **최소**의 에너지 소모로 **최대의 활성**을 할 수 있는 온도를 말한다.

(4) 냉각력

① 기온, 기습이 낮고 기류가 클 때는 인체의 체열 방산량이 증대하는데, 이때 열을 뺏는 힘을 그 공기의 냉각력이라 한다(기온, 기류, 습도(3인자)에 의해 인체로부터 열을 빼앗는 힘).

② 인간이 더위와 추위를 느끼는 것은 체열 방산량에 의해 결정된다고 생각하고, 알코올 주가 37.8℃(100℉)에서 35℃(95℉)까지 하강시간을 측정하여 방산열량을 단위시간에 단위면적에서 손실되는 열량으로 냉각력을 표시한다.

㉮ 측정 : 카타온도계(카타한난계)

㉯ 냉각력 단위 : cal/(cm^2 · sec)

(5) 등가온도(등온)지수

기습이 100%, 무풍, 주위의 물체 표면온도가 기온과 동일한 t℉일 때를 기준으로 하여 이것과 등온 감각을 주는 기온, 기류, 기습, 복사열의 종합상태를 등가온도 지수라 한다.

(6) 불쾌지수(DI : Discomfortable Index)

① 불쾌지수 = (건구온도+습구온도)℃×0.72+40.6

= (건구온도+습구온도)℉×0.4+15

② 불쾌지수와 불쾌감

㉮ 불쾌지수 70 : 10%의 사람이 불쾌감을 느낀다.

㉯ 불쾌지수 75 : 50%의 사람이 불쾌감을 느낀다.

㉰ 불쾌지수 80 : 100%의 사람이 불쾌감을 느낀다.

㉱ 불쾌지수 85 : 견딜 수 없는 상태이다.

(7) 온열평가지수(WBGT : Wet Bulb-Globe Temperature Index)

① WBGT는 2차대전 당시 열대지방에서 작전하는 미군병사들에 대한 고온장애를 방지하기 위해 고안한 것이다.

② WBGT의 정의는 다음과 같다.

㉮ WBGT = 0.7NWB+0.2GT+0.1DB …… 태양이 있는 실외

㉯ WBGT = 0.7NWB+0.3GT …… 실내 또는 태양열이 없는 실외

NWB : 자연 습구온도, GT : 흑구온도(복사온도), DB : 건구온도

04 기압

(1) 측정목적

기온, 탄산가스, 증기, 연무, 먼지 등을 측정할 때 가검 공기의 용적을 표준상태로 환산하는 데 필요한 계수로서 기압을 측정한다.

(2) 측정기구

① 수은 기압계

② 아네로이드 기압계

05 일광(Sun Light)

(1) 자외선

① 범위 : 파장 2,000～4,000Å(200～400nm)

② 오존층에서는 200～290nm의 파장이 흡수되기 때문에 대류권에 미치는 파장은 290nm 이상의 파장이다.

③ 살균력이 강한 선 : 2,400～2,900Å(240～290nm 또는 253.7nm)

④ 도노라 선(건강선) : 2,800～3,200Å(280～320nm)

⑤ 오존층에서 자외선을 흡수하는 범위 : 200～290nm

⑥ 자외선의 인체에 대한 작용

㉮ 장애작용 : 피부의 홍반 및 색소침착 심할 때는 부종, 수포형성, 피부박리, 결막염, 설안염, 피부암, 백내장 등을 발생한다.

㉯ 긍정적인 작용 : 비타민 D의 형성으로 구루병 예방작용, 피부결핵 · 관절염의 치료작용, 신진대사촉진, 적혈구 · 백혈구의 생성촉진, 혈압강하작용, 살균작용 등을 한다.

※ nm=mμ, 1nm = 10Å

(2) 가시광선

① 가시광선이란 명암을 구분할 수 있는 파장을 말한다.

② 범위 : 파장 4,000～7,000Å(400～700nm)

③ 가시광선 중 가장 강한 빛을 느끼는 파장 : 550nm(5,500Å)

④ 눈에 적당한 조도 : 100～1,000Lux

⑤ 낮은 조도로 인한 장애 : 안구진탕증, 안정피로, 시력저하, 작업능률 저하 등

(3) 적외선

① 범위 : 파장 7,800～30,000Å(780～3,000nm)

② 적외선은 열선이므로 온실효과를 유발한다.

③ 적외선의 장애 : 피부온도의 상승, 혈관확장, 피부홍반, 두통, 현기증, 열사병, 열경련, 백내장 등의 원인이 되기도 한다.

06 기후

(1) 기후의 3요소

기온, 기류, 기습

(2) 기후인자(기후변화를 일으키는 것)

기후인자에는 기후의 3요소 외 위도, 해발고도, 지형, 토질 등이 있다.

07 조도

조도란 단위면적에 투사하는 광속의 밀도를 말한다.

(1) 조도 측정단위 : Lux

(2) 조도의 측정

① 광전지 조도계 : 아황산동이나 셀렌(Se ; selen)이 광전지에 의해 빛(광에너지)을 전류로 바꾸어 조도를 측정한다.

㉮ 특징 : 광전지가 특징이다.

㉯ 단점

㉠ 낮은 조도(0.1Lux 이하)는 측정할 수 없다.

㉡ 감도가 일정하지 않다.

08 공중이용시설위생 [2025년 기준]

(1) 실내공간의 오염물질

① 이산화탄소(CO_2; Carbon Dioxide)

② 일산화탄소(CO; Carbon Monoxide)

③ 이산화질소(NO_2; Nitrogen dioxide)

④ 미세먼지(PM-10)

⑤ 초미세먼지(PM-2.5)

⑥ 오존(O_3; Ozone)

⑦ 폼알데하이드(Formaldehyde)

⑧ 석면(Asbestos)

⑨ 라돈(Rn; Radon)

⑩ 총부유세균(TAB; Total Airborne Bacteria)

⑪ 휘발성유기화합물(VOCs; Volatile Organic Compounds)

⑫ 곰팡이(Mold)

⑬ 벤젠

⑭ 톨루엔

⑮ 에틸벤젠

⑯ 자일렌

⑰ 스티렌

(2) 실내공기질 유지기준

<table>
<tr><th>오염물질 항목
다중이용시설</th><th>미세먼지
(PM-10)
(㎍/㎥)</th><th>초미세먼지
(PM-2.5)
(㎍/㎥)</th><th>이산화
탄소
(ppm)</th><th>폼알데
하이드
(㎍/㎥)</th><th>총부유
세균
(CFU/㎥)</th><th>일산화
탄소
(ppm)</th></tr>
<tr><td>가. 지하역사, 지하도상가, 철도역사의 대합실, 여객자동차터미널의 대합실, 항만시설 중 대합실, 공항시설 중 여객터미널, 도서관 · 박물관 및 미술관, 대규모 점포, 장례식장, 영화상영관, 학원, 전시시설, 인터넷컴퓨터게임시설제공업의 영업시설, 목욕장업의 영업시설</td><td>100
이하</td><td>50
이하</td><td rowspan="3">1,000
이하</td><td>100
이하</td><td>–</td><td rowspan="2">10
이하</td></tr>
<tr><td>나. 의료기관, 산후조리원, 노인요양시설, 어린이집, 실내 어린이집 놀이시설</td><td>75
이하</td><td>35
이하</td><td>80
이하</td><td>800
이하</td></tr>
<tr><td>다. 실내주차장</td><td>200
이하</td><td>–</td><td>100
이하</td><td>–</td><td>25
이하</td></tr>
<tr><td>라. 실내 체육시설, 실내 공연장, 업무시설, 둘 이상의 용도에 사용되는 건축물</td><td>200
이하</td><td>–</td><td>–</td><td>–</td><td>–</td><td>–</td></tr>
</table>

비고

1. 도서관, 영화상영관, 학원, 인터넷컴퓨터게임시설제공업 영업시설 중 자연환기가 불가능하여 자연환기설비 또는 기계환기설비를 이용하는 경우에는 이산화탄소의 기준을 1,500ppm 이하로 한다.
2. 실내 체육시설, 실내 공연장, 업무시설 또는 둘 이상의 용도에 사용되는 건축물로서 실내 미세먼지(PM-10)의 농도가 200㎍/㎥에 근접하여 기준을 초과할 우려가 있는 경우에는 실내공기질의 유지를 위하여 다음 각 목의 실내공기정화시설(덕트) 및 설비를 교체 또는 청소하여야 한다
   가. 공기정화기와 이에 연결된 급 · 배기관(급 · 배기구를 포함한다)
   나. 중앙집중식 냉 · 난방시설의 급 · 배기구
   다. 실내공기의 단순배기관
   라. 화장실용 배기관
   마. 조리용 배기관

(3) 실내공기질 권고기준 항목 : 이산화질소(NO_2), 라돈(Rn), 곰팡이, 총휘발성유기화합물

(4) 신축 공동주택의 실내공기질 권고기준

① 폼알데하이드 210㎍/m^3 이하
② 벤젠 30㎍/m^3 이하
③ 톨루엔 1,000㎍/m^3 이하
④ 에틸벤젠 360㎍/m^3 이하
⑤ 자일렌 700㎍/m^3 이하
⑥ 스티렌 300㎍/m^3 이하
⑦ 라돈 148Bq/m^3 이하

3 대기오염

01 개요

(1) 대기의 수직구조

대기의 수직구조와 온도의 변화는 다음과 같다.

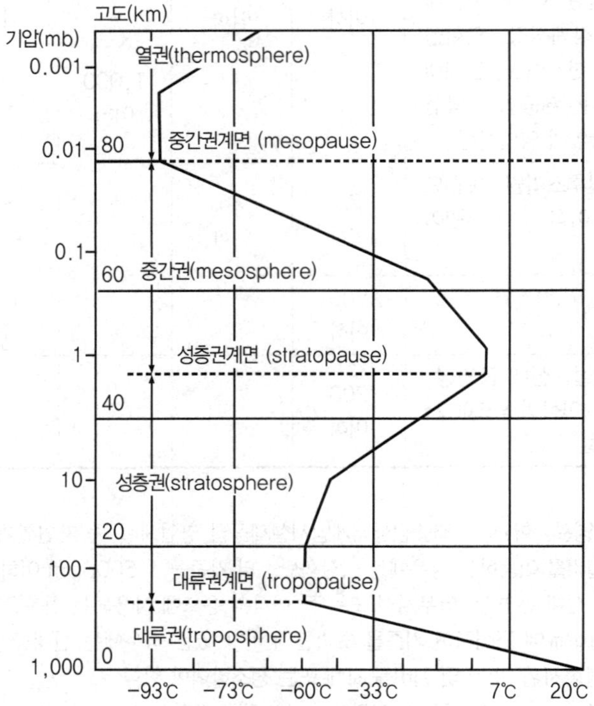

대기의 수직구조

※ 500km 이상 : 1,200℃

대기의 수직구조 순서는

대류권(0∼11km) → 성층권(11∼50km) → 중간권(50∼80km) → 열권(80∼500km)이다.

① **대류권(0∼11km)**에서는 고도로 올라갈수록 **온도가 떨어**진다.

② **성층권(11∼50km)**의 오존층은 고도로 올라갈수록 **온도가 올라**간다.

③ **오존층**은 지상 **25∼35km**(25km에서 O_3은 최대밀도(약 10ppm))의 기층을 말한다.

(2) 공기의 자정작용

대기오염 물질이 스스로 정화되어 깨끗해지는 것을 공기의 자정작용이라 한다. 공기의 자정작용인자는 다음과 같다.

① 바람에 의한 **희석작용**

② 강우, 강설, 우박 등에 의한 **세정작용**

③ O_2(산소), O_3(오존), H_2O_2(과산화수소) 등에 의한 **산화작용**

④ 식물의 CO_2와 O_2의 교환에 의한 **탄소동화작용**

⑤ 자외선에 의한 **살균작용**

⑥ 중력에 의한 **침강작용** 등

※ 여과는 공기의 자정작용이 아님

02 대기오염의 정의

대기오염이란 인위적으로 배출된 오염물질이 한 가지 또는 그 이상이 존재하여 오염물질의 양, 농도 및 지속시간이 어떤 지역의 **불특정 다수인**에게 **불쾌감과 공중보건상 위해를 끼치고, 인간이나 동·식물의 생활에 해를 주고 재산에 정당한 권리를 방해**하는 상태를 대기오염이라 한다 [세계보건기구(WHO ; World Health Organization)의 정의].

03 대기오염 시작

(1) 자연적 현상

지구형성 초기의 화산폭발이 자연적 오염의 시작이라 할 수 있다.

(2) 인위적인 현상

① 불 발견(음식, 난방 등) : 자정작용이 커서 대기오염의 문제가 없었다.

② 산업혁명(18C 후～19C 초) : 중공업 발달, 연료의 사용증가, 인구의 증가로 3P를 낳았다.

③ 3P : Population(인구), Pollution(공해), Poverty(빈곤)

04 대기오염물질의 분류

대기오염물질은 자연적인 행위에 의한 오염물질(화산폭발, 산불, 꽃가루, 황사현상, 태풍, 해양 등)과 인위적인 오염물질(발생원과 성상)로 분류할 수 있다.

(1) 발생원에 따른 오염물질의 분류

① 1차 오염물질

1차 오염물질이란 **각종 발생원으로부터 직접 대기로 방출**되는 물질을 말한다.

㉮ 아침과 저녁, 밤에는 대기 중의 농도가 증가하나 낮에는 감소한다. 왜냐하면 1차 오염물질이 자외선과 반응하여 2차 오염물질을 형성하기 때문이다.

㉯ 1차 오염물질의 하루의 변화 : 오전 9시경 증가, 12시경 감소, 오후 6시경 증가 (즉 9시↑, 12시↓, 6시↑)

㉰ CO, CO_2, HC, H_2S, HCl, NH_3, Pb, Zn, Hg, SiO_2, 중금속산화물 등

② 2차 오염물질

2차 오염물질이란 발생원에서 배출된 1차 오염물질 간 또는 1차 오염물질과 다른 물질이 반응하여 생성된 물질을 말하는 것으로서, 외부의 광합성도, 반응물질의 농도, 지형, 습도 등에 영향을 받는다.

㉮ 태양광선(자외선)이 있는 낮에 대기 중의 농도는 증가한다. (12시경 증가, 오후 2시가 가장 높고, 오후 4시 이후 감소)

㉯ O_3, PAN, NOCl, H_2O_2, PBN 등

㉰ 광화학 반응 : 성층권의 오존층이 대부분의 자외선을 차단한 후 대류권으로 들어오는 태양빛의 파장(Wavelength)은 280(290)nm 이상의 장파장이다. 따라서 광화학 대기오염에 영향을 미치는 물질은 280～700nm의 범위에 있는 빛을 흡수할 수 있는 물질이다.

㉠ 광화학 반응을 간단히 설명하면 다음과 같다.

NOx　　　　　　자외선
HC(올레핀계탄화수소) ——→ O_3, PAN, H_2O_2, NOCl, HCHO, PBN 등
유기물

㉡ 대기의 NO_2의 광분해 사이클은 다음과 같다.

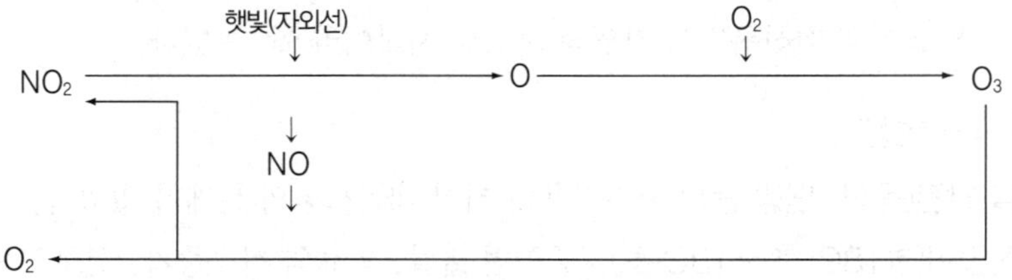

대기의 NO_2의 광분해 사이클

③ 1 · 2차 오염물질

㉮ 1 · 2차 오염물질은 발생원에서 직접 또는 대기 중에서 생성된 물질을 말한다.

㉯ SO_2, SO_3, H_2SO_4, NO, NO_2, 알데히드, 유기산, 케톤 등

(2) 성상에 따른 분류

① 가스상 물질

물질의 연소, 합성, 분해시 발생하거나 물리적 성질에 의하여 발생하는 기체상 물질, 즉, SOx, NOx, Oxidant, CO, CO_2, HC, Cl_2, NH_3 등을 가스상 물질이라 한다.

㉮ 황산화물(SOx ; SO_2, SO_3, H_2SO_4 등)

㉠ 아황산가스(SO_2)의 특징

ⓐ 배출 : 황산제조공장, 석탄 연소 시 많이 배출되며, **감소 추세**이다.

ⓑ 무색, 자극성이 강하다.

ⓒ **대기오염지표**이다.

ⓓ 액화성이 강한 가스이다($S+O_2 \rightarrow SO_2+H_2O \rightarrow H_2SO_3+0.5O_2 \rightarrow H_2SO_4$).

ⓔ **금속 부식력이** 강하다.

ⓕ **호흡기 장애 : 황산**은 아황산가스보다 인체에 미치는 영향이 **10배** 정도 더 크다.

ⓖ 환원성 표백제이다.

ⓗ **산성비의 원인**이 된다.

㉡ 황화수소(H_2S)의 특징

ⓐ 황화합물 중 자연계에서 가장 많이 존재(약 84% 차지)한다.

ⓑ **계란 썩는 냄새**가 나고 독성이 있다.

ⓒ 산화되어 아황산가스(SO_2)를 생성한다.

ⓓ 금속의 표면에 검은 피막을 형성시켜 외관상의 피해를 주며 페인트, 도료 등을 변색시킨다($H_2S+Pb \rightarrow PbS+H_2$). 이 반응에서 **검은색**이 되는 것은 PbS이다.

ⓔ 물에 녹는 성질이 있다.

㉯ 질소산화물(NOx ; NO, NO_2, N_2O)

㉠ **고온**으로 **연소 시 발생**한다($N+0.5O_2 \rightarrow NO+O \rightarrow NO_2+HNO_3$).

㉡ 연료에 질소 성분이 포함되어 있을 때 배출된다.

㉢ 질소산화물별 특징

ⓐ 일산화질소(NO)

- 무색 · 무취 · 물에 녹음
- 헤모글로빈(Hb=Hemoglobin=혈색소)과 결합력이 강하다. 즉, 니트로소헤모글로빈(NHb)이 되어 산소결핍을 유발한다(일산화탄소보다 헤모글로빈 결합력이 수백배 정도 더 강하다).

ⓑ 이산화질소(NO_2)

- **적갈색**, 자극성, 물과 반응한다.
- NO보다 인체의 기관지에 미치는 영향은 5~7배 정도 더 강하다.

ⓒ 일산화이질소(N_2O ; 아산화질소)

- 일명 스마일가스(smile gas)라 하며, **마취제**로 쓰인다.
- **온실가스, 오존층을 파괴하는 물질이다.**
- 질산암모늄 결정을 가열하면 분해되어 생성한다.

㉰ 탄화수소(HC)의 특징

㉠ 올레핀계 탄화수소는 **광화학 스모그를 발생**시킨다.

㉡ 자연계에 다량 존재하는 것은 메탄이다(CH_4의 특징 : **무색**, **무취**, **폭발성** 가스이다).

㉱ 암모니아(NH_3)의 특징

㉠ 유기물 부패시 발생한다.

㉡ 무색, **자극성** 가스이다.

㉲ 염소(Cl_2)의 특징 : 황록색의 유독한 가스이다.

㉳ 산화물(Oxidant)의 특징

㉠ 종류 : O_3, PAN, H_2O_2, NOCl, 알데히드, 아크롤레인 등

㉡ 특징 : 산화성이 강한 물질이다.

㉴ 오존(O_3)의 특징

㉠ 무색, 무미, 해초냄새(마늘냄새)가 난다.

㉡ **산화성 표백제**이다.

㉢ 피해

ⓐ **고무**의 **균열**과 **탄력을 저하**한다(고무제품 손상).

ⓑ 시력장애(눈의 자극)

ⓒ 폐기능 저하

㉵ 페록실아세틸니트레이트(PAN ; Peroxyacetyl Nitrate ; CH_3 $COOONO_2$)

㉶ **악취 : 황화수소**, **메르캅탄류**, **아민류**, 기타 자극성 있는 기체상 물질이 사람의 후각을 자극하여 불쾌감과 혐오감을 주는 냄새를 악취라 한다.

㉷ 온실가스 유발 물질

㉠ 온실가스 : 적외선복사열을 흡수하거나 재방출하여 온실효과를 유발하는 대기 중 가스 상태의 물질을 온실가스라 한다.

㉡ 종류 : **이산화탄소**, **메탄**, **아산화질소**, **수소불화탄소**, **과불화탄소**, **육불화황** 등

② **입자상 물질**

입자상 물질이란 물질의 파쇄 · 선별퇴적 · 이적 · 기타 기계적 처리 또는 연소 · 합성 · 분해 때 발생하는 **고체상 또는 액체상**의 미세한 **물질**을 말한다.

㉮ 매연(smoke) : 연소 시 발생하는 유리탄소를 주로 하는 미세(**1μm 이하**)한 입자상 물질을 매연이라 한다.

㉯ 검댕(soot) : 연소 시 발생하는 유리탄소가 응결하여 입자의 지름이 **1마이크론 이상** 되는 입자상 물질을 검댕이라 한다.

㉰ 먼지(dust) : 대기 중에 떠다니거나 흩날려 내려오는 입자상 물질을 먼지라 한다.

㉠ **강하먼지** : ton/km^2 · month

㉡ 부유먼지 : mg/m^3 또는 $\mu g/m^3$

㉣ 연무질(aerosol) : 고체 또는 액체의 미세한 입자가 공기 중에 분산된 운상형태(clouds)로 존재하며 입자의 입경범위가 대단히 넓은 입자상 물질이다. 즉, 가스 내에 액체입자와 미세한 고체입자가 분산되어 있는 상태이다.

㉤ 연무(mist) : 시정거리 1km 이상, **액상물질**

㉥ 안개(fog)

㉠ 작은 물방울이 공기 중에 떠 있는 현상이다.

㉡ 습도는 100% 정도

㉢ 시정거리 1km 미만

㉦ 훈연(fume) : 물질의 연소 · 승화 · 증발 또는 화학반응 등으로 생성된 콜로이드 상태인 일종의 **고체상 물질**로서, 입자의 크기는 0.03～0.3μm이다.

(3) 대기오염물질의 공정별 배출원

대기오염물질의 공정별 배출원은 고정배출원과 이동배출원으로 분류한다.

① **고정배출원**

공장, 발전소, 주택 등에서 배출되는 오염물질을 고정배출원이라 하는데, 오염물질별 특징은 다음과 같다.

㉮ 아황산가스(SO_2)

㉠ 황성분을 함유한 연료 연소 시 발생한다.

㉡ 배출원 : 제련소, 필름공장, 화력발전소 등

㉯ 황화수소(H_2S) : 암모니아공장, 석유정제, 코크스공장, 도시가스제조, 쓰레기처리장, 하수처리장, 고무공장 등에서 배출된다.

㉰ 일산화질소(NO)

㉠ **고온으로 연소 시 발생**하거나 또는 질소성분이 많은 연료 연소시 발생한다.

㉡ 배출원 : 화학비료공장, 냉동공장, 질산공장 등

㉱ 이산화질소(NO_2)

㉠ 고온에서 발생한 일산화질소가 저온에서 이산화질소로 된다.

㉡ 배출원 : 화학비료공장, 냉동공장, 질산공장 등

㉲ 일산화탄소(CO) : 불완전연소 시 발생, 오전 3~6시 농도가 가장 낮고, 9~18시 농도가 가장 높다.

㉳ 탄화수소(HC) : 공장 등에서 불완전연소 시 발생한다.

㉴ 불화수소(HF) 배출원

㉠ 알루미늄공장 : 빙정석(Na_3AlF_6) 사용으로 발생한다.

㉡ 인산비료공장 : 인광석($CaF_2 \cdot 3Ca_3(PO_4)$) 사용으로 발생한다.

㉢ 유리공장 : 형석(CaF_2) 사용으로 발생한다.

㉣ 요업, 질그릇, 타일공장 : 불화규소(SiF_4) 사용으로 발생한다.

㉮ 프레온가스(CFCs) : 냉장고 냉매제, 에어로솔 분무기, 소화기, 플라스틱 발포제 등에서 배출된다.

㉯ 페놀(C_6H_5OH) : 섬유공장, 화학공장, 도장공장 등에서 배출된다.

㉰ 카드뮴(Cd) : 아연정련 배소로, 동배소로 등에서 배출된다.

㉱ 시안(CN) : 코크스공장, 시안공장 등에서 배출된다.

㉲ 수은(Hg) : 농약공장, 수은공장 등에서 배출된다.

㉳ 납(Pb) : **도료업, 페인트공장, 화장품공장, 장난감공장, 인쇄업** 등에서 배출된다.

② **이동배출원(자동차 배출물질)**

이동배출원에는 자동차, 비행기, 기차, 선박 등이 있는데, 이 중에서 대기오염물질을 가장 많이 배출하는 것은 자동차이다.

㉮ 배기 성분 : 연료의 종류(가솔린, 경유)와 질, 엔진의 형(2사이클, 4사이클), 운전상태(공전, 가속, 감속, 정지), 차의 노후정도 등에 따라 다르다.

㉯ 주요 배출물질 : CO, NOx, HC, SO_2, 매연, 메르캅탄 등이 있다.

㉠ CO : **공전** 시 불완전연소로 인해 많이 배출된다.

㉡ NOx : **가속** 시 불완전연소로 인해 많이 배출된다.

㉢ HC : **감속** 시 많이 배출된다.

㉣ **3 · 4벤조피렌물질**(발암물질) : **디젤엔진(경유) 사용 시 배출**된다.

05 대기오염의 피해

(1) 인체의 피해

① 기상상태는 **역전과 무풍 시** 많이 발생한다.

② 오염물질의 종류, **성상, 농도와 폭로시간** 등에 따라 다르다.

③ 한 종류의 오염물질보다 상가작용(산술적) 및 상승작용으로 인해서 피해가 더 커진다.

④ 청년층보다 노년층과 유아의 피해가 크다.

⑤ 공업지역 주민의 피해가 크다.

⑥ 체내 침입경로 : **호흡기, 소화기, 피부**

⑦ 영향

㉮ 고농도에 노출시 급성질환을 일으킨다(눈, 코 및 상기도).

㉯ 저농도에 계속 노출 : 알레르기성 질환 발생

㉰ 호흡기 장애 유발물질 : 황산화물, 이산화질소

㉱ 전신성 독성물질

㉠ 수은 : 뇌 등

㉡ 납, 벤젠 : **조혈기능** 장애물질

㉮ **발암성** 물질 : 석면, **3 · 4벤조피렌**, 요오드, 니켈, 코발트, **6가크롬**, **비소** 등

㉯ **발열물질 : 아연, 망간** 등

㉰ 오염물질별 인체에 미치는 영향

㉠ 아황산가스(SO_2)

ⓐ 특히 **상기도**에 영향이 크다(**물에 잘 녹기 때문**이다).

ⓑ 피해 : 기도에 염증, 기관지염, 천식, 폐기종 등

㉡ 황화수소(H_2S), 암모니아(NH_3), 메르캅탄(R-SH) : 악취 물질이다.

㉢ 탄화수소(HC)

ⓐ 탄화수소 중 **3 · 4벤조피렌**(benzopyrene)은 **발암물질**(암유발물질)이다.

ⓑ 호흡기질환을 유발한다.

㉣ 오존(O_3) : 시각 장애, 기관지염(폐수종), 유전인자(DNA, RNA)를 변화시킨다.

㉤ 납(연 ; Pb)

ⓐ 주요 배출원 : 공기, 흙, 페인트, 화장품, 장난감 등

ⓑ 섭취경로

- 호흡기 : 흡연(smoking)
- 소화기 : 음식물 섭취
- 피부 : 장난감 취급 시, 화장할 때 등

ⓒ 배설경로

- 일부는 몸에 축적(약 50%)된다.
- 일부는 배설(50%)된다.

ⓓ 축적

- 지역, 성별, 나이, 계절에 따라 다르다.
- **뼈(90% 이상)에 제일 많이 축적**되나 간이나 심장에 축적되면 피해가 크다.

ⓔ 영향 : 미성숙 적혈구 증가, 적혈구 감소, **조혈계통**장애, 안면창백증, 신경계통장애, 신장장애, 사지의 심근마비 등을 유발한다.

㉥ 벤젠(C_6H_6) : 적혈구 감소, **재생불량성 빈혈**, 백혈증 등

㉦ 카드뮴(Cd)

ⓐ 피해 : **이타이이타이**(Itai-Itai=아프다아프다)병(40대 이상의 다산모에게 많이 발병하며 증상은 허리, **뼈마디, 골 조직의 통증**이 심하여 오리엉덩이 걸음을 걷는다.)

ⓑ **3대증상 : 폐기종, 신장장애, 단백뇨배설**

㉧ 수은(Hg)

ⓐ 미나마타병(고양이춤) : 유기수은에 의한 것

ⓑ 증상 : **중추신경과 말초신경 마비로 언어장애, 보행장애, 운동장애, 지각장애** 등을 유발한다.

㉧ 시안화수소(HCN) : 맹독성 가스로 **호흡작용을 저지**한다.

㉨ 석면 : **석면폐증**을 유발한다.

㉩ 분진 : **구루병**(태양광선 감소)을 발생시킨다.

㉪ 입자상 물질

ⓐ 기관지 침착률이 가장 큰 입자의 크기 : 0.5～5μm(마이크로미터)이다.

ⓑ 0.5마이크로 이하의 입자 : 호흡운동에 의해 다시 밖으로 배출된다.

ⓒ 5마이크로 이상의 입자 : 기관지 점막에 침착하여 객담과 함께 배출되거나 또는 식도를 통해 위 속으로 넘어가 배설된다.

(2) 동물의 피해

① 대기오염에 대한 동물의 피해는 동물의 종류 및 나이에 따라 다르지만 사람이나 식물보다는 민감하지 않다.

② **지표동물** : 대기오염을 사람보다 빨리 감지하여 환경파괴의 정도를 알리는 동물을 말한다.

(3) 식물의 피해

① 대기오염에 대한 식물의 **피해는 햇빛이 강한 낮**(식물은 탄소동화작용을 하므로 동화작용시 폐쇄 인자로 작용)이나, 습도가 높은 날에 피해가 크다.

② **식물에 피해를 주는 가스의 순서 : HF > Cl_2 > SO_2 > NO_2 > CO > CO_2**

③ **지표식물(약한 식물)** : 대기오염을 사람보다 빨리 감지하여 환경파괴의 정도를 알리는 식물을 말한다.

대기오염물질과 지표식물

대기오염물질	지표식물
아황산가스(SO_2)	알파파(자주개나리), 참깨
불소(F) 및 불화수소(HF)	글라디올러스, 메밀
오존(O_3)	담배(연초)
페록실아세틸니트레이트(PAN)	강낭콩
염소(Cl_2)	장미

(4) 재산 및 경제적 손실

① **오존** : 고무제품의 탄력 저하

② **SO_2 : 철제류 부식**

③ **먼지** : 건물과 옷을 더럽힌다.

(5) 자연환경의 변화

① 시정거리 저하로 자동차사고를 유발한다.

② 일사량을 감소시킨다.

06 오염물질의 확산

대기오염물질의 이동을 좌우하는 요인은 인간의 활동, 지리적 조건, 기상 조건 등을 들 수 있는데 이 중에서 확산에 가장 큰 영향을 미치는 것은 바람이다.

(1) 바람(Wind)

① **바람** : 공기의 움직임에서 수평방향의 움직임을 바람이라 한다.

② **대류** : 공기의 수직방향의 움직임을 대류라 한다.

③ **바람 표시**

㉮ 풍향 : 바람이 불어오는 방향을 풍향이라 한다.

㉯ 풍속 : 바람의 속도를 풍속이라 한다.

④ **풍배도(Wind Rose, 바람 장미)** : 바람의 발생빈도와 풍속을 **16 방향인 막대기형**으로 표시한 기상 도형을 풍배도라 한다.

⑤ **주풍**

㉮ 해당기간 중 가장 빈번하게 발생한 풍향을 주풍이라 한다.

㉯ 바람의 이름은 바람이 발생한 곳의 이름을 딴다.
(**예** 동풍이란 동쪽에서 서쪽을 향해 부는 바람을 말한다.)

(2) 바람의 종류

① 해륙풍 : 해륙풍이 발생하는 원인은 바다와 육지의 **비열차** 때문이다.

㉮ 해풍 : **낮에 바다**에서 **육지**로 부는 바람, 즉, 태양이 비치면 비열차에 의해 바다보다 육지가 빨리 더워져서 가벼운 공기가 위로 올라가면 그 빈 공간으로 바다의 찬 공기가 이동하면서 발생하는 바람이 해풍이다.

㉯ 육풍 : 해가 지면 육지가 바다보다 빨리 식어 육지의 공기가 바다로 이동하면서 발생하는 바람, 즉, **육지에서 바다로 부는 바람**이다.

② 산곡풍

㉮ 곡풍 : **낮**에 햇빛에 의해 경사면이 산 아래보다 더 빨리 가열되면 상승기류가 발생하므로 **산아래에서 산 위로** 바람이 불게 되는데, 이 바람을 곡풍이라 한다.

㉯ 산풍 : **밤**이 되면 경사면이 빨리 냉각되어 **산 위에서 산 아래로 부는 바람**을 산풍이라 한다.

③ 전원풍 : 열섬효과 때문에 도시의 중심부가 고온이 되어 상승기류가 발생하면 **도시 주위의 시골(전원)에서 도시로 바람**이 부는데 이러한 바람을 전원풍이라 한다.

④ 푄풍(높새바람) : 습윤한 바람이라도 일단 산을 넘으면 온도가 상승하고, 고온건조해지는 현상, 즉, 바람이 불기 시작하는 곳과 불어오는 곳의 기온이 상당히 다르다.

(3) 기온역전(Temperature Inversion)

대류권에서는 평균 기온감률이 0.65℃/100m(−0.65℃/100m)로서 하층에서 상공으로 올라갈수록 기온이 감소하는 것이 보통이다. 그러나 어떤 기층에서는 환경감률이 상공으로 올라가면서 일정하거나 또는 상승하기도 한다. 이러한 현상을 기온역전이라 하고, 이러한 층을 기온역전층이라 한다(즉 **상층기온이 하층기온보다 더 높은 현상**).

① **역전일 때는 다음과 같은 결과가 발생한다.**

㉮ 공기의 **수직운동이 억제**된다.

㉯ 대류현상이 생기지 않는다.

㉰ 하층에서 생긴 대류현상이라도 이 층에서는 저지당한다.

㉱ 대기오염물질이 대기층으로 쉽게 확산되지 못한다.

㉲ 지표 부근의 오염농도가 커진다.

② **역전의 종류**

㉮ 복사역전(접지역전 ; Ground Inversion) : 복사냉각이 심하게 일어나는 때는 지표에 접한 공기가 상공의 공기에 비해 더 차가워져서 발생하는 역전을 복사역전이라 하고, **지면에 접하여 발생**하기 때문에 접지역전이라고도 한다.

㉠ 발생 : 주로 가을~겨울, 일몰 후~해뜨기 전에 많이 발생한다.

㉡ 감소 : 봄이나 해가 뜨면 감소한다.

㉯ 침강역전(Subsidence Inversion) : 고기압 중심부분에서 기층이 서서히 침강하면서 기온이 단열압축 및 단열변화로 승온되면서 발생하는 현상이다.

㉠ **고기압** 중심 부근에서 발생한다.

㉡ 기층이 서서히 침강하면서, 단열변화로 승온되어서 발생한다.

㉢ **장기적**으로 지속된다.

㉣ 대기오염물질이 수직으로 확산되는 것을 방해한다.

(4) 대기안정도와 플륨(Plume)의 모양

플륨이란 굴뚝에서 배출되는 연기의 행렬을 말한다.

① **환상형(파상형=Looping)**

㉮ 대기의 상태 : **절대 불안정**

㉯ **맑은 날 오후나 풍속이 매우 강**하여 상 · 하층간에 혼합이 크게 일어날 때 발생한다.

㉰ 풍하측 지면에 심한 오염의 영향을 미친다(**지표농도 최대**).

② **원추형**(Conning)

㉮ 대기의 상태 : **중립**

㉯ 플륨의 단면도가 전형적인 **가우시안 분포**(Gaussian Distriution)를 이룬다.

③ **부채형**(Fanning)

㉮ 대기의 상태 : **안정**

㉯ **역전층 내에서 잘 발생**한다.

㉰ 오염농도 추정이 곤란하다.

㉱ **강한 역전**을 형성하며, 대기가 매우 **안정된 상태**이고, **아침과 새벽**에 잘 **발생**한다.

④ 상승형(지붕형=처마형=Lofting)

역전이 연기의 아래에만 존재해서 하향방향으로 혼합이 안 되는 경우에 일어난다.

⑤ 훈증형(끌림형=Fumigation)

㉮ 대기의 상태 : 하층이 불안정하다.

㉯ 오염물질이 지면에까지 영향을 미치면서 지표 부근을 심하게 오염시킨다.

⑥ 함정형(구속형=Trapping) : 침강역전과 복사역전이 있는 경우 양 역전층 사이에서 오염물이 배출될 때에 발생한다.

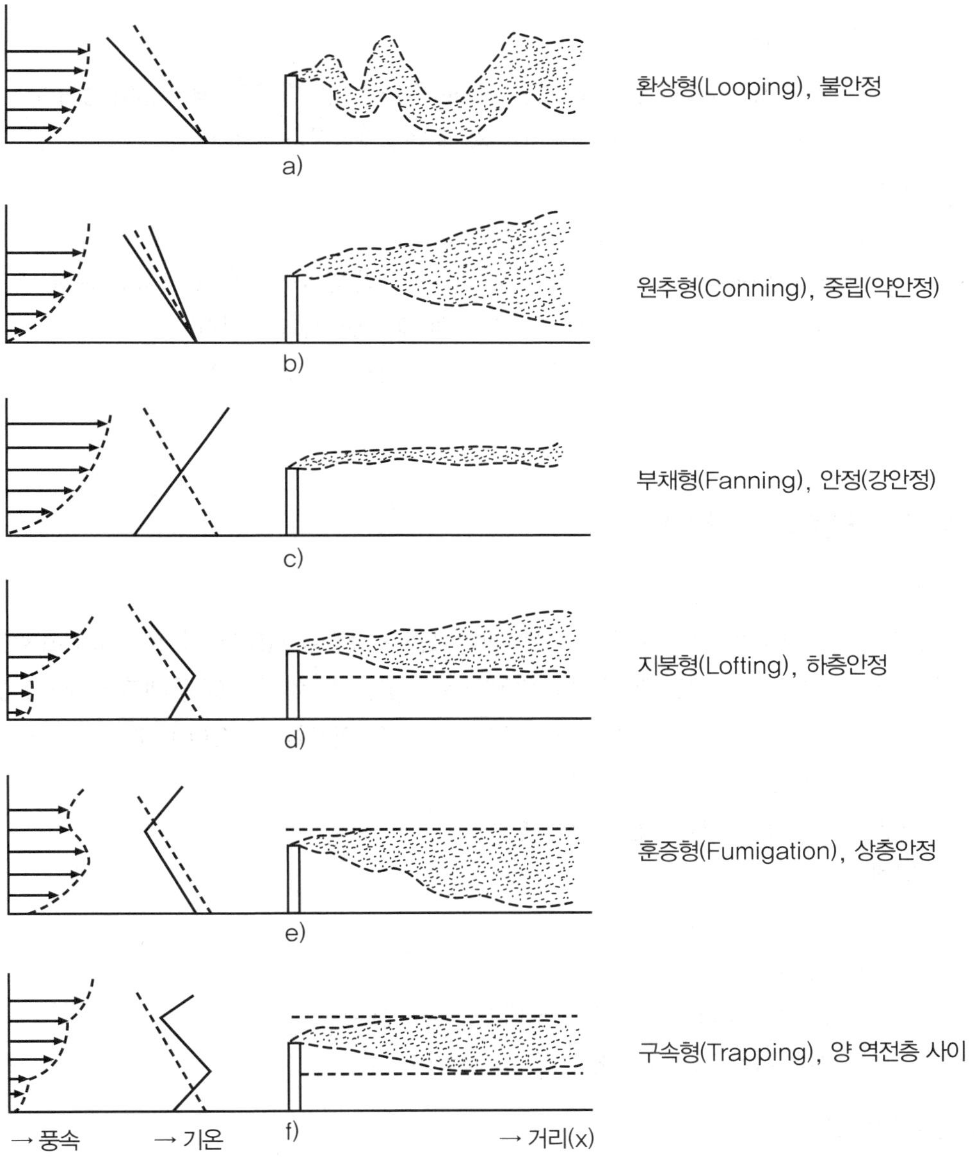

굴뚝연기의 분산형태 (—— 환경감률, ---- 단열감률)

(5) 매연농도 측정

① **적용범위** : 굴뚝 등에서 배출되는 매연을 링겔만 매연농도표(Ringelmann Smoke Chart)에 의해 비교 · 측정하는 시험방법에 대하여 규정한다.

② **링겔만 매연농도(표)** : 굴뚝으로 배출되는 **매연농도를 측정**하는 데 링겔만 차트가 쓰인다.

㉮ 크기 : 가로 14cm, 세로 20cm의 백상지에 각각 0, 1.0, 2.3, 3.7, 5.5mm 전폭의 격자형 흑선을 그려 백상지의 흑선부분이 전체의 0%, 20%, 40%, 60%, 80%, 100%를 차지하도록 하여 이 흑선과 연돌에서 배출하는 매연의 검은 정도를 비교하여 **0~5도까지 6종**으로 분류한다.

㉯ 매연의 농도구분 : 0~5도

㉰ 백상지의 흑선부분은 0~100%인데 **1도 증가**할 때마다 **20%씩 흑선이 증가**한다. 즉, 1도 증가할 때마다 매연이 20%씩 태양을 차단한다는 뜻이다.

③ **측정방법**

㉮ 농도표는 측정자의 앞 16m에 놓는다.

㉯ 측정자와 연돌과의 거리는 200m 이내(가능하면 연돌구에서 30~40m)로 한다.

㉰ 연돌 배출구에서 30~45cm 떨어진 곳의 매연농도를 측정한다.

㉱ 매연의 관측은 연기의 흐름에 수직(직각)이고 태양광선을 측면으로 받는 위치에서 측정한다.

④ **법정기준** : 2도 이하

07 대기오염의 변화추세

(1) 산성비

인위적(공장, 자동차 등)으로 대기 중에 다량 방출된 황산화물(SOx)과 질소산화물(NOx)이 수분과 결합하여 **황산(H_2SO_4)과 질산(HNO_3)**으로 되고, 이들이 **우수에 용해**되어 **pH 5.6 이하**의 강수가 되는 것을 산성비라 한다(pH 5.6은 지구상의 **이산화탄소(CO_2)** 약 330ppm과 평형을 이루었을 때의 산도를 나타낸 것이다).

① **원인물질 : 황산 65%, 질산 30%, 염산 5%**

② **피해**

㉮ 식물 · 꽃가루의 수정 저하

㉯ 잎을 말려 죽인다.

㉰ 물고기 알의 부화 저하 등으로 생태계를 파괴한다.

㉱ 인체에는 피부질환, 안질환 등을 유발시킨다.

(2) 오존층의 파괴

지상에서 형성된 오존이 해로운 광화학 산하제로 작용하는 것과는 반대로 성층권에 존재하는 오존은 생물에 해로운 태양 단파장 자외선(UV-B)을 흡수하는 필터 역할을 한다. 성층권은 지상

11～50km 기층을 말하며, 오존층은 O_3의 밀도가 최대가 되는 지상 25km(25～35km)를 말한다. 성층권에서 오존은 산소분자로부터의 형성과 자외선에 의한 파괴 사이의 평형을 통해 존재한다. 성층권에 H, N, Cl의 산화물과 같은 반응성 있는 화학물질이 존재하면 오존층 파괴가 가속화된다.

① **오존층 파괴의 영향** : 오존층의 파괴는 대류권에 자외선(UV-B)의 강도를 증가시킨다.

㉮ 인간

㉠ 감염병(전염병)을 유발시킨다.

㉡ 안질환, 백내장(실명)을 유발시킨다.

㉢ 피부암 발생률을 증가시킨다.

㉯ 미생물 감소로 물의 정화능력을 감소시킨다.

② **오존층 파괴물질**

㉮ 염화불화탄소(CFCs ; Chlorofluorocarbons = 프레온가스)의 용도는 다음과 같다.

㉠ 에어로솔 또는 스프레이의 분사제

㉡ 냉장고 및 에어컨의 냉매제

㉢ 플라스틱 발포제

㉣ 전자제품의 용매제

㉤ 소화기 등

㉯ NOx : 초음속 항공기에서 배출(비행고도인 17～20km 상공에 NOx 잔류)된다.

㉰ 브롬 : 소방재료, 훈증재료로 쓰인다.

③ Cl 원자 1개당 10만개의 오존분자를 파괴한다.

※ 기존에 CFCs를 사용하던 제품에 현재는 CFCs 대신 다른 제품을 사용하기 때문에 대기 중에는 CFCs량이 많이 감소되었다.

(3) 온실효과(Green House Effect)

기후를 나타내는 주요 척도는 온도이다. 햇빛은 바다와 지표를 데우고 따뜻해진 지표면은 복사열을 대기권 밖으로 방출한다. 이 과정에서 약간의 열(적외선 12～18μm 영역)이 대기 중에 있는 잔류기체(특히 CO_2, 수증기 등)에 흡수되는데, 이로 인해 지구의 온도가 생물이 살기에 적합하게 유지된다. 이러한 현상, 즉, **대기 중에 있는 잔류기체가 적외선을 흡수하여 지구의 온도가 높아지는 현상**을 온실 효과라 한다.

① **주요 흡수대** : CO_2는 13～17μm, CH_4와 N_2O는 7～8μm, 프레온가스 11 · 12는 11～12μm, 오존은 9～10μm이다.

② **온실효과 기여도** : CO_2는 66%, 메탄(CH_4) 15%, N_2O, 오존(O_3), CFC 등

(4) 열섬효과(Heat Island Effect)

열섬효과란 도시의 불규칙한 지표와 공장, 화력발전소 및 주택 등에서 연료소모가 크기 때문에 열방출량이 높아 주위의 시골(전원도시)보다 기온이 2～5℃ 더 높은 것을 말한다.

① 열섬효과의 인자는 다음과 같다.

㉮ 도시는 시골보다 열 보전능력이 크다(아스팔트, 콘크리트벽 등이 많다).

㉯ CO_2가 많다.

㉰ 인공열이 많다.

㉱ 물 증발에 의한 열소비가 적다.

㉲ 바람이 적다.

② 열섬효과가 주로 발생하는 때는 다음과 같다.

㉮ 고기압의 영향으로 하늘이 맑고 바람이 약할 때 주로 발생한다.

㉯ 밤에 주로 발생한다.

㉰ 여름부터 초가을에 잘 발생한다.

(5) 열대야

① 여름 밤 기온이 25℃ 이상이면 열대야라 한다.

② 낮 기온이 30℃ 전후의 기온이 밤이 되면 20～23℃ 정도로 내려가야 한다. 그러나 엘니뇨 등 기상이변의 여파로 열대야가 일어난다.

③ 불면증, 불쾌감, 피로감 증대, 탈진 등을 유발한다.

(6) 엘니뇨

① 엘리뇨란 **적도 부근**의 **동태평양 바다수온**이 서태평양 바다수온보다 **5(6)개월** 이상 0.5℃ 이상 **높게 지속**되는 현상을 말한다.

② 남아메리카 페루 연안에서 형성되는 '따뜻한 해류'를 뜻하는 스페인어로 크리스마스를 전후로 나타나기 때문에 '신의 아들'이란 별칭을 갖고 있다.

③ 비교적 자주 일어나는 현상이다.

④ **피해 : 폭풍우**와 **홍수**, **해일**, **고온**, **건조**와 **산불**, **생태계의 변화** 등 심각한 기상재해를 발생한다.

(7) 라니냐

① 해수면의 온도가 평년보다 0.5℃ 이상 낮은 것을 라니냐라 한다.

② 적도 무역풍이 평소보다 강해지며 차가운 바닷물이 솟아오르는 현상이다.

③ 비교적 드물게 일어난다.

④ 라니냐는 여자의 이름을 의미한다.

08 대기오염 사건

(1) 뮤즈계곡

① 1930년 : 뮤즈계곡(Meuse Valley) 사건, 벨기에에서 발생했다.

② **원인물질** : 공장의 **아황산가스(SO_2)**, 황산미스트(H_2SO_4mist), 불소화합물 등

③ **기상상태** : 무풍, **기온역전**

④ **피해** : 급성피해(3일 동안 약 60명 사망), 기관지 계통에 피해

(2) 도노라

① **1948년** : 도노라(Donora) 사건, 미국 피츠버그시 도노라에서 발생했다.

② **원인물질** : 공장의 **아황산가스(SO_2)**, 황산미스트(H_2SO_4 mist) 등

③ **기상상태** : 무풍, **기온역전**

④ **피해** : 호흡기 질환

(3) 포자리카

① **1950년** : 포자리카(Poza Rica) 사건, 멕시코에서 발생했다.

② **원인물질** : 공장의 **황화수소**(H_2S) 등

③ **기상상태** : **기온역전**

④ **피해** : 호흡곤란

(4) 런던

① **1952년 12월** : 런던스모그(London Smog) 사건, 영국의 런던에서 발생했다.

② **원인물질** : 석탄 연소시 **아황산가스**(SO_2), 매연 등

③ **기상상태** : 무풍, **역전(복사역전)**, 하천의 평지, 아침(기온 0～5℃)

④ **피해** : 만성기관지염, 호흡기 질환자 발생, **급성피해**(사고 당시 4,000명이 사망)

⑤ **시정거리** : 100m 이하

⑥ **장소** : 하천의 평지

(5) 로스앤젤레스

① **1954년 7월** : 로스앤젤레스(Los Angeles) 사건(광화학 스모그 사건), 미국 로스앤젤레스에서 발생했다.

② **원인물질** : 석유 연소시 발생한 **올레핀계 탄화수소**(HC), **질산화물**(NOx) 등이 자외선과 반응하여 생성된 2차 오염물질을 생성했다.

③ **기상상태** : **침강성 역전**, 낮(기온 24～30℃)

④ **피해**

㉮ 사람 : 폐, 기도, 눈, 코

㉯ 고무제품 손상, 가죽제품의 피해, 건축물의 손상, 시정 악화, 과실의 손상 등

⑤ **장소** : 해안 분지에서 1년 내내 해안성 안개 발생

⑥ **시정거리** : 800～1,600m 이하

런던스모그 사건과 로스앤젤레스 광화학스모그 사건 비교

구 분	런던형 스모그(1952년 12월)	로스앤젤레스 스모그(1954년)
발생시의 기온	0~5℃	24~30℃
발생시의 습도	85% 이상(안개)	70% 이하
역전의 종류	방사성 역전(복사형)	침강성 역전(하강형)
시정거리	100m 이하	0.8~1.6km 이하
풍속	무풍	5mile/hr 이하
발생장소 및 사용된 연료	주택 · 공장의 석탄 및 석유계 연료	자동차의 석유계 연료
가장 발생하기 쉬운 때	12월, 1월	8월, 9월
주된 성분	SO_2, 입자상물질, 일산화탄소 등	질소산화물, 탄화수소, 유기물, 오존 등
반응의 형	열적	광화학적+열적
발생하기 쉬운 시각	아침	낮
인체에 대한 주된 영향	기관지의 자극, 즉, 호흡기계 질환, 사망률 증가	단시간에 눈의 자극, 고무제품 손상
화학적 작용	환원	산화

09 대기오염 방지기술

(1) 먼지입자의 특성

먼지입자의 크기는 집진장치의 성능 및 설계의 중요한 변수로 작용한다.

① **입자의 크기표시** : 입자의 크기는 직경으로 표시한다.

② **입자의 크기** : 입자의 크기는 0.001마이크로~수백 마이크로의 크기로 다양하게 분포되어 있다.

③ **입경이 작은 것**

㉮ 집진이 어렵다.

㉯ 설비비용이 많이 든다.

④ **집진기 선정시 고려사항**

㉮ 집진장치 : 중력 · 관성력 · 원심력 · 전기 · 여과 · 음파 집진장치 등

㉯ 집진장치에 응용되는 원리

㉠ 중력 집진장치 : 중력

㉡ 관성력 집진장치 : 관성력

㉢ 원심력 집진장치 : 원심력

㉣ 여과 · 세정 집진장치 : 관성충돌, 직접차단, 확산

㉤ 전기 집진장치 : 정전인력

(2) 집진장치

① 중력 집진장치

㉮ 원리

㉠ 함진가스 중에 함유돼 있는 입자를 **중력에 의한 자연침강**에 의해 **분리 · 포집**하는 방법이다.

㉡ 입자가 구형이고, 입경이 3～100μm 범위에서 스토크 법칙(Stokes)이 성립된다(50μm 이상일 때 집진율이 좋다).

㉢ 함진농도 : 단위체적의 가스 중에 포함된 먼지입자의 중량(mg/Sm^3)을 함진농도라 한다.

㉯ 입자의 분리속도(입자의 침강속도)

$$Vg = \frac{g(\rho_s - \rho_a)d^2}{18\mu}$$

Vg : 입자의 침강속도(m/sec)

g : 중력가속도($9.8m/sec^2$)

ρ_s : 입자의 밀도(kg/m^3)

ρ_a : 가스(공기)의 밀도(kg/m^3)

d : 입자의 직경(m)

μ : 가스의 점도(kg/m · sec)

② 관성력 집진장치

㉮ 원리 : 함진가스를 **방패판에 충돌**시켜 기류의 급격한 방향전환을 일으켜 입자의 관성력에 의하여 분리 · 포집하는 방법이다.

③ 원심력 집진장치

㉮ 원리 : 처리가스를 사이클론(Cyclone)의 입구로 유입시켜 **선회운동을 시켜** 입자에 원심력을 주고, 이 **원심력에 의하여 입자를 분리 · 포집**하는 방법이다.

㉯ 선회류(Vortex) : 유입된 처리가스는 몸체에서 원운동을 하며 하부로 내려가다가 원추부에서는 그 진행방향이 변하여 출구를 향해 상승한다. 이러한 운동을 선회류라 한다.

④ 여과 집진장치

㉮ 원리 : 함진가스를 **여포에 통과**시켜 입자를 **분리 · 포집**하는 방법이다.

㉯ 여과 집진기의 효율을 높이기 위한 조건

㉠ 처리가스에 맞는 여재를 선택한다.

㉡ 처리가스의 온도는 **250℃를 넘지 않도록** 주의한다.

㉢ 고온가스를 냉각할 때는 **산노점**(이슬이 맺히는 점) **이상 유지**한다. 왜냐하면 이슬이 맺히면 여재의 눈이 막히거나 부식되기 때문이다.

⑤ 전기 집진장치

㉮ 원리 : 방전극에서 **코로나 방전을 일으켜** 처리가스의 입자, 즉, 중성입자를 **음이온화시켜**

입자를 플러스(+)인 집진극(집진판) 위에 부착시켜 제거하는 방법이다.

㉯ 입자의 집진율 : 입자의 집진율이 가장 좋을 때의 비저항치는 $10^4 \sim 10^{10}\Omega/cm$ 범위이다.

㉰ 장점

㉠ 0.1μm 이하의 입자까지 포집이 가능하며 99.9%의 집진율을 얻을 수 있는 성능이 우수한 집진기이다.

㉡ 압력손실은 낮은 편이다(건식은 약 10mmH_2O, 습식은 약 20mmH_2O이다).

㉢ 보수가 간단하고 인건비가 절약된다(유지비가 적다).

㉣ 고온가스(약 500℃)의 처리가 가능하다.

㉤ 대량의 가스를 처리할 수 있다(1,400～56,000m^3/min).

㉥ 폭발성 가스를 처리할 수 있다.

㉦ 습도가 100%인 가스도 처리할 수 있다.

㉧ 먼지농도가 30g/Sm^3 이하인 것도 처리할 수 있다.

㉱ 단점

㉠ 설치비용이 많이 든다(면적이 크게 소요된다).

㉡ 부하변동에 적응이 어렵다.

㉢ 입자의 성상에 따라 전처리가 필요하다.

㉣ 고압으로 인한 사고가 발생한다.

⑥ 세정 집진장치

㉮ 원리 : 함진가스를 세정액에 분사시킬 때 생성되는 액적 · 액막 · 기포 등에 의해 먼지가 포집되는 것으로서 세정 집진기의 포집기전은 관성충돌, 직접흡수 및 확산의 방법 중 하나 또는 복합적으로 이루어진다.

㉯ 장점

㉠ 구조가 간단하다.

㉡ 포집된 먼지의 재비산을 방지할 수 있다.

㉢ 고온가스를 처리할 수 있다.

㉣ 입자물질과 가스물질을 동시에 처리할 수 있다.

㉰ 단점

㉠ 급수설비가 필요하다(상당량의 물 사용).

㉡ 폐수처리 문제가 있다.

㉢ 친수성이 크고, 부식성이 높은 먼지는 폐색 등 장애가 일어나기 쉽다.

㉣ 집진수를 회수하기 위한 탈수, 여과, 건조장치가 필요하다.

㉤ 장기운전이나 휴식 후의 운전재개시 장애가 발생할 수 있다.

㉥ 겨울철에는 동결방지가 필요하다.

4 급수위생(給水衛生)

01 물의 환경위생

(1) 물의 이용

① 물은 신체의 구성요소 뿐만 아니라 생리적 작용으로 중요한 역할을 한다.

② 물은 체중의 60～70%를 차지하고 있다.

③ 인체 구성량의 10%를 상실하면 생리적 이상을 초래한다.

④ 인체 구성량의 30%를 상실하면 생명을 잃게 된다.

(2) 물의 보건위생

① 물은 수인성 감염병 및 기생충의 감염원으로서 작용하며, 각종 중금속의 오염으로 공해질병의 발생원이 되기도 한다.

② 수인성 질병의 감염원 : 수인성 질병에는 소화기계 감염병이 대부분이다.

㉮ 수인성 감염병 : 물로 전파되는 질병을 수인성 감염병이라 한다.

㉯ **수인성 감염병 종류 : 장티푸스, 파라티푸스, 세균성이질, 콜레라** 등이 있다.

㉰ 수인성 감염병의 특징

㉠ **치명률과 발병률**이 낮다.

㉡ 폭발적으로 발생한다.

㉢ 유행지역이 한정되어 있다.

㉣ **2차 발병률**은 드물지만 **있다.**

㉤ 소독하면 유행을 막을 수 있다.

㉥ 계층과 무관하게 발생한다.

③ **기생충 질병의 감염원** : 간디스토마, 폐디스토마, 회충, 편충 등은 수질오염으로 전파될 수 있다.

※ 감염병 = 전염병, 감염원 = 전염원

02 수질

(1) 물의 순환

물의 순환은 강수(降水), 유출, 증발의 3단계에 의해 빚어진 결과라 할 수 있다. 자연계에서의 물을 순환하게 하는 힘은 태양에너지에 의해서 이루어진다.

(2) 물의 분포

① 지구상 물의 존재량을 살펴보면 다음과 같다.

㉮ 해수 : 97%

㉯ 담수 : 3%

㉠ 빙하나 극지방의 얼음 : 75%

㉡ 지하수, 토양수분, 하천수 등 : 25%

② 우리나라의 수자원과 물 사용

㉮ 우리나라의 연평균 강수량은 1,274mm로서 세계 평균의 약 1.3배이고 1인당 강수량은 세계 평균의 11% 정도에 불과하며, 이는 앞으로 물 부족이 심각할 것으로 예측되는 것이다.

㉯ 우리나라 연간 수자원의 총량은 약 1,267억 톤으로, 그중 697억 톤은 하천으로 유출되고, 570억 톤은 증발산으로 대기 중으로 손실되고 있다.

㉰ 하천으로 유출되는 물은 대부분 바다로 유실되고 일부가 하천이나 댐으로 유입되어 우리가 이용할 수 있는 양은 약 301억 톤, 즉 전체의 24%에 불과하다.

㉱ 용수 공급 현상 : 농업용수 53.4% 〉 유지용수 20.3% 〉 생활용수 17.3% 〉 공업용수 9%

(3) 수원(水原)의 종류

① 천수 : 천수(天水, Rain Water) 또는 우수는 지표나 해양 등에서 증발한 수증기가 응집하여 떨어지는 것으로서 눈, 비, 우박 등을 말한다.

② 지하수

㉮ 특징

㉠ 태양광선이 접하지 못하므로 광화학반응이 일어나지 않는다. 따라서 세균에 의한 유기물의 분해가 주된 생물학적 작용이다.

㉡ 연중 수온이 거의 일정하다.

㉢ 경도가 높다.

㉣ 오염물이 적다.

㉤ 유속이 적다.

㉥ 자정속도가 느리다.

㉦ 국지적 조건에 따른 영향이 크다.

㉧ 지하수는 농촌 간이상수도(마을상수도)에서 가장 많이 사용하는 수원이다.

㉯ 종류

㉠ 천층수

ⓐ 빗물이나 지표수가 지층을 침투하여 지하에 스며든 물로서 흙과 모래 또는 자갈층 내의 공극 또는 암석층 사이에 존재하고 있는 물을 천층수라 한다.

ⓑ 천층수는 하수, 폐수 등으로부터 쉽게 오염되므로 위생상 위험성이 크다.

ⓒ 하수가 침투하여 세균을 함유하는 경우가 있어 위생상 주의해야 한다.

㉡ 심층수 : 균이 거의 없고, 위생상 안전하다.

㉢ 복류수 : 호수 바닥 또는 측부의 모래층에 포함된 지하수를 복류수라 한다.

㉣ 용천수 : 지하에서 솟아 나오는 물을 용천수라 한다.

③ 지표수

㉮ 종류 : 호소수, 저수지수, 하천수, 강물 등이 포함된다.

㉯ **상수도의 원수**로 이용된다.

㉰ 특징

㉠ 원수는 우수에 의존한다.

㉡ **부식성, 유기물이 많다.**

㉢ 미생물과 세균의 번식이 많다(오염이 되기 쉽다).

㉣ 공기의 성분이 용해되어 있다(**용존산소가 많다**).

㉤ **경도가 낮다.**

㉥ **수질변동**이 비교적 **심하다.**

㉦ 구성성분은 유동적이다.

㉧ 집수지역에 영향을 많이 받는다.

④ 해수

㉮ 해수의 주성분 : 해수에는 Cl^-, Na^+, SO_4^{2-} 등의 성분이 많다.

㉯ 해수의 용존산소 포화도는 담수보다 적다.

㉰ **해수 · 호수**의 오염도 측정은 COD로 나타난다.

㉱ 해수의 염분은 해수에 녹아 있는 각종 물질의 농도의 종합을 염분(salinity)이라 한다.

(4) 물의 자정작용

① 하수 · 공장폐수 등으로 오염된 물은 방치해 두면 **물리적 · 화학적 · 생물학적 작용**에 의해 오염물질의 농도가 저하되어 자연히 안정화된 **자연수로 환원되는 현상**을 자정작용이라 한다.

㉮ 물리적 작용 : **침강**, 확산, 휘산, 오염물질의 **운반**, **희석**, 혼합, **여과** 등이 있다.

㉯ 화학적 작용 : 산화작용, 환원작용, 중화, 응집 등이 있다.

㉰ 생물학적 작용

㉠ **호기성 미생물(박테리아)** 등에 의해 **산화 · 분해**, **식균작용** 등을 생물학적 작용이라 하며 자정 작용에 **가장 크게 영향을 미치는 인자**이다.

㉡ 호기성 미생물의 산화 · 분해에 관여하는 중요한 외적 인자 : 용존산소(DO), 수온(온도), pH 등이 있다.

② Wipple은 하천의 하수유입으로 인한 변화상태를 다음 4지대로 구분하였다. 즉, 하천의 오염 사이클과 자정작용의 순서는 다음과 같다.

분해지대 → 활발한 분해지대 → 회복지대 → 정수지대

㉮ 분해지대(Zone of Degradation)

㉠ 어떤 오염된 하천의 여름철 **온도에서 용존산소 포화치의 45%에 해당**하는 용존산소를 가지는 하천 지점의 지대를 말한다.

㉡ 하천의 자정작용 중 최초의 분해지대에서 일어나는 BOD(유기물) 감소는 주로 미생물의 번식작용에 의한다.

㉢ 분해지대에서는 DO가 급격히 감소한다.

㉣ 세균과 균류(菌類)의 성장이 활발하다.

㉤ 오염에 강한 미생물이 출현한다.

㉥ 분해에 따른 DO 감소, 세균수 증가, CO_2 증가 등

㉦ 탁도 증가 즉, 부유물질이 증가한다.

㈏ 활발한 분해지대(Zone of Active Decomposiotion) : DO가 거의 없어 혐기성 Bacteria가 번식(혐기성 분해가 진행)하며, CO_2(탄산가스 농도), NH_4^+ 또는 NH_3-N(암모니아성질소), H_2S 농도가 증가하는 지점의 지대를 말한다.

㈐ 회복지대(Zone of Recovery)

㉠ DO량이 증가

㉡ 질소의 형태는 아질산염(NO_2^-), 질산염(NO_3^-)이 검출된다.

㉢ 혐기성균이 호기성균으로 대체되는 단계이다.

㉣ 윤충류(Rotifer), 갑각류 등이 나타난다.

㉤ 생무지, 황어, 은빛 담수어 등의 물고기가 살기 시작한다.

㈑ 정수지대(Zone of Clear Water) : 깨끗한 상태이다.

03 상수처리

(1) 상수원

① **물의 사용량** : 성인 하루 물의 필요량은 2~2.5*l*이다.

㉮ 서울 : 400*l*/day · 인

㉯ 대도시 : 300*l*/day · 인

㉰ 중 · 소도시 : 200~250*l*/day · 인

㉱ 취수 · 정수 · 송수시설의 설계기준이 되는 급수량은 1일 최대 급수량으로 한다.

② **상수의 분류 : 등급별 수질**

㉮ 매우 좋음(Ia) : 용존산소가 풍부하고 오염물질이 없는 청정상태의 생태계로 여과 · 살균 등 간단한 정수처리 후 생활용수로 사용할 수 있음

㉯ 좋음(Ib) : 용존산소가 많은 편이고 오염물질이 거의 없는 청정상태에 근접한 생태계로 여과 · 침전 · 살균 등 일반적인 정수처리 후 생활용수로 사용할 수 있음

㉰ 약간 좋음(II) : 약간의 오염물질은 있으나 용존산소가 많은 상태의 다소 좋은 생태계로 여과 · 침전 · 살균 등 일반적인 정수처리 후 생활용수 또는 수영용수로 사용할 수 있음

㉱ 보통(III) : 보통의 오염물질로 인하여 용존산소가 소모되는 일반 생태계로 여과, 침전, 활성탄 투입, 살균 등 고도의 정수처리 후 생활용수로 이용하거나 일반적 정수처리 후 공업용수로 사용할 수 있음

㉮ 약간 나쁨(Ⅳ), 나쁨(Ⅴ), 매우 나쁨(Ⅵ) : 생활용수로 사용할 수 없으며, 공업용수로 사용할 수 있음

③ 상수의 수원으로 갖추어야 할 조건

㉮ 수량이 풍부할 것

㉯ 수질이 좋을 것

㉰ 위치가 급수에 되도록 가까울 것

㉱ 자연유하식의 취수 및 배수가 가능할 것(가능한 소비지보다 높은 곳에 있을 것)

(2) 용어의 정의

① 원수 : 원수라 함은 음용 · 공업용 등에 제공되는 자연상태의 물을 말한다.

② 상수원 : 상수원이라 함은 음용 · 공업용 등에 제공하기 위하여 취수시설을 설치한 지역의 하천 · 호수 · 지하수 등을 말한다.

③ 취수 : 수원에서 필요한 양만큼의 물(원수)을 모으는 것을 취수라 한다.

④ 도수 : 수원에서 정수장까지 도수로를 통해 공급하는 것을 도수라 한다.

⑤ 정수 : 수질을 요구하는 정도로 깨끗하게 하는 것을 정수라 한다.

⑥ 송수 : 정수한 물을 배수지까지 보내는 것을 송수라 한다.

⑦ 배수 : 급수될 물이 모여 있는 것을 배수라 한다.

⑧ 급수 : 배수관에서 각 수도관으로 보내는 것을 급수라 한다.

(3) 상수의 6단계 정수과정

- 상수처리에는 폭기, 응집, 침전, 여과, 소독, 특수정수법 등이 있다.
- 상수의 처리 계통도는 다음과 같다.

  취수 → 스크린 → 염소 전처리 → 침사지 → 응집제 투입(약품투입) → 교반 → 침전지 → 사(모래)여과 → 염소 후처리 → 정수지 → 송수(송수펌프) → 배수 → 급수

  또는 취수 → 도수 → 정수 → 송수 → 배수 → 급수

① 폭기

㉮ 냄새와 맛을 제거한다.

㉯ CO_2 제거, pH를 높이고, Fe, Mn 등을 제거한다.

㉰ 고온의 물을 냉각시킨다.

② 응집

㉮ 목적 : 전기적 반발력(Zeta Potential)을 화학약품을 첨가하여 전기적 중화에 의해 반발력을 감소시키고, 입자를 충돌시켜 입자끼리 뭉치게 하여 침전시키기 위한 것이다.

㉯ 응집제 종류 : 황산알루미늄[$Al_2(SO_4)_3 \cdot 8H_2O$=황산반토], 염화제2철, 황산제1철, 황산제2철 등

㉰ 황산알루미늄과 철염과의 비교

㉠ 황산알루미늄

ⓐ 저렴하고 무독성이기 때문에 대량 첨가가 가능하다.

ⓑ 부식성 · 자극성이 없고 취급이 용이하다.

ⓒ 거의 **모든 수질**에 **적합**하다.

ⓓ **pH 폭이 좁다**(pH 5.5~8.5).

ⓔ floc이 가볍다.

㉡ 철염 : 황산알루미늄에 비하여 생성되는 **floc이 비교적 무겁다**.

③ **침전**

㉮ 보통침전 : 중력을 이용하여 침전시키는 것으로서 스토크법칙(**Stokes 법칙**)이 적용된다.

㉯ 약품침전 : 약품을 이용하여 침전시키는 것

④ **여과(Fliteration)** : 여과 처리방법은 SS(부유물질)를 처리하는 것으로서, **완속여과는 1829년 영국**에서 처음으로 시작했으며, **급속여과는 1872년 미국**에서 사용하기 시작했다.

㉮ 완속여과 : 완속여과란 물이 모래판 내를 **천천히 흘러감**에 따라서 불순물은 모래알 사이의 작은 틈 사이에 침전되어 제거되게 하는 원리를 이용한다.

㉠ 생물막(여과막)

ⓐ 완속여과시 부유물이 모래층 상부에 축적되어 콜로이드 상의 막이 되는데 이 막은 주로 생물이기 때문에 생물막이라 한다.

ⓑ 완속여과시 부유물이 모래층 상부에 남게 되는 콜로이드 상의 막은 세균, 조류, 부유물 등의 여과작용을 하기 때문에 여과막이라고도 한다.

㉯ 급속여과 : 급속여과는 완속여과의 유속에 비해 **빠른 속도로 여과**되기 때문에 약품침전을 하여야 한다.

㉠ 여재 : 상수 및 공업용수 처리에 있어 급속 여과시설에 사용할 수 있는 여재는 다음과 같다.

ⓐ 모래(sand)

ⓑ 자갈(gravel)

ⓒ 안트라사이트(anthracite)

ⓓ 무연탄, 규조토, 세밀히 짜여진 섬유 등

㉡ 특징 : 급속여과는 **도시급수**를 위해 **사용**되는 여과시설이다.

완속여과와 급속여과의 차이점

구 분	완속여과	급속여과
여과속도	3~5m/day	120~150m/day
예비처리	보통침전법(중력침전)	약품침전
제거율	98~99%	95~98%
모래층 청소	**사면대치**(표면층 삭제)	**역류세척**(back wash)

경상비	적다.	많다.
건설비	많다.	적다.
부유물질 제거	모래층 표면	
장점	세균제거율이 높다.	탁도, 색도가 높은 물에 좋다. 수면 동결이 쉬운 곳에 좋다.

㈐ 여과속도 : 모래 여과시 여과속도에 영향을 주는 인자는 다음과 같다.

㉠ 모래입자 크기

㉡ 물의 점성도

㉢ 모래층의 두께

※ 여과지 표면적은 여과속도에 영향을 주지 않는다.

㈑ 손실수두 : 급속 여과장치에 있어서 여과의 손실수두(損失水頭)에 영향을 미치는 인자는 다음과 같다.

㉠ 입자의 지름

㉡ 여액의 점도

㉢ 여과속도

㉣ 여과지의 깊이 등

※ 여과면적은 손실수두에 영향을 주지 않는다.

㈒ 수두손실이 커지는 경우는 다음과 같다.

㉠ 입자의 직경이 작을수록(입자경이 작을수록 공극이 작아져서 수두손실이 커진다)

㉡ 여액의 점도가 클수록

㉢ 여과속도가 빠를수록

㉣ 수심이 깊을수록

⑤ **소독** : 소독방법에는 염소, O_3, 자외선, Br_2, I_2, 은, 표백분 등이 있다.

㉮ 브롬(취소, Br_2) : 염소보다 화학적으로 불활성이므로 살균력이 적다.

㉯ 은(Ag)화합물 : 물에 대한 살균력이 크다.

㉰ 표백분 : 표백분은 염소가스를 소석회에 흡수시킨 $Ca(OCl)_2$를 35% 함유한 것과 58% 함유한 것이 있다.

㉱ 염소소독

㉠ **염소소독**은 먹는물의 정수처리나 수처리의 방류수에 **가장 많이 사용**하는 소독방법이다.

㉡ **물을 살균**처리하는 것은 병균을 죽여서 **수인성 감염병**(Mills-Reincke 현상과 관련있는 질병)을 **예방**하는 데 있다.

㉢ 염소소독시 수중의 반응은 다음과 같다.

$Cl_2 + H_2O \rightarrow HOCl + H^+ + Cl^-$(낮은 pH(pH 5～6))

$HOCl \rightarrow OCl^- + H^+$(높은 pH, 즉, 알칼리 상태(pH 9～10))

Cl_2 : $pH < 5$

㉣ 살균력이 강한 순서 : HOCl > OCl^- > 클로라민

(HOCl은 OCl^-보다 살균력이 80배 정도 더 강하다)

㉤ HOCl과 OCl^-의 물속 용존량은 pH와 밀접한 관계가 있다.

ⓐ pH가 낮을수록 OCl^-보다 HOCl이 물속에 많이 용존한다.

ⓑ pH가 높을수록 $HOCl^-$보다 OCl^-이 물속에 많이 용존한다.

㉥ 유리잔류염소(遊離殘留鹽素) : 물속에 HOCl(차아염소산)이나 OCl^-(차아염소산이온)로 존재하는 염소이다.

㉦ 결합잔류염소 : 결합잔류염소란 **염소가 암모니아나 유기성 질소와 반응하여** 존재하는 것으로서 대표적인 형태가 클로라민(Chloramine)이다.

㉧ **염소주입량 = 염소요구량 + 잔류염소량**

ⓐ 염소요구량 : 수중 유기물질의 산화에 필요한 염소의 양

ⓑ 잔류염소량 : 물속에 남아 있는 유리형 잔류염소량

㉨ 잔류염소의 정색반응 : 물에 오르도톨루딘 용액을 가하여 검수가 황색으로 되었을 때 그 잔류염소량을 측정한다.

㉩ 상수도 염소소독시 잔류염소량 기준 : 0.1ppm 이상(수도꼭지기준), **병원성 미생물**에 의하여 오염되었거나 오염될 우려가 있는 경우에는 0.4ppm 이상(수도꼭지기준), 4.0ppm을 넘지 아니 할 것(정수장기준)

㉪ 잔류염소의 장단점

ⓐ 유리형 잔류염소

- 장점 : **살균력이 강**하다.
- 단점 : 물에서 **냄새가 난**다.

ⓑ 결합잔류염소(클로라민 ; chloramine)

- 장점 : **잔류성이 크**다(살균이 오래 지속된다), **냄새가 적**다.
- 단점 : **살균력이 약**하다.

㉫ 염소소독과 오존소독과의 비교 시 장단점

종 류	장 점	단 점
염소소독	• 가격이 저렴하다. • **잔류성이 크다.**	• 냄새가 난다. • **발암물질**(THM ; Trihalomethan)을 **생성**한다.
오존(O_3) 소독	• pH 변화에 상관없이 **강력한 살균력**을 발휘한다. • **THM**을 **형성**하지 **않는다.** • 공기와 전력만 있으면 필요량을 쉽게 만들 수 있다.	• **잔류성**이 **없어** 살균 후 미생물 증식에 의한 **2차 오염**의 **위험**이 있다. • 반감기가 짧아 처리장에 오존 발생기가 있어야 한다. • 오존 구입 시설 장비가 복잡하여 고도의 운전기술이 필요하다. • 가격이 비싸다.

⑥ 특수정수

㉮ 경수의 연수화 : 석회소다법, 제오라이트법

㉯ Fe 제거 : 폭기, 여과

㉰ Mn 제거 : 산화법, 망간제오라이트법, 양이온교환법, 폭기(소량 제거)

㉱ 조류 제거 : $CuSO_4$, 활성탄

㉲ 맛, 냄새, 탁도, ABS, 페놀 등 : 활성탄, 약품처리

(4) 마을상수도시설(간이상수시설)

상수시설이 없는 농촌지역에서 비위생적인 식수를 안전하고 편리하게 공급하기 위해 부락 단위로 설치한 급수시설을 간이급수시설이라 한다.

① **처리방법** : 이용 가능한 수원이 있을 때 적절한 소독을 하여 파이프를 통해 각 가정으로 급수하는 방법으로 자연 유하식과 펌프를 이용하는 식이 있다.

② **공기통의 위치** : 간이상수도 배수지 중 공기통의 위치는 제일 위에 있어야 좋다.

③ 우물

㉮ 우물 방수벽은 최소한 3m 이상 떨어져 있어야 한다(우물 틈은 지하 3m까지 물이 스며들지 않게 콘크리트를 한다).

㉯ 우물은 오염원보다 지반이 높고, 20m 이상 떨어져 있어야 한다.

04 먹는물 수질기준

제5장 위생관계법령 중 먹는물관리법, 44번 해설 참고

5 수질오염

01 수질오염원

(1) 수질오염의 정의

수질오염이란 인위적인 요인에 의해서 자연수자원이 오염되어 사람, 동물, 식물 등에 피해를 주거나 물의 이용가치가 저하되는 현상을 말한다.

(2) 수질오염원 : 수질오염 발생원은 크게 점오염원과 비점오염원으로 분류할 수 있다.

① **점오염원(점배출원)** : 일정한 장소에서 배출되는 것을 점오염원이라 한다.

㉮ 산업폐수

㉯ 도시하수(가정하수)

㉰ 분뇨 및 축산폐수

㉱ 발전소로부터의 냉각수 등

② **비점오염원** : 일정한 장소가 없이 사방에서 배출되는 것을 비점오염원이라 한다.

㉮ 농경지(경작지)로부터의 토양배수

㉯ 거리청소로 인한 배수

㉰ 폭우로 인한 배수

㉱ 골프장 배수 등

③ **폐 · 하수의 발생원 및 특성**

㉮ 산업폐수의 특성 : 산업폐수의 수량과 수질은 업종과 작업공정에 따라 크게 다른데 일반적으로 다음과 같은 특성이 있다.

㉠ 중금속 및 화학약품이 포함된 폐수가 많아 생물학적 처리가 곤란하다.

㉡ 미생물 성장에 필요한 N, P 등이 충분하지 않다.

㉯ 도시하수의 특성

㉠ 일반가정하수, 도시상가하수, 백화점 등의 하수를 도시하수라 한다. 즉, 일반가정하수에 요식업소, 세탁소 등의 소규모 상공업폐수가 섞여 나오는 것을 도시하수라 한다.

㉡ 아침, 저녁으로 부분적 첨두유량(Peak Flow)이 발생한다.

㉢ 수소이온농도(pH)는 7～7.5 정도이다.

㉣ 유기물질이 많이 포함되어 있어 **생물학적 처리가 가능**하다.

㉤ 도시의 문화수준, 생활수준, 생활양식 등에 따라 오염부하가 다르다.

㉰ 분뇨의 특성

㉠ 수인성 질환과 기생충 질환을 일으킬 수 있는 균을 함유하고 있다.

㉡ 질소농도가 높다.

㉢ 토사류를 많이 포함하고 있다.

④ **폐수의 특성과 처리방법 선택**

㉮ 유기성 폐수

㉠ **유기물 농도가 높은 폐수 : 생물학적 처리**를 한다.

㉡ **유기물 농도가 적은 폐수 : 생물학적 처리**를 한다.

㉢ **유해성 폐수**가 섞인 **유기성** 폐수 : 생물학적 처리를 바로 할 수 없으므로 **전처리**를 하여 유해성 물질을 **제거한 후 생물학적 처리**를 한다.

㉯ 무기성 폐수

㉠ 일반 무기성 폐수 : 산 · 알칼리성을 함유한 폐수는 중화처리를 한다.

㉡ 유해물질을 함유한 무기성 폐수 : 시안, 카드뮴, 수은, 비소 등으로 인체의 건강에 위해를 끼칠 우려가 있는 성분을 포함한 폐수는 그 폐수에 맞는 적정한 처리를 한다.

⑤ 오염물질의 배출원과 피해

㉮ 수은(Hg)

㉠ 배출원 : 가성소다 제조공장 등

㉡ 증상 : 미나마타병

㉯ 카드뮴(Cd)

㉠ 배출원 : 아연정련 배소로, 도금공장 등

㉡ 이타이이타이(Itai - itai)병의 원인이 된다.

㉢ 만성 중독

ⓐ 신(腎)장 세뇨관부의 장해로 뇨에서의 P, Ca의 재흡수가 방해되어 칼슘 유출이 일어난다.

ⓑ 증상 : 골연화증, 골다공증, 다뇨(多尿), 신장장애, 위장장애, 간장장애 등을 유발한다.

㉰ 시안(CN)

㉠ 배출원 : 코크스공장, 피혁제품 제조업 등

㉡ 증상 : 호흡작용 저지

㉱ 크롬(Cr)

㉠ 배출원 : 금속표면처리 공장, 아연제련공장, 도금공장 등

㉡ 증상 : 피부염, 피부궤양 등

㉲ 납(Pb)

㉠ 배출원 : 의약품제조업, 페인트공장, 인쇄소, 안료제조공장 등

㉡ 증상 : 빈혈, 안면창백증, 적혈구 감소 등

㉳ 구리(Cu)

㉠ 배출원 : 레이온 제조공장 등

㉡ 증상 : 빈혈, 신장염유발, 녹색굴(oyster)의 발생

※ 녹색굴은 맛이 이상하고 설사를 유발한다.

㉴ HF

㉠ 배출원 : 유리제조공장, 인산비료공장, 도자기공장, 벽돌공장 등

㉵ 공장폐수 중 무기성 부유물이 가장 많은 폐수 배출원 : 선광폐수 등

㉶ 공장폐수 중 유기성 부유물이 가장 많은 폐수 배출원 : 우유제품 폐수, 식육가공 폐수, 피혁 폐수, 종이펄프 제조공업 등

㉷ 섬유공업 폐수의 일반적인 특성

㉠ 온도가 대체로 높다.

㉡ 강알칼리성이다.

㉢ BOD 및 색도가 높다.

㉣ 부유물질이 많다.

㉮ 부패성 유기물 : 수중 용존산소의 결핍을 초래한다.

㉯ 석유계 : 어패류 등에 냄새를 유발한다.

오염물질의 배출원과 그 영향

오염물질	배 출 원	피해 및 영향
BOD	주정공장, 식품공장, 피혁공장, 펄프공장, 도살장, 도시하수, 낙농업 등	용존산소 소모로 혐기성 분해가 되어 H_2S, CH_4 등 발생
부유물질(SS)	양조장, 펄프 · 제지공장, 식품가공공장, 피혁공장 등	탁도, 색도, 조류동화작용 방해, 악취 등
페놀(Phenol)	도료, 석유정제, 약품공장, 화학공장, 금속공장 등	페놀이 함유된 물에 염소소독을 하면 악취가 심하다. 구토, 경련, 간장, 신장장애 등을 유발
n-헥산 추출물질	피혁공장, 섬유공장, 석유화학공장, 사진제판시설 등	수중 식물의 질식, 수산물 냄새 등
시안(CN)	도금공장, 가스공장, 피혁제품공장, 사진제판 등	흡입시 질식, 호흡계 및 소화계 장애 등
카드뮴(Cd)	아연공장, 카드뮴공장, 도금공장, 석유화학공장 등	골연화증(이타이이타이병), 위장장애, 내분비장애 등
아연(Zn)	아연공장, 광련제련 등	흡입시 구토, 발열 등
동(Cu)	금속공장, 카드뮴공장, 도금공장, 석유화학공장 등	중독증상이 별로 없음
크롬(Cr)	도금공장, 피혁제품공장, 염료공장, 석유정제 등	피부부식, Cr^{6+}이 Cr^{3+}보다 독성이 강하다.
PCB	전기기기공장, 인쇄잉크, 접착제 등	피부장애, 카네미유증 등 발생
알킬수은	농약공장, 의약공장, 전해소다공장 등	중추신경 · 말초신경계 이상, 언어장애, 시각장애, 시야협착, 미나마타병 등을 유발
납(Pb)	축전지제조공장, 안료제조공장, 인쇄소, 요업공장, 페인트 공장 등	빈혈, 복통, 두통, 구토 등
불소(F)	인산비료공장, 살충제공장, 유리공장 등	충치유발(불소 부족), 골연화증(불소 과다) 등
온 배수	발전소 냉각수 등	수중 생태계 변화, 이상번식 등

(3) 물오염의 대표적인 사건

① 생물농축(Biological Concentration) : 생물학적 농축(Bioacumulation) 현상이란 수중에 저농도로 있는 비분해성 물질이 먹이사슬(Food Chain)을 거치는 동안에 어느 개체에서

농축되어 **함량이 많아지는 현상**을 말한다. 즉, 유해 중금속의 1일 섭취량이 미량인 경우라도 장기간 음용한 경우 중요 장기조직의 세포에 영향을 주는 현상을 말한다.

② 생물체 중의 농도와 환경수 중의 농도비를 농축비 또는 농축계수라 한다.

$$농축계수(C.F) = \frac{생물체\ 중의\ 농도}{환경수\ 중의\ 농도}$$

③ **생물농축의 특징**

㉮ 생체 내에 분해가 쉽고, 배설률이 크면 농축되지 않는다.

㉯ 자연계 생물은 식물연쇄로 연결되어 있으므로 특정물질은 **상위동물일수록** 하위생물보다 **농축의 정도가 높아진다.**

㉰ 생물농축은 먹이연쇄를 통하여 이루어진다.

㉱ 수생생물 체내의 각종 중금속 농도는 환경수 중의 농도보다도 높은 경우가 많다.

㉲ 수생생물의 종류에 따라서 중금속의 농축비가 다르게 되어 있는 것이 많다.

④ **생물농축이 일어나는 물질**

㉮ 생물농축이 일어나는 물질 : DDT, PCB, Hg, Cd, Pb, 방사능 물질, Cr, Zn 등

㉯ **생물농축**이 되지 **않는** 물질 : 영양염류(N, P), ABS, Na 등

⑤ **생물농축현상을 일으키는 물질의 특징**

㉮ 유기수은(CH_3Hg)

㉠ 유기수은은 금속상태의 수은(Hg)보다 생물체 내에 흡수력이 강하다.

㉡ 중추신경계와 말초신경계를 주로 손상시킨다.

㉢ 중독증상으로는 **난청**, **언어장애**, **정신장애**, **구심성**, **시야**협착 등이 있다.

㉣ 미생물의 이동을 통해 **미나마타병**을 유발시킨다.

㉯ 카드뮴(Cd)

㉠ **이타이이타이병**을 일으킨다.

㉡ 배출원 : 아연광산 폐수, 도금공장(아연, 납) 폐수, 석유화학공업(촉매) 폐수, 금속광산 폐수, 정련공장, 안료, 염화비닐 첨가제 등

㉰ 납(Pb)

㉠ 인체에 독성이 있으며, **뼈에 축적**되는 중금속이다.

㉡ 만성 중독 : **빈혈**, 적혈구 감소, 안색창백, 두통, 정신착란, 심근마비 등

㉢ 급성 중독 : 급성 위장염 등

㉱ PCB(poly chorinated biphenyls)

㉠ **물리적**, **화학적**, **생물학적**으로 **안정**하여 자연계에서 분해 · 제거되지 않는다.

㉡ 물리적, 화학적으로 안정하여 난연성인 물질이다.

㉢ 물에 안 녹고 산 · 알칼리와 반응하지 않는다.

㉣ 저온에서 쉽게 가열 · 분해하지 않는다.

ⓜ 열매체로도 사용한다.

ⓑ 전기절연성이 높아 콘덴서 등에 이용되고 있다.

ⓢ 각종 유기용제에 잘 녹는다.

ⓞ 생체 내에 들어가 지방 등에 잘 축적된다(지용성).

ⓙ 미생물에 의해 쉽게 분해되지 않는다.

ⓒ 카네미유증을 유발한다.

02 수질오염지표

(1) 용존 산소량(DO : Dissolved Oxygen)

물속에 녹아 있는 산소를 DO라 한다.

① 온도가 높을수록 DO의 포화농도는 감소한다.

② 20℃에서 DO의 포화농도는 9.17ppm이다.

③ 임계점 : 용존산소의 농도가 가장 부족한 지점을 말한다.

④ 변곡점 : 산소의 복귀율이 가장 큰 지점을 말한다.

(2) 생물화학적 산소 요구량(BOD ; Biochemical Oxygen Demand)

시료를 20℃에서 5일간 배양할 때 호기성 미생물에 의해 유기물을 분해시키는 데 소모되는 산소량을 BOD_5라 한다.

① 1단계 BOD

㉮ 탄소화합물이 산화될 때 소비되는 산소량을 1단계 BOD라 한다.

㉯ 보통 20일 정도 시간이 걸린다.

② 2단계 BOD(질소분해 BOD)

㉮ 질소화합물이 산화될 때 소비되는 산소량을 2단계 BOD라 한다.

㉯ 보통 100일 이상 시간이 소요된다.

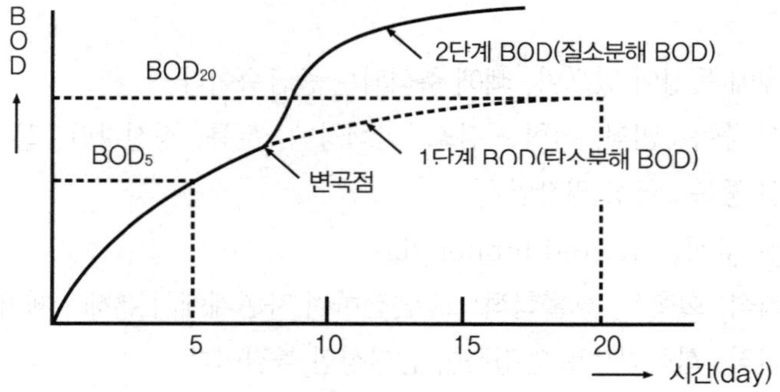

■ BOD곡선

(3) 화학적 산소 요구량(COD ; Chemical Oxygen Demand)

COD란 수중에 있는 유기물을 **산화제**($KMnO_4$, $K_2Cr_2O_7$)를 **이용하여** 측정하는 것으로 유기물이 산화되는 데 요하는 산소량을 ppm으로 나타낸 것이다.

(4) 경도 : 경도는 물속에 용해되어 있는 Ca^{2+}, Mg^{2+}, Mn^{2+}, Fe^{2+}, Sr^{2+} 등의 2가 양이온이 원인이 되며 이들의 양을 **탄산칼슘**($CaCO_3$)으로 환산하여 나타낸다.

① **단위** : ppm(mg/*l*)으로 표시한다.

② **종류**

㉮ **일시경도(탄산경도)**

㉠ 일시경도 유발물질 : OH^-, CO_3^{2-}, HCO_3^- 등

(예 $Ca(OH)_2$, $Ca(HCO_3)_2$, $Mg(HCO_3)_2$, $MgCO_3$, $Mg(OH)_2$)

㉡ 일시경도는 물을 **끓이면** 경도를 **제거**할 수 있다. 즉, 연수화시킬 수 있다.

㉯ **영구경도(비탄산경도)**

㉠ 영구경도 유발물질 : Cl^-(**염화물**), SO_4^{2-}(**황산염**), NO_3^-(질산염) 등

(예 $MgCl_2$, $MgSO_4$, $CaSO_4$, $Mg(NO_3)_2$, $Ca(NO_3)_2$)

㉡ 영구경도는 끓여도 제거되지 않는다.

③ **제거방법** : **석회소다법**, 제오라이트법

(5) 부유물질(SS ; Suspendid Solid)

① 부유물질이란 0.1μm 이상의 크기를 말한다.

② 독립침전이 가능한 부유물질 : 5~1,000μm이다.

0.001 — 0.1 — 5 — 1,000μm

콜로이드 상태	부유상태	
	분산 상태	자연 침전 가능

③ **측정** : 하수 · 폐수처리의 침전성 부유물질은 메스실린더나 임호프콘으로 측정한다.

(6) Escherichia coli(E. coli)

① **특징** : **막대기 모양**의 **그람음성균**이며, 유당을 분해하여 산과 가스를 방출한다.

② **수계에서 대장균군을 검사하는 목적**

㉮ 수계 감염병(전염병) 오염의 지표의 하나이다.

㉯ 수질오염의 지표로서 쓰이는 세균이다.

㉰ 하천오염 정도를 나타내는 지표로 쓰인다.

㉱ 대장균군이 많으면 분뇨를 포함한 하수가 유입되었음을 추측할 수 있다.

㉲ 수중에 대장균군이 많으면 **병원성 미생물**이 **존재**할 **가능성**이 있다.

㉳ 대장균군은 검사방법이 비교적 용이하고 저항력이 강하다.

③ **세균학적 수질의 지표 생물로서 대장균을 사용하는 이유**

㉮ 시험이 정밀하여 극히 적은 양도 검출된다.

㉯ 대장균이 병원성 미생물보다 오래 생존한다.

㉰ 자연상태에서 증식하지 못한다.

④ **대장균 지수** : 대장균이 검출된 최소 검수량의 역수

⑤ MPN : 100ml 중의 대장균의 수를 말한다.

⑥ **인축(人畜)의 장관에서 나오는 세균** : Escherichia coli균, Salmonella속, shigella속

(7) 질소화합물

① **질산화반응**(Nitrification)

유기물이 미생물에 의해 분해할 경우 7~10일 이후부터는 탄소화합물에 의한 BOD 외에 질소화합물의 산화가 일어난다. 질산화 과정은 단백질을 함유한 하수나 분뇨의 유입시 오염지점, 경과 시간, 오염진행상태, 오염시기 등을 알아볼 수 있는 지표로서 가장 타당성이 있다. 즉, **질산화반응**은 **호기성 상태에서의 질소순환과정**을 말한다.

㉮ **질산화반응(호기성)**

용존산소가 풍부한 수중에서 미생물에 의해 **단백질이 분해될 때의 과정**은 다음과 같다.

단백질 → Amino acid → NH_3-N → NO_2-N → NO_3-N

아미노산 → NH_4^+ → NO_2^- → NO_3^-

㉯ 질산화반응 과정에서 생성된 물질의 특징

㉠ NH_3-N(NH_4^+)

ⓐ 상수에 대한 **분변오염**의 가장 **직접적인 지표**가 된다.

ⓑ **암모니아성질소**가 **대량 검출**되면 가장 **최근에 오염**되었다는 것을 알 수 있다.

㉡ NO_2-N(NO_2^-)

수중에 유기질소가 유입되었을 때 유기질소는 미생물에 의하여 여러 단계를 거치면서 변화된다. 이 과정에서 가장 적은 양으로 존재한다.

㉢ NO_3-N(NO_3^-)

ⓐ 질산성질소는 단백질이 질산화 과정을 거친 후 생긴 **최종산물**이다.

ⓑ 질산성질소만 다량 검출되면 **하수처리가 잘되었음**을 알 수 있다.

ⓒ 질산성질소는 Blue babies(Methemoglobinemia ; **유아청변증**)문제를 유발하는 물질이다.

참고

NH_3-N : 암모니아성질소	NO_3-N : 아질산성질소
NO_3-N : 질산성질소	NH_4^+ : 암모늄이온(암모늄염)
NO_2^- : 아질산이온(아질산염)	NO_3^- : 질산이온(질산염)

② 탈질소화(Denitrification, 탈질화)(혐기성)

㉮ 용존산소가 없는 경우 일어나는 것으로서 탈질소화는 수 체내 유기질소의 감소요인이 된다.

㉯ **혐기성상태에서 탈질소화**(Denitrification) 반응의 과정 순서는 다음과 같다.

㉠ 질산성질소 → 아질산성질소 → 질소가스↑

㉡ NO_3-N → NO_2-N → N_2↑

03 수질오염의 기전

(1) 호수 · 저수지의 수질관리

① 성층현상

㉮ 호수에서는 수심에 따른 **온도의 변화**로 물의 **밀도차가 발생**하여 표층, 변천대, 정체층 등으로 층이 발생하는데 이러한 현상을 성층현상이라 한다.

㉯ **겨울**이나 **여름**에 주로 발생한다.

㉰ 호수나 저수지의 깊이에 따른 수질변화

㉠ 깊이가 깊을수록 용존산소는 감소한다.

㉡ 깊이가 깊을수록 이산화탄소(탄산가스)는 많아진다.

㉢ 호수의 깊이에 따른 CO_2와 DO 농도 변화는 CO_2 농도와 DO 농도가 같은 지점이 존재한다.

㉣ algae가 번식하면 주간에는 DO가 높아지고, 야간에는 호흡작용으로 DO는 낮아진다.

㉤ 여름의 성층현상은 겨울보다 더 강력하므로 혼합이 발생하지 않는다.

㉱ 성층현상(成層現象)의 순서

epilimnion(표수층) → thermocline(수온약층) → hypolimnoin(심수층) → 침전물층

㉠ **표수층** : 표수층은 조류의 광합성 작용으로 **DO 포화** 및 과포화 현상이 일어난다.

㉡ 수온약층(Thermocline) : 호수에서 수온의 깊이에 따라 감소하는 중간 부분이다.

㉢ **심수층**(Hypolimnion ; 정체대)

ⓐ 낮은 DO 농도로 인해 수중 생물의 서식에 좋지 않다.

ⓑ 저수지 바닥에 침전된 유기물은 **혐기성 상태**에서 분해되므로 수질은 악화된다.

ⓒ pH는 약산성이다.

ⓓ 용존산소는 거의 없다(**무산소 상태**이다).

ⓔ **이산화탄소**는 매우 **많다**.

ⓕ **황화수소**가 **검출**된다.

㉲ 겨울

㉠ 겨울 호수의 하부 온도는 4℃에 가깝다.

㉡ 겨울 호수의 표수층 온도는 대기 온도의 영향으로 0℃에 가깝다.

㉳ 여름

㉠ 여름 호수의 수온분포는 깊어질수록 낮아진다.

㉡ 여름에 성층을 이룰 때 수온구배와 DO 구배는 같은 모양이다.

㉢ 수온약층, 혼합층, 심수층의 구분이 가장 확연하게 드러나는 계절이다.

② **전도현상**

㉮ 호수에서는 **봄, 가을**에 물의 온도의 변화로 밀도차가 발생하여 **수직운동이 가속**화되는데, 이러한 현상을 전도현상(turnover, 순환현상)이라 한다.

㉯ 봄 · 가을에 주로 발생한다.

㉰ 봄 : 봄이 되어 얼음이 녹으면서 수표면의 부근에 수온이 올라 4℃가 된다. 이때의 밀도는 최대가 된다. 따라서 표수층의 물은 심수층으로 이동하고 심수층의 물은 표수층으로 이동하여 수직방향의 혼합이 생기고 수질은 악화된다.

㉱ 가을 : 가을이 되면 수표면의 수온이 내려가 수직적인 정체현상이 파괴되어 물은 다시 수직혼합을 이루게 된다.

③ **호수의 부영양화**

부영양화(Eutrophication, 富榮養化)는 **정체수역**(호수, 하천)에 질소(N), 인(P) 등의 무기성 영양소가 다량 유입 시 **플랑크톤이 폭발적으로 증가**하여 결국 늪 모양으로 변화하는 현상을 말한다.

㉮ 박테리아 : 박테리아(미생물)의 성장에 관계하는 인자는 pH, 유기물, 온도, 용존산소 등이다.

㉯ 조류(Algae ; 藻類)

㉠ 조류는 특정한 식물의 이름이다.

㉡ 조류는 흔히 식물성 플랑크톤이라 부른다.

㉢ 물에 떠 있는 식물과 동물이 이룬 집단을 플랑크톤이라 한다.

㉣ 조류는 엽록소(Chlorphyll)를 가지고 있는 단세포 혹은 복합세포 식물이다.

㉤ 조류는 햇빛이 있는 낮에는 **광합성**(탄소동화작용)시 물속의 **CO_2를 섭취**하고 **산소를 과포화**시킨다. 따라서 생산성이 높은 수계에서 광합성이 활발(조류가 번식)하게 일어날 때에는 **pH값이 커진다**.

㉥ 밤이나 햇빛이 없는 날에는 물속의 용존산소를 소모시킨다.

㉦ 조류는 상수원에서 물에 **맛이나 냄새**를 일으키는 미생물이다.

㉧ 조류의 화학 분자식 : $C_5H_8O_2N$

㉰ 부영양화를 일으키는 인자

㉠ **정체수역**에서 발생하기 쉽다.

㉡ 부영양화에 관계되는 오염물질은 **탄산염**(100), **질산염**(15 또는 16), **인산염**(1) 등이 있는데 이 중에서 **한계인자**가 되는 것은 P이다.

㉣ 부영양화를 일으키는 오염물질 배출원

㉠ 농지에서 사용되는 비료

㉡ 합성세제

㉢ 자연산림지대 등에 있는 썩은 식물

㉣ 목장지역의 축산폐수

㉤ 처리되지 않은 가정하수, 공장폐수 등의 유입 등

㉤ 부영양화 발생 시 피해

㉠ 수질의 색도 증가

㉡ 수서생물의 종류변화

㉢ 화학적 산소요구량(COD) 값이 증가한다.

㉣ 식물성 플랑크톤의 번식이 증가하여 다량의 산소가 소비된다.

㉤ 투명도가 저하한다.

㉥ 플랑크톤 증식으로 호수가 오탁됨에 따라 관광 가치가 하락된다.

㉦ 상수원인 경우 여과지를 폐쇄하여 물의 정화를 어렵게 하고, 비린냄새를 유발한다.

㉧ 조류의 광합성 증가로 인해 유기물 생성이 증가하고, 호수 심수층의 용존산소가 감소한다.

㉨ 일단 부영양화된 호수는 원상태로 회복하기 어렵다.

㉥ 부영양화 방지대책

㉠ $CuSO_4$(황산동) 등의 화학약품을 살포한다.

㉡ 활성탄, 황토 등을 주입한다.

㉢ 인을 사용하는 합성세제 사용을 금한다(유역 내 무린(無燐)세제 사용을 한다).

㉣ 정수장의 에너지 공급을 차단한다.

㉤ 질소, 인 등의 영양원 공급을 차단한다.

㉥ 유입 하수를 고도처리한다.

(2) 해양

① 해양오염(유류의 오염)

㉮ 우리나라 해양의 특징 : 우리나라의 남해안은 연안해수의 체류 기간이 비교적 길기 때문에 오염되기 쉽고 오염된 상태로 지속되기 쉽다. 또한, 조류의 대량 번식 등 적조현상을 자주 일으키고 있다.

㉯ 해양오염의 원인 : 해양오염의 대부분을 차지하는 것은 유류이며 연안해역에 유입되는 오염물질은 주로 육지에서 하천을 통하여 유입된다.

㉠ 과밀양식 등 양식업

㉡ 생활하수 등의 해양 유입

㉢ 선박의 해난 사고

㉣ 대기에서 오염물질의 유입 등

㉰ 해양에서 기름이 유출될 경우 그 영향

㉠ 기름막에 의한 산소전달 방해로 **용존산소량이 감소**한다.

㉡ 광선 투과율이 감소한다.

㉢ 기름막에 의한 광 차단으로 조류의 **광합성작용**을 **방해**한다.

㉣ 생물에 **기름냄새**가 **발생**한다.

㉤ 자체 독성에 의해 생물이 폐사한다.

㉥ 유취에 의한 어업생산물의 가치가 하락한다.

㉱ 해양에 유출된 유류의 제거방법

㉠ 유처리제는 약제의 독성 때문에 문제가 있다.

㉡ 대량의 유처리제로 처리된다.

㉢ 유흡착제는 흡입 처리 후의 잔존유류를 처리하는 데 효과적이다.

㉣ 침강 처리 시는 해저에서 2차 오염을 일으킨다.

② **열오염**

㉮ 열오염(Thermal Pollution)은 주로 화력 발전소나 원자력 발전소의 냉각수와 열수로 인해 발생한다.

㉯ 온배수(溫排水)의 영향

㉠ 수중의 **미생물을 질식**시킬 수도 있다.

㉡ 수중 생물의 **독성물질**에 대한 **예민도**를 **증가**시킨다.

㉢ 수중의 미생물의 활동을 증가(이상증식, 이상산란)시켜 **용존산소 농도**를 **감소**시킴으로써 혐기성 상태의 발생을 촉진시킨다.

㉣ 하천 혹은 **해양의 생태계**를 **변화**시킨다.

㉤ **물고기 회유**에 **영향**을 미친다.

㉥ **플랑크톤**이 **이상 증식**을 일으킬 수도 있다.

③ **적조** : 적조(Red Tide)현상이란 식물성 **플랑크톤의 이상 증식**으로 **해수가 변색**되는 것을 말한다. 플랑크톤의 색에 따라 적조, 백조 등으로 구분한다.

㉮ 우리나라 적조현상의 특징

㉠ 우리나라 남해안에서 많이 관측된다.

㉡ 적조는 해역의 부영양화 현상이다.

㉢ 근거리 바다(연안해역)에서 보통 발생한다.

㉯ 적조발생의 요인

㉠ **정체성 수역**일 것(수괴의 연직 안정도가 작다.)

㉡ 수중의 **탄소(100)**, **질소(15 또는 16)**, **인(1)** 등의 **영양염류**의 **증가**

㉢ **염분농도**가 **적당**할 것(염분농도는 적조발생에 크게 관여 안함)

㉣ **수온**의 **상승**

㉰ 적조현상이 발생했을 때의 피해

㉠ 어떤 조류는 독소를 방출한다.

㉡ 과영양상태로 진행되면 용존산소를 소비한다.

㉢ 수중의 용존산소가 소비되어 어류 등 다른 생물이 살 수 없게 된다.

㉣ 적조생물이 어패류의 아가미에 부착하여 질식시킨다.

㉱ 적조현상의 방지 대책

㉠ 황산동, 활성탄, 황토 등을 주입한다.

㉡ 인을 사용하는 합성세제 사용을 금한다.

6 폐 · 하수 처리

01 물리적 처리

(1) 개요

폐수란 공장 등에서 배출하는 것을 말하며, 하수란 일반적으로 가정이나 도시상가에서 배출하는 것을 말한다. 폐 · 하수 처리방법에는 물리적 · 화학적 · 생물학적 처리로 분류하는데 처리 계통도는 다음과 같다.

스크린 → 침사지 → 1차 침전지 → 포기조 → 2차 침전지 → 소독 → 방류

(1차 침전지 ↓ 폐슬러지, 2차 침전지 → 포기조: 반송 슬러지, 2차 침전지 ↓ 폐슬러지)

1차 처리(물리적 처리=예비처리) : 스크린~1차 침전지

2차 처리(본처리) : 포기조~2차 침전지

(2) 스크린

① 스크린은 수중에 함유되어 있는 비닐, 종이, 나뭇잎 등 부피가 비교적 큰 부유물질을 제거하기 위해 설치된 장치이다.

② 스크린 설치 : 스크린은 대부분 침사지 전방에 설치하나 우수용 스크린은 침사지 뒤에 설치한다.

(3) 침사지

침사지는 펌프의 손상이나 관의 누적을 방지하기 위해 비중이 큰 물질 Grit(사석), 즉, 모래, 자갈 등을 제거하는 장치이다.

(4) 침전지

침전지는 중력을 이용하여 큰 부유물질을 침전시키는 것으로서 스토크의(stocke's) 법칙이 적용된다. 침전지에는 1차 침전지와 2차 침전지가 있다.

① **1차 침전지** : 1차 침전은 최초의 침전 또는 독립입자의 침전이라고도 한다.

㉮ 침전 가능한 부유물질을 중력에 의해서 가라앉힌 후 제거하는 시설이다.

㉯ 부유성 고형물질(SS) 제거율은 약 50~60%이고, BOD 제거율은 약 30% 정도 되게 한다.

② **스토크 법칙**

㉮ Stokes 법칙은 다음과 같다.

$$Vs = \frac{g(\rho_s - \rho_w)d^2}{18\mu}$$

Vs : 입자의 침강속도(종속도)(cm/sec)

g : 중력가속도(980cm/sec^2)

ρ_s : 입자의 밀도(kg/m^3)

ρ_w : 물의 밀도(g/cm^3)

d : 입자의 직경(m)

μ : 점성계수(동점성계수)(g/cm · sec)

비중이 1인 경우에는 점성계수는 동점성계수이다.

(5) 부상분리

부상분리법은 **물의 비중보다 작은** 입자(**기름, 제지, 합성세제** 등)들이 하 · 폐수 내에 많이 포함되어 있을 때 이들 물질을 **제거하기 위해 사용하는 방법**이다.

02 화학적 처리

화학적 처리란 화학적 침전에 의해 미세한 현탁물질 및 COD제거, 생물학적 처리를 위한 pH 조절, CN^-의 산화처리, Cr^{6+}의 환원처리, N 및 P의 제거, 소독, 경도제거 등의 처리를 말한다.

(1) 중화처리 : 중화처리란 pH조절을 의미하는 것으로 중화처리에 사용되는 중화제는 다음과 같은 것이 있다.

① **산 중화제**

㉮ 가성소다(NaOH), 탄산소다($NaCO_3$)

㉠ 가성소다는 산과의 **반응속도가 빠르다**.

㉡ 슬러지의 생성량도 적다.

㉢ 생석회나 소석회보다 **가격이 비싸다**.

㉯ **석회**(CaO, $CaCO_3$, 소석회($Ca(OH)_2$))

㉠ 값이 싸서 일반적으로 **많이 사용**했다.

㉡ 반응속도가 느리다.

㉢ **슬러지**(sludge) 생성량이 **많이 생긴다**.

② **알칼리 중화제** : H_2SO_4, HCl, CO_2 등이 있다.

(2) 화학적 응집

① **응집(Coagulation)** : 입자상 물질, 유기물, 조류(Algae), 색도, Colloid 등을 제거하는 것으로 때로는 취미(맛과 냄새)를 제거하기도 하는 등 각종 폐수처리에 사용된다.

② **화학적 응집의 원리** : Zeta전위(반발력)를 감소시키기 위해 화학약품을 첨가하여 전기적 중화에 의해 **반발력을 감소**시키고, 입자를 충돌시켜 **입자끼리 뭉치게 하는 방법**이 화학적 응집이다.

③ 응집제 : Zeta전위(반발력)가 작을수록 입자간의 응집력은 커진다. 따라서 **Zeta전위를 감소**시키기 위해 **첨부하는 화학약품**을 응집제라 한다. 전해질에 의한 콜로이드계의 응집에는 일반적으로 원자가 큰 금속일수록 응집효과가 크다.

㉮ 무기응집제

㉠ 무기화합물로 되는 응집제를 무기응집제라 한다.

㉡ 무기응집제에 의한 응집처리로 제거할 수 있는 폐수는 인산이온, 탁도, 콜로이드성 물질에 의한 COD 등이 있다.

㉢ 무기응집제의 종류

ⓐ **황산알루미늄**($Al_2(SO_4)_3 \cdot 18H_2O$=황산반토=명반)

- 무기응집제로 **주로 사용했다.**
- 응집의 최적 **pH 범위는 5.5~8.5**이다.
- 정수처리에 사용된다.
- 명반(Alum)을 사용하여 응집침전을 실시하는 경우 수산화알루미늄 침전물이 생긴다.
- **floc이 가볍다.**

ⓑ **염화제2철**($FeCl_3$)

- 최적 pH는 3.5 이상으로 범위가 넓다(적정 pH는 5.5이다).
- **floc이 무겁고** 침강속도가 빠르다.

ⓒ **황산제1철**($FeSO_4$)

ⓓ **황산제2철**($Fe_2(SO_4)_3$)

ⓔ 폴리염화알루미늄(P.A.C)

㉯ 응집보조제

㉠ 응집보조제는 응집의 효율을 증가시키기 위하여 소량으로 사용된다.

㉡ 응집보조제의 종류 : Clay(**점토**), 산, 염기, polyelectrolytes, 활성규사 등이 있다.

④ **응집의 영향**

㉮ 교반의 영향

㉠ 급속교반 : 응집제를 주입한 후 **입자끼리의 충돌을 높이기 위해** 급속교반을 한다.

㉡ 완속교반 : **완속교반**을 하는 주목적은 응집된 입자의 **플록(floc)화를 촉진**하기 위함이다.

㉯ pH의 영향 : pH는 응집의 양부를 고찰 시 가장 먼저 고려하여야 할 인자이다.

㉰ Jar Test(응집교반시험)

㉠ 최적 주입량은 반드시 Jar Test에 의해서만 결정된다.

㉡ Jar Tester의 목적은 수처리를 하기 전에 응집제 투여량을 결정하기 위한 조작으로 그 순서는 다음과 같다.

ⓐ 6개의 비커(500ml 또는 1,000ml)에 물을 채운다.

ⓑ 응집제를 짧은 시간 내에 주입한다.

ⓒ 교반기로 급속교반을 한다(응집제를 섞기 위해).

ⓓ 10～30분간 완속교반을 한다(플록 형성을 위해).

ⓔ 플록(floc)이 생기는 시간을 기록한다.

(3) 산화 및 환원 : 산화와 환원은 동시에 일어나며 화학양론적으로 반응한다.

① 산화처리

㉮ 산화란 산화수의 증가, 산소와의 결합, 전자가의 감소 등을 말한다.

㉯ 생물화학적 산소요구량은 산소를 소비하는 성분을 산화함으로써 제거된다.

㉰ 산화제 : 염소가스, 염소합물(NaClO, $CaOCl_2$ 등), 오존 등이 있다.

㉱ 산화처리의 대표적 처리 : 시안폐수의 알칼리 염소처리법 등이 있다.

② 환원처리

㉮ 환원이란 산화의 반대를 말한다.

㉯ 환원에 의한 처리는 산화와는 달리 극히 좁은 범위에서 이용하고 있다.

㉰ 환원은 산화의 역과정(譯科糎)이다.

㉱ 환원제 : 아황산염($NaSO_3$, $NaHSO_3$), 아황산가스(SO_2), 황산제1철($FeSO_4$) 등이 있다.

㉲ 환원처리를 이용하는 폐수 : 6가크롬 함유 폐수, 동 이온을 함유하는 폐수 등에 이용한다.

03 생물학적 처리

(1) 개 요

① 생물학적 처리방법이란 폐수 또는 하수 내 존재하는 오염물질 중 생물에 의해 분해가능한 용해성 유기물을 미생물을 이용하여 제거하는 방법이다.

② 생물학적 처리는 도시하수의 2차 처리, 유기물을 많이 함유한 폐수처리, 슬러지 처리 등에 이용한다.

(2) 생물학적 처리에 관련된 미생물

① 미생물 분류

㉮ 증식온도에 따른 세균의 분류

㉠ **저온균** : 최적온도는 10℃ 내외이고, 발육가능한 온도는 0～20℃이다.

㉡ **중온균** : 최적온도는 25～35℃이고, 발육가능한 온도는 20～40℃이다.

㉢ **고온균** : 최적온도는 60～70℃이고, 발육가능한 온도는 40～75℃이다.

㉯ 산소존재 여부에 따른 분류

㉠ **호기성균** : **산소가 존재**하는 상태에서만 증식가능한 균을 호기성균이라 한다.

㉡ **혐기성균** : **산소가 없을 때** 증식하는 균을 혐기성균(편성혐기성균)이라 한다.

㉢ **임의성균** : **산소의 여부에 관계없이 증식**가능한 균을 임의성균(통성혐기성균)이라 한다.

② 유기물 분해

㉮ 호기성 분해 : 유기물+O_2 → CO_2+H_2O+Energy

㉯ 혐기성 분해

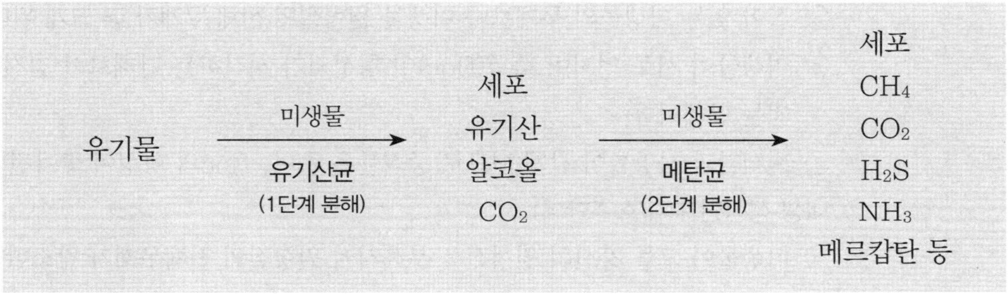

③ **미생물의 종류**

㉮ 세균(Bacteria)

㉠ 세균은 수처리의 핵심적인 역할을 하는 균으로서 호기성 박테리아 및 혐기성 박테리아 등이 있다.

㉡ 박테리아는 **세포분열**을 한다.

㉢ 분자식

ⓐ **호기성** 박테리아 : $C_5H_7O_2N$

ⓑ 혐기성 박테리아 : $C_5H_9O_3N$

㉯ 펀지(Fungi) : **사상균**으로서 활성슬러지 처리에서 **슬러지벌킹**(Sludge Bulking)을 일으킨다.

㉰ 로티퍼(Rotifer)

㉠ **로티퍼(Rotifer)**가 물에 나타나면 **물의 상태가 양호함**을 뜻한다. 즉, 자정작용이 끝난 상태이다.

㉡ 활성슬러지 조의 효율이 가장 좋을 때 관찰되는 지표생물이다.

㉱ 오염된 상류로부터 자정작용이 끝날 때까지 나타나는 미생물의 순서는 다음과 같다.
세균(Bacteria) → **원생동물**(Protozoa) → **고등동물**(Rotifer)

④ 미생물 성장곡선

㉮ 미생물의 성장곡선은 증가하다 감소하는 현상을 나타낸다.

㉯ 미생물의 성장단계

> 유도기 → 대수 성장단계 → 감소 성장단계 → 내생 성장단계
> 유도기 → 대수기(대수 성장기) → 정지기(감소 성장단계) → 사멸기(내호흡단계)

㉠ **대수 성장단계**

ⓐ 영양분이 충분한 가운데 미생물이 최대율로 번식하는 단계이다.

ⓑ 충분한 영양으로 미생물에 의한 **분해율이 최대**가 된다.

㉡ **감소 성장단계**

ⓐ 살아 있는 미생물의 무게보다 미생물 **원형질의 전체 무게가 더 크게** 된다.

ⓑ 미생물이 서로 엉키어 플록(floc)이 형성되기 시작하는 단계로서 침전성이 양호해지는 단계이다.

ⓒ 번식률과 사망률이 같게 되므로 증식률은 줄며, floc의 형성이 좋아진다.

㉢ **내생 성장단계(내호흡단계)**

ⓐ 미생물이 그들 자신의 원형질을 분해시켜 원형질의 전체무게가 감소한다.

ⓑ 슬러지의 침강성이 양호하므로 **침전효율이 가장 좋은 단계**이다.

ⓒ **하수처리에 이용**되는 미생물은 내호흡단계(내생 성장단계)의 미생물을 이용한다.

(3) 생물학적 처리

1) 호기성 처리

호기성 처리방법은 **활성슬러지법**, **살수여상법**, **산화지법**, **회전원판법** 등이 있다.

호기성 처리법의 비교

구 분	산화지법	살수여상법	회전원판법	활성오니법
BOD 제거법	70～80%	80%	80～90%	**90%**
슬러지 발생량	적다.	적다.	적다.	비교적 많다.
소요동력	없다.	반송률에 따라 다르다.	적다.	**많다.**
유지관리	쉽다.	조금 어렵다.	어렵다.	어렵다.
소요면적	**매우 넓다.**	보통	작다.	보통
단점	• 자연적인 처리에 의하므로 **소요면적이 크고**, 적정처리가 어렵다. • 모기 등이 발생한다. • 냄새가 난다. • 겨울철동결문제가 발생한다.	• 여재가 막히고 냄새가 난다. • 체류시간이 짧아 적정처리가 어렵다. • 처리 정도를 결정하기 힘들고 후일 교정하기가 어렵다.	• 13℃ 이상의 보온이 필요하다. • 고농도 폐수는 처리가 힘들다. • 기계의 파열이 생길 수 있다.	• **동력소비가 크다.** • 슬러지의 양이 많다. • 운전에 전문적인 지식이 필요하다.

① **활성슬러지 처리**

- 활성슬러지법은 1차 처리된 하·폐수의 2차 처리를 위해서 또는 1차(최초) 처리를 거치지 않은 폐·하수를 호기성으로 처리하기 위하여 채택한다.
- 이 방법은 처리수를 포기조로 유입시켜 미생물이 유기물을 섭취 분해하도록 하고 성장된 미생물은 응결(floc)되어 2차(종말) 침전지에 침전시키는 방법이다.
- 종말 침전지에 침전된 슬러지의 일부는 포기조로 반송되고 나머지 일부는 폐슬러지로 인발되며 종말 침전지를 거친 유출수는 비교적 깨끗하게 되어 방류된다.
- **활성슬러지법**에는 폐수 중의 유기물이 슬러지 중의 미생물과 접촉, 산화되는 것이므로 포기조내의 **용존산소가 많은 상태로 운전**하며, **도시하수의 처리에 이용**한다.

㉮ 활성슬러지법(활성오니법) 계통도

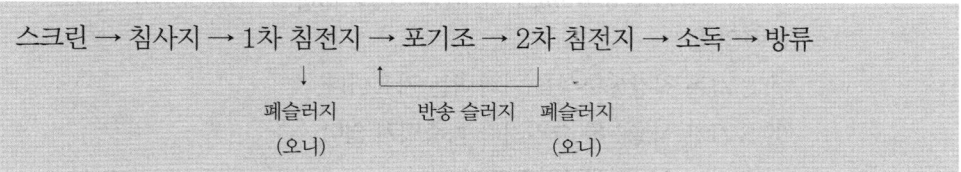

스크린 → 침사지 → 1차 침전지 → 포기조 → 2차 침전지 → 소독 → 방류

1차 침전지 ↓ 폐슬러지(오니)

2차 침전지 → 포기조: 반송 슬러지

2차 침전지: 폐슬러지(오니)

㉠ 1차 처리(물리적 처리=예비처리) : **스크린～1차 침전지**

㉡ **2차 처리(본처리) : 포기조～2차 침전지**

활성슬러지 처리공정의 **순서는 바뀌지 않고** 처리수의 종류에 따라 **거치지 않는 공정이 있을 수 있다.**

예 도시하수의 2차 처리 공정 순서는 다음과 같다.
스크린 → 침사지 → 1차 침전지 → 포기조 → 2차 침전지 → 방류
스크린 → 1차 침전지 → 포기조 → 2차 침전지 → 방류

㉯ 활성오니법 미생물의 조건

㉠ DO는 **2ppm**(0.2～2.0ppm범위) 정도가 적당하다.

㉡ 용존산소가 0.2ppm이하가 되면 호기성미생물은 살 수 없다.

㉢ 용존산소가 0.5ppm이하 되면 fungi가 발생하여 슬러지 벌킹(bulking)이 발생한다.

㉣ 온도는 **25～35℃**가 적당하다.

㉤ 온도(한계온도 내에서)는 높을수록 성장률이 좋아 처리효율이 높아진다.

㉥ **pH 6～8**이 적당하다.

㉦ BOD : N : P = 100 : 5 : 1

㉧ 독물질은 미생물의 성장에 영향을 미친다.

㉰ 포기조 : 포기조란 산소를 공급하는 것을 말한다.

㉠ 포기조에 공기를 공급하는 목적은 다음과 같다.

ⓐ 산소를 공급하여 미생물성장을 도모하기 위해서이다.

ⓑ 원활한 혼합을 도모한다.

ⓒ 처리수의 부패를 방지한다.

㉡ 산소요구량 결정(폭기량을 결정)

ⓐ 처리수의 BOD

ⓑ BOD제거량

ⓒ 포기시간과 고형물 체류시간

ⓓ 포기조 내의 MLSS 중 미생물농도(혼합액 중 활성슬러지량)

㉣ 슬러지용적지수(SVI; Sludge Volume Index)

㉠ SVI는 폭기조 미생물이 2차 침전지에서의 농축성을 나타내는 지표로 쓰인다.

㉡ SV(슬러지부피)는 포기조의 혼합액 1l를 임호프콘(Imhoff Cone)이나 메스실린더(mass cylinder)에 넣어서 30분간 침강시킨 후 침전한 부유물이 차지하는 부피이다.

$$SVI = \frac{SV(ml/l) \times 10^3}{MLSS\text{농도}(mg/l)} = \frac{SV(\%) \times 10^4}{MLSS\text{농도}(mg/l)} = \frac{SV(\%)}{MLSS\text{농도}(\%)}$$

㉢ SVI의 특성

ⓐ SVI는 침강농축성을 나타내는 지표이다.

ⓑ SVI가 적을수록 슬러지가 농축되기 쉽다.

ⓒ SVI는 슬러지팽화의 지표가 된다.

ⓓ SVI는 50~150의 범위가 좋으며, BOD나 수온에 큰 영향을 받는다.

ⓔ 200이상이면 슬러지팽화(Sludge Bulking) 현상이 일어난다.

② 살수여상법

살수여상법이란 여재를 채운 여상에 폐·하수를 살수하여 호기성 미생물에 의해 유기물을 제거하는 방법이다. 폐수 중에 함유된 큰 고형물을 최초 침전지에서 제거한 후 처리수를 여상에 유입시켜야 한다. 왜냐하면 최초 침전지에서 입자경이 큰 고형물을 전처리 과정에서 제거하지 못하면 여상의 공극이 막히게 된다. 여상(濾床)에서는 미생물에 의해 유기물이 분해되어, 그 일부는 섭취(攝取)되어 미생물 증식이 되고, 생물막은 차츰 비후(肥厚)해졌다가 박리(剝離)되어 처리수와 함께 유출된다.

㉮ 여재

㉠ 여재의 직경은 표면적과 공극량을 결정한다.

㉡ 직경이 작을수록 커지는데 여재의 크기는 여상의 조건에 따라 다르다.

㉢ 여재의 종류 : 여재에는 플라스틱, 쇄석, 자갈, 무연탄 등이 있으나 플라스틱을 가장 많이 사용했다.

㉣ 여재를 선택할 때 중요한 인자

ⓐ 직경

ⓑ 비표면적

ⓒ 공극률

ⓓ 단가

ⓔ 내구성 등

㉯ 살수여상의 장단점

㉠ 장점

ⓐ 슬러지팽화의 문제가 없다.

ⓑ 폐 · 하수의 수질이나 수량의 변동에 민감하지 않다(충격부하에 강함).

ⓒ 분해가 잘 되어 안정된 처리수를 얻을 수 있다.

ⓓ 유지비가 비교적 싸다(폭기를 하지 않는다).

ⓔ 건설비가 적게 든다.

㉡ 단점

ⓐ 여상의 폐쇄가 일어난다(ponding).

ⓑ 생물막이 탈락된다.

ⓒ Psychoda라고 하는 파리가 번식한다.

ⓓ 악취가 발생한다.

③ 산화지(Oxidation Pond=酸化地)법

㉮ 원리 : 수중의 유기물은 호기성 세균(bacteria)에 의해 산화 · 분해되어 CO_2, H_2O 등을 생성한다. 그러면 생성된 CO_2를 조류(Algae)가 광합성에 이용하여 산소(O_2)를 생성한다. 따라서 호기성 박테리아(bacteria)와 조류는 수중에서 공생(synbiosis)관계를 갖고 있다.

㉯ 산화지에 산소의 전달방법

㉠ 조류의 광합성과 수면으로부터의 포기에 의해 산소가 공급되어 호기성 상태를 유지한다.

㉡ 수심 1.5m 이하의 얕은 연못에서 주로 녹조류의 탄소동화작용이 일어나므로 처리효율을 높이려면 부지면적을 넓게 하여야 한다.

㉢ 연못의 수심이 깊으면 햇빛이 도달하지 못해 혐기 성 상태(산화지에서 생기는 냄새의 주된 원인이 되는 H_2S를 생성한다)가 되고 처리효율도 떨어진다.

㉰ 미생물

㉠ 박테리아 : 처리수 정화에 가장 필요한 생물이다.

㉡ Algae : 탄소동화작용을 한다.

㉱ 일광 : 조류는 햇빛과 이산화탄소를 이용하여 산화지어 산소를 조달한다.

④ 회전원판법(RBR 공법)

㉮ 원리 : 회전생물 반응체는 폐 · 하수면보다 약간 높게 설치된 회전축에 여러 개의 원판을 수직으로 고정하여 회전시키는 장치로서 원판표면에 미생물이 형성되어 폐 · 하수조 내의 용존 유기물질을 분해하여 제거하는 장치이다.

2) 혐기성 처리

혐기성처리는 유기물질의 농도가 높아 산소 공급이 어려워 호기성 처리가 곤란할 때 이용되는 방법으로 메탄가스를 연료로 이용할 수 있는 장점이 있다.

혐기성처리에는 혐기성 소화(메탄발효법), 부패조, 임호프탱크 등이 있다.

① **메탄발효법(혐기성 소화)**

메탄발효법이란 유기물 농도가 높은 폐 · 하수를 혐기성 분해시킬 때 알칼리 발효기에서 메탄균이 **메탄과 이산화탄소** 등을 **생성**하므로 **메탄발효** 또는 **메탄소화** 및 **혐기성 처리**라 한다. 혐기성 소화에 가장 많이 이용되는 방법으로 단단 소화조와 2단 소화조가 있다.

㉮ 혐기성 반응의 원리

탄수화물 지방 단백질 (유기물)	미생물 → **유기산균** (1단계 소화)	세포 유기산 알코올 CO_2	미생물 → **메탄균** (2단계 소화)	CH_4 CO_2 H_2O NH_3 H_2S 메르캅탄 등

유기물 { 주성분은 C, H, O / 부성분은 N, P, S 등

㉯ 혐기성 처리의 조건

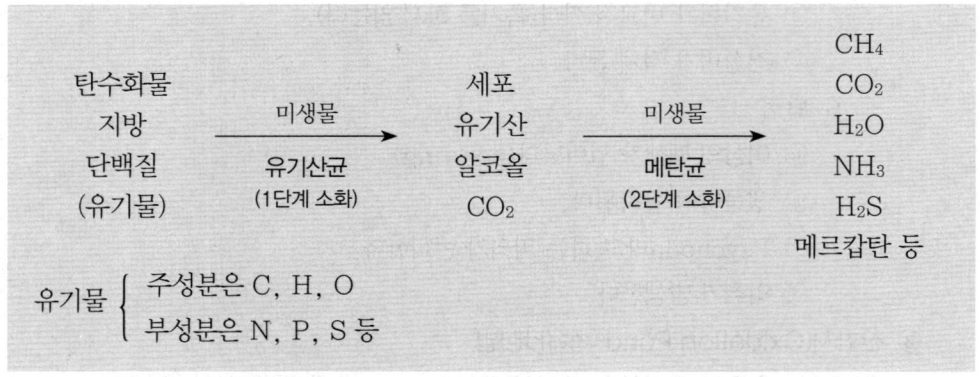

㉠ BOD 농도가 **10,000mg/*l* 이상**이어야 한다.

㉡ BOD 농도가 높고 가능하면 **단백질, 지방함량**이 높은 것이 **좋다**.

㉢ 미생물에 필요한 무기성 영양소가 충분히 있어야만 한다.

㉣ 독성물질이 없어야 한다.

㉤ 알칼리도가 적당해야 한다.

㉥ 높은 온도가 좋다.

㉰ **혐기성 소화처리**가 적당한 폐수

㉠ **식품**가공폐수

㉡ **증류주** 제조공장의 증류폐수

㉢ **모 방적**공장의 세모폐수

㉣ 유기성 폐수의 활성슬러지 처리에서의 **폐슬러지**

※ 석유정제폐수, 청량음료 제조공장 폐수는 혐기성 소화처리가 불가능하다.

㉱ 혐기성 처리의 영향인자 : **혐기성 처리**의 중요한 **영향인자**에는 **pH, 온도, 독성물질** 등이 있다.

㉠ pH

ⓐ 메탄 박테리아는 pH에 민감하므로 과도하게 낮거나 높은 pH에서는 반응이 느리다.

ⓑ pH 범위는 6~8 정도가 좋다.

㉡ 온도

ⓐ 온도가 하강하면 메탄형성 박테리아의 활동에 크게 영향을 주어 활동성이 저하되어 메탄 발생량이 줄어든다.

ⓑ 소화조는 미생물에 의해 유기물이 분해되는 반응조이므로 소화속도는 온도와 밀접

한 관계가 있다.

ⓒ 고온소화는 여러 가지 경제성에 문제가 있기 때문에 **우리나라**에서는 주로 30～35℃에서 **30일간 소화하는 중온소화를 많이 이용**한다.

ⓓ 미생물의 온도와 소화일수

- **저온**(냉온성)소화 : 20℃ 이하(0～20℃), 40～60일(2달) 정도
- **중온**(친온성)소화 : 30～35℃, 25～30일(1달) 정도
- **고온**(친열성)소화 : 60～70℃에서 소화일수 15～20일(15일) 정도

㉮ 발생가스

㉠ 혐기성 소화에 의해 유기물 중 **2/3가 가스화**되고 **1/3은 소화슬러지**가 된다.

㉡ 유기물질이 혐기성 분해에 의해 생산가능한 CH_4/CO_2의 비를 크기 **순서**로 표시하면 **탄수화물 < 단백질 < 지방**의 순서이다.

㉢ 혐기성 소화조로부터 발생되는 가스 : **메탄, 이산화탄소, 암모니아, 메르캅탄(R-SH), 황화수소**, indole 등

ⓐ **메탄 : 연료**로 사용된다.

ⓑ **암모니아, 황화수소, 메르캅탄** 등 : **악취**를 내는 물질이다.

㉣ **정상적으로 운영시 소화가스 구성** : CH_4 65～70%(70%), CO_2 30%

※ $C_6H_{12}O_6$(Glucose)을 혐기성 소화할 때 발생되는 가스 중 메탄가스는 이론적으로 50%이다.

㉯ 혐기성 소화에 있어 메탄발효를 위한 최적 환경 조건

㉠ **휘발산(유기산)** : 2,000mg/l 이하(1,700mg/l)

㉡ pH : 6～8

㉢ **알칼리도** : 1,500～5,000mg $CaCO_3/l$

㉣ CH_4 **가스비율** : 65～70%(70%)

㉰ 혐기성 소화의 특징

㉠ 소화 전에 비해 **고형물량을 35～50%** 정도로 **줄일** 수 있다.

㉡ 소화에 의해 **병원균**을 거의 **사멸**시킬 수 있다.

㉢ 소화에 의해 슬러지의 **탈수성이 개선**된다.

㉣ 소화슬러지는 그대로 방치해도 부패하기 어렵다.

㉤ **상징수는 BOD 농도가 매우 높으므로** 호기성 처리장으로 유입시켜 **호기성처리 후에** 방류시킨다.

㉥ 혐기성 소화 시 슬러지 생산량은 COD 제거량의 약 5～20%이다.

※ 호기성 소화 시에는 COD 제거량의 약 50%가 슬러지로 된다.

㉱ 소화기능을 판정할 수 있는 지표

㉠ 유기산

㉡ pH

㉢ 알칼리도

㉣ 소화가스의 CO_2 함유도 등

㉷ 혐기성 소화의 정상적인 운영이 파괴되면 다음과 같은 변화가 발생한다.

㉠ 메탄가스 생산량 감소

㉡ 가스의 CO_2 함량 증가

㉢ 휘발성산(유기산)의 농도 증가

㉣ pH의 감소

㉤ 슬러지의 알칼리도 감소

② **부패조** : 부패조는 과거에 공공하수도가 없는 주택이나 학교 등에서 이용되고 있었으나 현재는 거의 이용을 하지 않는다.

③ **임호프 탱크**

㉮ 임호프 탱크(Imhoff Tank)는 두 개의 층으로 되어 있는데 상층에서는 침전이 되고, 하부에서는 슬러지의 소화가 이루어진다.

㉠ 스컴이 발생하면 교반을 한다.

㉡ 침전 및 소화가 한 탱크 안에서 일어난다.

㉯ 임호프 탱크의 구성요소 : 침전실, 소화실, 스컴실(Scum실)로 구성되어 있다.

㉰ 임호프 탱크의 설계는 침전지와 소화탱크의 목적으로 설계된다.

호기성 처리와 혐기성 처리 비교

구 분	장 점	단 점
호기성	• 냄새가 발생하지 않는다. • 비료가치가 크다(퇴비화). • 시설비(시설 투자비)가 적게 든다. • 혐기성보다 반응기간이 짧다. • 상징(처리)수의 BOD · SS 농도가 낮다.	• 산소 공급을 하여야 한다. • 운전비가 많이 든다. • 많은 동력비가 필요하다. • 슬러지 생성량이 많다. • 소화슬러지의 수분이 많다.
혐기성	• 산소 공급이 필요없다. • 운전비가 적게 든다(CH_4를 얻을 수 있다). • 소규모인 경우 동력시설이 필요 없다. • 슬러지 생성량이 적다. • 소화슬러지에 수분이 적다. • 연속해서 처리를 할 수 있다. • 병원균이나 기생충란을 사멸시킨다. • 유지관리가 쉽다. • 유기물 농도가 큰 폐수의 처리가 가능하다. • 호기성에 비해 영양소가 적게 소요된다.	• 냄새가 심하다. • 비료가치가 적다(퇴비화). • 시설비가 많이 든다. • 반응기간이 호기성 반응보다 길다. • 상등액의 BOD가 높다. • 위생해충이 발생할 수 있다.

04 슬러지(오니)의 처리

슬러지처리란 폐 · 하수 또는 정수장에서 나오는 슬러지를 처리하는 장치이다.

(1) 슬러지의 처리목적

① **안정화(소화)** : 슬러지에 포함된 부패성 고형물을 완전히 소화시켜 지하수 등의 환경에 악영향을 미치지 않는 상태가 되도록 처리하는 것을 말한다.

② **안전화(살균)** : 하수의 슬러지 속에 포함되어 있는 병원성 미생물이나 기생충란 등을 살균처리하여 질병의 유행을 막기 위해 안전하게 처리하는 것을 말한다.

③ **감량화(부피의 감소)** : 슬러지의 부피를 줄이는 과정이다. 슬러지는 함수율이 95% 이상으로 높아 처리하여야 할 용적이 크다. 따라서 슬러지를 소화시키면 고액분리가 용이해지고 부피가 감소되어 처리하는 데 비용을 절감할 수 있다.

④ **처분의 확실성** : 슬러지를 처리하는 동안 슬러지를 안전하고 편리하도록 하는 것을 말한다.

(2) 슬러지 처리의 계통도

				소독 ↓	건조 ↓
슬러지 →	**농축** →	**안정화**(소화) →	**개량**(조정) →	**탈수** →	**처분**
	중력식	혐기성 소화	세척(수색)	진공여과	매립
	부상식	호기성 소화	약품처리	가압여과	토양살포
		습식 산화	열처리	원심분리	퇴비화
		임호프 탱크		벨트프로세스	소각 후 매립

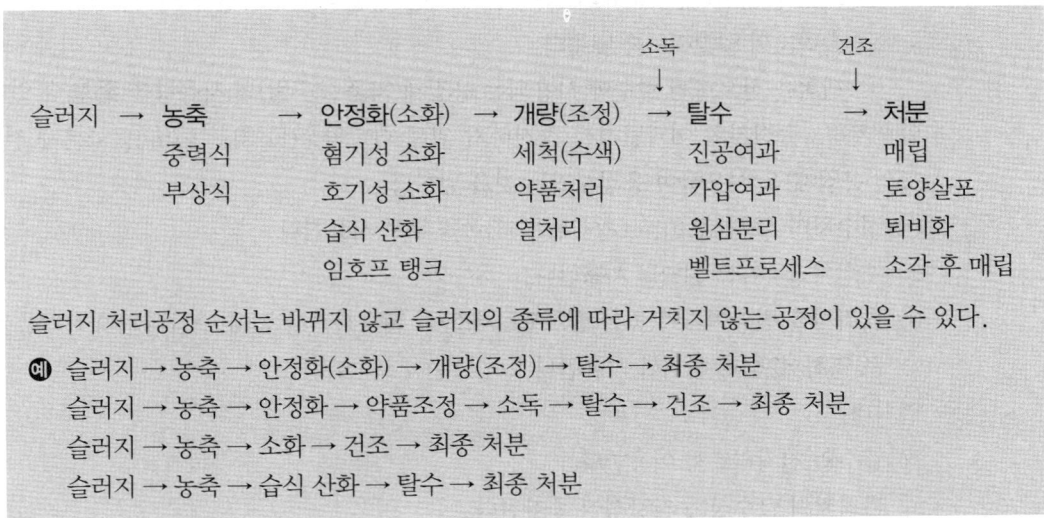

슬러지 처리공정 순서는 바뀌지 않고 슬러지의 종류에 따라 거치지 않는 공정이 있을 수 있다.

예 슬러지 → 농축 → 안정화(소화) → 개량(조정) → 탈수 → 최종 처분
슬러지 → 농축 → 안정화 → 약품조정 → 소독 → 탈수 → 건조 → 최종 처분
슬러지 → 농축 → 소화 → 건조 → 최종 처분
슬러지 → 농축 → 습식 산화 → 탈수 → 최종 처분

① **농축**

㉮ 농축공정 : 슬러지 처분공정 중 제 1단계로 사용되는 농축은 중력에 의한 방법과 용존 공기부상에 의한 방법이 있다.

㉯ 농축의 목적

㉠ 슬러지량의 감량화로 **투자비용이 감소**된다.

㉡ 소화조의 필요 **용적이 감소**된다.

㉢ 농축은 소화조의 운전을 개선할 수 있다.

㉣ 슬러지 개량에 요구되는 약품량이 적게 든다(**처리비용 절감**).

② 안정화(소화)

㉮ 소화는 농축된 슬러지를 소화법으로 처리하여 슬러지에 포함된 유기물을 소화하여 안정화시키고 슬러지의 양을 감소시키는 것이다.

㉯ 소화(消化, Digestion)란 일반적으로 혐기성 소화를 말하며 처리방법이나 미생물의 조건은 폐 · 하수에서의 혐기성 소화와 같으므로 "혐기성 처리를 참고하기 바람."

㉰ 1차 침전지에서 제거되는 슬러지(1차 슬러지)는 대체로 2 ~ 7%(평균 4%)의 고형물질을 함유하고 있기 때문에 농축시킬 필요없이 혐기성 소화조로 바로 보낸다.

③ 개량(조정)

슬러지 개량(Conditioning)은 슬러지의 **탈수성을 개선**하기 위하여 실시하는 것이다. 개량방법으로는 **세척, 약품처리, 열처리**가 있다.

㉮ 세척

㉠ 슬러지 개량에서 세척이 가장 많이 사용된다.

㉡ 세척의 주된 목적

ⓐ 소화 슬러지(특히 분뇨의 소화 슬러지)는 알칼리성이 강한데 이것을 세척함으로써 슬러지의 **알칼리도를 낮춘다**.

ⓑ 세척을 함으로써 탈수에 사용되는 응집제(**약품 요구량**)의 사용량을 **줄일** 수 있다.

㉯ 약품처리 : 슬러지의 여과탈수를 촉진하기 위해 화학약품($FeCl_3$, Lime, 고분자 전해질 등의 응집제)을 사용하여 응집시키는 것을 말한다.

㉠ 정수처리 : 명반(Alum, 황산알루미늄)을 주로 사용한다.

㉡ 폐수처리 : 각종 **철염을 사용**한다.

㉢ 슬러지를 진공여과기(또는 **벨트프로세스**)로 **탈수**시키기 **전**에 주입되는 화학약품은 주로 **염화제2철**과 석회를 사용한다.

㉰ 열처리

㉠ 탈수의 전처리로서 이용한다.

㉡ 슬러지의 탈수성과 침강성이 좋아진다.

④ **탈수** : 소화 슬러지를 탈수한 후 슬러지의 여액은 포기조로 반송시켜 재처리한 후 방류시킨다.

⑤ **처분**

㉮ 소각 : 탈수의 슬러지를 유용하게 사용할 수 없거나 매립처분이 제한되어 있을 때에는 소각 처분한다.

㉠ 탈수 케이크의 소각은 발화점 이상으로 소각기의 온도를 올리기 위해 보조 연료가 가끔 필요하며 보조 연료를 태운 후에는 자급 연소가 가능하다.

㉡ 탈수 케이크를 **소각**하면 대폭 **감량**된다.

㉢ **병원균**을 포함한 미생물은 모두 **사멸**시킬 수 있으므로 **위생적**이다.

㉣ 소각시키면 탈수 케이크 중의 유기물은 연소되고 수분은 증발하며, 무기물만 회분으로 남는다.

㉤ 소각회분의 발생량은 탈수 케이크의 함수율, 강열감량 등에 따라서 다르다.

㉥ 비용이 많이 소요된다.

㉦ **대기오염 문제를 유발**할 수 있다.

05 고도(3차)의 처리

폐수처리에는 1차 처리, 2차 처리, 3차(고도) 처리가 있다.

1차 처리(Primary Treatment) 단위조작으로는 폐수 중에 함유된 SS를 침전법, 부상법 등으로 제거한다.

2차 처리(Secondary Treatment) 단위공정으로는 산화 가능한 용해성 유기물을 미생물에 의해 처리하고 불용성 유기물과 유해성 중금속 등은 화학적으로 처리한다.

3차 처리는 1 · 2차 처리로는 질소(N), 인(P), ABS형 합성세제, 무기염류(Mn, Fe 등) 농약 등의 제거가 어려우므로 이들을 제거하기 위해 3차 처리(고도의 처리)를 한다.

(1) 고도의 처리 목적

무기성 영양염류(N, P 등)와 중금속(Fe, Mn, Cu 등) 등이 처리수에 함유되어 방류되면 부영양화를 유발하거나 환경 생태계에 악영향을 끼치므로 이것을 사전에 예방하기 위해서 처리를 하여야 한다.

고도의 처리를 하는 목적은 다음과 같다.

① 2차 처리 유출수의 **영양염류(N, P)를 제거**시키기 위해

② 처리수에 존재하는 색도 및 미량 중금속을 제거시키기 위해

③ **폐수의 재이용**이 필요한 경우

④ **유가(有價)물질의 회수** 또는 독성물질의 하천유입을 방지하기 위해

06 분뇨

(1) 분뇨의 특징

① 분뇨의 특성

㉮ **분과 뇨의 구성비는 양적으로 약 1 : 10 정도[분 0.1l(83g), 뇨 0.9l(970g)]**이고, 고형물의 비는 7 : 1 정도이다.

㉯ 분뇨의 비중은 1.02 정도이고, 점도는 1.2~2.2이다.

㉰ 협잡물의 함유량은 4~7%, 토사류는 0.3~0.5%이다.

㉱ 분뇨 내에 포함되어 있는 **질소화합물**은 소화시 소화조 내의 **pH 강하를 막아준다.**

㉲ 분뇨는 도시하수에 비해 고형물 함유도가 높고 점도가 높다.

㉳ 분뇨의 특성은 계절, 식생활 등에 따라 변화가 있다.

㉳ 분뇨는 기생충 질환, **소화기계** 감염병(수인성 감염병)을 유발할 수 있다.

② **분뇨의 성질**

㉮ pH 7～8.5

㉯ BOD : 8,000～15,000mg/l

(2) 분뇨(糞尿)의 처리

① **용어의 정의**

㉮ 정화조 : 수세식 화장실에서 나오는 오수를 침전 · 분해(호기성, 혐기성, 토양 침투성, 기타) 등의 방법으로 정화시키는 시설을 말한다. 수세식 변소에서 부패가 일어나는 곳은 정화조이다.

㉯ 오수 : 액체성 또는 고체성의 더러운 물질로 사람의 생활이나 사업활동에 사용할 수 없는 물로서 수세식 화장실 · 목욕탕 · 주방 등에서 배출되는 것을 말한다.

② **분뇨 정화조의 구조** : 분뇨 정화조의 일반적인 구조는 다음과 같다.

부패조 → 예비 여과조 → 산화조 → 소독조

㉮ 부패조 : 부유물은 스컴이 되고, 고형물은 침전되어 슬러지가 된다.

㉯ 예비 여과조 : 돌을 쌓아 올린 것으로 밑으로부터 흘러 들어온 오수는 돌 틈을 통과하는 동안 여과되어 산화조로 들어간다.

㉰ 산화조 : 거친 돌로 쌓여 있는 호기성 균의 증식으로 산화작용이 이루어지도록 한 장치이다.

㉱ 소독조 : 염소, 표백분 등으로 소독하여 방류한다.

③ **분뇨처리 방법** : 분뇨처리는 **1차 처리**(혐기성 소화, 고온습식화, 호기성 소화, 임호프조, 부패조 등을 이용한다)와 **2차 처리**(활성오니법, 살수여상법, 산화지법, 회전원판법 등)로 분류하는데 1 · 2차 처리방법은 폐 · 하수 처리의 원리와 동일하다.

㉮ 혐기성 처리 : 분뇨의 혐기성 처리 원리는 폐 · 하수의 혐기성 처리 원리와 같다.

㉠ 분뇨 처리 시 혐기성 소화 방식의 장단점

ⓐ 연속적인 처리가 가능하다.

ⓑ 관리가 용이하다.

ⓒ 기생충란이나 병원균을 사멸시킬 수 있다.

ⓓ 처리 시간이 길고 분뇨의 안정화를 도모할 수 있다.

㉡ 소화조의 **정상적인 운영상태**는 다음과 같다.

ⓐ pH는 7 정도이다.

ⓑ 소화조 내 온도는 37℃ 정도이다.

ⓒ 가스(gas)의 부피 중 CH_4는 2/3, CO_2가 1/3 정도이다.

ⓓ 휘발성유기산(유기산) 농도는 1,700ppm이다.

ⓔ 분뇨 $1m^3$당 발생하는 가스량은 8～$10m^3$이다.

㉢ 정상적인 온도에서 소화조에 거품이 일기 시작할 때에는 즉시 소화조 내의 슬러지를 재순환시키면서 메탄 박테리아가 잘 발생할 수 있는 적정 pH 7~8을 유지할 수 있도록 적당량의 석회를 주입한다.

㉯ 습식산화법(Wet Air Oxydation Process) : 습식산화법은 Zimpro 방식이라고도 하는데, 고온(170~250℃ 또는 200~250℃), 고압(70~80기압)하에서 충분한 산소를 공급하여 소각하는 방법이다.

㉠ 장점

ⓐ 슬러지의 질에 관계없이 잘 처리된다.

ⓑ 재(ash)의 양이 소량이다.

ⓒ 부지면적이 적게 소요된다.

ⓓ 병원균과 기생충이 완전 사멸된다. 즉, 위생적으로 처리된다.

㉡ 단점

ⓐ 질소 제거율이 낮다.

ⓑ 고도의 기술이 필요하다.

ⓒ 냄새가 난다.

ⓓ 건설비가 많이 든다.

④ 분뇨 처리 시 문제점

㉮ 악취 발생의 원인이 되는 NH_3, H_2S 등이 발생한다.

㉯ 분뇨가 완전한 퇴비화(Composting) 과정을 거칠 때 문제가 되는 것은 악취이다.

㉰ 소화슬러지의 색깔이 검은색을 띠는 원인은 소화가스 중의 H_2S(황화수소)가 슬러지 속의 철염과 결합하여 황화철이 되기 때문이다.

⑤ 수거식 분뇨처리장 위치 선정 시의 고려 사항

㉮ 여유 부지의 확보가 용이한 곳

㉯ 생물학적 처리 시 희석수의 확보가 용이한 곳

㉰ 도로, 전기 등의 이용이 용이한 곳

⑥ 분뇨처리의 목표

㉮ 위생적 안전화

㉯ 생화학적 안정화

㉰ 처분의 확실화

⑦ 분뇨의 위생적 처리 목적

㉮ 소화기계 감염병(전염병) 관리

㉯ 기생충 질병 관리

㉰ 세균성 감염병 관리

㉱ 하수의 오염 방지

07 하수도의 시설 및 특징

하수처리 방식에는 합류식과 분류식이 있다.

(1) 합류식

합류식이란 우수와 오수를 합쳐서 처리하는 방식으로서 평상시 오수만 유입시 유속이 작아져 관내에 고형물이 퇴적되기 쉽다.

① 장점

㉮ 건설비가 적게 든다.

㉯ 관이 크므로 **보수 · 점검 · 청소**를 하기가 **용이**하다.

㉰ 하수관이 **우수**에 의해 **자연적으로 청소**가 된다.

② 단점

㉮ **강우 시** 하수량이 많아져 **수처리가** 어렵다.

㉯ 강우 시 큰 유량에 대비하여 단면적을 크게 하므로 **가뭄**이 계속되는 여름철에는 **침전물이 생겨 부패**하기 쉽다.

(2) 분류식

우수와 오수를 분리하는 것으로서 항상 **일정한 유량을 유지**할 수 있으며 **장단점은 합류식의 반대**가 된다.

7 생활 · 의료폐기물 위생관리

01 폐기물 용어의 정의

(1) 폐기물의 정의

폐기물이라 함은 **쓰레기 · 연소재 · 오니 · 폐유 · 폐산 · 폐알칼리 · 동물의 사체** 등으로서 사람의 생활이나 **사업활동**에 필요하지 아니하게 된 물질을 말한다.

(2) 폐기물의 분류 [2025년 기준]

① **생활 폐기물** : 생활 폐기물이라 함은 **사업장 폐기물 외**의 폐기물을 말한다.

② **사업장 폐기물** : 사업장 폐기물이라 함은 대기환경보전법 · 물환경보전법 또는 소음 · 진동관리법의 규정에 의하여 배출시설을 설치 · 운영하는 사업장, 기타 대통령이 정하는 사업장에서 발생되는 폐기물을 말한다.

③ 지정 폐기물 : 지정 폐기물이라 함은 사업장 폐기물 중 **폐유 · 폐산** 등 주변환경을 오염시킬 수 있거나 **의료폐기물** 등 인체에 위해를 줄 수 있는 **유해한 물질**을 말한다. 지정 폐기물의 종류는 다음과 같다.

㉮ 폐산 : 수소이온농도(pH)가 2.0 이하인 것에 한한다.
㉯ 폐알칼리 : 수소이온농도(pH)가 12.5 이상인 것에 한한다.
㉰ 폐유 : 기름성분을 5% 이상 함유한 것에 한한다.
㉱ 폐합성 고분자 화합물 : 폐합성 수지, 폐합성 고무
㉲ 폐석면 : 건조고형물의 함량을 기준으로 석면이 1% 이상 함유된 제품 · 설비 등의 해체 · 제거 시 발생되는 것
㉳ 오니 : 고형물 함량이 5% 이상인 것에 한한다.
㉴ 의료폐기물 : 보건 · 의료기관, 동물병원, 시험 · 검사기관 등에서 배출되는 폐기물 중 인체에 감염 등 위해를 줄 우려가 있는 폐기물과 인체 조직 등 적출물, 실험동물의 사체 등 보건 · 환경보호상 특별한 관리가 필요하다고 인정되는 폐기물로서 대통령령으로 정하는 폐기물을 말한다.

④ 의료폐기물의 종류
㉮ 격리의료폐기물 : 「감염병의 예방 및 관리에 관한 법률」 제2조제1호의 감염병으로부터 타인을 보호하기 위하여 격리된 사람에 대한 의료행위에서 발생한 일체의 폐기물
㉯ 위해의료폐기물
㉠ 조직물류폐기물 : 인체 또는 동물의 조직 · 장기 · 기관 · 신체의 일부, 동물의 사체, 혈액 · 고름 및 혈액생성물(혈청, 혈장, 혈액제제)
㉡ 병리계폐기물 : 시험 · 검사 등에 사용된 배양액, 배양용기, 보관균주, 폐시험관, 슬라이드, 커버글라스, 폐배지, 폐장갑
㉢ 손상성폐기물 : 주사바늘, 봉합바늘, 수술용 칼날, 한방침, 치과용침, 파손된 유리재질의 시험기구
㉣ 생물 · 화학폐기물 : 폐백신, 폐항암제, 폐화학치료제
㉤ 혈액오염폐기물 : 폐혈액백, 혈액투석 시 사용된 폐기물, 그 밖에 혈액이 유출될 정도로 포함되어 있어 특별한 관리가 필요한 폐기물
㉰ 일반의료폐기물 : 혈액 · 체액 · 분비물 · 배설물이 함유되어 있는 탈지면, 붕대, 거즈, 일회용기저귀, 생리대, 일회용 주사기, 수액세트

※ 의료폐기물이 아닌 폐기물로서 의료폐기물과 혼합되거나 접촉된 폐기물은 혼합되거나 접촉된 의료폐기물과 같은 폐기물로 본다. 채혈진단에 사용된 혈액이 담긴 검사튜브, 용기 등은 조직물류폐기물로 본다.

※ 일회용기저귀 : 감염병환자, 감염병의사환자 또는 병원체보유자(감염병환자등)가 사용한 일회용기저귀(일회용기저귀를 매개로 한 전염 가능성이 낮다고 판단되는 감염병환자등이 사용한 일회용 기저귀는 제외함), 혈액이 함유되어 있는 일회용 기저귀를 말한다.

(3) 폐기물처리 시설의 분류 : 폐기물처리 시설은 중간처리와 최종처리로 분류한다.
① 중간처리 : 소각 · 중화 · 파쇄 · 고형화 등에 의한 처리를 중간처리라 한다.
② 최종처리 : 매립 등에 의한 최종처리를 말한다.

02 폐기물 처리

(1) 폐기물처리 계통도

발생원 → 쓰레기통 → 손수레 → 적환장 → 차량 → 최종처리(매립)

(손수레 ~ 적환장: 수거비용(60% 이상) / 적환장 ~ 최종처리: 운반)

① 수거노선 설정시 유의사항

㉮ 길 양 옆에 폐기물을 동시에 수거한다.

㉯ 반복 운행을 피한다.

㉰ 교통신호를 적게 받는 노선을 선택한다.

㉱ 출퇴근 시간을 피해 수거한다.

㉲ 고지대에서 저지대로 하향수거 노선을 선택한다.

㉳ U자 회전을 피해 수거한다.

㉴ 출발점을 차고와 가까운 곳으로 한다.

② 적환장의 기능

㉮ 옮겨 하적

㉯ 분쇄, 절단, 압축

㉰ 혼합, 분리

③ 적환장을 설치하는 이유

㉮ 발생원과 처리장이 멀 때

㉯ 수거차량이 소형일 때

㉰ 수거형태가 압축식 수거 시스템일 때

㉱ 주거지역의 밀도가 낮을 때

④ 적환장의 설치장소

㉮ 폐기물 발생지역의 하중 중심이 되도록 가까운 곳에 설치한다.

㉯ 공중 및 피해가 최소인 곳

㉰ 주요 간선 고속도로에 쉽게 도달할 수 있는 곳

(2) 폐기물 수거형태

① 용기 수집방식

② 상자형 수집방식

③ 컨테이너 수집방식

④ 자루 수집방식

⑤ HCS(Hauld Container System)

⑥ SCS(Stionary Container System)

(3) 폐기물 처리

① 소각 : 우리나라는 일본, 독일, 미국의 도시폐기물의 성분과 비교 시 종이류가 적고 채소류가 높아 발열량이 적다. 폐기물을 소각 처리할 때에는 **가연분의 함유**도 가장 먼저 고려하여야 한다.

㉮ 장점

㉠ 남은 **열의 회수가 가능**하다.

㉡ 매립에 비해 넓은 **토지를 필요로 하지 않**는다.

㉢ 기후에 영향을 거의 받지 않는다.

㉣ **도시의 중심부**에 **설치**가 가능하다.

㉤ **의료폐기물의 처리**에 좋다.

㉥ 폐기물의 **부피감소**

㉦ **폐열 이용**

㉯ **단점**

㉠ 건설비가 비싸고, 운전관리비가 비싸다.

㉡ **대기오염물질**이 **발생**한다.

㉰ **도시폐기물 소각 시 배기가스의 성분**

㉠ **불완전연소**가 될 때 **CO, 분진 발생**

㉡ 폐기물 중의 **성분**에 의한 **SOx 등 발생**

㉢ 소각로 내의 **고온 시 NOx 발생**

㉣ 플라스틱류에 들어 있는 **염소**에 **의한 염화수소, 다이옥신** 등 **발생**

② 퇴비화

㉮ 농촌이나 도시 주변의 도시에서 4～5개월 발효시켜서 퇴비로 이용한다.

㉯ 미생물을 이용하여 퇴비화를 하는 방법으로 **퇴비화의 조건**은 다음과 같다.

㉠ **공기(산소)공급 : 호기성**

㉡ **C/N : 30 내외**

㉢ **최적온도 : 65～75℃(고온균)**

㉣ **수분 : 50～70%**

㉤ **pH : 6～8**

③ 동물사료 : 폐기물을 동물의 먹이로 주는 방법이다.

④ 매립 : **매립장소는 인가에서 멀어**야 하고 수질오염이 없는 곳에 설치한다.

㉮ **위생적인 매립방식** : 위생적인 매립에는 **도랑식, 경사식, 지역식**이 있다.

㉠ 도랑식

ⓐ 도랑을 2.5～7m정도 파고 폐기물을 묻은 후 다시 흙을 덮는 방식이다.

ⓑ 복토할 흙을 다른 장소로부터 가지고 오지 않아도 된다.

㉡ 경사식 : 경사면에 폐기물을 쌓은 후 그 위에 흙을 덮는 방법이다. 경사식 매립시 표면은 30° 경사가 좋다.

㉢ 지역식(저지대 매립법) : 어느 지역에 폐기물을 살포시키고 다진 후에 흙을 덮는 방법이다. 지역식은 다른 장소로부터 복토할 흙을 가지고 와야 한다.

㉯ 폐기물 매립 시 복토

㉠ 폐기물 매립 시 복토를 하는 이유

ⓐ 미관상(종이 등이 바람에 날리는 것 방지)

ⓑ 위생해충의 발생방지

ⓒ 침출수의 유출방지 등

㉡ 복토의 두께

ⓐ 일일복토 : 매립작업이 끝난 후 투수성이 낮은 흙, 고화처리물 또는 건설폐재류를 재활용한 토사 등을 사용하여 15cm 이상의 두께로 다져 일일복토를 하여야 한다.

ⓑ 중간복토 : 매립작업이 7일 이상 중단되는 때에는 노출된 매립층의 표면부분에 30cm 이상의 두께로 다져 기울기가 2% 이상이 되도록 중간복토를 하여야 한다.

※ 소각재 · 도자기조각 · 광재류 · 폐석고 · 폐석회나 폐각류 등 악취의 발생이나 흩날릴 우려가 없는 폐기물은 일일복토와 중간복토를 하지 아니 할 수 있다.

ⓒ 최종복토 : 매립시설의 사용이 끝났을 때에는 최종복토층을 기울기가 2% 이상이 되도록 설치하여야 한다.

- 가스배제층 : 두께 30cm 이상
- 배수층 : 모래, 재생골재 등으로 두께 30cm 이상
- 차단층 : 점토 · 점토광물혼합토 등으로 두께 45cm 이상
- 식생대층 : 식물심기와 생장이 가능한 양질의 토양으로 두께 60cm 이상 설치한다.

※ 복토란 흙을 덮는 것을 말한다.

㉰ 매립 후 사후처리

㉠ 침출수 처리

㉡ 가스 배출장치 설치

㉢ 악취 제거장치 설치

㉣ 해충, 쥐 등의 번식 방지

8 작업환경보건관리 및 기타

01 산업보건

(1) 산업보건의 개념

① 산업보건의 정의 : 모든 직업 근로자의 신체적, 정신적, 사회적 건강을 최고도로 유지 · 증진시키며, 작업조건으로 인한 질병예방, 건강에 유해한 취업을 방지, 심리적 · 생리적으로 적합한 작업 환경에 배치하도록 하는 것이다.

② 노동보건의 역사

㉮ 영국

㉠ 최초의 직업병(암) 발생 : 1775년, Pericivall Pott가 어린이 굴뚝 청소부에게서 음낭암을 발견했다.

㉡ 공장법 제정 : 1902년

㉯ 우리나라

㉠ 근로기준법 제정 · 공포 : 1953년

㉡ 산업재해보상보험법 제정 · 공포 : 1963년

㉢ 산업안전보건법 제정 · 공포 : 1981년

(2) 산업보건의 관리

① 근로자의 영양관리

㉮ 근로 종류에 따른 영양 공급

㉠ 중노동자 : 탄수화물, 단백질, 비타민 B_1

㉡ 고온작업 : 식염, 비타민 A · B_1 · C 등

㉢ 저온작업 : 지방질, 비타민 A · B_1 · C · D 등

㉯ 작업성 중독에 따른 영양 공급 : 일산화탄소 중독－비타민 B_1

② 여성 근로자의 특징과 보호

㉮ 특징

㉠ 가벼운 손 기술을 요하는 직업에 많이 종사한다.

㉡ 젊은 미숙련 근로자가 많다.

㉢ 결혼과 동시에 퇴직자가 많다.

㉣ 생리현상이 작업상에 영향을 끼칠 수 있다.

㉯ 보호대책

㉠ 업무에 맞는 직종에 배치시킨다.

㉡ 중량제한(20kg)을 한다.

㉢ 산전 · 산후 휴가(3개월), 생리 휴가, 작업 도중 육아시간 등을 고려한다.

㉣ 주작업의 근로강도는 RMR 2.0 이하로 한다.

③ **연소근로자의 특징과 보호**

㉮ 특징

㉠ 중노동은 성장과 **발육**에 **지장**을 준다.

㉡ 인격형성에 왜곡되기가 쉽다.

㉢ 화학물질에 대한 **감수성이 크다**.

㉯ 보호대책

㉠ 과중한 노동과 **야간작업 금지**

㉡ **위험한 작업**은 **제한**한다.

㉢ **근로시간**을 **제한**한다.

㉣ 유해물질 취급과 **중량을 제한**한다.

㉰ 법적 보호대책

㉠ **보호연령 : 15～18세 미만**

㉡ **15세 미만 자**는 근로에 **고용할 수 없다**.

㉢ 임신중이거나 산후 1년이 경과되지 아니한 여성(**임산부**)과 **18세 미만 자는 도덕상** 또는 **보건상 유해**하거나 **위험한 업무**에 **고용**하지 **못한다**.

④ **노동시간** : 8시간/1일, 40(44)시간/1주일

⑤ **산업피로**

㉮ 산업피로의 의의 : 수면이나 휴식으로 회복되는 생리적 현상이 과로 등으로 회복되지 않고 누적되는 것을 산업피로라 한다.

㉯ 산업피로의 인자

㉠ 불량한 작업환경 : **고온**, 저온, **조명**, 소음, **진동**, 이상기압 등

㉡ 신체적 인자 : 약한 체력, **수면부족**, **영양상태의 악화**, 과음, 신체적 결함, 생리적 현상 등에 의한 **체력손실** 등

㉢ 심리적 인자 : **과중한 책임량**, **흥미상실**, 작업에 대한 **불안감과 구속감** 등

㉰ 산업피로의 대책 : **충분한 수면**, **적당한 영양섭취**, **음주나 약제남용 억제**, **적재적소에 배치**, **적당한 휴식과 활동** 등

⑥ **작업 에너지대사율**(RMR ; Relative Metabolic Rate)

㉮ $\text{RMR} = \dfrac{\text{작업 시 Energy} - \text{안정 시 Energy}}{\text{기초대사량(BMR)}} = \dfrac{\text{작업대사량}}{\text{BMR}}$

㉯ **노동 분류** : 작업 강도별 에너지대사율(RMR) 또는 육체적 작업 강도의 지표

1 이하 : **경노동** 1~2 : **중등노동**

2~4 : **강노동** 4~7 : **중노동** 7 이상 : **격노동**

⑦ 산업재해

㉮ 산업재해의 의의 : 산업재해란 예기치 않은 단시간 동안의 돌발적인 사건의 발생을 말한다.

㉯ 산업재해의 원인

㉠ 환경 요인 : 시설물의 미비와 불량 · 부적절한 공구, 조명불량, 고온, 저온, 소음, 진동, 유해 가스 등

㉡ 인적 요인 : 작업미숙, 작업지식 부족, 불량한 복장, 허약한 체력 등

㉰ 산업재해 지수

㉠ 건수율 : 산업재해 발생상황을 총괄적으로 파악할 수 있는 지표이다.

$$\text{건수율} = \frac{\text{재해건수}}{\text{평균 실근로자 수}} \times 10^3$$

㉡ 도수율 : 재해발생 상황을 파악하기 위한 표준적 지표이다.

$$\text{도수율} = \frac{\text{재해건수}}{\text{연 근로 시간수}} \times 10^6 = \frac{\text{재해건수}}{\text{연 근로일수}} \times 10^3$$

㉢ 강도율 : 재해의 상해지수

$$\text{강도율} = \frac{\text{손실 작업일수(손실 노동일수)}}{\text{연 근로 시간수}} \times 10^3$$

㉣ $\text{중독률} = \frac{\text{손실 근로일수(손실 노동일수)}}{\text{재해건수}} \times 10^3$

㉤ $\text{재해일수율} = \frac{\text{연 재해일수}}{\text{연 근로 시간수}} \times 100$

※ 손실 작업일수(손실 근로일수 = 손실 노동일수 = 근로 손실일수)

㉱ 산업재해의 대책 : 하인리히(Heinrich)의 산업재해 대책은 다음과 같다.

현성재해(1) : 불현성재해(29) : 잠재성재해(300)

즉 "현성재해는 1/330에 불과하다." 따라서 불현성재해와 잠재성재해에도 관심을 기울여야만 산업재해의 근본적 해결에 접근할 수 있다.

(3) 직업병

① 직업병의 의의 : 직업병이란 특정직업에 종사함으로써 장시간에 걸쳐 만성적으로 발생하는 질병을 말한다.

② 직업병의 종류

㉮ 열중증 : 고온 · 고습의 환경에서 작업을 할 때 발생한다.

㉠ 종류

ⓐ 급성 열중증

- 열경련 : 탈수로 인한 수분부족과 NaCl의 감소가 원인이다.
- 열허탈증(열피로=열탈진=열실사) : 원인 – 순환기 이상, 혈관 신경부조화
- 열사병(일사병=울열증) : 원인 – 체온의 부조화, 뇌의 온도상승, 중추신경장애

ⓑ 만성 열중증 : 열쇠약증 – 고온 작업 시 비타민 B_1의 결핍으로 발생한다.

㉡ 열중증의 대책

ⓐ 비만자, 순환기 질환자는 고온 작업을 금지한다.

ⓑ 휴식 시간을 적정 배분한다.

ⓒ 적정한 작업장에 배치한다.

㉯ **참호족**(Trench foot) 또는 침수족(immersion foot) : 얼지 않는 **찬물**이라도 그 안에 사지를 오래 계속 노출시키면 **혈관수축**이 일어나고 근육과 신경에도 손상을 준다. 몇 시간 동안 계속 노출하면 **혈행(혈액의 순환)의 마비**가 일어나고 혈관이 팽창하며 그 부위가 **붓고**, 푸르게 변하면서 **물집이 넓게 발생**한다.

㉰ 적외선 : 백내장

㉱ 방사선

㉠ 증상 : 골수에 가장 민감하며, 생식기능 저하, 불임을 유발한다.

㉡ 피해 : **골수 · 생식기 · 임파계**>피부>근육>뼈>신경

㉲ 잠함병(잠수병) : 잠함병은 이상고압(고압) 환경으로부터 정상적인 기압상태로 급격히 복귀할 때 발생하는 병이다. 즉, 고압상태에서 질소가 혈액이나 지방조직에 용해되었다가 **급격히 감압**되면서 질소가 기포를 형성하여 발생되는 병이다.

㉠ 1.6기압이면 잠함병을 유발할 수 있으며, 4.0기압이면 기절할 수 있다.

㉡ 직업 : 잠수 및 잠함작업 등의 해저작업, 탄광작업 등

※ 이상기압 : 0.7기압 이하, 이상고압 : 1기압 초과

㉳ 고산병(항공병) : **저압상태**에서 **산소 부족**으로 발생한다.

㉴ 직업성 난청

㉠ 건강인이 들을 수 있는 범위, 즉, **가청음역** : 20～20,000Hz

㉡ **난청**을 조기에 **발견**할 수 있는 주파수 : 4,000Hz(C_5 – dip)

㉢ **소음의 허용한계**(8시간 기준) : 90 dB(A)

㉣ dB(A) : 음의 강도(**음압수준**)

㉤ phon : 음의 크기

㉥ Hz : 진동수의 단위

㉵ 진폐증

㉠ 원인 : 먼지의 흡인으로 발생한다. 가장 영향을 많이 미치는 입자의 크기는 0.5～5μm 이다.

㉡ 종류 : 규폐증, 탄폐증, 석면폐증, 흑연폐증, 면폐증, 농부폐증, 연초폐증 등

㉶ 납중독(연중독)

㉠ 배출원 : 활자제조업, 페인트공장, 안료공장, 장난감공장, 화장품공장 등

㉡ **증상** : **빈혈**, **안면창백증**, **적혈구** 감소 등

㉷ 수은 중독 : **중추신경 · 말초신경 마비**, **미나마타병** 등

㉸ **카드뮴** 중독

㉠ 배출원 : 아연공장, 동배소로 등

㉡ 증상 : 이타이이타이병

㉢ 3대 증상 : 폐기종, 신장장애, 단백뇨

㉺ 시안 중독

㉠ 배출원 : 코크스공장 등

㉡ 증상 : 호흡작용 저지 등

㉻ 비소 중독 증상 : 흑피증, 사지의 색소침착, 피부암 등

㉼ 진동

㉠ 국소진동 증상 : 레이노드병(Raynaud's Phenomenon), 건초염, 골 · 관절장애

㉡ 레이노드병은 손가락이 창백하고 청색으로 변하면서 통증을 느낀다.

㉠ 부적절한 조명 : 안정피로, 근시, 안구진탕증, 작업능률 저하 등을 유발시킨다.

③ 중독 발생 시 영향인자

㉮ 폭로시간

㉯ 유해물의 농도

㉰ 인체의 침입경로

㉠ 호흡기 : 가장 중독이 빠르다(전신으로 가장 빠르게 퍼짐).

㉡ 피부

㉢ 소화기

④ 직업병 예방대책

㉮ 작업환경 개선의 기본원칙

㉠ 유해물질 발생 공정의 대치 : 물질변경, 공정변경, 시설변경

㉡ 격리 : 유해인자 사이에 방호벽

㉢ 환기

㉯ 위생보호구

㉠ 개인보호구 착용 : 방진 · 방독 · 공기공급식 마스크

㉡ 차음보호구

㉢ 피부보호구

㉣ 눈보호구

㉰ 정기적인 건강진단 실시

02 소음 및 진동

(1) 소음의 개념 : 소음이란 원치 않는 음을 말한다.

① 단위 : 소음의 측정단위는 dB(Decibel ; 음압수준)이다.

② 소음 측정법

㉮ 청감보정회로 : 청감보정회로는 A, B, C의 특성곡선으로 되어 있다.

㉯ 청감보정회로의 사용방법

㉠ A곡선은 소리의 세기보다 **감각**에 **대한 특성**을 나타낸 것이다.

㉡ C곡선은 녹음을 하는 경우에 사용한다.

㉢ B곡선은 별로 사용하지 않는다.

㉰ 배경소음(암소음) : 측정하고자 하는 음이 없을 때 그 지점에서 나는 소음을 배경소음이라 한다.

㉱ 소음 측정시 고려사항

㉠ 손으로 소음계를 잡고 측정할 때에는 측정자의 몸으로부터 되도록 멀리한다.

㉡ 소음계와 **측정자**의 **거리**의 **간격은** 0.5m로 한다.

㉢ 소음 측정시 소음계의 위치 : 소음계의 마이크로폰은 **지면에서** 1.2～1.5m **높이에서 측정**한다.

㉣ 공장이나 사업장 주변의 소음 측정은 공장부지 경계선에서 측정한다.

㉤ 공장소음을 측정하기 위해서는 부지 경계선 상에서 소음이 **제일 높은 지점을 측정**한다.

(2) 진동

① 진동에는 국소적인 진동과 전신적인 진동이 있는데 일반적으로 국소적인 진동에 의한 피해가 크다.

② **국소적인 진동장애**에는 **레이노드병**이 있다.

03 집합소 위생

(1) 수영장 위생

수영장은 자연수영장과 인공수영장으로 분류할 수 있다.

자연수영장은 하수 · 폐수 · 분뇨의 오염우려가 있고 인공수영장은 환수를 제대로 하지 않았을 때 위생상 문제가 될 수 있으며 사고 등의 안전상의 문제가 발생할 수 있다.

① **자연수영장(천연수영장)** : 하천, 호수, 강, 바다 등의 천연수영장을 자연수영장이라 한다.

㉮ 해수욕장의 오염인자

㉠ 연안배수에 의한 오염 ㉡ 하수 · 폐수 · 분뇨의 해양투기에 의한 오염

㉢ 항해중의 기름유출사고에 의한 오염 ㉣ 수영자들에 의한 오염

㉯ 해수욕장의 수질기준 및 등급 : 100ml당 대장균수를 기준으로 한다.

㉠ 해수욕장으로 양호

ⓐ A급 : 0～50(50 이하)

ⓑ B급 : 51～500

ⓒ C급 : 501～1,000

㉡ **해수욕장**으로 **불량** : D급－1,000 이상

② **인공수영장(풀장)**

㉮ 수영장(풀장)의 오염인자
 ㉠ 수영장(풀장)의 원수의 오염
 ㉡ 수영장(풀장) 입영자에 의한 오염 : 때, 분뇨, 콧물, 각종 병원미생물 등에 의해 오염된다.
 ㉢ 환수를 제대로 하지 않았을 때의 오염
㉯ 수영장(풀장)의 관리
 ㉠ 입욕 한계인원 : 2.5m^2/인
 ㉡ 피부병, 안질환, 방광염, 뇌빈혈, 심장병 등의 환자는 입욕을 금한다.
㉰ 수영장(풀장)의 수질기준 [2025년 기준]
 ㉠ 과망간산칼륨 소비량 : 12mg/l 이하
 ㉡ 유리잔류염소 : 0.4～1mg/l
 ㉢ pH : 5.8～8.6
 ㉣ 탁도 : 1.5NTU 이하
 ㉤ 총대장균 : 10ml 씩 5본을 검사시 양성이 2개 이하일 것(3개 이상이 음성일 것)
 ㉥ 알루미늄 : 0.5mg/l 이하
 ㉦ 비소 : 0.05mg/l 이하
 ㉧ 수은 : 0.007mg/l 이하
 ㉨ 결합잔류염소 : 최대 : 0.5mg/l 이하
 ㉩ 물의 청면도 : 흰바닥을 배경으로 했을 때 직경 15cm 흑색판이 9m 거리에서 명확히 보일 것
 ㉪ 탈의실, 화장실, 샤워장 : 매일 2회 이상 청소할 것
 ㉫ 물의 온도 : 22℃ 전후
 ㉬ 바닥의 잔재물 : 매일 1회 이상 청소할 것

(2) 공중목욕장 위생 : 목욕장 목욕물의 수질기준 [2025년 기준]

(mg / l = ppm)

구 분		원수	욕조수
과망간산칼륨 소비량		10mg/l 이하	25mg/l 이하
탁도		1NTU 이하	1.6NTU 이하
pH		5.8 이상~8.6 이하	–
색도		5도 이하	–
총대장균군 및 대장균		총대장균군 : 100ml 중에서 검출되지 아니 할 것	대장균 : 1ml 중에서 1개를 초과하지 아니 할 것
욕조수를 순환하여 여과시키는 경우	염소소독을 실시하지 않는 경우	–	레지오넬라균은 1,000CFU(균총형성단위, colony forming unit)/l를 초과해 검출되지 않아야 함.
	염소소독을 실시하는 경우	–	레지오닐라균은 1,000CFU/l를 초과해 검출되지 않아야 하고, 유리잔류염소농도는 0.2mg/l 이상 1mg/l 이하가 되어야 함.

(3) 해수를 목욕물로 하는 경우

화학적 산소요구량(COD)(mg/l)		수소이온농도 (pH)	총대장균군 (총대장균군수/100ml)
원수	욕조수		
2 이하	4 이하	7.8~8.3	1,000 이하

(4) 온천장 위생

① 냉천 : 25℃

② 미온천 : 25~34℃

③ 온천 : 34~42℃

④ 고온천 : 42℃ 이상

⑤ 오염지표 : 총대장균군

(5) 야영장 위생

야간 수영장의 조도는 100Lux로 하고 수영장의 바닥의 경사는 1/15~1/20로 한다.

04 주택 및 의복위생

(1) 주택의 기본적 구비조건

① 주택 부지

㉮ 여름에는 서늘하고 겨울에는 따뜻할 수 있도록 남향이나 동남향이 좋다.

㉯ 모래지(사적지)가 좋다.

㉰ 지하수위는 3m 이상의 것이 좋다(3m 이상의 지하수가 깨끗).

㉱ 공해발생이 인근에 없는 곳이 좋다.

㉲ 폐기물 매립 후 30년이 경과되어야 주택지로 사용한다.

㉳ 택지는 작은 언덕의 중간이 좋다.

② 주택의 배치

㉮ 1인당 침실의 면적 : $4m^2$

㉯ 1인당 침실의 소요체적 : $10m^3$

(2) 환기

환기란 오염된 실내공기를 바꾸어 인체에 유해작용을 방지하는 수단이다.

① 자연환기 : 자연환기는 실내외 공기의 밀도차로 인해 이루어진다.

㉮ 중성대

㉠ 들어오는 공기와 나가는 압력이 "0"인 면이 중성대이다.

㉡ 중성대가 천장 가까이 형성될수록 환기량이 커진다.

㉯ 창문은 바닥면적의 1/20 이상이어야 환기가 잘된다.

㉰ 실내거주자 1명당 필요한 공기량 : 30～50m^3/인 · hr이다.

㉱ 자연환기의 종류

㉠ 중력환기 : 실내외의 온도차에 의해 이루어지는 환기를 말한다. 실내외의 온도차는 공기의 밀도차를 형성하게 되어, 압력차를 만들므로 환기가 이루어진다.

㉡ 풍력환기 : 환기작용은 풍향측의 압력 증대로 생기는 양압(陽壓)과 풍향 배측의 압력 감소에 기인하는 음압(陰壓)에 의한 압력차에 의하여 형성되는 환기이다.

② 인공환기 : 동력을 이용하는 방법이며, 공기조정법, 배기(흡기식)환기법, 송기식 환기법, 평형식 환기법 등이 있다.

(3) 채광 및 조명

채광과 조명은 주택 위생상 중요한 인자로서 건강상의 문제뿐만 아니라 작업능률, 정신상태, 시력 등에 큰 영향을 미친다.

① 주택의 자연조명

㉮ 창의 방향 : 남향이 좋다.

㉯ 창의 높이 : 채광과 환기를 위해 창문의 위치는 동일면적과 동일방향의 측창으로 채광효과를 높일 수 있는 방법으로는 세로로 된 높은 창(실내가 밝음)이 좋다.

㉰ 창의 면적 : 바닥면적의 1/5～1/7(1/7～1/5) 이상되는 것이 좋다.

㉱ 개각(가시각)과 입사각(앙각) : 개각은 4～5°, 입사각은 27～28° 정도가 좋다.

㉲ 거실의 안쪽길이 : 바닥에서 창틀 윗부분의 1.5배 이하인 것이 좋다.

㉳ 일조시간 : 약 6시간이 좋으나 최소한 4시간 이상은 햇빛이 비추어야 한다.

② 인공조명 : 인위적인 방법으로 밝기를 조정해 채광의 효과를 내는 것을 말한다.

㉮ 적정조명(실내조도 기준, 단위 : Lux)

㉠ 세면장 · 화장실 : 60～150

㉡ 식당 · 강당(집회장) : 150～300

㉢ 교실 · 현관 · 복도 · 층계 · 실험실(일반) : 300 이상(300～600)

㉣ 도서실 · 정밀작업 : 600～1,500

㉯ 조명방법 : 인공조명시 야간에는 주위가 어둡고 주간에는 밝기 때문에 눈의 명암순응(明暗順應)으로 인하여, 주간조명은 야간의 1.5～2배 정도의 밝기가 필요하며, 광선은 좌측상방 · 좌측후방에서 비쳐 주는 것이 좋다.

㉠ 직접조명

ⓐ 조명기구에서 직사광으로 비치는 조명을 말한다.

ⓑ 조명효율이 높고, 눈의 피로가 크다(밝기↑, 눈의 피로↑).

㉡ 간접조명

ⓐ 조명기구에서 반사광으로 비치는 조명을 말한다.

ⓑ 눈에 가장 이상적인 조명이나 조도가 낮다(밝기↓, 눈의 피로↓).

㉢ 반간접 조명 : 반사량과 직사량을 병행해서 비치는 조명을 말한다.

③ 부적당한 조명에 의한 피해

㉮ 근시, 안정피로, 안구진탕증을 유발한다.

㉯ 피로를 증가시키고 작업능률을 저하하고 재해 발생률을 증가시킨다.

(4) 실내온도 조절

① 실내의 온도

㉮ 침실 : 적정온도 12～15℃

㉯ 거실, 사무실, 학교, 작업실 : 적정온도 18～20℃

㉰ 욕실 : 적정온도 20～22℃

㉱ 병실 : 적정온도 22℃

② 난방 : 온도가 10℃ 이하가 되면 난방을 하여야 한다.

㉮ 난방방법

㉠ 국소난방 : 난로, 화로 등을 이용한 난방을 말한다.

㉡ 중앙난방 : 한 곳에서 발생한 열을 각 방으로 보내는 것을 중앙난방이라 한다.

㉢ 지역난방 : 아파트, 학교, 병원 등의 지역 내 건물에서 증기나 온수를 열원으로 보내는 방법이며, 앞으로 도시에서 할 난방이다.

③ 냉방

㉮ 냉방방법에는 에어컨, 선풍기 등이 있다.

㉯ 26～29℃ 이상이면 냉방을 한다.

㉰ 냉방시 주의사항 : 실내·외 온도차는 5～7℃ 정도가 좋다.

㉱ 냉방병 : 실내·외 온도차가 10℃ 이상이면 냉방병이 걸릴 수 있다.

(5) 의복위생

① 의복의 목적 : 이상 체온조절과 해충으로부터 신체보호, 신체의 청결, 장식 등을 위해 의복을 입는다.

② 의복기후(clothing climate)

의복기후란 한서에서도 적당한 의복을 입음으로써 외부의 기온과 관계없이 언제나 일정하게 형성하게 되어 있는 기후를 말한다.

㉮ 의복기후

인간이 나체로 체온을 조절할 수 있는 것은 기온 25~26℃까지의 온도이고, 이보다 저온일 때에는 체온이 내려가므로 의복을 착용하지 않으면 안 된다.

의복은 개인에 따라 보온력이 적당한 것을 사용해야 한다.

이를테면, 외부 기온이 25℃ 이하인 경우, 적당히 착용한 의복과 체표면과의 사이는 이른바 의복기후를 형성해 31~33℃, 습도 40~60%로 조절된다.

그 밖의 피복층에서는 의복의 외표면에 가까울수록 온도는 점차 저하되고, 습도는 점차 높아진다. 기류는 거의 정지 상태이고 매초 10~40cm(10~40cm/sec)이다.

의복에 따라서 체온을 조절할 수 있는 외기온도의 범위는 10~25℃이고 10℃ 이하에서는 난방을, 26℃ 이상에서는 냉방을 필요로 한다. 또한 의복기후의 조절에는 각 피복 재료의 함기량, 환기성, 흡습성, 습윤성 및 방직, 진애부착성, 염색 등 및 의복의 제작에 따른 보온, 방열효과, 부피, 무게 등이 포함된다.

㈏ 보온성 : 의복의 방한력의 단위는 CLO이다.

㈐ 기온이 8.8℃씩 하강할 때마다 1CLO의 피복을 더 입어야 한다.

05 환경호르몬

(1) 내분비교란물질이란 생명체의 정상적인 호르몬기능에 영향을 주는 합성 또는 자연적인 모든 화학물질은 말하며 환경호르몬이라고도 한다.

(2) OECD에서는 내분비기능에 변화를 일으켜 생체 또는 그 자손의 건강에 위해한 영향을 나타내는 외인성 물질을 말한다. 특히 2세를 만드는 생식기관에 주로 작용해 기형과 불임 및 암을 일으키고 뇌의 성적 행동을 관장하는 부분에 영향을 주어 생식행동에 이상을 일으켜 차세대의 행동에 이상을 초래하게 되며 신체의 면역도 크게 떨어뜨려 사망을 초래하는 것으로 알려졌다.

(3) 내분비교란물질의 작용기전

내분비교란물질은 동물의 체내로 들어가면 세포 내에 있는 호르몬이나 호르몬 수용체의 작용을 다양하게 교란하여 이상적인 반응을 초래한다. 특히 성호르몬의 기능을 교란시키는 작용이 강하게 나타난다. 내분비교란물질은 신체의 면역이나 신경계에도 영향을 미친다.

정상호르몬의 기능이상을 초래하여 면역시스템이 정산적인 기능을 할 수 없게 되어 저항력이 떨어지게 된다. 내분비교란의 작용기전은 4가지로 나눌 수 있다.

① 모방작용(mimics)

내분비교란물질은 마치 정상호르몬인 것 처럼 호르몬 수용체와 결합하여 세포반응을 일으킨다. 예 약용합성물질인 DES

② 봉쇄작용(blocking, 차단작용)

㉮ 내분비장애물질이 호르몬 수용체의 결합부위를 봉쇄함으로써 정상호르몬이 수용체에 접근하는 것을 막아 내분비계가 기능을 발휘하지 못하도록 한다.

㉯ 그 자체로는 세포반응을 유발하지 않으면서, 자연 호르몬과 결합할 수용체를 막아 버림으로써 자연 호르몬의 기능을 마비시킨다. 그 결과 생명체의 기능유지에 필요한 자연호르몬의 작용을 감소하게 하여 피해를 준다. 예 DDT

③ 방아쇠작용

내분비계 장애물질이 수용체와 반응함으로써 정상적인 호르몬 작용에서는 일어나지 않는 세포분열이나 생체 내에서 다른 물질의 대사와 합성 등의 변화를 유발한다. 예 다이옥신

④ 간접작용

수용체와 직접 결합하지 않고, 간접적으로 호르몬이 합성, 저장, 배설, 분비, 이동 등의 과정에 작용하여 정상적인 내분비기능을 방해한다. 예 PCB

(4) 환경호르몬 발생물질

① 비스페놀A, 노닐페놀 : 유아용젖병, 식품포장 랩

② 디에틸헥실 프로탈레이트 : 플라스틱 장난감, 염화폴리바이닐 필름

③ 스틸렌 다이드 또는 트리머 : 컵라면 용기

06 소독

(1) 정의

① 소독(Disinfection) : 병원성 미생물의 생활력을 파괴 또는 멸균시켜 감염 및 증식력을 없애는 조작이다.

② 멸균(Sterilization) : 강한 살균력을 작용시켜, 모든 미생물의 영양은 물론 포자까지도 멸살 · 파괴시키는 조작이다.

③ 살균 : 살균은 모든 미생물에 공통으로 쓰인다.

(2) 소독방법 : 소독법은 물리적 소독법과 화학적 소독법으로 나누어 생각할 수 있으며, 소독작용에 영향을 주는 것은 세균과의 접촉, 수분, 시간, 온도, 농도 등이 있다.

① 물리적(이학적) 소독법

㉮ 무(無)가열멸균법

㉠ 일광소독 : 1 ~ 2시간, 의류 및 침구소독에 쓰인다.

㉡ 자외선 살균법

ⓐ 물, 공기의 소독에 좋고, 무균실, 수술실 및 제약실 등의 구조물 소독에 적합하다.

ⓑ 살균력이 강한 파장은 2,400 ~ 2,800 Å(2,500 ~ 2,900 Å)이다.

ⓒ 장점

- 사용방법이 간단하다.
- 균에 내성을 주지 않는다.

ⓓ 단점

- 침투력(투과력)이 약하여 표면살균만 가능하다.
- 그늘에서는 살균작용이 안 된다.

ⓔ 물체에 살균을 하기 위한 자외선 살균등의 거리는 물체로부터 가까울수록 좋다(50cm 이하가 되도록 한다).

㉢ 방사선 멸균법

ⓐ 방사선 동위원소에서 나오는 방사선을 이용하는 일종의 저온살균법이다.

ⓑ 살균력이 강한 순서 : γ선 > β선 > α선

㉯ 열처리법 : 건열멸균법과 습열멸균법으로 나눈다.

㉠ 건열멸균법

ⓐ 화염멸균법

- 화염멸균이란 물품을 직접 불꽃 속에 접촉시켜 표면에 부착된 미생물을 멸균시키는 방법이다.
- 알코올램프, 가스버너 등을 이용하여 백금이, 유리, 도자기, 금속 등의 소독에 이용한다.

ⓑ 건열멸균법 : 160～170℃의 건열멸균기로 1～2시간 처리하여 미생물을 완전 사멸시킨다.

㉡ 습열멸균법

ⓐ 자비멸균법(자비소독법)

- 가장 간단하여 널리 사용한다.
- 식기 및 도마, 주사기, 의류, 도자기 등을 100℃의 끓는 물에서 15～20분간 처리하는 방법이다.
- 100℃를 넘지 않기 때문에 완전멸균을 기대하기는 어렵다.
- 1～2%의 중조($NaHCO_3$)를 물에 첨가하면 살균작용이 강해지고 금속의 부식도 방지할 수 있다.
- 아포형성균, 간염바이러스균은 사멸시키지 못한다.

ⓑ 고압증기멸균법

- 고압증기멸균법은 Autoclave에서 121℃, 15Lb, 20분간 실시한다.
- 아포형성균의 멸균에 사용된다.
- 사용 : 초자기구, 의류, 고무제품, 자기류, 거즈 및 약액 등에 사용된다.

ⓒ 간헐멸균법(유통증기멸균법) : 1일 1회씩 100℃의 증기로 30분씩 3일간 실시하므로 포자를 완전멸균시키는 방법이다.

ⓓ 저온소독법 : 63～65℃, 30분간 처리하는 방법이다.

ⓔ 고온단시간살균법 : 71～75℃, 15초간 처리하는 방법이다.

ⓕ 초고온순간멸균법 : 130～135℃, 2～3초간 처리하는 방법이다.

② **화학적 소독법** : 가열할 수 없는 기구에 소독력을 갖고 있는 약제를 써서 세균을 죽이는 방법이다.

㉮ 소독약이 갖추어야 할 조건

㉠ 살균력이 클 것, 즉, **높은 석탄산계수**를 가진 것

㉡ **침투력이 강할** 것

㉢ 인체에 무해할 것

㉣ 안정성이 있을 것

㉤ 용해성이 높을 것

㉥ 부식성과 **표백성이 없을** 것

㉦ 식품에 사용한 후 수세가 가능할 것

㉧ 저렴하고 구입이 쉬울 것

㉨ 사용방법이 간편할 것

㉯ 소독약의 살균력 측정 : 소독약의 살균력을 비교하기 위해서는 석탄산계수(phenol coefficient)가 이용된다.

$$\text{석탄산 계수} = \frac{\text{소독약의 희석배수}}{\text{석탄산의 희석배수}}$$

㉰ 석탄산계수의 특징

㉠ 소독제의 살균력 지표로서 다른 소독약의 소독력을 평가하는 데 사용한다.

㉡ 20℃에서 살균력을 나타낸다.

㉢ 시험균은 **장티푸스균**과 **포도상구균**을 이용한다.

㉣ 시험균은 **5분 내 죽지 않고 10분 내 죽이는 희석배수**를 말한다.

㉤ **석탄산계수가 높을수록** 살균력이 **좋다**.

㉱ 살균력의 기전

㉠ 산화작용 : H_2O_2, $KMnO_4$, 염소, O_3 등

㉡ 가수분해작용 : 강산, 강알칼리, 끓는 물 등

㉢ 균체의 **단백질 응고** 및 삼투압의 변화 : **알코올**, 크레졸, 석탄산, 포르말린, 승홍 등

㉣ 탈수작용 : 식염, 설탕, 알코올 등

㉤ 중금속염의 형성작용 : 승홍, 머큐로크롬 등

㉥ **핵산(DNA, RNA)**에 의한 작용 : **에틸렌옥사이드**(Ethylen oxide, **산화에틸렌, OEG살균**), formalin, **자외선, 방사선** 등

㉲ 소독약의 종류

㉠ 3~5% **석탄산**(phenol)수 : **객담, 토물, 배설물**, 실내벽, 실험대, 기차, 선박 등에 이용한다.

ⓛ 2.5 ~ 3.5% 과산화수소 : 상처 소독, 구내염, 인두염, 입안 세척 등에 쓰인다.

ⓒ 70 ~ 75% 알코올(alcohol, 에탄올75%) : 건강한 피부에 사용한다(단, 창상피부에 사용하면 안 된다).

ⓔ 3% 크레졸(cresol) : 배설물 소독에 사용한다.

ⓜ 0.01 ~ 0.1% 역성비누(양성비누) : 손 소독을 하기 위해 가장 많이 사용하는 것으로서 중성비누와 혼합해서 사용하면 효과가 없다.

ⓑ 0.1% 승홍수(Mercury Dichloride) : 손 소독에 이용한다.

ⓢ 생석회(CaO) : 변소 등의 소독에 이용한다.

ⓞ 0.02 ~ 0.1% formalin : 훈증 소독에 사용한다.

ⓙ 5% 클로로칼키수 : 우물물, 풀, 하수, 야채, 과실등 소독에 사용되고 있다.

제2장 출제 및 예상문제

※ 별표(★)한 문제는 자주 반복 출제되는 유형이므로 반드시 숙지하기 바람

1 대기환경관리 및 실내공기위생

01 대기의 표준상태에서 질소의 체적 백분율은?

① 58% ② 60% ③ 68%
④ 75% ⑤ 78%

해설 공기의 성분과 농도(표준상태)
① 질소(N_2 78.09v/v%), 산소(O_2 20.95v/v%), 아르곤(Ar 0.93v/v%), 이산화탄소(CO_2 0.03~0.035 v/v%), 기타
② 표준상태에서 공기의 평균분자량은 약 28.84g이고, 공기의 밀도는 1.293g/l이다.

02 정상공기의 중량 백분율로 질소와 산소의 양은? 중요도 ★

① 58%, 21% ② 60%, 30% ③ 68%, 78%
④ 76%, 23% ⑤ 78%, 21%

해설 ① 질소의 중량 백분율=$[(N_2\times0.79)/29]\times100=[(14\times2\times0.79)/29]\times100=76\%$
② 산소의 중량 백분율=$[(O_2\times0.21)/29]\times100=[(16\times2\times0.21)/29]\times100=23\%$

03 대기의 표준상태에서 질소와 산소의 공기성분은? 중요도 ★

① 질소(N_2 75v/v%)-산소(O_2 21v/v%)
② 질소(N_2 79v/v%)-산소(O_2 18v/v%)
③ 질소(N_2 79v/v%)-산소(O_2 21v/v%)
④ 질소(N_2 40v/v%)-산소(O_2 60v/v%)
⑤ 질소(N_2 18v/v%)-산소(O_2 18v/v%)

04 흡기 중의 산소와 이산화탄소의 양은 어느 정도인가?

① 산소 16.14%, 이산화탄소 3.84%
② 산소 약 13%, 이산화탄소 약 52%
③ 산소 약 52%, 이산화탄소 약 13%
④ 산소 20.94%, 이산화탄소 0.03%
⑤ 산소 10%, 이산화탄소 20%

1. 대기환경관리 및 실내공기위생 01. ⑤ 02. ④ 03. ③ 04. ④ 정답

05 무색, 무취, 공기 중의 농도가 0.03%인 기체는?

중요도 ★

① CO_2 ② CO ③ O_2
④ N_2 ⑤ SO_2

해설 CO_2 : 무색, 무취, 공기 중의 농도는 0.03~0.035% 정도이다.

06 이산화탄소가 0.04%일 때 몇 ppm인가?

중요도 ★★★

① 100ppm ② 200ppm ③ 300ppm
④ 400ppm ⑤ 1,000ppm

해설 1%=10,000ppm ∴ 0.04%=400ppm

07 성인의 경우 하루 평균 필요한 공기량은 얼마인가?

① 13kl ② 20kl ③ 25kl
④ 30kl ⑤ 40kl

해설 산소(O_2)

① 1회 호흡시 4~5%의 산소를 소비한다.
② 성인 한 사람이 1일 필요한 공기필요량 : 약 13kl(12~14kl)이다.
③ 성인 한 사람이 1일 필요한 산소량 : 약 600~700l이다.
④ 대기 중의 산소의 변동범위 : 15~27%(21%)
⑤ 산소가 10% 이하 : 호흡곤란
⑥ 산소가 7% 이하 : 질식

08 성인 한 사람이 하루에 호흡하여 소비되는 산소량은?

중요도 ★

① 200~250l ② 300~400l ③ 400~500l
④ 500~900l ⑤ 600~700l

09 성인 한 사람이 1시간 동안 호흡시 배출하는 이산화탄소의 양은?

① 15l ② 10l ③ 21l
④ 25l ⑤ 30l

해설 CO_2 호출량 : 20~22l

10 CO_2를 실내공기의 오탁 측정지표로 사용하는 이유는?

중요도 ★

① 미량으로도 인체에 해를 끼치므로 ② O_2와 반비례하므로
③ CO_2가 CO가스로 변하였으므로 ④ 공기오탁의 전반적인 사태를 추측할 수 있으므로
⑤ 다른 것은 측정하는 방법이 없으므로

해설 군집독 : 다수인이 밀폐된 공간에 있을 때 실내공기의 물리적 · 화학적 조성의 변화로 두통, 구토, 메스꺼움, 현기증, 불쾌감, 식욕부진 등을 유발하는 것을 군집독이라 한다.

① 물리적 변화 : 실내온도 증가, 습도 증가
② 화학적 변화 : CO_2 증가, O_2 감소, 악취 증가, 기타 가스의 증가

정답 05. ① 06. ④ 07. ① 08. ⑤ 09. ③ 10. ④

11 실내공기의 오염정도를 나타내주는 지표가스는? 중요도 ★

① 아황산가스 ② 이산화질소 ③ 오존
④ 이산화탄소 ⑤ 매연

12 군집독을 일으키는 가스의 변화를 바르게 설명한 것은? 중요도 ★

① CO_2 증가, O_2 감소, 악취 증가, 기타 가스의 증가
② CO_2 증가, O_2 증가, 악취 증가, 기타 가스의 증가
③ CO_2 증가, O_2 감소, 악취 감소, 기타 가스의 증가
④ CO_2 증가, O_2 감소, 악취 증가, 기타 가스의 감소
⑤ CO_2 감소, O_2 감소, 악취 증가, 기타 가스의 증가

13 군집독과 관계가 없는 인자는? 중요도 ★★

① 기온 ② 습도 ③ 기류
④ 취기 ⑤ 기압, 자외선

해설 군집독과 기압과는 관계가 없다.

14 군집독을 해결하려는 방법으로 옳은 것은? 중요도 ★

① CO 농도를 낮춘다. ② CO_2 농도를 높인다.
③ SO_2 농도를 낮춘다. ④ O_2 농도를 낮춘다.
⑤ CO_2 농도를 낮춘다.

15 일반적으로 실내의 이산화탄소의 상한량은 어느 정도인가? 중요도 ★★

① 0.01% ② 0.1%(1,000ppm)
③ 100ppm ④ 0.8%
⑤ 0.01%

해설 이산화탄소의 상한량(허용량) : 0.1%(1,000ppm)
※ CO_2(이산화탄소, 탄산가스)

16 석탄 연소시 CO의 배출 원인은? 중요도 ★

① 완전연소 ② 불완전연소 ③ 습도
④ 기류 ⑤ 고온

해설 CO(일산화탄소) : 불완전연소시 발생한다.

11. ④ 12. ① 13. ⑤ 14. ⑤ 15. ② 16. ② 정답

17 무색, 무취, 무자극성으로 공기보다 가벼우며 물체가 불완전연소할 때 발생하는 기체는? 중요도 ★

① CO_2 ② CO ③ O_2
④ N_2 ⑤ SO_2

해설 가스의 비중=가스의 무게/공기의 무게
CO의 비중=28/28.8=0.97 ∴ CO는 공기보다 가볍다.

18 호흡곤란과 질식을 일으키는 산소와 이산화탄소의 함량은?

㉮ 산소(O_2) : 10% 이하 – 호흡곤란	㉯ 산소(O_2) : 7% 이하 – 질식
㉰ 이산화탄소(CO_2) : 10% 이상 – 질식	㉱ 이산화탄소(CO_2) : 7% 이상 – 호흡곤란

① ㉮, ㉯, ㉰ ② ㉮, ㉰ ③ ㉯, ㉱
④ ㉱ ⑤ ㉮, ㉯, ㉰, ㉱

해설 ① 산소(O_2) : 10% 이하–호흡곤란, 7% 이하–질식
② 이산화탄소(CO_2) : 10% 이상–질식, 7% 이상–호흡곤란

19 중독 시 혈중의 헤모글로빈과 결합하여 혈중 산소농도를 저하시켜서 무산소증을 유발하는 것은? 중요도 ★

① 이산화탄소 ② 일산화탄소 ③ 질소
④ 이황화탄소 ⑤ 아르곤

해설 무산소증 : CO–Hb가 되어 체내세포가 무산소 상태가 되는 것을 무산소증이라 한다.

20 겨울철에 많이 발생하는 일산화탄소 중독의 원인은? 중요도 ★

① CO가 자극성 가스이므로 호흡장애를 주기 때문이다.
② CO_2가 CO로 환원되고 헤모글로빈과 결합하기 때문이다.
③ CO는 헤모글로빈과의 결합력보다 인체호흡과 관계가 깊기 때문이다.
④ CO_2는 O_2보다 헤모글로빈과 결합력이 250배 강하기 때문이다.
⑤ CO는 O_2보다 헤모글로빈과의 결합력이 250배 강하기 때문이다.

해설 CO는 O_2보다 헤모글로빈과의 결합력이 200~300배 정도 강하다.

21 다음 중 CO중독 시 치료로 사용되는 것은? 중요도 ★

① 고압산소 주입 ② 저압산소 주입
③ 고압염소 주입 ④ 고압CO 주입
⑤ 고압질소 주입

해설 일산화탄소(CO) 중독 시 치료 : CO와 Hb의 해리를 촉진하기 위해 고압산소요법을 사용한다.

정답 17. ② 18. ⑤ 19. ② 20. ⑤ 21. ①

22 일산화탄소 중독이 일어날 수 있는 농도는?

① 0.01% ② 0.02% ③ 0.05~0.1%
④ 0.2~0.3% ⑤ 0.01~0.02%

해설 ① CO가 실내공기의 0.05~0.1%만 존재해도 중독이 일어난다.
② 1시간 기준으로 400ppm 이상 : 생명이 위험하다.

23 일산화탄소-헤모글로빈이 몇 % 정도 있으면 증상이 나타나는가?

① 10~20% ② 1~2% ③ 3~4%
④ 6~7% ⑤ 1% 이하

해설 혈중 Hb-CO의 농도에 따른 임상적 증상
① 10% : 거의 무증상, 운동하면 호흡곤란
② 10~20% : 두통, 앞머리 압박감, 피부혈관 확장
③ 40~50% : 구토, 두통
④ 60~70% : 경련, 혼수, 사망
⑤ 80% 이상 : 사망

24 CO 중독 시 안정상태에서 임상적 증상이 나타나는 혈중 Hb-CO의 농도는?

① 0.01% ② 0.1% ③ 1.0%
④ 9% ⑤ 20%

25 일산화탄소 중독의 후유증과 관계가 가장 적은 것은?

① 뇌장애 ② 소화기능 장애 ③ 신경 장애
④ 시야 협소 ⑤ 지각기능 장애

해설 일산화탄소 중독은 중추신경계의 장애를 일으킨다. 즉, ①·③·④·⑤번 외 언어장애, 운동장애, 뇌세포장애 등

26 다음 중 시야협착증을 일으키는 가스는?

① SO_2 ② CO ③ NO
④ NH_3 ⑤ H_2S

27 실내에서의 일산화탄소의 오염허용기준은?

① 40ppm ② 60ppm ③ 80ppm
④ 10ppm ⑤ 120ppm

해설 ① 실내의 오염허용기준
㉮ CO : 10ppm 이하(실내기준), 25ppm 이하(실내 주차장기준)
㉯ CO_2 : 1,000ppm 이하
② 작업장 CO의 오염허용기준 : 30ppm 이하/8시간 기준

22. ③ 23. ① 24. ⑤ 25. ② 26. ② 27. ④ 정답

28 연탄가스 중 자극증상을 나타내는 것은?

중요도 ★

㉮ N_2	㉯ CO_2	㉰ CO	㉱ SO_2

① ㉮, ㉯, ㉰　② ㉮, ㉰　③ ㉯, ㉱
④ ㉱　⑤ ㉮, ㉯, ㉰, ㉱

해설 ① SO_2 : 무색, 자극성, 액화성이 강함
② CO : 무색, 무취

29 온열환경에 있어 가장 중요한 온열요소를 정확하게 설명한 것은?

중요도 ★★

① 기온, 일교차, 습도　② 기온, 기습, 기류, 복사열
③ 복사열, 실내온도, 일교차　④ 실내온도, 기류, 감각온도
⑤ 기온, 기류, 일교차

해설 온열요소(온열조건 4인자) : 기온, 기습(습도), 기류, 복사열

30 온도, 습도, 기류의 3가지 인자에 의해 이루어지는 체감을 무엇이라 하는가?

중요도 ★★★★

① 감각온도　② 복사온도　③ 온열온도
④ 쾌적온도　⑤ 지적온도

해설 감각온도(체감온도=실효온도)
① 온도, 습도(100% 습도, 포화습도), 기류(무풍)의 3가지 인자에 의해 이루어지는 체감을 감각온도라 한다. 온도 18℃, 습도 100%, 무풍에서의 감각온도는 18℃이다. 온도 66°F, 습도 100%, 무풍에서의 감각온도는 66°F이다.
② 겨울철의 최호적 감각온도는 66°F이고, 여름철의 최호적 감각온도는 71°F이다.

31 감각온도의 습도는?

중요도 ★

① 10% 습도　② 50% 습도　③ 80% 습도
④ 100% 습도　⑤ 150% 습도

32 감각온도의 조건(3인자)으로 옳은 것은?

중요도 ★

① 복사열, 실내온도, 일교차　② 기온, 기습, 기류, 복사열
③ 기온, 기류(쾌적기류), 기습(100% 습도)　④ 기온, 기류(무풍), 기습(10% 습도)
⑤ 기온, 기류(무풍), 기습(100% 습도)

33 일반적으로 실외의 기온이라는 것은?

① 지상 1.5m에서의 건구온도　② 지상 1.5m에서의 습구온도
③ 지상 3m에서의 건 · 습구온도　④ 지상 2m에서의 건 · 습구온도
⑤ 바닥으로부터 45cm의 건구온도

정답 28. ④ 29. ② 30. ① 31. ④ 32. ⑤ 33. ①

34 기온의 측정에 대한 설명으로 옳지 않은 것은?

① 정확한 측정을 위해 백엽상을 이용한 수은온도계를 사용한다.
② 수은온도계는 2분, 알코올온도계는 3분간 측정한다.
③ 하루의 기온측정은 6회 또는 3회 측정하여 평균을 낸다.
④ 건구온도는 쾌적상태에서 습구온도보다 3℃ 정도가 낮다.
⑤ 습구온도는 쾌적상태에서 건구온도보다 3℃ 정도가 낮다.

35 다음 중 상대습도를 나타낸 것은?

① 일정 온도의 공기 중에 포함될 수 있는 수증기의 상태
② 일정 공기가 포화상태로 함유할 수 있는 수증기량
③ 현재 공기 $1m^3$ 중에 함유한 수증기량
④ (절대습도÷포화습도)×100
⑤ 포화습도－절대습도

36 일교차의 설명 중에서 옳은 것은?

중요도 ★★

① 일출 30분 전의 온도와 14시경의 온도와의 차이
② 일출 2시간 전의 온도와 16시경의 온도와의 차이
③ 일교차는 산악의 분지에서는 작고 삼림 속에서는 크다.
④ 일교차는 내륙이 해양보다 작다.
⑤ 일출 30분 후의 온도와 14시경의 온도와의 차이

해설 ① 일교차 : 일출 30분 전의 온도와 14시경의 온도와의 차이
② 일교차는 산악의 분지에서는 크고 삼림 속에서는 작다.
③ 일교차는 내륙이 해양보다 크다.

37 침실의 적정온도는?

중요도 ★

① 18±2℃ ② 15±1℃ ③ 21±2℃
④ 23±1℃ ⑤ 20±5℃

해설 거실의 쾌적온도 : 18±2℃, 침실의 적정온도 : 15±1℃, 병실의 최적온도 : 21±2℃

38 병실의 적정온도는?

중요도 ★

① 18±2℃ ② 15±1℃ ③ 21±2℃
④ 23±1℃ ⑤ 20±5℃

34. ④ 35. ④ 36. ① 37. ② 38. ③ 정답

39 실내의 보건학적 적당한 지적온도(쾌적온도) 및 쾌적습도는? 중요도 ★★

① 18±2℃, 40~70% ② 20±2℃, 30~60% ③ 20±2℃, 60~80%
④ 22±2℃, 60~80% ⑤ 16±2℃, 40~70%

해설 실내의 쾌적온도 및 습도 : 18±2℃, 40~70%이다.

40 절대습도가 10g/m³이고, 포화습도가 20g/m³일 때 상대습도는? 중요도 ★★

① 10% ② 20% ③ 30%
④ 50% ⑤ 60%

해설 상대습도=(대습도 ÷ 포화습도)×100=(10g/m³ ÷ 20g/m³)×100=50%

41 적합한 비교습도(쾌적습도)는 얼마인가? 중요도 ★★

① 40~70% ② 70~80% ③ 20~30%
④ 80~100% ⑤ 40~50%

42 다음 중 거의 모든 사람이 쾌적감을 느낄 수 있는 겨울철의 최호적 감각온도는?

① 60°F ② 64°F ③ 66°F
④ 71°F ⑤ 80°F

해설 ① 겨울철의 최호적 감각온도 : 66°F
② 여름철의 최호적 감각온도 : 71°F

43 쾌감대는 기온, 기습, 기류가 각기 달라도 쾌적감을 느낄 수 있다. Yaglou와 Drink에 의한 여름철 쾌감을 주는 감각온도(A)와, 겨울철 쾌감을 주는 감각온도(B)는?

	(A)	(B)
①	50~60°F	60~70°F
②	64~79°F	60~74°F
③	60~74°F	64~79°F
④	60~70°F	65~70°F
⑤	64~79°F	55~70°F

해설 여름철 쾌감온도는 21.7℃(64~79°F), 겨울철 쾌감온도는 19℃(60~74°F)

44 혈액순환으로 체온을 일정하게 유지하기 위한 외부기온은?

① 0~25℃ ② 5~29℃ ③ 10~32℃
④ 26~29℃ ⑤ 35~45℃

정답 39. ① 40. ④ 41. ① 42. ③ 43. ② 44. ④

45 인간이 순응할 수 있는 온도의 범위는 어느 정도인가?

중요도 ★★

① 5~35℃ ② 20~50℃ ③ 15~40℃
④ 10~35℃(40℃) ⑤ 40~45℃

46 기류의 분류 중 불감기류인 것은?

중요도 ★

① 0.1m/sec ② 0.5m/sec ③ 1.0m/sec
④ 1.5m/sec ⑤ 2.0m/sec

해설 기류의 분류
① 무풍 : 0.1m/sec ② 불감기류 : 0.5m/sec ③ 쾌적기류 : 1.0m/sec

47 비교습도를 설명한 것이다. 옳은 것은?

㉮ 절대온도에 반비례한다. ㉯ 비교습도가 낮으면 상쾌함을 느낀다. ㉰ 포화습도에 대한 절대습도를 100분율(%)로 나타낸 것이다. ㉱ 공기 1m³ 중에 함유한 수증기량을 말한다.

① ㉮, ㉯, ㉰ ② ㉮, ㉰ ③ ㉯, ㉱
④ ㉱ ⑤ ㉮, ㉯, ㉰, ㉱

해설 ① 절대습도 : 현재 공기 $1m^3$ 중에 함유한 수증기량(수증기 장력)을 말한다.
② 포화습도 : 일정 공기함유량이 한계를 넘을 때 공기 중의 수증기량(g)이나 수증기의 장력(mmHg)을 포화습도라 한다.
③ 쾌적습도와 온도 : 쾌적습도 범위는 40~70%이며, 15℃에서는 70~80%, 18~20℃에서는 60~70%, 24℃에서는 40~60%가 적절하다.
④ 비교습도(상대습도) $= \frac{\text{절대습도}}{\text{포화습도}} \times 100$
⑤ 포차 = 포화습도 − 절대습도
⑥ 최적습도 : 40~70%

48 현재 공기 1m³ 중에 함유된 수증기량 또는 수증기장력을 나타내는 것은?

① 포화습도 ② 비교습도 ③ 상대습도
④ 절대습도 ⑤ 최적습도

49 20℃를 °F로 환산하면 몇 °F가 되는가?

중요도 ★

① 48°F ② 58°F ③ 68°F
④ 78°F ⑤ 88°F

해설 섭씨온도 : ℃(Celcius), 0℃=273°K
절대온도 : °K(Kelvin), 0°K=−273℃
$℃ = \frac{5}{9}(°F-32)$ ∴ $°F = (\frac{9}{5}) \times 20 + 32 = 68°F$

45. ④ 46. ② 47. ① 48. ④ 49. ③ 정답

50 실내의 기류를 측정하고자 할 때는 다음 중 어느 것을 쓰는가? 중요도 ★★

① 풍속계 ② 카타온도계 ③ 흑구온도계
④ Aneroid 기압계 ⑤ 건구온도계

해설 카타온도계 : 일반적으로 미세한 **실내기류 측정** 시 **카타온도계**를 사용한다.

51 카타온도계로 측정할 수 있는 것은? 중요도 ★

① 쾌감대 ② 감각온도 ③ 불쾌지수
④ 실내기류, 냉각력 ⑤ 압력

52 다음 중 불쾌지수를 구하는 방법으로 맞는 것은? 중요도 ★★★★★

① (건구온도×습구온도)℃×0.72+40.6 ② (건구온도×습구온도)℃+0.72+40.6
③ (건구온도+습구온도)℃×0.72+40.6 ④ (건구온도+습구온도)℃÷0.72+40.6
⑤ (건구온도−습구온도)℃×0.72+40.6

해설 불쾌지수(DI ; Discomfortable Index)

① 불쾌지수 = (건구온도+습구온도)℃×0.72+40.6
= (건구온도+습구온도)℉×0.4+15

② 불쾌지수와 불쾌감

㉮ 불쾌지수 70 : 10%의 사람이 불쾌감을 느낀다.
㉯ 불쾌지수 75 : 50%의 사람이 불쾌감을 느낀다.
㉰ 불쾌지수 80 : 100%의 사람이 불쾌감을 느낀다.
㉱ 불쾌지수 85 : 견딜 수 없는 상태이다.

53 불쾌지수 값은 온열요소 중 무엇을 고려한 것인가? 중요도 ★

① 기습, 기압 ② 기류, 습도 ③ 기류, 기압
④ 복사열, 기습 ⑤ 기온(건구온도), 습구온도

54 불쾌지수(DI : Discomfortable Index)가 견딜 수 없는 상태는?

① 58 ② 70 ③ 85
④ 90 ⑤ 95

55 반수 이상 불쾌감을 느끼기 시작하는 불쾌지수는?

① 50 ② 60 ③ 70
④ 75 ⑤ 80

정답 50. ② 51. ④ 52. ③ 53. ⑤ 54. ③ 55. ④

56 체온조절에 있어 감각적으로 가장 쾌적하게 느끼는 온도를 무엇이라 하는가?

① 최고 지적온도 ② 생산적 지적온도 ③ 생리적 지적온도
④ 최소 생산온도 ⑤ 주관적 지적온도

해설 최적온도(지적온도)
① 주관적 쾌적온도 : 감각적으로 가장 쾌적하게 느끼는 온도를 주관적 쾌적온도라 한다.
② 생산적 쾌적온도 : 노동을 할 때 생산능률을 최대로 높일 수 있는 작업온도를 말한다.
③ 생리적(기능적) 쾌적온도 : 인체가 최소의 에너지 소모로 최대의 활성을 할 수 있는 온도를 말한다.

57 다음 중 복사열 측정에 이용되는 기구는 어느 것인가? 중요도 ★

① 열선풍속계 ② 흑구온도계 ③ 카타온도계
④ 아스만 통풍건습계 ⑤ 아우구스트 건습계

해설 ① 카타온도계 : 실내의 기류 측정, 냉각력 측정
② 아스만 통풍온 · 습도계 : 기온과 습도를 동시에 측정
③ 아우구스트 건습계 : 습도 측정

58 다음 중 동판으로 만든 구의 중심에 온도계의 구부가 있어 복사열을 측정하는 데 사용되는 것은?

① 건구온도계 ② 수은온도계 ③ 카타온도계
④ 습구온도계 ⑤ 흑구온도계

해설 복사열 측정 : 흑구온도계로 측정한다.
① 흑구온도계
㉮ 구부(球部)는 검게 칠한 동판으로 만들었다.
㉯ 목적하는 위치에서 15~20분간 방치한 후 눈금을 읽는다.
② 카타온도계
㉮ 풍속이 작고 풍향이 일정하지 않은 실내기류 측정에 쓰인다.
㉯ 카타온도계의 눈금 : 최상눈금 100℉, 최하눈금 95℉

59 복사열 측정시 올바른 것은?

㉮ 복사열은 방향성이 없으므로 측정할 때 별도의 거리가 필요 없다. ㉯ 복사열온도를 측정할 때는 기류가 심한 날 한다. ㉰ 온도계는 0.5mm 두께의 검은 동판 바깥쪽에 삽입한다. ㉱ 측정위치에서 흑구온도계를 15~20분 동안 방치한 후 눈금을 읽는다.

① ㉮, ㉯, ㉰ ② ㉮, ㉰ ③ ㉯, ㉱
④ ㉱ ⑤ ㉮, ㉯, ㉰, ㉱

60 다음 중 체온발산의 비율이 가장 큰 것은? 중요도 ★★

① 피부에서의 전도 · 복사 ② 피부에서의 증발 ③ 호기가온(乎氣加溫)
④ 소변 및 대변 ⑤ 골격근

56. ⑤ 57. ② 58. ⑤ 59. ④ 60. ① 정답

해설 체온발산을 이루는 작용에는 열전도, 열대류, 열복사, 증발 등이 있는데 체열 발산의 비율은 다음과 같다. (피부전도 · 복사 〉 피부증발 〉 폐증발 〉 호기가온(呼氣加溫) 〉 분뇨)
① 인체의 열 생산 : 골격근 59.5%, 간장 21.9%, 신장 4.4%, 심장 3.6%, 호흡 2.8%
② 인체에서의 열 손실 : 피부에서의 전도 및 복사(73%), 피부에서의 증발(15%), 호기가온(3%), 대소변 (2%)

61 인체에서 열을 가장 많이 생산하는 부위는?
중요도 ★

① 간　② 대장　③ 폐
④ 심장　⑤ 골격근

62 피부를 통해 방출되는 체열의 양은 전체 방열량의 몇 %인가?
중요도 ★

① 20~30%　② 30~40%　③ 40~50%
④ 60~70%　⑤ 80~90%

63 냉각력의 단위는?

① $cal/sec/cm^3$　② cal/cm^2　③ $cm^2/cal/sec$
④ $cal/cm^2/sec$　⑤ $cm^2/sec/cal$

해설 냉각력
① 기온 · 기습이 낮고 기류가 클 때는 인체의 체열 방산량이 증대하는데 이때 열을 뺏는 힘을 그 공기의 냉각력이라 한다(기온, 기류, 기습(3인자)에 의해 인체로부터 열을 빼앗는 힘).
② 인간이 더위와 추위를 느끼는 것은 체열 방산량에 의해 결정된다고 생각하고, 알코올주가 37.8℃(100℉)에서 35℃(95℉)까지 하강시간을 측정하여 방산열량을 단위시간에 단위면적에서 손실되는 열량으로 냉각력을 표시한다.
③ 냉각력 단위 : $cal/(cm^2 \cdot sec) = cal/cm^2/sec$　④ 측정 : 카타온도계(카타한란계)

64 기류를 측정할 때 사용하는 카타(Kata) 온도계의 상부온도의 눈금은 얼마인가?
중요도 ★

① 70℉　② 85℉　③ 90℉
④ 95℉　⑤ 100℉

해설 카타 온도계의 눈금 : 최상눈금 100℉, 최하눈금 95℉

65 다음 중 온열지수에 해당하지 않는 것은?
중요도 ★

① 쾌감대　② 감각온도　③ 불쾌지수
④ 냉각력　⑤ 압력

해설 ① 온열지수(온열요소의 종합지수) : 온도조건에 관한 여러 가지 종합지수를 온열지수라 한다.
② 온열지수 : 쾌감대, 감각온도, 지적온도, 불쾌지수, 냉각력, 등가온도, 온열평가지수
※ 온열인자 : 온도, 습도(기습), 기류, 복사열

66 빛의 종류별 파장의 길이를 바르게 표시한 것은?
중요도 ★

① 적외선>X선>자외선　② γ선>X선>전파
③ 전파>적외선>가시광선　④ 가시광선>적외선>자외선
⑤ 전파>가시광선>적외선

해설 전파>적외선>가시광선>자외선>X선>γ선>우주선

정답 61. ⑤　62. ⑤　63. ④　64. ⑤　65. ⑤　66. ③

67 자외선의 가장 대표적인 광선인 도노선(Dorno－ray＝생명선)의 파장은?

중요도 ★★★

① 290~315Å ② 2,900~3,150Å ③ 2,900~31,500Å
④ 4,000~7,000Å ⑤ 400~700Å

해설 ① 살균선 : 2,400~2,800Å(2,500~2,900Å)
② 도노선(Dorno－ray)의 파장(건강선, 생명선, 비타민선) : 2,800~3,200Å(280~320nm)

68 다음 중 자외선에 대한 설명으로 타당하지 않은 것은?

① 100~3,970Å 파장의 전자파를 총칭한다.
② 생체세포는 단파장의 자외선에 의해 파괴된다.
③ 단파장은 오존층에서 대부분 흡수된다.
④ 자외선은 식물의 성장을 촉진한다.
⑤ 식물의 성장을 억제한다.

해설 자외선은 식물의 성장을 억제한다. 오존층에서 흡수되는 파장은 200~290nm이다.

69 다음 중 자외선의 생물학적 작용이 아닌 것은?

중요도 ★

① 비타민 D 생성작용 ② 온열작용(열선) ③ 살균작용
④ 색소 침착작용 ⑤ 홍반 형성작용

해설 온열작용 : 적외선이다.
① 자외선의 인체에 대한 작용
㉮ 장애작용 : 피부의 홍반 및 색소침착 심할 때는 부종, 수포형성, 피부박리, 결막염(각막염증), 설안염, 피부암, 백내장 등
㉯ 긍정적인 작용 : 비타민 D의 형성으로 구루병 예방작용, 피부결핵, 관절염의 치료작용, 신진대사촉진, 적혈구·백혈구의 생성촉진, 혈압강하작용, 살균작용 등
② 가시광선의 장애 : 안구진탕증, 안정피로, 시력저하, 작업능률 저하 등
③ 적외선의 장애 : 피부온도의 상승, 혈관확장, 피부홍반, 두통, 현기증, 열경련, 열사병, 백내장 등

70 다음은 자외선의 설명이다. 틀린 내용은?

㉮ 자외선은 살균작용을 한다.	㉯ 자외선은 유리를 통과한다.
㉰ 자외선은 문종이, 셀로판을 통과한다.	㉱ 도시가 농촌보다 자외선의 범위가 크다.

① ㉮, ㉯, ㉰ ② ㉮, ㉰ ③ ㉯, ㉱
④ ㉱ ⑤ ㉮, ㉯, ㉰, ㉱

해설 농촌이 도시보다 자외선의 농도가 더 강하다.

71 일광 중 비타민 D를 합성하는 것은?

중요도 ★★

① 적외선 ② 가시광선 ③ 전리선
④ 자외선 ⑤ 알파선

67. ② 68. ④ 69. ② 70. ④ 71. ④ 정답

72 다음 중 몸에 좋은 "선"은?

중요도 ★

① 적외선 ② 가시광선 ③ X-선
④ 도노선 ⑤ 감마선

73 다음 중 피부암을 유발하는 것은?

중요도 ★

① 자외선 ② 가시광선 ③ 적외선
④ 비전리선 ⑤ 비전리 복사선

74 자외선 중 살균선의 파장은?

중요도 ★

① 260nm(253.7nm) ② 300nm ③ 310nm
④ 400nm ⑤ 700nm

해설 살균선 : 240~280(250~290)nm

75 가시광선 중 가장 강한 빛을 느끼는 파장은?

① 400nm ② 550nm ③ 600nm
④ 650nm ⑤ 800nm

해설 가시광선 중 가장 강한 빛을 느끼는 파장 : 550nm(5,500Å)

76 다음은 가시광선의 직접적인 피해 증상을 나열한 것이다. 아닌 것은?

㉮ 안구진탕증	㉯ 안정피로	㉰ 망막변성	㉱ 녹내장

① ㉮, ㉯, ㉰ ② ㉮, ㉰ ③ ㉯, ㉱
④ ㉱ ⑤ ㉮, ㉯, ㉰, ㉱

77 가시광선은 시각기관을 통하여 정신기능에도 작용하는데, 온감을 주는 광선은?

중요도 ★

① 적색 ② 청색 ③ 검정색
④ 백색 ⑤ 파랑색

해설 ① 적색 : 온감, ② 청색 : 냉감, ③ 검정색 : 압박감

78 다음은 적외선의 피해를 나타낸 것이다. 생체작용으로 볼 수 없는 것은?

㉮ 열사병	㉯ 혈관확장	㉰ 백내장	㉱ 색소 침착

① ㉮, ㉯, ㉰ ② ㉮, ㉰ ③ ㉯, ㉱
④ ㉱ ⑤ ㉮, ㉯, ㉰, ㉱

해설 색소 침착 : 자외선

정답 72. ④ 73. ① 74. ① 75. ② 76. ④ 77. ① 78. ④

79 **적외선에 장시간 노출 시 유발할 수 있는 증상이 아닌 것은?** 중요도 ★

① 열사병 ② 비타민 D를 형성, 색소침착
③ 혈관확장 ④ 초자공의 백내장 ⑤ 출혈, 의식상실

해설 적외선의 장애 : 피부온도의 상승, 혈관확장, 출혈, 피부홍반, 두통, 현기증, 열사병, 백내장 등

80 **다음 중 적외선의 특징은?** 중요도 ★

① 비타민 D 생성작용 ② 온열작용(열선) ③ 살균작용
④ 색소 침착작용 ⑤ 구루병 예방

81 **적외선의 작용으로 옳은 것은?** 중요도 ★

① 비타민 D의 형성 ② 백내장 ③ 살균작용
④ 색소 침착 ⑤ 구루병 예방

82 **다음 중 카타(kata) 냉각력에 관한 설명으로 옳은 것은?** 중요도 ★

① 기류가 없고, 습도 100%일 때의 온도이다.
② 기온, 기습, 기류의 종합적인 작용에 의한 인체표면의 체열 발산량을 의미한다.
③ 기습, 기류가 작용하여 인체가 느끼는 불쾌감을 의미한다.
④ 쾌적함이 느끼도록 냉각하는 데 요하는 시간을 의미한다.
⑤ 복사열을 고려한 건구온도, 습구온도, 풍속 등을 사용한 개념이다.

83 **기후요소(3요소)와 기후인자(기후변화를 일으키는 것)는?**

① 기후요소(기온, 기류, 기습) – 기후인자(위도, 해발고도, 수륙분포, 지형 등)
② 기후요소(위도, 해발고도, 수륙분포) – 기후인자(기온, 기류, 기습)
③ 기후요소(기온, 기류, 오염물질) – 기후인자(기온, 기류, 기습)
④ 기후요소(기온, 기류, 기습) – 기후인자(기온, 기류, 오염물질)
⑤ 기후요소(기온, 기류, 복사열) – 기후인자(위도, 해발고도, 수륙분포, 지형 등)

해설 ① 기후의 3요소 : 기온, 기류, 기습
② 기후인자(기후변화를 일으키는 것) : 기후의 3요소 외 위도, 해발고도, 지형, 토질, 수륙분포 등

84 **기후를 구성하는 것은 기후요소라 하며, 기후요소에 영향을 미치는 것은 기후인자라고 한다. 다음 중 기후인자가 아닌 것은?**

① 위도 ② 고도 ③ 수륙분포
④ 기압 ⑤ 지형

85 **위도, 해발고도, 지형, 토질은 어떤 인자에 속하는가?** 중요도 ★

① 기후인자 ② 온열인자 ③ 감각인자
④ 기류인자 ⑤ 압력인자

79. ② 80. ② 81. ② 82. ② 83. ① 84. ④ 85. ① 정답

2 공중이용시설위생

01 신축건물증후군을 유발하는 오염물질은? 중요도 ★

① 폼알데하이드 ② CO_2 ③ CO
④ O_3 ⑤ SO_2

해설 실내공간의 오염물질 [2025년 기준]
① 이산화탄소(CO_2) ② 일산화탄소(CO) ③ 이산화질소(NO_2) ④ 오존(O_3; Ozone)
⑤ 미세먼지(PM−10) ⑥ 폼알데하이드(Formaldehyde) ⑦ 석면
⑧ 라돈(Rn) ⑨ 총부유세균(TAB) ⑩ 휘발성유기화합물(VOCs) ⑪ 초미세먼지(PM−2.5)
⑫ 곰팡이(Mold) ⑬ 벤젠 ⑭ 톨루엔 ⑮ 에틸벤젠
⑯ 자일렌 ⑰ 스티렌 ※ 폼알데하이드 = 포름알데히드

02 신축학교에서 발생할 수 있는 오염물질은? 중요도 ★

① 폼알데하이드 ② CO_2 ③ CO
④ O_3 ⑤ SO_2

03 지하철역사에서의 이산화탄소(CO_2)의 허용 기준은? 중요도 ★

① 40ppm ② 60ppm ③ 80ppm
④ 100ppm ⑤ 1,000ppm

해설 실내의 오염 허용 기준
① CO : 10ppm 이하(실내 기준), 25ppm 이하(실내 주차장 기준)
② CO_2 : 1,000ppm 이하
③ 작업장 CO의 오염 허용 기준 : 30ppm 이하/8시간 기준

04 실내공기 정화시설의 대상은? 중요도 ★

㉮ 지하역사	㉯ 대합실
㉰ 도서관, 박물관	㉱ 의료기관, 산후조리원, 노인요양시설, 어린이집

① ㉮, ㉯, ㉰ ② ㉮, ㉰ ③ ㉯, ㉱
④ ㉱ ⑤ ㉮, ㉯, ㉰, ㉱

해설 ① 실내공기질 관리법(개선명령) 특별자치시장 · 특별자치도지사 · 시장 · 군수 · 구청장은 다중이용시설이 제5조제1항에 따른 공기질 유지기준에 맞지 아니하게 관리되는 경우에는 환경부령으로 정하는 바에 따라 기간을 정하여 그 다중이용시설의 소유자 등에게 공기정화설비 또는 환기설비 등의 개선이나 대체 그 밖의 필요한 조치(이하 "개선명령"이라 한다)를 할 것을 명령할 수 있다. [2025년 기준]
② 규칙 [별표 2] (실내공기질 유지기준) : 지하역사, 지하도상가, 철도역사의 대합실, 여객자동차터미널의 대합실, 항만시설 중 대합실, 공항시설 중 여객터미널, 도서관 · 박물관 및 미술관, 장례식장, 영화상영관, 학원, 전시시설, 인터넷컴퓨터게임시설제공업의 영업시설, 목욕장업의 영업시설, 의료기관, 산후조리원, 노인요양시설, 어린이집, 실내어린이집놀이시설, 실내주차장, 실내 체육시설, 실내 공연장, 업무시설, 둘 이상의 용도에 사용되는 건축물

정답 2. 공중이용시설위생 01. ① 02. ① 03. ⑤ 04. ⑤

05 실내오염 물질 중 가스상 물질은?

중요도 ★

① 일산화탄소(CO) ② 석면 ③ 미세먼지(PM-10)
④ 초미세먼지(PM-2.5) ⑤ 곰팡이

06 실내오염 물질 중 눈과 코에 영향을 미치는 것은?

중요도 ★

① 이산화탄소(CO_2) ② 폼알데하이드(Formaldehyde)
③ 일산화탄소(CO) ④ 석면
⑤ 라돈

07 실내의 오염물질 중 복합물질은?

중요도 ★

① 담배 ② CO ③ HC
④ CO_2 ⑤ NO_2

08 실내공기오염물질 중 "벤젠, 톨루엔, 자일렌"과 같은 물질을 총칭하는 용어로 옳은 것은?

중요도 ★

① 아민류물질 ② 황산화물 ③ 질소산화물
④ 탄화수소화합물 ⑤ 오존류

해설 벤젠(C_6H_6), 톨루엔(C_7H_8), 자일렌(C_8H_{10})

09 라돈이 나오는 곳은?

중요도 ★★

① 시멘트 ② 페인트 ③ 지하 또는 지하수
④ 공장 ⑤ 대기

해설 라돈

① 라돈은 지하수 및 암반을 통해 방출되며 환기량이 부족하면 열차운행구간, 터널과 승강장에 농도가 높아진다.
② 라돈은 지하에서 발생하여 육상으로 올라온다.
③ "폐질환연구소의 보고서에 의하면 누적노출량이 일정하다면 고농도로 짧은 기간 노출되는 것보다 저농도로 오랜기간 노출될 경우 폐암 위험도가 더 높다"는 사실을 밝혔다.
④ 육상에서 근무하는 사람보다 지하철 근무자에게 더 많은 폐암을 발생시킬 수 있다.

10 라돈에 대한 것으로 옳은 것은?

중요도 ★

① 색상 : 노란색 ② 취기 : 자극성 ③ 원소기호: Ra
④ 성상 : 비활성 기체 ⑤ 인체 영향 : 비발암성

해설 라돈(Rn)

① 무색, 무취, 무미
② 성상 : 비활성(불활성) 기체
③ 인체 영향 : 폐암을 유발하는 발암성물질이다.

05. ① 06. ② 07. ① 08. ④ 09. ③ 10. ④ 정답

11 천장 자재에서 나올 수 있는 물질은?

중요도 ★

① 라돈 ② 석면 ③ 수은
④ 탄화수소 ⑤ 벤조피렌

해설 석면 : 내화재 · 단열재 · 보온재 · 절연재 등으로 쓰인다.

12 토양에서 주로 발생하며, 음이온 침대 매트리스에서 발생한 독성물질은?

중요도 ★

① 석면 ② 칼슘 ③ 라돈
④ 흑연 ⑤ 납

13 오염된 실내공기를 관리하는 방법으로 옳은 것은?

중요도 ★

① 난방 ② 환기 ③ 조명
④ 냉방 ⑤ 차광

14 「학교보건법 시행규칙」 상 교실 내 환경요건에 적합하지 않은 것은?

① 조도 – 책상면 기준으로 200Lux
② 1인당 환기량–시간당 25m^3
③ 습도 – 비교습도 50%
④ 온도 – 난방온도 섭씨 20℃
⑤ 온도 – 냉방온도 섭씨 26℃

해설 교실의 조도 및 온도(학교보건법 기준)
① 난방온도 : 18℃ 이상~20℃ 이하
② 냉방온도 : 26℃ 이상~28℃ 이하
③ 실내온도 : 18℃ 이상~28℃ 이하
④ 비교습도 : 30% 이상~80% 이하
⑤ 조도 : 책상면을 기준으로 300Lux(lx)
⑥ 1인당 환기량 – 시간당 21.6m^3 이상(21.6m^3 이상/hr · 인)

15 학교교실의 조도는 책상을 기준으로 몇 Lux로 하여야 하는가?

① 20~50Lux ② 300Lux 이상 ③ 150~200Lux
④ 200~300Lux ⑤ 70~150Lux

16 거실, 사무실의 적당한 실내온도는?

중요도 ★

① 14~16℃ ② 16~18℃ ③ 18~20℃
④ 20~21℃ ⑤ 25℃ 이상

해설 거실, 사무실, 학교, 작업실 : 적정온도 18~20℃

정답 11. ② 12. ③ 13. ② 14. ① 15. ② 16. ③

3 대기오염 및 방지

01 다음 중 공기의 자정작용과 관계가 없는 것은 어느 것인가? 중요도 ★★★★

① 희석작용 ② 세정작용 ③ 태양광선에 의한 살균작용
④ 여과작용 ⑤ 산화작용

해설 공기의 자정작용 : 대기오염물질이 스스로 정화되어 깨끗해지는 것을 자정작용이라 하는데 자정작용 인자는 다음과 같다.
① 바람에 의한 희석작용
② 강우, 강설, 우박 등에 의한 세정작용
③ O_2(산소), O_3(오존), H_2O_2(과산화수소) 등에 의한 산화작용
④ 식물의 탄소동화작용
⑤ 자외선에 의한 살균작용
⑥ 중력에 의한 침강작용 등

02 공기의 자정작용에 대한 설명 중 맞지 않는 것은?

① 태양광선 중 자외선의 살균작용
② 식물의 탄소동화작용
③ 대기 중 질소가스의 질화작용
④ 강수에 의한 분진이나 가스의 세정작용
⑤ 강설에 의한 세정작용

03 다음의 환경유지방법 중에서 가장 완전한 방법은 어느 것인가?

① 대기권의 보존
② 산림의 감소와 소모화의 방지
③ 자연정화(淨化)능력의 향상
④ 해양오염의 방지
⑤ 물의 오염 방지

04 대기권의 기온변화를 바르게 설명한 것은? 중요도 ★

① 성층권의 기온은 고도에 관계없이 일정하다.
② 성층권에서는 고도에 따라 기온이 낮아진다.
③ 대류권에는 고도에 따라 기온이 점점 낮아진다.
④ 대류권의 기온은 고도에 관계없이 일정하다.
⑤ 대류권의 기온은 고도에 따라 온도가 상승한다.

해설 ① 대류권 : 고도에 따라 기온이 점점 낮아진다.
② 성층권 : 고도에 따라 기온이 올라간다.

05 대기권(대류권)에 관한 설명으로 옳은 것은? 중요도 ★

① 기온은 고도에 관계없이 일정하다.
② 고도에 따라 기온이 높아진다.
③ 고도에 따라 기온이 점점 낮아진다.
④ 대기권에는 오염물질이 없다.
⑤ 대기권에는 산소가 없다.

해설 대류권 : 고도에 따라 기온이 점점 낮아진다.

정답 3. 대기오염 및 방지 01. ④ 02. ③ 03. ③ 04. ③ 05. ③

06 대기오염 또는 기후변화가 일어나는 대기권은?

① 열권 ② 성층권 ③ 중간권
④ 대류권 ⑤ 오존권

07 강우, 강설이 일어나는 층은? 중요도 ★

① 대류권 ② 성층권 ③ 오존층
④ 중간권 ⑤ 열권

해설 강우, 강설이 일어나는 층은 대류권이다.

08 지상의 모든 생물들을 해로운 자외선, 우주선, 감마선으로부터 보호해 주는 역할을 하는 생물보호막인 오존층을 파괴하고 있는 원인물질과 진행고도가 맞게 짝지어져 있는 것은?

① CO_2 – 약 25km 부근 ② PAN – 약 20km 부근 ③ CFCs – 25km 부근
④ NO_2 – 약 10km 부근 ⑤ CO – 약 50km 부근

해설 성층권은 지상 11~50km 기층을 말하며, 오존층은 O_3의 밀도가 최대가 되는 지상 25km(25~35km)를 오존층이라 한다.

① 오존층 파괴의 영향
㉮ 인간
㉠ 감염병을 유발시킨다. ㉡ 안 질환, 백내장, 실명을 유발시킨다.
㉢ 피부암 발생률을 증가시킨다. ㉣ 미생물 감소로 물의 정화능력을 감소시킨다.
② 오존층 파괴물질
㉮ 염화불화탄소(CFCs ; Chlorofluorocarbons=프레온가스)의 용도
㉠ 에어로솔, 스프레이의 분사제 ㉡ 냉장고 및 에어컨의 냉매제
㉢ 플라스틱 발포제 ㉣ 전자제품의 용매제
㉤ 소화기 등
㉯ NOx : 초음속 항공기에서 배출(비행고도인 17~20km 상공에 NOx 잔류)된다.
㉰ 브롬 : 소방재료, 훈증재료로 쓰인다.
※ 현재 CFCs량은 많이 감소되었다.

09 오존층을 파괴하는 물질이 아닌 것은? 중요도 ★

① 염화불화탄소(프레온가스) ② Cl ③ N
④ H ⑤ O_2

해설 성층권에 H, N, Cl의 산화물과 같은 반응성 있는 화학물질이 존재하면 오존층 파괴가 가속화된다.

10 오존층을 파괴하는 물질은? 중요도 ★★

① 일산화탄소 ② 염화불화탄소(CFCs) ③ 이산화탄소
④ 오존 ⑤ 도노선

정답 06. ④ 07. ① 08. ③ 09. ⑤ 10. ②

11 **오존층에서 자외선을 흡수하는 파장범위는?** 중요도 ★

① 150~200nm ② 180~200nm ③ 200~350nm
④ 200~290nm ⑤ 300~350nm

12 **오존층(Ozone Layer)에서의 오존의 함량은?**

① 1ppm ② 4ppm ③ 6ppm
④ 8ppm ⑤ 10ppm

해설 오존층에서의 오존의 함량은 약 10ppm이다.

13 **오존층이 없어질 경우 대류권에서 발생할 수 있는 것은?** 중요도 ★

① 지표면의 자외선 증가 ② 지표면의 자외선 감소 ③ 지표면의 가시광선 증가
④ 지표면의 적외선 증가 ⑤ 지표면의 적외선 감소

14 **자연 대기 중의 오존(O_3)의 최대 허용농도는 몇 ppm인가(1시간 기준)?**

① 0.1ppm ② 0.01ppm ③ 0.001ppm
④ 0.0001ppm ⑤ 0.3ppm

해설 ① 대기 중의 오존농도 : 보통 0.03~0.05ppm(청정지역 0.01~0.02ppm)
② 오존 경보발령 기준(1시간당 기준) : 주의보 0.12ppm 이상, 경보 0.3ppm 이상, 중대경보 0.5ppm 이상

환경정책기본법의 대기환경기준

항목	기준	
아황산가스(SO_2)	• 연간 평균치 0.02ppm 이하 • 1시간 평균치 0.15ppm 이하	• 24시간 평균치 0.05ppm 이하
일산화탄소(CO)	• 8시간 평균치 9ppm 이하	• 1시간 평균치 25ppm 이하
이산화질소(NO_2)	• 연간 평균치 0.03ppm 이하 • 1시간 평균치 0.1ppm 이하	• 24시간 평균치 0.06ppm 이하
미세먼지(PM-10)	• 연간 평균치 50㎍/㎥ 이하	• 24시간 평균치 100㎍/㎥ 이하
초미세먼지(PM-2.5)	• 연간 평균치 15㎍/㎥ 이하	• 24시간 평균치 35㎍/㎥ 이하
오존(O_3)	• 8시간 평균치 0.06ppm 이하	• 1시간 평균치 0.1ppm 이하
납(Pb)	• 연간 평균치 0.5㎍/㎥ 이하	
벤젠	• 연간 평균치 5㎍/㎥ 이하	

※ PM-10 : 입자의 크기가 10㎛ 이하인 먼지를 말한다. PM-2.5 : 입자의 크기가 2.5㎛ 이하인 먼지를 말한다.

15 **환경정책기본법 중 대기오염물질로 분류하고 있는 것은?**

㉮ 오존	㉯ 일산화탄소	㉰ 납, 미세먼지	㉱ 이산화탄소

① ㉮, ㉯, ㉰ ② ㉮, ㉰ ③ ㉯, ㉱
④ ㉱ ⑤ ㉮, ㉯, ㉰, ㉱

11. ④ 12. ⑤ 13. ① 14. ① 15. ① 정답

16 **대기환경 기준 항목이 아닌 것은 어느 것인가?** 중요도 ★

① SO_2 ② Pb ③ NO_2
④ H_2S ⑤ O_3

해설 대기환경 기준 항목 : ①·②·③·⑤번 외 CO, 미세먼지(PM-10), 초미세먼지(PM-2.5), 벤젠

17 **대기오염지표가 아닌 것은?** 중요도 ★

① 오존 ② 일산화탄소 ③ 납
④ 이산화탄소 ⑤ 미세먼지, 초미세먼지

18 **오존경보가 발령되는 주의보의 오존농도는?**

① 시간당 0.5ppm ② 시간당 0.3ppm ③ 시간당 0.2ppm
④ 시간당 0.12ppm ⑤ 시간당 0.1ppm

19 **대기오염의 주요원인을 가장 바르게 설명한 것은?** 중요도 ★

① 산업의 발달과 레저문화의 급성장
② 교통기관의 증가와 농촌의 발전화
③ 물질의 물리적 변화와 대중의 호흡 과정
④ 연료의 연소 과정과 화학물질의 화학반응 과정
⑤ 폐수처리의 잘못으로 급격히 발생

해설 주요원인 : 산업활동, 쓰레기소각, 자동차의 배기가스, 가정용 난방 등

20 **표준대기압과 같은 값으로 옳은 것은?** 중요도 ★

① $24.9lb/in^2$ ② $1033.6mmH_2O$ ③ 760mmHg
④ $1.0336kg/m^2$ ⑤ $1.013 \times 106N/m^2$

21 **대기의 오염도를 측정할 때 지표로 사용되는 가스는?** 중요도 ★

① CO ② CO_2 ③ SO_2
④ O_3 ⑤ H_2

해설 아황산가스(SO_2) 특징
① 배출 : 황산제조공장, 석탄 연소시 많이 배출되며, 감소 추세이다.
② 무색, 자극성이 강하다. ③ 대기오염지표이다. ④ 액화성이 강한 가스이다.
⑤ 금속 부식력이 강하다. ⑥ 호흡기 장애 ⑦ 환원성 표백제이다.
⑧ 산성비의 원인이 된다.

정답 16. ④ 17. ④ 18. ④ 19. ④ 20. ③ 21. ③

22 **산화 시 아황산가스로 대기 중에 방출되어 기관지염이나 천식을 일으키는 성분은?**

① 질소　② 탄소　③ 인
④ 황　⑤ 아르곤

23 **다음 중 중유나 석탄 연소 시 발생되며 매연 중에도 함유되어 있는 가스는 어느 것인가?** 중요도 ★

① O_3　② SO_2　③ H_2O
④ H_2O_2　⑤ NH_3

해설 중유나 석탄은 **황성분**을 많이 함유하고 있기 때문에 연소 시 SO_2가 발생한다.

24 **다음 중 대기오염물질 중 물에 가장 잘 녹는 것은?**

① CO　② SO_2　③ O_3
④ PAN　⑤ CO_2

해설 물에 가장 잘 녹는 것 : $SO_2 > CO_2 > O_3$

25 **대기오염물질 중 대리석에 가장 큰 영향을 주는 것은?**

① HC　② HF　③ NH_3
④ SO_2　⑤ CO

해설 SO_2 : 철제류를 부식시키고, 대리석 등을 마모시킨다.

26 **SO_2의 특징이 아닌 것은?** 중요도 ★

① 황산제조공장, 석탄 연소시 많이 배출된다.　② 무색, 자극성이 강하다.
③ 대기오염지표이다.　④ 고온 연소 시 발생한다.
⑤ 산성비의 원인이 된다.

해설 질소산화물(NOx) : 고온 연소 시 발생한다.

27 **대기 중에 존재하는 기체상 질소산화물에는 NO, NO_2, N_2O, NO_3, N_2O_3, N_2O_4 및 N_2O_5 등이 있다. 이 중 대기 중에 가장 많이 존재하는 것으로 짝지어져 있는 것은?**

① NO, NO_2　② HNO_2, N_2O_5　③ N_2O, NO_3
④ NO_3, N_2O_3　⑤ N_2O_3, N_2O_4

해설 질소산화물 중 가장 많이 존재하는 것은 NO, NO_2이다.

22. ④　23. ②　24. ②　25. ④　26. ④　27. ①　정답

28 **광화학반응 과정을 간단히 기술하였다. 빈칸은 무엇이 들어가야 하는가?** 중요도 ★

NO_2 + (　　) → NO + O, O + O_2 → O_3
O_3 + NO → NO_2 + O_2

① 가시광선　② 자외선　③ 적외선
④ α선　⑤ γ선

해설 대기의 NO_2의 광분해 사이클은 다음과 같다.

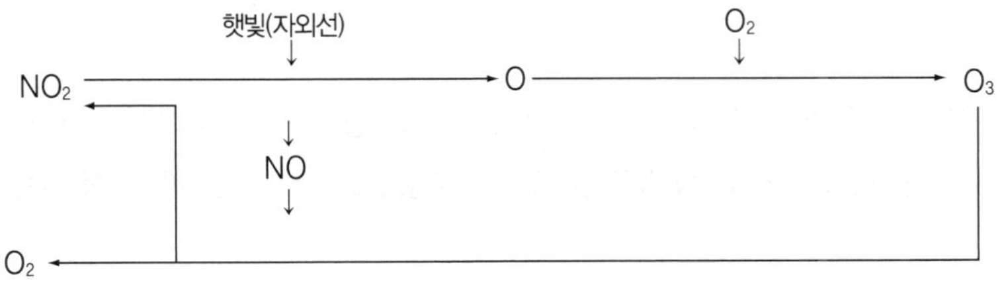

29 **광화학 스모그는 자동차 등으로부터 대기 중에 배출되는 탄화수소와 (　　)이 태양광선을 받아 반응한 결과로 생긴다. (　　)에 알맞은 것은?** 중요도 ★

① 일산화탄소(CO)　② 질소산화물(NOx)　③ 황산화물(SOx)
④ 메탄가스(CH_4)　⑤ 산화제(Oxidant)

해설 광화학 반응을 간단히 설명하면 다음과 같다.

NOx
HC(올레핀계탄화수소) —자외선→ O_3, PAN, H_2O_2, NOCl, HCHO, PBN 등
유기물

30 **다음 대기오염물질 중 광화학적 반응에 의해서 발생하는 물질은?** 중요도 ★

① CO　② SO_2　③ CH
④ PAN　⑤ NO_2

해설 광화학적 반응에 의해서 발생하는 물질 : O_3, PAN, H_2O_2, NOCl 등

31 **광화학적 오염에 관여하는 물질이 아닌 것은?** 중요도 ★★

① 질소산화물(NOx)　② 유황산화물(SOx)　③ 유기물
④ 탄화수소(HC)　⑤ 오존(O_3)

32 **다음 중 광화학 반응에 의해 생성되는 2차 오염물질이 아닌 것은?** 중요도 ★

① O_3　② H_2O_2　③ PAN
④ HCHO　⑤ HC

해설 HC : 1차 오염물질이다.

정답 28. ②　29. ②　30. ④　31. ②　32. ⑤

33 **다음 중 광화학반응에 의해 생성되는 2차 오염물질은?** 중요도 ★

① 알데히드 ② 이산화탄소 ③ 메탄
④ 황화수소 ⑤ 일산화탄소

34 **오존 생성과 관련없는 것은?**

① 질소산화물 ② 탄화수소 ③ 태양광선의 빛에너지
④ 일산화탄소 ⑤ 자외선

35 **우리나라에서는 대기질 측정을 위하여 대기오염농도 측정망을 상시 운영하고 있다. 이 측정망을 통하여 오존(O_3)에 대한 서울의 하루 중 시각별 오염물질농도를 고려해 볼 때 가장 높은 농도를 나타내는 시각은?**

① 오전 6~8시 ② 오전 8~12시 ③ 오후 2시
④ 오후 6~8시 ⑤ 오후 10~12시

해설 2차 오염물질은 자외선이 강렬(오후 2시경)할 때 가장 많이 만들어진다.

36 **고무장갑을 부식시키는 물질인 것은?** 중요도 ★

① 황화수소 ② 불화수소 ③ 오존
④ 불소 ⑤ 아황산가스

해설 오존(O_3)의 특징
① 무색, 무미, 해초냄새(마늘냄새)가 난다.
② 산화성 표백제
③ 고무의 균열과 탄력을 저하(고무제품 손상)
④ 시력장애(눈의 자극)
⑤ 폐기능 저하

37 **다음 대기오염물질 중 가스상 물질에 속하는 것은?**

① NOx ② Mist ③ Smoke
④ Dust ⑤ Fume

해설 ②·③·④·⑤번은 입자상 물질이다.

38 **대기오염물질 중 가스상 물질이 아닌 것은?**

① 매연 ② 오존 ③ 포름알데히드
④ 황화수소 ⑤ 질소산화물과 황산화물

해설 매연 : 입자상 물질이다.

33. ① 34. ④ 35. ③ 36. ③ 37. ① 38. ① 정답

39 다음 물질 중 입자상 물질이 아닌 것은?

① 먼지 ② mist ③ fume
④ aldehyde ⑤ 이산화망간

해설 aldehyde(알데히드)는 가스상 물질이다.

40 1차 대기오염물질 중 부유입자로만 분류된 것은?

① 황화수소와 유기화합물 ② 먼지와 증기 ③ 먼지와 알데히드
④ 일산화탄소와 분진 ⑤ 질소산화물과 황산화물

41 대기오염물질 중 액체입자로 된 것은? 중요도 ★★

① 연기 ② 검댕 ③ 퓸(fume)
④ 미스트(mist) ⑤ 황산화물

해설 입자상 물질
① 연기 : 연소시 발생한다.
② 검댕 : 연소시 발생하는 유리탄소가 응결한 입자로 크기는 1㎛ 이상이다.
③ 퓸 : 금속산화물과 같이 가스상 물질이 승화, 증류 및 화학반응과정에서 응축될 때 발생하는 **고체 입자상** 물질로 크기는 1㎛ 이하(0.03~0.3㎛)이다.
④ 안개(fog) : 습도 100%, 시정거리 1km 이하
⑤ **미스트(mist) : 액체입자**
※ 황산화물 : 가스상 물질이다.

42 광물질이 증발한 가스상태로부터나 혹은 화학반응으로부터 응축하여 생기는 고체입자가 보통 서로 응집한 것은?

① 먼지 ② 미스트 ③ 퓸
④ 연기 ⑤ 황산화물

43 대기오염의 물질 중 금속산화물과 가스상 물질이 승화, 증류 또는 화학반응 과정에서 응축될 때 주로 생성되는 고체 입자상 물질로 크기가 1㎛ 이하(0.03~0.3㎛)인 물질은 다음 중 어느 것인가? 중요도 ★

① 먼지(Dust) ② 미스트(Mist) ③ 훈연(Fume)
④ 연기(Smoke) ⑤ 안개

44 대기 중에 존재하는 먼지의 크기는 보통 어느 정도인가? 중요도 ★

① 0.001~0.01μ ② 1~100μ ③ 0.1~10μ
④ 0.01~0.1μ ⑤ 10~0.01μ

해설 대기 중에 존재하는 먼지의 크기는 0.001~500㎛ 정도이나 0.1~10㎛ 정도의 크기가 대부분이다.

정답 39. ④ 40. ② 41. ④ 42. ③ 43. ③ 44. ③

45 **진폐증을 유발하며, 폐포 침착률이 가장 큰 먼지는?** 중요도 ★★★

① 0.1μ 이하　② 0.2~0.4μ　③ 0.5~5.0μ
④ 5.0~6.0μ　⑤ 7.0μ 이상

해설 입자상 물질의 특징
① 기관지 침착률이 가장 큰 입자의 크기 : 0.5~5μm(마이크로미터)이다.
② 0.5마이크로 이하의 입자 : 호흡운동에 의해 다시 밖으로 배출된다.
③ 5마이크로 이상의 입자 : 기관지 점막에 침착하여 객담과 함께 배출되거나 또는 식도를 통해 위 속으로 넘어가 배설된다.
④ 진폐증
① 원인 : 먼지의 흡인으로 발생한다. 가장 영향을 많이 미치는 입자의 크기는 0.5~5μm이다.
② 종류 : 규폐증, 탄폐증, 석면폐증, 흑연폐증, 면폐증, 농부폐증, 연초폐증 등

46 **연소시 탄소화합물이 불완전연소 될 때 발생하는 물질이며, 입자의 지름이 1μm이상 되는 입자상물질은?** 중요도 ★

① 훈연(fume)　② 매연(smoke, 연기)　③ 검댕(soot)
④ 연무질(aerosol)　⑤ 연무(mist)

해설 ① 매연(smoke, 연기) : 연소시 발생하는 유리탄소를 주로 하는 미세한(1μm 이하) 입자상물질을 말한다.
② 검댕(soot) : 연소시 발생하는 유리탄소가 응결하여 입자의 지름이 1μm 이상이 되는 입자상물질을 말한다.

47 **다음 중 유기분진에 해당하는 것은?** 중요도 ★

① 납　② 석면　③ 꽃가루
④ 구리　⑤ 크롬

48 **다음 중 카드뮴(Cd)의 주 배출원으로만 연결된 것은?**

① 알루미늄 제련, 인산비료공장　② 활성탄 제조용 반응로, 염화제2철 제조공장
③ 아연정련 배소로, 동배소로　④ 철광소결로, 제철공장
⑤ 유리제조업, 염료제조업

49 **대기오염 발생물질과 배출관련 업종이 바르게 짝지어진 것은?**

① 암모니아(NH_3) - 도자기공업
② 염화수소(HCl) - 시멘트공업
③ 황화수소(H_2S) - 비료공업, 나일론 제조공업
④ 벤젠(C_6H_6) - 관련공업, 염료제조공업
⑤ 플루오르화수소(HF) - 인산비료공업, 알루미늄공업

해설 플루오르화수소(HF) 배출공장과 배출물질은 다음과 같다.
① 알루미늄공장 : 빙정석　② 인산비료공장 : 인광석
③ 유리공장 : 형석　④ 타일, 벽돌, 도자기 : SiF_4

45. ③　46. ③　47. ③　48. ③　49. ⑤ 정답

50 유리제품을 부식시키는 물질인 것은? 중요도 ★

① 황화수소　② 불화수소　③ 오존
④ 옥시던트　⑤ 아황산가스

해설 대기오염물질이 재산에 미치는 영향
① 금속부식 : SO_2(아황산가스), H_2S(황화수소), NO_2(이산화질소) 등
② 가죽(피혁)제품 노화 : SO_2 등
③ 고무제품 노화 : 오존(O_3), 옥시던트(oxidant) 등
④ 유리, 도자기 부식 : F(불소), HF(불화수소) 등

51 대기오염 발생물질과 배출관련 업종이 바르게 짝지어진 것은? 중요도 ★

㉮ 카드뮴－아연 공장, 카드뮴 공장, 도금 공장, 석유화학 공장
㉯ 납(Pb)－축전지제조 공장, 안료 공장, 인쇄소, 페인트 공장
㉰ 크롬(Cr)－도금 공장, 피혁제품 공장, 염료 공장, 석유정제 공장
㉱ 알킬수은－농약 공장, 의약 공장, 전해소다 공장

① ㉮, ㉯, ㉰　② ㉮, ㉰　③ ㉯, ㉱
④ ㉱　⑤ ㉮, ㉯, ㉰, ㉱

52 인체 중 대기오염물질에 의해 주로 피해를 입는 부위는 어느 곳인가?

① 배설계　② 호흡기계　③ 소화기계
④ 순환계　⑤ 신경계

해설 ① 오염물질은 호흡기, 피부, 경구(소화기)로 유입된다.
② 대기오염물질은 주로 호흡기에 피해를 준다.

53 다음 중 먼지로 인한 장애가 아닌 것은?

① 금속중독　② 폐암　③ 진폐증
④ 감염성 질환　⑤ 청변증

해설 청변증 : 먼지의 장애가 아니다.

54 차량의 배출가스 오염물질 중 탄화수소(HC)를 가장 많이 발생시키는 경우는? 중요도 ★

① 감속　② 아이들링(Idling)　③ 가속
④ 정속　⑤ 공전

해설 자동차 운전 상태에 따라 배출되는 오염물질 : CO(공전, Idling), HC(감속), NOx(가속)

55 자동차가 배출하는 대기오염물질은? 중요도 ★

① HC　② CH_4　③ 황산화물(SOx)
④ NH_3　⑤ HF

정답 50. ② 51. ⑤ 52. ② 53. ⑤ 54. ① 55. ①

56 디젤엔진을 사용하는 자동차의 배기가스 중 발암성 물질은?

중요도 ★★

① 질소산화물 ② 황산화물 ③ 탄화수소
④ 일산화탄소 ⑤ 벤조피렌

해설 디젤엔진에서 배출되는 HC 중의 3 · 4벤조피렌(3 · 4-Benzopyrene)은 발암물질이다.

57 다음 중 조혈기능 장애를 일으키는 물질은 어느 것인가?

중요도 ★

① 비소 ② 납, 벤젠 ③ 아연
④ 황화수소 ⑤ 오존

58 황산화물에 예민한 지표식물은 어느 것인가?

중요도 ★

① 레몬 ② 자주개나리 ③ 무궁화
④ 담배 ⑤ 소나무

해설 지표식물(약한 식물) : 대기오염을 사람보다 빨리 감지하여 환경파괴의 정도를 알리는 식물을 말한다.

대기오염물질과 지표식물

대기오염물질	지표식물
아황산가스(SO_2)	알파파(자주개나리), 참깨
불소(F) 및 불화수소(HF)	글라디올러스, 메밀
오존(O_3)	담배(연초)
페록실아세틸나트레이트(PAN)	강낭콩
염소(Cl_2)	장미

59 대기오염물질과 지표식물 연결이 맞게 된 것은?

중요도 ★

① 아황산가스 −담배 ② 담배−자주개나리 ③ 불소−자주개나리
④ 오존−담배 ⑤ 염소−소나무

60 강낭콩을 지표식물로 하는 것은?

중요도 ★

① 아황산가스(SO_2) ② 불화수소(HF) ③ 오존(O_3)
④ 염소(Cl_2) ⑤ 페록실아세틸나트레이트(PAN)

61 대기오염물질 중에서 고등식물에 독성이 강한 순서로 나열된 것은?

중요도 ★★

① $HF > Cl_2 > SO_2 > NO_2 > CO > CO_2$ ② $Cl_2 > HF > CO > NO_2 > SO_2 > CO_2$
③ $SO_2 > Cl_2 > HF > CO > NO_2 > CO_2$ ④ $NO_2 > SO_2 > Cl_2 > HF > CO > CO_2$
⑤ $CO > Cl_2 > SO_2 > NO_2 > HF > CO_2$

해설 식물의 독성이 강한 순서 : $HF > Cl_2 > SO_2 > NO_2 > CO > CO_2$

56. ⑤ 57. ② 58. ② 59. ④ 60. ⑤ 61. ① 정답

62 **대기오염물질 중에서 고등식물에 독성이 가장 강한 것은?** 중요도 ★

① HF ② Cl_2 ③ SO_2
④ NO_2 ⑤ CO

63 **대기오염물질 중에서 식물에 제일 적은 피해를 주는 것은?** 중요도 ★★★

① HF ② Cl_2 ③ SO_2
④ NO_2 ⑤ CO_2

64 **대기오염물질의 확산을 좌우하는 요인은 어느 것인가?**

① 온도 ② 습도 ③ 복사열
④ 기압 ⑤ 바람

해설 대기오염물질의 이동을 좌우하는 요인은 인간의 활동, 지리적 조건, 기상 조건 등을 들 수 있는데, 이 중에서 대기오염물질의 확산에 가장 큰 영향을 미치는 것은 바람이다.

65 **대기오염이 가장 심한 기압의 형태는 어느 것인가?**

① 이동성 고기압 ② 이동성 저기압 ③ 정체성 고기압
④ 정체성 저기압 ⑤ 저기압

66 **대기권의 상층부가 하층부보다 기온이 높은 상태를 무엇이라 하는가?** 중요도 ★★

① 기온역전 ② 온열조건 ③ 기온감률
④ 기후요소 ⑤ 등온변화

67 **대기오탁이 잘 발생하는 기후조건은?** 중요도 ★★

① 저기압 ② 고기압 ③ 고온
④ 고습 ⑤ 기온역전

해설 역전 : 상층기온>하층기온

68 **다음 그림은 대기 중에서 퍼져 나가는 연기의 모양을 나타낸 것이다. 강한 역전을 형성하며, 대기가 매우 안정된 상태이고, 아침과 새벽에 잘 발생하는 것은 어느 것인가?**

① 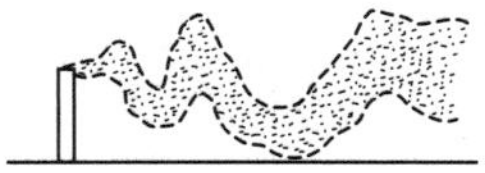
② 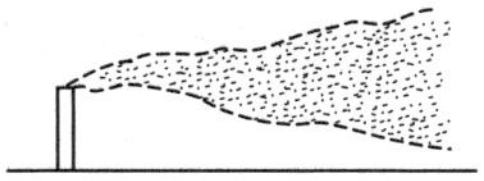
③ 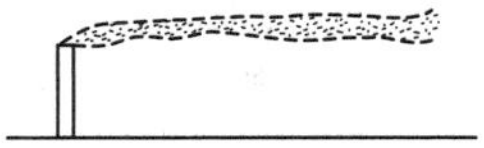
④ 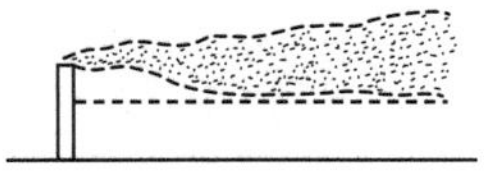
⑤ 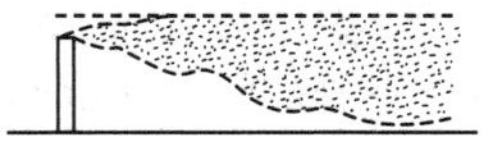

정답 62. ① 63. ⑤ 64. ⑤ 65. ③ 66. ① 67. ⑤ 68. ③

해설 ①번 : 환상형, ②번 : 원추형, ③번 : 부채형, ④번 : 지붕형, ⑤번 : 훈증형

① 환상형(파상형=Looping)
 ㉮ 대기의 상태 : 절대 불안정
 ㉯ 맑은 날 오후나 풍속이 매우 강하여 상 · 하층간에 혼합이 크게 일어날 때 발생한다.
 ㉰ 풍하측 지면에 심한 오염의 영향을 미친다(지표농도 최대).

② 원추형(Conning)
 ㉮ 대기의 상태 : 중립조건
 ㉯ 플륨의 단면도가 전형적인 가우시안 분포(Gaussian Distriution)를 이룬다.

③ 부채형(Fanning)
 ㉮ 대기의 상태 : 안정
 ㉯ 역전층 내에서 잘 발생한다.
 ㉰ 오염농도 추정이 곤란하다.
 ㉱ 강한 역전을 형성하며, 대기가 매우 안정된 상태이고, 아침과 새벽에 잘 발생한다.

④ 상승형(지붕형 = 처마형 = Lofting) : 역전이 연기의 아래에만 존재해서 하향방향으로 혼합이 안 되는 경우에 일어난다.

⑤ 훈증형(끌림형 = Fumigation)
 ㉮ 대기의 상태 : 하층이 불안정하다.
 ㉯ 오염물질이 지면에까지 영향을 미치면서 지표 부근을 심하게 오염시킨다.

⑥ 함정형(Trapping) : 침강역전과 복사역전이 있는 경우 양 역전층 사이에 오염물질이 배출될 때 발생한다.

69 대기 역전상태로 굴뚝연기의 옳은 형태는?

중요도 ★

① 파상형(looping) ② 원추형 ③ 지붕형
④ 부채형(fanning) ⑤ 환상형

해설 부채형 : 강한 역전을 형성하며, 대기가 매우 안정된 상태이다.

70 동일한 조건의 매연 발생시 굴뚝의 높이를 높였을 때의 현상을 Sutton 등의 확산이론을 바탕으로 설명한 것이다. 옳은 것은?

① 최고농도 거리는 가까워진다.
② 최고농도는 낮아지고 반대로 먼 곳에는 농도가 높아지는 곳이 생긴다.
③ 모든 장소에서 농도가 낮아지고 오염범위도 좁아진다.
④ 굴뚝의 흡인현상 때문에 주변농도가 높아진다.
⑤ 최고농도는 낮아지지만 오염범위는 넓어진다.

해설 Sutton의 확산이론

① 착지농도 : 배출가스의 양이 같다면 높은 고도로부터 배출된 오염물질의 착지농도는 동일한 확산조건에서는 낮은 고도로부터의 농도에 비해 낮게 된다(굴뚝을 높이는 이유가 된다).

최대 착지농도(C_{max}) 공식

$$C_{max} = \frac{2Q}{\pi \cdot e \cdot U \cdot He^2}(C_z/C_y)$$

Q : 단위 시간당의 오염물질 배출량(m^3/초)
U : 풍속(수평으로 부는 바람의 속도)(m/초)
H_e : 유효연돌고(m)
C_y, C_z : 수평 및 수직방향의 확산폭

69. ④ 70. ⑤ 정답

② 최대 착지농도를 감소시키기 위한 조건
㉮ 풍속이 클수록
㉯ 유효연돌 높이가 클수록
㉰ 배출량이 적을수록 감소한다.

71 **Ringelmann Chart는 어디에 사용하는 것인가?**

① CO 검출 ② 먼지량 측정 ③ NO_2 검출
④ 연기량 측정 ⑤ SO_2 측정

해설 링겔만 매연농도표(Ringelmann Smoke Chart) : 굴뚝으로 배출되는 매연농도를 측정하는 데 링겔만 차트가 쓰인다.
① 매연의 농도구분 : 0~5도(6종)
② 백상지의 흑선부분은 0~100%인데 1도 증가할 때마다 20%씩 흑선이 증가한다. 즉, 1도 증가할 때마다 매연이 20%씩 태양을 차단한다는 뜻이다.
③ 측정방법
㉮ 농도표는 측정자의 앞 16m에 놓는다.
㉯ 측정자와 연돌과의 거리는 200m 이내(가능하면 연돌구에서 30~40m)로 한다.
㉰ 연돌 배출구에서 30~45cm 떨어진 곳의 매연농도를 측정한다.
㉱ 매연의 관측은 연기의 흐름에 수직(직각)이고 태양광선을 측면으로 받는 위치에서 한다.
㉲ 우리나라 대기환경보존법에서 매연농도 기준 : 2도 이하

72 **우리나라 대기환경보존법상 매연허용기준에서 링겔만 비탁도는 몇 도 이하로 규정하는가?**

① 5도 ② 4도 ③ 3도
④ 2도 ⑤ 1도

73 **다음 링겔만 매연농도표에서 2도는 흑선부분 비율이 몇 %인가?**

① 10% ② 40% ③ 60%
④ 80% ⑤ 100%

74 **악취 판정표에서 악취도는 6단계(0도, 1도, 2도, 3도, 4도, 5도)로 구분한다. 몇 도 이하가 적합한가(법적 기준)?** 중요도 ★

① 1도 ② 5도 ③ 3도
④ 4도 ⑤ 2도

해설 악취 판정도는 0~5도이며, 2도 이하가 적합하다.
※ 위생사 실기, 환경위생학, 악취법 "악취 판정도" 참고

75 **대기오염의 모니터링(Monitering)의 기능이 아닌 것은?**

① 대기오염의 존재를 알 수 있다. ② 대기오염물질의 양과 종류를 알 수 있다.
③ 대기오염의 경향을 알 수 있다. ④ 대기오염을 일으키는 오염원을 알 수 있다.
⑤ 대기오염의 경향을 알 수 없다.

정답 71. ④ 72. ④ 73. ② 74. ⑤ 75. ⑤

76 다음 내용은 산성 강우에 대한 설명이다. (　　) 안에 적당한 말은? 중요도 ★

산성 강우는 pH (　　) 이하의 강우를 말하며, 대기 중의 (　　)가 강우에 포화되어 위의 산도를 지니게 된 것이다.

① 5.0, CO_2　② 6.5, NO_2　③ 5.6, CO_2
④ 5.0, NO_2　⑤ 4.5, SO_2

해설 산성비
① 인위적(공장, 자동차 등)으로 대기 중에 다량 방출된 황산화물(SOx)과 질소산화물(NOx)이 수분과 결합하여 황산(H_2SO_4)과 질산(HNO_3)으로 되고 이들이 우수에 용해되어 pH 5.6 이하의 강수가 되는 것을 산성비라 한다.
② pH 5.6은 지구상의 이산화탄소(CO_2) 약 330ppm과 평형을 이루었을 때의 산도를 나타낸 것이다.
③ 원인물질 : 황산 65%, 질산 30%, 염산 5%

77 산성비의 원인 물질 전부를 고른 것은? 중요도 ★

㉮ 황산　㉯ 질산　㉰ 염산　㉱ 암모니아 가스

① ㉮, ㉯, ㉰　② ㉮, ㉰　③ ㉯, ㉱
④ ㉱　⑤ ㉮, ㉯, ㉰, ㉱

78 산성비에 가장 큰 영향을 미치는 원인물질은? 중요도 ★★

① 황산　② 질산　③ 염산
④ 암모니아 가스　⑤ 불소

79 산성비에 대한 설명 중 옳지 않은 것은?

① 대기 중의 CO_2가 운적에 포화되었을 때 운적의 pH는 5.6보다 낮아진다.
② 대기 중의 SO_2는 운적에 흡수되어 황산이온으로 산화된다.
③ 산성우의 주 원인물질은 대기 중의 SO_2, SO_4^{2-} 및 NO_3^- 등이다.
④ 대기 중의 HNO_3 가스, H_2SO_4 mist는 pH에 크게 영향을 미친다.
⑤ 대기 중의 CO_2가 운적에 포화되었을 때 운적의 pH는 8보다 높다.

80 산성비에 관한 내용 중에서 옳지 않은 것은?

① 호수나 하천의 pH를 크게 상승시킨다.　② 동 · 식물에 나쁜 영향을 주어 생태계를 파괴한다.
③ 토양을 산성화시킨다.　④ 지상의 구조물이나 조각물을 부식시킨다.
⑤ 호소나 하천의 pH를 크게 저하시킨다.

해설 산성비는 호소나 하천의 pH를 하강시킨다.

76. ③　77. ①　78. ①　79. ⑤　80. ①　정답

81 토양의 산성화와 관련된 것이 아닌 것은?
중요도 ★

① 산성비 ② 토양의 미생물 증식 ③ pH가 낮은 폐기물 주입
④ 황사 ⑤ 토양에 황산 주입

해설 황사는 우리나라 토양(산성)을 알칼리화 시킨다.

82 대기 중의 함량이 높아질 경우 온실효과를 일으키는 기체는?
중요도 ★★★

① CO_2 ② CO ③ SO_2
④ NO_2 ⑤ O_3

해설 ① 온실효과 : 대기 중에 있는 잔류기체가 적외선의 복사열을 흡수하여 지구의 온도가 높아지는 현상이다.
② 온실가스 유발물질 : 이산화탄소, 메탄, 아산화질소, 수소불화탄소, 과불화탄소, 육불화황
③ 온실효과의 기여도 : CO_2(66%), CH_4(15%), N_2O, SF_6, PFC, CFC 등
④ 온난화지수가 높은 순서 : SF_6 〉 PFC 〉 CFC 〉 N_2O 〉 CH_4 〉 CO_2

83 다음 온실가스 중 온난화지수가 가장 높은 것은?

① 이산화탄소(CO_2) ② 메탄(CH_4) ③ 아산화질소(N_2O)
④ 육불화황(SF_6) ⑤ 프레온가스(CFC)

84 다음 〈보기〉에서 ㉠, ㉡에 들어갈 내용으로 옳게 짝지어진 것은?
중요도 ★

- "온난화지수"란 각 온실가스의 온실효과를 상대적으로 환산함으로써 비용적 접근이 가능하도록 하는 지수를 말하는 것으로 대상기체 1kg의 적외선흡수능력을 (㉠) 와(과) 비교 하는 값이다.
- 이 온난화지수가 가장 높은 물질은 (㉡) 이다.

㉠ ㉡
① 메탄 – 육불화황
② 메탄 – 과불화탄소
③ 이산화탄소 – 육불화황
④ 이산화탄소 – 과불화탄소
⑤ 수소불화 탄소 – 메탄

해설 온난화지수
① 온난화지수 = 개별온실가스1kg의 태양에너지흡수능력 ÷ $CO_2$1kg이 가지는 태양에너지흡수능력
② CO_2(1), CH_4(21), N_2O(310), HFC(1,300), SF_6(23,900) : 교토의정서 계산에 준한 것임.
※ 20년 적용이냐 100년 적용이냐에 따라 차이는 있음.

85 도시의 불규칙한 지표와 공장, 화력발전소 및 주택 등에서의 연료소모가 크기 때문에 열방출량이 높아 주위의 시골(전원도시)보다 기온이 2~5℃ 정도 높게 되는 현상을 무슨 현상이라 하는가?

① 도시화 현상
② 도시의 열섬 현상
③ 도시의 온실효과 현상
④ 도시의 최대혼합고 증가 현상
⑤ 도시의 이류성 역전 현상

정답 81. ④ 82. ① 83. ④ 84. ③ 85. ②

해설 열섬효과(Heat Island Effect) : 도시의 불규칙한 지표와 공장, 화력발전소 및 주택 등에서의 연료소모가 크기 때문에 열 방출량이 높아 주위의 시골(전원도시)보다 기온이 2~5℃ 더 높은 것을 말한다.

① 열섬효과의 인자

㉮ 도시는 시골보다 열 보전능력이 크다(아스팔트, 콘크리트벽 등이 많다).

㉯ CO_2가 많다.

㉰ 인공열이 많다.

㉱ 물 증발에 의한 열 소비가 적다.

㉲ 바람이 적다.

② 열섬효과가 주로 발생하는 때

㉮ 고기압의 영향으로 하늘이 맑고 바람이 약할 때 주로 발생한다.

㉯ 밤에 주로 발생한다.

㉰ 여름부터 초가을에 잘 발생한다.

86 다음 중 열섬효과(Heat Island)를 옳게 설명한 것은 어느 것인가?

① 미국의 섬 이름이다.

② 대기오염이 심한 도시 이름이다.

③ 대도시에서 열 방출량은 많은데 비하여 외부로 확산이 잘 안 되기 때문에 시내 온도가 주변 온도보다 높게 되는 현상을 말한다.

④ 대도시에서 열 방출량이 많고 확산이 잘 되기 때문에 오염물질이 빨리 확산되는 현상을 말한다.

⑤ 이것은 더운 여름날 낮에 주로 발생하는 일종의 대기오염 현상이다.

87 열대야에 대한 설명으로 타당한 것은?

① 낮 기온이 30℃ 이상　② 밤 기온이 25℃ 이상　③ 낮 기온이 25℃ 이상

④ 밤 기온이 20℃　⑤ 밤 기온이 30℃ 이상

해설 열대야

① 여름 밤 기온이 25℃ 이상이면 열대야라 한다.

② 낮 기온이 30℃ 전후의 기온이 밤이 되면 20~23℃ 정도로 내려가야 한다. 그러나 엘니뇨 등 기상이변의 여파로 열대야가 일어난다.

③ 불면증, 불쾌감, 피로감 증대, 탈진 등을 유발한다.

88 엘니뇨에 대한 설명으로 타당하지 않은 것은?

① 남아메리카 페루 연안에서 형성되는 따뜻한 해류이다.

② 신의 아들이란 별칭을 가지고 있다.

③ 비교적 드물게 일어나는 현상이다.

④ 해수면의 온도가 평년보다 0.5℃ 이상 높게 6개월 이상 지속된다.

⑤ 비교적 자주 일어나는 현상이다.

해설 엘리뇨

① 엘리뇨란 적도 부근의 동태평양 수온이 서태평양 수온보다 5(6)개월 이상 0.5℃ 이상 높게 지속되는 현상을 말하며, 동태평양부터 중태평양에 이르는 광범위한 지역에서 발생한다.

② 피해 : 폭풍우와 홍수, 해일, 고온, 건조와 산불, 생태계의 변화 등 심각한 기상재해를 발생한다.

86. ③　87. ② 　88. ③ 정답

89 **미국의 대륙 서쪽 동태평양 적도 인근의 해수온도가 상승하면서 일으키는 현상은?**

① 엘니뇨 ② 라니냐 ③ 황사
④ 태풍 ⑤ 온실효과

90 **동태평양 적도 인근의 해수온도가 낮아져서 생기는 이상기후 현상은?**

① 엘니뇨 ② 라니냐 ③ 황사
④ 허리케인 ⑤ 온실효과

해설 라니냐
① 해수면의 온도가 평년보다 0.5℃ 이상 낮은 것을 라니냐라 한다.
② 적도 무역풍이 평소보다 강해지며 차가운 바닷물이 솟아오르는 현상이다.
③ 비교적 드물게 일어난다.
④ 라니냐는 여자의 이름을 의미한다.

91 **푄현상이 자주 일어나는 곳은?** 중요도 ★

① 동해 ② 강원도 ③ 남해
④ 제주도 ⑤ 거제도

해설 푄(fohn)현상(높새, 높새바람)
늦봄~초여름의 기간에 중국의 동북지방에 고기압이 있거나 오호츠크해 고기압이 동해로 확장하고 있는 등의 특정 기압 배치하에서 기류가 태백산맥을 넘어 영서지방으로 불어갈 때 영동지방(강릉, 대관령 ; 저온)과 영서지방(원주, 홍천 ; 고온, 건조)의 기온 차이가 두드러지는 경우가 많이 나타난다. 이때의 북동풍을 높새 혹은 높새바람이라고 한다.

92 **기상변화에 의하여 생기는 질병이 아닌 것은?**

① 신경통 ② 심장병 ③ 관절통
④ 류머티스성 질환 ⑤ 불면증

해설 기상변화에 의하여 생기는 질병은 ①·③·④·⑤번 외 뇌졸중, 자살, 계절병, 풍토병 등이 있다.

93 **Cascade Impactor는 무엇을 측정하는 기구인가?** 중요도 ★

① 입자의 성분분석 ② 입자상 물질의 크기측정
③ 가스상 물질의 성분분석 ④ 가스상 물질의 농도자동측정
⑤ 입자의 밀도측정

94 **다음 중 입자상 물질을 측정하기 위한 기구만으로 구성된 것은?** 중요도 ★

① High volume air sampler, Low volume air sampler, Andersen sampler
② THM, Deposit gauge, Midget impinger
③ High volume air sampler, Dust counte
④ High volume air sampler, NDIR, CLD
⑤ Midget impinger, Piezo baiance, IPC

정답 89. ① 90. ② 91. ① 92. ② 93. ② 94. ①

95 현대 공해의 특성으로 볼 수 없는 것은?

㉮ 누적화	㉯ 다발화	㉰ 다양화	㉱ 국소화

① ㉮, ㉯, ㉰　② ㉮, ㉰　③ ㉯, ㉱
④ ㉱　⑤ ㉮, ㉯, ㉰, ㉱

해설 우리나라의 대기오염의 특징
① 최근 우리나라의 대기오염 양상은 점점 복잡 다양화되어 가고 있다.
② 우리나라의 환경오염(대기오염)은 날로 증가 일로에 있다.
③ 질소산화물은 자동차 배출가스와 화력발전소 등에서 다량 배출되고 전체적으로 증가하고 있다.
④ 우리나라의 주요한 대기오염물질은 배출구에 따라 다르지만 아황산가스가 많이 배출되고 있으나, 최근 들어서는 아황산가스는 줄어드는 반면, 질소산화물, 미세먼지, 옥시던트(오존 등) 등도 문제가 되고 있다.

96 지구의 대규모적 대기오염 종류가 아닌 것은? 중요도 ★

① 황사　② 산성비　③ 온난화
④ 교통기관　⑤ 오존층파괴

97 대기오염에 따른 질병과 가장 관련이 깊은 질병은? 중요도 ★

㉮ 피부기계 질병	㉯ 순환기계 질병
㉰ 소화기계 질병	㉱ 호흡기계 질병

① ㉮, ㉯, ㉰　② ㉮, ㉰　③ ㉯, ㉱
④ ㉱　⑤ ㉮, ㉯, ㉰, ㉱

98 대기오염의 사건 중 황산화물이 주원인이 아닌 사건은? 중요도 ★

㉮ 도노라 사건	㉯ 뮤즈계곡 사건
㉰ 런던 스모그	㉱ 로스앤젤레스 스모그

① ㉮, ㉯, ㉰　② ㉮, ㉰　③ ㉯, ㉱
④ ㉱　⑤ ㉮, ㉯, ㉰, ㉱

99 다음 지역 중 대기오염 사건이 일어난 도시가 아닌 곳은? 중요도 ★★

① Meuse Valley　② Donora　③ London
④ Paris　⑤ L.A

해설 뮤즈계곡(Meuse Valley) 사건(1930년), 도쿄요꼬하마 사건(1946년), 도노라(Donora) 사건(1948년), 포자리카(Poza Rica) 사건(1950년), 런던(London) 사건(1952년), 로스앤젤레스(L.A ; Los Angeles) 사건(1954년)
※ 러브커넬사건(1978, 미국) : 폐기물 오염사건 중 유기화합물질(다이옥신)에 의해 발생한 사건임.

95. ④　96. ④　97. ④　98. ④　99. ④ 정답

100 다음 물질 중 런던스모그 사건과 가장 관계가 깊은 물질은?

중요도 ★★

① SO_2 ② NO_2 ③ CO
④ HF ⑤ O_3

101 영국에서 발생한 사건 중 황산화물이 원인물질이고, 아침 · 저녁에 많이 발생했던 사건은?

중요도 ★

① 도노라 사건 ② 뮤즈계곡 사건 ③ 런던스모그 사건
④ 로스앤젤레스 스모그 사건 ⑤ 요까이찌 사건

해설 ① 런던스모그 사건(1952년) : 황산화물이 원인이 되고, 주로 아침 · 저녁에 많이 발생했던 사건이다.
② 로스앤젤레스 사건(1954년) : 원인물질은 광화학반응에 의해 생성된 물질이다.
③ 요까이찌 천식사건(1956년 또는 1962 ~ 1964년) : 석유의 도시로 유명한 일본 미에껜 요까이찌의 석유공장에서 배출되는 매연, SO_2, NO_2 등이 원인이 되어 수백 명의 경련성 호흡곤란을 유발한 사건이다.

102 방사성 역전에 관한 설명으로 옳은 것 전부를 고른 것은?

중요도 ★

㉮ 런던스모그는 방사역전이다.
㉯ 이른 아침에 발생한다.
㉰ 습도가 85%일 때 발생한다.
㉱ 습도가 70% 이하인 낮에 발생한다.

① ㉮, ㉯, ㉰ ② ㉮, ㉰ ③ ㉯, ㉱
④ ㉱ ⑤ ㉮, ㉯, ㉰, ㉱

103 다음 물질 중 로스앤젤레스 사건과 가장 관계가 깊은 물질은?

중요도 ★

① SOx ② HNO_3 ③ CO
④ HF ⑤ O_3

해설 로스앤젤레스 사건의 원인물질 : 석유 연소 시 발생한 올레핀계탄화수소(HC), 질소산화물(NOx) 등이 자외선과 반응하여 생성된 2차 오염물질(O_3, PAN, H_2O_2, NOCl 등)을 생성했다.

104 다음은 런던스모그 사건과 LA스모그 사건을 비교한 것이다. 틀린 것은?

중요도 ★

㉮ 런던스모그는 방사역전, LA스모그는 침강성 역전
㉯ 런던스모그는 이른 아침에 발생, LA스모그는 낮에 발생
㉰ LA스모그의 원인물질은 광화학반응, 런던스모그의 원인물질은 아황산가스
㉱ LA스모그는 습도가 85%일 때 발생

① ㉮, ㉯, ㉰ ② ㉮, ㉰ ③ ㉯, ㉱
④ ㉱ ⑤ ㉮, ㉯, ㉰, ㉱

정답 100. ① 101. ③ 102. ① 103. ⑤ 104. ④

해설

런던 스모그 사건과 로스앤젤레스 스모그 사건과의 비교

구 분	런던형 스모그(1952년 12월)	로스앤젤레스 스모그(1954년)
발생시의 기온	30~40℉(0~5℃)	75~90℉(25~30℃)
발생시의 습도	85% 이상(안개)	70% 이하
역전의 종류	방사성 역전(복사형)	침강성 역전(하강형)
시정거리	100m 이하	1.6~0.8km 이하
장소 및 연료	주택 · 공장의 석탄 연료	자동차의 석유계 연료
가장 발생하기 쉬운 때	12월, 1월	8월, 9월
주된 성분	황산화물(SO_2), 입자상물질, 일산화탄소	오존, 유기물, 질소산화물, HC
발생하기 쉬운 시각	아침	낮
인체에 대한 주된 영향 및 피해	기관지의 자극 즉, 호흡기계 질환, 사망률 증가	단시간에 눈의 자극, 폐수종, 고무제품 손상

105 상온상태에서 공기 1 m³의 무게는 얼마인가?

① 0.1kg ② 1.2kg ③ 1.5kg
④ 2.0kg ⑤ 2.2kg

해설 ① 상온 : 15~25℃
② 표준상태에서 공기의 밀도=1.293kg/Sm³
③ 상온상태에서 공기의 밀도=$1.293kg/Sm^3 \times \frac{273}{273+20} = 1.2kg/m^3$

106 다음 오염물질 중 밀도가 가장 큰 것은 어느 것인가?

① H_2O ② NO_2 ③ CO
④ CH_4 ⑤ SO_2

해설 밀도=가스의 무게/22.4
SO_2=64/22.4=2.84kg/m³

107 유속과 밀접한 관계가 있는 압력은 어느 것인가?

중요도 ★

① 전압 ② 정압 ③ 동압
④ 기압 ⑤ 난류

해설 전압 = 정압+동압
정압 : 위치에너지
동압 : 운동에너지

105. ② 106. ⑤ 107. ③ 정답

108 가스상 오염물질 처리방법은?

중요도 ★

㉮ 연소법	㉯ 흡수법	㉰ 흡착법	㉱ 중력법

① ㉮, ㉯, ㉰
② ㉮, ㉰
③ ㉯, ㉱
④ ㉱
⑤ ㉮, ㉯, ㉰, ㉱

해설 ① 가스상 물질 제거방법 : 연소법, 흡수법, 흡착법 등
② 입자상 물질 제거방법 : 중력 집진장치, 관성력 집진장치, 원심력 집진장치, 세정 집진장치, 여과 집진장치, 전기 집진장치
③ 세정 집진장치 : 입자상 물질과 가스상 물질을 동시에 제거할 수 있는 장점이 있다.

109 처리가스를 사이클론의 입구로 유입시켜 선회운동을 시켜 입자에 원심력을 주고, 이 원심력에 의하여 입자를 분리 · 포집하는 방법은?

중요도 ★

① 중력 집진장치
② 관성력 집진장치
③ 원심력 집진장치
④ 여과 집진장치
⑤ 전기 집진장치

해설 원심력 집진장치의 원리 : 처리가스를 사이클론(Cyclone)의 입구로 유입시켜 선회운동을 시켜 입자에 원심력을 주고, 이 원심력에 의하여 입자를 분리 · 포집하는 방법이다.

110 다음 보기는 먼지의 포집기전에 관한 내용이다. 옳은 것 전부를 연결한 것은?

중요도 ★★

㉮ 브라운 운동에 의해 포집	㉯ 관성충돌에 의한 포집
㉰ 중력에 의한 제진	㉱ 직접차단에 의한 포집

① ㉮, ㉯, ㉰
② ㉮, ㉰
③ ㉯, ㉱
④ ㉱
⑤ ㉮, ㉯, ㉰, ㉱

해설 여과 집진장치의 여과재에 의한 분진 · 포집 기전
① 관성충돌 : 1μm 이상의 먼지를 0.3m/sec의 속도로 처리할 때 먼지는 유선을 벗어나 섬유에 충돌 부착된다.
② 직접차단 : 유선을 따라 이동하는 입자는 섬유에 정면충돌하여 포집된다.
③ 확산 : 포집 입자경이 0.1μm 이하일 때 입자의 확산이동(브라운운동)에 의하여 포집된다.
※ 집진장치의 원리 : 관성충돌, 직접차단, 확산, 중력, 정전기력 등의 작용으로 분리 · 포집된다.

111 다음 중 제진효율이 가장 좋은 집진장치(제진장치)는?

중요도 ★

① 관성력 집진장치
② 원심력 집진장치
③ 세정집진장치
④ 여과집진장치
⑤ 전기집진장치

정답 108. ① 109. ③ 110. ⑤ 111. ⑤

해설 ① 집진장치 중에서 **제진효과가 가장 좋은 것은 전기 집진장치**이다.
② 제진효율은 다음과 같다.
㉮ 중력 집진장치 : 40~60%　㉯ 관성력 집진장치 : 50~70%
㉰ 원심력 집진장치 : 85~95%　㉱ 세정집진장치 : 85~95%
㉲ 여과집진장치 : 90~99%　㉳ **전기집진장치 : 90~99.9%**

112 식물의 잎을 황갈색 또는 회백색의 반점을 유발하는 물질로 옳은 것은? 중요도 ★

① 아황산가스(SO_2)　② 불소(F)
③ CO　④ 이산화탄소(CO_2)
⑤ PM-10

해설 ① **아황산가스(SO_2)** : 잎을 **황갈색** 또는 **회백색** 반점을 유발한다.
② **불소(F)** 및 **불화수소**(HF) : 연한 잎의 끝부분이나 가장자리에 **황백화** 현상이 발생한다.

113 종이류 및 섬유에 피해를 주는 물질은? 중요도 ★

① F(불소)　② HF(불화수소)
③ H_2S(황화수소)　④ NO_2(이산화질소)
⑤ SO_2(아황산가스)

해설 피해물질과 오염물질
① **의류, 종이류 : SO_2 및 오존(O_3)**은 양모, 면류 및 도서관의 장서에 피해를 줌
② **금속부식** : SO_2(아황산가스), H_2S(황화수소), NO_2(이산화질소) 등
③ **고무제품 노화** : 오존(O_3), 옥시던트(oxidant) 등
④ **유리, 도자기 부식** : F(불소), HF(불화수소) 등

112. ①　113. ⑤ 정답

4 급수위생

01 물 순환의 3단계를 가장 정확하게 설명한 것은?

중요도 ★★

① 지표수－증발－우박
② 천수－유수－하천수
③ 강수－유출－증발
④ 유출－우박－지표수
⑤ 강수－증발－유출

해설 ① 물의 순환은 강수(降水), 유출, 증발 3단계에 의해 빚어진 결과라 할 수 있다.
② 자연계에서 물을 순환하게 하는 힘은 태양에너지에 의해서 이루어진다.

02 물의 순환에 대한 설명이 맞는 것은?

중요도 ★

㉮ 지구상에서의 물의 대규모 순환은 해양에서 대기로, 대기에서 육상 또는 해상으로, 육지에서 해양으로 이동한다.
㉯ 물의 순환은 강수(降水), 유출, 증발 3단계에 의해 빚어진 결과라 할 수 있는데 이 중 양이 가장 적은 것은 식물의 흡수 및 증산이다.
㉰ 지구상(자연계에서)의 물 순환 과정에서 주로 식물에 의하여 이루어지는 증산은 태양에너지에 의해서 이루어지며, 강수에 의해서 육지에서 형성된 물은 크게 지하수, 지표수의 형태로 나타난다.
㉱ 물의 순환을 지배하는 요인 중 최근에 이르러서는 인위적인 영향이 강하게 작용하고 있다.

① ㉮, ㉯, ㉰
② ㉮, ㉰
③ ㉯, ㉱
④ ㉱
⑤ ㉮, ㉯, ㉰, ㉱

03 사람의 경우 물은 체중의 몇 %나 차지하는가?

① 30～40%
② 40～50%
③ 50～60%
④ 60～70%
⑤ 80～90%

04 물이 보건위생에 미치는 중요한 요인인 것은?

① 수인성 질병의 감염원이 된다.
② 고혈압의 치료에 연관 있다.
③ 당뇨병의 발병에 연관 있다.
④ 어린이의 반상치와는 무관하다.
⑤ 위장병과 관계있다.

05 다음 중 수인성 질병이 아닌 것은?

중요도 ★★

① 장티푸스
② 간염
③ 세균성 이질
④ 소아마비
⑤ 성병, 반상치

해설 ① 성병 : 직접접촉에 의해 전파된다.
② 반상치 : 불소와 관계있다.

정답 4. 급수위생 01. ③ 02. ⑤ 03. ④ 04. ① 05. ⑤

06 수인성 감염병(水因性 感染病)이 아닌 것은?

중요도 ★

① 발진티푸스　② 장티푸스　③ 파라티푸스
④ 콜레라　⑤ 세균성 이질

해설 발진티푸스 : 이가 전파한다.
※ 감염병 = 전염병, 감염원 = 전염원

07 수인성 감염병의 특징이 아닌 것은?

중요도 ★

① 소독을 하면 환자발생이 감소한다.
② 모든 계층과 연령에서 발생한다.
③ 치명률, 발병률이 높다.
④ 계절적 영향을 크게 받지 않는다.
⑤ 환자발생은 급수구역에 한정되며 경계가 명확하다.

해설 수인성 감염병 : 치명률, 발병률이 낮다.

08 상수원의 분류에 있어 1급수에 속하는 것은?

① 간이 정수처리 후 사용할 수 있는 물
② 어떤 처리를 필요로 하지 않는 지하수
③ 완전한 여과와 염소소독이 요구되는 물
④ 특수처리를 필요로 하는 물
⑤ 완전한 금속여과의 염소처리를 필요로 하는 물

해설 상수의 분류 : 등급별 수질
① 매우 좋음(Ia) : 용존산소가 풍부하고 오염물질이 없는 청정상태의 생태계로 여과 · 살균 등 간단한 정수처리 후 생활용수로 사용할 수 있음
② 좋음(Ib) : 용존산소가 많은 편이고 오염물질이 거의 없는 청정상태에 근접한 생태계로 여과 · 침전 · 살균 등 일반적인 정수처리 후 생활용수로 사용할 수 있음
③ 약간 좋음(II) : 약간의 오염물질은 있으나 용존산소가 많은 상태의 다소 좋은 생태계로 여과 · 침전 · 살균 등 일반적인 정수처리 후 생활용수 또는 수영용수로 사용할 수 있음
④ 보통(III) : 보통의 오염물질로 인하여 용존산소가 소모되는 일반 생태계로 여과, 침전, 활성탄 투입, 살균 등 고도의 정수처리 후 생활용수로 이용하거나 일반적 정수처리 후 공업용수로 사용할 수 있음
⑤ 약간 나쁨(Ⅳ), 나쁨(Ⅴ), 매우 나쁨(Ⅵ) : 생활용수로 사용할 수 없으며, 공업용수로 사용할 수 있음

09 천수에 대한 설명으로 틀린 것은?

① 지표나 해양에서 증발한 수증기가 응집하여 떨어지는 것이다.
② 공기 중의 매연, 먼지, 세균, 미생물을 함유한다.
③ 이산화탄소, 암모니아를 함유하여 약알칼리를 나타낸다.
④ 질산, 황산을 함유하여 산성비가 되는 경우도 있다.
⑤ 이산화탄소 등을 함유한 약산성이다.

해설 이산화탄소를 함유하면 약산성을 띠며, 암모니아를 함유하면 알칼리성을 나타낸다.

06. ①　07. ③　08. ①　09. ③ 정답

10 **지하수에 속하지 않는 것은?** 중요도 ★

① 천층수 ② 심층수 ③ 하천수
④ 복류수 ⑤ 용천수

해설 하천 : 지표수이다.

11 **다음 물의 설명 중 바르게 설명된 것은?** 중요도 ★

① 심층수는 무기질의 용존이 적다고 볼 수 있다.
② 천수는 미생물을 함유하지 않는다.
③ 지표수는 연수로 볼 수 있다.
④ 지하수는 용존산소량이 많다.
⑤ 지하수는 경도가 낮다.

해설 ① 심층수는 무기질의 용존이 많다고 볼 수 있다.
② 천수는 미생물을 함유하고 있다.
③ 지표수는 연수로 볼 수 있다.
④ 지하수는 용존산소량이 적다.

12 **용존산소량이 많은 것은?**

① 지하수 ② 지표수 ③ 천층수
④ 심층수 ⑤ 복류수

해설 ① 지하수 : 경도가 높고, 유기물이 적다.
㉮ 천층수 : 소독하고 식수로 사용하여야 한다. ㉯ 심층수 : 위생적으로 깨끗한다.
② 지표수 : 탁도 · 유기물 · 용존산소량 · 미생물이 많으며, 경도가 낮다.

13 **다음 중 다른 물에 비해 각종 미생물을 많이 함유하고 있고, 탁도가 높은 수원은?** 중요도 ★

① 지하수 ② 지표수 ③ 천층수
④ 천수 ⑤ 복류수

14 **다음 중 지하수의 특징으로 옳은 것은?** 중요도 ★★

① 유기물이 적고, 경도가 높다.
② 미생물과 세균번식이 활발하다.
③ 경도가 낮다.
④ 수온 및 탁도의 변화가 심하다.
⑤ 용존산소의 농도가 높다.

15 **다음 중 지하수의 특징은?** 중요도 ★

① 경도가 높다.
② 유기물이 많다.
③ 세균번식이 활발하다.
④ 수온 변화가 심하다.
⑤ 용존산소를 많이 함유하고 있다.

정답 10. ③ 11. ③ 12. ② 13. ② 14. ① 15. ①

16 **지표수에 비해 지하수에 더 많이 함유하고 있는 성분은?** 중요도 ★

① 경도 ② 부유물질 ③ 일반세균
④ 유기물 ⑤ 대장균

17 **다음 중 지표수의 특징이 아닌 것은?** 중요도 ★★

① 미생물과 세균번식이 활발하다. ② 부유성 유기물이 적다.
③ 경도가 낮다. ④ 수온변화가 심하다.
⑤ 용존산소를 많이 함유하고 있다.

해설 ① 지표수 : 부유성 유기물이 많다.
② 지하수 : 부유성 유기물이 적고, 경도가 높다.

18 **지표수의 특징이 아닌 것은?**

① 경도가 높다. ② 탁도의 변화가 심하다.
③ 경도가 낮다. ④ 부유성 유기물이 많다.
⑤ 용존산소를 많이 함유하고 있다.

19 **사람의 생명에 필요한 1일 1인당 물의 필요량은?**

① 1.0~2.5*l* ② 1.5~2.0*l* ③ 2.0~2.5*l*
④ 3.0~3.5*l* ⑤ 4.0~4.5*l*

해설 ① 성인 하루 물의 필요량 : 2~2.5*l*
② 취수 · 정수 · 송수시설 설계기준 : 1일 최대 급수량

20 **송수시설 설계시 계획송수량 설계기준은?** 중요도 ★

① 시간 최대급수량 ② 연간 최대급수량 ③ 월간 최대급수량
④ 1일 최대급수량 ⑤ 1일 최소급수량

21 **상수도의 수원으로서 갖추어야 할 조건으로 가장 타당성이 적은 것은?**

① 수량이 풍부할 것 ② 가능한 높은 곳에 위치할 것
③ 수질이 좋을 것 ④ 위치가 급수지에 되도록 가까울 것
⑤ 장래에 관광지로 개발될 수 있을 것

해설 상수의 수원으로 갖추어야 할 조건
① 수량이 풍부할 것
② 수질이 좋을 것
③ 위치가 급수에 되도록 가까울 것
④ 자연 유하식의 취수 및 배수가 가능할 것(즉, 가능한 소비지보다 높은 곳에 있을 것)

16. ① 17. ② 18. ① 19. ③ 20. ④ 21. ⑤ 정답

22 **상수를 처리함으로써 수인성 감염병이 감소되고 일반 사망률이 현저히 저하되는 현상을 무엇이라 하는가?** 중요도 ★

① 물재생현상
② 수명연장
③ 전도현상
④ 밀스-라인케(Mills-Reincke) 현상
⑤ 성층현상

23 **밀스-라인케(Mills-Reincke) 현상을 가장 잘 설명한 것 하나를 선택하라.** 중요도 ★★

① 상수를 처리함으로써 수인성 감염병이 감소되고 일반 사망률이 현저히 저하되는 현상을 말한다.
② 상수를 처리함으로써 수인성 감염병이 감소되는 현상을 말한다.
③ 상수를 처리함으로써 수명 연장이 되는 현상을 말한다.
④ 상수를 처리함으로써 일반 사망률이 감소되는 현상을 말한다.
⑤ 상수를 처리함으로써 소화기계 감염병이 감소되는 현상을 말한다.

24 **밀스-라인케(Mills-Reincke)의 현상과 관계된 것은?** 중요도 ★

① 폭기
② 여과
③ 응집
④ 침사
⑤ 희석

25 **상수의 정수 과정에 해당되지 않는 것은?** 중요도 ★★

① 침전법
② 여과법
③ 폭기법
④ 희석법
⑤ 소독

해설 상수의 정수 과정에는 ①·②·③·⑤번 외 응집, 특수정수가 있다.

26 **물을 정수하는 중요한 과정은 물의 폭기, 물의 응집, 그리고 침전이 있다. 이것에서 빠진 중요한 과정은 무엇인가?**

① 스크린, 침사
② 여과와 소독
③ 수질검사
④ 대장균과 중금속 검사
⑤ 완속사여과법과 급속사여과법

해설 상수처리의 정수 과정에는 폭기, 응집, 침전, 여과, 소독, 특수정수법 등이 있다.

27 **물의 보통 6단계 정수 과정 중에 포함되는 과정은?**

① 여과, 불소주입
② 물의 응집, 침전
③ 물의 저장, 조류 제거법
④ 물의 폭기, 경수연화법
⑤ 스크린, 침사

정답 22. ④ 23. ① 24. ② 25. ④ 26. ② 27. ②

28 "도수" 용어의 정의로 옳은 것은? 중요도 ★

① 수원에서 필요한 양만큼의 물(원수)을 모으는 것
② 수원에서 정수장까지 도수로를 통해 공급하는 것
③ 수질을 요구하는 정도로 깨끗하게 하는 것
④ 정수한 물을 배수지까지 보내는 것
⑤ 급수될 물이 모여 있는 것

해설 ①번-취수, ②번-도수, ③번-정수, ④번-송수, ⑤번-배수

29 다음 중 상수처리계통으로 맞는 것은 어느 것인가?

① 수원 → 취수시설 → 침전지 → 여과지 → 소독시설 → 배수지 → 소비자
② 수원 → 취수정 → 취수설비 → 침전지 → 여과지 → 배수지 → 소독시설 → 소비자
③ 수원 → 취수시설 → 침전지 → 착수정 → 여과지 → 소독시설 → 배수지 → 소비자
④ 수원 → 취수설비 → 침전지 → 여과지 → 배수지 → 소독설비 → 소비자
⑤ 수원 → 착수정 → 취수설비 → 침전지 → 여과지 → 배수지 → 소독설비 → 소비자

해설 상수의 처리계통도는 다음과 같다.

- 취수 → 스크린 → 염소전처리 → **침사지** → 응집제 투입(약품 투입 → 교반 → **침전지** → 사(모래)여과 → 염소후처리 → 정수지 → **송수**(송수펌프) → **배수** → **급수**
- 취수 → 도수 → 정수 → 송수 → 배수 → 급수

30 다음 내용은 수원지에서부터 가정까지의 급수계통을 나타낸 것이다. 옳은 것은? 중요도 ★★

① 취수 → 도수 → 정수 → 송수 → 배수 → 급수
② 취수 → 도수 → 송수 → 정수 → 배수 → 급수
③ 취수 → 도수 → 소독 → 정수 → 배수 → 급수
④ 취수 → 송수 → 정수 → 도수 → 배수 → 급수
⑤ 취수 → 도수 → 정수 → 배수 → 송수 → 급수

31 다음 설명 중 상수처리 과정을 옳게 나열한 것은?

① 배수 → 여과 → 침전 → 염소소독 → 급수 ② 여과 → 침사 → 침전 → 염소소독 → 급수
③ 염소소독 → 침사 → 여과 → 침전 → 급수 ④ 침사 → 침전 → 여과 → 염소소독 → 급수
⑤ 침전 → 여과 → 침사 → 염소소독 → 급수

32 급수계통의 순서 중 가장 먼저 이루어지는 것은? 중요도 ★

① 취수 ② 도수 ③ 정수
④ 송수 ⑤ 배수

해설 급수계통도 순서 : 취수 → 도수 → 정수 → 배수 → 급수

28. ② 29. ① 30. ① 31. ④ 32. ① 정답

33 다음 여과법과 관계없는 것으로 연결된 것은 어느 것인가? 중요도 ★

① 급속여과법 – 역류세척법
② 급속여과법 – 약품침전법
③ 완속여과법 – 사면대치법
④ 완속여과법 – 미국식 여과법
⑤ 급속여과법 – 미국식 여과법

해설 완속여과 : 영국(1829년)이 처음 시작, 급속여과 : 미국(1872년)이 처음 시작

34 정수처리 과정 중 여과를 처음 실시한 나라는?

① 미국
② 프랑스
③ 네덜란드
④ 영국
⑤ 일본

35 급속여과의 여과속도는 완속여과의 몇 배 정도가 되는가?

① 5배
② 30∼40배
③ 50배
④ 80배
⑤ 100배

해설

완속여과와 급속여과의 차이점

항 목	완속여과	급속여과
여과속도	3∼5m/day	120∼150m/day
예비처리	보통침전법(중력침전)	약품침전
제거율	98∼99%	95∼98%
모래층 청소	사면대치(표면층 삭제)	역류세척(Back Wash)
경상비	적다.	많다.
건설비	많다.	적다.
부유물질 제거	모래층 표면	모래층 표면과 내부
장점	세균 제거율이 높다.	탁도 · 색도가 높은 물에 좋다. 수면 동결이 쉬운 곳에 좋다.

36 다음 내용 중 완속여과법과 관계없는 것은 어느 것인가? 중요도 ★

① 수면이 잘 동결되는 지역에 좋다.
② 세균 제거율은 98∼99%이다.
③ 건설비가 많이 든다.
④ 여과속도는 3m/day이다.
⑤ 사면대치를 한다.

37 다음 중 완속여과의 효과에 속하지 않는 것은?

① 색도 제거
② 경도 제거
③ 세균 제거
④ 철 · 망간의 제거
⑤ SS 제거

해설 ① 완속여과 : 철 · 망간 등은 일부 제거되지만 경도 유발물질의 제거는 어렵다.
② 경도 유발 물질 : Ca^{++}, Mg^{++}, Mn^{++}, Fe^{++}, Sr^{++} 등이 있으나 주로 Ca^{++}, Mg^{++}이 경도를 일으킨다.

정답 33. ④ 34. ④ 35. ② 36. ① 37. ②

38 **완속여과법으로 제거되는 것은?** 중요도 ★

㉮ 세균	㉯ 탁도	㉰ 색도	㉱ 경도

① ㉮, ㉯, ㉰ ② ㉮, ㉰ ③ ㉯, ㉱
④ ㉱ ⑤ ㉮, ㉯, ㉰, ㉱

39 **여과처리에서 제거되는 것은?** 중요도 ★

① 용해성 유기물질 ② 철이온 ③ 페놀
④ 부유물질 ⑤ 납

해설 여과처리는 SS(부유물질)를 제거하기 위한 것이다.

40 **완속여과법에 대한 설명 중 관계없는 것은?** 중요도 ★

① 수면이 잘 동결되는 지역에서 사용한다.
② 광대한 면적이 필요하다.
③ 모래의 세정은 사면대치법에 의한다.
④ 여과속도는 1일 3~5m 정도이다.
⑤ 급속여과시설보다 유지비가 적게 든다.

해설 급속여과 : 수면이 잘 동결되는 지역에서 사용한다.

41 **완속여과법에서 부유물의 제거는 주로 어느 층에서 이루어지는가?**

① 모래층 표면 ② 모래층 전체부분 ③ 모래층의 밑부분
④ 모래층의 중간부분 ⑤ 답이 없다.

42 **완속여과와 급속여과를 비교한 설명이다. 옳지 않은 것은?** 중요도 ★

① 세균 제거면에서는 완속여과가 더 효과적이다.
② 여과속도가 다르므로 설치면적의 차이가 있다.
③ 건설비는 완속여과가 많이 들고 유지관리비는 급속여과가 많이 든다.
④ 약품침전 후의 여과는 급속여과로 한다.
⑤ 원수의 수질이 탁도가 높을 때는 완속여과가 효과적이다.

해설 원수의 수질이 탁도와 색도가 높을 때 : 급속여과가 효과적이다.

43 **상수의 처리과정 중 급속여과에 대한 설명으로 옳지 않은 것은?**

① 1일 처리수량이 완속여과에 비해 크고, 수면이 잘 동결되는 지역에 좋다.
② 역류세척을 실시하여 모래를 재생한다.

38. ① 39. ④ 40. ① 41. ① 42. ⑤ 43. ④ 정답

③ 약품에 의해 응집 침전시킨 후 여과한다.
④ 유지관리비가 적게 든다.
⑤ 탁도 · 색도가 높은 물의 처리에 적합하다.

해설 급속여과 : 유지관리비가 많이 든다(약품응집을 해야 하기 때문이다).

44 수처리에 주로 쓰이는 여과제는? 중요도 ★

① 안스라사이트(anthracite) ② 자갈(gravel)
③ 모래(sand) ④ 활성탄
⑤ 스트레이너(strainer)

해설 여과시설에 사용할 수 있는 여재 : ① · ② · ③ · ④번 외, 무연탄, 규조토, 세밀히 짜여진 섬유 등이 있는데, 주로 모래가 쓰인다.

45 정수과정에서 전 염소처리와 후 염소처리로 구분을 하는데 "후 염소처리"의 목적으로 옳은 것은? 중요도 ★

① 소독목적 ② BOD제거 ③ 냄새제거
④ 부식방지 ⑤ COD제거

해설 ① 전 염소처리의 목적 : BOD제거, 냄새제거, 부식방지 등
② 후 염소처리의 목적 : 살균, 즉, 소독이 목적이다.
※ 염소 1ppm당 BOD 2ppm을 제거한다.

46 음료수의 소독 목적은? 중요도 ★

① 세균발육 억제 ② 세균 분비독소 파괴 ③ 모든 미생물의 사멸
④ 대장균군 사멸 ⑤ 병원균 사멸

해설 물을 살균 처리하는 것은 병균을 죽여서 수인성 감염병을 예방하는 데 있다.

47 다음 물질 중 염소소독 대용으로 이용될 수 있는 물질이 아닌 것은? 중요도 ★

① 오존 ② 브롬 ③ 고분자 응집제
④ 자외선 ⑤ 요오드

48 먹는물 소독에 사용되지 않는 약품은?

㉮ 액체염소	㉯ 클로르칼키	㉰ 이산화염소, 오존	㉱ 불소

① ㉮, ㉯, ㉰ ② ㉮, ㉰ ③ ㉯, ㉱
④ ㉱ ⑤ ㉮, ㉯, ㉰, ㉱

정답 44. ③ 45. ① 46. ⑤ 47. ③ 48. ④

49 상수의 염소소독에서 모든 조건이 같다면 다음 중 살균력이 가장 큰 것은? 중요도 ★

① NH_2Cl ② $NHCl_2$ ③ HCO_3
④ HOCl ⑤ 클로라민

해설 ① 염소 소독 시 수중의 반응
$Cl_2+H_2O \rightarrow HOCl+H^++Cl^-$ (낮은 pH(pH 5～6))
$HOCl \rightarrow OCl^-+H^+$ (높은 pH, 즉, 알칼리 상태(pH 9～10))
Cl_2 : pH<5
② 살균력이 강한 순서 : HOCl>OCl^->클로라민(HOCl은 OCl^-보다 살균력이 80배 정도 더 강하다)

50 다음은 물의 염소소독 시 일어나는 반응이다. pH가 5～6일 때 잘 진행되는 반응은? 중요도 ★

① $HOCl \rightarrow H^++OCl^-$ ② $Cl_2+H_2O \rightarrow HOCl+H^++Cl^-$
③ $H^++O_2^- \rightarrow H_2O$ ④ $HOCl+HCl \rightarrow Cl_2+H_2O$
⑤ $HOCl \rightarrow OH^-+Cl^-$

51 염소의 살균력에 관한 설명 중 옳지 않은 것은?

① 클로라민보다 유리잔류염소가 살균력이 좋다.
② 온도가 낮을수록 살균력이 좋다.
③ 접촉 시간이 길수록 살균력이 좋다.
④ 염소의 농도가 높을수록 살균력이 좋다.
⑤ pH가 낮을수록 살균력이 좋다.

52 염소소독시 살균력의 증가방법이 아닌 것은?

① HOCl 증가 ② 염소농도 증가 ③ 낮은 pH
④ 반응 시간 ⑤ 높은 염소요구량

해설 염소주입량=염소요구량+잔류염소량

53 다음은 먹는 물의 염소소독 시 클로라민이 유리잔류염소보다 좋은 점을 나열한 것이다. 옳지 않은 것은 어느 것인가?

① 살균력이 오래 지속된다. ② 살균력이 강하다. ③ 맛이 없다.
④ 잘 휘발하지 않는다. ⑤ 냄새가 없다.

해설 결합잔류염소란 염소가 암모니아나 유기성 질소와 반응하여 존재하는 것으로서 대표적인 형태가 클로라민(Chloramine)이다.
① 클로라민이 유리잔류염소보다 좋은 점
㉮ 냄새가 적고, THM을 생성하지 않는다.
㉯ 살균작용이 오래 지속된다(잔류성이 크다).
② 클로라민이 유리염소보다 나쁜 점 : 살균력이 약하다.

49. ④ 50. ② 51. ② 52. ⑤ 53. ② 정답

54 다음 중 불연속점(Break Point) 염소처리를 옳게 설명한 것은? 중요도 ★

① 유리형 잔류염소 출현 시까지 처리
② 잔류염소 최하강점 이상으로 염소처리
③ 잔류염소 최상승점 이상으로 염소처리
④ 간헐적으로 염소처리
⑤ 불연속적으로 염소처리

해설 염소소독은 **파괴점**(Break Point, 잔류염소 최하강점) **이상**으로 염소를 주입한다.

55 불연속점과 관련된 것은? 중요도 ★

① 염소소독 ② 상수처리 ③ 하수처리
④ 폐수처리 ⑤ 오존처리

56 정수장에서 발암물질인 THM(Trihalomethane) 생성을 방지하기 위한 대책이 아닌 것은?

① 원인 유기물질을 제거한다.
② 오존 처리법으로 대체한다.
③ 클로라민 살균법을 이용한다.
④ 저농도의 염소를 주입한다.
⑤ 양호한 수질의 원수를 이용한다.

해설 ① THM은 정수 처리 시 **염소 주입으로 발생**하므로 ④번의 저농도 염소를 주입하는 것은 옳지 않다.
② THM의 방지 대책 : 자외선소독, 오존소독, I_2, Br, 이산화염소(ClO_2) 등을 이용한다.

57 먹는물 유리잔류염소 농도의 기준은?

① 0.2mg/l를 넘지 아니 할 것 ② 0.4mg/l를 넘지 아니 할 것
③ 4.0mg/l를 넘지 아니 할 것 ④ 5.0mg/l를 넘지 아니 할 것
⑤ 10mg/l를 넘지 아니 할 것

58 상수도의 급수전에서 잔류염소량은 몇 mg/l 이상 되게 하는가?

① 0.5mg/l ② 1.0mg/l ③ 1.5mg/l
④ 0.1mg/l ⑤ 2.5mg/l

해설 잔류염소 기준 : 0.1mg/l 이상(수도꼭지 기준), 0.4mg/l 이상(소화기계 감염병 유행 시 수도꼭지 기준), 4.0mg/l를 넘지 아니 할 것(정수장 기준)
① **수도꼭지**에 있어서의 먹는물의 **유리잔류염소**가 항상 0.1mg/l(**결합잔류염소**의 경우에는 0.4mg/l) 이상이 되도록 할 것. 다만, **병원성미생물**에 의하여 오염되었거나 오염될 우려가 있는 경우에는 **유리잔류염소가** 0.4mg/l(**결합유리잔류염소**의 경우에는 1.8mg/l) 이상이 되도록 할 것
② 정수장의 기준 : 4.0mg/l를 넘지 아니 할 것

정답 54. ② 55. ① 56. ④ 57. ③ 58. ④

59 다음 내용은 염소소독에 관한 설명이다. 맞는 것은?

중요도 ★

㉮ 잔류염소기준은 0.1ppm 이상이나 병원성미생물에 오염시에는 0.4ppm 이상이다. ㉯ 발암물질인 THM을 생성하며, 경제적이고 잔류효과가 크다. ㉰ 소독효과가 강해서 병원성 미생물을 제거할 수 있다. ㉱ 불연속점 이상으로 염소처리, 부활현상이 생기지 않는다.

① ㉮, ㉯, ㉰　② ㉮, ㉰　③ ㉯, ㉱
④ ㉱　⑤ ㉮, ㉯, ㉰, ㉱

해설 불연속점 이상으로 염소처리, 부활현상(클로라민이 파괴되는 것)이 생긴다.

60 다음 중 오존의 장단점이 아닌 것은?

중요도 ★

① 강력한 살균력이 있다.　② 잔류효과가 있다.
③ 발암물질인 THM이 생성되지 않는다.　④ 오존(O_3)은 잔류효과가 없다.
⑤ 가격이 비싸다.

해설 오존(O_3)은 물 소독시 잔류효과가 없어 2차 오염을 일으킬 수 있는 것이 가장 큰 단점이다.

61 정수장 소독처리 시 원수에서 페놀이 유입될 경우 합성되는 물질로 냄새를 유발시키는 것은?

㉮ 나트륨	㉯ 클로로포름	㉰ 마그네슘	㉱ 클로로페놀

① ㉮, ㉯, ㉰　② ㉮, ㉰　③ ㉯, ㉱
④ ㉱　⑤ ㉮, ㉯, ㉰, ㉱

62 1ppm과 같은 농도 단위는 다음 중 어느 것인가?

① $\mu g/l$　② g/l　③ mg/m^3
④ mg/l　⑤ mg/ton

해설 $1ppm = \mu g/g = mg/kg = g/ton$
$1ppm = \mu l/l = ml/m^3$
$1ppm = mg/l$

63 물의 염소요구량이란 무엇인가?

① 물에 주입하는 염소의 양
② 수중의 유기물질을 산화시키고 남은 염소의 양
③ 수중 유기물질의 산화에 필요한 염소의 양
④ 물에 여분으로 넣어주는 염소의 양
⑤ 불연속점 이상 주입하는 염소량

59. ①　60. ②　61. ④　62. ④　63. ③ 정답

해설 염소주입량 = 염소요구량+잔류염소량 = (염소요구량+잔류염소량) × $\frac{100}{유표염소농도(\%)}$

염소요구량 : 수중 유기물질의 산화에 필요한 염소의 양

잔류염소량 : 물속에 남아 있는 유리형 잔류염소량

64 주입된 염소농도와 남아 있는 염소농도의 차이를 무엇이라 하는가? 중요도 ★★★

① 잔류염소량 ② 결합 염소량 ③ 염소요구량
④ 염산소비량 ⑤ 파괴 염소량

65 상수도수의 잔류염소량 측정시약은?

① Benzopyron ② 표백분 ③ o-tolidine
④ 페놀프탈레인 ⑤ Nessler 시약

해설 잔류염소의 정색반응 : 물에 오르도톨루딘 용액을 가하여 검수가 황색으로 되었을 때 그 잔류염소량을 측정한다.

66 표백분을 사용하여 물 $600m^3$를 0.5mg/l로 소독하려고 한다. 이때 유효염소 60%를 가진 표백분을 사용한다면 사용해야 할 표백분의 양은?

① 100g ② 200g ③ 500g
④ 400g ⑤ 1,000g

해설 $0.5g/m^3 \times 600m^3 \times \frac{100}{60} = 500g$

※ $mg/l = g/m^3 = ppm$

67 1일 $1,000m^3$의 물에 유효염소 50%를 함유하는 클로르칼키를 사용하여 염소를 주입하려 한다. 염소 주입농도가 2mg/l라 한다면 하루에 요구되는 $Ca(OCl)_2$의 양은 얼마인가?

① 2.0kg ② 4.0kg ③ 5.0kg
④ 8.0kg ⑤ 10.0kg

해설 $2mg/l \times 1,000m^3 \times \frac{100}{50} \times 10^{-3}kg/g = 4kg$

68 물 1kl를 40%의 유효염소를 함유한 표백분을 사용하여 0.2ppm 농도로 염소소독할 때 필요한 표백분의 양은? 중요도 ★

① 30mg ② 40mg ③ 50mg
④ 400mg ⑤ 500mg

해설 $0.2mg/l \times 1,000l = 200mg$

$200mg \times \frac{100}{40} = 500mg$

정답 64. ③ 65. ③ 66. ③ 67. ② 68. ⑤

69 물의 염소요구량이 10mg/l이라면 1일 50,000m^3의 물을 소독하는 데 필요한 염소의 양은 몇 kg인가? 중요도 ★

① 5.7kg ② 57kg ③ 500kg
④ 570kg ⑤ 57,000kg

해설 염소주입량=(염소요구량+잔류염소량)
필요한 염소의 양 = 10mg/l×50,000m^3/day
= 10g/m^3×50,000m^3/day×10^{-3}kg/g=500kg

70 물의 염소요구량이 10mg/l이고 또 잔류염소가 0.4mg/l라면 1일 50,000m^3의 물을 소독하는 데 필요한 염소의 양은 몇 kg인가?

① 5.7kg ② 57kg ③ 520kg
④ 570kg ⑤ 57,000kg

해설 염소주입량 = (염소요구량+잔류염소량)×$\frac{100}{\text{유표염소농도(\%)}}$
= (10+0.4)mg/l×50,000m^3/day ×10^{-3} = 520kg

71 정수처리 과정 중 전염소처리의 목적에 적합하지 않은 것은 어느 것인가?

① 원수 중의 철 · 망간을 제거한다. ② 세균 등을 제거한다.
③ 냄새의 원인인 유기물을 제거한다. ④ 원수의 BOD가 높을 때 적용한다.
⑤ 소독을 목적으로 사용되며, 적정 잔류염소를 유지한다.

해설 ① 염소전처리 : BOD · 냄새 등을 제거하기 위한 것이며, 소독을 목적으로 하는 것이 아니다.
② 염소후처리 : 소독을 목적으로 한다.

72 염소를 과다하게 주입하였을 때 탈염소(Dechlorination) 처리방법 중 가장 흔히 사용되는 방법은 어느 것인가? 중요도 ★

① 활성탄에 의한 흡착 ② 이산화황가스 주입 ③ 포기(aeration)
④ 응집 ⑤ 여과

해설 염소를 다량 주입시 탈염소제 : SO_2, $Na_2S_2O_3$(티오황산나트륨), $NaSO_3$(황산나트륨), $KMnO_4$, 활성탄 등이 쓰이고 있으나 많은 수량의 처리에는 이산화황(아황산가스)을 주입하여 처리한다.

73 잔류염소를 제거하기 위해 사용되는 물질은? 중요도 ★

① 황산알루미늄 ② 이산화황 ③ 클로라민
④ 소석회 ⑤ 고분자 응집제

69. ③ 70. ③ 71. ⑤ 72. ② 73. ② 정답

74 **다음 중 물의 포기 목적에 해당되지 않는 것은?** 중요도 ★

① 맛과 냄새 제거 ② 가스류 제거 ③ 물의 pH값 상승
④ 철 · 망간 성분 제거 ⑤ 용존유기물 제거

해설 포기의 목적 : ①·②·③·④번 외 고온의 우물을 냉각시킬 때 사용한다.

75 **다음 중 물의 냄새를 제거하기 위한 방법은?** 중요도 ★

① 폭기 ② 응집 ③ 여과
④ 스크린 ⑤ 살균

해설 ① 냄새를 제거하는 방법 : 폭기, 활성탄 등을 이용한다.
② 폭기의 목적 : 맛과 냄새를 제거, 가스류를 제거, pH 값을 상승, 철 · 망간을 제거, 고온의 우물을 냉각시키기 위해 사용한다.

76 **냄새, 맛을 제거하기 위한 방법은?** 중요도 ★

① 폭기법 ② 침전법 ③ 침사지법
④ 희석법 ⑤ 소각법

77 **물에서 나는 냄새, 색도를 제거하는 데 가장 적합한 것은?** 중요도 ★★★

① 활성탄 ② 페놀 ③ 염소
④ 황산구리 ⑤ 은

해설 활성탄 : 냄새(악취) 제거에 좋다.

78 **상수처리에서 포기작용(aeration)에 의해 일어나지 않는 것은?**

① 물의 pH 하강 ② 산화에 의한 냄새 제거 ③ 휘발성 유기물 제거
④ CO_2 가스 제거 ⑤ 물의 pH 상승

해설 포기 : 물의 pH 상승

79 **상수처리에 있어 물 포기의 중요한 목적인 것은?**

① 이산화탄소의 흡입으로 물의 순환을 가져온다.
② 산소의 제거로 물의 pH를 조절한다.
③ 이산화탄소의 제거로 물의 pH를 조절한다.
④ 주로 물의 온도를 조절하는 과정이다.
⑤ 물의 온도를 높이기 위한 것이다.

정답 74. ⑤ 75. ① 76. ① 77. ① 78. ① 79. ③

80 물에 공기를 흡수(Aeration, 포기)시키는 이유는?

① 수중에 산소를 넣기 위함 ② 휘발성 물질을 넣기 위함 ③ 수중 부유물질의 안정화
④ 냄새를 넣기 위함 ⑤ 수중 부유물질 제거

해설 포기 : 물속에 공기(산소)를 넣기 위한 것이다(하수처리에서 주로 사용함).

81 상수의 응집침전에 대한 설명 중 옳지 못한 것은?

① 응집제의 투입량은 적당해야 하며 많이 사용할 경우 반대전하로 역전되어 응집효율을 감소시킨다.
② 응집제는 양이온을 띠는 알루미늄 또는 철염 등이 사용되는데 2가 양이온보다 3가 양이온을 사용하는 것이 응집효과가 크다.
③ 화학적 응집침전의 목적은 물속의 용존물질을 제거하기 위함이다.
④ 응집제를 주입하는 이유는 콜로이드 입자의 Zeta Potential을 감소시켜 미세입자를 응집시키기 위한 것이다.
⑤ 응집침전에 소요되는 시간은 일반적인 경우 3~5시간 정도이다.

해설 화학적 응집침전의 목적은 물속의 부유물질을 제거하기 위함이다.

82 물의 정수과정 중 콜로이드, 부유물질, 용해성이 적은 물질제거에 유용한 방법은?

① 응집 ② 포기 ③ 침전
④ 저장 ⑤ 살균

83 다음 중 정수처리 약품침전법에 사용되지 못하는 약품은? 중요도 ★

① 황산동 ② 황산제1철 ③ 황산제2철
④ 염화제2철 ⑤ 명반

해설 황산동 : 조류의 번식을 방지하기 위해 주입하는 약품이다.

84 상수처리 시 사용되는 응집제가 아닌 것은? 중요도 ★

① 황산반토 ② 염화제1철 ③ 황산제2철
④ 황산알루미늄 ⑤ 염화제2철

85 다음 중 황산반토(황산알루미늄)가 사용되는 것은?

① 분뇨 처리 ② 폐기물 처리 ③ 살균
④ 상수처리 ⑤ 미생물(조류) 제거

해설 황산반토($Al_2(SO_4)_3 \cdot 8H_2O$) : 상수처리의 약품침전법에서 부유물의 응집제로 황산반토가 사용되었으나 현재 상수처리에 응집제로는 PAC(고분자응집제)를 사용하고 있으나, 시험에는 주로 황산반토가 출제된다.

80. ① 81. ③ 82. ① 83. ① 84. ② 85. ④ 정답

86 상수처리 시 약품침전에 있어서 사용되는 응집제로 가장 적당한 것은? 중요도 ★★

① 황산동 ② 황산알루미늄 ③ 활성탄
④ 황산마그네슘 ⑤ 황산망간

87 상수도의 응집처리에 널리 사용되고 있는 황산알루미늄에 대한 설명 중 옳지 않은 것은? 중요도 ★

① 결정은 부식성, 자극성이 없고 취급이 용이하다.
② 저렴하고 무독성이기 때문에 대량 첨가가 가능하다.
③ 황산알루미늄의 수용액은 강산성이므로 취급에 주의를 요한다.
④ 철염에 비해 생성되는 floc이 비교적 무겁고, 적용 pH 폭이 좁다.
⑤ 거의 모든 수질에 적합하다.

해설 황산알루미늄(황산반토) : 철염에 비해 생성되는 floc이 비교적 가볍고, 저렴하고, 적용 pH 폭이 좁다.

88 물의 색도를 제거하기 위한 가장 적당한 방법은? 중요도 ★

① 보통침전법 ② 약품침전법 ③ 완속여과법
④ 급속여과법 ⑤ 부상법

89 응집제 양을 결정하는 실험으로 옳은 것은? 중요도 ★

① Jar Test ② BOD 실험 ③ COD 실험
④ SS 실험 ⑤ 미생물 실험

해설 Jar Test(응집교반시험) : Jar Tester의 목적은 수처리를 하기 전에 응집제 투여량을 결정하기 위한 조작이다.

90 먹는샘물의 수질기준이다. 미생물 수질기준 항목으로 옳지 않은 것은?

㉮ 대장균 · 분원성 대장균군	㉯ 녹농균, 살모넬라 · 쉬겔라
㉰ 일반세균, 여시니아균	㉱ 비브리오균

① ㉮, ㉯, ㉰ ② ㉮, ㉰ ③ ㉯, ㉱
④ ㉱ ⑤ ㉮, ㉯, ㉰, ㉱

해설 비브리오균은 호염균(3~4%의 소금물에서 잘 자람)이므로 먹는샘물의 미생물 수질기준이 아니다.
※ 위생관계법령 중 "먹는물관리법, 44번 해설" 참고

91 먹는물의 기준 중 유해영향 무기물질이 아닌 것은? 중요도 ★

㉮ 페놀	㉯ 질산성질소, 암모니아성질소	㉰ 벤젠	㉱ 카드뮴

① ㉮, ㉯, ㉰ ② ㉮, ㉰ ③ ㉯, ㉱
④ ㉱ ⑤ ㉮, ㉯, ㉰, ㉱

해설 유해영향 유기물질 : 페놀, 벤젠, 사염화탄소 등

정답 86. ② 87. ④ 88. ② 89. ① 90. ④ 91. ②

92 먹는물 기준 중 심미적 영향물질(심미적으로 불쾌감을 줄 수 있는 물질)에 관한 기준 항목이 아닌 것은? 중요도 ★★★

① 아연 ② 알루미늄 ③ 망간
④ 철 ⑤ 불소

해설 ① 불소 : 먹는물 기준 중 유해영향 무기물질이다.
② 심미적 영향물질 : 아연, 경도, 냄새, 알루미늄, 염소이온, 철, 망간, 과망간산칼륨, pH, 탁도 등

93 먹는물의 수질기준 중 총대장균군 기준은? 중요도 ★

① 불검출/100ml ② 5CFU/100ml ③ 50CFU/100ml
④ 500CFU/100ml ⑤ 5,000CFU/100ml

94 어느 우물물을 조사한 결과 다음과 같은 성적을 얻었다. 다음 조사성적 중 음료수의 수질기준을 초과하는 항목은?

① 암모니아성 질소 : 음성 ② 과망간산칼륨 소모량 : 20ppm
③ 염소이온 : 100ppm ④ 질산성 질소 : 5ppm
⑤ 일반세균수 : 1ml당 50개

해설 먹는물 기준
① 과망간산칼륨 소모량 : 10ppm을 넘지 아니 할 것 ② 암모니아성 질소 : 0.5ppm을 넘지 아니 할 것
③ 염소이온 : 250ppm을 넘지 아니 할 것 ④ 일반세균수 : 1ml당 100CFU를 넘지 아니 할 것
⑤ 질산성 질소 : 10ppm을 넘지 아니 할 것

95 먹는샘물의 기준이 잘못된 것은? 중요도 ★★★★

① 과망간산칼륨 소모량 : 10mg/l를 넘지 아니 할 것
② 암모니아성 질소 : 0.5mg/l를 넘지 아니 할 것
③ 염소이온 : 150mg/l를 넘지 아니 할 것
④ 일반세균수 : 1ml당 100CFU를 넘지 아니 할 것
⑤ 질산성 질소 : 10mg/l를 넘지 아니 할 것

96 다음과 같은 물을 장기간 마셨을 때 우려되는 질병은?

㉮ 다이아지논 - 0.001mg/l	㉯ 카드뮴 - 0.001mg/l	㉰ 벤젠 - 0.002mg/l
㉱ 아연 - 0.5mg/l	㉲ 질산성 질소 - 20mg/l	㉳ 황산이온 - 120mg/l

① 반상치 ② 이타이이타이 ③ 비중격천공
④ 청색아증 ⑤ 미나마타병

해설 ① 질산성질소는 기준치는 10mg/l인데 기준치를 초과하므로 청색아증(유아청변증)을 유발한다.
② 먹는물의 기준
㉮ 다이아지논은 0.02mg/l 이하 ㉯ 카드뮴은 0.005mg/l 이하 ㉰ 벤젠은 0.01mg/l 이하
㉱ 아연은 3mg/l 이하 ㉲ 질산성 질소는 10mg/l 이하 ㉳ 황산이온은 200mg/l 이하

92. ⑤ 93. ① 94. ② 95. ③ 96. ④ 정답

97 **치아형성 발달 어린이가 과량의 불소가 함유한 물을 장기간 복용 시 나타나는 현상은?**

㉮ 골다공증	㉯ 치주염	㉰ 반상치	㉱ 치석, 우치

① ㉮, ㉯, ㉰　② ㉮, ㉰　③ ㉯, ㉱
④ ㉱　⑤ ㉮, ㉯, ㉰, ㉱

해설 불소 부족 : 충치(우식치) 유발, 불소 과다 : 반상치, 골다공증 유발

98 **과다 시 반상치와 칼슘대사를 저해하는 것은?** 중요도 ★★★

① 아연　② 구리　③ 수은
④ 불소　⑤ 질산성질소

99 **조사한 물에서 NH_3-N이 검출되었다면 무엇을 의미하는가?** 중요도 ★

① 분변오염　② 대장균　③ BOD
④ COD　⑤ SS

100 **먹는 물에서의 질산성질소(NO_3-N)의 기준치는 10mg/l 이하이다. 먹는물에서 질산성질소를 규제하는 이유는?** 중요도 ★

① 나쁜 냄새를 낸다.　② 세균의 번식을 초래한다.
③ 분뇨의 오염지표가 된다.　④ 청색아로 알려진 질병을 유발시킨다.
⑤ 위장장애를 가져온다.

101 **먹는물에서 페놀(Phenol)류를 문제 삼는 가장 큰 이유는 무엇 때문인가?** 중요도 ★

① 불쾌한 냄새를 유발하기 때문　② 물이 탁해지고 색을 띠기 때문
③ 물거품을 발생시키기 때문　④ 경도가 높아서 물때가 생기기 때문
⑤ 유막을 형성하여 DO의 용해를 방해하기 때문

해설 페놀류는 불쾌한 냄새를 유발한다.

102 **먹는물의 수질기준 항목에서 물에 냄새유발과 관계있는 것은?** 중요도 ★

① 수소이온 농도　② 대장균　③ 색도
④ 증발잔류물　⑤ 페놀

103 **물속에 미량 존재하여도 염소소독 시 강한 냄새를 유발하는 물질은?** 중요도 ★★★

① 시안　② 수은　③ 칼슘
④ 페놀　⑤ 카드뮴

정답 97. ② 98. ④ 99. ① 100. ④ 101. ① 102. ⑤ 103. ④

104 물속에 어느 성분을 먹었을 경우 알츠하이머병(치매)을 유발할 수 있는가? 중요도 ★★

① 나트륨　② 마그네슘　③ 칼슘
④ 칼륨　⑤ 알루미늄

105 먹는물 수질기준에 관한 내용 중 틀린 것은?

① 먹는물 수질기준 항목 : 미생물, 건강상 유해영향 무기물질, 건강상 유해영향 유기물질, 소독제 및 소독부산물, 심미적 영향 물질, 방사능
② 방사능에 관한 기준(염지하수에만 적용) : 스트론튬(Sr-90)은 4.0Bq/l, 세슘(Cs-137)은 3.0Bq/l, 삼중수소는 6.0mBq/l를 넘지 아니 할 것
③ 불소 : 1.5mg/l를 넘지 아니 할 것
④ 일반세균 : 1ml 중 100CFU를 넘지 아니 할 것
⑤ 방사능에 관한 기준(염지하수에만 적용) : 스트론튬(Sr-90)은 3.0mBq/l, 세슘(Cs-137)은 4.0mBq/l, 삼중수소는 6.0Bq/l를 넘지 아니 할 것

106 음료수(먹는물)의 수질기준 항목이 아닌 것은?

① 수소이온 농도　② 염소요구량　③ 색도
④ 증발잔류물　⑤ 암모니아성 질소

해설 ① 수소이온 농도 : 5.8~8.5　② 색도 : 5도　③ 증발잔류물 : 500ppm
④ 암모니아성 질소 : 0.5ppm　⑤ 유리잔류염소 : 0.1ppm 이상 4.0ppm을 넘지 아니 할 것

107 음용수의 수질검사에서 $KMnO_4$의 소비량이 많다는 것은 무엇을 뜻하는가? 중요도 ★★

① 물의 경도가 높다.　② 대장균이 많다.
③ 유기물이 많다.　④ 물이 깨끗하다.
⑤ 혐기성 부패가 일어나고 있다.

해설 $KMnO_4$는 산화제로서 수중의 유기물을 산화시킨다. 따라서 $KMnO_4$이 많이 소비되었다는 것은 유기물이 많다는 것을 의미한다.

108 먹는물 수질기준에 관한 내용 중 틀린 것은?

① 유해 영향 유기물질에 관한 기준 : 페놀, 다이아지논, 파라티온은, 페니트로티온, 카바릴, 벤젠 등
② 소독제 및 소독부산물질에 관한 기준 : 총트리할로메탄, 클로로포름 등
③ 심미적 영향물질에 관한 기준 : 경도, 염소이온, 과망간산칼륨소비량, 철 등
④ 미생물에 관한 기준 : 일반세균, 총대장균, 대장균 · 분원성대장균군, 비브리오균 등
⑤ 방사능에 관한 기준 : 스트론튬, 세슘(Cs), 삼중수소

해설 비브리오균 : 3~4%에서 잘 자라는 호염균이다.

104. ⑤　105. ②　106. ②　107. ③　108. ④　정답

109 유기물질 중 건강상 유해물질은?

중요도 ★

① 비소　② 시안　③ 과망간산칼륨
④ 톨루엔　⑤ 납

해설 ① **납, 비소, 시안** : 건강상 유해영향 **무기물질**에 관한 기준
② **톨루엔** : 건강상 유해영향 **유기물질**에 관한 기준
③ **과망간산칼륨** : **심미적** 영향물질에 관한 기준

110 탁도의 단위로 옳은 것은?

중요도 ★★

① 도　② NTU　③ THM
④ TUT　⑤ mg/l

해설 ① 탁도란 불순물에 의해 물이 탁해지는 정도를 나타낸 것으로서, 탁도는 빛의 통과에 대한 저항으로 나타내는 값이다.
② 우리나라 먹는물의 탁도 기준에는 NTU 단위를 사용한다.
③ INTU(Nephelometric Turbidity Unit)란 **황산히드라진**과 **헥사메틸테트라아민**을 포함한 탁도 표준원액 2.5ml를 증류수 1l에 용해시켰을 때의 탁도를 1NTU라 한다.

111 지하수를 생활용수로 사용할 때 수질기준으로 옳지 않은 것은?

중요도 ★

① 탁도　② 수소이온농도　③ 벤젠
④ 질산성질소　⑤ 총대장균군

해설 지하수의 수질기준 [2025년 기준]
① 지하수를 **음용수로** 이용하는 경우 : 「먹는물관리법」에 따른 먹는물의 수질기준
② 지하수를 **생활용수**, **농 · 어업용수**, **공업용수로** 이용하는 경우
㉮ 일반오염물질 : **pH**, **질산성질소**, **염소이온**, **총대장균군**
㉯ 특정오염물질 : 카드뮴, 비소, 시안, 수은, 다이아지논, 파라치온, 페놀류, 납, 크롬, 트리클로로에틸렌, 테트라클로로에틸렌, 1.1.1-트리클로로에탄, **벤젠**, **톨루엔**, **에틸벤젠**, **크실렌**

112 조류의 번식을 방지하기 위해 주입하는 약품은 어느 것인가?

중요도 ★

① 명반　② 염화제2철　③ 황산마그네슘
④ 황산동　⑤ 황산제2철

해설 부영양화 방지대책
① **$CuSO_4$(황산동)** 등의 화학약품을 **살포**한다.　② 활성탄, 황토 등을 주입한다.
③ 인을 사용하는 합성세제 사용을 금한다.　④ 정수장의 에너지 공급을 차단한다.
⑤ **질소**, **인** 등의 **영양원** 공급을 **차단**한다.　⑥ 유입 하수를 고도처리한다.

113 다음 중 상호관계가 없는 것으로 연결된 것은?

중요도 ★

① 질산성 질소(NO_3-N)－청색아(Blue Baby)
② 황산동($CuSO_4$)－조류 제거
③ 불소(F)－우치, 반상치
④ Mills-Reincke 현상－물의 여과 · 소독 후 급수
⑤ 탄산경도－$CaSO_4$, $MgSO_4$

해설 ⑤번은 영구경도(비탄산경도)이다.

정답 109. ④　110. ②　111. ①　112. ④　113. ⑤

114 다음 중 상호관계가 없는 것으로 연결된 것은 어느 것인가?

① 불소－충치　② 황산동－조류 제거
③ 질산성 질소－청색아　④ Mills－Reincke 현상－물의 여과, 소독 후 급수
⑤ 경도－트리할로메탄 제거

해설 ① 경도 : $Ca(OH)_2$(석회소다)로 제거한다.
①② 트리할로메탄 : 염소소독시 발생하는 발암성 물질이다.

115 물고기의 아가미가 선홍색을 나타낼 때 가장 먼저 의심되는 오염물질은? 중요도 ★

① 비소　② 트리클로로에틸렌　③ 시안
④ 크롬　⑤ 파라치온

116 다음 중 조합이 옳게 연결된 것은? 중요도 ★

㉮ 동의 용출 – 청수(靑水)	㉯ 망간의 용출 – 백수(白水)
㉰ 철의 용출 – 적수(赤水)	㉱ 아연의 용출 – 흑수(黑水)

① ㉮, ㉯, ㉰　② ㉮, ㉰　③ ㉯, ㉱
④ ㉱　⑤ ㉮, ㉯, ㉰, ㉱

해설 물의 색을 유발하는 원인물질과 색의 조합
① 동의 용출–청수(靑水)
② 망간의 용출–흑수(黑水)
③ 철의 용출–적수(赤水)
④ 아연의 용출–백수(白水)
⑤ 수중의 기포–백수(白水)

117 상수처리 과정에서 불쾌한 맛 · 냄새를 제거하는데 가장 효과적인 흡착제는? 중요도 ★

① 황산알루미늄　② 황산제1철　③ 황산제2철
④ 입상활성탄(GAC)　⑤ 염화제2철

해설 GAC(입상활성탄)
① 흡착공정에 많이 사용하는 흡착제는 활성탄이다.
② 활성탄 중 크기가 비교적 큰 활성탄을 입상활성탄(GAC)이라 한다.

118 유체상태의 오염물질을 고제표면에 부착하여 제거하는 방법의 원리는? 중요도 ★

① 중화　② 환원　③ 산화
④ 흡착　⑤ 침강

114. ⑤　115. ③　116. ②　117. ④　118. ④ 정답

5 수질오염

01 물속에서 DO의 농도는 온도의 하강에 따라 어떤 변화를 일으키는가? 중요도 ★

① 변화가 없다. ② 증가한다. ③ 감소한다.
④ 수질에 따라 다르다. ⑤ 알 수 없다.

해설 수중 DO의 농도 증가 조건
① 온도↓, BOD↓, Cl^-↓, 수압↓, 유량↑, 유속↑, 난류↑, 기압(산소분압)↑ 등
② 공기방울이 작을수록, 비표면적이 클수록, 수심이 얕을수록 등

02 DO의 농도가 증가되는 조건이 아닌 것은? 중요도 ★

① 기압이 높을수록 ② 수온이 낮을수록 ③ 난류가 클수록
④ 유속이 빠를수록 ⑤ 수온이 높을수록

03 DO 농도가 증가하는 조건으로 조합된 것은? 중요도 ★

㉮ 온도가 낮을수록	㉯ BOD(유기물) 농도가 적을수록
㉰ 유량이 많을수록	㉱ 유속이 빠를수록, 난류가 클수록

① ㉮, ㉯, ㉰ ② ㉮, ㉰ ③ ㉯, ㉱
④ ㉱ ⑤ ㉮, ㉯, ㉰, ㉱

04 용존산소량(DO)에 대한 설명 중 맞지 않는 것은? 중요도 ★

① DO는 수온이 낮고 기압이 높을수록 증가한다.
② DO가 가장 낮은 점이 임계점이다.
③ 염류농도가 높을 때 DO가 최대이다.
④ 해수나 경수는 산소의 용해도가 매우 낮다.
⑤ 염류의 농도가 높을수록 DO의 농도는 낮아진다.

해설 염류농도가 높으면 DO는 낮아진다.

05 수중의 용존산소에 관한 설명 중 옳지 않은 것은 어느 것인가? 중요도 ★

① 수중의 용존잔류산소가 많을수록 용존산소의 양은 적게 녹는다.
② 수온이 높을수록 용존산소량은 감소한다.
③ 해수가 담수보다 용존산소량이 높다.
④ 기압이 높을수록 용존산소량은 증가한다.
⑤ 난류가 심할수록 용존산소량은 증가한다.

해설 해수가 담수보다 용존산소량이 낮다.

정답 5. 수질오염 01. ② 02. ⑤ 03. ⑤ 04. ③ 05. ③

06 수중의 용존산소에 관한 설명 중 잘못된 것은 어느 것인가? 중요도 ★

① 용존산소량은 수온에 반비례한다.
② 용존산소는 공기 중의 산소가 공급원이므로 과포화되는 일은 없다.
③ 20℃, 1기압에서 맑은 물의 포화용존량은 9.17mg/l이다.
④ 유기성 폐수가 유입되면 미생물의 작용으로 용존산소량은 감소된다.
⑤ 산소용해량은 기압에 비례한다.

해설 용존산소는 공기 중의 산소와 조류의 광합성 작용으로 과포화되는 경우가 있다.

07 다음 중 20℃에서의 물의 포화용존산소량에 해당하는 것은?

① 7.2ppm ② 8.2ppm ③ 9.2ppm
④ 10.2ppm ⑤ 15ppm

해설 20℃에서의 물의 포화용존산소량은 9.17ppm이다.

08 광합성 작용으로 산소를 방출함으로써 주간에 연못이나 호수 등에 DO의 과포화상태를 일으키는 미생물은? 중요도 ★

① 로티퍼 ② virus ③ 조류
④ 박테리아 ⑤ fungi

해설 조류는 광합성 작용을 하므로 DO를 과포화시킨다.

09 수질오염을 일으키는 요인이 아닌 것은? 중요도 ★

① 용존산소의 과포화 ② 독성 폐수의 유입 ③ 적조현상
④ 호수의 부영양화 ⑤ BOD 증가

해설 수질이 오염되면 용존산소가 감소된다(부영양화로 인한 조류의 광합성 시 일시적으로 과포화되는 경우는 제외).

10 아래의 광합성작용에 관여하는 것은? 중요도 ★

$$CO_2 + H_2O \rightarrow O_2 + CH_2O$$
(   )

① 로티퍼 ② virus ③ 조류
④ 박테리아 ⑤ fungi

해설 광합성
① 녹색식물의 광합성에서는 빛에너지의 작용으로 물과 이산화탄소로부터 글루코오스를 합성하고, 이것을 녹말로 바꾸어 저장한다. 즉, 이산화탄소를 흡수하여 유기화합물을 합성하는 반응을 이산화탄소고정이라고 하며, 이 반응에서 산소가 발생하는데 이 산소는 이산화탄소에서 나온 것이 아니라 물에서 유래한다는 것이다.
② 광합성은 물이 빛에너지에 의해 분해되는 반응과 이어 이산화탄소가 환원되어 유기화합물로 되는 반응의 두단계로 나누어져 있다.
③ 조류는 광합성을 하므로 DO를 과포화시킨다.
※ CH_2O : 유기물을 의미함

06. ② 07. ③ 08. ③ 09. ① 10. ③ 정답

11 BOD란 무엇을 말하는가?

① 물에 함유된 유기물질이 혐기성 박테리아에 의하여 분해되는 동안 소모되는 산소량
② 물에 함유된 유기물질이 화학적으로 산화되는 데 필요한 산소량
③ 분해가능한 유기물질이 호기성 박테리아에 의하여 분해되는 동안 소모되는 산소량
④ 물에 용존되어 있는 산소량
⑤ 물에 함유된 유기물을 응집시키는 데 필요로 하는 산소량

해설 생물화학적 산소요구량(BOD ; Biochemical Oxygen Demand) : 시료를 20℃에서 5일간 배양할 경우 호기성 미생물에 의해 유기물이 분해될 때 소모되는 산소량
① 1단계 BOD
㉮ 탄소화합물이 산화될 때 소비되는 산소량　㉯ 보통 20일 정도 시간이 걸린다.
② 2단계 BOD(질소분해 BOD)
㉮ 질소화합물이 산화될 때 소비되는 산소량　㉯ 보통 100일 이상 시간이 소요된다.

12 BOD(생물화학적 산소요구량)를 가장 잘 나타낸 것은?

① 하수 중의 용존산소량
② 하수 중의 유기물을 산화하는 데 소모되는 산소량
③ 수중생물의 생존에 필요한 유기물
④ 수중생물의 생존에 필요한 산소량
⑤ 20℃에서 5일 동안 하수에 용존되는 산소량

13 BOD라 함은 몇 도에서 얼마 동안 저장한 후 측정한 값인가?

중요도 ★★

① 20℃, 5일간　② 10℃, 5일간　③ 20℃, 7일간
④ 15℃, 3일간　⑤ 10℃, 1일간

14 BOD 곡선(BOD curve)에서 1단계 BOD를 유발시키는 물질은 어느 것인가?

① 탄소화합물　② 철화합물
③ 황화합물　④ 인화합물
⑤ 질소화합물

15 BOD의 증가 요인이 되는 것은?

중요도 ★

① 유기물 농도가 높을 때　② 유기물 농도가 낮을 때
③ 온도가 낮을 때　④ 온도가 높을 때
⑤ 기압이 높을 때

해설 유기물 농도가 높을 때 BOD의 증가 요인이 된다.

정답 11. ③　12. ②　13. ①　14. ①　15. ①

16 한강에서 페놀 유출사건이 발생하였다. 그로 인해 상수처리 시 생긴 물질은? 중요도 ★

① 클로로페놀 ② 페놀 ③ 클로로포름
④ 디클로로메탄 ⑤ 에틸벤젠

17 하수오염의 일반적인 지표인 BOD량에 영향을 미치는 가장 중요한 인자는?

① 유기물량 ② 경도 ③ 온도
④ 용존산소 ⑤ pH

18 하수의 생물화학적 산소요구량(BOD)의 진행에 영향을 주는 인자가 아닌 것은?

① 수온 ② pH ③ 하수량
④ 환기량 ⑤ 유기물량

해설 BOD와 환기량과는 관계가 없다.

19 다음 중 BOD가 가장 높을 것으로 예상되는 폐수는 어느 것인가?

① 주정 공장 ② 방적 공장 ③ 청량음료 공장
④ 자동차 정비 공장 ⑤ 금속가공 공장

20 해수의 오염을 측정할 때 COD를 사용하는 이유는?

① 해수에는 O_2 성분이 적기 때문 ② 해수에는 O_2 성분이 많기 때문
③ 해수에는 유기물이 적기 때문 ④ 해수에는 Cl^- 성분이 많기 때문
⑤ 해수에는 미생물이 많기 때문

해설 해수에는 Cl^-(18,980ppm), Na^+(10,556ppm), SO_4^{2-}(2,649ppm) 등의 성분이 많아 BOD 측정에 방해가 되므로, COD로 유기물 농도를 측정한다.

21 경도가 높은 물을 보일러 시설에 사용하면 관석(Scale)을 야기하므로 공업용수 등에 사용이 적합하지 않다. 이 경도를 유발하는 것은 어떤 물질을 함유하기 때문인가?

① NH_3 ② NO_2 ③ CO_2
④ Colloid ⑤ SS

해설 경도가 발생하는 원인
빗물이나 지표수가 지층을 통해 스며들어 지하수를 만들 때, 땅속에 분해성 유기물질이 많은 지층을 통과시 산성이 된 물(유기물의 분해로 발생한 CO_2가 물속에 용해되어 있는 물)은 석회질과 광물질(Ca^{2+}, Mg^{2+} 등)을 용해시킨다. 그러므로 지하수에는 경도와 광물질이 풍부한 것이다.

16. ① 17. ① 18. ④ 19. ① 20. ④ 21. ③ 정답

22 **다음 중 경수(경도)에 해당하는 물질은?** 중요도 ★★

① 탄산가스가 많다. ② 질소와 인이 많다. ③ 칼슘, 마그네슘이 많다.
④ 조류가 많다. ⑤ 불소량이 많다.

해설 ① 경도라 함은 물속에 용해되어 있는 Ca^{2+}, Mg^{2+}, Mn^{2+}, Fe^{2+}, Sr^{2+} 등의 2가 양이온이 원인이 되며 이들의 양을 **탄산칼슘**($CaCO_3$)으로 환산하여 나타내며, 단위는 mg/l(ppm)이다.
② 종류
㉮ **일시경도**(탄산경도)
㉠ **일시경도** 유발물질 : OH^-, CO_3^{2-}, HCO_3^- 등
(예 $Ca(OH)_2$, $Ca(HCO_3)_2$, $Mg(HCO_3)_2$, $MgCO_3$)
㉡ 일시경도 제거 방법 : **끓이면** 경도를 **제거**할 수 있다. 즉, 연수화시킬 수 있다.
㉯ **영구경도**(비탄산경도)
㉠ 영구경도 유발물질 : Cl^-(**염화물**), SO_4^{2-}(**황산염**), NO_3^-(질산염) 등
(예 $MgCl_2$, $MgSO_4$, $CaSO_4$, $Mg(NO_3)_2$, $Ca(NO_3)_2$)
㉡ 영구경도는 **끓여도** 제거되지 않는다.
③ **경도제거** 방법 : **석회소다법**, 제오라이트법

23 **다음 중에서 물의 일시경도를 유발하는 물질은?** 중요도 ★★

① $MgSO_4$ ② $Ca(HCO_3)_2$ ③ $MgCl_2$
④ $CaSO_4$ ⑤ $Mg(NO_3)_2$

24 **칼슘 및 마그네슘 등과 결합하여 영구경도를 조성하는 것은?**

① CO_3^{2-} ② HCO_3^- ③ SO_4^{2-}
④ OH^- ⑤ CO_2

해설 ① **영구경도**를 유발하는 물질 : SO_4^{2-}, Cl^-
② **일시경도**를 유발하는 물질 : OH^-, HCO_3^-, CO_3^{2-}

25 **수중의 경도 제거에 사용되는 약품은?**

① SO_2 ② $FeCl_2$ ③ $Ca(OH)_2$
④ $KMnO_4$ ⑤ $Al_2(SO_4)_3$

해설 경도 제거에 사용되는 약품은 소석회($Ca(OH)_2$, 석회소다)이다.

26 **경도가 있는 물을 연수화 시키는 방법을 무엇이라 하는가?** 중요도 ★

① 경수의 연수화법 ② 응집법 ③ 물리적법
④ 활성탄법 ⑤ 생물처리법

27 **물을 연수화 시 제거되는 것은?** 중요도 ★

① 칼슘 ② 망간 ③ 알루미늄
④ 크롬 ⑤ 철

정답 22. ③ 23. ② 24. ③ 25. ③ 26. ① 27. ①

28 **경수를 연수화시킬 때 침전되는 물질은?** 중요도 ★

① H_2O ② CO_2 ③ $CaCO_3$
④ O_3 ⑤ CO_3

해설 경수의 연수화
① 탄산칼슘($CaCO_3$)은 응결을 일으키므로 경수를 연수화 시킨다.
② 석회소다법
원수 중의 Ca, Mg, 중탄산염 및 기타의 Mg염을 소석회[$Ca(OH)_2$] 등의 첨가로 탄산칼슘 및 수산화마그네슘으로 바꾸어 침전제거하는 방법으로 일시경도(탄산경도)는 소석회[$Ca(OH)_2$]로, 영구경도(비탄산경도)는 소석회[$Ca(OH)_2$] 및 소다회($Na2CO_2$) 침전 제거한다.
㉮ $Ca(HCO_3)_2 + Ca(OH)_2 \rightarrow 2CaCO_3\downarrow + 2H_2O$
㉯ $Mg(HCO_3)_2 + Ca(OH)_2 \rightarrow MgCO_3) + CaCO_3\downarrow + 2H_2O$
㉰ $CaCl_2 + Na_2CO_3 \rightarrow CaCO_3\downarrow + 2NaCl$

29 **대장균이 음료수에서 검출될 경우 오염수로 판정되는데 그 이유로 가장 타당한 것은?**

① 대장균은 반드시 병균과 공생하기 때문이다.
② 대장균은 병원성 세균이기 때문이다.
③ 대장균은 번식 때 독소를 분비하여 인체에 해를 끼치기 때문이다.
④ 대장균은 오염된 물에서만 살기 때문이다.
⑤ 인축의 대장에서 서식하므로 병원성 세균의 존재 여부를 추측할 수 있기 때문이다.

30 **음용수의 대장균군 추정시험에 사용되는 배지는 어느 것인가?** 중요도 ★

① 젖당부이온 배지 ② 엔도 배지 ③ EMB 배지
④ BGLB 배지 ⑤ 보통 한천 배지

해설 대장균군 추정시험에 사용되는 배지는 젖당부이온 배지이다.

31 **수질오염에 있어 대장균군을 바르게 설명한 것은?** 중요도 ★

① 수질오염의 중요한 지표로 이용되지 않는다.
② 락토당을 분해해서 산과 가스를 만들지 못한다.
③ 병원성 미생물의 오염의 지표가 되지 않는다.
④ 그람음성의 무포자성 단간균을 말한다.
⑤ 그람양성균이다.

해설 대장균군
① 수질오염의 중요한 지표로 이용된다. ② 락토당을 분해해서 산과 가스를 만든다.
③ 병원성 미생물의 오염의 지표가 된다. ④ 그람음성의 무포자성 단간균이다.
⑤ 먹는물에서는 100mℓ에서 검출되지 아니 할 것

32 **음료수의 대장균군의 검출 의의는?** 중요도 ★★

① 바이러스의 존재여부를 파악하기 위하여
② 대장균 자체가 병원균이므로

28. ③ 29. ⑤ 30. ① 31. ④ 32. ④ 정답

③ 분변의 오염여부를 파악하기 위하여
④ 대장균의 생존여부로 다른 병원균의 존재여부를 확인할 수 있다.
⑤ 대장균의 존재는 유독물질이 없다는 것을 증명하므로

해설 대장균군의 검출 의의는 **대장균의 생존여부**로 다른 **병원균의 존재여부를 확인**할 수 있기 때문이다.

33 대장균 지수가 크다는 의미는? 중요도 ★

① 호기성 세균 ② 집락 ③ 대장균이 많다.
④ 혐기성 세균 ⑤ 임의성 균

해설 ① 대장균 지수 : 대장균이 검출된 검수량의 역수
② 대장균 지수가 크다는 것은 대장균이 많다는 것이다.

34 수질검사에서 최확수(MPN)와 관계있는 것은? 중요도 ★★

① 일반 세균 ② 대장균군 ③ 생물화학적 산소 요구량
④ 생물지수 ⑤ 염소요구량

해설 최확수(MPN ; Most Probable Number) : 검수 100ml당 이론상 있을 수 있는 대장균군 수

35 미생물에 의해 유기성질소의 산화분해되는 과정이 순서대로 맞게 된 것은? 중요도 ★★

① 유기성질소 → NH_3-N → NO_2-N → NO_3-N
② 유기성질소 → NO_3-N → NO_2-N → NH_3-N
③ 유기성질소 → NO_2-N → NO_3-N → NH_3-N
④ 유기성질소 → NO_3-N → NH_3-N → NO_2-N
⑤ 유기성질소 → NH_3-N → NO_3-N → NO_2-N

해설 **용존산소**가 풍부한 수중에서 미생물에 의해 **단백질**이 **분해**될 때의 과정은 다음과 같다.
- 단백질 → Amino acid → NH_3-N → NO_2-N → NO_3-N
- 아미노산 → NH_4^+ → NO_2^- → NO_3^-

36 하천의 오염 진행 상태를 알아보기 위한 지표로서 가장 타당성이 있는 것은? 중요도 ★

① 암모니아성 질소(NH_3-N)가 대량 검출되었다.
② 용존산소(DO)가 5mg/l였다.
③ COD가 10mg/l였다.
④ 알칼리도가 50mg/l였다.
⑤ 중금속이온이 검출되었다.

해설 **암모니아성 질소**(NH_3-N)가 대량 검출되었다면 **오염된 지 얼마 되지 않았다**는 것을 알 수 있다.

37 질소화합물의 최종분해 산화물질은? 중요도 ★

① 아질산성 질소 ② 암모니아성 질소 ③ 단백질
④ 질산성 질소 ⑤ 아미노산

정답 33. ③ 34. ② 35. ① 36. ① 37. ④

38 **암모니아의 원인물질은?** 중요도 ★

① 탄수화물 ② 무기물 ③ 유기성 단백질
④ 지방 ⑤ 칼슘

39 **청색아를 일으키는 물질은?** 중요도 ★

① 질산성질소(NO_3-N) ② 황산동($CuSO_4$) ③ 불소(F)
④ Mills-Reincke 현상 ⑤ 탄산경도

40 **물속의 질산성 질소를 바르게 설명한 물질은?**

① 물 1l에 질산성질소는 5ml를 넘지 않아야 한다.
② 질산성 질소는 질소화물의 최종 산화물로 볼 수 없다.
③ Methemoglobinemia를 일으킬 수 있다.
④ 질산성 질소는 수질의 오염지표가 되지 않는다.
⑤ 청색아증을 일으키지 않는다.

해설 **질산성질소**는 질소화합물의 최종 산화물로 **청색아증**(Methemoglobinemia)을 **유발**한다.

41 **혐기성 상태에서 탈질소화(Denitrification) 반응의 과정순서가 맞게 된 것은?**

① 암모니아성 질소－질산성 질소－질소가스
② 암모니아성 질소－질산성 질소－아질산성 질소
③ 질산성 질소－아질산성 질소－질소가스
④ 질산성 질소－암모니아성 질소－아질산성 질소
⑤ 암모니아성 질소－아질산성 질소－질산성 질소

해설 ① **질산화** 작용(**호기성** 상태) : 암모니아성 질소 → 아질산성 질소 → 질산성 질소
② **탈질소화** 반응(**혐기성** 상태) : 질산성 질소 → 아질산성 질소 → 질소가스

42 **부유물질의 측정대상은 어느 것인가?** 중요도 ★

① 용존되어 있는 유기물질 ② 유지류의 물질
③ 침전성 유기물질 ④ 여과에 의하여 분리되는 물질
⑤ 0.001~0.01μm인 부유물질

해설 ① 여과에 의하여 분리되는 물질은 **부유물질**(SS)이다.
② 부유물질 크기 : 0.1~1,000μm

43 **물의 자정작용이 아닌 것은?** 중요도 ★

① 희석 ② 여과, 침전 ③ 흡착
④ 부유 ⑤ 생물에 의한 식균작용

38. ③ 39. ① 40. ③ 41. ③ 42. ④ 43. ④ 정답

해설 물의 자정작용 : 하수 · 공장폐수 등으로 오염된 물은 방치해 두면 물리적, 화학적, 생물학적 작용에 의해 오염물질의 농도가 저하되어 자연히 안정화된 자연수로 환원되는 현상을 자정작용이라 한다.
① 물리적 작용 : 침강, 확산, 휘산, 오염물질의 운반, 희석, 혼합, 여과 등
② 화학적 작용 : 산화작용, 환원작용, 중화, 응집 등
③ 생물학적 작용
㉮ 호기성 미생물(박테리아) 등에 의해 산화 · 분해, 식균작용 등을 생물학적 작용이라 하며, 자정작용에 가장 크게 영향을 미치는 인자이다.
㉯ 호기성 미생물의 산화 · 분해에 관여하는 중요한 외적 인자 : 용존산소(DO), 수온(온도), pH 등

44 물의 자정작용 중 물리적 자정작용인 것은?

중요도 ★★

① 산화 ② 환원 ③ 중화
④ 응집 ⑤ 확산, 침전

45 하천의 자정작용(Self-purification)에 있어서 생물학적 작용과 관계가 깊은 것은?

① 확산 ② 침전 ③ 여과
④ 흡착 ⑤ 호기적 분해

46 하천의 하수유입으로 인한 변화 상태를 순서대로 나열한 것은?

중요도 ★

① 활발한 분해지대 → 분해지대 → 회복지대 → 정수지대
② 분해지대 → 활발한 분해지대 → 정수지대 → 회복지대
③ 분해지대 → 활발한 분해지대 → 회복지대 → 정수지대
④ 분해지대 → 회복지대 → 활발한 분해지대 → 정수지대
⑤ 분해지대 → 정수지대 → 활발한 분해지대 → 회복지대

해설 하천의 하수유입으로 인한 변화 상태를 다음 4지대로 구분하였다.
분해지대 → 활발한 분해지대 → 회복지대 → 정수지대

47 Wipple은 하천의 하수유입으로 인한 변화상태를 네 가지로 나누어 놓았다. 이 중 DO가 45% 정도이고 곰팡이가 살고 있는 지대는 어느 지대인가?

중요도 ★

① 분해지대 ② 활발한 분해지대 ③ 회복지대
④ 정수지대 ⑤ 오염지대

48 심하게 오염된 하천의 분해지대에서 생기는 질소화합물의 형태는 어느 것인가?

① NO_3^- ② NO_2^- ③ N_2
④ NH_3 ⑤ HNO_3

해설 ① NO_3^- : 자정작용이 양호한 지대에서 발생한다.
② NH_3 : 분해지대 또는 활발한 분해지대에서 발생한다.

정답 44. ⑤ 45. ⑤ 46. ③ 47. ① 48. ④

49 **오염된 하천이 자정작용에 의해 깨끗하게 된다고 가정할 때 하천의 상류에서부터 하류로 발견되는 미생물의 순서를 바르게 나타낸 것은?**

① Rotifer − Stalked Ciliate − Suctoria − Bacteria
② Stalked Ciliate − Rotifer − Suctoria − Bacteria
③ Stalked Ciliate − Rotifer − Bacteria
④ Bacteria − Protozoa − Rotifer
⑤ Rotifer − Suctoria − Bacteria − Stalked Ciliate

해설 오염된 상류로부터 자정작용이 끝날 때까지 나타나는 미생물의 순서
세균(Bacteria) → 원생동물(Protozoa) → 고등동물(Rotifer)

50 **다음 중 하천에서 어느 생물이 관측되면 다른 화학성분을 조사하지 않더라도 이 하천의 상태가 비교적 깨끗하며 용존산소가 어느 정도 풍부하다고 할 수 있는 생물은?**

① Bacteria
② Ciliate
③ Sucteria
④ Rotifer
⑤ Fungi

51 **성층현상과 가장 관계깊은 인자는?** 중요도 ★★

① 적조현상
② 유기물 농도
③ 인농도
④ 온도
⑤ 염류농도

해설 성층현상 : 호수에서는 수심에 따른 온도의 변화로 물의 밀도차가 발생하여 표층, 변천대, 정체층 등으로 층이 발생하는데 이러한 현상을 성층현상이라 한다.
① 겨울이나 여름에 주로 발생한다.
② 호수나 저수지의 깊이에 따른 수질변화
㉮ 깊이가 깊을수록 용존산소는 감소된다.
㉯ 깊이가 깊을수록 이산화탄소(탄산가스)는 많아진다.
㉰ algae가 번식하면 주간에는 DO가 높아지고, 야간에는 호흡작용으로 DO는 낮아진다.
㉱ 성층현상(成層現象)의 순서 : 표수층 → 수온약층 → 심수층 → 침전물층
㉠ 표수층 : 조류의 광합성 작용으로 DO 포화 및 과포화 현상이 일어난다.
㉡ 수온약층(thermocline) : 호수에서 수온이 깊이에 따라 감소하는 중간부분이다.
㉢ 심수층(hypolimnion=정체대)
ⓐ 저수지 바닥에 침전된 유기물은 혐기성상태에서 분해되므로 수질은 악화된다.
ⓑ pH는 약산성이다.
ⓒ 용존산소는 거의 없다(무산소 상태이다).
ⓓ 탄산가스는 매우 많다.
ⓔ 황화수소가 검출된다.

49. ④ 50. ④ 51. ④ 정답

52 **호수나 저수지 등에 오염된 물이 유입될 경우 수온에 따른 밀도차에 의하여 형성되는 성층현상에 대한 설명 중 잘못 설명한 것은?**

① 표수층(epilimnion)과 수온약층(thermocline) 깊이는 대개 7m 정도이며 그 이하는 저수층이다.
② 이러한 물의 성층현상은 여름이나 겨울보다 봄이나 가을에 뚜렷하다.
③ 호수나 저수지 내에서의 세균 제거율은 유기물이 파괴되는 율보다 느리다.
④ 성층을 이룰 때 수심에 따른 물의 수온구배와 DO 농도구배는 같은 모양이다.
⑤ 성층현상과 반대개념으로 전도는 수질에 나쁜 영향을 미친다.

해설 물의 성층현상은 여름과 겨울에 뚜렷하다.

53 **호수나 저수지의 상수를 수원으로 사용할 경우 전도현상(turn over)으로 수질이 악화될 우려가 있는 계절은?**

① 봄과 여름　② 봄과 가을　③ 여름
④ 겨울　⑤ 봄과 겨울

해설 전도현상(순환현상)
① 호수에서는 봄 · 가을에 물의 온도변화로 밀도차가 발생하여 **수직운동**이 **가속화**되는데, 이러한 현상을 전도현상이라 한다.
② **봄 · 가을**에 주로 발생한다.

54 **부영양화(Eutrophication)를 발생시키는 요인과 관계없는 것은?** 중요도 ★

① 정체성 수역　② 화학비료(인산비료)
③ 합성세제　④ 경도
⑤ 분뇨

해설 부영양화를 일으키는 인자
① **정체수역**에서 발생하기 쉽다.
② 부영양화에 관계되는 오염물질 : 탄산염(100), **질산염**(15 또는 16), **인산염**(1) 등
③ 부영양화의 한계인자 : P이다.

55 **부영양화 현상을 유발하는 원인물질은?** 중요도 ★★

① 살충제　② 인산염, 질산염
③ 대장균군　④ 철, 망간
⑤ 황화수소, 염화수소

정답 52.② 53. ② 54. ④ 55. ②

56 우리나라 진해, 마산만에 일어나는 부영양화에 의해서 물의 COD 증가, DO 감소, 냄새 발생, 투명도 저하가 야기된다. 이에 대한 대책 중 틀린 것은?

중요도 ★

① 인을 함유하는 합성세제는 사용을 금지하거나 억제한다.
② N, P의 유입이나 농도를 감소시킨다.
③ 하수 내의 인, 질소의 제거를 위해 고도처리를 한다.
④ 조류가 번식할 때 $CuSO_4$를 주입한다.
⑤ 수온을 상승시키고 염분농도를 감소시킨다.

해설 수온 상승시 부영양화는 촉진된다.

57 수중의 부영양화(Eutrophication)의 방지대책으로 틀린 것은?

중요도 ★

① 인을 함유한 합성세제의 사용금지
② 화학비료의 사용금지
③ 하수의 3차 처리
④ 황산구리를 사용하여 조류를 사멸시킨다.
⑤ 수온을 상승시킨다.

해설 수온 상승 : 부영양화 촉진

58 적조현상은 어패류의 죽음까지 몰고 온다. 다음 중 적조현상을 촉진하는 요인이 아닌 것은?

중요도 ★

① 해류의 정체
② 염분농도 증가
③ 수온의 상승
④ 영양 염류의 증가
⑤ 질소와 인의 농도 증가

해설 ① 적조발생의 요인
㉮ 정체성 수역일 것(수괴의 연직 안정도가 작다.)
㉯ 수중의 탄산염(100), 질산염(15 또는 16), 인산염(1) 등의 영양 염류의 증가
㉰ 염분농도가 적당할 것(염분농도는 적조 발생에 크게 관여 안함)
㉱ 수온의 상승
② 적조현상의 방지대책
㉮ 황산동, 활성탄 또는 황토 등을 살포한다.
㉯ 인이 없는 합성세제를 사용한다.

59 수중 분해시 인이 생성되어 호소의 부영양화를 초래하는 것은?

㉮ NTA세제	㉯ 중성세제	㉰ ABS세제	㉱ LAS세제

① ㉮, ㉯, ㉰
② ㉮, ㉰
③ ㉯, ㉱
④ ㉱
⑤ ㉮, ㉯, ㉰, ㉱

해설 세제의 특징
① ABS(Alkyl Benzene Sulfonate ; 경성)세제 : 수중에서 분해가 안 됨, 수중부패생물 사멸, 기포형성, 용존산소 감소 등을 유발한다.
② LAS(Linear akylate Sulfonate ; 연성)세제 : 미생물에 의해 쉽게 분해, P(인) 발생, 부영양화를 유발한다.
③ NTA(Nitrilotriacetic acid)세제 : 수은, 카드뮴 등의 중금속과 결합하여 유독한 물질을 형성한다.

56. ⑤ 57. ⑤ 58. ② 59. ④ 정답

60 음이온계면활성제 중에서 생물분해 속도가 가장 낮은 것은?

① NTA ② LAS ③ ABS
④ AOD ⑤ 연성세제

61 다음 내용은 냉각수에 의한 열오염(Thermal Pollution)을 설명한 것이다. 틀린 내용은?

① 미생물이나 물고기의 번식을 증가시키거나 사멸시킬 수도 있다.
② 수중생물이 독성물질의 영향을 많이 받게 한다.
③ 하천을 혐기성 상태로 만들 수 있고 수중생물의 활동을 증가시키기도 한다.
④ 플랑크톤의 이상증식을 시킬 수 있으며 심한 밀도류가 생겨 수온층이 형성된다.
⑤ 좌표를 제시하기 때문에 항해하는 데는 좋다.

62 조류(藻類)가 광합성을 하는 데 가장 중요한 것은?

① O_2 ② CO ③ 수심
④ 빛의 강도 ⑤ SO_2

해설 ① 조류(藻類)가 광합성을 하는 데 중요한 것은 햇빛, CO_2 등이다.
② 햇빛은 수심 1.5m 정도밖에 투과를 못하므로 산화지법으로 폐·하수를 처리 시 면적이 많이 든다.

63 물의 맛을 부여하며 광합성을 하고 적조현상을 야기시키는 생물은?

① Rotifer ② Algae ③ Crustacecns
④ Protozoa ⑤ Fungi

64 수질오염 지표에 관한 설명 중 옳지 않은 것은 어느 것인가?

① COD : 이 값이 높을수록 유기물질에 의한 오탁이 큰 것을 뜻하며 보통 화학적 산소요구량으로 부른다.
② pH : 산성 또는 알칼리성의 정도를 나타내며 생물에 안전한 범위는 대체로 5.8~8.5이다.
③ SS : 수중에 부유하고 있는 불용성 현탁물을 말한다.
④ DO : 수중에 용존하고 있는 산소량을 말하며 물고기에는 최저 5ppm이 필요하다.
⑤ BOD : 수중의 유기물 분해 시 혐기성 세균이 소모하는 산소량을 말한다.

해설 BOD : 수중의 유기물 분해 시 호기성 세균이 소모하는 산소량을 말한다.

65 LD_{50}의 의미와 가장 가까운 것은? 중요도 ★★

① 치명률 ② 이환율 ③ 치사량(죽이는 양)
④ 발생량 ⑤ 사망비

해설 ① LD_{50}(Lethal Dose 50)
㉮ 반수치사량이라고도 한다.
㉯ 실험동물 50%를 사망시키는 독성물질의 양을 말한다.
② LC_{50}(Lethal Concentration 50) : 독성물질의 유해도를 나타내는 지수로서 실험용 물고기나 임상용 동물에 독성을 경구투여시 실험대상 동물의 50%가 죽는 농도를 나타낸 것이다.

정답 60. ③ 61. ⑤ 62. ④ 63. ② 64. ⑤ 65. ③

66 LC_{50}이라고 하는 것은? 중요도 ★

① 50%를 치사시키는 양 ② 50%를 치사시키는 농도
③ 희석농도가 50%이라는 뜻 ④ 사용량이 50%라는 뜻
⑤ 살충제의 인축 독성을 비교하기 위하여 사용된 공시동물이 50이라는 뜻

67 다음 내용에서 ( ) 안에 들어갈 숫자는? 중요도 ★

TLM(Tolerance Median Limit)이란 일정한 노출시간 동안 실험동물의 ( ) %가 살아남는 농도를 말한다.

① 20 ② 30 ③ 50
④ 60 ⑤ 70

해설 TLM(Tolerance Median Limit)
① TLM이란 일정한 시간을 경과시킨 후 실험생물 중 **50%가 살아남는 농도를** 말한다.
② TLM 실험
㉮ 실험하기 전에 대상폐수에서 10~30일 동안 물고기를 적응시킨다.
㉯ 표기 : 96hr TLM, 48hr TLM, 24hr TLM 등으로 표기한다.

68 생물학적 농축현상을 잘 설명한 것은 어느 것인가?

① 수중생물의 종류가 많아지는 현상이다.
② 플랑크톤이 이상 증식하여 개체수가 많아지는 현상이다.
③ 수중에 저농도로 있는 비분해성 물질이 먹이사슬을 거치는 동안 어느 개체에서 농축되어 함량이 많아지는 현상을 말한다.
④ 생물체가 흡수한 오염물질을 체내 대사에 의하여 더 많게 하는 과정을 말한다.
⑤ 오염물질이 생물체의 표면에 흡착하여 부분적 농도가 증가하는 현상이다.

해설 생물농축(biological concentration)
① 생물학적 농축(bioacumulation)현상이란 수중에 저농도로 있는 비분해성 물질이 **먹이사슬**(food chain)을 **거치는 동안에 어느 개체에서 농축되어 함량이 많아지는 현상**을 말한다. 즉, 유해 중금속의 1일 섭취량이 미량인 경우라도 장기간 음용한 경우 중요 장기조직의 세포에 영향을 주는 현상을 말한다.
② 생물농축의 특징
㉮ 생체 내에 분해가 쉽고, 배설률이 크면 농축되지 않는다.
㉯ 자연계 생물은 식물연쇄로 연결되어 있으므로 **특정 물질**은 **상위동물일수록** 하위생물보다 농축의 정도가 **높아진다**.
㉰ **생물농축**은 **먹이연쇄를 통하여** 이루어진다.
㉱ 수생생물 체내의 각종 중금속 농도는 환경수 중의 농도보다 높은 경우가 많다.
㉲ 수생생물의 종류에 따라서 중금속의 농축비가 다르게 되어 있는 것이 많다.

69 생물농축계수를 구하는 식은 다음 중 어느 것인가?

① 생물체 중의 농도(ppm)/환경수 중의 농도(ppm)
② 환경농도(ppm)/생물의 체중(g)
③ 환경수 중의 농도(ppm)/생물체 중의 농도(ppm)

66. ② 67. ③ 68. ③ 69. ① 정답

④ 환경농도(ppm)/물의 농도(ppm)

⑤ 생물체 중의 농도(ppm)/생물의 체중

해설 생물체 중의 농도와 환경수 중의 농도비를 농축비 또는 농축계수라 한다.

$$농축계수(C.F) = \frac{생물체\ 중의\ 농도}{환경수\ 중의\ 농도}$$

70 **생물학적오탁지표 중 현미경적인 생물을 대상으로 "전생물수"에 대한 "무색생물수"의 비(%)로서 나타내는 오염지표는?** 중요도 ★

① BOD ② COD ③ pH
④ SS ⑤ BIP

해설 생물학적오탁지표로서 BIP와 BI 등을 사용한다.

(1) BIP(Biological Index of Pollution, 생물학적 오염지표)
① 현미경적인 생물을 대상으로 한다.
② BIP가 클수록 오염이 심하다.
(깨끗한 지역 : 0~2, 오염된 하천 : 10~20, 매우 오염된 지역 : 70~100)
③ BIP는 전생물수에 대한 동물수(무색생물수)의 비(%)로서 나타낸다.
④ BIP 산정식=
무색생물(단세포 동물) ; 오탁 수에 많다.
유색생물(엽록체생물 수, 조류) : 청청수에 많다.
전생물수=무색생물+유색생물

(2) BI(Biotix Index, 생물지수)
① 육안적 동물을 대상으로 하여 산정 한다.
② 수치가 클수록 청정하다.
③ 20 이상은 청정한 지역이고, 5이하는 오염된 지역이다.
④ BI 산정식=
a : 빈부수성 종 b : 중부수성 종 c : 강부수성 종

71 **생물농축은 먹이연쇄를 통해서 하위 영양단계에서 상위의 영양단계로 이동하면서 오염물질이 농축되어 가는 것을 말한다. 생물농축이 되지 않는 물질은?** 중요도 ★

① Pb ② Na ③ Cd
④ PCB ⑤ Hg

해설 ① 생물농축이 일어나는 물질 : DDT, PCB, Hg, Cd, Pb, 방사능 물질, Cr, Zn 등
② 생물농축이 되지 않는 물질 : 영양염류(N, P), ABS, Na 등

72 **다음 생물농축과 무관한 사항은 어느 것인가?**

① 곡물－Cd ② 페놀－Hg ③ 어류－DDT
④ 채소－P ⑤ 어류－PCB

73 **유기염소계 농약은 토양에 잔류성이 크다. 유기염소계 농약은?** 중요도 ★

① DDT ② DDVP ③ CPT
④ 메틸디메톤 ⑤ PMP

해설 ① 유기인계 : DDVP, 메틸디메톤, PMP, EPN, ~thion 등
② 유기염소계 : DDT, BHC, aldrin, dieldrin 등

정답 70. ⑤ 71. ② 72. ④ 73. ①

74 다음 물질 중 식물연쇄에 의한 농축이 일어날 수 없는 것은 어느 것인가?

① 수은 ② 크롬 ③ 카드뮴
④ 유기인 ⑤ DDT

해설 수은 : 미나마타병, 크롬 : 비중격천공증 · 피부부식, 카드뮴 : 이타이이타이병 등

75 PCB에 관한 설명 중 잘못된 것은?

중요도 ★

① 물리적 · 화학적으로 안정하고 난연성이다.
② DDT와 BHC와 같은 염소를 함유하는 물질이다.
③ 전기절연성이 높고 콘덴서 등의 전기기기 제조에 사용된다.
④ 일반적으로 수용성이므로 생체 내에 들어가도 지방조직에 축적되는 일은 없다.
⑤ 생물농축에 의해 축적된다.

해설 PCB는 지용성이므로 생체 내에 들어가 지방조직에 축적된다.

76 생물농축이 잘 되는 물질은 생체에 축적이 잘 된다는 것을 의미한다. 유기염소 화합물인 (A), (B) 등은 주로 (C)에 축적되고 알킬수은은 (D)과 주로 결합한다. A, B, C, D에 들어갈 적당한 것은?

① PCB, DDT, 지방조직, 단백질 ② PCB, HCI, 뇌조직, 단백질
③ DDT, ABS, 지방조직, 지방 ④ ABS, HCI, 뇌조직, 단백질
⑤ PCB, DDT, 뇌조직, ABS

77 PCB와 DDT가 인체에 가장 많이 축적되는 곳은?

중요도 ★

① 지방조직 ② 근육조직 ③ 장기조직
④ 혈관조직 ⑤ 심장조직

78 온도계 제조공장에서 배출되어 소변장애, 구내염, 구토, 전신마비 등의 증세를 일으키며 심한 경우 죽음으로까지 몰고 가는 물질은 어느 것인가?

① Hg ② Cd ③ Cr
④ Pb ⑤ CN

79 폐형광등에서 나오는 물질은?

중요도 ★

① 수은 ② 카드뮴 ③ 비소
④ 납 ⑤ 석면

80 미나마타병의 원인은?

중요도 ★★

① 유기수은의 축적독성 ② 연의 축적독성
③ 카드뮴의 축적독성 ④ DDT의 축적독성
⑤ PCB의 축적독성

해설 ① PCB : 지용성, 절연성, 난연성 물질, 유기염소계 물질, 카네미유증
② 유기수은 : 미나마타병

74. ④ 75. ④ 76. ① 77. ① 78. ① 79. ① 80. ① 정답

81 **이타이이타이병과 관계있는 물질은?** 중요도 ★

① 유기수은 ② 카드뮴 ③ DDT
④ 메틸수은 ⑤ 납(연)

해설 카드뮴 : 이타이이타이병, 납 : 빈혈

82 **카드뮴의 장애가 아닌 것은?** 중요도 ★

① 이타이이타이병 ② 폐기종 ③ 신장장애
④ 단백뇨 배설 ⑤ 질식

83 **목재의 방부제로 이용되며 흑족병(黑炳)의 원인이 되는 물질은?** 중요도 ★★

① 크롬 ② 비소 ③ 수은
④ 벤젠 ⑤ 망간

해설 비소 : 흑피증, 사지의 색소침착, 피부암 등

84 **수질오염물질과 그로 인하여 생길 우려가 있는 건강장애를 서로 연결한 것이다. 잘못된 것은?**

① 카드뮴－골연화증 ② 납－적혈구의 감소 ③ 유기수은－시야 협착
④ 시안－흑피증 ⑤ 불소－반상치

해설 ① 시안 : 질식(호흡작용 저지), 코크스 공장에서 배출
② As(비소) : 흑피증, 사지의 색소침착, 피부암 등
③ 카드뮴의 3대증상 : 폐기종, 신장애, 단백뇨

85 **오염원과 오염원으로부터 주로 배출되는 유해물질이 틀리게 짝지어진 것은?** 중요도 ★

① 축전지 제조공장－납 ② 도금공장－시안
③ 농약 제조공장－비소 ④ 온도계 제조공장－크롬
⑤ 안료 제조공장－유기인

해설 ① 안료 제조공장 : Pb, Cd, Cr 등이 배출된다.
② 유기인 : 농약공장에서 배출된다.

86 **다음 내용은 ABS(Alkyl Benezene Sulfonate)와 같은 합성세제의 영향에 관해 기술한 것이다. 내용이 틀린 것은 어느 것인가?**

① 세균이나 미생물의 생존에 영향을 준다.
② 지방과 유지류를 유액상으로 만들기 때문에 물과 분리가 잘 안 된다.
③ 수중에서 거품을 발생시킨다.
④ ABS는 생물처리로 간단히 제거될 수 없다.
⑤ 부유물이나 지방을 용해하므로 1차 침전지에서 처리가 잘 안 되고, 2차 처리에 부하를 적게 준다.

해설 ABS는 부유물이나 지방을 용해하므로 1차 침전지에서 처리가 잘 안 되고, 2차 처리에 부하를 크게 해 준다.

정답 81. ② 82. ⑤ 83. ② 84. ④ 85. ⑤ 86. ⑤

87 **기름오염으로 인한 피해상황이 아닌 것은?**

① 어패류, 수산물의 이취 및 이미 발생
② 번식 억제
③ 수서생물의 대사감소
④ 어족의 폐사
⑤ 수중의 DO 증가로 생물상 변화

해설 수중의 DO 감소로 생물상 변화를 초래한다.

88 **다음 내용은 오염원인물질과 인체에 해를 주는 영향과의 관계를 짝지은 것이다. 틀린 것은?** 중요도 ★

① Cr^{6+} – 비중격천공증
② CS_2 – 정신병증
③ Cd – 골연화증
④ 유기수은 – 지각장애
⑤ 포스겐(phosgene) – 간염

해설 ① 포스겐(phosgene) : 질식성 가스이다.
② 간염 : 바이러스에 의한 감염성 질병이다.

89 **다음은 오염물질과 인체에 해를 주는 영향과의 관계를 연결한 것이다. 옳지 않은 것은?** 중요도 ★

① Cr – 비중격천공증
② Pb – 빈혈
③ Cd – 이따이이따이병, 골연화증
④ Hg – 미나마타병
⑤ As – 질식

해설 CN · 포스겐가스 – 질식, As – 흑피증

90 **수질오염이 인간생활에 미치는 영향이 아닌 것은?**

① 공중 위생상의 영향
② 수산물에 주는 영향
③ 공업제품에 미치는 영향
④ 기후에 미치는 영향
⑤ 농업에 미치는 영향

91 **다음은 수질오염의 원인과 결과를 기술한 것이다. 틀린 것은?**

① 정체수역에서 침강 – 수역바닥의 심한 오염
② 화력발전소, 원자력발전소의 온수유출 – DO 증가
③ 기름의 배출 – 냄새나는 어류
④ 영양염류의 증가 – 적조의 발생
⑤ 수온차에 의한 밀도차 – 성층현상의 야기

해설 화력발전소, 원자력발전소의 온수유출은 DO를 감소시킨다.

92 **수질을 오염시키는 오염원을 크게 점오염원과 비점오염원으로 구분할 때, 점오염원에 해당하는 것은?** 중요도 ★

① 산업 폐수
② 농작물과 잔디에 뿌린 비료
③ 경작지에 뿌린 농약
④ 도시를 흘러 넘친 폭우
⑤ 골프장 배수

87. ⑤ 88. ⑤ 89. ⑤ 90. ④ 91. ② 92. ① 정답

6 폐 · 하수처리 및 분뇨 처리

01 물리적 처리 및 화학적 처리

01 다음 하수처리 설비 중 전처리(예비처리) 설비에 속하는 것은 어느 것인가?

① 분쇄기, 침사지, 부패조
② 스크린, 침사지, 1차 침전지
③ 스크린, 침사지, 살수여상조
④ 침사지, 1차 침전지, 소화조
⑤ 침전지, 폭기조, 수상조

02 하수처리 과정에 있어 예비처리(물리적처리) 과정으로 볼 수 없는 것은?

① 제진망
② 침사지
③ 침전지
④ 호기성 분해처리
⑤ 스크린

해설 호기성 분해처리 : 본처리(2차 처리)에 해당한다.

03 수처리에서 종이, 플라스틱과 같은 가벼운 물질을 선별하는 방법은? 중요도 ★

① 스크린
② 활성오니조
③ 살수여상조
④ 침사지
⑤ 부패조

해설 하수처리에서 활성오니조와 살수여상조는 본처리(2차 처리)에 해당된다.

04 다음 중 물리적 처리에 해당하는 것은? 중요도 ★

① 모래, 자갈에 의한 여과법
② 활성오니법
③ 살수여상법
④ 임호프조
⑤ 산화조

05 침사지의 설치 목적으로 옳은 것은? 중요도 ★

① 하수 중 부유성 유기물을 제거하기 위해
② 하수 중 토사물 등을 제거하기 위해
③ 하수로부터 용해성 무기질을 제거하기 위해
④ 하수 중 콜로이드 물질을 제거하기 위해
⑤ 하수로부터 용해성 유기물을 제거하기 위해

06 침전지에서 부유물질의 침강속도를 감소시키는 요인으로 작용하는 것은? 중요도 ★

① 부유물질 입자의 밀도가 클 경우
② 중력가속도가 클 경우
③ 처리수의 점성도가 클 경우
④ 폐수의 밀도와 부유물 입자의 밀도차가 클 경우
⑤ 부유물 입자의 직경이 클 경우

정답 6. 폐·하수처리 및 분뇨 처리 01 01. ② 02. ④ 03. ① 04. ① 05. ② 06. ③

해설 스토크법칙 : Stokes법칙은 다음과 같다.

$$V_s = \frac{g(\rho_s - \rho_w)d^2}{18\mu}$$

V_s : 입자의 침강속도(종속도)(cm/sec)

ρ_s : 입자의 밀도(g/cm^3)

d : 입자의 직경(cm)

g : 중력가속도($980cm/sec^2$)

ρ_w : 물의 밀도(g/cm^3)

μ : 점성계수(동점성계수)(g/cm · sec)
비중이 1인 경우에는 점성계수는 동점성계수이다.

07 하수처리공정 중 부유물질 처리에 해당되는 것은?

㉮ 침전, 부상	㉯ 스크린	㉰ 여과	㉱ 중화

① ㉮, ㉯, ㉰ ② ㉮, ㉰ ③ ㉯, ㉱
④ ㉱ ⑤ ㉮, ㉯, ㉰, ㉱

08 부유물질 처리공정에 해당되지 않는 것은?

① 자연침전 ② 약품응집 ③ 부상분리
④ 염소주입 ⑤ 여과

해설 부유물질(SS)을 제거하기 위한 처리공정 : ①·②·③·⑤번이다.

09 NaOH(가성소다)를 중화시키면 중성의 소금물이 되는 폐수는?

① 메탄 함유 폐수 ② 염산 함유 폐수 ③ 황산 함유 폐수
④ 소석회 함유 폐수 ⑤ 질산 함유 폐수

해설 $NaOH + HCl \rightarrow NaCl + H_2O$
※ 소금(NaCl)
① 산 중화제 : 가성소다(NaOH), 석회(CaO, $CaCO_3$, 소석회($Ca(OH)_2$) 등
② 알칼리 중화제 : H_2SO_4, HCl, CO_2 등

10 6가크롬을 처리하기 위해서는 먼저 3가크롬으로 환원시킨 다음 수산화물 침전으로 제거한다. 이 경우 환원제로 쓸 수 없는 것은?

① 중아황산나트륨 ② 황산제1철 ③ 아황산가스
④ 철조각 ⑤ 차아염소산나트륨

해설 차아염소산나트륨은 산화제이다.

11 독성이 가장 강한 크롬의 형태는 어느 것인가?

중요도 ★

① 6가크롬 ② 5가크롬 ③ 3가크롬
④ 금속크롬 ⑤ 산화크롬

해설 6가크롬은 3가크롬보다 독성이 강하다.

07. ① 08. ④ 09. ② 10. ⑤ 11. ① 정답

12 크롬 배출 원인이 아닌 것은?

중요도 ★

① 세차장 ② 안료공장, 염료공장 ③ 분뇨처리장
④ 피혁공장 ⑤ 도금공장

해설 크롬(Cr) 배출원 : 금속표면처리공장, 아연제련공장, 도금공장, 피혁공장, 염료공장, 안료공장, 화장품공장, 석유정제 등

13 활성탄을 사용하여 오염물질을 제거하고자 할 때 적당하지 않은 것은?

중요도 ★

① CN ② 맛 ③ 냄새
④ 색도 ⑤ ABS

14 흡착제가 아닌 것은?

중요도 ★

① 활성탄 ② 실리카겔 ③ 활성알루미나
④ 합성제올라이트 ⑤ 황산알루미늄

해설 ① 흡착제의 종류 : 활성탄, 실리카겔, 활성알루미나, 합성제올라이트 등
② 흡착제로 가장 많이 쓰이는 것 : 활성탄

15 다음 약품 중 일반적으로 폐수의 응집처리에 사용되지 않는 것은?

중요도 ★

① 질산칼륨 ② 황산알루미늄 ③ 황산제1철
④ 염화제2철 ⑤ 폴리염화알루미늄(P.A.C)

해설 무기응집제의 종류 : 황산알루미늄($Al_2(SO_4)_3 \cdot 18H_2O$), 황산제1철($FeSO_4 \cdot 7H_2O$), 황산제2철($Fe_2(SO_4)_3$), 염화제2철($FeCl_3 \cdot 6H_2O$), 폴리염화알루미늄(P. A .C ; Polyaluminum chloride) 등

16 상수처리 시 무기응제가 아닌 것은?

중요도 ★

① 황산알루미늄 ② 황산제1철, 황산제2철 ③ 염화제2철
④ 폴리염화알루미늄(PAC) ⑤ 폴리아크라민, 폴리에틸레아민

17 다음 중 유기응집제는?

중요도 ★

① 황산알루미늄 ② 황산 제1철, 황산 제2철
③ 염화 제2철 ④ 폴리염화알루미늄(PAC)
⑤ 폴리아크라민(polyacrylamine), 폴리에틸렌아민(poly ethylene amine)

해설 ①·②·③·④번은 무기응집제이고, ⑤번은 유기응집제이다.

18 천연 응집 보조제와 가장 관계가 큰 것은?

중요도 ★

① 염기 ② 알루미늄 ③ Alum
④ 점토(Clay) ⑤ 석회

해설 ① 응집 보조제는 응집효율을 증가시키기 위하여 소량으로 사용된다.
② 응집 보조제의 종류 : Clay(점토), 산, 염기, polyelectrolytes, 활성규사 등

정답 12. ③ 13. ① 14. ⑤ 15. ① 16. ⑤ 17. ⑤ 18. ④

19 수은 함유 폐수처리에 사용할 수 있는 응집제는?
중요도 ★

① 이산화탄소 ② 활성탄 ③ 시안
④ 오존 ⑤ 황화나트륨

해설 무기수은 처리방법
① 활성탄 흡착법 : 활성탄을 이용한다. ② Ion 교환법 : 이온 교환수지
③ 황화물 응집법 : 황화나트륨을 이용한다. ※ 활성탄은 응집제가 아님

20 중화제로 사용할 수 있는 것은?
중요도 ★

㉮ 가성소다(NaOH)	㉯ 탄산소다($NaCO_3$)	㉰ H_2SO_4	㉱ CO_2

① ㉮, ㉯, ㉰ ② ㉮, ㉰ ③ ㉯, ㉱
④ ㉱ ⑤ ㉮, ㉯, ㉰, ㉱

해설 ① 산 중화제 : 가성소다(NaOH), 탄산소다($NaCO_3$), 석회(CaO, $CaCO_3$, 소석회($Ca(OH)_2$))
② 알칼리 중화제 : H_2SO_4, HCl, HNO_3, CO_2 등

21 산성폐수의 중화제가 아닌 것은?
중요도 ★

① NaOH ② 탄산칼슘($CaCO_3$) ③ 탄산나트륨($NaCO_3$)
④ 수산화칼슘($Ca(OH)_2$) ⑤ 질산(HNO_3)

해설 중화처리란 pH 조절을 의미하는 것이다.
① 산 중화제 : 가성소다(NaOH = 수산화나트륨), 탄산소다($NaCO_3$ = 탄산나트륨), 석회[CaO, $CaCO_3$, 소석회($Ca(OH)_2$)]
② 알칼리 중화제 : H_2SO_4, HCl, 질산(HNO_3), CO_2 등

22 폐수처리의 산화제가 아닌 것은?
중요도 ★

① Cl_2 ② NaClO ③ 오존
④ $CaOCl_2$ ⑤ SO_2

해설 ① 산화제 : 염소가스(Cl_2), 염소화합물(NaClO, $CaOCl_2$ 등), 오존(O_3) 등
② 환원제 : 아황산염($NaSO_3$, $NaHSO_3$), 아황산가스(SO_2), 황산제1철($FeSO_4$) 등

23 다음 중 산업폐수의 처리법과 무관한 사항은?
중요도 ★★

① 역삼투압법 ② 중화법 ③ 이온교환법
④ 산화환원법 ⑤ 역삼투법

해설 폐수처리 방법과 그 기초가 되는 물질 이동현상은 다음과 같다.
① 활성탄 처리법 : 흡착
② 이온교화막법 : 투석(透析)
③ 역삼투법 : 삼투
④ 포말분리법 : 흡착

19. ⑤ 20. ⑤ 21. ⑤ 22. ⑤ 23. ① 정답

02 생물학적 처리(미생물, 호기성 처리, 혐기성 처리)

01 **다음 내용은 환경에 관련된 미생물에 관한 설명이다. 옳지 않은 것은?**

① 미생물은 산소와 관련하여 호기성, 혐기성 두 가지로 구분된다.
② 친온성 박테리아는 35℃ 근방에서 잘 자란다.
③ 유기물이 호기성 박테리아에 의해 분열되면 CO_2와 H_2O가 생긴다.
④ 유기물을 주로 섭취하는 미생물을 heterotroph라고 한다.
⑤ 박테리아의 번식은 주로 세포분열에 의한다.

해설 ① 미생물은 산소와 관련하여 호기성 · 혐기성 · 임의성 세 가지로 구분한다.
② heterotroph(종속영양생물), autotroph(독립영양생물)

02 **미생물의 증식곡선의 단계를 바르게 나타낸 것은?**

① 대수기－유도기－사멸기－정지기
② 유도기－대수기－정지기－사멸기
③ 유도기－대수기－사멸기－정지기
④ 대수기－유도기－정지기－사멸기
⑤ 대수기－사멸기－정지기－유도기

03 **활성슬러지의 미생물학적 설명 중 틀린 것은?**

① 내생성장단계는 미생물 그들 자신의 원형질을 분해시켜 원형질의 전체무게는 감소한다.
② 감소성장단계는 살아 있는 미생물의 무게보다 미생물 원형질의 전체무게가 감소한다.
③ 대수성장단계는 영양분이 충분한 가운데 미생물이 최대의 율로 번식하는 단계이다.
④ 미생물의 성장곡선은 증가하다가 감소하는 현상을 나타낸다.
⑤ 내생성장단계에서는 미생물이 빨리 응결되고 침전성이 좋아 높은 BOD 제거율이 기대된다.

해설 미생물의 성장단계
- 유도기 → 대수성장단계 → 감소성장단계 → 내생성장단계
- 유도기 → 대수기(대수성장기) → 정지기(감소성장단계) → 사멸기(내호흡단계)

① 대수성장단계
㉮ 영양분이 충분한 가운데 미생물이 최대율로 번식하는 단계이다.
㉯ 충분한 영양으로 미생물에 의한 분해율이 최대가 된다.

② 감소성장단계
㉮ 살아 있는 미생물의 무게보다 미생물 원형질의 전체무게가 더 크게 된다.
㉯ 미생물이 서로 엉키어 플록(floc)이 형성되기 시작하는 단계로서 침전성이 양호해지는 단계이다.

③ 내생성장단계(내호흡단계)
㉮ 미생물이 그들 자신의 원형질을 분해시켜 원형질의 전체무게가 감소한다.
㉯ 슬러지 침강성이 양호하므로 침전효율이 가장 좋은 단계이다.
㉰ 하수처리에 이용되는 미생물은 내호흡단계(내생성장단계)를 이용한다.

정답 02 01. ① 02. ② 03. ②

04 **미생물을 이용하여 폐수처리를 할 때 유기물 분해속도가 가장 빠른 단계는?** 중요도 ★

① 감소성장단계　② 내호흡단계　③ 대수성장단계
④ 정지기　⑤ 대수－감소성장단계

05 **하수를 호기성 처리(분해 시)했을 때 가장 많이 발생하는 가스는?** 중요도 ★★★

① CO　② CO_2　③ SO_2
④ CH_4　⑤ NH_3

해설 유기물의 호기성 분해 시 최종물질은 CO_2와 H_2O이다.

06 **다음 하수처리법 중 생물학적 처리법이 아닌 것은?** 중요도 ★★

① 활성오니법　② 살수여상법　③ 부패조
④ 응집침전법　⑤ 산화지법

해설 생물학적 처리방법
① 호기성 처리 : 활성오니법, 살수여상법, 산화지법, 회전원판법, 관계법
② 혐기성 처리 : 메탄발효법(메탄소화법), 임호프조, 부패조

07 **다음 하수처리법 중 호기성 처리법이 아닌 것은?** 중요도 ★

① 활성오니법　② 소화법　③ 살수여상법
④ 산화지법　⑤ 회전원판법

해설 소화법 : 혐기성 처리
① 활성슬러지법(활성오니법) 계통도
스크린 → 침사지 → 1차 침전지 → 포기조 → 2차 침전지 → 소독 → 방류
(1차 침전지 ↓ 폐슬러지, 2차 침전지 → 포기조: 반송 슬러지, 2차 침전지 ↓ 폐슬러지)
㉮ 1차 처리(물리적 처리＝예비처리) : 스크린~1차 침전지
㉯ 2차 처리(본처리) : 포기조~2차 침전지
② 활성슬러지 처리공정의 순서는 바뀌지 않고 처리수의 종류에 따라 거치지 않는 공정이 있을 수 있다.
예 도시하수의 2차 처리공정 순서는 다음과 같다.
스크린 → 침사지 → 1차 침전지 → 포기조 → 2차 침전지 → 방류
스크린 → 1차 침전지 → 포기조 → 2차 침전지 → 방류

08 **산화처리법(호기성처리법)이 아닌 것은?** 중요도 ★

① 살수여상법　② 임호프조　③ 활성오니법
④ 산화지법　⑤ 관계법, 퇴비화

03. ②　04. ③　05. ②　06. ④　07. ②　08. ② 정답

09 하수처리법에 속하는 것은?

㉮ 물리적 처리	㉯ 화학적 처리
㉰ 생물학적 처리, 호기성 처리	㉱ 임의성 처리

① ㉮, ㉯, ㉰　② ㉮, ㉰　③ ㉯, ㉱
④ ㉱　⑤ ㉮, ㉯, ㉰, ㉱

해설 하수처리 : 물리적 처리, 화학적 처리(약품침전, pH 조절), 생물학적 처리(호기성 처리, 혐기성 처리)

10 하수처리과정 중에서 혐기성 분해처리에 해당되는 것은?

㉮ 임호프탱크	㉯ 살수여상, 활성오니
㉰ 메탄발효법	㉱ 관계법, 산화지법

① ㉮, ㉯, ㉰　② ㉮, ㉰　③ ㉯, ㉱
④ ㉱　⑤ ㉮, ㉯, ㉰, ㉱

11 다음은 하수처리 계통도이다. (　　) 안에 들어갈 내용 중 맞는 것을 모두 찾으시오. 중요도 ★

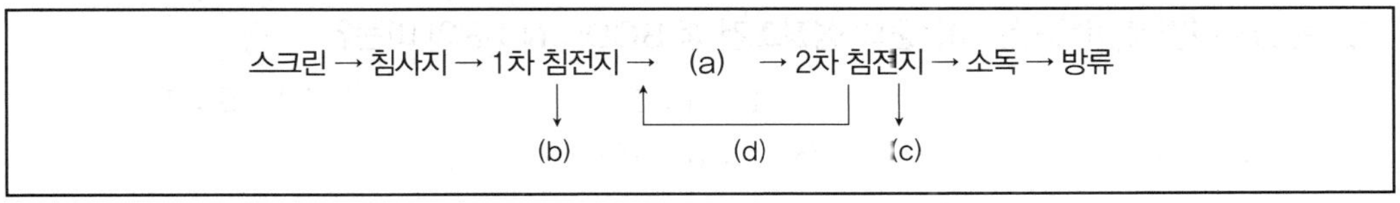

	(a)	(b)	(c)	(d)
①	포기조	폐슬러지(오니)	폐슬러지(오니)	반송슬러지
②	중화	폐슬러지(오니)	폐슬러지(오니)	반송슬러지
③	포기조	폐슬러지(오니)	폐슬러지(오니)	예비처리
④	침전	폐슬러지(오니)	폐슬러지(오니)	반송슬러지
⑤	포기조	여과	여과	반송슬러지

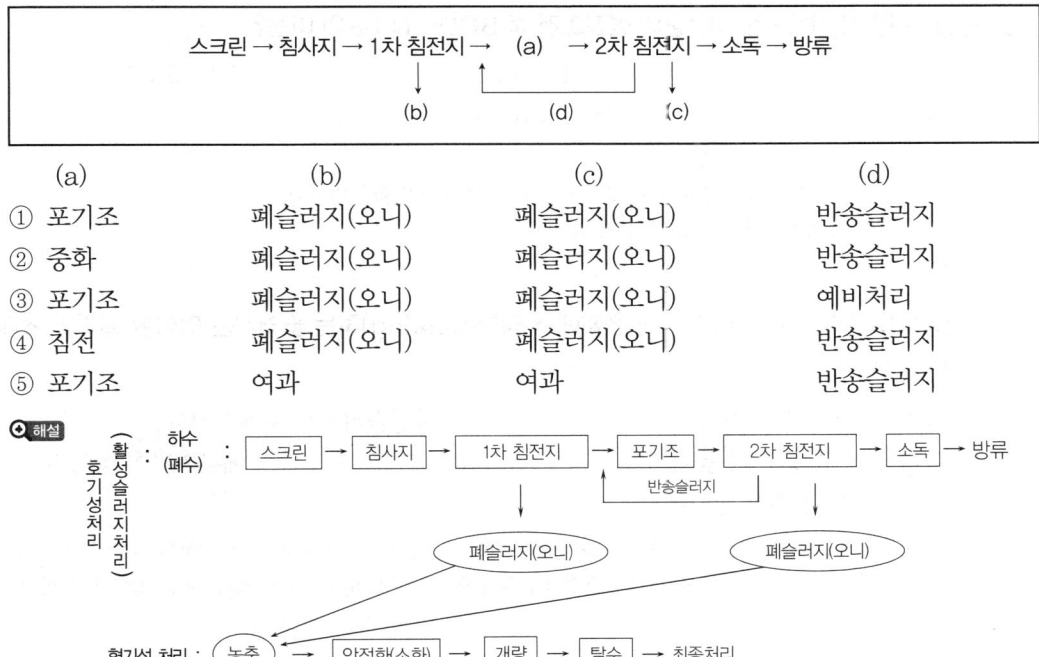

해설

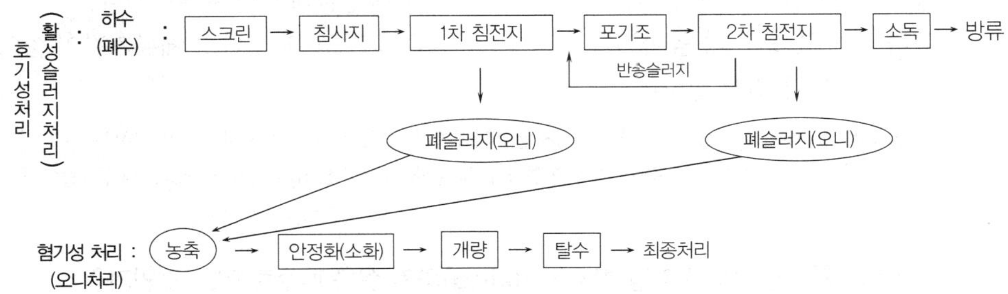

정답 09. ①　10. ②　11. ①

12 일반적으로 도시하수의 2차 처리공정은 어느 방법을 이용하는가?

① 접촉여상법 ② 활성오니법 ③ 응집침전법
④ 산화지법 ⑤ 소화분해법

해설 도시하수의 2차 처리는 주로 활성오니법(활성슬러지법)을 이용한다.

13 호기성 미생물을 이용한 생물학적 처리의 원리는? 중요도 ★★

① 부상 ② 중화 ③ 여과
④ 산화 ⑤ 침전

해설 활성슬러지법에는 하수 · 폐수 중의 유기물이 슬러지 중의 미생물과 접촉, 산화되는 것이므로 포기조 내의 용존 산소가 많은 상태로 운전하며, 도시하수의 처리에 이용한다.

14 하수처리에서 활성오니법에 대한 설명으로 옳은 것은?

① 유기성 오염물질의 침전작용 ② 유기성 오염물질의 희석작용
③ 호기성 세균에 의한 산화작용 ④ 혐기성 세균에 의한 분해작용
⑤ 화학적 작용에 의한 산화작용

15 활성오니법에 이용되는 미생물의 성장조건 중 BOD : N : P의 비는?

① 100 : 5 : 1 ② 1 : 5 : 1 ③ 10 : 5 : 1
④ 5 : 100 : 1 ⑤ 1 : 5 : 100

해설 ① BOD : N : P = 100 : 5 : 1
② SVI는 50~150의 범위가 좋으며, BOD나 수온에 큰 영향을 받는다.
③ 200 이상이면 슬러지팽화 현상이 일어난다.

16 활성슬러지법에 의한 처리장의 침전지에서 팽화(bulking)하는 슬러지는 어떠한 결과를 초래하는가?

① 공기확산기를 막히게 한다. ② 활성슬러지를 부패시킨다.
③ 유출수의 SS 농도가 높아진다. ④ 포기조 내의 하수 체류기간이 짧아진다.
⑤ 포기조수의 침전이 잘 된다.

해설 슬러지팽화(Sludge Bulking) : 슬러지팽화의 원인은 잘못 설계된 침전지에서 발생하는 수도 있지만 일반적으로 운영시 탄수화합물의 함유량이 높은 폐수가 유입될 때 사상균(fungi, sphaerotilus 등) 등에 의해 발생한다.

17 공장폐수 중 활성슬러지가 가장 벌킹(bulking)하기 쉬운 폐수는 어느 것인가?

① 탄광폐수 ② 섬유제조업 폐수 ③ 자동차 정비폐수
④ 양조장 폐수 ⑤ 요업공장 폐수

해설 팽화를 일으키기 쉬운 고농도 유기성 폐수 배출원 : 양조장 폐수, 펄프제지 공장폐수, 제당폐수 등

12. ② 13. ④ 14. ③ 15. ① 16. ③ 17. ④ 정답

18 **다음 내용의 하수처리 설명으로 옳은 것은?**

> 1893년 영국에서 시작, 여재 표면(플라스틱, 자갈, 쇄석 등)에 미생물 막이 성장하면서 유기물질을 분해하는 방법이다.

① 활성오니법 ② 살수여상법 ③ 산화지법
④ 부패조 ⑤ 임호프조

19 **폐수의 살수여상법에서 여상 표면에 생기는 생물학적 세균은?**

① 호기성 세균 ② 유기산균 ③ 메탄균
④ 혐기성 세균 ⑤ 임의성 세균

해설 살수여상법 : 호기성 세균에 의해서 유기물을 제거하는 방법이다.

20 **다음의 내용 중에서 살수여상에 관한 설명 중 틀린 것은?**

① BOD 및 SS 제거율은 활성오니법보다 높다.
② 유지관리가 용이하다.
③ 유입하수의 농도변동에 대해 비교적 강하다.
④ 포기에 동력이 필요없다.
⑤ 고도의 소화된 처리수가 얻어진다.

해설 살수여상법 : BOD 및 SS 제거율은 활성오니법보다 낮다.

21 **다음 중 살수여상에서 일어나는 사항이 아닌 것은?**

① 파리의 발생 ② 냄새 발생
③ 팽화(bulking) 현상 ④ 여상의 연못화 현상(ponding)이 잘 일어난다.
⑤ 수두손실이 크다.

해설 팽화(bulking) 현상 : 활성슬러지법의 단점이다.
살수여상의 장단점은 다음과 같다.
① 장점
㉮ sludge bulking의 문제가 없다.
㉯ 하·폐수의 수질이나 수량의 변동에 민감하지 않다(충격부하에 강하다).
㉰ 분해가 잘 되어 안정된 처리수를 얻을 수 있다.
㉱ 유지비가 비교적 싸다(폭기를 하지 않는다).
㉲ 건설비가 적게 든다.
② 단점
㉮ 생물막이 탈락된다.
㉯ 여상의 폐쇄가 일어난다(ponding).
㉰ Psychoda라고 하는 파리가 번식한다.
㉱ 악취가 발생한다.

정답 18. ② 19. ① 20. ① 21. ③

22 다음 내용 중 살수여상법의 장점은?

① bulking 문제가 없다.
② 겨울철에 동결 문제가 있다.
③ 냄새가 발생하기 쉽다.
④ 활성슬러지법에 비해 효율이 낮다.
⑤ 수두손실이 크다.

해설 bulking 문제는 활성슬러지 처리 시 문제이다.

23 다음 중 살수여상법의 단점은?

㉮ 악취 및 구더기, 파리 등이 발생한다.	㉯ 사상균(편지) 미생물이 이상 증식하기도 한다.
㉰ 탱크의 폐색 및 수도동결의 문제가 있다.	㉱ 수질이나 수량의 변동에 민감하다.

① ㉮, ㉯, ㉰
② ㉮, ㉰
③ ㉯, ㉱
④ ㉱
⑤ ㉮, ㉯, ㉰, ㉱

해설 ㉯ · ㉱번 : 활성슬러지법의 단점이다.

24 호기성 산화지의 수심은 얼마 이하가 되어야 좋은가?

① 0.5m
② 1.5m
③ 2.5m
④ 4.0m
⑤ 5.0m

해설 산화지(Oxidation Pond=酸化地)법

① 원리 : 수중의 유기물은 호기성 세균(bacteria)에 의해 산화 · 분해되어 CO_2, H_2O 등을 생성한다. 그러면 생성된 CO_2를 조류(Algae)가 광합성에 이용하여 산소(O_2)를 생성한다. 따라서 호기성 박테리아(bacteria)와 조류는 수중에서 공생(synbiosis)관계를 갖고 있다.

② 산화지에 산소의 전달방법

㉮ 조류의 광합성과 수면으로부터의 포기에 의해 산소가 공급되어 호기성 상태를 유지한다.

㉯ 수심 1.5m 이하의 얕은 연못에서 주로 녹조류의 탄소동화작용이 일어나므로 처리효율을 높이려면 부지면적을 넓게 하여야 한다.

㉰ 연못의 수심이 깊으면 햇빛이 도달하지 못해 혐기성 상태(산화지에서 생기는 냄새의 주된 원인이 되는 H_2S를 생성한다)가 되고 처리효율도 떨어진다.

25 수중의 CO_2는 수질에 중요한 역할을 한다. 다음 내용에서 옳지 않은 것은?

① 조류의 광합성에 이용된다.
② 유기물이 분해되면 생성된다.
③ 알칼리를 중화하는 능력이 있다.
④ 호기성 미생물의 대사과정에서 방출된다.
⑤ 수중의 pH를 상승시키는 요인이다.

해설 CO_2가 물에 녹으면 수중의 pH를 하강시키는 요인이다.

22. ① 23. ② 24. ② 25. ⑤ 정답

26 **혐기성 소화처리법을 바르게 설명한 것은?**

① 임호프(Imhoff)조와 같은 부패조는 필요없다.
② 생물환원법으로 메탄의 발효법이라 할 수 있다.
③ 활성오니법으로 하수처리법에 이용된다.
④ 생물산화법으로 살수여상법이라 할 수 있다.
⑤ 이상 모두

27 **다음은 혐기성처리의 온도와 처리일수를 나타낸 것이다. 중온소화법의 온도와 처리일수가 맞게 된 것은?** 중요도 ★★

① 10~15℃에서 30일 정도 소화
② 30~35℃데서 15일 정도 소화
③ 30~35℃에서 30일 정도 소화
④ 60~75℃데서 15일 정도 소화
⑤ 50~55℃에서 30일 정도 소화

해설 미생물의 온도와 소화일수
① 저온(냉온성)소화 : 10℃ 정도(0~20℃), 40~60일(2달) 정도
② 중온(친온성)소화 : 30~35℃, 25~30일(1달) 정도
③ 고온(친열성)소화 : 60~70℃, 15~20일(15일) 정도
고온소화는 여러 가지 경제성에 문제가 있기 때문에 우리나라에서는 주로 30~35℃에서 30일간 소화하는 중온소화를 많이 이용한다.

28 **유기물질이 부패(혐기성소화)될 때 가장 많이 발생하는 가스는?** 중요도 ★

① 이산화탄소
② 부탄가스
③ 메탄가스
④ 황화수소(H_2S)
⑤ 아황산가스

해설 ① 혐기성 소화에 의해 유기물 중 2/3가 가스화되고 1/3은 소화슬러지가 된다.
② 혐기성 소화조로부터 발생되는 가스 : 메탄, 탄산가스, 암모니아, 메르캅탄(R-SH), 황화수소, indole 등
㉮ 메탄 : 연료로 사용
㉯ 암모니아, 황화수소, 메르캅탄 등 : 악취 물질
③ 정상적으로 운영되는 슬러지 소화조의 소화가스 구성 : CH_4 65~70%(70%), CO_2 30%

29 **혐기성 소화가스에 포함되지 않는 것은?** 중요도 ★★

① 메탄(CH_4)
② 이산화탄소(CO_2)
③ 암모니아(NH_3)
④ 황화수소(H_2S)
⑤ 아황산가스(SO_2)

해설 아황산가스(SO_2) : 산화시 발생한다.

30 **혐기성 소화처리에 적당한 폐수는?** 중요도 ★

① 식품가공폐수
② 석유정제폐수
③ 도금공장 폐수
④ 청량음료 제조공장 폐수
⑤ 탄광폐수

정답 26. ② 27. ③ 28. ③ 29. ⑤ 30. ①

해설 ① 혐기성 소화처리가 적당한 폐수
㉮ 식품가공폐수
㉯ 증류주 제조공장의 증류폐수
㉰ 모 방적공장의 세모폐수
㉱ 유기성 폐수의 활성슬러지 처리에서의 폐슬러지
② 혐기성 처리의 영향인자 : pH, 온도, 독성물질 등
※ 석유정제폐수, 청량음료 제조공장 폐수는 혐기성 소화처리가 불가능하다.

31 하수 중의 유기물이 혐기성 세균에 의해 분해될 때 발생하는 폭발성 기체는 다음 중 어느 것인가?

중요도 ★★

① 염소가스 ② 탄산가스 ③ 메탄가스
④ 프로판가스 ⑤ LNG가스

해설 메탄가스 : 무색, 무취, 폭발성

32 메탄가스의 성질을 옳게 나타낸 것은?

중요도 ★★

① 무색, 악취, 폭발성 ② 무색, 무취, 폭발성 ③ 회색, 무취, 안정
④ 회색, 악취, 안정 ⑤ 무색, 무취, 안정

33 다음 중 혐기성 분해시 메탄균의 최적 pH는?

중요도 ★

① 11.0~11.5 ② 10~13 ③ 9.5~10.2
④ 8.0~9.2 ⑤ 7.0~8.2

해설 혐기성 소화에 있어 메탄발효를 위한 최적 환경조건은 다음과 같다.
① 휘발산(유기산)농도 : 2,000mg/l 이하(1,700mg/l)
② pH : 6~8(7.5)
③ 알칼리도 : 1,500~5,000mg $CaCO_3$/l
④ CH_4 가스비율 : 65~70%

34 혐기성 소화처리시 소화가스 내 CO_2 함량이 30% 이상일 때 소화조의 상태를 나열한 것 중 옳은 것은?

㉮ 소화가스 발생량 증가	㉯ pH의 증가
㉰ 메탄가스농도 증가	㉱ 휘발성산 농도 증가

① ㉮, ㉯, ㉰ ② ㉮, ㉰ ③ ㉯, ㉱
④ ㉱ ⑤ ㉮, ㉯, ㉰, ㉱

해설 CO_2 함량이 30% 이상일 때 소화조의 운전상태가 파괴되었으므로 휘발성산(유기산)의 농도 증가, 소화가스량 감소, pH 감소, 메탄가스량 감소

31. ③ 32. ② 33. ⑤ 34. ④ 정답

35 혐기성 처리의 특징으로서 장점이 아닌 것은?

중요도 ★

① 기생충란을 사멸시킨다.
② 호기성처리방법에 비하여 소화속도가 빠르다.
③ 유지관리비가 적게 든다.
④ 메탄가스를 열원으로 사용할 수 있다.
⑤ 수인성감염병(소화기감염병)의 전파를 막을 수 있다.

해설 혐기성처리는 호기성처리방법에 비하여 소화속도가 느리다.

호기성 처리와 혐기성 처리의 비교

처리법	장 점	단 점
호기성	• 냄새가 발생하지 않는다. • 비료가치가 크다(퇴비화). • 시설비(시설 투자비)가 적게 든다. • 혐기성보다 반응기간이 짧다. • 상징(처리)수의 BOD · SS 농도가 낮다.	• 산소 공급을 하여야 한다. • 운전비가 많이 든다. • 많은 동력비가 필요하다. • 슬러지 생성량이 많다. • 소화슬러지의 수분이 많다.
혐기성	• 산소 공급이 필요없다. • 운전비가 적게 든다(CH_4를 얻을 수 있다). • 소규모인 경우 동력시설이 필요없다. • 슬러지 생성량이 적다. • 소화슬러지의 수분이 적다. • 연속해서 처리를 할 수 있다. • 병원균이나 기생충란을 사멸시킨다. • 유지관리가 쉽다. • 유기물 농도가 큰 폐수의 처리에 가능하다. • 호기성에 비해 영양소가 적게 소요된다.	• 냄새가 심하다. • 비료가치가 적다(퇴비화). • 시설비가 많이 든다. • 반응기간이 호기성 반응보다 길다. • 상등액의 BOD가 높다. • 우생해충이 발생할 수 있다.

36 다음 중 슬러지 처리공정으로 옳은 것은?

중요도 ★

① 안정화－개량－농축－탈수－소각
② 농축－안정화－개량－탈수－소각
③ 개량－농축－안정화－탈수－소각
④ 탈수－개량－안정화－농축－소각
⑤ 농축－개량－탈수－안정화－소각

해설 슬러지 처리의 계통도

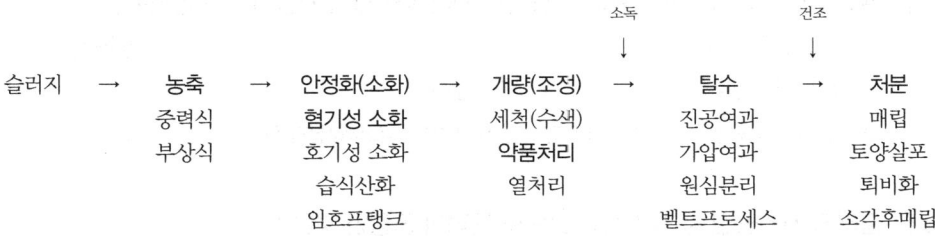

							소독 ↓		건조 ↓	
슬러지	→	농축	→	안정화(소화)	→	개량(조정)	→	탈수	→	처분
		중력식		혐기성 소화		세척(수세)		진공여과		매립
		부상식		호기성 소화		약품처리		가압여과		토양살포
				습식산화		열처리		원심분리		퇴비화
				임호프탱크				벨트프로세스		소각후매립

슬러지 처리공정 순서는 바뀌지 않고 슬러지의 종류에 따라 거치지 않는 공정이 있을 수 있다.

정답 35. ② 36. ②

37 다음 ( ) 들어갈 용어로 옳은 것은?

중요도 ★★

슬러지 → 농축 → ( ) → 개량 → 탈수 → 최종처분

① 퇴비화 ② 중력농축 ③ 세척
④ 원심분리 ⑤ 안정화

38 슬러지량의 감량화로 소화조의 필요 용적이 감소되는 처리는?

중요도 ★

① 농축 ② 안정화 ③ 개량
④ 탈수 ⑤ 소각

해설 농축의 목적
① 슬러지량의 감량화로 투자비용이 감소된다.
② 소화조의 필요 용적이 감소된다.

39 슬러지 처리공정 중 슬러지의 안정화 목적의 공정인 것은?

① 농축 ② 소화 ③ 개량
④ 탈수 ⑤ 건조

해설 ① 소화는 농축된 슬러지를 소화법으로 처리하여 슬러지에 포함된 유기물을 소화하여 안정화시키고 슬러지 양을 감소시키는 것이다.
② 탈수 : 고액 분리를 한다.

40 슬러지 처리공정 중 고액분리 조작인 것은?

중요도 ★

① 농축 ② 소화 ③ 개량
④ 탈수 ⑤ 최종처리

해설 탈수 : 소화 슬러지를 탈수한 후 슬러지의 여액은 포기조로 반송시켜 재처리한 후 방류시킨다.

41 분뇨(슬러지) 처리 과정 중에서 화학적 처리에서 많이 사용하는 응집제는?

중요도 ★

① 황산알루미늄 ② 염소 ③ 염화철 또는 석회
④ 고분자응집제 ⑤ 황산구리

해설 슬러지를 탈수시키기 전에 주입되는 화학약품 : 염화제2철과 석회

42 슬러지 처리공정 중 슬러지의 감량화 목적의 공정인 것은?

㉮ 탈수	㉯ 농축	㉰ 건조	㉱ 소화

① ㉮, ㉯, ㉰ ② ㉮, ㉰ ③ ㉯, ㉱
④ ㉱ ⑤ ㉮, ㉯, ㉰, ㉱

37. ⑤ 38. ① 39. ② 40. ④ 41. ③ 42. ⑤ 정답

43 하수의 방류수수질기준 항목이 아닌 것은?

㉮ BOD, TOC	㉯ SS, 생태독성	㉰ 총질소, 총인, 총대장균군수	㉱ THM, COD

① ㉮, ㉯, ㉰　　② ㉮, ㉰
③ ㉯, ㉱　　④ ㉱
⑤ ㉮, ㉯, ㉰, ㉱

해설 하수의 방류수수질기준 항목 : BOD, TOC, SS, 총질소, 총인, 총대장균군수(개/ml), 생태독성(TU)
※ TU(독성단위=독성값) : 물벼룩에 대한 급성독성시험기준을 말한다.
※ 2021. 1. 1.부터 "COD"에서 "TOC" 개정되었음.

44 산업폐수의 측정지표가 되는 것은?

㉮ BOD, TOC	㉯ SS	㉰ 총질소	㉱ S, COD

① ㉮, ㉯, ㉰　　② ㉮, ㉰
③ ㉯, ㉱　　④ ㉱
⑤ ㉮, ㉯, ㉰, ㉱

해설 산업폐수의 측정지표 : ①번 외, 총인, 총대장균군수, 생태독성

45 폐수에 함유된 입자에 미세한 기포를 부착하여 겉보기 비중을 낮추어 입자를 제거하는 단위 공정은?

중요도 ★

① 응집　　② 침전　　③ 중화
④ 부상　　⑤ 환원

46 활성오니법 중 미생물의 먹이조건으로 옳지 않은 것은?

중요도 ★

① 포기조 내 폐수농도가 pH는 6~8일 때가 좋다.
② 포기조 내 용존산소 농도가 0.5mg/l 이하가 되지 않도록 한다.
③ 포기조 내에서 미생물의 성장이 활발한 온도는 20~30℃이다.
④ 포기조 내의 폐수 중 독성물질이 적을수록 좋다.
⑤ 포기조 내 폐수는 알칼리성이 되도록 한다.

해설 활성오니법 미생물의 알맞은 조건 : ①~④번 외. BOD : N : P = 100 : 5 : 1

47 포기조(aeration tank = 폭기조)의 특징으로 옳은 것은?

중요도 ★

① 수중에 산소를 넣기 위함　　② 휘발성 물질을 넣기 위함
③ 수중 부유물질의 안정화　　④ 냄새를 넣기 위함
⑤ 수중 부유물질 제거

해설 포기조(aeration tank, 폭기조)란 산소를 공급하는 것을 말한다.

정답 43. ④ 44. ① 45. ④ 46. ⑤ 47. ①

03 분뇨처리

01 사람이 배출하는 분과 뇨의 구성비는 양적으로 얼마나 되는가?

① 1 : 2　② 4 : 6　③ 3 : 7
④ 1 : 10　⑤ 1 : 5

해설 ① 분뇨의 특성
㉮ 분과 뇨의 구성비는 양적으로 약 1 : 10 정도(분 0.1l, 뇨 0.9l)이고, 고형물의 비는 7 : 1 정도이다.
㉯ 분뇨의 비중은 1.02 정도이고, 점도는 1.2~2.2이다.
㉰ 협잡물의 함유량은 4~7%, 토사류는 0.3~0.5%이다.
㉱ 분뇨 내에 포함되어 있는 질소화합물은 소화시 소화조 내의 pH 강하를 막아 준다.
㉲ 분뇨는 기생충 질환, 수인성 감염병(소화기계통 감염병)을 유발할 수 있다.
② 분뇨의 성질
㉮ pH 7~8.5
㉯ BOD : 8,000~15,000mg/l

02 우리나라 도시의 분뇨처리장으로 수거되는 분뇨의 BOD_5는 몇 mg/l인가?

① 17,000~30,000mg/l　② 8,000~15,000mg/l　③ 5,000~10,000mg/l
④ 1,000~20,000mg/l　⑤ 40,000~50,000mg/l

03 분뇨를 혐기성 처리하려고 한다. 중온소화법의 적당한 온도와 일수는?

① 30~35℃에서 60일　② 50~55℃에서 15일　③ 30~35℃에서 30일
④ 30~55℃에서 30일　⑤ 50~55℃에서 60일

해설 미생물의 온도와 소화일수
① 저온(냉온성)소화 : 10℃ 정도(0~20℃), 40~60일(2달) 정도
② 중온(친온성)소화 : 30~35℃, 25~30일(1달) 정도
③ 고온(친열성)소화 : 60~70℃에서 소화일수 15~20일(15일) 정도
④ 고온소화는 여러 가지 경제성에 문제가 있기 때문에 우리나라에서는 주로 30~35℃에서 30일간 소화하는 중온소화를 많이 이용한다.

04 분뇨의 온열처리의 경우 기생충란과 병균을 사멸시킬 수 있는 온도는?

① 30~35℃　② 40~45℃　③ 45~50℃
④ 50~55℃　⑤ 60~65℃

해설 세균은 60~70℃에서 20~30분 가열하면 사멸시킬 수 있다.

05 분뇨처리법 중 메탄가스가 발생되는 방법은?

① 중온소화법　② 호기성 소화법　③ 약품 처리법
④ 침전 처리법　⑤ 습식산화법

03 01. ④ 02. ② 03. ③ 04. ⑤ 05. ① 정답

06 **혐기성 소화처리 방식에서 분뇨 내 유기물은 어느 미생물에 의해서 소화가 이루어지는가?**

① 곰팡이균과 바이러스 ② 메탄균과 원생동물 ③ 박테리아와 조류
④ 유기산균(산생성균)과 메탄균 ⑤ 원생동물과 절지동물

해설 혐기성 소화
① 1단계 : 유기산균은 저급지방산으로 분해한다.
② 2단계 : 메탄균은 CH_4, NH_3, H_2S 등의 가스를 발생한다.

07 **분뇨의 악취(냄새)발생 원인이 되는 가스는 주로 무엇인가?** 중요도 ★

① CH_4과 NH_3 ② CO와 CO_2 ③ NH_3와 H_2S
④ CO_2와 NH_3 ⑤ CH_4과 CO_2

해설 분뇨의 악취발생 원인이 되는 가스 : NH_3와 H_2S

08 **분뇨 처리 시 부식성 가스는?** 중요도 ★

① H_2S ② CO_2 ③ NH_3
④ CH_4 ⑤ 메르캅탄

해설 분뇨를 혐기성으로 처리할 때 발생하는 H_2S(황화수소)는 부식의 원인이 되므로 분뇨처리장에는 반드시 탈황장치를 설치하여야 한다.

09 **분뇨를 혐기성 처리 시 가장 많이 발생하는 가스는?** 중요도 ★

① H_2S ② CO_2 ③ NH_3
④ CH_4 ⑤ 메르캅탄

해설 정상적으로 운영되는 혐기성 소화조의 소화가스 구성 : CH_4 65~70%(70%), CO_2 30%

10 **분뇨처리시설이 아닌 것은?** 중요도 ★

① 부패조법 ② 임호프조 ③ 혐기성소화법
④ 응집침전법 ⑤ 습식산화법

해설 응집침전법 : 하수, 폐수처리에 이용한다.

11 **분뇨를 혐기성 방법으로 처리할 때 장점이 아닌 것은?** 중요도 ★

① 소화가스를 모아서 열원으로 이용한다. ② 호기성 처리방법에 비하여 소화속도가 빠르다.
③ 유지관리비가 적게 든다. ④ 기생충란을 사멸시킨다.
⑤ 수인성 감염병의 전파를 막을 수 있다.

해설 혐기성처리는 호기성 처리방법에 비하여 소화 속도가 느리다.

정답 06. ④ 07. ③ 08. ① 09. ④ 10. ④ 11. ② 12. ③

12 **분뇨의 정화조를 최초로 가동할 때에는 다음 어느 방법을 사용하여야 하는가?**

① 상온에서 분뇨와 물을 동시에 투입한다.
② 분뇨를 우선 투입하고 서서히 물을 가한다.
③ 우선 물을 채운 다음 가온한다.
④ 물과 분뇨를 50%씩 섞어 가온한다.
⑤ 처음으로 분뇨를 투입하고 가온한다.

해설 분뇨의 정화조를 최초로 가동할 때 우선 물을 채운 다음 가온하는 것은 미생물의 발효를 빠르게 하기 위한 것이다.

13 **다음 중 분뇨 정화조의 구조물이 아닌 것은 어느 것인가?**

① 산화조
② 저류조
③ 부패조
④ 소독조
⑤ 예비 여과조

해설 분뇨 정화조의 일반적인 구조 : 부패조 → 예비 여과조 → 산화조 → 소독조

14 **분뇨의 정화조에 대한 설명 중 잘못된 것은?**

① 화학적 응집처리 후 방류한다.
② 부패조는 혐기성 분해가 일어난다.
③ 산화조는 호기성 분해가 일어난다.
④ 수세식 변소시설에 설치한다.
⑤ 소독조는 염소, 표백분 등으로 소독한다.

15 **가정용 정화조에서 주된 분해작용을 하는 곳은?**

① 소독조
② 산화조
③ 부패조
④ 여과조
⑤ 방류조

해설 ① 정화조란 부패탱크의 변형된 형태로서 물을 사용하여 분뇨를 정화 · 방류하는 시설이다.
② 수세식 변소에서 부패가 일어나는 곳은 정화조이다.

16 **분뇨 정화조의 일반적인 구조이다. 처리 순서가 맞게 된 것은?** 중요도 ★

① 소독조 → 부패조 → 예비여과조 → 산화조
② 부패조 → 예비여과조 → 소독조 → 산화조
③ 예비여과조 → 산화조 → 소독조 → 부패조
④ 예비여과조 → 산화조 → 부패조 → 소독조
⑤ 부패조 → 예비여과조 → 산화조 → 소독조

17 **분뇨와 음식물폐기물 등의 유기성 폐기물을 혼합처리하는 데 가장 유용한 처리방법은?** 중요도 ★

① 퇴비화법
② 매립법
③ 소각법
④ 해양투기법
⑤ 사료화법

12. ③ 13. ② 14. ① 15. ③ 16. ⑤ 17. ① 정답

18 **분뇨의 퇴비화에 대한 설명 중 틀린 것은 어느 것인가?**

① 퇴비화에 이용되는 미생물은 친열성 미생물이다.
② 혐기성 퇴비화가 호기성 방식보다 훨씬 속도가 빠르다.
③ 생분뇨는 함수량이 높기 때문에 낙엽을 섞는다.
④ 혐기성 퇴비화가 호기성 방법보다 기간이 오래 걸린다.
⑤ 생분뇨의 C/N비는 작기 때문에 다른 물질과 섞는 것이 유리하다.

해설 ① 혐기성 퇴비화가 호기성 방식보다 훨씬 속도가 느리다.
② 퇴비화의 온도 : 60℃(60～70℃) 전후가 좋다.

19 **분뇨처리시설에 관한 설명 중 틀린 것은** 중요도 ★

① 위생해충이 발생하거나 악취가 발생되지 아니하도록 하여야 한다.
② 처리과정에 필요한 실험실을 갖추어야 한다.
③ 축산폐수 공공처리시설과는 거리를 두어서 오염을 최소화하여야 한다.
④ 주요처리과정 2계열로 하여야 한다.
⑤ 주변의 하수종발처리시설의 처리능력을 고려하여야 한다.

해설 ① 주변의 축산폐수 공공처리시설 처리능력을 고려하여야 한다.
② 분뇨와 축산폐수(가축의 분뇨)는 같은 시설에서 처리할 수 있음

20 **분뇨를 습식산화법에 의해 처리할 때 온도와 압력은?**

① 210℃, 70기압 ② 250℃, 90기압 ③ 260℃, 70기압
④ 210℃, 50기압 ⑤ 210℃, 100기압

해설 습식산화법(wet air oxidation process) : 습식산화법은 Zimpro방식이라고도 하는데, 고온(170～250℃ 또는 200～250℃), 고압(70～80기압)하에서 충분한 산소를 공급하여 소각하는 방법이다.

21 **분뇨나 슬러지에 대한 습식산화방식 처리의 장단점에 관한 기술 중 틀린 것은?**

① 냄새가 없고 고온에서 반응하므로 유출수는 위생적이라 할 수 있다.
② 시설의 규모는 작지만 수명이 짧다.
③ 질소 등 영양소의 제거율이 낮다.
④ 고도의 운전 기술과 복잡한 설비가 필요하다.
⑤ 습식산화법은 냄새가 난다.

해설 습식산화법
① 장점
㉮ 슬러지의 질에 관계없이 잘 처리된다.
㉯ 재(ash)의 양이 소량이다.
㉰ 부지면적이 적게 소요된다.
㉱ 병원균과 기생충이 완전 사멸된다. 즉, 위생적으로 처리된다.
② 단점
㉮ 질소 제거율이 낮다. ㉯ 고도의 기술이 필요하다.
㉰ 냄새가 난다. ㉱ 건설비가 많이 든다.

정답 18. ② 19. ③ 20. ① 21. ①

22 **우리나라 농촌에서 연료문제 또는 분뇨의 위생적 처리면을 고려할 때 가장 좋다고 생각되는 변소형은 어느 것인가?**

① 지상 변소 ② 수세식 변소 ③ 분 · 뇨 분리식 변소
④ 메탄가스 발생식 변소 ⑤ 물통식 변소

23 **분뇨처리장의 위치 선정 시 고려하지 않아도 되는 사항은?**

① 처리장 설비비의 저렴 ② 전기의 사용이 용이할 것 ③ 운반의 효율성
④ 희석수의 확보 가능성 ⑤ 장래의 도시계획

해설 수거식 분뇨처리장 위치 선정 시의 고려 사항 : ② · ③ · ④ · ⑤번 외 여유부지의 확보가 용이한 곳, 도로 등의 이용이 용이할 것

24 **분뇨처리 시 유의사항이 아닌 것은?**

① 불쾌한 냄새가 발생하지 않아야 한다.
② 방서관리가 되어야 한다.
③ 처리방법이 과학적이고 복잡 · 다양해야 한다.
④ 수원이 되는 원수나 지하수, 지표수를 오염시키지 않아야 한다.
⑤ 경제적이고 간편해야 한다.

해설 분뇨처리 : 경제적이고 간편해야 하며 도시미관을 해치지 않을 것

25 **다음 처리방법으로 분뇨를 처리할 때 운전비가 비교적 적게 드는 방법은?**

① 화학적 처리법 ② 활성슬러지법 ③ 호기성 생물학적 처리법
④ Zimpro법 ⑤ 혐기성 생물학적 처리법

26 **다음 하수 · 분뇨처리법 중 그 원리가 맞게 짝지어진 것은?**

㉮ 부패조법 – 생물학적 처리	㉯ 호기성법 – 생물학적 처리
㉰ 혐기성법 – 생물학적 처리	㉱ 응집침전법 – 화학적 처리, 습식산화법 – 물리적 처리

① ㉮, ㉯, ㉰ ② ㉮, ㉰ ③ ㉯, ㉱
④ ㉱ ⑤ ㉮, ㉯, ㉰, ㉱

27 **분뇨를 위생적으로 처리하는 목적이 아닌 것은?** 중요도 ★

① 수인성 감염병 관리 ② 세균성 감염병 관리 ③ 절지동물 관리
④ 소화기계 감염병 관리 ⑤ 기생충 질환관리

22. ④ 23. ① 24. ③ 25. ⑤ 26. ⑤ 27. ③ 정답

28 분뇨의 위생처리 목적이 아닌 것은?

① 지하수 보호 ② 부피 감소 ③ 분뇨의 살균
④ 분뇨의 안정화 ⑤ 하천수 보호

해설 ① 분뇨처리의 목표 : 위생적 안전화(살균), 생화학적 안정화(부피 감소), 처분의 확실화
② 분뇨의 위생적 처리목적 : 소화기계 감염병 관리, 기생충 질병 관리, 세균성 감염병 관리, 하수의 오염 방지

29 분뇨의 소독 및 위생처리로 발생률을 감소시킬 수 있는 질병은? 중요도 ★

① 일본뇌염 ② 재귀열 ③ 장티푸스
④ 말라리아 ⑤ 페스트

해설 장티푸스는 소화기계 감염병이므로 분뇨의 소독 및 위생처리로 발생률을 감소시킬 수 있다.
①번, ④번 : 모기가 전파
②번 : 이가 전파
⑤번 : 쥐벼룩이 전파

30 분뇨와 관계없는 질병은?

① 장티푸스, 파라티푸스
② 세균성이질, 아메바성이질
③ 일본뇌염, 말라리아
④ 장출혈성 대장균 감염증
⑤ 콜레라, A형간염

해설 ①·②·④·⑤번은 소화기계 감염이므로 분뇨와 관계가 있다.

31 분뇨를 혐기성으로 처리할 때의 단점에 해당하지 않는 것은? 중요도 ★

① 냄새가 심하다.
② 호기성에 비해 반응기간이 길다.
③ 상등액의 BOD가 높다.
④ 위생해충이 발생한다.
⑤ 에너지가 많이 든다.

04 하수도 처리시설

01 하수도 처리시설 및 그 처리장 설치를 관장하는 주무부서는?

① 보건복지부 ② 행정안전부 ③ 국토교통부
④ 환경부 ⑤ 고용노동부

정답 28. ① 29. ③ 30. ③ 31. ⑤ 04 01. ④

02 하수의 운반시설 중 분류식의 장점은?

중요도 ★★

① 항상 일정한 유량을 유지할 수 있다.
② 수리가 용이하다.
③ 빗물에 의해 하수관이 자연히 청소된다.
④ 점검이 간단하다.
⑤ 건설비가 적게 든다.

해설 ②·③·④·⑤번은 합류식의 장점이다.
하수 처리방식에는 합류식과 분리식이 있다.
① **합류식** : 합류식이란 **우수와 오수를 합쳐서** 처리하는 방식으로서 평상시 오수만 유입 시 유속이 작아져 관내에 고형물이 퇴적되기 쉽다.
㉮ 장점
㉠ 건설비가 적게 든다.
㉡ 관이 크므로 **보수·점검·청소**를 하기가 **용이하다**.
㉢ 하수관이 우수에 의해 **자연적으로 청소**가 된다.
㉯ 단점
㉠ 강우 시 하수량이 많아져 수처리가 어렵다.
㉡ 강우 시 큰 유량에 대비하여 단면적을 크게 하므로 가뭄이 계속되는 **여름철**에는 **침전물이** 생겨 부패하기 쉽다.
㉢ 폭우에는 범람의 우려가 있다.
② 분류식 : **우수와 오수를 분리**하는 것으로서 항상 **일정한 유량을 유지**할 수 있으며, 장단점은 **합류식**의 반대가 된다.

03 하수도에 맨홀을 설치하는 이유가 아닌 것은?

① 환기 효과
② 청소의 용이
③ 메탄 분해 촉진
④ 관거 내 검사의 편리
⑤ 관거의 접합 편리

04 하수도를 설치할 때 맨홀을 설치하는 이유가 아닌 것은?

① 하수도의 보수·청소의 편리
② 유해가스 환기
③ 통풍의 효과
④ 메탄 분해의 촉진
⑤ 하수관 검사의 편리

해설 ① 하수도 **맨홀**(man hole)을 설치하는 이유 : ①·②·③·⑤번 외 관거의 접합편리 등이 있다.
② 통풍·환기를 하는 이유 : CH_4, H_2S, NH_3 등의 **유독한 가스**를 **환기**시키기 위해서이다.

02. ① 03. ③ 04. ④ 정답

7 생활 · 의료폐기물 위생관리

01 도시 폐기물의 발생량과 가장 관계가 적은 것은? 중요도 ★

① 계절 ② 지형조건
③ 기후 ④ 강우량
⑤ 응접실 형태

해설 지형조건(도시 · 시골), 계절(여름 · 겨울), 기후(더울 때 · 추울 때) 등에 따라 쓰레기 발생량이 다르다.

02 도시 폐기물의 발생량과 가장 관계가 적은 것은? 중요도 ★

① 사회구조 ② 응접실 형태 ③ 지형조건
④ 도시의 크기 ⑤ 공단의 크기

해설 지형조건(도시 · 시골), 계절(여름 · 겨울), 기후(더울 때 · 추울 때) 등에 따라 쓰레기 발생량이 다르다.

03 우리나라의 주택에서 발생되는 폐기물의 주종은 무엇인가?

① 병 ② 연탄재 ③ 주방폐기물
④ 비닐 ⑤ 휴지

해설 폐기물의 특성
① 폐기물배출량은 지리적 위치 및 계절, 수거빈도와 쓰레기통의 크기, 생활수준, 생활양식, 수집형태, 재활용 정도, 주민의식 등에 따라 다르다.
② 폐기물의 질은 계절, 기후, 지역 등에 따라 다르다.
③ 1년 중 쓰레기 배출량이 많은 달은 12월(김장철)이다.
④ 재활용을 제외한 생활폐기물 중 가연성이 80.2%, 불연성이 19.8%임
⑤ 생활 폐기물 발생량 : **주방폐기물(음식물 · 채소가 27.7%)** 등-2015년 통계
⑥ 전체 폐기물 처리방법 : 재활용(85.2%), **매립(8.7%)**, 소각(5.9%)-2015년 통계
⑦ 생활 폐기물 처리방법 : 재활용(59.2%), 소각(25.7%), 매립(15.1%)
⑧ 가정쓰레기 중 **주방 쓰레기가 주종**을 이루며, **연탄재는 감소**하고 있다.

04 폐기물의 성분 중 가연성이 아닌 것은 어느 것인가? 중요도 ★

① 부엌 쓰레기 ② 섬유류
③ 연탄재 ④ 플라스틱류
⑤ 나무

해설 불연성 : 연탄재, 도자기, 유리병 등

정답 7. 생활·의료폐기물위생관리 01. ⑤ 02. ② 03. ③ 04 ③

05 다음 중 지정폐기물이 아닌 것은? 중요도 ★★

① 폐산(pH 2.0 이상)
② 폐알칼리(pH 12.5 이상)
③ 폐유(기름성분이 5% 이상인 것)
④ 오니류(고형물함량이 5% 이상인 것)
⑤ 폐석면

해설 폐산 : pH 2.0 이하

※ 지정폐기물 : 위생관계법령 중 "폐기물관리법", P819 참고

06 다음 중 지정폐기물인 것은? 중요도 ★★★

① 폐산 : pH 2.5 미만
② 폐알칼리 : pH 12.0 이하
③ 폐유 : 기름성분이 1% 이상인 것
④ 오니류 : 고형물함량이 2% 이상인 것
⑤ 폐석면

07 다음 중 지정폐기물이 아닌 것은? 중요도 ★

① 음식물폐기물
② 폐알칼리(pH 12.5 이상)
③ 폐유(기름성분이 5% 이상인 것)
④ 오니류(고형물함량이 5% 이상인 것)
⑤ 폐석면

08 의료폐기물의 종류 중 "위해의료폐기물"이 아닌 것은? 중요도 ★★★

① 조직물류 폐기물
② 병리계 폐기물
③ 손상성 폐기물
④ 생물 · 화학 폐기물
⑤ 격리의료 폐기물

해설 의료폐기물의 종류 [2025년 기준]

① 격리의료폐기물
② 위해의료폐기물
㉮ 조직물류폐기물 : 인체 또는 동물의 조직 · 장기 · 기관 · 신체의 일부, 동물의 사체, 혈액 · 고름 및 혈액생성물(혈청, 혈장, 혈액제제)
㉯ 병리계폐기물 : 시험 · 검사 등에 사용된 배양액, 배양용기, 보관균주, 폐시험관, 슬라이드, 커버글라스, 폐배지, 폐장갑
㉰ 손상성폐기물 : 주사바늘, 봉합바늘, 수술용 칼날, 한방침, 치과용침, 파손된 유리재질의 시험기구
㉱ 생물 · 화학폐기물 : 폐백신, 폐항암제, 폐화학치료제
㉲ 혈액오염폐기물 : 폐혈액백, 혈액투석 시 사용된 폐기물, 그 밖에 혈액이 유출될 정도로 포함되어 있어 특별한 관리가 필요한 폐기물
③ 일반의료폐기물
㉮ 혈액이 함유되어 있는 탈지면, 붕대, 거즈, 일회용 기저귀, 생리대, 일회용 주사기 또는 수액세트
㉯ 혈액이 함유되지 않은 다음의 폐기물. 다만, 「국민건강보험법」 제52조제1항에 따른 건강검진 또는 환경부령으로 정하는 검진에서 발생한 것은 제외한다.
㉠ 체액
㉡ 분비물
㉢ 체액 · 분비물 · 배설물이 함유되어 있는 탈지면, 붕대, 거즈, 일회용 기저귀, 생리대, 일회용 주사기 또는 수액세트

05. ① 06. ⑤ 07. ① 08. ⑤ 정답

09 의료기관에서 배출되는 "위해의료폐기물"이란?

중요도 ★

① 일회용기저귀 ② 생리대 ③ 휴지
④ 의료기관의 주방폐기물 ⑤ 조직물류(인체의 절단된 물체)

10 다음 중 병리계폐기물인 것은?

중요도 ★

① 동물의 조직 · 장기 ② 폐시험관, 슬라이드 ③ 주사바늘
④ 폐백신 ⑤ 붕대

11 손상성폐기물에 속하는 것은?

중요도 ★

① 배양용기 ② 폐시험관 ③ 주사바늘
④ 폐백신 ⑤ 일회용 기저귀

12 다음 "보기"는 어떤 의료폐기물인가?

중요도 ★★

혈액이 함유되어 있는 탈지면, 기저귀, 주사기

① 격리 의료폐기물 ② 일반 의료폐기물 ③ 위해 의료폐기물
④ 혈액 의료폐기물 ⑤ 지정 의료폐기물

13 병원에서 빵을 먹고 그 봉지를 분리수거하였다. 이때 폐기물의 종류는?

중요도 ★

① 생활폐기물 ② 지정폐기물 ③ 사업장폐기물
④ 병원폐기물 ⑤ 도시폐기물

해설 ① "생활폐기물"이란 사업장폐기물 외의 폐기물을 말한다.
② "지정폐기물"이란 사업장폐기물 중 폐유 · 폐산 등 주변 환경을 오염시킬 수 있거나 의료폐기물 등 인체에 위해를 줄 수 있는 해로운 물질로서 대통령령으로 정하는 폐기물을 말한다.
③ "의료폐기물"이란 보건 · 의료기관, 동물병원, 시험 · 검사기관 등에서 배출되는 폐기물 중 인체에 감염 등 위해를 줄 우려가 있는 폐기물과 인체 조직 등 적출물, 실험동물의 사체 등 보건 · 환경보호 상 특별한 관리가 필요하다고 인정되는 폐기물을 말한다.
※ 위생관계법령 중 폐기물관리법 "이론" 참고

14 의료폐기물의 수집 · 운반차량의 차체의 색상과 글자의 색깔은?

중요도 ★

㉮ 차체는 녹색	㉯ 차체는 백색	㉰ 글자의 색깔은 백색	㉱ 글자의 색깔은 녹색

① ㉮, ㉯, ㉰ ② ㉮, ㉰ ③ ㉯, ㉱
④ ㉱ ⑤ ㉮, ㉯, ㉰, ㉱

해설 폐기물관리법 시행규칙 제14조(폐기물 처리 등의 구체적인 기준 · 방법) : 의료폐기물의 수집 · 운반차량의 차체는 백색, 글자의 색깔은 녹색이다.
※ 위생관계법령 중 폐기물관리법 "35번 해설" 참고

정답 09. ⑤ 10. ② 11. ③ 12. ② 13. ① 14. ③

15 의료폐기물 전용용기 사용의 경우 기준 및 방법이 잘못된 것은?

중요도 ★

① 한번 사용한 전용용기는 다시 사용하여서는 아니 된다.
② 봉투형 용기 – 붉은색, 상자형 용기 – 녹색
③ 전용용기는 봉투형 용기 및 상자형 용기로 구분하되, 봉투형 용기의 재질은 합성수지류로 하고, 상자형 용기의 재질은 골판지류 또는 합성수지류로 한다.
④ 봉투형 용기 – 검정색, 상자형 용기 – 노란색
⑤ 의료폐기물은 발생한 때부터 전용용기에 넣어 내용물이 새어 나오지 아니하도록 보관하여야 하며, 의료폐기물의 투입이 끝난 전용용기는 밀폐 포장하여야 한다.

해설 폐기물관리법 시행규칙 제14조 [별표5]

의료폐기물의 종류	도형 색상	
격리의료폐기물	붉은색	
위해의료폐기물 (재활용하는 태반은 제외한다) 및 일반의료폐기물	봉투형 용기	검정색
	상자형 용기	노란색
재활용하는 태반	녹색	

16 의료폐기물 중간처리업자는 인수한 의료폐기물을 며칠 이내에 처리하여야 하는가?

중요도 ★

① 5일 ② 10일 ③ 20일
④ 30일 ⑤ 60일

해설 폐기물관리법 시행규칙 제31조(폐기물처리업자의 폐기물 보관량 및 처리기한) : 폐기물 수집 · 운반업자가 임시 보관장소에 폐기물을 보관하는 경우
의료폐기물 : 냉장 보관할 수 있는 섭씨 4도 이하의 전용보관시설에서 보관하는 경우 5일 이내, 그 밖의 보관시설에서 보관하는 경우에는 2일 이내. 다만, 영 별표 2 제1호의 격리의료폐기물의 경우에는 보관시설과 무관하게 2일 이내로 한다.

17 우리나라 도시의 주택지역에서 일반적으로 행하고 있는 폐기물 수거의 계통도는 다음 중 어느 것에 가까운가?

중요도 ★

① 발생원 → 저장용기 → 적환장 → 수거차(손수레) → 처리장
② 발생원 → 저장용기 → 처리장 → 수거차 → 적환장
③ 발생원 → 저장용기 → 수거차(손수레) → 적환장 → 처리장
④ 발생원 → 적환장 → 수거차 → 저장용기 → 처리장
⑤ 발생원 → 수거차 → 적환장 → 처리장 → 저장용기

해설 폐기물 처리 계통도

발생원 → 쓰레기통 → 손수레(수거차) → 적환장 → 차량 → 최종처리(매립)

(발생원~적환장: 수거비용(60% 이상), 적환장~최종처리: 운반)

15. ② 16. ① 17. ③ 정답

18 폐기물 관리체제에서 비용이 가장 많이 소요되는 것은?

① 수거 ② 운반 ③ 매립
④ 압축 ⑤ 퇴비법

해설 쓰레기 수거에 드는 비용이 전체의 60% 이상이다.
수거노선 설정 시 유의 사항
① 길 양 옆에 폐기물을 동시에 수거한다.
② 반복운행을 피한다.
③ 교통신호를 적게 받는 노선을 선택한다.
④ 출퇴근 시간을 피해 수거한다.
⑤ 고지대에서 저지대로 하향수거 노선을 선택한다.
⑥ U자 회전을 피해 수거한다.
⑦ 출발점을 차고와 가까운 곳으로 한다.

19 폐기물 적환장에서 폐기물을 분쇄 또는 절단하는 이유가 아닌 것은?

중요도 ★

① 용적의 감소 ② 미생물의 분해촉진 ③ 분쇄효율 증가
④ 표면적 증가 ⑤ 혼합의 용이성

해설 ① 적환장 기능 : 옮겨 하적, 분쇄 · 절단 · 압축, 혼합 · 분리
② 적환장을 설치하는 이유
㉮ 발생원과 처리장이 멀 때
㉯ 수거차량이 소형일 때
㉰ 수거형태가 압축식 수거 시스템일 때
㉱ 주거지역의 밀도가 낮을 때
※ 폐기물을 분쇄 또는 절단하는 것은 분쇄효율과는 관계가 없다.

20 적환장의 뜻으로 옳은 것은?

중요도 ★

① 발생원과 처리장이 멀 때 일정한 장소에 폐기물을 모아서 대형차량에 옮겨 하적하는 곳이다.
② 발생원과 처리장이 가까울 때 일정한 장소에 폐기물을 모아 두는 곳이다.
③ 주택가 근처 일정한 장소에 폐기물을 모아 두는 곳이다.
④ 도시상가 일정한 장소에 폐기물을 모아 두는 곳이다.
⑤ 수거차량이 대형일 때 일정한 장소에 폐기물을 모아 두는 곳이다.

21 아파트단지의 1일 폐기물발생량이 300m³이고 밀도는 500kg/m³이다. 적재용량이 5톤인 트럭으로 운반한다면, 하루에 몇 대의 트럭이 필요한가?

중요도 ★

① 20대 ② 29대 ③ 30대
④ 36대 ⑤ 39대

해설 $\text{차량대수} = \dfrac{\text{폐기물 발생량} \times \text{밀도}}{\text{차량의 적재용량(용적)}} = \dfrac{300\text{m}^3 \times 500\text{kg/m}^3}{5\text{ton/대} \times 10^3\text{kg/ton}} = 30\text{대}$

정답 18. ① 19. ③ 20. ① 21. ③

22 폐기물처리시설의 종류 중 최종처리(최종처분)시설인 것은? 중요도 ★

㉮ 차단형 매립시설	㉯ 고형화시설, 소각시설
㉰ 관리형 매립시설	㉱ 고온용융시설, 연료화시설

① ㉮, ㉯, ㉰ ② ㉮, ㉰ ③ ㉯, ㉱
④ ㉱ ⑤ ㉮, ㉯, ㉰, ㉱

해설 폐기물처리시설의 종류
① 중간처리시설 : 최종처리시설을 제외한 모든 처리시설
② 최종처리시설 : 매립시설(차단형 매립시설, 관리형 매립시설)
※ 처리 = 처분

23 폐기물처리시설 중 최종처분시설인 것은? 중요도 ★

① 소각시설 ② 기계적 처분시설 ③ 생물학적 처분시설
④ 화학적 처분시설 ⑤ 매립시설

24 폐기물처리시설 중 중간처리시설이 아닌 것은? 중요도 ★

① 소각시설 ② 기계적 처리시설 ③ 생물학적 처리시설
④ 화학적 처리시설 ⑤ 매립시설

25 폐기물 처리방법이 아닌 것은?

㉮ 위생적 매립법	㉯ 퇴비화법	㉰ 소각법	㉱ 활성슬러지법

① ㉮, ㉯, ㉰ ② ㉮, ㉰ ③ ㉯, ㉱
④ ㉱ ⑤ ㉮, ㉯, ㉰, ㉱

해설 활성슬러지법 : 하수처리법이다.

26 우리나라에서 생활폐기물 처리방법 중 가장 많이 이용되는 것은? 중요도 ★

① 소각 ② 재활용 ③ 매립
④ 동물사료 ⑤ 퇴비화

해설 생활폐기물 처리방법 : 재활용-84.4%, 매립-8.8%, 소각-6.0%

27 주방에서 발생하는 음식물폐기물의 처리방법을 나열한 것이다. 옳은 것은?

㉮ 매립	㉯ 소각	㉰ 퇴비화	㉱ 중화

① ㉮, ㉯, ㉰ ② ㉮, ㉰ ③ ㉯, ㉱
④ ㉱ ⑤ ㉮, ㉯, ㉰, ㉱

해설 음식물폐기물의 처리는 주로 퇴비화시킨다.

22. ② 23. ⑤ 24. ⑤ 25. ④ 26. ② 27. ② 정답

28 **분뇨를 도시폐기물과 혼합하여 퇴비화 처리할 때 유의하지 않아도 될 사항은?** 중요도 ★

① 통기성　② 함수율　③ pH
④ C/N비　⑤ 온도

해설 ① 분뇨의 pH는 7 정도이므로 퇴비화할 때 pH를 고려하지 않아도 된다.
② 도시폐기물과 분뇨의 혼합 퇴비화 조건
㉮ 공기(산소)공급　㉯ C/N(30℃ 내외)　㉰ 최적온도(65~75℃)
㉱ 수분(50~70%)　㉲ pH 6~8

29 **퇴비화의 조건을 조합한 것은?** 중요도 ★

㉮ 공기(산소)공급	㉯ C/N(30 내외)
㉰ 최적온도(65~75℃)	㉱ 수분(50~70%), pH 6~8

① ㉮, ㉯, ㉰　② ㉮, ㉰　③ ㉯, ㉱
④ ㉱　⑤ ㉮, ㉯, ㉰, ㉱

30 **다음 중 호기성미생물에 의해 유기물이 분해되면서 가스와 열이 발생하는 처리방법은?** 중요도 ★

① 열분해　② 소각　③ 퇴비화
④ 압축　⑤ 파쇄

31 **식품 제조공장에서 생긴 폐기물의 이상적인 처리법은 어느 것인가?**

① 매몰법　② 퇴비화법　③ 소각법
④ 해양투기법　⑤ 재사용

해설 식품 제조공장에서 생긴 쓰레기는 유기물 함량이 많으므로 퇴비화시킨다.

32 **폐기물을 퇴비화시킬 때 최적 C/N비는?** 중요도 ★

① 20 : 1　② 30 : 1　③ 40 : 1
④ 50 : 1　⑤ 60 : 1

해설 퇴비화시킬 때 최적 C/N비는 30 내외이다.

33 **폐기물을 퇴비화시킬 경우 질소분이 충분하지 못할 때 이를 보충시켜 주는 것이 필요하다. 다음 중 질소원으로서 적당하다고 생각되는 것은?**

① 하수　② 질소비료　③ 분뇨
④ 폐수　⑤ 하수 슬러지

해설 분뇨에는 질소 성분이 많다.

정답 28. ③　29. ⑤　30. ③　31. ②　32. ②　33. ③　34. ①

34 생활폐기를 퇴비화로 처리하는데 다음과 같은 조건에서 처리하였다. 다음과 같은 조건으로 처리하면 중간에 발효가 멈출 가능성이 있다. 무엇이 문제인가?

조건 : C/N비 10~12	온도 60~65℃	pH 7~8	수분 50~60%

① C/N비 ② 온도 ③ pH
④ 수분 ⑤ 세균

해설 ① 퇴비화 : 퇴비화란 농촌이나 도시주변의 도시에서 호기성 미생물에 의해 4~5개월 발효시켜서 퇴비로 이용하기 위한 것이다.
② 퇴비화의 최적 C/N비는 30 정도가 좋으며, C/N비가 10 정도가 되면 퇴비화가 멈춘다.

35 폐기물처리의 중간처리법 중 폐기물처리의 목적인 안전화 · 안정화 · 감량화를 모두 만족할 수 있는 처리법은?

① 분쇄 ② 압축 ③ 미생물 퇴비화
④ 시멘트 고형화 ⑤ 소각

36 소각처리를 할 때 환경위생상 가장 큰 문제점이 되는 것은? 중요도 ★

① 화재 발생 ② 대기오염 ③ 악취 발생
④ 쥐의 서식 ⑤ 먼지 비산

37 폐기물 소각처리에서 주의해야 할 내용이라 할 수 있는 것은 어느 것인가?

① 화재발생 주의 ② 인력감소 ③ 대기오염 방지
④ 자연환경 파괴 ⑤ 수질오염 방지

38 폐기물 소각법의 장점이 아닌 것은? 중요도 ★★

① 남은 열의 회수가 가능하다. ② 시의 중심부에 설치가 가능하다.
③ 기후 영향을 거의 받지 않는다. ④ 건설비가 비싸다.
⑤ 매립에 비해 넓은 토지를 필요로 하지 않는다.

해설 ④번은 폐기물 소각법의 단점에 해당한다.

39 폐기물처리 중 부피 감소에 가장 좋은 방법은? 중요도 ★

① 매립 ② 소화 ③ 중화
④ 소각 ⑤ 퇴비화

40 폐기물 소각시 발생하지 않는 것은? 중요도 ★

① 다이옥신 ② SO_2 ③ CO_2
④ NO ⑤ THM

35. ⑤ 36. ② 37. ③ 38. ④ 39. ④ 40. ⑤ 정답

41 **폐기물 소각시 발생하는 대기오염물질 중 가장 유해한 물질은 어느 것인가?** 중요도 ★

① PAN　② Dioxin　③ PAH
④ Phosgen　⑤ O_3

해설 다이옥신 : 환경호르몬(내분비 장애물질)이다.

42 **폐기물 소각 시 발생하는 대기오염물질 중 환경호르몬인 것은?** 중요도 ★

① 다이옥신　② PAN　③ THM
④ Phosgen　⑤ O_3

43 **폐기물 처리방법 중 가장 이상적인 방법은?**

① 야외 투기법과 살수여상법　② 동물 사료화법과 활성오니법
③ 소각로 소각법과 위생적 매립법　④ 퇴비화법과 침전법
⑤ 매립법

44 **의료폐기물(조직물류 폐기물)의 처리방법으로 가장 적절한 방법은?** 중요도 ★★★

① 매몰 처분　② 가축 사료 이용
③ 퇴비화　④ 해양 투기
⑤ 소각

45 **식품제조공장에서 생긴 폐기물과 유기성 가로수쓰레기의 이상적인 처리법은?** 중요도 ★

① 매몰법　② 해양투기법　③ 소각법
④ 퇴비화법　⑤ 재사용

해설 식품제조공장에서 생긴 쓰레기와 유기성 가로수쓰레기는 유기물 함량이 많으므로 퇴비화시킨다.

46 **폐기물 처리방법 중에서 건설비가 적게 들어 좋으나 인구가 많은 곳에서는 사용하기 어려운 방법은?**

① 소각법　② 매립법　③ 재활용
④ 동물사료화법　⑤ 퇴비화법

해설 ① 소각법 : 건설비가 많이 들고, 도시에 하는 것, 소각로 선정에 어려움이 있다.
② 매립법 : 매립장소는 인가에서 멀어야 하고 수질오염이 없는 곳에 설치한다.
③ 퇴비화법 : 농촌이나 도시주변의 도시에서 4~5개월 발효시켜서 퇴비로 이용한다.

47 **폐기물처리 중 지면을 가장 많이 차지하는 것은?** 중요도 ★

① 소각법　② 매립법　③ 퇴비화법
④ 해양투기법　⑤ 사료화법

해설 매립방법의 가장 큰 단점은 많은 토지를 필요로 한다.

정답 41. ②　42. ①　43. ③　44. ⑤　45. ④　46. ②　47. ②

48 폐기물처리 방법 중 점점 비율이 감소하는 것은? 중요도 ★★

① 매립 ② 소각 ③ 퇴비화
④ 사료화 ⑤ 재활용

49 위생적 매립에서 복토재료를 가장 쉽게 얻을 수 있는 방법은?

① 라군식 매립 ② 경사식 매립 ③ 도랑식 매립
④ 지역식 매립 ⑤ 제방식 매립

해설 ① 위생적인 매립에는 도랑식, 경사식, 지역식이 있다.
㉮ 경사식 : 경사식 매립 시 표면은 30° 경사가 좋다.
㉯ 도랑식
㉠ 도랑을 2.5~7m정도 파고 폐기물을 묻은 후 다시 흙을 덮는 방식이다.
㉡ 복토할 흙을 다른 장소로부터 가지고 오지 않아도 된다.
㉰ 지역식(저지대 매립법) : 지역식은 다른 장소로부터 복토할 흙을 가지고 와야 한다.
② 폐기물 매립 시 복토
㉮ 폐기물 매립 시 복토를 하는 이유
㉠ 미관상(종이 등이 바람에 날리는 것 방지)
㉡ 위생해충의 발생방지
㉢ 침출수의 유출방지 등
㉯ 복토의 두께
㉠ 일일복토 : 하루의 작업이 끝난 후 복토를 하는 것으로서 15cm로 한다.
㉡ 중간복토 : 1주일(7일) 이상 작업이 중단되는 경우 복토를 하는 것으로서 30cm로 한다.
㉢ 최종복토 : 매립이 끝난 후 복토를 하는 것으로서 식생대층의 최종복토 두께는 60cm로 한다.
※ 복토란 흙을 덮는 것을 말한다.

50 폐기물을 위생적으로 매립시 복토용 흙을 쉽게 얻을 수 있는 방법은? 중요도 ★

① 도랑식 ② 경사식 ③ 지역식
④ 차단식 ⑤ 관리식

51 위생적 매립방법인 것은? 중요도 ★

① 소각법 ② 생물학적 매립 ③ 소화법
④ 활성오니법 ⑤ 도랑식 또는 경사식 매립

52 폐기물을 위생적으로 매립할 때 쓰이는 가장 적당한 복토재료는?

① 자갈 ② 황토 ③ 온도
④ 실트(silt) ⑤ 모래

해설 ① 폐기물을 위생적으로 매립시 복토재료로 실트가 쓰인다.
② 실트(silt) : 모래보다 잘고 진흙보다 거친 침적토(흙)

48. ① 49. ③ 50. ① 51. ⑤ 52. ④ 정답

53 폐기물을 위생적으로 매립할 때 쓰이는 가장 적당한 복토재료는? 중요도 ★

① 자갈　② 황토　③ 온도
④ 점토　⑤ 모래

해설 최종 복토층 중 차단층 : **점토** · 점토광물 · 혼합토 등으로 두께 45센티미터 이상되도록 한다.

54 쓰레기를 위생적으로 매립시 복토용 흙이 갖추어야 할 사항이 아닌 것은? 중요도 ★★

① 동물 사체의 침출수 방지　② 종이, 먼지의 비산방지　③ 파리의 접근방지
④ 물의 침투방지　⑤ 압축성이 클 것

55 도시 폐기물을 매립시 매립지와 관계없는 사항은?

① 해충, 쥐 등의 번식 방지　② 지하수 오염방지　③ 대기오염
④ 악취 제거 장치　⑤ 파리 번식

해설 매립과 대기오염과는 관계가 없다.

56 폐기물 매립지에서 발생하는 기체와 관계가 먼 것은?

① SO_2　② CH_4　③ NH_3
④ CO_2　⑤ H_2S

해설 SO_2는 산화(연소)시 발생한다.

57 쓰레기의 위생 매립장 건설 시 중점적으로 검토해야 할 사항은?

㉮ 차수설비	㉯ 복토재료 및 방법	㉰ 가스배출시설	㉱ 침출수 처리시설

① ㉮, ㉯, ㉰　② ㉮, ㉰　③ ㉯, ㉱
④ ㉱　⑤ ㉮, ㉯, ㉰, ㉱

해설 ① 폐기물 매립 시 복토를 하는 이유 : 미관상(종이 등의 날림을 방지), 위생해충방지, 침출수 유출방지 등
② 매립시설에서 갖추어야 할 사항 : 차수설비, 침출수처리시설, 가스 소각 · 발전 · 연료화처리시설, 가스배출시설, 복토재료 등

58 위생적 매립방법을 할 때 가장 큰 단점은? 중요도 ★

① 토지 요구량이 크다.　② 파리나 쥐가 서식한다.
③ 인건비가 많이 든다.　④ 종이, 먼지의 비산이 많다.
⑤ 폐기물의 분류가 선행되어야 한다.

해설 위생적 매립방법의 가장 큰 단점은 **많은 토지를 필요**로 한다.

정답 53. ④ 54. ⑤ 55. ③ 56. ① 57. ⑤ 58. ①

59 **폐기물 매립지 위에 집을 건축하려면 몇 년 후가 좋은가?** 중요도 ★★★

① 25년 ② 10년 ③ 30년
④ 40년 ⑤ 50년

해설 폐기물관리법 : 폐기물 매립 후 30년이 지난 후 주택지로 이용한다. [2011년 법 개정]

60 **산업폐기물 처리장이나 원자력발전소 같은 유해시설은 "우리 지역 어디에든 아무것도 짓지 말라"는 지역 이기주의적 현상은?**

① 님비 현상 ② 지역 이기주의 현상
③ 바나나 현상 ④ 도시화 현상
⑤ 환경적 현상

해설 ① 님비 현상 : 유해시설은 "우리 지역 어디에든 아무것도 짓지 말라"는 지역 이기주의적 현상
② 바나나 현상 : 유해시설은 "어디에든 아무것도 짓지 말라"는 지역 이기주의적 현상
③ 핌피 현상 : 유익한 것은 우리지역에 유치하려는 지역 이기주의적 현상

61 **2020년 이후 선진 · 개도국 모두 온실가스 감축에 동참하는 신기후체제 근간을 마련하여 기존 교토의정서를 대체하는 협정을 체결한 기후변화협약 당사국 총회는?**

① 제19차 당사국 총회(폴란드 바르샤바)
② 제20차 당사국 총회(페루 리마)
③ 제21차 당사국 총회(프랑스 파리)
④ 제22차 당사국 총회(모로코 마라케시)
⑤ 제23차 당사국 총회(케나다 오타와)

해설 파리협정
① 2015년 12월 12일 프랑스 파리에서 열린 제21차 유엔기후변화협(195개국 협약)
② 2021년 이후부터 적용하는 새로운 기후협약
③ 각국이 5년마다 자율적으로 목표정해 제출, 국제법상의 구속력은 없음

62 **국제협약 내용이 맞게 된 것은?**

㉮ 유엔기후협약, 교토의정서, 덴마크의 코펜하겐 협정, 파리협정－온실가스 배출 감축
㉯ 비엔나 협약, 몬트리올 의정서－오존층보호
㉰ 바젤협약－유해폐기물의 국가 간 이동 및 처분 규제
㉱ 람사협약－습지대보호에 관한 협약

① ㉮, ㉯, ㉰ ② ㉮, ㉰ ③ ㉯, ㉱
④ ㉱ ⑤ ㉮, ㉯, ㉰, ㉱

59. ③ 60. ① 61. ③ 62. ⑤ 정답

참고

환경과 관련된 국제협약

① 1971년 람사협약(RAMSAR) : 물새 서식지로서 특히 국제적으로 중요한 습지에 관한 협약이다.
② 1972년 스톡홀름 선언 : 스웨덴 스톡홀름에서 열렸던 국제연합인간환경회의의 인간환경 선언을 재확인하면서 리우회의 마지막날에 채택되었다.
③ 1985년 비엔나 협약 : 오존층보호 국제협약
④ 1987년 몬트리올 의정서 : 오존층보호 관련 의정서
⑤ 1989년 바젤협약 : 유해폐기물의 국가간 이동 및 처분 규제에 관한 바젤협약
⑥ 1992년 유엔기후협약 : 기후협약은 온실기체의 국제적 기준을 설정하지 않고 각 국가의 개별적인 환경정책에 임의적으로 위임하고 있다.
2000년까지 이산화탄소 및 기타 온실기체의 인위적 배출을 1990년 수준으로 되돌리는 본 목표를 하고 있으며 온실기체 배출의 제한조치를 각 국가에 위임함으로써, 온실기체의 규제기준이 각 국가에 따라서 다르게 되며, 이를 위반하는 경우 구체적인 조치가 없어서 규제의 정도가 훨씬 취약하였다.
⑦ 1997년 교토의정서 : 1997년 12월에 일본 교토에서 개최된 제3차 당사국총회에서는 2000년 이후 선진국의 온실가스 감축 목표를 주요 내용으로 하는 교토의정서를 채택하였다.
㉮ 채택배경 : 기후협약에서 온실효과기체 배출의 자발적 제한에 중점을 두게 되었으며, 협약내용을 보완하고 구체적 감축의무와 감축일정을 포함하고 있는 의정서를 채택할 수 있도록 규정하고 있다. 이러한 배경에서 기후협약이 채택된 때부터 5년 후인 1997년에 교토의정서가 채택되었다.
㉯ 주요내용 : 5년 단위의 공약기간을 정해 2008~2012년까지 36개국 선진국 배출량을 1990년 대비 5.2%까지 감축할 것을 규정하고 있다(선진국 : EU, 미국(2001년 교토의정서 탈퇴), 일본, 캐나다 등). 그 밖의 국가들(우리나라 등) 중 의무감축 대상국은 2013~2017년까지 온실가스의 배출을 감축하도록 되어 있다.
⑧ 파리협정

63 1997년에 체결된 선진국의 온실가스 감축 목표를 주요 내용으로 하는 환경과 관련된 조약은?
중요도 ★

① 리우선언 ② 스톡홀롬 선언 ③ 바젤협약
④ 몬트리올 의정서 ⑤ 교토의정서

해설 1997년 교토의정서 : 2000년 이후 선진국의 온실가스 감축 목표를 주요내용으로 한 것이다.

64 국제적 환경회의 결과 유해폐기물의 국가 간 이동을 제한하는 내용을 포함하고 있는 것은? 중요도 ★

① 바젤협약 ② 제네바 조약 ③ CITES
④ 몬트리올 의정서 ⑤ 런던협약

65 오존층보호와 관련된 국제 협약은?
중요도 ★

㉮ 몬트리올 의정서	㉯ 바젤협약	㉰ 비엔나협약	㉱ 교토의정서

① ㉮, ㉯, ㉰ ② ㉮, ㉰ ③ ㉯, ㉱
④ ㉱ ⑤ ㉮, ㉯, ㉰, ㉱

정답 63. ⑤ 64. ① 65. ②

66 **우리나라 정부에서 정한 환경행정 지향 목표는?** 중요도 ★

① 환경보존 ② 환경영향 ③ 토지개발
④ 산업개발 ⑤ 환경평가

67 **골프장 건설시 문제점은?**

① 골프장 주변의 농약으로 인한 수질오염 ② 골프장 주변의 교통정체
③ 골프장 주변의 인가 조성의 문제 ④ 골프장 주변의 대기오염
⑤ 골프장 주변의 소음문제

68 **지방자치단체에서 생활폐기물의 처리 수수료를 정할 수 있는 자는?** 중요도 ★

① 보건소장
② 시장
③ 환경부장관
④ 도지사
⑤ 특별자치시장, 특별자치도지사, 시장 · 군수 · 구청장

해설 제14조(생활폐기물의 처리 등) 특별자치시장, 특별자치도지사, 시장 · 군수 · 구청장은 생활폐기물을 처리할 때에는 배출되는 생활폐기물의 종류, 양 등에 따라 수수료를 징수할 수 있다.

69 **산업의 생산물이나 부산물로 만들어지는 유해폐기물들이 부적절하게 관리됨으로써 환경과 인체건강에 미치는 피해사례가 늘어나고 있다. 유해성 폐기물에 의한 건강 피해를 최소화하기 위하여 미국 환경보호청은 "3Rs, 소각, 철저한 위생매립"을 최선의 폐기물 관리방법으로 제안하였다. 다음 중 3Rs에 해당하지 않는 것은?** 중요도 ★

① 감소 또는 축소 ② 재사용 ③ 재활용
④ 감소, 재사용, 재활용 ⑤ 생산

해설 ① 3Rs
㉮ Reduction : 감소, 축소
㉯ Reuse : 재사용
㉰ Recycling : 재활용
② 친환경적 "4R" 운동 수칙
㉮ Reduce : 쓰레기를 줄이자(쓰레기를 줄이고)
㉯ Reuse : 버리지 말고 반복사용하자(쓸 수 있는 건 재사용하고)
㉰ Recycle : 재활용을 활용한다(쓸 수 없는 건 재활용하고)
㉱ Refuse : 불필요한 물건은 사지 말자(불필요한 건 거절하고)

66. ① 67. ① 68. ⑤ 69. ⑤ 정답

8 산업보건 및 기타

01 산업보건

01 WHO와 ILO의 산업보건 정의는?

중요도 ★

① 모든 산업장의 직업인들이 육체적 · 정신적 안녕을 최고도로 유지 증진하는 것이다.
② 모든 산업장의 직업인들이 육체적 · 사회적 안녕을 최고도로 유지 증진하는 것이다.
③ 모든 산업장의 직업인들이 육체적 · 정신적 · 사회적 안녕을 최고도로 유지 증진하는 것이다.
④ 모든 산업장의 직업인들이 건강하도록 하는 것이다.
⑤ 모든 산업장의 직업인들이 질병이 없도록 하는 것이다.

해설 산업보건 정의
① 세계보건기구(WHO)의 정의 : 육체적 · 정신적 측면에서 뿐만 아니라 사회복지차원에서의 건강에 대한 중요성을 강조하였다.
② 국제노동기구(ILO)의 정의 : 모든 직업에서 일하는 근로자들의 육체적 · 정신적 · 사회적 안녕을 최고도로 유지 증진시키며, 작업조건으로 인한 질병을 예방하고, 건강에 유해한 취업을 방지하여 근로자를 생리적으로나 심리적으로 적합한 작업환경에 일하도록 하는 것이다.
③ WHO와 ILO의 정의 : 모든 산업장의 직업인들이 육체적 · 정신적 · 사회적 안녕을 최고도로 유지 증진하는 것이다.

02 한국에서 산업안전보건법이 제정 · 공포된 연도는 언제인가?

① 1953년　② 1963년　③ 1977년
④ 1981년　⑤ 1990년

해설 ① 1953년 : 노동법 제정 · 공포
② 1963년 : 산업재해보상보험법 제정 · 공포
③ 1977년 : 1월 의료보호 시작, 7월 의료보험 시작
④ 1981년 : 산업안전보건법 제정 · 공포

03 우리나라 산업위생과 산업보건행정을 관장하는 행정부처는 어느 곳인가?

중요도 ★

① 행정안전부　② 환경부　③ 보건복지부
④ 교육부　⑤ 고용노동부

해설 산업위생과 산업보건을 담당하는 부서 : 고용노동부

04 직업병에 관한 저서를 출간했으며 산업보건의 기초를 확립한 사람은?

중요도 ★

① Shattuck　② Jenner　③ Chadwick
④ Ramazzini　⑤ Graunt

해설 Ramazzini(라마찌니, 1633~1714) : 직업병에 관한 저서를 출간했다.

정답 8. 산업보건 및 기타 01 산업보건 01. ③ 02. ④ 03. ⑤ 04. ④

05 직업병 중 "음낭암"과 관계있는 사람은?

중요도 ★

① 라마찌니 ② 포트 ③ 존스노
④ 페텐코퍼 ⑤ 파스테르

해설 최초의 직업병(암) 발생 : 1775년(영국), Pericivall Pott가 어린이 굴뚝 청소부에게서 음낭암을 발견했다.

06 연소근로자의 장애가 아닌 것은?

① 성년에 비해 공업중독이나 산업질환에 대한 감수성이 크다.
② 지적활동과 발달이 늦어진다.
③ 신체기능이 지연되고 기형이 된다.
④ 기본체력이 강하므로 화학물질에 대한 이환율이 적다.
⑤ 인격발달에 장애를 준다.

해설 ① 기본체력이 약하므로 화학물질에 대한 이환율이 크다.
② 15세 미만 자 : 근로에 고용할 수 없다(15세 이상 근로에 고용할 수 있음).
③ 보호연령 : 15~18세

07 여성 노동자에게 고려할 점이 아닌 것은?

① 유해물질의 작업장에 배치하지 않는다. ② 작업장 에너지대사는 5.0이어야 한다.
③ 출산자는 산후휴가를 주어야 한다. ④ 여성의 생리현상을 고려하여야 한다.
⑤ 작업장 에너지대사는 2.0 이하로 한다.

해설 여성 노동자 : 주 작업의 근로강도는 작업대사량(RMR) 2.0 이하로 한다.

08 다음 사항 중 산업재해 지표와 무관한 사항은?

중요도 ★

① 건수율 ② 강도율 ③ 발병률
④ 도수율 ⑤ 중독률

해설 산업재해지수
① 건수율 : 산업재해 발생상황을 총괄적으로 파악할 수 있는 지표이다.

$$\text{건수율} = \frac{\text{재해건수}}{\text{평균 실근로자 수}} \times 10^3$$

② 도수율 : 재해발생 상황을 파악하기 위한 표준적 지표이다.

$$\text{도수율} = \frac{\text{재해건수}}{\text{연근로시간 수}} \times 10^6 = \frac{\text{재해건수}}{\text{연근로일 수}} \times 10^3$$

③ 강도율 : 재해의 상해지수

$$\text{강도율} = \frac{\text{손실작업일 수(근로손실일 수)}}{\text{연근로시간 수}} \times 10^3$$

④ 중독률 $= \dfrac{\text{손실근로일 수(손실작업일수)}}{\text{재해건수}} \times 10^3$

⑤ 재해일수율 $= \dfrac{\text{연재해일 수}}{\text{연근로시간 수}} \times 100$

※ 손실작업일수 (손실 근로일수 = 손실노동일수 = 근로손실일수)

05. ② 06. ④ 07. ② 08. ③ 정답

09 실질적인 재해 정도를 가장 잘 나타내는 재해지표는 어느 것인가?

① 중독률　② 강도율　③ 결근중독률
④ 도수율　⑤ 중독률

해설 도수율 : 재해발생 상황을 파악하기 위한 표준적 지표이다.

10 건수율의 분모가 되는 것은?

① 재해건수　② 총 종업원 수　③ 연간 총 근로일 수
④ 연평균 근로시간　⑤ 재해자수

해설 건수율 $= \frac{\text{재해건수}}{\text{평균 실근로자 수}} \times 10^3 = \frac{\text{재해건수}}{\text{평균 종업원 수}} \times 10^3$

11 강도율을 구하는 공식은?

중요도 ★★

① $\frac{\text{재해건수}}{\text{평균 실근로자 수}} \times 10^3$　② $\frac{\text{손실 작업일 수}}{\text{연 근로시간 수}} \times 10^3$　③ $\frac{\text{재해건수}}{\text{연 근로시간 수}} \times 10^6$
④ $\frac{\text{재해건수}}{\text{연 근로일 수}} \times 10^3$　⑤ $\frac{\text{손실근로일 수}}{\text{재해건수}} \times 10^3$

12 사고건수 당 손실노동일수로 재해분석을 하는 방법은?

① 강도율　② 건수율　③ 도수율
④ 중독률　⑤ 발병률

13 Heinrich가 주장한 산업장 내의 현성재해와 불현성, 잠재성재해의 비를 옳게 표시한 것은?

① 1 : 10 : 15　② 1 : 29 : 300　③ 1 : 5 : 10
④ 1 : 10 : 30　⑤ 1 : 30 : 600

해설 ① 산업재해의 대책 : 하인리히(Heinrich)의 산업재해 대책
② 현성재해 (1) : 불현성재해 (29) : 잠재성재해 (300)
즉, "현성재해는 1/330에 불과하다." 따라서 불현성재해와 잠재성재해에도 관심을 기울여야만 산업재해의 근본적 해결에 접근할 수 있다.

14 산업위생관리자의 직무 중 가장 중요하게 취급되어야 할 것은?

중요도 ★★

① 복지증진 – 노동시간 단축　② 노동조합 – 환경개선
③ 총괄관리 – 위생교육　④ 작업환경관리 – 작업관리
⑤ 노동시간 단축 – 휴식

해설 작업환경관리, 작업관리, 건강관리를 하기 위해서 총괄관리나 위생교육을 실시하여야 한다.

정답 09. ④　10. ②　11. ②　12. ④　13. ②　14. ③

15 다음 내용 중에서 보건관리자의 임무수행이 아닌 것은?

① 보호구 및 구급용품의 점검 · 정비
② 보건교육의 실시
③ 근로자의 적재적소 배치
④ 보건일지 기록
⑤ 이상자의 조기발견 · 조기치료

해설 보건관리자는 치료를 하지 않는다.

16 위생 보호구를 선택할 때의 주의사항으로 잘못된 사항은 어느 것인가? 중요도 ★

① 손질이 쉽고 사용자가 사용하기 편한 것
② 사용목적에 적합한 것
③ 품질이 양호한 것
④ 규격과 성능이 검정된 제품
⑤ 포집효율이 높고 흡 · 배기저항이 높은 것

해설 포집효율이 높고 흡 · 배기저항이 낮은 것

17 작업자 중심의 산업합리화에 있어 작업자에 대한 검사를 해야 하는데 다음 중에서 꼭 필요하다고 볼 수 없는 것은?

① 정신적 적성검사
② 신체계측
③ 신체기능검사
④ 체능검사
⑤ 건강진단

해설 ① 정신적 적성검사 : 지능, 성격, 직업성적 등 검사
② 신체계측 : 신장, 체중, 흉위, 좌고 등 검사
③ 신체기능검사 : 심폐기능, 시력, 색맹, 청력 등 검사
④ 체능검사 : 달리기, 턱걸이, 넓이뛰기 등
⑤ 건강진단 : 결핵, 고혈압, 간질 등 검사

18 산업장 근로자를 위한 산업재해보상보험법상 재해보상은 몇 등급으로 되어 있는가?

① 1등급
② 14등급
③ 15등급
④ 18등급
⑤ 20등급

해설 산업재해보상보호법 재해보상 : 1등급(1,474일)~14등급(55일)

19 근로자의 육체적 근로강도를 표시하는 데 사용되는 지표는? 중요도 ★

① 에너지 대사율
② 근로 대사량
③ 기초 대사량
④ 작업 시 에너지 소비량
⑤ 작업 시간

해설 근로강도 표시 : 에너지 대사율(RMR ; Relative Metabolic Rate)

20 육체적 작업강도의 지표로서 에너지 대사율(RMR)을 계산할 때 요구되는 요소는?

① 작업 시 소비에너지와 같은 시간 안정시의 소비에너지
② 작업대사량과 기초대사량
③ 기초대사량과 작업 시 소비에너지
④ 안정시 소비에너지와 작업대사량
⑤ 안정시 에너지

15. ⑤ 16. ⑤ 17. ④ 18. ② 19. ① 20. ② 정답

해설 작업 에너지대사율(RMR ; Relative Metabolic Rate)

$$RMR = \frac{\text{작업 시 Energy} - \text{안정시 Energy}}{\text{기초대사량(BMR)}} = \frac{\text{작업대사량}}{BMR}$$

21 강노동의 RMR(Relative Metabolic Rate ; 에너지대사율)은?

① 1 이하　② 1~2　③ 2~4
④ 4~7　⑤ 7 이상

해설 노동 분류 : 작업강도별 에너지대사율(RMR) 또는 육체적 작업강도의 지표
① 1 이하 : 경노동　1~2 : 중등노동
② 2~4 : 강노동　4~7 : 중노동　7 이상 : 격노동

22 중노동의 RMR(Relative Metabolic Rate ; 에너지 대사율)은?

① 1 이하　② 1~2　③ 2~4
④ 4~7　⑤ 7 이상

23 직업병 발생 영향인자는?

① 시간, 농도, 침입경로　② 시간, 농도, 장소
③ 농도, 침입경로, 장소　④ 시간, 침입경로, 장소
⑤ 시간, 농도, 침입경로, 장소

24 다음 중 노동강도가 높은 중노동의 경우 섭취해야 할 영양소는?

① 지방과 비타민 D　② 탄수화물과 비타민 B_1
③ 탄수화물과 비타민 A　④ 단백질과 비타민 E
⑤ 무기질과 비타민 C

해설 ① 근로 종류에 따른 영양공급
㉮ 중노동자 : 탄수화물, 단백질, 비타민 B_1
㉯ 고온작업 : 식염, 비타민 A · B_1 · C 등
㉰ 저온작업 : 지방질, 비타민 A · B_1 · C · D 등
② 작업성 중독에 따른 영양공급
※ 일산화탄소 중독 : 비타민 B_1

25 작업자의 불량환경요인에서 중요한 요인이 아닌 것은?

① 정신력 부족, 명령 불이행　② 이상고온, 이상저온
③ 이상기압, 방사선 장애　④ 소음, 공기오탁
⑤ 불량조명, 유해가스

정답 21. ③　22. ④　23. ①　24. ②　25. ①

26 직업병을 유발시킬 수 있는 중요한 작업조건이 아닌 것은?

① 작업의 과중　② 체질조건과 숙련도　③ 작업자의 사회생활
④ 작업자의 운동상태　⑤ 작업장의 불량한 환경

27 열중증에 해당하는 것은? 중요도 ★

㉮ 열허탈	㉯ 열경련	㉰ 열사병	㉱ 열쇠약

① ㉮, ㉯, ㉰　② ㉮, ㉰　③ ㉯, ㉱
④ ㉱　⑤ ㉮, ㉯, ㉰, ㉱

해설 열중증 : 고온 · 고습의 환경에서 작업을 할 때 발생한다.
① 급성열중증
㉮ 열경련 : 탈수로 인한 수분부족과 NaCl의 감소가 원인
㉯ 열허탈증(열피로=열탈진=열실사) : 원인－순환기 이상, 혈관신경 부조화
㉰ 열사병(일사병=울열증) : 원인－체온의 부조화, 뇌의 온도상승, 중추신경장애
② 만성열중증 : 열쇠약증－고온작업 시 비타민 B_1의 결핍

28 열경련(Heat Cramps)의 주요원인은? 중요도 ★

① 중추신경 마비　② 탈수로 인한 수분부족과 염분배출량이 많을 때
③ 순환기계 이상　④ 뇌온도 상승
⑤ 의식상실

29 열중증 현상에서 식염을 투여함으로써 증상이 급속히 회복되는 것은? 중요도 ★

① 열피로　② 열허탈증　③ 열경련
④ 열사병　⑤ 열쇠약

30 체온조절의 부조화로 올 수 있는 열중증은? 중요도 ★

① 열피로　② 열허탈증　③ 열경련
④ 열사병　⑤ 더위

해설 열사병(일사병)의 원인 : 체온의 부조화, 뇌의 온도상승, 중추신경장애

31 열사병(일사병)의 원인은? 중요도 ★

① 체온조절의 부조화　② 비타민 B_1의 결핍　③ 순환기계 이상
④ 탈수　⑤ 수분부족

26. ③　27. ⑤　28. ②　29. ③　30. ④　31. ① 정답

32 **이상기온으로 인해 뇌의 온도가 상승하는 현상을 유발하는 것은?** 중요도 ★

① 열피로 ② 열허탈증 ③ 열경련
④ 열사병 ⑤ 열쇠약

33 **이상 고온에서 작업할 때 치사율이 가장 높은 질환은?** 중요도 ★

① 열경련 ② 일사병 ③ 열쇠약
④ 열허탈 ⑤ 열피로

34 **다음 중 고열 작업장에서의 만성적인 증상은?** 중요도 ★

① 열경련 ② 열사병 ③ 열쇠약
④ 열허탈 ⑤ 잠함병

35 **만성 열중증으로 비타민 B_1 부족으로 발생하며, 비타민 B_1을 정기적으로 투여하여야 하는 질병은?** 중요도 ★

① 열경련 ② 열사병 ③ 열쇠약
④ 열허탈 ⑤ 잠함병

36 **다음 중 고온 환경에서 나타나는 증상이 아닌 것은?** 중요도 ★

① 탈수 ② 뇌의 온도상승 ③ 중추신경장애
④ 순환기 이상 ⑤ 체온의 저하

37 **다음 중 유기용제에 의한 주 증상으로 옳은 것은?** 중요도 ★

① 신경장해 ② 골다공증 ③ 규폐증
④ 농부폐증 ⑤ 비중격천공증

38 **비만증이 있는 근로자에게 가장 부적당한 작업은 어느 것인가?**

① 고열작업 ② 통신공업 ③ 기계공업
④ 화학공업 ⑤ 정신적인 긴장작업

해설 고온에 폭로되면 순환기에 이상이 생긴다.

39 **추울 때 발생하는 질병은?** 중요도 ★

① 참호족 ② 참호열 ③ 열쇠약
④ 일사병 ⑤ 잠함병

해설 ① **참호족**(Trench foot) 또는 침수족(immersion foot) : 얼지 않는 찬물이라도 그 안에 사지를 오래 계속 노출시키면 혈관수축이 일어나고 근육과 신경에도 손상을 준다.
② **참호열** : "이"가 전파하는 질병이다.

정답 32. ④ 33. ② 34. ③ 35. ③ 36. ⑤ 37. ① 38. ① 39. ①

40 다음 중 Hypoxia로 발생되는 질병의 원인물질은 어느 것인가?

① N_2 ② H_2 ③ O_2
④ He ⑤ CH_4

해설 Hypoxia=저산소증

41 잠함병(잠수병)을 일으키는 원인물질은 어느 것인가? 중요도 ★★★

① 산소 기포 ② 수소 기포 ③ 탄소 기포
④ 일산화탄소 기포 ⑤ 질소 기포

해설 ① 잠함병(감압증) : 잠함병은 이상고압(고압) 환경으로부터 정상적인 기압상태로 급격히 복귀할 때 발생하는 병이다. 즉, 고압상태에서 질소가 혈액이나 지방조직에 용해되었다가 급격히 감압되면서 질소가 기포를 형성하여 발생되는 병이다.
② 잠함병 발생작업 : 잠수 및 잠함작업 등의 해저작업, 탄광작업 등

42 고압 환경에서 작업할 때 생길 수 있는 질환은?

① 잠수병 ② 항공병 ③ 중이염
④ 백내장 ⑤ 안구진탕증

해설 이상기압 : 0.7기압 이하, 이상고압 : 1기압 초과
잠함병=잠수병=감압증

43 잠함병 원인의 환경은? 중요도 ★

① 갑자기 정상기압으로 복귀 ② 혈액부족 ③ 산소부족
④ 갑자기 고기압으로 복귀 ⑤ 수분부족

해설 잠함병은 고압상태(이상고압)에서 질소가 혈액이나 지방조직에 용해되었다가 급격히 감압(정상기압)되면서 질소가 기포를 형성하여 발생되는 병이다.

44 4기압 이상에서 마취작용이 있으며 잠함병의 원인이 되는 물질은 어느 것인가?

① CO ② O_2 ③ NO_2
④ SO_2 ⑤ N_2

45 잠수부가 해저 50m에서 작업을 할 때 인체가 받는 절대압은 몇 기압인가?

① 4기압 ② 5기압 ③ 6기압
④ 7기압 ⑤ 10기압

해설 게이지(gage)압력 : 대기압을 '0'으로 본 압력이다. 즉, 압력계에 나타난 압력을 게이지압력이라 한다.
절대압력=수면기압+gage압력=1기압+5기압(수심 50m)=6기압
1기압=760mmHg=10,332mmH_2O

40. ③ 41. ⑤ 42. ① 43. ① 44. ⑤ 45. ③ 정답

46 고기압 상태에서 일어나는 신체장애가 아닌 것은?

㉮ 중추신경계에 마취작용과 도취감	㉯ 현기증
㉰ 고막과 중이의 진행성 병변	㉱ 고산병

① ㉮, ㉯, ㉰ ② ㉮, ㉰ ③ ㉯, ㉱
④ ㉱ ⑤ ㉮, ㉯, ㉰, ㉱

해설 고산병 : 저기압에서 산소의 부족으로 발생한다.

47 잠함병을 유발하는 질소가스의 용해가 잘 되는 순서는?

중요도 ★

① 지방>물>혈액 ② 혈액>지방>물 ③ 물>지방>혈액
④ 지방>혈액>물 ⑤ 혈액>물>지방

해설 잠함병(감압증)

① 질소가스의 용해 정도 : 지방>물>혈액
② 질소가스는 지방에 제일 잘 용해되어 체외로 배출되지 않기 때문에 잠함병의 원인이 된다.
③ 잠함병의 원인 : 고압환경에서는 질소 분압도 높아져 질소가 혈액에 용해되어 인체조직에 확산·흡수되며, 질소의 용해도는 체액보다 지방에 5배 이상 크므로 지방조직에 많이 축적하게 된다. 용해된 질소는 감압과 동시에 체외로 배출되나 감압이 급격하면 조직(지방조직) 중의 질소는 완전히 체외로 배출되지 못하고 기포상태로 혈관이나 조직에 남게 되어 혈액순환을 저해하여 여러 증상을 유발한다.

48 방사선 장애에 있어 투과력의 순서는?

① α선 > β선 > γ선 ② α선 > γ선 > β선 ③ β선 > γ선 > α선
④ β선 > α선 > γ선 ⑤ γ선 > β선 > α선

해설 ① 투과력의 크기 : γ선 > β선 > α선
② 살균력이 강한 순서 : γ선 > β선 > α선
③ 전리도의 순서 : α선 > β선 > γ선

49 다음 중 전리방사선 중 피부 투과력이 가장 큰 것은?

중요도 ★★

① 자외선 ② α선 ③ β선
④ X선 ⑤ γ선

해설 투과력의 크기 : X선 > γ선 > β선 > α선

50 다음 중 전리방사선이 아닌 것은 어느 것인가?

① X선 ② β선 ③ γ선
④ α선 ⑤ 자외선, 가시광선, 적외선

해설 ① 전리방사선은 α, β, γ, X, 중성자선 등의 종류로 나눈다.
② 비전리선 : 자외선, 가시광선, 적외선이다.

정답 46. ④ 47. ① 48. ⑤ 49. ④ 50. ⑤

51 **아래의 내용 중 γ선에 해당하는 것은?** 중요도 ★

① 자외선 ② 가시광선 ③ 적외선
④ 전리복사선 ⑤ 비전리복사선

해설 전파는 전리작용의 유무에 따라 전리복사선과 비전리복사선으로 나눈다.
① 전리복사선 : 태양광선의 전리복사선은 지표에 도달하지 않는 우주선, γ선, x선을 말한다.
② 비전리복사선 : 태양광선의 비전리복사선은 자외선, 가시광선, 적외선을 말하며, 비전리복사선 중 단파장은 오존층에서 흡수된다.

52 **방사능 물질에 가장 예민한 신체부위는?** 중요도 ★

① 간 ② 임파선 ③ 신장
④ 골격 ⑤ 근육

해설 방사선 장애
① 증상 : 골수에 가장 민감하며, 생식기능 저하, 불임을 유발한다.
② 피해 : 골수 · 생식기 · 임파계 > 피부 > 근육 > 뼈 > 신경

53 **다음 인체 중 전리방사선에 대한 감수성이 가장 높은 장기는?** 중요도 ★

① 근육조직 ② 골수 ③ 뼈
④ 피부 ⑤ 신경

54 **방사선에 대한 일반적인 장애에 속하지 않는 것은?**

① 생식세포의 장애 ② 출혈 및 혈관 확장
③ 백내장의 발생 ④ 악성종양의 발생
⑤ 조혈장기 및 말초혈액의 변화

해설 방사선에 대한 일반적인 장애는 ① · ③ · ④ · ⑤번 외 피부, 손톱표면의 만성변화 등이 있다.

55 **다음 내용에서 방사선 동위원소 취급근로자의 보호대책으로 가장 적절한 방법은?**

① 환기 ② 격리 ③ 마스크 사용
④ 교육 ⑤ 보호구 지급

56 **산소농도가 높을 때 발생할 수 있는 질병은?** 중요도 ★

① 산소중독증 ② 질소색전증 ③ 빈혈
④ 질식 ⑤ 이산화탄소중독증

51. ④ 52. ② 53. ② 54. ② 55. ② 56. ① 정답

57 다음 중 특히 폐암과 관계있는 것은?

중요도 ★

① 석면 ② 칼슘 ③ 규소
④ 흑연 ⑤ 납

해설 폐암 발생 : 석면, 6가크롬, 라돈, 3 · 4벤조피렌 등

58 어떤 공장의 근로자에게 폐암이나 근육피부암이 많이 발생하는가?

① 카드뮴 ② 수은 ③ 석면
④ 베릴륨 ⑤ 납

59 폐암은 어떤 작업을 했을 때 생길 수 있는가?

중요도 ★

① 석면 작업 ② 칼슘 작업 ③ 규소 작업
④ 흑연 작업 ⑤ 납 작업

60 석면이 함유된 물질을 해체 · 제거 작업 시 주위를 싸는 물질로 옳은 것은?

중요도 ★

① 종이 ② 유리 ③ 규소
④ 폴리에틸렌 시트 ⑤ 섬유(면)

해설 석면이 함유된 물질을 해체 · 제거 작업 시 주의사항

① 작업지역 내 이동이 가능한 시설물은 작업지역 밖으로 이동시키고, 이동이 불가능한 시설물이 존재하는 경우 폴리에틸렌 시트 등의 불침투성 재질로 덮어야 한다.
② 석면이 함유된 물질을 해체 · 제거 작업 시 환기시스템은 중단하고 창문, 환기 닥트의 개방부위, 출입문 등 모든 개구부는 밀폐시켜야 한다.
③ 작업 장소는 고성능필터가 장착된 음압밀폐 시스템구조로 하여야 한다.

61 규폐증을 일으키는 원인물질과 가장 관계가 깊은 것은?

중요도 ★

① 매연 ② 암석분진 ③ 일반 부유분진
④ 석탄분진 ⑤ 금속 fume

해설 ① 규폐증은 주로 유리규산(SiO_2)를 함유하는 암석분진에 의해서 발병된다.
② 규폐증을 일으키는 입자의 크기 : 0.5~5μm이다.

62 진폐증을 유발하는 먼지 중에서 폐결핵을 동반하는 분진은?

중요도 ★★

① 석면 ② 사료용 건초 및 퇴비 ③ 활성탄
④ 유리규산 ⑤ 섬유

해설 유리규산은 규폐증을 유발하며, 규폐증은 폐결핵의 합병증을 유발한다.

정답 57. ① 58. ③ 59. ① 60. ④ 61. ② 62. ④

63 규폐증을 일으키는 물질이 아닌 것은?

중요도 ★

① 유리규산(SiO_2) ② 규석 ③ 석영
④ 규조토, 석영유리 ⑤ 금속 fume

해설 ① 규폐증은 주로 유리규산(SiO_2)의 흡입으로 폐에 만성섬유증식을 일으키는 질환이다.
② 유리규산은 결정형(結晶形 ; 규석, 석영), 미세결정형 및 무정형(無晶形 ; 규조토, 석영유리)의 3종이 있는데 이 중에서 결정형이 제일 문제가 된다.

64 폐포에 섬유증식(fibrosis)을 일으키는 물질은?

중요도 ★

① 유리규산 ② 카드뮴 ③ 수은
④ 비소 ⑤ 납

해설 ① 진폐증 중에서 섬유증식(fibrosis ; 섬유조직의 증식)을 유발하는 물질 : 규소, 석면, 베릴륨, 활석, 석회 등
② 면폐증 : 섬유증식이 없음(진행되면 폐기종 유발)

65 광산 노동자에게서 발생할 수 있는 직업병은?

중요도 ★

① 규폐증 ② 잠함병 ③ 납중독
④ 미나마타병 ⑤ 열경련

66 다음 중 급성 수은 중독의 가장 전형적인 증상은?

① 청력장애 ② 시각장애 ③ 언어장애
④ 구내염 ⑤ 보행장애

67 자연계에 존재하는 중금속은 여러 가지 형태로 존재한다. 미나마타병을 일으키는 물질은?

중요도 ★

① 납 ② 크롬 ③ 카드뮴
④ 메틸수은 ⑤ 벤조피렌

68 만성 중독 시 신장기능 장애, 단백뇨, 폐기종의 3대 증상을 나타내는 중금속은?

① 수은 ② 카드뮴 ③ 비소
④ 규소 ⑤ 크롬

해설 Cd 3대 만성 중독 증상 : 폐기종, 신장장애, 단백뇨

69 다음 중 카드뮴 중독의 3대 증상은?

중요도 ★

① 폐렴, 폐암, 백내장 ② 폐기종, 빈혈, 구강염
③ 간장 장애, 빈혈, 폐결핵 ④ 빈혈, 백혈병, 증기열
⑤ 폐기종, 신장 장애, 단백뇨

63. ⑤ 64. ① 65. ① 66. ④ 67. ④ 68. ② 69. ⑤ 정답

70 비중격천공증을 일으키는 물질은?

중요도 ★★

① 수은 ② 크롬(6가크롬) ③ 카드뮴
④ 유기인 ⑤ DDT

해설 ① 수은 : 미나마타병
② 크롬 : 비중격천공증(피부부식), 폐암(6가 크롬)
③ 카드뮴 : 이따이이따이병

71 1713년 이탈리아에서 '도기사의 병'으로 알려진 원인물질은?

① 수은 ② 납 ③ 카드뮴
④ 크롬 ⑤ 구리

해설 도기사의 병 : 원인물질은 납이며, 손 떨림에서 시작하여 마비가 일어난다.

72 다음 중 납 중독과 관계가 없는 작업은 어느 것인가?

① 축전지 도포공 ② X선 기사 ③ 식자공
④ 활자조판 작업자 ⑤ 인쇄공

해설 X선 기사 : 방사선과 관계있다.

73 조혈기능 장애와 뼈에 90% 이상 축적되는 중금속은?

① 납 ② 구리 ③ 카드뮴
④ 크롬 ⑤ 수은

해설 ① 납의 영향 : 미성숙 적혈구를 성장시킴(빈혈, 조혈계통), 안면창백증, 신경계통, 신장, 사지의 심근마비 등
② 납의 몸 축적 : 뼈(90% 이상 축적)에 제일 많이 축적되며, 간이나 심장에 축적되면 피해가 가장 크다. 혈청에 축적 등

74 다음 중 납 노출 여부를 평가하기 위한 생체대사물질은?

① 소변 중의 메틸아미노산 ② 혈중의 트리클로로에탄 ③ Creatin
④ 아미노산 ⑤ 소변 중의 Corporphyrin

해설 Corporphyrin(코프로필린)은 소변성분의 하나로서, 납 노출 여부를 평가하는 데 사용한다. 소변 중에 Corporphyrin 물질이 검출되면 납중독이 되었다고 한다.

75 연(납) 중독의 증상이 아닌 것은?

중요도 ★

① 백혈구 증가 ② 빈혈로 인한 피부 창백
③ 호염기성 과립적혈구 증가 ④ 소변 중의 화학물질(Corporphyrin) 증가
⑤ 치은부의 청회색선(연선)

정답 70. ② 71. ② 72. ② 73. ① 74. ⑤ 75. ①

76 다음 직업과 그 작업에서 오는 직업병을 연결한 것 중 틀린 것은? 중요도 ★★

① 용접공－백내장
② 인쇄공－진폐증
③ 항공기 정비사－소음성 난청
④ 도료공－빈혈
⑤ 용광로 화부－열쇠약

해설 인쇄공 : 납(연) 중독

77 다음은 직업과 그 작업에서 발생할 수 있는 직업병을 연결한 것이다. 옳지 않은 것은? 중요도 ★

① 용접공－백내장
② Cr^{6+}－백혈병
③ 항공기 정비사－소음성 난청
④ 도료공－빈혈
⑤ 용광로 화부－열쇠약

78 다음 중 연(鉛) 중독의 일반적 초기 증상이 아닌 것은 어느 것인가? 중요도 ★

① 체중 증가, 백혈구 증가
② 식욕 저하
③ 혈액비중 저하
④ 적혈구 감소
⑤ 권태

79 다음 중 벤젠 중독 장애에 해당하는 것은? 중요도 ★★

① 호흡기 장애
② 조혈기능 장애(재생 불량성 빈혈)
③ 위장 장애
④ 신장 장애
⑤ 피부 장애

80 시야협착, 실명을 유발하는 물질은? 중요도 ★

① 이산화탄소
② 메탄올
③ 벤젠
④ 납
⑤ 수은

81 유기용제의 공통적인 증상은? 중요도 ★

① 조혈기능 장애
② 신장 장애
③ 말초신경 장애
④ 중추신경 장애
⑤ 심장 장애

해설 유기용제
① 종류 : 알코올류, 케톤류, 에텔류, 에스텔류, 글리콜류, 알데히드류, 지방족 및 방향족 탄화수소류, 할로겐 탄화수소류, 이황화탄소 등
② 증상 : 유기용제의 독성은 그 종류에 따라 다르며, 간장, 신장, 골수 및 신경계에 특징적인 장애를 일으킨다. 대부분의 유기용제의 공통적인 독 작용은 중추신경계에 대한 마취작용이다.

82 우리나라의 제조업에서 가장 많은 상해를 입는 신체부위는?

① 머리
② 다리
③ 허리와 가슴부위
④ 발과 발가락
⑤ 손과 손가락

76. ② 77. ② 78. ① 79. ② 80. ② 81. ④ 82. ⑤ 정답

83 **다음 중 고엽제의 주성분으로 인체의 지방세포에 주로 축적되는 유독물질은?**

① 다이옥신 ② PCB ③ DDT
④ BHC ⑤ THM

해설 ① 고엽제의 주성분 : 다이옥신
② 다이옥신 배출 : 제초제, 오염된 육류 · 채소, 소각로 등

84 **다음 중 환경호르몬에 대한 설명으로 타당하지 않은 것은?**

① 인체에 축적되어 수세대까지 영향을 미친다.
② 일부는 불가역성을 가지고 있다.
③ 일단 물질이 체내에 들어오면 원상회복이 가능하다.
④ 체내에서 마치 정상호르몬처럼 작용하는 경우가 많다.
⑤ 일단 물질이 체내에 들어오면 원상회복이 불가능하다.

해설 ① 환경호르몬은 일단 물질이 체내에 들어오면 **원상회복**이 불가능하다.
② **환경호르몬 물질(내분비 장애물질)** : 다이옥신, DDT, PCB 등

85 **환경호르몬이 체내에서 정상호르몬을 교란시키는 작용 기작에 대한 설명으로 옳지 않은 것은?**

① 정상호르몬의 생성, 분비, 수송 등의 다양한 과정에서 작용을 일으킨다.
② 정상호르몬을 대신하여 세포물질과 결합한다.
③ 환경호르몬이 완전히 새로운 세포반응을 일으킨다.
④ 정상호르몬처럼 행세한다.
⑤ 성호르몬을 변형시킨다.

해설 환경호르몬은 정상호르몬의 생성 · 분비 · 수송 등의 다양한 과정에서 **부작용**을 일으킨다.

86 **다음 중 다이옥신에 대한 설명으로 옳지 않은 것은?**

① 청산가리보다 독성이 1만배나 큰 무색 · 무취의 유기물이다.
② 각종 폐기물의 소각과정에서 만들어진다.
③ 체내에 일정량이 축적되면 배설된다.
④ 동물실험에서 암이나 기형 등이 유발되었다.
⑤ 지용성으로서 체내에 축적되면 거의 배설되지 않는다.

해설 체내에 축적되면 **배설되지 않는다.**

87 **다음 중 방열복용으로 가장 많이 사용되는 방열재료는 어느 것인가?**

① 고무 ② 플라스틱 ③ 석면
④ 알루미늄 ⑤ 폴리에틸렌

해설 방열복용으로 석면이 사용되었으나 발암성의 논란으로 사용하지 않고 알루미늄을 사용한다.

정답 83. ① 84. ③ 85. ① 86. ③ 87. ④

88 작업복을 제작할 때 기능적 측면에서 고려하여야 할 사항으로 옳지 않은 것은? 중요도 ★

① 열전도성, 흡수성 ② 통기성, 함기성 ③ 연소성
④ 화학적 저항성 ⑤ 경제성

해설 ① 의복(피복) 재료의 위생학적 성질에는 열전도성, 흡수성, 흡습성, 통기성, 함기성, 압축성, 흡열성, 내구성, 연소성, 화학적 저항성, 방한력 등이 있다.
② 각종 복장의 위생적인 조건
㉮ 방서작업 : 하복 재료는 열전도성, 흡수성이 적당해야 한다.
㉯ 방한작업 : 열전도성, 통기성, 함기성을 고려해야 한다.

89 통기성이 가장 좋은 것은? 중요도 ★

① 모직 ② 양모 ③ 면직
④ 마직 ⑤ 나일론

90 다음 내용에서 작업환경 개선의 기본원칙에 관한 사항이 아닌 것은?

① 시설의 변경 ② 저장물의 격리 ③ 공정의 변경
④ 발생원의 격리 ⑤ 작업회사 격리

해설 직업병 예방대책
① 작업환경 개선의 기본원칙
㉮ 유해물질 발생 공정의 대치 : 물질변경, 공정변경, 시설변경
㉯ 격리 : 유해인자 사이에 방호벽 ㉰ 환기
② 위생보호구
㉮ 개인보호구 착용 : 방진 · 방독 · 공기공급식 마스크 ㉯ 차음보호구
㉰ 피부보호구 ㉱ 눈보호구
③ 정기적인 건강진단 실시

91 물리적 장벽을 이용하여 작업자의 유해물질 노출량을 줄이는 방법은? 중요도 ★

① 격리 ② 교육 ③ 대치
④ 조정 ⑤ 환기

92 다음 중 직업병의 예방대책이 아닌 것은? 중요도 ★

① 채용 전 신체검사 ② 정기적인 신체검사 ③ 근로자의 보호구 착용
④ 작업환경 개선 ⑤ 정기적인 예방접종

93 전체 환기시설 설치시 고려해야 할 사항이다. 옳은 것은?

㉮ 유해물질 발생량이 적은 경우	㉯ 국소 배기장치의 설치가 불가능한 경우
㉰ 유해물질의 독성이 낮은 경우	㉱ 유해물질 발생원이 고정되어 있는 경우

① ㉮, ㉯, ㉰ ② ㉮, ㉰ ③ ㉯, ㉱
④ ㉱ ⑤ ㉮, ㉯, ㉰, ㉱

해설 ㉮, ㉯, ㉰번은 전체 환기를 하며, ㉱는 국소환기를 한다.

88. ⑤ 89. ④ 90. ⑤ 91. ① 92. ⑤ 93. ① 정답

94 산업환기로 제거될 수 있는 것은?

㉮ 유해한 열	㉯ 화학물질	㉰ 유기용제	㉱ 금속먼지

① ㉮, ㉯, ㉰
② ㉮, ㉰
③ ㉯, ㉱
④ ㉱
⑤ ㉮, ㉯, ㉰, ㉱

95 실내 작업장에서 사용되는 후드 중 독성물질이나 독성가스의 취급에 가장 적합한 방식은?

① 부수식
② 캐노피형
③ 포위식
④ 슬로트형
⑤ 푸시풀방식

해설 ① 부수식 : 한 면을 개구한 채 독성물질을 처리하는 것
② 포위식 : 발생원을 완전히 포위한 채 독성물질을 처리하는 것

96 유독가스를 막을 때 쓰이는 것은?

중요도 ★

① 방진 마스크
② 방독 마스크
③ 공기공급식 보호구
④ 차광마스크
⑤ 먼지 마스크

해설 개인보호구 착용 : 방진 · 방독 · 공기공급식 마스크

97 다음은 위생보호구 착용과 작업을 연결한 것이다. 잘못된 것은?

중요도 ★

① 전기용접 작업 – 차광안경
② 병타기 작업 – 귀마개
③ 납 취급 – 방독마스크
④ 냉동실 작업 – 방한복
⑤ 탱크 내의 분무 도장작업 – 분진마스크

해설 탱크 내의 분무 도장작업 : 방독마스크 사용

98 유해광선 작업 시 필요한 보호구는?

중요도 ★

① 보호안경
② 분진마스크
③ 방독마스크
④ 공기마스크
⑤ 방진마스크

99 개인의 자유시간을 고려하여 출퇴근시간을 결정하는 자유 출퇴근제에 대한 것을 무엇이라 하는가?

① 삼교대제
② Flex Time제
③ 교대제
④ Full Time제
⑤ 자택근무제

100 중독에서 사망률이 말하는 것은?

① 치명률
② 발병률
③ 유병률
④ 발생률
⑤ 감염률

정답 94. ⑤ 95. ③ 96. ② 97. ⑤ 98. ① 99. ② 100. ①

101 산업피로의 예방대책을 골라라.

중요도 ★

① 수면부족　② 영양상태의 악화　③ 작업환경의 불량
④ 책임량의 과중　⑤ 적당한 휴식과 활동

해설 ① 산업피로의 인자
㉮ 외부적 인자 : 작업의 강도, 작업의 양, 작업의 속도, 작업 시간, 작업환경 등
㉯ 신체적 인자 : 체력부족, 약한 체력, 작업적성의 결함, 작업의욕상실 등
㉰ 인간관계 및 사회경제적 양상 등
② 산업피로의 대책 : 충분한 수면, 적당한 영양섭취, 음주나 약제남용 억제, 적재적소에 배치 등

102 산업피로의 유발요인 중 내적요인이 아닌 것은?

중요도 ★

① 작업적성　② 인간관계　③ 작업의욕
④ 작업 시간　⑤ 작업에 대한 불안감

해설 작업 시간 : 산업피로의 외적인자이다.

103 작업장 피로로 인한 생리적 변화는?

중요도 ★

① 맥박　② 호흡　③ 소변
④ 혈중 이산화탄소　⑤ 피부

해설 공업독성물의 배설경로
① 분해산물이 소변으로 직접 배출되는 것 : 유기인제
② 장기에 축적된 것이 서서히 혈중으로 동원되어 소변을 통해 배설되는 것 : Pb(납), Cd(카드뮴), Bi(비스무트), Hg(수은)
③ 타액선으로 분비되어 황화물을 만들어 치은에 금속연(金屬緣)을 만드는 것 : Pb, Mn(망간), Bi, As(비소)
④ 젖으로 분비되어 영아에 중독을 일으키는 것 : Pb
⑤ 금속성 물질은 소변으로 배설되는 것이 대변으로 배설되는 것의 5~10배 정도인데, 소변 중의 배설량은 혈중농도의 약 10배 정도이므로 혈중의 농도로 추정할 수 있다.

104 산업장 안전관리 대책이 아닌 것은?

중요도 ★

① 안전관리조직을 활성화
② 작업환경의 정비 및 정기적 점검을 엄격히 수행
③ 작업복 및 보호구의 착용
④ 안전사고의 표지판 표시 · 포스터 부착
⑤ 평상복 및 보호구의 착용

해설 산업장 안전관리 대책
① 안전관리조직을 활성화하고, 작업환경의 정비 및 정기적 점검을 엄격히 수행하며, 작업복 및 보호구의 착용을 지도하고, 안전에 관한 제 규정의 준수를 철저히 하여야 한다.
② 근로자의 적정배치, 안전교육과 훈련실시(신규채용자, 일반근로자, 간부요원 등을 구분하여 실시)한다.
③ 안전사고의 표지판 표시 · 포스터 부착 및 계몽활동, 작업장의 정리 · 정돈 · 청결지도와 재해방지목표의 설정과 이를 실천하도록 지도(무재해일, 무재해주간)하여야 한다.

101. ⑤　102. ④　103. ③　104. ⑤ 정답

105 직업병을 방지할 수 있는 환경변화로 맞지 않는 것은?

① 적절한 작업속도 유지 ② 개인의 작업량 조절 ③ 작업환경의 정리정돈
④ 동적 작업을 정적 작업으로 변환 ⑤ 적절한 휴식 시간

106 산업재해의 예방대책을 골라라.

중요도 ★

① 시설물의 미비 ② 부적절한 공구 ③ 불량한 복장
④ 허약한 체력 ⑤ 작업환경 개선

해설 산업재해

① 행정적인 측면 : 유해물질별 중독예방법, 첨단산업에 대한 예방규칙, 직업병에 따른 보상보험법 등
② 작업환경관리 측면 : 효율적인 생산기술 개선, 원료의 대체, 작업환경 자체의 무(無)재해 및 유해물질 발생 억제 등
③ 안전적인 측면 : 산업피로관리, 노동자의 영양관리, 산업보건관리 등

107 1g 라듐과 같은 양의 방사선을 방출하는 라듐의 양을 무엇이라 하는가?

중요도 ★

① Ci(curie) ② Rad ③ Rem
④ R(Roentgen) ⑤ J/cm^2

해설 Ci(curie) : 1g 라듐과 같은 양의 방사선을 방출하는 라듐의 양

참고

방사능과 방사선의 단위

방사선을 내는 능력을 방사능이라고 한다. 방사능을 가진 물질을 방사성 또는 방사능 물질이라 한다. 방사능의 단위는 퀴리(Ci)가 사용된다.

① Ci(curie)
㉮ 퀴리라는 것은 퀴리 부부의 이름을 딴 것이다. ㉯ 방사성 동위원소의 양을 나타낸 단위임
㉰ 라듐 1g은 1Ci의 방사성 활성을 가진다.

② R(roentgen, 조사선량 단위)
㉮ 뢴트겐 X선과 γ선에만 사용되는 단위임
㉯ $1cm^3$의 공기에 20억 8,300만 개의 이온수를 생성하는 에너지 단위를 1R이라 한다.
㉰ 방사선의 조사량은 뢴트겐 단위로 표시한다.

③ Rad(radiation absorbed dose)
㉮ 1g의 물질(생체조직)에 100erg의 에너지가 흡수되는 방사선량을 1Rad라 한다.
㉯ Rad은 X선과 γ선도 포함하여 모든 입자선에 대해서도 적용된다.
㉰ 현재 널리 사용되고 있다.

④ Rem(roentgen equivalent in man)
㉮ Rem은 방사선이 인체에 미치는 영향을 기본으로 선정한 단위임
㉯ Rem은 생체에 실제로 미치는 생체실효선량이라 한다.
㉰ Rem=Rad×Rbe
㉱ 방사선의 종류에 관계없이 인체에 흡수될 경우 1R의 X선에 의해서 생기는 방사선량을 인체 당 1 Rem으로 표시한다.

※ 방사선 X선에 비해 어느 정도의 생물효과를 가지는가를 나타내는 양을 Rbe(relative biological effectiveness, 상대적 생물효과비)라고 한다.

※ 방사선은 염색체, 유전자에 축척이 크다.
최대허용량은 : 400±100 Rem/주 = 4±1 Sv/주
자연계에 방사선량 : 2mSV(0.002SV) = 0.2Rem
※ X-ray 단위 : "mgy(밀리그레이)"로 쓰기도 한다.
Rem ⇒ Sv(Sievert, 시버트)로 쓰는 것이 최근 국제적 추세임

정답 105. ④ 106. ⑤ 107. ①

108 방사선이 생체 조직에 흡수되는 정도를 나타내는 흡수선량의 단위는?

① Bq ② rem ③ R
④ Gy ⑤ Sv

해설 ① 흡수선량 : 방사선이 매질을 통과할 때 매질이 흡수한 에너지를 나타내는 물리량으로 단위는 Rad, Gy이다.
② 등가선량 : 흡수선량에 생물학적 위해도(피해, 손상)까지 고려한 것이 등가선량이며, 단위는 rem, Sv이다.

109 다음 중 전리방사선의 단위 중 인체의 피해를 고려한 단위는? 중요도 ★

① Ci(curie) ② R(Roentgen) ③ REM
④ RAD ⑤ J/cm^2

해설 ① 방사능의 단위 : Ci, Bq
② 흡수선량의 단위 : Rad, Gy
③ 등가선량의 단위 : rem, Sv
④ X-ray의 단위 : mgy(밀리그레이)로 쓰기도 한다.
⑤ Rem ⇒ SV(시버트)로 쓰는 것이 최근 국제적 추세임

110 방사선에 의한 생물학적 손상정도를 나타내는 전리방사선의 등가선량(equivalent dose) 단위는? 중요도 ★

① Rad(Rd) ② Sievert(Sv) ③ Roentgen(R)
④ Gray(Gy) ⑤ Ci

02 소음진동

01 다음 중 음의 특징에 대한 설명 중 타당하지 않은 것은?

① 소리란 음의 강도와 주파수로 구성된다.
② 음의 크기는 파장의 진동과 매질의 종류에 따라 달라진다.
③ 음의 강도는 음의 진폭에 의하여 결정된다.
④ 주파수란 진동현상의 초당 반복 횟수이다.
⑤ 음의 강도는 음의 진동에 의하여 결정된다.

해설 ① 매질 : 공기, 물, 금속, 목재 등
② 음의 강도는 음의 진동에 의하여 결정된다.

02 진동현상의 초당 반복 횟수를 무엇이라 하는가?

① 음의 강도 ② 주파수 ③ 음압
④ 음속 ⑤ 진동

108. ④ 109. ③ 110. ② 02 소음진동 01. ③ 02. ② 정답

03 다음의 단위 중 dB는 무엇을 말하는가? 중요도 ★

① 음압수준(음의 강도) ② 음의 주파수 ③ 음질
④ 음의 양 ⑤ 소음

해설 ① dB(A) : 음의 강도(음압수준)
② Phon : 음의 크기
③ Hz : 진동수의 단위

04 「환경보전법」에서 규정하는 환경소음의 단위는? 중요도 ★

① dB ② NRN ③ dB(A)
④ Phon ⑤ Sone

05 ILO에서 정하는 난청을 일으킬 수 있는 소음의 범위는? 중요도 ★

① 130dB ② 120dB ③ 100dB
④ 85dB ⑤ 50dB

해설 ① 난청을 일으킬 수 있는 주파수 : 4KHz(4,000Hz)
② ILO에서 정하는 난청을 일으킬 수 있는 음압수준(dB) : 85dB(A)
③ 우리나라 근로기준법 8시간 소음 허용 기준 : 90dB(A)/8시간
④ 소음은 115dB를 초과해서는 안 된다.

06 작업환경에서 소음의 허용한계는 8시간 기준으로 몇 dB인가? 중요도 ★★

① 120dB ② 90dB ③ 50dB
④ 30dB ⑤ 60dB

07 일상적으로 근무하면서 폭로될 때 청력장애(난청)를 일으키기 시작할 수 있는 음의 최저치는? 중요도 ★

① 65~70dB ② 75~80dB ③ 90~95dB
④ 100~105dB ⑤ 110dB 이상

08 귀덮개와 귀마개를 동시에 착용하여야 하는 소음의 수준은 얼마인가? 중요도 ★

① 60dB(A) ② 70dB(A) ③ 95dB(A)
④ 110dB(A) ⑤ 120dB(A)

해설 120dB(A) 이상 : 귀마개와 귀덮개를 동시에 착용한다.

09 건강인이 들을 수 있는 음역의 범위는?

① 20~20,000Hz ② 20~2,000Hz ③ 100~2,000Hz
④ 50~2,000Hz ⑤ 20,000Hz 이상

해설 건강인이 들을 수 있는 범위, 즉, 가청음역 : 20~20,000Hz

정답 03. ① 04. ③ 05. ④ 06. ② 07. ③ 08. ⑤ 09. ①

10 인간의 가청 주파수의 범위는?

① 20～2,000Hz ② 500～2,000Hz ③ 20～20,000Hz
④ 500～20,000Hz ⑤ 10～20,000Hz

11 청력검사시 작업성 난청을 조기 발견할 수 있는 주파수는? 중요도 ★

① 1,000Hz ② 2,000Hz ③ 3,000Hz
④ 4,000Hz ⑤ 5,000Hz

해설 난청을 조기에 발견할 수 있는 주파수 : 4,000Hz(C_5-dip)

12 다음 중 소음성 난청의 초기 단계인 C_5-dip 현상이 잘 일어나는 주파수는? 중요도 ★

① 25,000Hz ② 10,000Hz ③ 4,000Hz
④ 2,000Hz ⑤ 1,000Hz

해설 C_5-dip : 4,000cycle에서 최저가 저주파를 말한다.

13 소음성 난청에 대한 설명으로 옳은 것 전부를 고른 것은? 중요도 ★

㉮ 소음이 90dB(A) 이상일 때 난청을 초래한다. ㉯ 소음성 난청은 내이의 달팽이관(Corti 기관) 신경말단의 손상에서 올 수 있다. ㉰ 청력장애는 폭로 기간이 길수록 심해진다. ㉱ 초기의 청력손실은 4,000Hz이다.

① ㉮, ㉯, ㉰ ② ㉮, ㉰ ③ ㉯, ㉱
④ ㉱ ⑤ ㉮, ㉯, ㉰, ㉱

14 다음 중 소음에 의한 증상이 아닌 것은? 중요도 ★

① 난청 ② 이명(耳鳴) ③ 두통
④ 레이노드병 ⑤ 현기증

해설 ① 소음에 의한 증상 : 난청, 이통, 두통, 현기증, 초조감, 불면 등
② 진동에 의한 장애 : 레이노드병, 골·관절 장애, 건초염 등

15 다음 중 소음성 난청 발생을 유발하는 데 영향을 미치는 인자가 아닌 것은?

① 노출시간의 분포 ② 소음의 특성 ③ 음압수준
④ 개인의 감수성 ⑤ 음폐효과

10. ③ 11. ④ 12. ③ 13. ⑤ 14. ④ 15. ⑤ 정답

16 다음 중 소음방지 대책 가운데 가장 효과적인 방법은 무엇인가?

① 소음원의 제거 및 억제 ② 귀마개 및 귀덮개의 지급
③ 장애물에 의한 차음효과 ④ 소음감음기의 이용
⑤ 실내에 흡음재료 사용

17 다음 중 소음관리 대책으로 적당하지 않은 것은 어느 것인가?

① 사용공구의 질량을 줄이거나 보온처리를 한다.
② 소음원의 거리적 격리 ③ 차음 또는 흡음관리
④ 작업근로자에게 보호구 지급 ⑤ 소음발생원을 제거한다.

해설 ①번 : 진동의 대책이다.

18 귀덮개가 귀마개보다 좋은 것은? 중요도 ★

① 소음 차단율이 높다. ② 방음효과는 작다.
③ 착용 후 작업이 불편하지 않다. ④ 가격이 싸다.
⑤ 다른 보호구와 함께 착용하면 쾌적하다.

해설 귀덮개와 귀마개
① 귀덮개란 근로자가 업무상 발생하는 소음에 의해서 청력장애를 받을 우려가 있는 경우에 양쪽 귀를 덮어서 그 장애를 줄이거나 방지하기 위한 청력보호구이다. 귀마개보다 방음효과는 크지만 착용 후 작업이 불편하고, 가격이 비싸며, 다른 보호구와 함께 착용하면 불편함이 있다.
② 귀마개는 주변 소음을 차단하는 개념보다 줄이기 위한 개념으로 귓구멍에 귀마개를 꽂아 사용하는 것이다.

19 다음 중 산업장에서 발생하는 국소진동이 인체 내에 침입하는 주경로는 어느 것인가?

① 손과 발 ② 허리 ③ 눈과 귀
④ 내장과 폐 ⑤ 가슴과 어깨

20 진동에 의한 국소장애 현상이 아닌 사항은? 중요도 ★

① 건초염 ② 관절연골괴저 ③ 연부조직변병
④ 골조직 이상 ⑤ 손가락 창백

해설 손의 국소적 진동장애 : 손가락 창백, 부종, 뼈의 퇴행성 변화, 건초염, 신경혈관 장애 등

21 다음 중 진동과 관련이 있는 질환은? 중요도 ★★

① C_5-dip ② 안구진탕증 ③ 열중증
④ 잠함병(caisson disease) ⑤ 레이노드 현상(Raynaud's phenomenon)

해설 ① 국소진동 증상 : 레이노드병(Raynaud's phenomenon)
② 레이노드병은 손가락이 창백하고 청색으로 변하면서 통증을 느낀다.

정답 16. ① 17. ① 18. ① 19. ① 20. ③ 21. ⑤

22 진동에 의해 질병을 유발할 수 있는 직업은? 중요도 ★

㉮ 착암공	㉯ 병타공	㉰ 연마공	㉱ 주물공

① ㉮, ㉯, ㉰ ② ㉮, ㉰ ③ ㉯, ㉱
④ ㉱ ⑤ ㉮, ㉯, ㉰, ㉱

해설 ① 진동 발생 : 착암공, 병타공, 재단공, 연마공 등
② 소음 발생 : 조선공, 제관공, 금속공, 직포공 등
③ 연마공 : 진동발생, 석탄 · 석면 등의 분진 발생
④ 주물공장 : 쇠로 그릇 등을 만드는 공장을 말하며, 자극성가스 · 고열 · 유해광선 등이 발생

03 집합소 위생

01 다음 중 하천수영장 오염에 영향을 주는 요소는 어느 것인가?

① 입영자에 의한 오염 ② 하수에 의한 오염
③ 유입지천에 의한 오염 ④ 위생해충의 존재 및 감염병균에 의한 오염
⑤ 이상 모두

해설 ① · ② · ③ · ④번 외 각종 오물의 방치에 의한 오염

02 다음 중 해수욕장의 선정에 있어서 검토되어야 하는 오염인자는 어느 것인가?

① 분뇨의 해양투기 ② 수영자들에 의한 오염 ③ 연안배수에 의한 오염
④ 유입하천에 의한 오염 ⑤ 이상 모두

03 수영장의 유리잔류염소량은 얼마인가? 중요도 ★

① 0.05ppm ② 0.1ppm ③ 0.2ppm
④ 0.3ppm ⑤ 0.4~1.0ppm

해설 수영장(풀장)의 유리잔류염소는 0.4~1mg/l, 결합잔류염소는 최대 0.5mg/l 이하
※ 수영장의 결합잔류염소 기준은 2020년 변경되었음
※ mg/l =ppm

04 수영장의 소독제 기준으로 옳은 것은? 중요도 ★

① 유리잔류염소 : 0.1mg/l ② 유리잔류염소 : 0.4~1mg/l
③ 유리잔류염소 : 10mg/l ④ 유리잔류염소 : 12~20mg/l
⑤ 유리잔류염소 : 25mg

해설 수영장의 유리잔류염소 기준 : 0.4~1mg/l

22. ① 03 집합소 위생 01. ⑤ 02. ⑤ 03. ⑤ 04. ② 정답

05 수영장 소독에 쓰이는 약품은? 중요도 ★

① 알코올 ② 과산화수소 ③ 염소
④ 승홍수 ⑤ ABS

06 수영장 소독제의 기준치 중 결합잔류염소의 최대는 몇 ppm인가? 중요도 ★

① 0.1 ② 0.2 ③ 0.3
④ 0.5 ⑤ 0.7

07 수영장의 수질기준 중 맞지 <u>않는</u> 것은? 중요도 ★★

① 탁도는 1NTU 이하 ② $KMnO_4$ 소비량이 12ppm 이하일 것
③ pH(수소이온농도)는 5.8~8.6일 것 ④ 유리잔류염소는 0.4~1ppm
⑤ 총대장균은 10ml 씩 5개 중에서 3개 이상이 음성일 것

해설 수영장의 수질기준 : ②·③·④·⑤번 외, 수영장의 탁도는 1.5NTU 이하, 알류미늄은 0.5ppm 이하, 비소는 0.05ppm 이하, 수은은 0.007ppm 이하, 결합잔류염소는 최대 0.5mg/l 이하

08 수영장의 수질기준 중 과망간산칼륨 소비량은? 중요도 ★

① 10mg/l ② 12mg/l ③ 14mg/l
④ 16mg/l ⑤ 18mg/l

09 목욕장 목욕물의 욕조수 수질기준 검사 항목이 <u>아닌</u> 것은? 중요도 ★★

① 과망간산칼륨 소비량 ② 탁도
③ 대장균군 ④ 레지오넬라균(욕조수를 순환 여과 시)
⑤ 수소이온농도, 색도

해설 목욕장 목욕물의 수질기준 검사 항목
① 원수의 수질기준 : 과망간산칼륨 소비량, 총대장균군, 탁도, pH(수소이온농도), 색도
② 욕조수의 수질기준 : 과망간산칼륨 소비량, 대장균군, 탁도, 유리 잔류염소농도, 레지오렐라균
※ <u>유리잔류염소농도</u>와 <u>레지오넬라균</u>은 2019. 7. 1.부터 시행되었음

10 공중위생관리법상 목욕장 목욕물의 욕조수의 과망간산칼륨의 소모 허용량은 몇 ppm인가? 중요도 ★

① 12ppm 이하 ② 25ppm 이하 ③ 32ppm 이하
④ 42ppm 이하 ⑤ 52ppm 이하

11 수영장 수질검사에서 총대장균은 시료 10ml씩 5개의 검사에서 몇 개 이상이 음성이어야 하는가?

① 1개 ② 2개 ③ 3개
④ 4개 ⑤ 5개

정답 05. ③ 06. ④ 07. ① 08. ② 09. ⑤ 10. ② 11. ③

12 수영장의 물의 온도는 몇 도 전후가 좋은가?

① 10℃ ② 15℃ ③ 22℃
④ 35℃ ⑤ 40℃

해설 수영장 물의 온도 : 22℃ 전후가 좋다.

13 다음 중 목욕탕 욕조수의 적당한 온도는 어느 것인가?

① 10℃ 이상 ② 20℃ 정도 ③ 40℃ 정도
④ 50℃ 이상 ⑤ 52℃ 이상

14 수영장 물의 청명도는 흰 바닥을 배경으로 직경 15cm의 흑색 판이 몇 m의 거리에서 명확히 관찰되어야 하는가?

① 2m ② 4m ③ 6m
④ 8m ⑤ 9m

15 수영장의 입욕 한계인원은 어떻게 되는가?

① 1.5m^2에 1인 ② 2.5m^2에 1인 ③ 3m^2에 1인
④ 3.5m^2에 1인 ⑤ 4.5m^2에 1인

16 수영장이나 목욕탕에서 감염될 수 없는 질병은? 중요도 ★

① 성병 ② 피부병 ③ 트라코마
④ 질트리모나스 ⑤ 눈병

해설 ① 성병 : 성접촉에 의해 전파된다.
② 질트리모나스는 질분비물의 오염에 의해 수영장 등에서 감염될 수 있다.

17 온천 목욕장 목욕물의 수질기준 항목은? 중요도 ★★

① 탁도 ② 색도 ③ 수소이온 농도
④ 과망간산칼륨 소비량 ⑤ 총대장균군

해설 온천 목욕장 목욕물의 수질기준
① 원수 : 총대장균군을 검사하되, 총대장균군은 100ml 중에서 검출되지 아니하여야 한다.
② 욕조수(浴槽水)
㉮ 총대장균군을 검사하되, 1ml 중에서 1개를 초과하여 검출되지 아니 하여야 한다.
㉯ 욕조수를 순환해 여과시키고 염소소독을 실시하는 경우 레지오넬라균은 1,000CFU(균총형성단위, colony forming unit)/l를 초과해서 검출되지 않아야 하고, 유리잔류염소(遊離殘留鹽素) 농도는 0.2mg/l 이상 0.4mg/l 이하가 되어야 한다.
㉰ 욕조수를 순환해 여과시키고 염소소독 외의 소독을 실시하는 경우 레지오넬라균은 1,000CFU/l를 초과해서 검출되지 않아야 한다.

12. ③ 13. ③ 14. ⑤ 15. ② 16. ① 17. ⑤ 정답

18 **다음 보기에서 해수를 "목욕물"로 하는 경우의 기준으로 옳은 것을 모두 연결한 것은?** 중요도 ★

㉮ 원수 : COD(2mg/l 이하)	㉯ 욕조수 : COD(4mg/l 이하)
㉰ pH(수소이온농도) : 7.8~8.3	㉱ 총대장균군(총대장균균수/100ml) : 1,000 이하

① ㉮, ㉯, ㉰ ② ㉮, ㉰ ③ ㉯, ㉱
④ ㉱ ⑤ ㉮, ㉯, ㉰, ㉱

해설 해수를 목욕물로 하는 경우의 기준은 ⑤번이다.

19 **해수를 "목욕물"로 사용 시 수질기준으로 옳지 않은 것은?** 중요도 ★★

① COD ② 수소이온농도 ③ pH
④ 총대장균군 ⑤ BOD

해설 해수를 목욕물로 하는 경우의 수질기준 [2022. 기준]
① COD : 2mg/l 이하(원수), 4mg/l 이하(욕조수)
② pH(수소이온농도) : 7.8~8.3
③ 총대장균군(총대장균균수/100ml) : 1,000 이하

04 주택 위생

01 **다음 설명 중 옳은 것은?**

① 택지는 작은 언덕의 중간이 좋다.
② 지질은 침투성이 약하고 습한 곳이 좋다.
③ 지하수위가 지표면에서 근접할수록 좋다.
④ 단층주택의 공지와 전대지와의 비가 5 : 10이 좋다.
⑤ 직장과 무조건 가까운 곳이 좋다.

해설 주택부지의 조건
① 여름에는 서늘하고 겨울에는 따뜻할 수 있도록 남향이나 동남향이 좋다.
② 택지는 작은 언덕의 중간이 좋다. ③ 모래지(사적지)가 좋다.
④ 지하수위는 3m 이상의 것이 좋다. ⑤ 공해발생이 인근에 없는 곳이 좋다.
⑥ 폐기물(진개류 등) 매립 후 30년이 경과되어야 주택지로 사용한다. [2011년 "법" 개정]
⑦ 단층주택의 공지와 전대지와의 비는 3 : 10이 좋다.

02 **다음 중 주택의 위생학적 조건에 적합하지 않은 것은?** 중요도 ★

① 지하수위는 3m 이상의 것이 좋다.
② 인근에 공해업소가 없을 것
③ 진개매립 3년 이상 경과한 대지일 것
④ 지질은 유기물에 오염되지 않은 사토(砂土)가 좋다.
⑤ 남향이나 동남향이 좋다.

해설 폐기물관리법 : 폐기물(진개류 등)을 매립한 후 30년 후에 주택지르 사용한다.

정답 18. ⑤ 19. ⑤ 04 주택 위생 01. ① 02. ③

03 침실의 매 1인당 소요기적은?

① $5m^3$ ② $20m^3$ ③ $10m^3$
④ $30m^3$ ⑤ $40m^3$

해설 주택의 배치
① 1인당 침실의 면적 : $4m^2$
② 1인당 침실의 소요체적(소요기적) : $10m^3$

04 다음 중 실내의 자연환기에 영향을 미치는 요인이 아닌 것은? 중요도 ★

① 실내 기류의 속도 ② 실내 · 외의 기습차 ③ 기체 확산력
④ 옥외의 풍속 ⑤ 실내 · 외의 기온차

해설 실내의 자연환기와 실내 · 외의 기습차와는 관계가 없다.

05 실내 자연환기의 작용은 무풍 시에는 주로 무엇에 의해 일어나는가? 중요도 ★

① 실내 · 외의 습도차 ② 실내 · 외의 온도차 ③ 기압차
④ 기체의 확산 ⑤ 실내 · 외의 불감기류차

해설 실내환기의 작용
① 실내 · 외의 온도차 : 주로 작용
② 기체의 확산
③ 외기의 통풍력 등

06 실내의 자연환기에 대한 설명으로 옳지 않은 것은? 중요도 ★★

① 중력환기 ② 송풍식 ③ 실내 · 외의 밀도차
④ 저비용 ⑤ 실내 · 외의 기온차

해설 ① 자연환기 : 중력환기, 풍력환기
② 인공환기 : 인공환기 방식에는 배기식 환기법, 송기식 환기법, 평형식 환기법 등

07 환기의 목적을 잘 설명한 것은? 중요도 ★

① 실내에서 이산화탄소를 내보내기 위한 수단이다.
② 실내에서 습도를 방지하는 수단이다.
③ 실내에 산소를 내보내기 위한 수단이다.
④ 실내에서 열을 내보내기 위한 수단이다.
⑤ 오염된 실내공기를 바꾸어 인체에 유해작용을 방지하는 수단이다.

해설 환기란 오염된 실내공기를 바꾸어 인체에 유해작용을 방지하는 수단이다.

03. ③ 04. ② 05. ② 06. ② 07. ⑤ 정답

08 **실내 자연환기가 잘되는 것은 일반적으로 중성대가 어느 위치에 있을 때인가?**

① 방바닥 가까이 ② 천장 가까이 ③ 창을 가까이
④ 중간 지점 ⑤ 위치에 무관하다.

해설 자연환기는 실내외 공기의 밀도차로 인해 이루어진다.
① 중성대 : 중성대가 천장 가까이 형성될수록 환기량이 커진다.
② 창문은 바닥면적의 1/20 이상이어야 환기가 잘된다.
③ 실내거주자의 1명당 필요한 공기량 : 1인 30~50m^3/인 · hr
④ 중력환기 : 실내외의 온도차에 의해 이루어지는 환기를 말함. 실내외의 온도차는 공기의 밀도차를 형성하게 되어, 압력차를 만들므로 환기가 이루어진다.

09 **환기를 위해 창 면적은 방바닥 면적의 얼마 이상이어야 좋은가?**

① 1/3 이상 ② 1/5~1/7 ③ 1/7~1/10
④ 1/15 이상 ⑤ 1/20 이상

10 **다음은 실내에서 환기량을 측정할 때의 식을 나타낸 것이다. K_2의 값은?**

$$Q = \frac{H}{K_2 - K_1} \ (m^3/hr)$$

① 소요 환기량 ② 실내공기 용적 ③ CO_2의 실외 정상농도
④ 실내 CO_2 허용농도 ⑤ CO_2 호출량

해설 소요 환기량 구하는 식

$$Q = \frac{H}{K_2 - K_1}$$

Q : 소요 환기량(m^3/hr)
H : 실내 CO_2량(1시간 기준 1인당 CO_2 호출량×사람수(m^3/hr))
K_2 : 실내 CO_2 서한량(허용농도, 0.1%)
K_1 : CO_2의 실외 정상농도(0.03%)
CO_2 호출량 : 개인차에 따라 다르나 보통 20~22(0.02~0.022m^3/hr)
(수면시 CO_2 호출량 : 12l(0.012m^3/hr) 전후)

11 **CO_2의 허용기준을 0.1%로 할 때 성인 한 명이 1시간에 필요한 환기량은?**

① 10m^3 ② 20m^3 ③ 30m^3
④ 40m^3 ⑤ 60m^3

해설 $$Q = \frac{H}{K_2 - K_1} = \frac{0.021}{\frac{0.1}{100} - \frac{0.03}{100}} = \frac{0.021}{0.001 - 0.0003} = 30m^3/hr$$

정답 08. ② 09. ⑤ 10. ④ 11. ③

12 가옥의 벽체재료 중 열전도율이 가장 큰 것은?

① 흙벽돌 ② 콘크리트 ③ 나무 판자
④ 붉은 벽돌 ⑤ 나무벽

13 창의 채광에 대한 설명으로 옳은 것은? 중요도 ★

① 창의 방향은 북향이 좋다.
② 창의 높이는 채광과 환기를 위해 창문의 위치는 가로로 된 높은 창이 좋다.
③ 창의 면적은 바닥면적의 1/20 이상되는 것이 좋다.
④ 입사각 4~5°, 개각은 27~28° 정도가 좋다.
⑤ 창의 면적은 바닥 면적의 1/5~1/7 이상이 되는 것이 좋고, 최소한 4시간 이상은 햇빛이 비추어야 한다.

해설 주택의 자연조명
① 창의 방향 : 남향이 좋다.
② 창의 높이 : 채광과 환기를 위해 창문의 위치는 세로로 된 높은 창(실내가 밝다)이 좋다.
③ 창의 면적 : 바닥면적의 1/5~1/7(1/7~1/5) 이상되는 것이 좋다.
④ 개각(가시각)과 입사각(앙각) : 개각은 4~5°, 입사각은 27~28° 정도가 좋다.
⑤ 거실의 안쪽 길이 : 바닥에서 창틀 윗부분의 1.5배 이하인 것이 좋다.
⑥ 일조 시간 : 약 6시간이 좋으나 최소한 4시간 이상은 햇빛이 비추어야 한다.

14 주택의 자연조명을 높이기 위한 방법으로 옳은 설명은? 중요도 ★

㉮ 창의 방향은 남향이 좋다.
㉯ 창의 높이는 채광과 환기를 위해 창문의 위치는 세로로 된 높은 창(실내가 밝다)이 좋다.
㉰ 창의 면적은 바닥면적의 1/7~1/5 이상되는 것이 좋다.
㉱ 개각(가시각)은 4~5°정도가 좋다.

① ㉮, ㉯, ㉰ ② ㉮, ㉰ ③ ㉯, ㉱
④ ㉱ ⑤ ㉮, ㉯, ㉰, ㉱

15 창의 채광효과를 높이려면?

① 앙각>개각 ② 앙각<개각 ③ 개각=앙각
④ 개각과 무관하다. ⑤ 앙각과 무관하다.

16 자연채광을 위해 창문의 개각 및 입사각은 몇 도로 하는 것이 좋은가? 중요도 ★★

① 개각 2° 이상, 입사각 20° 이상 ② 개각 5° 이상, 입사각 20° 이상
③ 개각 5° 이상, 입사각 28° 이상 ④ 개각 3° 이상, 입사각 30° 이상
⑤ 개각 1° 이상, 입사각 28° 이상

12. ② 13. ⑤ 14. ⑤ 15. ① 16. ③ 정답

17 동일면적과 동일방향의 측창으로 채광효과를 높일 수 있는 가장 좋은 조건은? 중요도 ★

① 창의 수가 많아야 한다. ② 창이 상하로 길어야 한다.
③ 창의 위치가 낮아야 한다. ④ 창의 위치가 높아야 한다.
⑤ 창이 가로로 길어야 한다.

18 채광을 위한 창의 면적은 바닥면적의 몇 %가 되게 하는 것이 좋은가? 중요도 ★

① 15~20% ② 20~30% ③ 30~40%
④ 40~50% ⑤ 50~60%

해설 채광 : 창의 면적은 전체바닥의 1/7~1/5(15~20%) 이상되는 것이 좋다.

19 창, 기타의 개구부로서 채광에 필요한 면적은 주택에 있어서 거실의 바닥면적의 얼마 이상이어야 좋은가? 중요도 ★

① 1/13 이상 ② 1/7 이상 ③ 1/10 이상
④ 1/15 이상 ⑤ 1/20 이상

20 주택의 크기와 관련된 것은? 중요도 ★

㉮ 채광	㉯ 방향	㉰ 환기	㉱ 위치

① ㉮, ㉯, ㉰ ② ㉮, ㉰ ③ ㉯, ㉱
④ ㉱ ⑤ ㉮, ㉯, ㉰, ㉱

해설 주택의 자연 조명 : 창의 면적은 바닥면적의 1/5~1/7 이상되는 것이 좋다.
주택의 환기 : 창의 면적은 바닥면적의 1/20 이상되는 것이 좋다.

21 눈의 보호를 위해 가장 좋은 실내 조명방법은 어느 것인가? 중요도 ★★

① 반직접조명 ② 간접조명 ③ 직접조명
④ 반간접조명 ⑤ 이상 모두

해설 직접조명은 밝기 측면에서는 효과가 있으나 눈의 피로를 가져온다.

22 다음 중 강한 음영으로 눈의 피로도가 큰 조명방법은? 중요도 ★

① 굴절조명 ② 반간접조명 ③ 직접조명
④ 간접조명 ⑤ 반직접조명

해설 ① 직접조명 : 밝기 면에서는 효과가 좋으나 반사시설이 없기 때문에 눈의 피로가 심하다.
② 간접조명 : 눈에 피로가 적으나, 조명효율이 낮다.

정답 17. ② 18. ① 19. ② 20. ② 21. ② 22. ③

23 **다음 내용은 인공조명의 구비조건에 관한 내용이다. 적절하지 못한 것은?** 중요도 ★

① 같은 장소의 조도는 시간에 따라 불변, 균등해야 한다.
② 폭발의 위험성이 없어야 한다.
③ 광색은 주광색에 가까워야 한다.
④ 열의 발생이 적어야 한다.
⑤ 휘도가 커야 한다.

해설 ① 인공조명은 ①·②·③·④번 외, 기준조도를 유지할 것, 경제적일 것
② 인공조명시 야간에는 주위가 어둡고 주간에는 밝기 때문에 눈의 명암순응(明暗順應)으로 인하여, 주간조명은 야간의 1.5~2배 정도의 밝기가 필요하며, 광선은 좌측상방·좌측후방에서 비쳐 주는 것이 좋다.

24 **인공조명을 할 때 빛은 작업상 어느 방향에서 비추는 것이 좋은가?**

① 좌측 상방 ② 등 뒷면 ③ 측면
④ 정면 ⑤ 시선보다 낮은 곳

25 **교실·현관·복도·층계·실험실(일반)의 적절한 조도는 몇 Lux인가?**

① 50Lux ② 120Lux ③ 150Lux
④ 200Lux ⑤ 300Lux 이상

해설 학교보건법 기준 교실의 조도 : 300Lux 이상

26 **다음 중 실내의 최저 기준 조도는?** 중요도 ★

① 60Lux ② 100~150Lux ③ 200~300Lux
④ 500Lux ⑤ 300~600Lux

해설 실내 조도 기준
① 세면장·화장실 : 60~150Lux
② 식당·강당(집회장) : 150~300Lux
③ 교실·현관·복도·층계·실험실(일반) : 300Lux 이상(300~600Lux)
④ 도서실·정밀작업 : 600~1,500Lux

27 **조도가 가장 낮은 곳은?** 중요도 ★

① 욕실 ② 병실 ③ 강당
④ 도서실 ⑤ 식당

28 **부적당한 조명으로 주로 야기되는 피해는?** 중요도 ★

① 식욕부진과 피로 ② 정신적 흥분과 충돌
③ 안정피로와 작업능률 저하, 근시 ④ 심리적 갈등과 재해억제
⑤ 안정피로와 작업능률 상승

23. ⑤ 24. ① 25. ⑤ 26. ① 27. ① 28. ③ 정답

29 여름철 냉방 시 실내외 온도차가 몇 도 이내여야 위생학적으로 적당한가?
중요도 ★

① 1~2℃ 이내 ② 2~4℃ 이내 ③ 3~5℃ 이내
④ 4~6℃ 이내 ⑤ 5~7℃ 이내

해설 ① 실내외 온도차가 10℃ 이상 : 냉각병을 유발한다.
② 실내온도가 10℃ 이하 : 난방을 한다.
③ 실내외 온도차는 5~7℃ 이내가 좋다.

30 다음 중 난방이 필요한 실내온도는 몇 ℃ 이하인가?
중요도 ★

① 2℃ ② 5℃ ③ 7℃
④ 10℃ ⑤ 15℃

31 다음 중 중앙난방법과 거리가 먼 것은?
중요도 ★

① 증기난방법 ② 온수난방법 ③ 공기난방법
④ 지역난방법 ⑤ 난로난방법

해설 난방 : 온도가 10℃ 이하가 되면 난방을 하여야 한다.
① 국소난방 : 난로, 화로 등
② 중앙난방 : 중앙난방이란 한 곳에서 발생한 열을 각 방으로 보내는 난방을 말한다.
③ 지역난방
㉮ 아파트, 학교, 병원 등의 지역 내 건물에서 증기나 온수를 열원으로 보내는 방법이며, 앞으로 도시에서 할 난방이다.
㉯ 화력발전의 폐열 이용방식을 채택하여 유럽에서 보급되었다.

32 중앙난방법과 관계있는 것은?
중요도 ★

㉮ 공기난방법	㉯ 난로난방법	㉰ 온수난방법	㉱ 화로난방법

① ㉮, ㉯, ㉰ ② ㉮, ㉰ ③ ㉯, ㉱
④ ㉱ ⑤ ㉮, ㉯, ㉰, ㉱

해설 중앙난방법 : 공기난방법, 온수난방법, 증기난방법 등

33 화력발전소의 폐열수를 이용한 난방법은?
중요도 ★

① 국부난방 ② 중앙난방 ③ 증기난방
④ 온수난방 ⑤ 지역난방

34 다음 중 환기, 채광, 냉 · 난방 등이 불량한 주택과 관계가 가장 적은 질병은?

① 호흡기 질환 ② 인플루엔자 ③ 피부염
④ 결핵 ⑤ 장티푸스

해설 ① 장티푸스는 소화기계이므로 환기, 채광, 냉 · 난방의 불량과는 관계가 없다.
② 고혈압 : 짠음식, 매운음식, 유전등과 관계 있다.

정답 29. ⑤ 30. ④ 31. ⑤ 32. ② 33. ⑤ 34. ⑤

35 **의복의 방한력을 나타내는 단위는?** 중요도 ★

① REM ② CLO ③ BOD
④ MPH ⑤ ABS

해설 의복의 방한력의 단위 : CLO

36 **기온이 몇 ℃씩 하강할 때마다 1CLO의 보온력 피복을 더 입어야 하는가?** 중요도 ★

① 10℃ ② 15℃ ③ 8.8℃
④ 4.5℃ ⑤ 5℃

해설 ① 기온이 8.8℃씩 하강할 때마다 1CLO의 피복을 더 입어야 한다.
② 적정 방한력의 CLO는 다음과 같다.
㉮ 보통작업복 : 1CLO
㉯ 방한장갑 : 2CLO
㉰ 방한화 : 2.5CLO
㉱ 방한복 : 4~4.5CLO

37 **방한용 장갑의 최적 CLO는?** 중요도 ★

① 1CLO ② 2CLO ③ 2.5CLO
④ 3CLO ⑤ 4CLO

38 **의복의 목적이 아닌 것은?** 중요도 ★

㉮ 체온조절, 신체보호	㉯ 사회생활
㉰ 신체의 청결	㉱ 인간과 짐승을 뚜렷하게 구별하기 위하여

① ㉮, ㉯, ㉰ ② ㉮, ㉰ ③ ㉯, ㉱
④ ㉱ ⑤ ㉮, ㉯, ㉰, ㉱

39 **의복은 여러 가지 목적에 따라 이용되고 있으나 기본적으로 몇 가지로 구분한다. 의복의 목적 중 군인 및 경찰 의복은?** 중요도 ★

① 체온조절 ② 신체의 청결 ③ 신체의 보호
④ 사회생활 ⑤ 미용 및 표식

해설 의복의 목적 : 의복은 여러 가지 목적에 따라 이용되고 있으나 기본적으로 **체온조절**과 **해충으로부터 신체보호**, **신체의 청결**, **사회생활**, **미용 및 표식** 등을 위해 의복을 입는다.
① 사회생활 : **일상 생활복**, **작업복**, **제복**(법복, 교복, **군복**, **경찰복**, 운동복 등), 각종 의식에 사용되는 예복으로서의 목적이 있다.
② 미용 및 표식 : 아름답게 **장식**하기 위한 것, 타인에게 **우월감**을 보이기 위한 것 등의 **표시**를 위하여 이용되는 의복 등이 있다.

35. ② 36. ③ 37. ② 38. ④ 39. ④ 정답

40 실내에서 안정 시 쾌적함을 느낄 수 있는 의복기후는? 중요도 ★

① 0~10℃ ② 11~13℃ ③ 21~25℃
④ 31~33℃ ⑤ 41~45℃

해설 의복기후(clothing climate)

① 의복기후란 한서에서도 적당한 의복을 입음으로써 외부의 기온과 관계없이 언제나 일정하게 형성하게 되어 있는 기후를 말한다.

② 외부 기온이 25℃ 이하인 경우, 적당히 착용한 의복과 체표면과의 사이는 이른바 의복기후를 형성해 31~33℃, 습도 40~60%로 조절된다.

05 환경호르몬

01 다음 설명에 해당하는 것은? 중요도 ★

> 항상성 유지, 생식, 발달 또는 행동을 조절하는 생체호르몬의 합성, 분비, 이동, 대사, 결합작용 또는 분해 등을 간섭하는 체외물질이다.

① 규소 ② 석면 ③ 적외선
④ 라돈 ⑤ 내분비교란물질

해설 환경호르몬(내분비교란물질)

(1) 환경호르몬은 생체 내 호르몬의 합성, 방출, 수송, 수용체와의 결합, 수용체 결합 후의 신호 전달 등 다양한 과정에 관여하여 각종 형태의 교란을 일으킴으로써 생태계 및 인간에게 영향을 주며, 다음 세대에서는 성장 억제와 생식이상 등을 초래하기도 한다.

(2) 환경호르몬으로 불리기도 하는 내분비계장애물질은 환경으로 배출된 화학물질이 인체에 유입되어 내분비계의 정상적인 기능을 방해하는 것으로 알려져 있다.

02 내분비 장애물질의 특성으로 옳지 않은 것은?

① 모방작용 ② 생체 내 호르몬의 합성, 방출, 수송
③ 내분비계의 정상적인 기능 ④ 수용체와의 결합
⑤ 기형유발

03 내분비계 교란물질의 작용기전으로 옳지 않은 것은?

① 모방작용 ② 봉쇄작용(차단작용) ③ 방아쇠작용
④ 산화촉진 ⑤ 간접작용

04 내분비계교란물질이 수용체 결합부위를 차단함으로써 정상호르몬이 수용체에 접근하는 것을 막아 기능을 발휘하지 못하도록 하는 것은? 중요도 ★

① 모방작용 ② 봉쇄작용 ③ 유사작용
④ 촉발작용 ⑤ 방아쇠작용

정답 40. ④ 05 환경호르몬 01. ⑤ 02. ③ 03. ④ 04. ②

05 내분비교란물질의 작용기전 중 다음 설명에 해당되는 것은?

> 그 자체로는 세포반응을 유발하지 않으면서, 자연 호르몬과 결합할 수용체를 막아 버림으로써 자연 호르몬의 기능을 마비시킨다. 그 결과 생명체의 기능유지에 필요한 자연호르몬의 작용을 감소하게 하여 피해를 준다.

① 모방이론 ② 봉쇄이론 ③ 방아쇠이론
④ 간접작용 ⑤ 환원촉진

06 내분비계장애물질이 아닌 것은?

① 비스페놀A ② DDT, PCB ③ 다이옥신
④ 비소 ⑤ 프탈레이트

해설 환경호르몬 물질 종류 : 음료수 캔의 코팅물질 등에 사용되는 비스페놀 A, 플라스틱 가소제인 프탈레이트, PCB, DDT, 다이옥신 등

07 다음 중 내분비계장애물질인 것은? 중요도 ★

① 비스페놀 A ② 트리할로메탄 ③ 수은
④ 암모니아성질소 ⑤ 망간

08 다음 중 배출원과 오염물질의 연결이 옳지 않은 것은?

① 폐건전지 – 비스페놀 A
② 컵라면용기 – 스티렌다이머
③ 식품포장 랩 – 노닐페놀
④ 플라스틱 장난감 – 디에틸헥실 프로탈레이트
⑤ 유아용젖병, 식품포장 랩 – 비스페놀 A

해설 ① 비스페놀A, 노닐페놀 : 유아용젖병, 식품포장 랩
② 디에틸헥실 프로탈레이트: 플라스틱 장난감, 염화폴리바이닐 필름
③ 스틸렌 다이드 또는 트리머 : 컵라면 용기

09 플라스틱등의 가소제로 널리 사용되며 성 호르몬과 갑상선호르몬의 항상성을 교란할 가능성이 우려되는 내분비계장애물질에 해당하는 것은?

① 다이옥신 ② PCB ③ DDT
④ 프탈레이트 ⑤ 비스페놀 A

05. ② 06. ④ 07. ① 08. ① 09. ④ 정답

10 폴리염화비닐(PVC)을 사용한 식품용기에서 검출되는 환경호르몬물질은? 중요도 ★

① 프탈레이트 ② 다이옥신 ③ DDT
④ 납 ⑤ 크롬

해설 프탈레이트(phthalate)

① 플라스틱을 부드럽게 하기 위해 사용하는 화학 첨가제인데, 특히 폴리염화비닐(PVC)을 부드럽게 하기 위해 사용하는 화학성분으로 사용되어 왔다. 다이에틸헥실프탈레이트(DEHP)가 대표적인 예로서, 화장품 · 장난감 · 세제 등 각종 PVC 제품이나 가정용 바닥재 등에 이르기까지 광범위하게 쓰였지만, 현재는 환경호르몬 추정물질로 구분하여 사용이 금지되었다.

② 프탈레이트 종류 : 다이에틸헥실프탈레이트(DEHP), 다이부틸프탈레이트(DBP), 뷰틸벤질프탈레이트(BBP), 폴리에틸렌테레프탈레이트(PET) 등 여러 가지가 있다

③ DEHP · DBP · BBP 등 3종의 프탈레이트계 가소제가 발암성과 변이독성, 재생독성이 있는 물질임을 확인되었다.

④ 한국에서는 식품용기에 프탈레이트의 사용을 금지하고 있으며, 2006년부터 모든 플라스틱 재질의 완구 및 어린이용 제품에 DEHP · DBP · BBP 등 3종의 사용이 전면 금지되었다.

11 다음 중 내분비교란물질 아닌 것은?

① 비스페놀 A ② 프탈레이트 ③ TBT
④ DDT ⑤ 라돈

해설 TBT(Tributyltin, 트라이뷰틸틴)

① 플라스틱 첨가제와 포장용재 및 페인트의 원료로 쓰인다.

② 배에 조가비, 해초 따위가 붙지 않도록 배의 표면에 칠하는 페인트의 한 성분으로, 물속으로 용출되어 수산물을 오염시킬 수 있다.

③ 몇 년 전부터 남해안 일부 지역에서 굴과 어패류의 생식기능에 교란이 일어나 생산량이 격감한 원인물질이 TBT이다.

④ 근해에 살고 있는 인간 동식물의 번식기능에도 교란은 물론 인스턴트 식품을 많이 즐기는 인간에게 더욱더 악영향을 주고 있다.

12 EDCs 물질이 아닌 것은?

① 다이옥신 ② DDT ③ 수은
④ 납 ⑤ 황산화물

해설 내분비계장애추정물질(EDCs ; Endocrine Disrupting Chemicals) : 환경호르몬으로 알려져 있으며, 생물의 생식, 성장 등에 관여하는 내분비계에 작용하여 생체호르몬의 정상적인 작용을 방해하는 외인성화학물질로 잔류성유기화학물질 및 납, 수은 등 중금속의 일부를 포함한다.

※ 잔류성유기오염물질(POPs ; Persistent Organic Pollutants) : DDT, BHC, PCB, 다이옥신 등

정답 10. ① 11. ⑤ 12. ⑤

06 소독

01 병원미생물의 생활력을 파괴 또는 멸살시켜 감염 및 증식력을 없애는 조작을 무엇이라 하는가?

중요도 ★

① 소독 ② 멸균 ③ 방부
④ 투과 ⑤ 살균

02 다음 중 멸균, 소독, 방부의 설명 중 틀린 것은 어느 것인가?

① 방부는 부패미생물의 증식을 억제시킨다.
② 소독은 병원미생물의 증식을 억제하거나 사멸시킨다.
③ 멸균은 아포를 포함한 모든 미생물을 완전히 사멸시킨다.
④ 멸균은 소독이 될 수 있다.
⑤ 소독은 모든 미생물의 증식을 억제하거나 사멸시킨다.

해설 소독은 병원미생물을 대상으로 한다.

03 아포를 포함한 모든 미생물을 완전히 사멸시키는 방법을 무엇이라 하는가? 중요도 ★

① 소독 ② 멸균 ③ 방부
④ 투과 ⑤ 살균

04 소독작용에 영향을 주는 것이 아닌 것은? 중요도 ★

① 수분 ② 시간 ③ 온도
④ 농도 ⑤ 채광

해설 소독법은 물리적 소독법과 화학적 소독법으로 나누어 생각할 수 있으며 소독작용에 영향을 주는 것은 세균과의 접촉, 수분, 시간, 온도, 농도 등이 있다.

05 다음 중 소독작용에 영향을 주는 인자는?

① 온도 ② 시간 ③ 수분
④ 청결(세균과의 접촉) ⑤ 이상 모두

06 다음 중 소독작용강도의 순서가 바르게 된 것은?

① 멸균>소독>방부 ② 멸균>방부>소독 ③ 소독>멸균>방부
④ 소독>방부>멸균 ⑤ 답이 없음

06 소독 01. ① 02. ⑤ 03. ② 04. ⑤ 05. ⑤ 06. ① 정답

07 **다음 중 저온살균법을 발명한 사람은?**

① 파스퇴르　② 퀴리부부　③ 뢴트겐
④ 리부아지에　⑤ 라마찌니

해설 ① 파스퇴르 : 저온살균법을 발명
② 퀴리부부 : 전리방사선 발견
③ 뢴트겐 : X선 발견
④ 라마찌니 : 산업의학의 시조

08 **다음 중 석탄산을 이용한 무균수술법을 창시한 사람은 누구인가?**

① E. Jenner　② R. Koch　③ A. Fleming
④ J. Lister　⑤ L. Pasteur

해설 ① E. Jenner : 종두법
② R. Koch : 결핵균, 콜레라균 발견
③ A. Fleming : 페니실린
④ J. Lister : 무균수술법을 창시
⑤ L. Pasteur : 포도주의 발효원리 및 광견병 백신 발견

09 **다음 내용은 각종 소독제의 살균기전을 연결한 것이다. 틀린 것은?**

① alcohol－단백응고 작용　② H_2O_2－산화작용
③ phenol－균체효소의 불활성화　④ Cl_2－가수분해 작용
⑤ mercurochrome－균체단백과 염을 형성

해설 살균작용 기전
① 산화작용 : $KMnO_4$, Cl_2, I_2, H_2O_2, O_3 등
② 가수분해작용 : 강산, 강알칼리, 끓이는 것
③ 균체의 단백질 응고 및 삼투압의 변화 : 알코올, 크레졸 등

10 **살균온도와 시간 중 초고온순간멸균에 해당하는 것은?** 중요도 ★★

① 65℃, 30분　② 130~135℃, 2~3초
③ 71~75℃, 15초　④ 90℃, 30초
⑤ 121℃, 1초

11 **다음 중 균체의 단백질을 응고시킴으로써 소독의 효과를 발휘하는 것은?**

① 염소(Cl_2)　② 생석회(CaO)
③ 과망간산칼리($KMnO_4$)　④ 알코올(alcohol)
⑤ 과산화수소(H_2O_2)

정답 07. ①　08. ④　09. ④　10. ②　11. ④

12 미생물의 살균작용에 있어 가장 중요한 살균기작용은 무엇인가?

① 미생물의 배양조건 억제
② 미생물의 단백질 응고작용
③ 미생물의 효소 불활성 방지
④ 미생물의 포자형성 방지
⑤ 이상 모두

13 다음 중 화학물질이나 항생제 등이 균의 증식을 일시적으로 억제시키는 것은 어느 것인가?

① 멸균작용
② 정균작용
③ 살균작용
④ 방부작용
⑤ 소독작용

14 물리적 소독법에 해당하는 것은?

① 건열멸균법, 습열멸균법, 자외선멸균법
② 석탄산소독법, 세균여과법, 승홍소독법
③ 초음파멸균법, 크레졸소독법, 역성비누법
④ 생석회소독법, 세균여과법, 석탄소독법
⑤ 석탄산수, 크레졸, 승홍수, 생석회

해설 ① 물리적(이학적) 소독법

㉮ 무(無)가열멸균법

㉠ 일광소독 : 1~2시간, 의류 및 침구소독에 쓰인다.

㉡ 자외선살균법

ⓐ 물, 공기의 소독에 적합하다.

ⓑ 살균력이 강한 파장은 2,400~2,800Å(2,500~2,900Å)이다.

㉢ 방사선 멸균법 : 살균력이 강한 순서 : γ선>β선>α선

㉯ 열처리법

㉠ 건열멸균법

ⓐ 화염멸균법

- 화염멸균이란 물품을 직접 불꽃 속에 접촉시켜 표면에 부착된 미생물을 멸균시키는 방법이다.
- 알코올램프, 가스버너 등을 이용하여 백금이, 유리, 도자기류, 금속 등의 소독에 이용한다.

ⓑ 건열멸균법

- 160~170℃의 건열멸균기로 1~2시간 처리하여 미생물을 완전 사멸시킨다.

㉡ 습열멸균법

ⓐ 자비멸균법(자비소독법) : 식기 및 도마, 주사기 등에 사용한다.

ⓑ 고압증기멸균법

- 고압증기멸균법은 Autoclave에서 121℃, 15Lb, 20분간 실시한다.
- 아포형성균의 멸균에 사용된다.
- 사용 : 초자기구 등에 사용된다.

ⓒ 간헐멸균법(유통증기멸균법)

ⓓ 저온소독법 : 63~65℃, 30분 처리하는 방법이다.

ⓔ 고온단시간 살균법 : 71~75℃, 15초간 처리하는 방법이다.

ⓕ 초고온순간멸균법 : 130~135℃, 2~3초간 처리하는 방법이다.

② 화학적 소독법

12. ② 13. ② 14. ① 정답

15 **다음 중 이학적 소독법이 아닌 것은 어느 것인가?**

① 고압증기 소독　② 석탄산 소독　③ 자비소독
④ 간헐멸균　⑤ 건열멸균

해설 석탄산 소독 : 화학적 소독법

16 **다음 중 공기, 물, 무균실 등의 소독에 사용되는 것은 어느 것인가?**

① X선　② 자외선　③ 적외선
④ 초음파　⑤ 감마선

17 **무균실, 수술실, 제약실 등의 공기살균 및 표면살균에 이용되는 소독법은?** 중요도 ★

① 자외선 소독　② 일광 소독　③ 크레졸 소독
④ 건열멸균　⑤ 알코올 소독

18 **결핵환자(기타 감염병환자 등)용 의류, 침구류의 가장 간편한 소독방법은 어느 것인가?**

① 자비 소독　② 고압증기멸균 소독　③ 약품 소독
④ 일광 소독　⑤ 건열멸균

해설 일광 소독 : 자외선을 이용하여 병원균을 사멸시키는 방법이다.

19 **자비소독은 몇 분간 소독하는가?** 중요도 ★

① 60℃에서 30분간 소독　② 71℃에서 15분간 소독　③ 90℃에서 20분간 소독
④ 100℃에서 15~20분간 소독　⑤ 210℃에서 15~20분간 소독

20 **열에 대한 저항력이 커서 자비소독으로 사멸되지 않는 질환은?** 중요도 ★

㉮ 소아마비	㉯ 장티푸스	㉰ 세균성이질, 아메바성이질	㉱ 유행성간염

① ㉮, ㉯, ㉰　② ㉮, ㉰　③ ㉯, ㉱
④ ㉱　⑤ ㉮, ㉯, ㉰, ㉱

해설 유행성간염의 바이러스는 자비소독으로 사멸되지 않는다.

21 **저온살균법 온도와 시간은?** 중요도 ★

① 50℃, 20분　② 63℃, 30분　③ 70℃, 20분
④ 70℃, 30분　⑤ 100℃, 10분

해설 ① 저온소독법 : 63~65℃, 30분 처리하는 방법이다.
② 고온단시간살균 : 71~75℃, 15초간 살균 처리하는 방법이다.
③ 초고온순간멸균 : 130~135℃, 2~3초간 처리하는 방법이다.

정답 15. ② 16. ② 17. ① 18. ④ 19. ④ 20. ④ 21. ②

22 **건열멸균법은 다음 중 어느 것인가?**

① 자비멸균법－고압증기멸균법 ② 화염멸균법－건열멸균법
③ 유통증기멸균법－저온소독법 ④ 자외선멸균법－초음파멸균법
⑤ 답이 없음

해설 건열멸균법－화염멸균법

23 **건열멸균법은 160～170℃에서 최소 얼마간 실시해야 하는가?**

① 30분 ② 1시간 ③ 1시간 30분
④ 2시간 ⑤ 3시간

해설 건열멸균법 : 160～170℃의 건열멸균기로 1～2시간 처리하여 미생물을 완전 사멸시킨다.

24 **건열멸균법의 사용온도와 시간은?** 중요도 ★

① 100℃, 1시간 ② 100～170℃, 1～2시간 ③ 160～170℃, 1～2시간
④ 160～170℃, 2시간 이상 ⑤ 210℃, 20분

25 **1일 1회씩 100℃의 증기로 30분씩 3일간 실시하므로 포자를 완전멸균 시키는 소독방법으로 옳은 것은?** 중요도 ★

① 고압증기 소독 ② 석탄산 소독 ③ 자비소독
④ 간헐멸균법 ⑤ 건열멸균

해설 간헐멸균법(유통증기멸균법) : 1일 1회씩 100℃의 증기로 30분씩 3일간 실시하므로 포자를 완전 멸균시키는 방법이다.

26 **고압증기멸균법의 압력과 처리 시간으로 맞는 것은?** 중요도 ★

① 10Lb, 15분간 ② 15Lb, 20분간 ③ 20Lb, 15분간
④ 20Lb, 30분간 ⑤ 30Lb, 30분간

해설 고압증기멸균법
① 121℃, 15Lb, 20분간 실시하며, 아포형성균의 멸균에 사용된다.
② 사용 : 초자기구, 고무제품, 자기류 등에 사용된다.

27 **다음 소독방법의 내용 중 옳지 않은 것은?** 중요도 ★

① 초고온순간살균 : 130～135℃, 2～3초
② 자비소독 : 100℃, 15～20분
③ 건열멸균 : 160～170℃, 1～2시간
④ 고압증기멸균법 : 100℃, 15LB, 20분
⑤ 자외선소독 : 250～280nm

22. ② 23. ② 24. ③ 25. ④ 26. ② 27. ④ 정답

28 **다음 중 백금이(loop), 유리막대 등의 일반적인 멸균방법은?** 중요도 ★

① 자외선멸균법　② 화염멸균법　③ 건열멸균법
④ 고압증기멸균법　⑤ 알코올 소독법

29 **다음 중 혈청 또는 아미노산함유 수액제의 소독방법은?** 중요도 ★

① 자외선멸균법　② 고압증기멸균법　③ 자비소독법
④ 건열멸균법　⑤ 세균여과법

해설 세균여과법 : 액상의 열에 약한 제품의 멸균에 이용된다.

30 **다음 중 이상적인 소독제의 구비조건에 해당하지 않는 것은?** 중요도 ★

① 석탄산 계수치가 낮을 것
② 안전성이 있고 물에 잘 녹을 것
③ 인축에 독성이 낮을 것
④ 가격이 저렴하고 사용방법이 간편할 것
⑤ 침투력이 강할 것

해설 ②·③·④·⑤번 외, 석탄산 계수치가 높을 것, 구입이 쉬울 것, 방취력이 있을 것

31 **소독제가 갖추어야 할 조건에 해당하지 않는 것은?** 중요도 ★

① 소독력이 강할 것
② 물리·화학적으로 안정할 것
③ 인축에 해가 없을 것
④ 가격이 저렴하고 사용방법이 간편할 것
⑤ 기름, 알코올 등에 잘 용해될 것

해설 소독제가 갖추어야 할 조건 : ①·②·③·④번 외, 물(용매)에 잘 녹을 것, 석탄산계수가 높을 것 등

32 **다음 중 소독약의 살균력을 나타내는 지표로 사용되는 것은?**

① 자외선　② 크레졸　③ 석탄산
④ 알코올　⑤ 승홍

33 **다음 중 소독약의 지표로 사용되는 것은?** 중요도 ★

① 생석회　② 석탄산　③ 크레졸
④ 알코올　⑤ 역성비누

해설 소독약의 살균력 측정
① 소독약의 살균력을 비교하기 위해서는 석탄산 계수(phenol coefficient)가 이용된다.

$$\text{석탄산 계수} = \frac{\text{소독약의 희석배수}}{\text{석탄산의 희석배수}}$$

정답 28. ② 29. ⑤ 30. ① 31. ⑤ 32. ③ 33. ②

② 석탄산 계수의 특징

㉮ 소독제의 살균력 지표로서 다른 소독약의 소독력을 평가하는데 사용한다.
㉯ 20℃에서 살균력을 나타낸다.
㉰ 시험균은 장티푸스균과 포도상구균을 이용한다.
㉱ 시험균은 5분 내 죽지 않고 10분 내 죽이는 희석배수를 말한다.
㉲ 석탄산 계수가 높을수록 살균력이 좋다.

34 소독약의 지표로 쓰이는 균은?

㉮ 장티푸스균	㉯ 살모넬라균	㉰ 포도상구균	㉱ 파라티푸스균

① ㉮, ㉯, ㉰　② ㉮, ㉰　③ ㉯, ㉱
④ ㉱　⑤ ㉮, ㉯, ㉰, ㉱

35 석탄산계수가 2이고 석탄산의 희석배수가 30인 경우, 실제 소독약품의 희석배수는? 중요도 ★★

① 15배　② 28배　③ 32배
④ 60배　⑤ 120배

해설 석탄산계수 $= \frac{\text{소독약의 희석배수}}{\text{석탄산의 희석배수}}$ 　$2 = \frac{x}{30}$ 　$\therefore x = 60$배

36 석탄산의 90배 희석액과 소독약의 270배 희석액이 같은 살균력을 가졌다. 석탄산계수는? 중요도 ★

① 0.3　② 1.0　③ 3.0
④ 4.0　⑤ 12

해설 석탄산계수=270/90=3

37 석탄산계수(Phenol Coefficient Index)의 설명 중 틀린 것은? 중요도 ★

① 석탄산 계수의 값이 클수록 소독력이 강하다.
② 석탄산의 희석배수에 대한 소독약의 희석배수의 비를 말한다.
③ 시험균은 장티푸스균 또는 포도상구균을 이용한다.
④ 시험균을 5분 내에 죽이지 않고 10분 내에 죽이는 희석배수를 말한다.
⑤ 36.5℃에서 살균력을 실험한다.

해설 석탄산계수 : 20℃에서 살균력을 실험한다.

38 석탄산수의 장점은?

① 피부점막에 마비성이 있다.　② 유기물에 약화되지 않는다.
③ 취기와 독성이 강하다.　④ 금속제품에 대하여 자극성이 있다.
⑤ 피부점막을 자극한다.

해설 ① 석탄산수의 장점 : 유기물에 약화되지 않으며, 살균력이 안정하다.
② 석탄산수의 단점 : ①·③·④·⑤번이다.

34. ② 35. ④ 36. ③ 37. ⑤ 38. ② 정답

39 **다음 중 구내염, 인두염, 입안 세척 및 상처소독에 알맞은 소독제는?** 중요도 ★

① 석탄산　② 크레졸　③ 알코올
④ 과산화수소　⑤ 승홍

해설 과산화수소 : 상처소독에 이용

40 **가장 강한 살균력을 갖는 알코올의 농도는?** 중요도 ★★

① 50~60%　② 70~75%　③ 80~85%
④ 85~90%　⑤ 90% 이상

해설 ① 70~75% 알코올(alcohol) : 건강한 피부에 사용한다(단, 창상피부에 사용하면 안 된다).
② 알코올 : 에탄올 75%

41 **다음 소독약과 사용 농도와의 연결이 잘못된 것은?** 중요도 ★

① 석탄산－3% 수용액　② 과산화수소－3% 수용액　③ 승홍－0.1% 용액
④ 알코올－95% 용액　⑤ 클로르칼키－5% 수용액

42 **손의 소독에 사용되는 승홍수의 농도는?**

① 1%　② 1.5%　③ 0.1%
④ 3%　⑤ 5%

해설 0.1% 승홍(mercury dichloride) : 손 소독에 이용

43 **소독약과 사용농도의 연결이 맞지 않는 것은 어느 것인가?** 중요도 ★

① 과산화수소, 2.5~3.5%　② 크레졸 비누액, 3%　③ 알코올, 75%
④ 석탄산, 3%　⑤ 승홍($HgCl_2$), 1%

44 **객담, 토물, 배설물 소독에 널리 쓰이는 소독제의 농도와 소독약은?** 중요도 ★

① 70%, 알코올　② 2.5~3.5%, 과산화수소　③ 0.01~0.1%, 역성비누
④ 5%, 석탄산(phenol)수　⑤ 0.1%, 승홍수

해설 ① 3~5% 석탄산(phenol)수 : 객담, 토물, 배설물, 실내벽, 실험대, 기차, 선박 등에 이용한다.
② 70~75% alcohol : 피부 소독
③ formaline : 훈증 소독
④ 생석회(CaO) : 변소 소독
⑤ 승홍수 : 손 소독

45 **소독약과 사용농도에 대한 설명으로 옳은 것은?** 중요도 ★

① 석탄산－90% 수용액　② 과산화수소－75% 수용액　③ 승홍－0.1% 용액
④ 알코올－3% 용액　⑤ 역성비누－5% 수용액

정답 39. ④　40. ②　41. ④　42. ③　43. ⑤　44. ④　45. ③

46 H_2O_2의 살균기전은 어느 것인가? 중요도 ★

① 단백질 응고 작용
② 산화작용
③ 균체효소의 불활성화
④ 가수분해 작용
⑤ 균체단백과 염을 형성

해설 소독약의 살균기전
① 산화작용 : 과산화수소(H_2O_2), 과망간산칼륨($KMnO_4$), 오존(O_3), 염소(Cl_2)와 그 유도체 등
② 가수분해작용 : 강산, 강알칼리, 끓는 물(열탕수) 등
③ 균체의 단백질 응고 : 알코올, 크레졸, 석탄산, 포르말린, 승홍 등
④ 균체의 효소 불활작용 : 알코올, 석탄산, 중금속염, 역성비누 등
⑤ 탈수작용 : 식염, 설탕, 포르말린, 알코올 등
⑥ 중금속의 형성 작용 : 승홍, 질산은, 머큐로크롬 등
⑦ 핵산(DNA, RNA)에 의한 작용 : 에틸렌옥사이드(Ethylen oxide, 산화에틸렌, OEG살균), formalin, 자외선, 방사선 등

47 오존의 살균기전은? 중요도 ★★

① 단백질 응고 작용
② 산화작용
③ 균체효소의 불활성화
④ 가수분해 작용
⑤ 균체단백과 염을 형성

48 알코올의 살균기전은? 중요도 ★

① 단백질 응고 작용
② 산화작용
③ 균체효소의 불활성화
④ 가수분해 작용
⑤ 균체단백과 염을 형성

49 유기물 사멸 방법을 연결한 것이다. <u>틀린</u> 것은? 중요도 ★

① 생석회－분변소독
② 과산화수소－건강한 피부 소독
③ 승홍－손 소독
④ 알코올－건강한 피부 소독
⑤ 석탄산수－환자의 오물, 배설물, 실험대 소독

해설 2.5~3.5% 과산화수소 : 상처소독, 구내염, 인두염, 입안 세척 등에 쓰인다.

50 다음 중 채소류 및 식기의 소독에 적당한 것은? 중요도 ★

① 크레졸수
② 과산화수소
③ 역성비누
④ 알코올
⑤ 석탄산수

해설 0.01~0.1% 역성비누(양성비누) : 손 소독을 하기 위해 가장 많이 사용하는 것으로서 중성비누와 혼합해서 사용하면 효과가 없다.

51 손 씻기와 채소류 및 식기의 소독에 적당한 것은? 중요도 ★

① 크레졸수
② 과산화수소
③ 역성비누
④ 알코올
⑤ 석탄산수

46. ② 47. ② 48. ① 49. ② 50. ③ 51. ③ 정답

52 손 소독에 가장 많이 쓰이는 것은?

중요도 ★

① 역성비누 ② 크레졸 ③ 석탄산
④ 생석회 ⑤ 과산화수소

53 0.1%로 손소독에 쓰이며, 금속부식성이 강한 소독제는?

중요도 ★

① 역성비누 ② 승홍수 ③ 석탄산
④ 생석회 ⑤ 과산화수소

54 크레졸 소독제의 농도는?

중요도 ★

① 1% ② 2% ③ 3%
④ 59% ⑤ 75%

해설 크레졸 소독제의 특징

① 물에 난용성(물에 잘 녹지 않음)이므로 크레졸 비누액 3(3%)에 물 97의 비율로 크레졸 비누액으로 만들어 사용한다.
② 소독력이 강하고 석탄산계수는 2이다.
③ 손, 오물소독에 사용한다.
④ 바이러스에는 효과가 적으나 세균에는 효과적이다.
⑤ 유기물에 약화되지 않는다. 즉, 유기물의 접촉에도 안정되어 있다.

55 일회용 주사기, 페트리디쉬의 소독에 사용되는 것은?

중요도 ★

① Formaldehyde ② 알코올 ③ 과산화수소
④ Ethylen oxide ⑤ 메탄올

56 다음 중 분변 소독에 가장 저렴하고 소독법이 쉬운 소독제는?

중요도 ★

① 알코올 ② 승홍수 ③ 석탄산
④ 생석회 ⑤ 과산화수소

57 생석회로 처리 가능한 것은?

중요도 ★

① O_3 ② 납 ③ 벤젠
④ 염소 ⑤ 변소

58 가스 · 연기(훈증)소독으로서 선박소독에 쓰이는 것은?

중요도 ★

① 승홍수 ② 알코올 ③ 역성비누
④ 생석회 ⑤ 포르말린

59 태워서 소독하는 것은?

중요도 ★

① 훈증소독 ② 증기소독 ③ 가열소독
④ 고온소독 ⑤ 멸균소독

정답 52. ① 53. ② 54. ③ 55. ④ 56. ④ 57. ⑤ 58. ⑤ 59. ①

60 **하수 소독에 가장 많이 이용되는 소독제는?**

① 석탄산 ② 염소 ③ 불소
④ 생석회 ⑤ 오존

61 **식수에 염소를 주입하는 가장 큰 이유는 무엇인가?**

① BOD를 감소시키기 위해서 ② 식수 또는 폐수의 색깔을 없애기 위해서
③ 냄새를 제거시키기 위해서 ④ 병균을 죽이기 위해서
⑤ 부식방지를 위해서

62 **하수 · 폐수에 염소를 주입하는 목적이 아닌 것은?**

① 냄새를 제거시키기 위해서 ② 악취를 제거하기 위해서
③ BOD를 감소시키기 위해서 ④ 병균을 죽이기 위해서
⑤ 부식방지를 위해서

해설 폐수에 염소를 주입하면 병균을 죽일 수는 있지만 병균을 죽이기 위해 염소를 투입하는 것은 아니다.

63 **환자가 입원한 후 퇴원하든가 또는 격리수용된 장소의 감염원(전염원)을 제거하기 위한 소독법은?**

① 지속소독법 ② 종말소독법 ③ 증기소독법
④ 자비소독법 ⑤ 멸균소독법

해설 종말소독 : 격리수용되었던 환자가 완치 후 퇴원하든지 또는 사망하였을 때 그 장소에 실시하는 소독을 종말소독이라 한다.

64 **균체의 단백질이나 핵산의 알킬화 작용으로 강한 살균력을 나타내는 기체 소독제는?** 중요도 ★

① 과산화수소 ② 에틸렌옥사이드 ③ 생석회
④ 붕산 ⑤ 질산은

65 **살균력이 강하여 약 1,000배로 희석하여 사용하는 소독제는?** 중요도 ★

① 오존 ② 과산화수소 ③ 석탄산
④ 승홍 ⑤ 크레졸

해설 승홍(Mercury dichloride)의 특징
① 승홍($HgCl_2$, 염화수은) 수용액 : 염화수은의 수용액이다.
② 살균력이 대단히 강하며, 액의 온도가 높을수록 더 강해지므로 가온해서 사용한다.
③ 승홍수는 무색이므로 적색 또는 청색을 넣어 사용하는 것이 좋다
④ 피부소독에는 0.1~0.5% 수용액이 사용된다.
⑤ 1,000배~3,000배의 희석용액으로 대장균 · 포도상구균 등을 10분 내에 사멸시킨다.
⑥ 금속기구에 부식성이 있으며, 점막면에 대해 자극성이강하고 단백질과 결합하여 침전을 일으키므로 주의를 요한다.

60. ② 61. ④ 62. ④ 63. ② 64. ② 65. ④ 정답

66 미생물의 발육을 저지 또는 정지하는 방법은? 중요도 ★

① 멸균 ② 방부 ③ 분해
④ 세척 ⑤ 소독

정답 66. ②

MEMO

제3장

식품위생학

1. 식품위생의 개요
2. 식품과 미생물
3. 식중독 및 역학적 조사법
4. 식품과 질병
5. 식품첨가물
6. GMO와 방사선조사 식품
7. 식품공전안전관리기준(HACCP)

출제 및 예상문제

제3장 식품위생학

1 식품위생의 개요

01 식품위생학의 개념

(1) 식품의 정의

식품이라 함은 모든 음식물을 말한다. 다만, 의약으로 섭취하는 것은 제외한다.

(2) 식품위생의 정의

식품위생이란 **식품 · 식품첨가물 · 기구 또는 용기 · 포장을 대상**으로 하는 식품에 관한 위생을 말한다.

(3) 식품의 위생적인 취급

① 식품의 취급시 일반적인 사항

㉮ 식품 등을 취급하는 원료보관실 · 제조가공실 · 포장실 등의 내부는 **항상 청결**하게 취급한다.

㉯ 식품 등의 원료 및 제품 중 부패 · 변질되기 쉬운 것은 냉동 · 냉장시설에 보관 · 관리해야 한다.

㉰ 식품 등의 **보관 · 운반 · 진열시**에는 보존 및 보관기준에 적합하도록 하고, 이 경우 **냉동 · 냉장시설 및 운반시설**은 항상 **정상적으로 작동**시켜야 한다.

㉱ 식품 등의 제조 · 가공 또는 포장에 직접 종사하는 자는 **위생모를 착용**하여야 한다.

㉲ 우유 및 산양유는 같은 제조실에서 처리 · 가공하거나 섞어 넣지 아니하여야 한다.

㉳ 식품 등의 제조 · 가공 · 조리에 사용되는 **기계 · 기구 및 음식기**는 사용 후에 세척 · 살균하는 등 **항상 청결하게 유지 · 관리**하여야 한다.

㉴ 식품접객업소의 경우 **냉면육수 · 칼 · 도마 · 행주** 등은 식품 등의 기준 및 규격이 정하고 있는 식품접객조리판매 등에 대한 **미생물 권장규격에 적합하도록** 관리하여야 한다.

㉵ 식품저장고에는 해충구제 및 방지를 하고, **동물사육을 금**한다.

㉶ **야채**를 씻을 때는 **흐르는 물에 5회 이상** 씻는다.

㉷ 식품은 이물질이 들어가지 않도록 잘 밀봉한다.

㉸ 유지식품을 보존할 때는 일광을 차단하고, 저온으로 보존한다(라면은 산패를 방지하기 위해 빛을 차단한다).

② 식품 취급자의 개인위생

㉮ 조리 전 손을 깨끗이 씻고 손 소독을 한다(손 소독에는 역성비누가 좋다).

㉯ 손톱을 짧게 자른다.

㉰ 화농성질환자, 소화기계 감염병환자(전염병환자) 등은 조리를 금한다.

㉱ 위생복, 위생모, 마스크 등을 착용한다.

㉲ 손에 반지 끼는 것을 금한다(이물질로 인해 식품을 오염시킬 수 있다).

※ 감염병 = 전염병, 감염원 = 전염원

(4) 식품의 위생적인 보관방법

① 물리적 처리

㉮ 냉동 · 냉장법(저온저장법) : 식품보관냉장고의 준수사항은 다음과 같다.

㉠ 냉장고는 벽에서 10cm 정도 떨어진 위치에 설치한다.

㉡ 냉장고에 식품은 전체용량의 80% 정도만 저장하는 것이 좋다.

㉢ 냉장고 문은 자주 열지 않는 것이 좋다.

㉣ 냉장고는 깨끗하게 청소를 하여야 세균의 오염을 막을 수 있다.

㉤ 냉장고 내부에 온도계를 비치하여야 한다.

㉥ 온도계는 냉장고의 중간에 설치한다.

㉦ 냉장고의 식품저장 방법은 다음과 같다.

ⓐ 냉동실(영하 18℃ 이하) : 육류의 냉동보관, 건조한 김 등을 보관한다.

ⓑ 냉장실(0~10℃)

- 1단 온도 0~3℃ : 육류, 어류 등
- 중간온도 5℃ 이하 : 유지가공품 등
- 하단온도 7~10℃(10℃ 이하) : 과일, 야채루, 시금치 등

㉧ 냉장의 목적은 다음과 같다.

ⓐ 자기소화를 지연시킨다.

ⓑ 미생물의 증식을 저지한다.

ⓒ 변질을 지연시킨다.

ⓓ 식품의 신선도를 단기간 유지시킨다.

㉯ 가열살균법 : 미생물의 사멸과 효소의 파괴를 위하여 100℃ 정도로 가열한다.

㉰ 건조 · 탈수법 : 건조식품은 수분함량이 15%(14%) 이하가 되도록 보관한다.

㉱ 자외선 조사법 : 자외선을 이용하여 살균한다.

㉲ 농축법

② 화학적 처리

㉮ 방부제(보존제) 첨가법

㉠ 데이히드로초산(DHA ; dehydroacetic acid)

㉡ 안식향산나트륨(sodium benzoate)

㉢ 프로피온산나트륨(sodium propionate)

㉣ 프로피온산칼슘(calcium propionate)

㉯ 산화방지제 첨가법

㉠ 디부틸 히드록시 톨루엔(BHT ; dibutyl hydroxy toluene)

㉡ 부틸 히드록시 아니졸(BHA ; butyl hydroxy anisole)

㉢ 몰식자산 프로필(propyl gallate)

㉣ DL-α-토코페롤(DL-α-tocopherol)

㉰ 식염 · 설탕 첨가법 : 10% 이상의 식염(염장법)이나 50% 이상의 설탕(당장법)으로 저장하면 미생물의 발육을 억제할 수 있다.

NaCl이 미생물의 생육을 억제하는 이유는 다음과 같다.

㉠ 식품 내의 수분활성을 저하

㉡ 삼투압에 의한 원형질 분리

㉢ Cl^-의 독작용

㉣ 산소분압의 감소 등

㉱ 산저장법 : pH 4.7(5) 이하(초산이나 젖산 이용)

㉲ 가스저장법(CA저장)

③ 미생물처리법 : 미생물을 이용한 처리방법－간장, 된장, 고추장, 김치, 요구르트, 치즈 등

02 식품의 감별방법

(1) 우유

침전물이 생기지 않은 것이 신선한 우유이고, 침전물이 생긴 것은 신선하지 않은 우유다.

① 우유에 의한 감염병의 특징

㉮ 1차 오염(젖소)균과 2차 오염(사람, 토양)균으로 나눌 수 있다.

㉯ 젖소의 병에서 유래한다.

㉰ 취급 중 외부에서 오염된다.

㉱ 저온균인 것이 많다.

② 우유의 정상성분(신선도 검사)

㉮ 수분 : 82%

㉯ 유당 : 3.5～6.0%

㉰ 유지방 : 2.5～8.0%(3.7%)

㉱ 유단백 : 2.5~5.0%(3.4%)

㉲ 광물질 : 0.5~0.9%(0.7%)

㉳ 산도 측정 : pH 6.6~6.8(젖산으로는 0.18% 이하)

㉴ 비중 : 1.032(가수유무 또는 수분첨가 유무)

(2) 어류

① 신선한 어류

㉮ 눈의 빛깔은 청정하다. 즉, 눈의 상태는 광택이 나고 투명해야 한다.

㉯ 아가미의 색은 선홍색인 것이 좋다.

㉰ 입의 상태는 다물어져 있어야 한다.

㉱ 육질은 탄력이 있다.

㉲ 비늘 상태는 광택이 난다.

㉳ pH 5.5 전후의 것이 좋다.

㉴ 신선한 것은 비중이 커 침전한다.

② 신선도가 떨어지는 것

㉮ 아가미 뚜껑이 회백색이고, 아가미가 열려 있다.

㉯ 안구가 혼탁되어 있고 색깔이 회색, 황색이 난다.

㉰ 눈의 상태가 불투명하다.

㉱ 항문이 열려 있다.

㉲ 비늘 상태는 광택이 없다.

㉳ 어류의 종류에 따라 다르지만 신선도가 저하됨에 따라 악취가 난다.

㉴ 신선도가 떨어지는 것은 싱싱한 것보다 비중이 가벼워 침전하지 않고 뜬다.

㉵ 육질은 탄력성이 없다.

③ 육질화의 변화 과정

㉮ 중성(pH 7.3) → 사후강직되면 산성(pH 5.5~5.6) → 부패되면 알칼리성(pH 11)

㉯ 어류의 사후변화 : 어류는 일정한 시간이 지나면 근육이 경직된 다음 조직 내에 있던 효소에 의해 연화 분해된다. 사후강직 → 강직해제 → 자가소화 → 부패

03 식품의 변질과 수분량

(1) 식품의 변질

식품을 자연 상태로 방치했을 때 미생물, 햇볕, 산소, 효소, 수분의 변화 등에 의하여 식품의 성분의 변화가 생겨 영양가 파괴, 맛 등에 손상을 가져오는 것을 식품의 변질이라 한다.

① 부패 : 미생물의 번식으로 단백질이 분해되어 아미노산, 아민, 암모니아, 악취 등을 발생하는 현상을 부패라 한다.

② **변패** : 당질, 지방이 미생물에 의해 변질되는 현상을 변패라 한다.

③ **산패** : 지방의 산화로 aldehyde, ketone, ester, alcohol 등이 생성되는 현상을 말한다. 산패는 미생물에 의한 것이 아니고 산소에 의해 변질되는 것이다.

④ **발효(fermentaion)** : 탄수화물이 산소가 없는 상태에서 분해되는 것을 말한다.

⑤ **유지의 자동산화**

㉮ hydroperoxide는 유지의 자동산화에 의해서 생성된 물질로서 식품에 악영향을 미치고 경구적으로 섭취되면 생체 내의 효소의 활성을 저해하여 독성을 나타내는 물질이다.

㉯ 유지의 자동산화를 촉진하는 요소 : 지방산의 불포화도, 산소, 온도, 햇볕 등이 있다.

㉰ 유지가공 식품의 보존 : 비금속성 용기에 넣어 실온에 보관한다.

(2) 수분활성치(수분량 = Aw ; water activity)

식품 중의 미생물이 이용 가능한 수분을 수분활성이라 한다.

① **표시** : 밀폐용기 내 수증기압과 최대 증기압의 비로 표시한다.

$Aw = p/p_o$

p : 식품을 넣는 밀폐용기 내의 수증기압

p_o : 온도에서의 최대 증기압

② **일반세균**의 증식가능한 Aw는 0.96 이상이다.

③ **효모**의 증식가능한 Aw는 0.88 이상이다.

④ **곰팡이**의 증식가능한 Aw는 0.81 이상이다.

⑤ **미생물의 생육**을 완전히 저지할 수 있는 **수분함량은 15%(14%)** 이하이고 **Aw는 0.6(0.7)**이다.

(3) 식품의 Microflora

① 당류를 함유한 산성식품에는 유산균이 많다.

② 염장식품에는 호염균이 많이 번식한다.

③ 세균은 곰팡이보다 먼저 서식한다.

④ 일반식품에는 비병원성 식품미생물이 많이 서식하고 있다.

⑤ **수분이 많은 곳**에서는 **세균**이, **수분이 적은 곳**에서는 **곰팡이**가 microflora를 형성한다.

04 세균증식 측정법

세균증식을 측정하는 데는 균수를 측정하는 방법과 균량을 측정하는 방법이 있다.

(1) 세균의 분류

① 증식온도에 따른 분류

㉮ **저온균** : 최적온도는 10℃ 내외이고, 발육 가능한 온도는 0~20℃이다.

㉯ **중온균** : 최적온도는 25~35℃이고, 발육 가능한 온도는 20~40℃이다.

㈐ 고온균 : 최적온도는 60~70℃이고, 발육 가능한 온도는 40~75℃이다.

② 산소 존재여부에 따른 분류

㉮ 호기성균 : 산소가 존재하는 상태에서만 증식 가능한 균을 호기성균이라 한다.

㉯ 혐기성균 : 산소가 없을 때 증식하는 균을 혐기성균(편성혐기성균)이라 한다.

㈐ 통성혐기성균 : 산소의 여부에 관계없이 증식 가능한 균을 통성혐기성균(임의성균)이라 한다.

(2) 균수 측정법

① 총균수 측정법 : 세균을 현미경으로 센다.

② 생균수 측정법 : 살아 있는 균을 측정하는 것으로 획선도말법, 혼합희석 배양법, 멤브레인 필터법 등이 있으며 이 방법은 균종에 따라서는 정확한 수를 구할 수가 없다.

(3) 균량 측정법

건조중량, 질소량, 단백질량, DNA · RNA량 등을 원심 분리하여 침전시킨 균의 체적 등을 측정하는 방법이 있지만 가장 간편한 방법은 광전광도계를 사용하여 탁도를 측정하는 방법이다.

(4) 세균의 증식곡선

유도기 → 대수기(대수성장기) → 정지기(감소성장단계) → 사멸기(내호흡단계)

(5) 미생물 배양

① 배지

㉮ 배지의 구성 성분 : 병원균을 분리하거나 연구를 하기 위하여 실험실에서 목적 균을 증식할 때는 그 세균이 증식할 수 있는 배지를 가지고 적당한 환경에서 배양하여야 한다. 배지의 주요성분을 살펴보면 다음과 같다.

㉠ 탄소원 : 당류, 유기산 등

㉡ 질소원 : 암모늄염, 아미노산 등

㉢ 기타 : 인산염, 황산염, 무기염류 등

㉯ 배지의 종류

㉠ 형상에 의한 분류

ⓐ 액체배지(broth=bullion) : 액체배지는 각 성분을 증류수에 녹인 것이다.

ⓑ 고형배지 : 고형배지는 한천, 혈청 등을 사용하여 고형화한 배지이다.

㉡ 조성에 의한 분류 : 천연배지, 합성배지로 분류할 스 있다.

㉢ 목적에 의한 분류

ⓐ 증균배지 : 균의 증식을 목적으로 사용하는 배ㅈ 를 증균배지라 한다.

ⓑ 선택감별 분리배지 : 여러 종류의 균이 혼합되어 있는 재료에서 어떤 특정균을 분리하기 위해 사용하는 배지이다.

ⓒ 감별배지(확인배지)

- 균의 생리, 생화학적 성상 등을 조사하는 데 사용한다.
- 종류 : TSI agar, Simmons citrate agar, KCN broth, Lysin decarboxylase broth 등

② **배양법** : 특정한 균을 순수상태로 얻기 위해서는 초기 배양에서 각각의 균으로 떨어진 집락을 만들어야 하고, 배지는 세균의 최적 온도를 유지하여야 한다.

㉮ 분리배양법

㉠ 평판배지에 도말하는 방법

ⓐ 보통한천배지, 혈액한천배지 등에 피검물을 충분히 넓게 바르고 집락이 확실하게 떨어질 때까지 배양한다.

ⓑ 도말은 백금루프를 사용한다.

㉡ 혼합 희석배양법 : 물, 혈액 등 액상의 피검물에서 균수가 많지 않은 경우 사용한다.

㉯ 순수배양법 : 분리배양 이전이나 또는 이후에 순수배양하여 얻어진 균을 더욱 증식하여 하나의 균에서 증식된 집락을 이용하기 위한 배양방법이다.

㉠ 획선배양법 : 사면배지에 배양하기 위한 방법으로서 화염멸균 후 식은 **백금루프**(백금이)에 균을 따서 사면 아래쪽 응고수에 접촉시키고 **한 선을 긋고 지그재그로 그어 도말하고 배양**한다(즉 **획선배양**은 백금이로 **지그재그로 긋는다**).

㉡ 천자배양법 : 백금선 끝에 균을 따서 배지 중앙에서 수직으로 천자한다.

㉢ 액체배양법 : 관벽을 이용하여 소량의 균을 배지 중에 넣는다.

(6) 부패판정

① 부패(Putrefaction)란 단백질 및 유기물이 변화된 것을 말한다(단백질 변질이 주).

② 부패에는 **기온, 습도, pH**, 열 등의 인자가 관여한다.

③ **부패생성물** : methane, H_2S, mercaptan, 함질소화합물 등

④ **초기 부패판정**

㉮ **관능검사** : **부패판정의 제일 기본**이 되는 검사로서, 판정하는 **항목**에는 **냄새**, **맛**, **외관**, **색깔**, **조직의 변화상태** 등이 있다.

㉯ **물리학적 판정** : 물리학적 검사로는 **경도**, **점성**, **탄성**, **색도**, **탁도**, **전기저항** 등의 변화를 본다.

㉰ **화학적 판정** : 화학적 판정에 이용되는 것은 **트리메틸아민**(trimethylamine), dimethylamine, **휘발성 염기질소**(휘발성 아민류, 암모니아 등), 휘발성 유기산, 질소가스, 히스타민, pH, K값 측정 등이 있다.

㉠ amine : 아미노산의 탈탄산 반응으로 생성된 물질이다.

㉡ trimethylamine : 어류의 **비린내의 원인**물질인 부패생성물이다.

㉱ 미생물학적(생물학적) 판정

㉠ 생균수 측정 : 식품은 1g당 세균수가 10^8 이상(10^3/g)일 때 쉰 냄새가 나게 되어 먹지 못하게 된다. 즉, 초기 부패로 판정할 수 있는 세균수는 식품 1g당 10^8이다.

㉡ 식품 중의 생균수를 측정하는 목적은 신선도의 여부를 알기 위해서이다.

㉢ 1g당 세균수가 10^5 이하이면 안전하다(10^5 이하/g).

05 세균학적 검사

우유 및 유제품의 세균학적 검사에는 세균수의 측정 및 대장균군의 유무검사가 실시된다.

(1) 총균수(직접검경법, Breed)

총균수 측정법은 우유를 슬라이드 글라스 위의 일정면적에 도말 · 건조 · 염색한 후 염색된 세균수를 직접 현미경으로 측정하여, 현미경 시야의 면적과 면적의 관계에 의해서 우유 중에 존재하는 세균수를 측정하는 방법이다. 이 방법은 일반적으로 생우유에 대해 이용된다.

(2) 생균수(평판배양법)

우유를 필요에 따라 적당한 농도로 희석하고 그 일정량을 petri dish(직경 9~10cm)를 사용하여 표준한천배지에서 35℃로 48±3시간 배양하여 발생한 집락수를 계산하고 여기에 희석률을 곱하여 우유 중에 존재하는 세균수로 한다.

① 배양 : 희석액은 표준한천평판배지에 30~300개의 집락을 얻을 수 있는 것을 택한다.

② petri dish : petri dish는 세균 배양용의 뚜껑이 있는 얇은 유리 또는 플라스틱으로 만든 투명한 접시로서 미생물 실험에 이용되는 기구이다.

(3) 대장균군

대장균군이란 Gram음성의 무아포성 단간균으로서 젖당(유당)을 분해하여 산과 가스(gas)를 생성하는 호기성 또는 통성혐기성균을 말한다.

대장균이 검출되는 음료수를 오염수라고 하는 가장 중요한 이유는 대장균이 검출되면 병원성 미생물이 생존해 있을 가능성 때문이다.

① 시험방법 : 우유 및 유제품의 대장균군 시험에는 정성시험과 정량시험이 있는데, 시험방법은 다음과 같다.

㉮ 정성시험

㉠ 일정량의 시료 중에 1개 이상의 대장균의 유무를 측정하는 방법이다.

㉡ LB(Lactose Broth)발효관 배지를 이용할 때의 3단계 시험순서는 다음과 같다.
추정시험 → 확정시험 → 완전시험

㉢ BGLB(Brillant Lactose Bile Broth)배지나 고형배지를 사용하는 경우에는 3단계의 시험 순서를 구분하지 않고 완전시험까지 연속해서 실시한다.

㉣ LB(Lactose Broth)발효관 배지를 이용한 시험

ⓐ 추정시험

- LB(Lactose Broth)발효관 배지에 접종하여 35~37℃, 24±2시간 배양했을 때 가스(gas)가 생성되면 대장균의 존재가 추정된다.
- 고형배지에 접종한 것은 배지의 종류에 따라 특유색상의 집락을 형성한다.

ⓑ 확정시험

- 추정시험에서 가스발생을 본 발효관으로부터 BGLB발효관에 이식하여 35~37℃, 48±3시간 배양했을 때 gas가 생성된 것을 1 백금이를 취해서 EMB한천배지, Endo평판배지에 도말해서 분리배양한 후 전형적인 대장균군의 집락을 증명할 경우에 확정시험은 양성이다.
- EMB배지에서 금속광택의 청동색깔의 집락(colony)이 나타나면 확정시험은 양성이다.

ⓒ 완전시험

- LB발효관 배지에서 가스발생, 사면배양에서 그람음성, 무아포성 간균인 것이 증명될 경우 대장균군은 양성으로 판정된다.
- 배지 : Endo평판배지, EMB한천배지를 사용한다.

㉯ 정량시험 : 사용하는 배지에는 액체배지와 고형배지가 있다. 액체배지는 LB발효관 배지 또는 BGLB발효관 배지를 사용한다. 고형배지에는 desoxycholate agar가 사용된다.

06 기구의 소독

(1) 정의

① **소독(disinfection)** : 소독이란 병원성 미생물의 생활력을 파괴 또는 멸균시켜 감염 및 증식력을 없애는 조작이다.

② **멸균(sterilization)** : 멸균이란 강한 살균력을 작용시켜, **모든 미생물**의 영양은 물론 포자까지도 **멸살 · 파괴시키는 조작**이다.

③ **살균** : 살균은 모든 미생물에 공통으로 쓰인다.

(2) 소독방법

소독법은 물리적 소독법과 화학적 소독법으로 나누어 생각할 수 있으며 소독작용에 영향을 주는 것은 **세균과의 접촉, 수분, 시간, 온도, 농도** 등이 있다.

① 물리적 소독법

㉮ 무(無)가열 멸균법

㉠ **일광소독** : 1~2시간, **의류 및 침구소독**에 쓰인다.

㉡ **자외선** 살균법

ⓐ **물, 공기**의 소독에 좋고, 무균실, 수술실 및 제약실 등의 구조물 소독에 적합하다.

ⓑ **살균력이 강한** 파장은 2,400~2,800Å(2,500~2,900Å)이다.

ⓒ 15W 살균등의 경우 20cm 직하에서 대장균이 1분 이내에 사멸한다.

ⓓ 장점

- 취급이 용이하다.
- 사용방법이 간단하다.
- **균에 내성을 주지 않**는다.
- 식품의 품질에 영향을 거의 미치지 않는다.

ⓔ 단점

- 침투력이 약하여 **표면 살균**만 가능하다.
- 그늘에서는 살균작용이 안 된다.

ⓕ 물체에 살균을 하기 위한 **자외선 살균등**의 거리는 물체로부터 가까울수록 좋다 (50cm 이하가 되도록 한다).

ⓖ 피부점막에 장애를 가져올 수 있다.

㉢ **방사선 멸균법** : 동위원소에서 방사되는 전리방사선을 식품에 조사하여 미생물을 살균하는 방법이다.

ⓐ 방사선 동위원소에서 나오는 방사선을 이용하는 일종의 **저온살균법**이다.

ⓑ **살균력이 강한** 순서 : γ선 > β선 > α선

ⓒ 침투성이 강하기 때문에 **포장 또는 용기** 중에 **밀봉된 식품**을 **그대로 조사**할 수 있는 특징을 가지고 있다.

㉯ 열처리법

㉠ 건열멸균법

ⓐ **화염멸균법**

- 화염멸균이란 물품을 **직접 불꽃 속에 접촉**시켜 표면에 부착된 미생물을 멸균시키는 방법이다.
- **알코올**램프, 가스버너 등을 이용하여 **백금이**, 유리 등 소독에 이용한다.

ⓑ 건열멸균법 : 160~170℃의 건열멸균기로 1~2시간 처리하여 미생물을 완전사멸시킨다.

㉡ 습열멸균법

ⓐ **자비멸균법**(자비소독법)

- **가장 간단**하여 **널리 사용**한다.
- **식기 및 도마**, 주사기, 의류, 도자기 등을 100℃의 끓는 물에서 15~20분간 처리하는 방법이다.

• 100℃를 넘지 않기 때문에 완전멸균을 기대하기는 어렵다.
• 1~2%의 중조를 물에 첨가하면 살균작용이 강해지고 금속의 부식도 방지할 수 있다.
• 아포형성균, 간염바이러스균은 사멸시키지 못한다.

ⓑ 고압증기멸균법
• 고압증기멸균법은 Autoclave에서 121℃, 15Lb, 20분간 실시한다.
• 아포형성균의 멸균에 사용된다.
• 사용 : 초자기구, 의류, 고무제품, 자기류, 거즈 및 약액 등

ⓒ 간헐멸균법(~~유통증기멸균법~~) : 1일 1회씩 100℃의 증기로 30분씩 3일간 실시하므로 포자를 완전멸균시키는 방법이다.

ⓓ 저온소독법 : 63~65℃, 30분 처리하는 방법이다.

ⓔ 고온단시간살균법 : 71~75℃, 15초간 처리하는 방법이다.

ⓕ 초고온순간멸균법
• 130~135℃, 2~3초간 처리하는 방법이다.
• 청량음료 살균에 많이 사용한다.

② 화학적 소독법 : 가열할 수 없는 기구에 소독력을 갖고 있는 약제를 써서 세균을 죽이는 방법이다.

㉮ 소독약이 갖추어야 할 조건
㉠ 살균력이 클 것, 즉, 석탄산계수가 높을 것
㉡ 침투력이 강할 것
㉢ 인체에 무해할 것
㉣ 안정성이 있을 것
㉤ 용해성이 높을 것
㉥ 부식성과 표백성이 없을 것
㉦ 식품에 사용한 후 수세가 가능할 것
㉧ 저렴하고 구입이 쉬울 것
㉨ 사용방법이 간편할 것

㉯ 소독약의 살균력 측정 : 소독약의 살균력을 비교하기 위해서는 석탄산 계수(phenol coefficient)가 이용된다.

$$\text{석탄산 계수} = \frac{\text{소독약의 희석배수}}{\text{석탄산의 희석배수}}$$

㉰ 석탄산계수의 특징
㉠ 소독제의 살균력 지표로서 다른 소독약의 소독력을 평가하는 데 사용한다.
㉡ 20℃에서 살균력을 나타낸다.

ⓒ 시험균은 장티푸스균과 포도상구균을 이용한다.

ⓡ 시험균은 5분 내 죽지 않고 10분 내에 죽이는 희석배수를 말한다.

ⓜ 석탄산 계수가 높을수록 살균력이 좋다.

㉣ 소독약의 종류

㉠ 3~5% 석탄산(phenol)수 : 실내벽, 실험대, 기차, 선박 등에 이용한다.

㉡ 2.5~3.5% 과산화수소 : 상처소독, 구내염, 인두염, 입안 세척 등에 쓰인다.

㉢ 70~75% 알코올(alcohol) : 건강한 피부에 사용한다(단, 창상피부에 사용하면 안 된다).

㉣ 3% 크레졸(cresol) : 배설물 소독에 사용한다.

㉤ 0.01~0.1% 역성비누(양성비누) : 손 소독을 하기 위해 가장 많이 사용하는 것으로서 중성비누와 혼합해서 사용하면 효과가 없다.

㉥ 0.1% 승홍(mercury dichloride) : 손 소독에 이용한다.

㉦ 생석회(CaO) : 변소 등의 소독에 이용한다.

(3) 우유의 살균법

① 우유의 살균은 유해한 균만 살균(완전살균은 아님)하고 영양성분이 파괴되지 않도록 한다.

② 우유의 주요 살균법 : 우유의 살균지표 물질은 Phosphatase이다.

㉮ 저온 살균법 : 62~65℃, 30분간 살균하고 곧 10℃ 이하로 급냉하는 방법이다.

㉯ 고온 단시간 살균법(H.T.S.T) : 71~75℃, 15초간 살균 후 급냉시키는 방법이다.

㉰ 초고온 순간 살균법(U.H.S.T) : 130~135℃, 2~3초 정도 가열 후 급냉시키는 방법이다.

2 식품과 미생물

01 세균류

토양에는 세균, 방선균, 사상균, 원충, 효모 등이 있는데 이 중에서 세균이 90% 이상을 차지하고 있다.

(1) pH

① 세균은 pH 6~8인 중성에서 번식이 양호하다.

② 곰팡이는 산성에서 잘 번식한다.

(2) 분 류

식품 오염원이 되는 토양세균 속 : Bacillus속, Clostridium속, Micrococcus속, Pseudomonas속 등이 있다.

① Bacillus속

㉮ 내열성 아포를 형성한다.

㉯ 호기성이다.

㉰ 식품의 오염균 중 가장 보편적이다.

㉱ 전분과 단백질의 분해력이 강하다.

㉲ 자연계에 가장 널리 분포하여 식품오염의 주역으로 알려진 미생물이다.

㉳ 종류 : Bacillus natto는 청국장 제조에 이용하는 미생물이다.

② Clostridium속

㉮ 아포형성 간균이다.

㉯ 혐기성균이다.

㉰ 식품의 부패시 악취가 심한 것은 이 균에 의한 것이다.

㉱ 종류 : Clostridium botrinium, Clostridium pefringens

③ Micrococcus속

④ Pseudomonas속

㉮ 그람음성, 무아포성, 편모를 가진 간균이다.

㉯ 황록색의 색소를 생산하기도 한다.

㉰ 20~30℃에서 자라는 균이 많다.

㉱ 어류, 육류, 우유, 달걀, 야채 등의 부패세균이다.

㉲ 저온에서 번식한다. 따라서 어류에 우점종으로 나타난다(수생세균의 주체가 된다).

㉳ 어류의 부패와 가장 관계가 깊은 세균이다.

㉴ 증식속도가 빠르다.

㉵ 단백질, 유지의 분해력이 강하다.

㉶ 방부제에 대하여 저항성이 강하다.

㉷ 종류

㉠ Pseudomonas fluorescens : 겨울철 생유에 발생하면 고미유(苦味乳)의 원인이 되는 세균이며, 부패세균으로 우유를 녹색으로 변화시키는 균이다.

㉡ Pseudomonas aeruginosa : 부패세균으로 우유를 청색으로 변화시키는 세균이다.

⑤ Escherichia속 : 그람음성, 무아포성 간균, 유당과 가스를 생성하는 호기성 또는 통성혐기성균이다.

⑥ Serratia속 : 식품을 적변화하는 부패현상을 일으킨다.

⑦ Lactic acid bacteri속 : 유용한 유산균으로는 Streptococcus lactis가 있다.

⑧ Vibrio속 : Vibrio vulnificus는 비브리오 패혈증을 일으킨다.

⑨ Proteus속

㉮ 그람음성의 간균으로 장내세균에 속하며 요소를 분해한다.

㉯ 히스타민(Histamine)을 축적하여 **알러지**를 일으킨다.

㉰ 37℃ 부근에서 발육한다.

㉱ **동물성 식품**의 대표적인 **부패균**이다.

㉲ **단백질 분해력**이 강한 **호기성** 부패균이다.

㉳ Proteus Morganii

㉠ 발견자 Morgan의 이름을 따 Morganella morganii로 불리다 현재는 Proteus Morganii로 불린다.

㉡ Proteus morganii는 histidine decarboxylase를 가지고 있어 histidine을 분해시켜 histamine을 축적한다.

㉢ Proteus morganii가 축적시킨 histamine은 Allergy성 식중독을 유발시킨다.

02 진균류

진균류에는 곰팡이, 효모 등이 있다.

(1) 곰팡이

① 곰팡이의 특징

㉮ 원인식품은 곡류가 압도적으로 많다.

㉯ **호기성균**이다.

㉰ pH는 4.0에서 **번식**이 양호하다.

㉱ 체외로 독소를 분비시켜 사람에게 질병을 유발하기도 한다.

㉲ 간장이나 과즙 등의 부패미생물로 잘 알려져 있다.

㉳ 산성식품과 과일류에 잘 번식한다.

㉴ 고농도의 **당**, **고농도의 식염**을 함유한 탄수화물 식품에서 **잘 번식**한다.

㉵ 항생제의 효과를 기대할 수 없다.

㉶ 수분 10%의 건조식품이 외부에 노출되었을 때 잘 번식한다.

㉷ 세균의 발육이 잘 안 되는 곳에서 잘 번식한다.

㉸ 곰팡이는 세균보다 저온에서 발육하고 낮은 온도에서 저항이 크다.

㉹ 식품공업에 이용하기도 하고 항생물질을 만들어 질병치료에 이용되기도 한다.

② 곰팡이의 종류

㉮ Mucor속 : 식품변패에 관여하는 곰팡이속이다.

㉯ Rhizopus속

㉠ 번식 : 빵, 곡류, 과일

㉡ 격막 : 무(無)

㉢ 균사 : 거미줄 곰팡이

㉣ 뮤코르(mucor)와 다른 점 : 가근 형성

㉤ 알코올 발효공업에 이용한다.

㉥ 딸기, 귤, 야채 등에 잘 증식하는 변패의 원인균이다.

㉦ **원예작물**의 **부패**에 관여하는 곰팡이이다.

㉰ Aspergillus속

㉠ 식품 중에서 볼 수 있는 곰팡이 중 가장 보편적인 균이다.

㉡ 간장, 된장, 양조공업에서 널리 이용한다.

㉢ 생육 조건

ⓐ 온도 25~30℃

ⓑ 습도 80% 이상

ⓒ 고탄수화물

ⓓ 수분 16% 이상

ⓔ pH 4.0

㉣ 종류

ⓐ Aspergillus oryzae : 국(麴)을 만드는 **황록색의 균종**이다.

ⓑ Aspergillus niger

- 과일이나 채소의 **흑변현상**을 일으키는 곰팡이이다.
- 식품에서 볼 수 있는 곰팡이 중 가장 보편적인 균이다.
- 곰팡이류의 대표적인 균종이다.

ⓒ Aspergillus flavus

- 번식 : 곡류 등에 번식한다.
- 피해 : 인체나 가축에 유해한 **발암물질**을 생성한다.

ⓓ Aspergillus flavus, Aspergillus parasicus : **aflatoxin을 생성하여 간암을 유발시킨다.**

㉱ Penicillium속

㉠ 콜로니(Colony) : 푸른색(푸른색 곰팡이)

㉡ 페니실린, 항생물질 제조에 쓰인다.

㉢ 유지제조, 치즈숙성에 쓰인다.

㉣ 이익과 나쁜 영향을 동시에 주는 균이다.

㉤ 적온 20~25℃

㉥ 국균과 함께 식중독에서 보통 볼 수 있는 균으로서 불완전균이다.

㉦ 색상 : 녹색, 황색, 오렌지색 등이 있다.

㉧ 종류

ⓐ Penicillium citrinium은 mycotoxin인 citrinin을 생성한다.

- Mycotoxin : 곰팡이의 유독물질로서 사람이나 온혈동물에게 만성적인 건강장애를 유발하는 물질이다(곰팡이에 의한 대사산물로 고등동물에 장애를 나타낸다).

ⓑ Penicillium islandicum은 islanditoxin을 생성한다.

ⓒ Penicillium expansum은 과일의 연부병의 원인으로 알려져 있다.

(2) 효모(Yeast)

① 효모의 체적온도는 25~30℃이다.

② 효모는 분류학상 곰팡이의 중간에 위치하고 있다.

③ 진핵세포로 균류 중 자낭균류와 불완전균류에 속한다.

④ 유기영양을 이용하여 살아가는 종속영양균으로 진핵생물의 하나이다.

⑤ 통성혐기성균이며 단세포의 형태를 취한다.

⑥ 효모는 유용한 균이 많다.

⑦ 효모류는 토양, 물, 식품 등에 생식한다.

⑧ 알코올 발효능이 우수하여 주류제조에 많이 이용된다.

⑨ 효모는 양조주, 된장, 간장, 빵, 약용효모의 응용미생물 자원이다.

⑩ 식품을 오염시키는 경우는 치즈, 버터, 우유제품 등의 변패를 일으킨다.

⑪ Saccharomyces속 : 빵, 효모, 맥주, 포도주, 알코올 등의 제조에 쓰인다.

⑫ Saccharomyces cerevisiae : 맥주, 포도주 등 주류제조에 주로 많이 이용되는 효모이다.

(3) 주요식품과 부패 미생물

① 우유 및 유제품 : Lactobacillus속

② 어육류 : Pseudomonas속

③ 빵, 과일, 곡류 : Rhizopus속

④ 과일, 주스 : Saccharomyces속

03 식품의 오염지표 미생물

식품오염 여부와 정도를 측정하는 데 이용되는 항목은 일반 세균수, 대장균, 장구균이다.

(1) 세균

① 일반세균

㉮ 식품의 세균오염 정도를 나타내는 위생지표로 이용된다.

㉯ 식품의 안전성, 보존성, 취급의 양부 등을 종합적으로 평가할 수 있다.

㉰ 생균수 측정에는 표준한천 평판배지를 이용한다.

㉱ 부패나 변패, 식중독이나 경구감염병 발생의 위험성을 추정할 수 있다.

② 담수세균

㉮ 호냉균과 저온균이 많다.

㉯ 저온 저장되는 식품의 부패에 관여한다.

㉰ Gram음성, 간균이 대부분이다.

③ 해수세균

㉮ 호염성이거나 내염성인 것이 많다.

㉯ 연안지역이 외양(外樣)보다 세균수가 많다.

㉰ 흙이나 담수에서 유래된 세균도 있다.

㉱ 약 3%의 NaCl이 있는 환경에서 잘 번식한다.

(2) 대장균군

① 일반 대장균

㉮ 분변오염의 지표미생물로 이용된다.

㉯ Gram음성, 무아포, 간균으로 주모성의 편모를 가지고 있으며 운동성이 있다.

㉰ 유당을 분해하여 산과 가스를 생성하는 호기성 또는 통성혐기성균이다.

㉱ 외계에서 저항성이 강하다.

㉲ 생육(生肉)에서의 검출률은 낮다.

② 병원성 대장균

㉮ 형태와 생화학적 성질이 일반 대장균과 같다.

㉯ 장관병원성, 장관조직 침입성, 장관출혈성 등으로 분류된다.

㉰ 병원성 대장균은 혈청학적으로 일반 대장균과 구별된다.

㉱ 열에 비교적 약하므로 섭취 전 가열 살균하면 안전하다.

(3) 장구균

① Gram양성 균이다.

② 장구균(장내구균, Enterococcus속, 엔테로코커스속) 검출은 분변오염과 관계가 깊다.

③ 저온에서 대장균보다 오래 산다.

④ 외계에서 저항성이 강하다.

⑤ 냉동식품, 건조식품, 가열식품 등의 오염지표균으로 이용되는 미생물이다.

⑥ 생육(生肉)에서의 검출률은 낮다.

⑦ 냉동식품에서 생산성은 대장균보다 장구균이 크다.

⑧ 건조식품에서 생산성은 대장균보다 장구균이 높다.

3 식중독 및 역학적 조사법

01 식중독

(1) 식중독의 정의

식중독이란 유독 · 유해물질이 음식물에 흡인되어 경구적으로 섭취 시 일어나는 질병을 말한다.

(2) 식중독 분류

- 세균성 식중독
  - 감염형 : 살모넬라, 장염비브리오, 프로테우스, 아리조나 식중독 등
  - 독소형 : 포도상구균, 보툴리누스 식중독 등
- 화학성 식중독 : 유해첨가물, 유해금속, 농약 중독 등
- 자연독 식중독 : 식물성, 동물성, 곰팡이(Mycotoxin) 중독 등

① **세균성 식중독** : 우리나라에서 세균성 식중독의 발생빈도가 **가장 높은 계절**은 **여름**이고, 식중독 중 발생률이 가장 높은 것은 세균성 식중독이다.

㉮ 살모넬라(Salmonella) 식중독

Salmonella 식중독에 해당되는 균은 Sal. typhimurium, Sal. thompson, Sal. enteritidis, Sal. derby 등이 있다(장티푸스균, 파라티푸스균은 제외).

㉠ 외부형태 : Gram음성, 무포자 간균, 주모균

㉡ 원인균의 특징 : 생육 최적**온도는 37℃**이고, **pH 7~8**이다.

㉢ 증세 : 식중독 환자는 **38~40℃의 심한 고열**이 나는 것이 특징이다. 치사율은 낮다.

㉣ 원인식품 및 감염경로 : 감염된 동물, 어육제품, **샐러드**, **마요네즈**, 유제품 등을 섭취 시 발생한다.

㉤ 잠복기 : 12~24(48)시간(길다)

㉥ **예방 : 60℃에서 20분간 가열**한다.

㉦ Salmonella균의 선택배지(media)는 Selenite 배지이다.

㉯ 장염 Vibrio 식중독

㉠ 외부형태 : Gram음성, 간균, 단모균, 무포자

㉡ 원인균 : Vibrio parahaemolyticus(**호염균**)

㉢ 원인균의 특징 : **3~4%**의 **식염농도**(NaCl)에서 잘 자라는 중온균이며, 열에 약하다.

㉣ 원인식품 및 감염경로 : **어패류**, **생선** 등

㉤ 콜레라균(Vibrio cholera)과 유사한 형태이다.

㉥ 균의 분열시간이 10분 이내로 짧다.

ⓢ 주요 증상 : 설사, 위장장애

ⓞ 잠복기 : 평균 10~18시간

ⓙ 배지 : TCBS agar 배지

ⓒ 예방 : 어패류를 **담수로 씻거나**, **가열 후 섭취**한다.

ⓚ Vibrio vulnificus : 날것의 어패류를 섭취하므로 감염되는 비브리오 패혈증의 원인균이다.

㉰ 병원성 대장균

㉠ 외부형태 : Gram음성, 주모균, 간균, 무아포성

㉡ 외부형태는 일반 대장균과 차이가 없다(항원으로 구별).

㉢ 원인균 : Escherichia coli

㉣ 증세 : 영 · 유아에게 감염성(전염성) 설사, 성인에게는 급성장염을 유발한다.

㉱ 포도상구균 식중독

㉠ 외부형태 : Gram양성, 구균, **무(無)아포성**, 무편모로 비운동성이다.

㉡ 원인균 : Staphylococcus aureus

㉢ 원인균의 특징 : **장독소인** enterotoxin을 생성하며, enterotoxin의 **특징**은 다음과 같다.

- 면역학적 성질에 따라 A~E의 5형으로 구분된다.
- trypsin 등의 단백질 분해효소에 의하여 불활성화되지 않는다.
- 식품에 생성될 때에는 내열성이 매우 커진다(**열에 강함**).
- 분자량이 30,000 정도의 단백질이다.
- enterotoxin은 **식중독의 원인독소**이며 끓여도 잘 파괴되지 않는다.

㉣ 원인식품 : 우유 및 유제품 등

㉤ 감염원 : **화농성환자**이다.

㉥ 잠복기가 짧고(1~6시간, **평균 3시간**), **열이 없다**.

㉦ 세포벽이 당, peptide 등으로 구성되어 있어 아포를 형성하지 않는 균 중 저항성이 강하다.

㉧ 보통한천 배지(nutrient agar media)에서 포도상구균 식중독의 원인균은 황색의 colony를 생성한다.

㉨ 예방대책 : **화농성 환자**는 **식품취급을** 금한다.

㉲ 보툴리누스 식중독

㉠ 외부형태 : Gram양성, 간균, 주모균, **아포형성**, 혐기성 등

ⓐ 아포를 형성하며 내열성이 강하다.

ⓑ 주모성 편모를 가지며 활발한 운동성이 있다.

ⓒ 균의 아포는 혈청학적으로(독소생성에 따라) A~G의 7가지 형으로 분류한다(A, B, E, F형이 식중독을 일으킨다).

ⓛ 원인균 : Clostridium botulinum

ⓒ 원인균의 특징

ⓐ **신경독소인 neurotoxin**을 생성한다.

ⓑ 체외독소(exotoxin)이다.

ⓡ 원인식품 및 감염경로 : 밀봉상태의 **통조림 식품**에서 잘 자란다.

ⓜ 증세 : **신경마비** 증세, **치명률이 높고**, 호흡곤란, 연하곤란, 복시, 실성 등의 현상이 일어나고 **발열이 없다.**

ⓑ 치사율은 15~20%이다.

ⓢ 아포는 120℃에서 4분 이상 가열해야 사멸한다.

ⓞ 잠복기는 12~36시간이다.

㉳ 기타

㉠ 장구균 식중독 : 냉동식품에 대한 분변오염의 지표가 되는 식중독균이다.

ⓛ 웰치균 : C. welchii 균은 간균, 아포형성, Gram양성, 감염형 또는 독소형 식중독이다.

ⓒ 아리조나(Arizona)균

ⓐ 주모균, 간균

ⓑ 파충류의 정상 장내세균으로서 가금류의 알이 주원인이 되는 식중독균이다.

㉴ 세균성 식중독의 특징

㉠ **많은 양의 세균**이나 **독소**에 의해 발생한다.

ⓛ **면역**이 생기지 **않는다.**

ⓒ **2차 감염**이 **없다.**

ⓡ 식품에서 사람으로 최종 감염된다(식중독은 종말감염이다).

ⓜ **잠복기가 짧다**(잠복기는 경구감염병보다 짧다).

ⓑ 식중독 세균의 적온은 25~37℃이다.

ⓢ 세균의 대량 섭취에 의해 발병한다.

ⓞ 원인식품에 기인한다.

ⓩ 감염형 식중독은 대부분 급성 위장염 증상이 많다.

ⓒ 감염형 식중독은 세균 자체에 의한 것이다.

ⓚ 감염형 식중독은 균의 양이 발병에 영향을 준다.

㉵ 세균성 식중독 예방법 : 식중독 **예방수칙**은 다음과 같다.

㉠ 위생 처리된 식품재료를 고른다.

ⓛ **70℃ 이상**의 열을 **가해** 잘 익힌다(세균성 식중독은 음식물 섭취 전 가열에 의하여 대부분 예방할 수 있다).

ⓒ 조리된 식품은 가능하면 바로 먹는다(가급적이면 **조리 직후에 먹는다**).

㉣ 냉장 보관했던 음식을 먹을 때에는 다시 익힌다.

㉤ 익힌 음식과 날 음식이 접촉하지 않도록 주의한다.

㉥ 손을 깨끗이 씻고, 조리시 손의 상처가 음식에 닿지 않도록 조심한다.

㉦ 조리대 표면을 구석구석 깨끗이 씻는다.

㉧ 바퀴벌레 · 파리 · 쥐 등을 제거한다.

㉨ 조리할 때 공인받지 못한 지하수를 사용하지 않는다.

㉩ 예방은 균의 증식 억제로 가능하다.

㉪ 식품위생에 관한 지식향상을 도모한다.

㉫ **설사환자나 화농성 질환**이 있는 사람은 식품을 **취급하지 못하도록** 한다.

② **화학성 식중독** : 화학성 식중독에 속하는 독성물질에는 사카린, 메탄올, 인공색소, 둘신, 카드뮴, 불소화합물, 수은, 비소, 바륨 등이 있다.

㉮ 화학성 식중독의 발생요인(원인물질)을 살펴보면 다음과 같다.

㉠ 제조, 가공, 보관시에 유해물질이 식품에 혼입되었을 때 발생한다.

㉡ 용기, 포장재료에서 유해물질이 식품에 혼입되었을 때 발생한다.

㉢ 유해첨가물이 식품에 혼입되었을 때 발생한다.

㉣ 식품첨가물을 일시에 다량으로 사용하였을 때 발생한다.

㉤ 고의 또는 오인에 의해 발생한다.

㉥ 공해 또는 방사능 오염물질에 의해 발생한다.

㉯ 유해첨가물의 혼입에 의한 식중독

㉠ **유해감미료** : Dulcin, Cyclamate, P−nitrotoluidine

㉡ **유해착색료** : Auramine, Rhodamin, Silk scarlet 등

㉢ 유해보존료 : 붕사, Formaldehyde, β−naphtol, 승홍 등

㉣ 유해표백제 : Rongalite, 삼염화질소 등

㉰ 유해첨가물의 종류별 특징

㉠ Dulcin

ⓐ 설탕보다 250배의 단맛을 갖고 있으나 혈액독을 유발시키기 때문에 사용이 금지된 유해성 합성 감미료이다.

ⓑ **혈액독, 중추신경에도 장애**를 준다.

㉡ 유해착색료 : 합성 착색료 중에서 독성이 있음에도 불구하고 색이 선명하고 사용하기가 간편하여 잘못 사용하였던 것은 auramine, rhodamine B, nitroaniline, silk scarlet 등이 있다.

ⓐ auramine : 염기성 타르 황색색소로서 단무지 등의 착색에 오용된 물질이다.

ⓑ rhodamine B : 핑크색 염기성 타르 색소로서 주로 과자, 어묵 등에 사용되어 화학성 식중독을 일으키는 물질이다.

㉢ 폼알데하이드(Formaldehyde)

ⓐ 물에 녹기 쉬운 무색의 기체로서 최근 두부의 방부목적으로 사용하여 문제를 야기시킨 독성물질이다.

ⓑ 주로 간장 등에 사용되었던 불허용 보존제이다.

㉣ 플라스틱 제품

ⓐ 우리 주변에서 광범위하게 이용되고 있는 플라스틱 제품(수지)은 뜨거운 식품과 접촉시 독성물질이 용출되어 위생상 문제가 된다.

ⓑ 요소수지 : 플라스틱 용기 중 식품위생상 가장 문제가 많다.

㉤ boric acid : 햄, 베이컨, 어묵 등에 방부의 목적으로 사용되어 소화불량, 식욕감퇴 등을 일으키는 물질이다.

㉥ rongalite : 물엿이나 연근 등의 표백에 이용하여 화학성 식중독을 일으키는 물질이다.

㉦ 아질산염 : 체내에서 분해되어 발암물질인 N-nitrosoamine을 생성하므로 사용품목에 제한을 두어야 하는 물질이다.

㉶ 방사능물질 : 식품오염에 문제가 되는 방사능물질은 ^{90}Sr(스트론튬), ^{137}Cs(세슘), ^{131}I(요오드), ^{60}Co(코발트)이다.

㉷ nitrosoamine : 식품성분과 첨가물이 반응하여 생성되는 독성물질이다.

㉸ ethylene glycol : 무취 · 무색의 점조한 액체로서 글리세린이나 프로필렌글로콜과 그 성상이 비슷하여 오용으로 인해 중독사고를 일으키는 물질이다.

㉹ hydroperoxide : 식품 중의 불포화지방산이 산화되어서 생성되는 독성물질이다.

㉺ 2-hexenal : 불포화지방산인 1inoleic acid는 산파가 진행되어 과산화물이 생성되고 이 과산화물은 더욱더 산화가 진행되면 독성이 강한 물질이다.

㉻ benzo(a)pyrene : 식품을 불에 구울 때 생성되는 물질로서 강력한 **암을 유발**시키는 물질이다.

㉼ 과실주 중의 methanol

㉠ methanol은 alcohol 발효 시 pectin으로부터 생성된다.

㉡ **메틸알코올**(methyl alcohol) 중독증상은 **두통**, **현기증**, **설사**, **실명** 등을 나타낸다.

㉢ 기타 주류의 메탄올 함량기준은 0.5mg/ml이고, 과실주는 1.0mg/ml이다.

㉽ 유해금속에 의한 식중독 : 유해금속류에 의한 **식중독 증상** 중에서 **공통적인 사항**은 **구토**이다.

㉠ 수은 : 유기수은에 오염된 식품을 섭취 시 증상은 **미나마타병**의 원인물질로 시력감퇴, **말초신경 마비**, **보행곤란** 등 **신경장애 증상**을 일으킨다.

㉡ 카드뮴 : **이타이이타이병**을 유발한다.

㉢ 납

ⓐ 통조림의 땜납, 법랑제품 등의 유약성분으로 사용할 때 식품에 용출될 수 있는 금속 물질로서 **빈혈**을 유발시킨다.

ⓑ 소성온도가 낮은 상태로 만들어진 도자기류에서 용출될 수 있는 금속류이다.

㉣ 비소

ⓐ 분유의 안정제인 제2인산나트륨이나 **두부에 가해지는 소석회 등에 불순물로** 들어 있어 **식중독**을 일으키는 화학물질이다.

ⓑ 첨가물의 불순물로 존재하며 **밀가루** 등으로 **오인하여 중독**을 일으키는 물질이다.

ⓒ 유해금속 중 **농약으로부터 식품에 오염**될 수 있는 물질이다.

㉤ $CuCO_3Cu(OH)_2$: 식기류 등에 녹청이 형성되어 중독증상을 일으키는 녹청의 성분이다.

㉥ **주석** : 주스 **통조림** 등에서 물속의 **질산이온**에 의해 **용출되어 중독을 유발**시키는 물질이다.

㉦ 불소화합물 : 공업용 풀의 방부제로 사용되며 알코올 음료 등에 첨가되어 구토, 과량 섭취 시 **반상치** 및 **칼슘대사를 저해**하는 물질이다.

㉳ 농약에 의한 식중독 : 곡류, 야채, 과일에 잔류하는 농약으로 인해 식중독이 발생한다.

㉠ 유기인제

ⓐ **맹독성** 물질로 살균제나 살충제 성분으로 쓰인다.

ⓑ 유기인계 농약에 의한 중독기전은 cholinestrase의 저해이다.

㉡ 유기염소계

ⓐ 인체의 **지방조직에 축적**이 잘되는 물질로서 살충제나 제초제의 성분으로 쓰인다.

ⓑ 급성중독보다는 체내 축적에 의한 만성중독의 위험성이 큰 농약류이다.

ⓒ 유기염소제나 유기인제 농약이 나타내는 독작용의 주요기전은 신경계 장애이다.

ⓓ DDT : 환경에서의 **잔류성이 큰 농약**류이다.

㉴ PCB의 특성

㉠ 미강유의 탈취공정에서 열매체로 이용하는 물질이 미강유에 혼입되어 많은 중독 사고를 일으킨 원인물질이다(**미강유 중독사건**의 원인물질이다).

㉡ 인체의 **지방조직에 축적**된다.

㉢ 자연계에서 잘 분해되지 않는 안전한 화합물이다.

㉣ **피부괴사**를 주 증상으로 하며 심한 간기능 장애를 유발한다.

③ **자연독 식중독** : 식물성 자연독의 유독물질 성분 분류는 다음과 같다.

청산배당체를 함유하는 것, 기타배당체를 함유하는 것, 알칼로이드를 함유하는 것, 성분불명인 것

㉮ 식물성 식중독

㉠ **독버섯**

ⓐ 종류 : 활촉버섯, 땀버섯, 독우산버섯, 화경버섯 등이 있다.

ⓑ 독성분 : **muscarine**, muscaridine, coprin, choline, lampterol, neurine, phaline, amanitatoxin, agaricic acid, pilztoxin 등이다.

- coprin : 독버섯으로 자율신경계에 작용하는 유독물질이다.

- muscarine : 자율신경계에 작용하여 부교감신경 말초흥분을 일으키는 유독물질이다.
- lampterol : 위를 자극하여 구토, 복통, 설사를 유발시키는 유독물질이다.

ⓒ 독버섯의 특징
- 악취가 난다.
- 쓴맛, 신맛이 난다.
- 유독한 것은 유즙을 분비한다.
- 색이 선명하고 화려하다.

㉡ **감자** : 독성분은 **솔라닌**(solanine), 셉신(sepsin)이다.

㉢ **독미나리** : 독성분은 **시큐톡신**(cicutoxin)이다.

㉣ **면실유** : 독성분은 **고시폴(gossypol)**이다.

㉤ **청매** : 독성분은 **아미그달린(amygdaline)**이다.

㉥ 독보리 : 독성분은 테물린(temuline)이다.

㉦ **고사리** : 독성분은 **프타퀼로시드**(Ptaquiloside)이다.

㉧ 피마자

ⓐ 독성분 : ricin, ricinin, allergen이다.

ⓑ 증상 : 복통, 구토, 설사와 allergy성 증상을 나타내는데 그 중독성분이다.

㉨ 오두, 바꽃 : 독성분은 aconitine이다.

㉩ 가시독말풀, 미치광이풀 : 독성분은 scopolamine, atropine, hyoscyamine이다. 참깨와 비슷하므로 참깨로 잘못 알고 섭취하여 중독을 일으키는 가시독말풀의 중독성분은 Scopolamine이다.

㉪ 붓순나무 : 독성분은 shikimin, hananomin, anisatin 등이 있다.
hananomin는 상록수 관목으로 갈황색의 종자를 맺는 붓순나무 종자의 독성분이다.

㉫ 미치광이풀 : 미치광이풀의 근경 중에 있는 유독성분은 atropine이다.

㉬ 부자, 초오 : 독성분은 Aconitine이다.

㉭ 쥐방울풀 : 쥐방울풀을 먹은 젖소에서 분비된 우유를 먹으면 사람에게 우유병을 일으키게 하는 독성분은 benzofuran toxol이다.

㉲ 꽃무릇 : lycorine은 꽃무릇의 전분 속에 존재하여 구토, 경련을 일으키게 하는 독성분이다.

㉳ 낙엽관목 : coriamytrin는 낙엽관목으로 자흑색의 과실을 맺는 독공목의 열매와 잎에 있는 유독성분이다.

㉯ 동물성 식중독

㉠ **복어 중독**

ⓐ 복어의 독력이 계절적으로 **가장 강한 시기는 5~7월**이다.

ⓑ tetrodotoxin : 복어의 생식기(고환, 난소), 창자, 간, 피부 등에 들어 있는 독소이다. 이 중에서 독성분이 제일 강한 곳은 난소(알)이다

ⓒ 식중독 야기시 cyanosis(청색증) 현상을 나타낸다.

ⓓ 치사율이 높다.

ⓔ 증세 : 운동마비, 언어장애, 지각이상, 호흡마비, 구순 및 혀의 지각마비 등

㉡ 모시조개, 바지락, 굴

ⓐ 독성분 : Venerupin(3~4월 발생)

ⓑ 열에 안정(100℃에서 3시간 가열해도 파괴되지 않음), 알칼리에도 가열하면 파괴

ⓒ 중독증상 : 구토, 두통, 미열, 점막출혈, 황달, 피하출혈, 입냄새, 권태감 등

㉢ 대합조개, 섭조개, 홍합

ⓐ 독성분 : Saxitoxin(5~9월 발생)의 독소를 분비하며, Saxitoxin은 마비성 패독을 유발한다.

ⓑ 중독증상 : 말초신경 마비

ⓒ 치사율 : 10% 정도

ⓓ 특징 : Plankton(플랑크톤)이 생성한 독소를 조개가 섭취, 체내에 축적

㉰ 곰팡이 중독 : 곰팡이의 대사물질인 mycotoxin은 만성 장애를 일으킨다. mycotoxin 생산 곰팡이는 Aspergillus, Penicllium, Fusarium속 등이 있다.

㉠ 아플라톡신(aflatoxin)

ⓐ 진균독인 아플라톡신(aflatoxin)은 간장 · 된장 담글 때 발생 가능한 독성분으로서 간암을 유발시킨다(Aspergillus flavus는 aflatoxin을 생성한다).

ⓑ 발암성 등 독성이 문제가 되는 것은 주로 $M_1 \cdot B_2 \cdot G_1$이다.

ⓒ 최적온도 25~30℃에서 잘 형성된다.

ⓓ 기질수분 16% 이상

ⓔ 곰팡이는 pH 4(산성)인 식품에서 번식을 잘한다.

ⓕ 비교적 상대습도가 높아야 잘 형성된다[최적습도는 80~85%(80% 이상)].

ⓖ 탄수화물을 많이 함유한 곡물류(쌀, 보리, 옥수수 등)에서 주로 생성된다.

ⓗ 자외선에 불안정하다.

ⓘ 방사선에 불안정하다.

ⓙ 강산이나 강알칼리에서 쉽게 분해되어 불활성화된다.

㉡ 황변미 : 황변미 독에는 citrinin, islanditoxin, citreoviridin, luteoskyrin, cyclohlorotin 등이 있다.

ⓐ citrinin : 신장독을 유발하는 독소이다.

ⓑ islanditoxin : 간장독으로서 간암, 간경변증을 유발하는 독소이다.

ⓒ citreoviridin : 신경독소이다.

㉢ 맥각독

ⓐ ergotamine, ergotoxin : 보리, 밀 등을 기질로 번식하는 곰팡이가 분비하는 독성분이다.

ⓑ Claviceps purpurea(클리비켑스푸르푸레아) : 쌀보리(보리, 호밀)을 비롯한 벼과식물의 씨앗집(개화기)에 기생하여 형성된 흑자색의 균핵이다. 즉, 맥각(ergot, 맥각병)을 생산하는 곰팡이다.

4 식품과 질병

식품을 통해 인체에 감염될 수 있는 질병은 경구감염병, 인축공통감염병, 기생충감염병 등이 있다.

01 경구감염병

(1) 정의

병원체가 음식물, 손, 기구, 위생동물 등을 거쳐 경구적(입)으로 체내에 침입하여 일으키는 질병을 경구감염병이라 한다.

(2) 경구감염병의 분류

- 세균 : 장티푸스, 파라티푸스, 콜레라, 세균성이질, 파상열 등
- 바이러스 : 폴리오(소아마비), A형간염(유행성간염) 등
- 리케치아 : Q열 등
- 원충류 : 아메바성이질 등

① 장티푸스(Typhoid fever)

우리나라 뿐만 아니라 세계적으로 가장 오래된 급성소화기계 감염병의 하나이다.

㉮ 병원체(원인균) : Salmonella typhi(세균)

㉯ 원인균의 형태 : Gram음성, 간균, 주모균, 편모가 있어 활발한 운동을 한다.

㉰ 병원소 : 사람(환자, 보균자)

㉱ 잠복기 : 1~3주

㉲ 증상 : 불쾌감, 발열, 두통, 식욕상실 등

㉳ 전파방식 : 환자나 보균자의 분변을 직접 또는 간접(파리)으로 접촉할 때 감염된다.

② 파라티푸스(Paratyphoid fever)

㉮ 병원체 : Salmonella paratyphi(세균)

㉯ 병원소 : 사람(환자, 보균자)

㉰ 잠복기 : 1~3주

㉱ 증상 : 장티푸스와 비슷하나 장티푸스에 비해 대체로 경미한 편이다.

㉲ 전파방식 : 환자나 보균자의 분변을 직접 또는 간접으로 접촉할 때 감염된다.

③ **콜레라(Cholera)**

㉮ 병원체 : Vibrio cholera(세균)

㉯ 병원소 : 사람(감염자), 해수

㉰ 잠복기 : 수 시간~5일(**보통 2~5일**)

㉱ 증상 : **쌀뜨물** 같은 **수양변(水樣便)**을 배설, Cyanosis(**청색증**) 유발, 심한 구토증, 탈수증, 맥박이 약하고, **체온이 하강** 등

㉲ 전파방식 : 오염된 어패류에 의한 감염, 병원체(분변)에 의하여 오염된 식품이나 음료수를 섭취할 때 감염되기도 하며, 집파리가 병원체를 전파하는 경우도 있다.

㉳ 예방

㉠ 어패류의 생식을 금한다.

㉡ 음료수, 식품, 어패류 등을 끓여 먹는다.

㉢ **항구, 공항**의 **검역**을 **철저**히 한다.

④ **세균성이질(Bacillary dysentery)**

㉮ 병원체 : Shigella dysenteriae(세균)

㉯ 원인균의 형태 : Gram음성, 간균, 호기성, 운동성이 없고, **아포와 협막**을 만들지 **않는다.**

㉰ 원인균의 특징 : 분변 중에서 2~3일이면 사멸하며, 물속에서 2~6일이면 사멸한다. 60℃에서 10분간 가열하면 사멸하며, 5% 석탄산 · 승홍수에서 사멸한다.

㉱ 병원소 : 사람(감염자)

㉲ 잠복기 : 보통 4일(1~7일)

㉳ 증상 : **발열**, **오심**, 구토, 복통, 위경련, **설사** 등이며 **혈변을 배설**하기도 한다.

㉴ 전파방식 : 병원체에 오염된 식품과 음료수를 섭취할 때 감염된다. 집파리가 전파에 관련되는 경우도 있다.

⑤ **아메바성이질(Amebiasis)**

㉮ 병원체 : Entamoeba histolytica(아메바, 원충)

㉯ 원인균의 특징 : 원충은 저항력이 약해서 배출된 후 12시간 이내에 죽으며, 물속에서 1개월 정도 생존한다.

㉰ 병원소 : 환자 또는 무증상 보균자

㉱ 잠복기 : 5일~수개월(보통 3~4주)

㉲ 증상 : 복통 및 설사, 피와 점액이 섞인 심한 설사(보통 약간의 고름이 섞여나옴) 등

㉳ 전파방식 : 환자의 분변에 오염된 식수나 음식물, 채소, 파리 등에 의하여 전파된다.

⑥ **폴리오(Poliomyelitis, 소아마비, 급성 회백수염)**

소아마비는 감염된 사람(감염자) 중에서 증상을 나타내는 사람(환자)의 비율이 아주 낮은(약

1,000대 1) 질병이다.

㉮ 병원체 : 바이러스(Virus ; 장관계 바이러스)

㉯ 원인균의 특징 : 폴리오 바이러스는 항원성에 따라 Ⅰ, Ⅱ, Ⅲ형이 있으며, H_2O_2에 파괴되고, 유리염소를 함유한 물속에서 10분 이내에 불활성이 된다.

㉰ 병원소 : 사람(주로 불현상 감염자)

㉱ 잠복기 : 7~12일

㉲ 증상 : 발열, 두통, 구토, 설사, 소화불량, 불쾌감, 목과 등의 경직 또는 마비(소화관으로 침입한 virus가 **중추신경과 운동세포**를 침범) 등

㉳ 전파방식 : 주로 인두분비액과 직접 접촉하였을 때 감염되며, 파리, 음료수, 식품에 의한 전파는 가능성은 있으나 확인된 바는 없다.

㉴ 관리방법 : **예방접종(생균백신, 사균백신)을 실시**하는 것이 최선의 방법이다.

⑦ **유행성간염(Infections helatitis, A형간염)**

비위생적인 환경에서 발생하는 급성소화기계 감염병이다. 이 질병의 병원체는 열과 음료수의 염소에 저항력이 높다.

㉮ 병원체 : **A형 바이러스(Virus)**

㉯ 병원소 : 사람, 침팬지

㉰ 잠복기 : 30~35일

㉱ 증상 : 돌발성 발열, 불쾌감, 식욕감퇴, 오심, 복통, **황달**(며칠 후), **간부전** 등

㉲ 전파방식 : 사람과 사람의 직접접촉(소화기 감염), 오염된 식품(**분변오염**), 혈액, 인두분비물 등을 통하여 감염된다.

(3) 경구감염병의 예방대책

① 환자 · 보균자의 **조기발견** 및 **격리 치료**한다.

② 환자 · 보균자의 조리를 금한다.

③ 음료수의 위생적 관리와 소독을 한다.

④ **환경위생**을 **철저**히 한다.

⑤ 병균을 매개하는 파리, 바퀴벌레, 쥐 등을 구제한다.

⑥ 날 음식의 섭취를 피하고 위생처리를 한다.

(4) 경구감염병과 감염형 식중독과의 차이점

① 경구감염병에서는 병원체가 고유 숙주와의 사이에 infection cycle을 성립한다.

② 세균성 식중독에서는 세균에서 사람으로 terminal infection(최종 감염)된다.

③ **세균성 식중독**은 **다량의 균이 필요**하다.

④ 경구감염병은 세균성 식중독에 비하여 **잠복기**가 비교적 **길다**.

⑤ 경구감염병은 **2차 감염률**이 드물지만 있다.

02 인축공통 감염병(인수공통 감염병)

(1) 정의

인간과 척추동물 사이에 전파되는 질병을 인축공통 감염병이라 한다.

(2) 분류

- 세균성 질병 : 탄저병, 돼지단독(돈단독), 결핵, 야토병, 브루셀라(파상열), 장출혈성대장균감염증, 살모넬라균감염증, 캄필로박터균감염증, 리스테리아증 등
- 바이러스에 의한 질병 : 일본뇌염, 광견병(공수병), 조류(동물)인플루엔자 인체감염증, 중증급성호흡기증후군(SARS), 앵무병, New castle병 등
- 리케치아에 의한 질병 : Q열 등
- 원충성 질병 : Toxoplasma병 등
- Prion(단백질 일종) : 변종 크로이츠펠트-야콥병(vCJD)

① 결핵(Tuberculosis)

㉮ 결핵균에 오염된 우유로 감염된다.

㉯ **인형결핵균**인 것은 Mycobacterium tuberculosis이다.

㉰ **우형결핵균**(M. bovine)이 사람에 감염될 수 있는 매개경로는 **우유**이다.

② 탄저(Anthrax)

㉮ 원인균 : Bacillus anthracis

㉯ 증상

㉠ 악성농포를 만든다.

㉡ 침윤부종 중심부에 궤양을 일으킨다.

㉢ 임파선 염을 일으킨다.

㉣ 폐렴증상을 나타낸다.

㉤ **패혈증**을 일으킨다.

㉰ 감염경로

㉠ 오염된 목초나 사료에 의해 감염된다.

㉡ 피부의 상처로부터 감염된다.

㉢ 모피를 취급하는 사람은 폐탄저를 일으킨다.

㉣ 수육을 취급하는 사람은 장탄저를 일으킨다.

㉤ 털에 묻어 있는 아포의 흡입으로 감염된다(동물에서 동물로 비말감염한다).

③ 파상열(Brucellosis)

㉮ **소, 염소, 양, 돼지의 동물에게 유산을 일으키며, 사람에게는 열을 발생시키는 질병**이다.

㉯ 종류

㉠ Brucella abortus : 소에 감염되어 유산을 일으키는 병원체이다.

㉡ Brucella suis : 파상열 중 돼지에 감염되는 병원체이다.

㉢ Brucella melitensis : 염소, 양에 유산을 일으키는 병원체이다.

④ 야토병(Tularemia)

㉮ 산토끼의 박피로 감염된다.

㉯ 증상

㉠ 오한, 전율, 발열 등

㉡ 균이 침입된 피부는 농포가 생긴다.

㉢ 국소, 임파선이 붓는다.

㉣ 눈에 침입하여 눈의 악성 결막염을 일으킨다.

㉰ 진단 : 응집반응, 피내반응 등으로 진단할 수 있다.

⑤ **돈단독(Swine erysipeloid, 돼지 단독)**

㉮ 종창, 관절염, 패혈증 등을 유발한다.

㉯ **그람 양성, 통성혐기성의 간균**이며, **아포가 없는** 균이다.

⑥ **리스테리아(Listeria)증** : 패혈증, 내척수막염, 임산부는 자궁내막염 등을 일으킨다.

⑦ **큐열**(Q-fever)

진드기에 물리거나 **감염동물**의 생산품 또는 배설물에 의하여 **감염**되는 열병이다. 모든 대륙에서 발생한다.

㉮ 병원체 : Coxiella burneti (콕시엘라 부르네티)(리켓치아)

㉯ 병원소 : **진드기**, 야생동물, **소**, 양, 염소

㉰ 증상 : **오한**, **두통**, **쇠약**, **불쾌감**, 심한 발한(땀), 폐렴, 경미한 기침, 흉통 등이다.

㉱ 잠복기 : 보통 2~3주

㉲ 전파방식 : 감염동물의 태반에 오염된 **공기**, 소독하지 않은 **우유**, 기타 감염동물과 관련된 부산물 또는 폐기물과 접촉할 때 감염된다.

(3) 인축공통 감염병의 예방대책

① 이환동물의 **조기발견 및 격리치료**

② 우유의 살균처리

③ 동물의 예방접종

④ 이환된 동물 식용금지

⑤ 수입되는 유제품, 고기, 가축의 **검역**을 **철저**히 한다.

03 기생충 감염경로와 외부형태

(1) 야채를 통한 기생충 질환

① **회충**

㉮ **경구침입**, 위에서 부화한 유충은 **심장**, **폐포**, 기관지를 통과하여 **소장**에 **정착**한다.

㉯ 장내 군거생활을 한다.

㉰ 인체에 감염 후 75(70)일이면 성충이 되어 산란한다.

㉱ 충란은 여름철 자연조건에서 **2주일 정도 후**면 인체에 **감염력**이 있는 충란이 된다.

㉲ 충란은 70℃로 가열하면 사멸된다.

㉳ **일광**에서 **사멸**된다.

㉴ 충란 제거를 위해서는 **흐르는 물**에 **5회 이상** 씻는다.

② **요충**

㉮ **경구침입**, **자가감염**이 가능한 기생충이다.

㉯ **집단생활**하는 곳에 많이 발생한다.

㉰ **항문 주위**에서 산란한다(**항문 소양증**).

㉱ Scatch tape(**스카치 테이프**) **검출법**을 이용하여 검사한다.

③ **구충(십이지장충, 아메리카구충)**

㉮ **피부감염(경피감염)**되므로 인분을 사용한 채소밭에서는 피부를 보호해야 한다.

㉯ 경피감염은 유충이 침입한 피부국소에 소양감, 작열감이 생기면서 소위 **풀독(채독증)**이라 부르는 피부염을 일으킨다.

㉰ 소장에 기생하며, **빈혈**을 유발한다.

④ **편충**

㉮ **말채찍 모양(1/3은 굵고 2/3는 가늘다)**을 한 기생충이다.

㉯ 맹장 또는 대장에 기생한다.

⑤ **동양모양 선충** : 양, 산양, 소 등 초식동물에 기생하며, 성충은 털모양의 유백색 기생충으로 소장 상부에서 기생한다.

(2) 어패류로부터 감염되는 기생충

- 간디스토마와 폐디스토마의 인체 감염형은 **피낭유충(Metacercaria)**이다.
- 충란 → Miracidium(유모유충) → Sporocyst(포자낭유충) → Redia(Redi유충) → Cercaria (유미유충) → Metacercaria(피낭유충) 형태로 **인체에 감염**된다.

① **간디스토마(간흡충)** : 제1중간숙주 → **왜우렁**, 제2중간숙주 → **민물고기(붕어, 잉어, 모래무지)**

② **폐디스토마(폐흡충)** : 제1중간숙주 → **다슬기**, 제2중간숙주 → **가재, 게, 참게**

③ **광절열두조충**

㉮ 중간숙주 : 제1중간숙주 → **물벼룩**, 제2중간숙주 → **민물고기(연어, 송어, 숭어)**

㉯ 형태의 특징 : 두부의 경부가 특징적이다.

④ **아니사키스(anisakis, 고래회충)**

㉮ 중간숙주 : 제1중간숙주 → **갑각류(크릴새우)**, 제2중간숙주 → **바다생선(고등어, 갈치, 오징어 등)** → **최종숙주(고래, 물개 등)**

㉯ 방지대책 : 해산어류의 생식을 금하고, 냉동처리한다.

⑤ **요코가와흡충**

㉮ 중간숙주 : 제1중간숙주 → **다슬기**, 제2중간숙주 → **담수어(붕어, 은어 등)**

㉯ 중간숙주의 생식을 금한다.

⑥ **유구악구충**

㉮ 중간숙주 : 제1중간숙주 → **물벼룩**, 제2중간숙주 → **민물고기(미꾸라지 · 가물치 · 뱀장어)**, 최종숙주 → 개 · 고양이 등

㉯ 중간숙주의 생식을 금한다.

(3) 수육을 통한(육식 감염) 기생충 질환

① 유구조충(갈고리촌충)

㉮ 중간숙주 : **돼지**

㉯ 효과적인 낭충 제거방법

㉠ 돼지고기를 충분히 익혀 먹는다.

㉡ 돼지고기를 냉동저장한다.

㉰ 형태의 특징 : 두부의 형태가 **갈고리 모양**을 하고 있다.

② 무구조충(민촌충)

㉮ 중간숙주 : 소

㉯ 형태의 특징 : 두부의 형태가 유구조충과 다르다.

③ **선모충** : 중간숙주 – **돼지**

(4) 기타

① **람불람편모충** : 십이지장, 담낭에 기생한다.

② 이질아메바(아메바성이질)

㉮ 분변 탈출, 경구 침입한다.

㉯ 대장에서 증식하지만 **간, 뇌, 폐, 신장** 등에도 **농양**을 형성한다.

③ 톡소플라즈마(견회충증)

㉮ **중간숙주** : **포유동물**(소, 돼지, 원숭이, 개, 쥐, 토끼, 사람 등)과 **조류**(참새, 닭 등)가 있다.

㉯ 종숙주 : 고양이, 여우, 자칼 등이다.

㉰ **사람**에게 감염은 **고양이의 분변**(우시스트(Oocyst)가 섞인)에 오염된 음식물이나 **돼지고기 생식**에 의해 감염된다.

㉱ **종숙주인 고양이**는 장상피세포에서 유성생식을 하여 Oocyst(포낭체)를 **배출**한다.

㉲ **선천성** 톡소플라즈마 **증상** : 임신초기에 선천적으로 감염된 **태아는 사망, 유산, 조산, 기형**, 임파선염 등을 유발하는 경우가 많다.

㉳ **후천성** 톡소플라즈마 **증상** : 오한, 두통, 발열, 폐렴, 초생아는 뇌수막염, 소아는 뇌염 등을 유발한다.

(5) 기생충 예방대책

① 분변의 오염을 막는다.

② 정기적으로 구충검사를 실시한다.

③ 기생충에 감염된 수육을 철저히 검사한다.

④ 수육이나 어패류 등은 충분히 가열 · 조리하여 섭취한다.

⑤ 야채류는 흐르는 물에서 5회 이상 충분히 씻어 먹는다.

⑥ **청정채소**(화학비료 재배, 수경재배 등)를 섭취한다.

⑦ **도마, 칼, 조리기구**는 깨끗이 씻어 **열탕 소독**하여 사용한다.

⑧ 식사를 할 때는 손을 깨끗이 씻는다.

5 식품첨가물

01 보존료

미생물의 증식에 의해 일어나는 식품의 부패나 변질을 방지하기 위하여 사용되는 물질을 보존료라 한다. **보존료**는 식품 중에서 미생물에 대해 **정균작용**(bacteriostatic)이나 **효소의 발효작용**을 **억제**한다. 보존료에는 부패 **세균**의 증식을 **막는 방부제**와 **곰팡이**의 발육을 **억제하는 방미제**가 있다.

허용 보존료 및 사용기준

보존료명	사용기준
• 디히드로초산(DHA ; dehydroacetic acid) – [삭제] • 디히드로초산나트륨(sodium dehydroacetate)	치즈, 버터, 마가린 0.5g/kg 이하
• 소르빈산(sorbic acid) • 소르빈산칼륨(potassium sorbate)	① 치즈 : 3g/kg 이하 ② 식육제품, 정육제품, 어육연제품, 성게젓, 땅콩 · 버터 · 저지방마가린가공품 : 2g/kg 이하 ③ 된장, 고추장, 어패류건제품, 젓갈류(식염 8% 이하), 청국장, 혼합장, 절임류, 잼류, 알로에즙 : 1g/kg 이하 ④ 건조과실류, 토마토케첩, 식초절임, 당절임 : 0.5g/kg 이하 ⑤ 유산균음료(살균한 것 제외) : 0.05g/kg 이하 ⑥ 과실주 : 0.2g/kg 이하
• 안식향산(benzoic acid) • 안식향산나트륨(sodium benzoate)	① 과실 · 채소류 음료, 혼합음료, 인삼 및 홍삼음료, 간장 : 0.6g/kg 이하 ② 마가린, 마요네즈, 오이초절임류 : 1g/kg 이하 ③ 식품알로에농축액 : 0.5g/kg 이하 ④ 유산균음료 : 0.05g/kg 이하 ※ "식품첨가물법" 개정 전 : 청량음료 과실음료에 사용으로 되어있었음
• 프로피온산 칼슘(calcium propionate), • 프로피온산 나트륨(sodium propionate)	① 빵, 치즈, 생과자 : 2.5g/kg 이하 ② 치즈 : 3g/kg 이하
• 파라옥시안식향산부틸 : 〈2009년 삭제〉 • 파라옥시안식향산에틸 (ethyl P-hydroxybenzoate) • 파라옥시안식향산프로필 • 파라옥시안식향산이소부틸 : 〈2009년 삭제〉 • 파라옥시안식향산이소프로필 : 〈2009년 삭제〉	P-hydroxybenzoic acid로서 ① 간장 : 0.25g/kg 이하 ② 식초 : 0.1g/kg 이하 ③ 청량음료(탄산음료, 두유음료, 유산균음료 및 살균유산균 음료는 제외) : 0.1g/kg 이하 ④ 과일소스 : 0.2g/kg 이하 ⑤ 과일 및 과채의 표피 : 0.012g/kg 이하
• 파라옥시안식향산부틸 (butyl P-hydroxybenzoate)	butyl P-hydroxybenzoate로서 과실주, 약주, 탁주 : 0.05g/l 이하

(1) 보존료의 조건

① 미생물의 발육저지력이 강하고 확실하며
② 지속적이어야 하고
③ 나쁜 영향을 주지 않아야 하며
④ 사용방법이 간편하고
⑤ 값이 싸야 하고
⑥ 인체에 무해하거나 독성이 낮아야 하고
⑦ 장기적으로 사용해도 해가 없어야 한다.

(2) 보존료의 효과

현재 허용되고 있는 보존료는 파라옥시안식향산에스테르류를 제외하면 모두 유기산이나 그 염류인데, 이러한 산형보존료는 **산성 영역**에서 그 **효과를 발휘**한다. **원인**은 중성용액에서는 완전히 해리하나 산성용액에서는 **비해리 분자가 증가**하기 때문이다.

(3) 보존료의 특징

① **디히드로초산** 및 **디히드로초산 나트륨**(DHA ; dehydroacetic acid, sodium dehydroacetate) : DHA는 **pH가 낮을수록 효과가 증대**된다.
② **소르빈산** 및 **소르빈산칼륨**(sorbic acid, potassium sorbate) : pH가 낮을수록 효과가 크나 안식향산과는 달리 pH가 6~7에서도 어느 정도의 효력을 나타낸다. 젖산균이나 혐기성 포자성균에는 거의 효과가 없으나 그 외의 **세균**이나 **곰팡이**, **효모**에는 동일하게 **작용**하는 것이 특징이다.
③ **안식향산** 및 **안식향산나트륨**(benzoic acid, sodium benzoate) : **pH 4 이하**에서는 저농도로서도 각종 부패 **미생물의 증식을 억제**하지만, pH 5 이상에서는 그 효과가 격감한다.
※ DHA : 2010.11.12. 식품공전법 개정에 따라 삭제되었음으나 위생사 시험에는 출제되고 있음.

02 살균제

살균제는 미생물을 단시간 내에 사멸시키기 위해 사용하는 첨가물로 현재 허용되는 것은 아래와 같다.

허용 살균제와 사용기준

살균제명	사용기준
차아염소산나트륨(sodium hypochlorite), 표백분, 고도표백분, 이염화이소시아뉼산나트륨	참깨에 사용 못함

03 표백제

식품을 가공하거나 제조할 때 식품 중의 색소가 퇴색 또는 착색되어 외관을 나쁘게 하는 경우가 있다. 이와 같은 경우에는 색소를 파괴하여 그 식품이 완성되었을 때의 색을 아름답게 하기 위하여 표백제를 사용한다.

허용 표백제 및 사용기준

표백제명	사용기준
메타 중 아황산 칼륨(potassium metaisulfite), 무수 아황산, 아황산 나트륨(결정), 아황산 나트륨(무수), 산성 아황산 나트륨, 차아황산 나트륨	당밀, 물엿, 천연과즙, 기타 식품 : 허용기준 있음 참깨, 콩, 과일, 채소류 및 그 가공품 : 사용 못함
과산화수소	-

04 산화방지제(항산화제)

항산화제라고도 하며, 공기 중의 산소에 의해 일어나는 변질, 즉, 유지의 산패에 의한 이미, 이취, 식품의 변색 및 퇴색 등을 방지하기 위하여 사용되는 첨가물이 산화방지제이다. 식품 중의 **유지**는 공기 중에서 **산패** 등을 일으킨다. 그 이유는 유지 중의 불포화지방산이 그중 결합부위에 산소분자와 결합하여 peroxide를 거쳐 **aldehyde 등으로 변화**하기 때문이다.

산화방지제는 erythorbic acid, assorbic acid 등의 수용성인 것과 propyl gallate, butyl hydroxy anisole(BHA), dibutyl hydroxy toluene(BHT) 등의 지용성인 것이 있는데, 수용성인 것은 색소의 산화 방지에 사용되고 지용성인 것은 유지 또는 유지를 함유하는 식품의 산화 방지에 이용된다.

허용 산화방지제 및 사용기준

산화방지제명	사용기준
• 디부틸히드록시톨루엔(BHT ; dibutyl hydroxy toluene) • 부틸히드록시아니졸(BHA ; butyl hydroxy anisole)	식용우지, 식용유지, 식용돈지, 어패류건제품, 어패염장품 : 0.2g/kg 이하
• 몰식자산 프로필(propyl gallate)	식용우지, 식용유지, 식용돈지 및 버터류 : 1g/kg 이하
• 에리소르빈산(erythorbic acid) • 에리소르빈산 나트륨(sodium erythorbate)	사용기준 제한 없음(현재 기준)
• L-아스코르빈산(비타민 C) • L-아스코르빈산 나트륨 • 아스코르빌 팔미테아트	사용기준 있음
• DL-α-토코페롤(비타민 E) (DL-α-tocopherol)	사용제한 없음
• EDTA 칼슘 2 나트륨 (calcium disodium ethylendiamine tetra acetate)	마요네즈, 마가린 : 사용기준 있음
• EDTA 2 나트륨(disodium ethylendiamine tetra acetate)	통조림 또는 병조림 : 사용기준 있음

05 호료(증점제)

식품에 대하여 점착성을 증가시키고, 유화안정성을 좋게 하며, 가공할 때의 가열이나 보존 중의 경시변화에 관하여 점도를 유지하고 형체를 보존하는 데 도움을 주며, 미각에 대해서도 점활성을 줌으로써 촉감을 좋게 하기 위하여 식품에 첨가되는 것이 호료이며 증점제라고도 한다.

허용 호료 및 사용기준

호료명	사용대상	사용량
• 폴리 아크릴산 나트륨 • 아르긴산 프로필렌 글리콜	일반식품 일반식품	0.25% 이하 1% 이하
• 메틸 셀룰로오즈 • 카르복시 메틸 셀룰로오즈 나트륨 • 카르복시 메틸 셀룰로오즈 칼슘 • 카르복시 메틸 셀룰로오스 칼슘 • 카르복시 메틸 셀룰로오스 나트륨	일반식품	2% 이하
• 아르긴산 나트륨 • 카제인 • 카제인 나트륨	–	–

06 착향제

착향제란 상온에서 휘발성이 있으므로 우리들의 후(嗅)신경을 자극함으로써 특유한 방향을 느끼게 하여 식욕을 증진시키는 목적으로 식품에 첨가하는 물질이다.

07 밀가루 개량제

밀가루의 표백과 숙성기간을 단축시키고, 제빵 효과의 저해 물질을 파괴시켜 분질을 개량하기 위하여 첨가하는 물질을 밀가루 개량제라 한다.

허용 밀가루 개량제 및 사용기준

밀가루 개량제	사용기준
• 과산화벤조일(희석) • 과황산 암모늄 • 브롬산 칼륨 – [1996.4.26 삭제되었음] • 염소(Cl_2) • 이산화염소	소맥분 : 허용기준 있음
• 스테아릴 젖산 칼슘 • 스테아릴 젖산 나트륨	빵, 면류 이외는 사용금지

08 착색료

인공적으로 착색을 시켜 천연색을 보완 · 미화하며, 식품의 매력을 높여 소비자의 기호를 끌기 위하여 사용되는 물질을 착색료라 한다.

허용 합성착색료 및 사용기준

착색료명	사용기준
• 식용색소 녹색 제3호(fast green FCF) • 식용색소 녹색 제3호 알루미늄레이크 • 식용색소 적색 제2호(amaranth) • 식용색소 적색 제2호 알루미늄레이크 • 식용색소 적색 제3호(erythrosine) • 식용색소 적색 제3호 알루미늄레이크 • 식용색소 청색 제1호(brillant blue FCF) • 식용색소 청색 제1호 알루미늄레이크 • 식용색소 청색 제2호(indigo carmine) • 식용색소 청색 제2호 알루미늄레이크 • 식용색소 황색 제4호(tartrazine) • 식용색소 황색 제4호 알루미늄레이크 • 식용색소 황색 제5호(sunset yellow FCF) • 식용색소 황색 제5호 알루미늄레이크 • 식용색소 적색 제40호(alura red)	아래의 식품에는 사용불가 면류, 단무지, 특수영양식품, 건강보조식품, 유가공품, 두유류, 유산균음료, 과실 · 채소류음료, 인삼제품류, 두부류, 젓갈류, 김치류, 절임류, 조림류, 천연식품, 벌꿀, 장류, 식초, 소스류, 토마토케첩, 잼류, 고춧가루 및 실고추류, 후춧가루, 향신료가공품, 향미료, 카레, 식품가공품, 어육가공품, 식용유품, 즉석건조식품, 복합조미식품, 메주, 코코아, 버터, 땅콩 및 견과류 가공품, 수프류, 조미김, 코코아분말, 추출가공품, 과 · 채가공품, 알가공품
• 동클로로필렌 나트륨	아래의 식품에 사용 가능 채소류 또는 과실류 : 1g/kg 이하 다시마(무수물) : 0.15g/kg 이하 껌 : 0.05g/kg 이하 완두콩통조림 중의 한천 : 0.004g/kg 이하
• 황산동($CuSO_4$)	아래의 식품에 사용 가능 야채류 또는 과실류의 저장품 : 0.1g/kg 이하 다시마(무수물) : 0.15g/kg 이하
• 이산화 티타늄	–

※ 캐러멜 : 천연첨가물 착색료이다.

(1) 식용 tar 색소

① tar 색소란 명칭은 석탄의 col tar에서 만들어지는 benzene, xylene, toluene, naphthalene 등을 원료로 하기 때문에 허가되어 있는 tar 색소는 모두 수용성의 산성색소이다.

② 화학구조별로 분류하면 다음과 같다.
(적색 2 · 3 · 40호, 황색 4 · 5호, 청색 1 · 2호, 녹색 3호)
㉮ azo계 색소 : 적색 2호, 적색 40호, 황색 4호, 황색 5호
㉯ triphenylmethane계 색소 : 청색 1호, 녹색 3호
㉰ xanthene계 색소 : 적색 3호

㉱ indigoid계 색소 : 청색 2호

(2) 식용 tar 색소 알루미늄레이크

식용 tar 색소와 염기성 알루미늄염을 작용시켜서 얻은 복잡한 화합물을 알루미늄레이크라 하며 색소 함량이 10~30%이다.

(3) β-카로틴(β-carotene)

자연계에 널리 존재하는 색소이지만 합성에 의해서도 얻으므로 그 합성품을 지정한 것이다. 적자색~암적색의 결정성인 분말로서 약간의 특유한 냄새와 맛이 있다.

지용성 색소이므로 유지성 식품에 적합하여 치즈, 버터, 마가린 등에 많이 사용되지만, 수용화시킨 것도 있어서 수성식품에도 사용할 수 있다. 그러나 산이나 광선 등에 의하여 분해되기 쉽고, 산화되기 쉬운 결점이 있다.

(4) 황산동(황산구리, $CuSO_4$)

채소류, 과일류, 다시마 등의 착색료로 많이 사용되는데 황산동의 사용기준은 구리로서 규정이 되어 있다.

09 발색제

발색제는 그 자체에 의하여 착색되는 것이 아니고, 식품 중에 존재하는 유색물질과 결합하여 그 색을 안정화하거나 선명하게 또는 발색되게 하는 물질이다.

허용 발색제 및 사용기준

발색제명	사용기준
• 아질산 나트륨(sodium nitrite) • 질산 나트륨(sodium nitrate) • 질산 칼륨	① 식육가공품(포장육, 식육추출가공품, 식용유지, 식육돈지 제외) 및 경육제품 : 0.7g/kg 이하 ② 어육소시지류 및 어육햄류 : 0.05g/kg 이하
• 황산 제일철(건조) • 황산 제일철(결정)	–

(1) 아질산나트륨(sodium nitrite ; $NaNO_2$)

아질산나트륨은 고기 중의 myoglobin이나 hemoglobin과 결합하여 공기, 열, 세균 등에 대하여 비교적 안정한 nitrosomyoglobin이나 nitrosohemoglobin을 생성하여 붉은색을 유지하게 한다.

$NaNO_2 + RCOOH \rightleftarrows HNO_2 + RCOONa$

$2HNO_2 \rightleftarrows H_2O + NO_2 + NO$

myoglobin(Mb)+NO → Mb−NO(nitrosomyoglobin)

hemoglobin(Hb)+NO → Hb−NO(nitrosohemoglobin)

(2) 질산칼륨 및 질산나트륨

(3) 황산 제1철

과채 등의 발색제로서 특히 **가지를 소금에 절임**할 때 변색방지에 이용되는데, 이것은 과채 중의 천연색소인 anthocyanin 색소류가 철이온과 결합하여 선명한 빛깔을 나타낸다고 한다.

10 조미료

조미료는 식품 본래의 맛을 한층 돋구거나 기호에 맞게 조절하며 미각을 좋게 하는 첨가물이다. 현재 허용되어 있는 것은 다음과 같다.

(1) 핵산계

5'-아미노산 나트륨, 5'-구아닐산 나트륨, 5'-리보누크레오타이드 나트륨 및 칼슘

(2) 아미노산계

L-글루타민산 나트륨, DL-알라딘, 글리신

(3) 유기산계

D-주석산 나트륨, DL-주석산 나트륨, 구연산 나트륨, DL-사과산 나트륨, 호박산 2 나트륨, 호박산

11 산미료

산미료는 식품을 가공 · 조리할 때 식품에 적합한 산미를 더하고, 미각에 청량감과 상쾌한 자극을 주기 위하여 사용되는 첨가물이며 그중 대표적인 예는 술 등을 발효시켜서 얻은 식초이다.

허용 산미료 : **초산**, **빙초산**, **구연산(무수)**, 구연산(결정), D-주석산, DL-주석산, 글루코노델타락톤, 젖산, 푸말산, 푸말산 1 나트륨, DL-사과산, 이디핀산, **이산화탄소(탄산가스)** 등

12 감미료

감미료란 당질을 제외한 감미를 지닌 화학적 제품을 총칭한다.

(1) 허용 감미료

사카린 나트륨, 글리실리친산 2나트륨, D-소르비톨, 아스파탐

(2) 사카린 나트륨의 사용기준

① 절임류(김치 제외) : 1g/kg 이하

② 어육가공품 : 0.1g/kg 이하

③ 청량음료(유산균음료 제외) : 0.2g/kg 이하

④ 특수영양식품(이유식 제외) : 허용받은 양 이하

※ 사카린 나트륨 사용금지 식품 : 식빵, 이유식, 백설탕, 포도당, 물엿, 벌꿀, 알사탕류

13 팽창제

팽창제는 빵이나 과자 등을 제조할 때 제품을 부풀게 하여 연하고 맛이 좋고 소화가 잘되도록 하기 위해 첨가하는 물질을 말한다.

허용 팽창제 : 명반, 소명반, 암모늄 명반, 염화 암모늄, D-주석산 수소 칼륨, DL-주석산 수소 칼륨, 탄산수소 나트륨, 탄산수소 암모늄, 탄산암모늄, 탄산마그네슘, 산성피로인산나트륨, 제1인산칼슘, 글로코노델타락톤

14 강화제

식품에 영양소를 강화할 목적으로 사용되는 첨가물로서 비타민류, 필수아미노산을 위주로 한 아미노산류, 칼슘제, 철제 등의 무기염류가 강화제로서 사용된다.

(1) 비타민류

비타민 B_2(riboflavin), 니코틴산(nicotinic acid), 비타민 C(L-ascoribic acid), 비타민 E(DL-α-tocopherol) 등

(2) 아미노산류

L-페닐알라딘(L-phenylalanine), L-히스티딘염산염 등

15 유화제(계면활성제)

물과 기름같이 서로 잘 혼합되지 않는 두 종류의 액체를 혼합할 때 분리되지 않고 분산시키는 기능을 갖는 물질을 유화제 또는 계면활성제라 한다.

식품은 필요에 따라 제조 가공상 물과 기름을 유화시킬 때가 많으며, 식품공업상 유화제를 사용하는 범위는 상당히 크다.

(1) 글리세린 지방산 에스테르

비스킷, 캐러멜, 츄잉껌, 초콜릿, 마가린, 아이스크림 등의 유화목적에 사용되며, 빵이나 케이크의 노화방지에 효과가 있고, 간장, 젖산균음료의 소포제로도 쓰인다.

(2) 소르비탄 지방산 에스테르

(3) 자당 지방산 에스테르

주스, 분말주스에 정유의 1~10%, 초콜릿에 0.1%, 양갱에 0.1~0.15%, 카스테라에 0.1% 정도 첨가한다.

(4) 프로필레 글리콜 지방산 에스테르

(5) 대두인지질

(6) 폴리소르베이트 20

16 품질개량제

햄, 소시지 등의 식육훈제품류에 사용하며, 그 결찰성을 높여서 씹을 때 식감을 향상시키고 식품의 탄력성, 보수성 및 팽창성을 증대시켜서 조직을 개량함으로써 맛의 조화와 풍미의 향상을 가져오며 변질, 변색을 방지하게 하는 효과를 갖는 첨가물이 품질개량제이다.

17 피막제

과일이나 채소류를 채취한 후 그 선도를 장시간 유지시키기 위하여 표면에 피막을 만들어 호흡작용을 적당히 제한하고, 수분의 증발을 방지하는 목적에 사용되는 것이 피막제이다.
허용되는 피막제 : 몰포린지방산염, 초산비닐수지

18 껌 기초제

껌 기초제는 껌에 적당한 점성과 탄력성을 갖게 하여 그 풍미를 유지하는 데 중요한 구실을 하는 것이다.
허용되는 껌 기초제 : 에스테르껌, 초산비닐수지, 폴리부텐, 폴리이소부틸렌

19 방충제

쌀, 보리, 콩 등의 곡류의 저장 중에 해충의 침해를 방지하기 위하여 사용되는 것이 방충제이다.
허용되는 방충제 : 피레로닐 부톡시드

20 소포제

식품제조 공정 중에서 많은 거품이 발생하여 지장을 주는 경우에 거품을 없애기 위하여 사용되는 첨가물이 소포제이다.
허용 소포제 : 규소수지 (silicone resin)

21 용제(Solvents)

식품첨가물에 사용할 때 식품에 골고루 혼합되게 하려면 적당한 용제에 녹여서 첨가하는 것이 효과적이다.
허용되는 용제 : glycerine, propylene glycol

22 추출제

추출제는 일종의 용매로서 천연 식품 등에서 그 성분을 용해유출하기 위해서 사용되는 것이다.
지정된 추출제 : n-hexane(식용 유지를 제조할 때 유지를 추출하는 데 사용)

23 이형제

빵의 제조 과정에서 빵 반죽을 분할기에서 분할할 때나 구울 때 달라붙지 않게 하고 모양을 그대로 유지하게 하기 위하여 사용하는 것으로 유동 파라핀이 허용되어 있다.

24 식품제조 용제 및 기타

앞에서 설명한 첨가물과 같이 어느 특정한 목적에 사용되는 것이 아니고 식품의 제조 가공 공정이나 기타에서 널리 사용되는 것을 식품제조 용제 및 기타로 일괄하였으며, 이들은 다음과 같은 것이 있다.
염화마그네슘, 염화칼슘, 인산, 초산나트륨 등

6 GMO와 방사선조사식품

01 유전자재조합

(1) GMO(유전자재조합식품)

① GMO(Genetically Modified Organism)란 "유전자조작 또는 재조합 등의 기술을 통해 재배 · 생산된 농산물을 원료로 만든 식품"을 말한다.

② 약어 GMO, 공식용어는 LGMO(Living Genetically Modified Organism)로 **유전자변형농산물 · 유전자재조합농산물**(GM Crops)이라고도 한다.

③ **유전자조작식품**은 서로 다른 종(種)의 유전자를 결합하는 기술, 즉, **인공적으로 돌연변이를** 일으켜 **만드는** 것으로 같은 종을 교배해 품종을 개량하는 육종과는 다르다.

④ 시장에 **본격 출하된 유전자조작식품**은 **1986년 미국** 칼진사가 숙성기간을 연장하여 껍질이 물러지는 것을 방지한 **토마토**를 **개발**한 것이 **시초**이다.

⑤ 1995년 미국의 몬산토사가 처음으로 콩을 상품화하는데 성공했다.

⑥ GMO는 1990년대 중반 이후 콩, 옥수수와 같은 유전자 변형 농산물이 본격적으로 상업화되기 시작하면서 보편적으로 많이 사용되는 용어이다.

(2) LMO(유전자변형생물체, 유전자변형유기체, 유전자변형생명체)

① 유전물질이 생명공학 기술에 의해 자연상태에서 인위적으로 변형된 생물체를 포괄적으로 지칭한다.

② GMO보다 광의의 개념으로 1992년 UNEP의 Rio회의 생물다양성협약에서 사용한 용어이다.

③ LMO(living genetically modified organism)는 그 자체 생물이 생식, 번식이 가능한 것, 즉, 살아 있음(Living)을 강조하는 용어로서 생물다양성협약(CBD)과 바이오안전성 의정서 등 국제협약에서 주로 사용하는 용어이다.

02 방사선조사

(1) 목적

살균, 살충, 생육억제, 품질개량 등의 목적으로 이용된다.

(2) 방사선조사에 쓰이는 물질

^{60}Co－γ선, ^{137}Cs－γ선, ^{90}Sr－γ선 등이 이용된다.

(3) 주요 방사성 동위원소의 반감기 및 피해

① 요오드 － 131(^{131}I) : 반감기가 8.04일로 짧으나 피폭직후 갑상선에 축적하여 갑상선 장애를 유발한다.

② 스트론튬 － 90(^{90}Sr) : 반감기는 28.8년, 뼈에 침착되어 골수암 · 백혈병 등을 유발한다.

③ 세슘 － 137(^{137}Cs) : 반감기는 30.3년, 생식세포에 장애를 유발한다.

④ 코발트 － 45(^{45}Co) : 반감기는 5.27년이다.

⑤ 라듐 － 226(^{226}Ra) : 반감기는 1600년이다.

(3) 살균력과 투과력이 강한 순서

γ선 > β선 > α선

(4) 전리도가 강한 순서

α선 > β선 > γ선

(5) 방사선조사의 특징

① 저온살균법 : 방사선 동위원소에서 나오는 방사선을 이용하는 일종의 저온살균법이다.

② **대량으로 처리**가 가능 : 방사선은 조사대상물의 온도상승 없이 이른바 **냉살균**을 할 수 있으며, **대량으로 처리**가 가능하다.

③ **밀봉된 식품을 그대로 조사 : 침투성이 강**하기 때문에 포장 또는 용기 중에 **밀봉된 식품을 그대로 조사**할 수 있는 특징을 가지고 있다. 즉, 식품의 **심부까지 살균**할 수 있다.

(6) 단점

안정성을 비롯한 여러 가지 **문제점**이 남아 있다.

(7) 방사능과 방사선의 단위

방사선을 내는 능력을 방사능이라고 한다. **방사능을 가진 물질을 방사성 또는 방사능 물질**이라 한다.

① Ci(curie, **퀴리**) : 방사성 동위원소의 양을 나타낸 단위이다.

② R(Roentgen, **뢴트겐**) : 뢴트겐은 X**선과 γ선에만 사용**되는 단위이다.

③ Rad(radiation absorbed dose, 레드) : 1g의 물질(**생체조직**)에 100erg의 에너지가 **흡수되는** 방사선량을 1 RAD라 한다.

④ Rem(roentgen equivalent in man, 렘) : Rem은 **방사선이 인체에 미치는** 영향을 기본으로 **선정한** 단위이다.

⑤ Sv(Sievert, **시버트**) : 방사선에 의한 **생물학적 손상정도**를 나타내는 전리방사선의 **등가선량**(equivalent dose) 단위이다.
(**최대허용량은** : 4±1SV/주 = 400±100Rem/주)

⑥ Gy(Gray, **그레이**) : 방사선이 **생체조직에 흡수**되는 정도를 나타내는 **흡수선량**의 단위이다.

⑦ Bq(Becquerel) : 1초에 **원자가 하나씩 붕괴**하는 **방사성물질의 양**이다.
mBq = 10^{-3} Bq = 0.0027pCi

⑧ **흡수선량**의 단위 : **방사선이 매질을 통과**할 때 매질이 **흡수한 에너지**를 나타내는 물리량으로 Rad, Gy단위로 나타낸다.

⑨ **등가선량**의 단위 : **흡수선량**에 **생물학적 위해도(피해, 손상)**까지 고려한 것이 **등가선량**이며, 단위는 rem, Sv이다.

> **참고**
> ① **방사능**의 단위 : Ci, Bq
> ② **흡수선량**의 단위 : Rad, Gy
> ③ **등가선량**의 단위 : rem, Sv
> ④ X-ray의 단위 : mgy(밀리그레이)로 쓰기도 함
> ⑤ Rem ⇒ SV(시버트)로 쓰는 것이 최근 국제적 추세임

7 식품공전안전관리기준(HACCP)

01 식품안전관리인증기준

식품안전관리인증기준(HACCP ; Hazard analysis critical control point, 식품위해요소 중점관리기준) 제도는 식품의 원료에서부터 제조, 가공, 유통 및 소비에 이르기까지 모든 단계에서 인체에 위해한 요소를 공정별로 분석하여 이를 중점 관리하는 예방적 위생관리 제도이며, HACCP 시스템의 적용 7원칙은 다음과 같다.

(1) 위해요소 분석

① 급식부분에서 발생할 수 있는 식중독 사건 분석과 위해요인으로 지적된 것
　㉮ 부적절한 냉각수
　㉯ 조리 종사자의 부주의한 취급
　㉰ 부적절한 재가열 등
② 물리적 위해요소 : 정상적인 원료에서 발견되지 않아야 하는 것들 등
③ 화학적 위해요소 : 청소세제, 농약, 중금속, 화학적 첨가물 등
④ 생물학적 위해요소
　㉮ 곰팡이, 세균, 바이러스 등의 미생물과 기생충, 원충 등
　㉯ 작업장환경, 종업원, 식품성분, 제조, 가공공정 그 자체에 의해 오염 등
⑤ 급식장에서의 잠재적 위해요소
　㉮ 검수 시 식품에 존재하는 병원균
　㉯ 저장, 전처리 또는 급식 전 보관시 병원균의 성장 및 독소의 생성
　㉰ 가열처리 후 생존하는 병원균 등

(2) 중요관리점(CCP) 결정

① 위해요소분석을 통해 확인된 물리적, 화학적, 생리학적 위해요소와 관리방법을 목록화 한 후 중요관리점을 결정한다.
② 중요관리점(CCP) : 식품위생상 위해의 방지, 제거 또는 수용할 수 있는 수준으로 낮출 수 있는 단계 · 공정을 의미한다.

(3) 한계기준 설정(관리기준의 설정)

① 한계기준은 중요관리점(CCP)에서 관리되어야 할 물리적, 화학적 및 생리학적 위해요소를 예방 · 제거 또는 허용가능한 안전한 수준까지 감소시킬 수 있는 최대치 또는 최소치를 의미한다.
② 한계기준은 안전성을 보장할 수 있는 과학적 근거에 기초하여 설명된다.
③ 한계기준의 확인지표 : 온도 및 시간, 수분활성도, pH 등

(4) 감시(monitoring) 방식설정(모니터링 체계 확립)

① 감시 또는 측정방법(간격, 책임자, 사용기기 명시)
② 감시 또는 측정
③ 기록

(5) 개선조치 방법 설정(개선조치 강구)

① 개선조치 방법 설정시 고려해야 할 사항
② 개선조치에 규정해야 할 사항
③ 개선조치방법의 확립 순서
④ 개선조치 완료 후 확립

(6) 검증절차 및 방법 설정(검증방법의 설정)

① 검증의 구성
② 검증의 분류
③ 검증의 실시시기

(7) 기록보존 및 문서작성 규정의 설정

※ HACCP(Hazard analysis critical control point)의 용어로 "식품위해요소중점관리기준"으로 쓰던 것을 "식품위생법 개정"에 따라 2014년 11월 31일부터 HACCP(Hazard analysis critical control point)의 용어를 "식품안전관리인증기준"으로 개정하였음

02 HACCP의 12절차

HACCP 과정에는 12절차가 있는데, 그중 7가지를 떼어 내어 7원칙이라고 부르고, 나머지 5가지는 준비단계라 한다.

① HACCP 팀 구성(준비단계 1)
② 제품설명서 작성(준비단계 2)
③ 용도 확인(준비단계 3)
④ 공정흐름도 작성(준비단계 4)
⑤ 공정흐름도 현장 확인(준비단계 5)
⑥ 위해요소 분석(원칙 1)
⑦ 중요관리점 결정(원칙 2)
⑧ 한계기준 설정(관리기준의 설정)(원칙 3)
⑨ 감시(monitoring)방식 설정(원칙 4)
⑩ 개선조치 방법 설정(개선조치 강구)(원칙 5)
⑪ 검증절차 및 방법 설정(원칙 6)
⑫ 기록보존 및 문서작성 규정의 설정(원칙 7)

제3장 출제 및 예상문제

※ 별표(★)한 문제는 자주 반복 출제되는 유형이므로 반드시 숙지하기 바람

1 식품위생의 개요

01 식품위생 정의에서 식품위생의 범위(대상)에 해당되지 않는 것은? 중요도 ★★

① 영양 ② 식품 ③ 첨가물
④ 기구 및 용기 ⑤ 포장

해설 ① 우리나라 식품위생법의 식품위생 정의 : 식품위생이라 함은 식품, 첨가물, 기구 또는 용기·포장을 대상으로 하는 식품에 관한 위생을 말한다.
② WHO의 식품위생 정의 : 식품위생이란 식품의 생육, 생산, 제조로부터 최종적으로 사람에게 섭취되기까지의 모든 단계에 있어서 식품의 안전성, 건전성 및 완전무결성을 확보하기 위한 모든 필요한 수단을 말한다.

02 세계보건기구(WHO)가 정의한 식품위생의 범위에 해당하지 않는 것은?

㉮ 재배	㉯ 생육, 생산	㉰ 제조, 섭취	㉱ 폐지

① ㉮, ㉯, ㉰ ② ㉮, ㉰ ③ ㉯, ㉱
④ ㉱ ⑤ ㉮, ㉯, ㉰, ㉱

03 WHO가 정의한 식품위생에 해당하는 사항이 아닌 것은? 중요도 ★

① 식품의 생육 ② 식품의 생산
③ 식품의 제조 ④ 식품의 폐기
⑤ 식품의 안전성, 건전성 및 완전무결성

04 식품위생의 정의 중 틀린 것을 모두 고르시오. 중요도 ★

㉮ 식품위생이라 함은 식품, 식품첨가물, 기구 또는 용기·포장을 대상으로 하는 식품에 관한 위생을 말한다.
㉯ 식품위생이라 함은 식품영양에 대한 위생을 말한다.
㉰ 식품위생이란 식품의 생육, 생산, 제조로부터 최종적으로 사람에게 섭취되기까지의 모든 단계에 있어서 식품의 안전성, 건전성 및 완전무결성을 확보하기 위한 모든 필요한 수단을 말한다.
㉱ 식품위생이란 식품을 청결하게 취급하는 것을 말한다.

1. 식품위생의 개요 1. ① 02. ④ 03. ④ 04. ③ 정답

① ㉮, ㉯, ㉰　　② ㉮, ㉰　　③ ㉯, ㉱
④ ㉱　　⑤ ㉮, ㉯, ㉰, ㉱

05 식품을 보관하는 냉장고의 냉장온도는? 중요도 ★

① −18℃ 이하　　② −5℃ 이하　　③ 0℃ 이하
④ 0~10℃　　⑤ 18℃ 이하

해설 ① 냉장실 온도 : 육류 · 어류(0~3℃), 유지가공품(5℃), 과채류(7~10℃)
② 냉동실 온도 : −18℃ 이하

06 냉장실의 하단온도 7~10℃에서 보관하는 것은? 중요도 ★

① 생선　　② 야채류　　③ 건어물
④ 육류　　⑤ 음료수

07 우유의 유통과정 중 이상적인 온도는? 중요도 ★

① 0℃ 이하　　② 0~10℃ 이하　　③ 10℃ 이상
④ 10~15℃　　⑤ 20℃ 이하

해설 유통기간 중 우유의 보관온도 : 0~10℃로 냉장 보관

08 식품에 대한 미생물학적 검사를 하기 위해 검체를 채취하여 검사기관에 운반할 때 유지해야 할 기준온도는 몇 ℃인가? 중요도 ★

① 0℃　　② 5℃ 이하　　③ −5℃ 이하
④ 10℃ 이하　　⑤ 20℃ 이하

해설 식품에 대한 미생물학적 검사를 하기 위하여 검체를 채취하여 검사기관에 운반할 때 유지해야 할 기준온도는 5℃ 이하로 유지하면서 신속히 검사에 착수하여야 한다.

09 식품을 보존하는 방법에 해당되지 않는 것은?

① 염장　　② 건조　　③ 당장
④ 수장　　⑤ 농축

10 식품을 저온 보존할 때 효과가 아닌 것은 어느 것인가?

① 자가소화 효소의 활성억제　　② 적리균의 사멸　　③ 발효균의 발효억제 작용
④ 부패균의 증식저지　　⑤ 식중독균의 증식저지

해설 적리균(이질균)의 특징
① 고온에서 약하다.
② 저온에서는 약하다. 그러나 사멸되지 않고 증식이 억제될 뿐이다.

정답 05. ④　06. ②　07. ②　08. ②　09. ④　10. ②

11 **식품의 냉장목적과 가장 관계가 적은 것은?** 중요도 ★

① 자기소화 지연 ② 식품의 신선도 단기유지 ③ 미생물 증식저지
④ 변질의 지연 ⑤ 병원미생물의 사멸

해설 냉장의 목적은 다음과 같다.
① 자기소화를 지연시킨다. ② 미생물 증식을 저지한다.
③ 변질을 지연시킨다. ④ 식품의 신선도를 단기간 유지시킨다.
※ 냉장온도 : 0~10℃

12 **다음 중 NaCl이 미생물의 생육을 억제하는 이유에 해당되지 않는 것은?**

① 식품 내의 수분활성 저하 ② 산소분압의 감소
③ Cl^-의 독작용 ④ 삼투압에 의한 원형질 분리
⑤ Na^+에 의한 능동운반 저하

13 **소금의 방부작용은 어느 현상에 의한 것인가?** 중요도 ★

① 삼투압 작용 ② 단백질의 분해 ③ 미생물의 증식
④ 산소분압 증가 ⑤ 상승 증발

14 **식품저장법 중 삼투압 원리를 이용한 저장법은?** 중요도 ★

① 건조법 ② 가열법 ③ 염장법
④ 냉동법 ⑤ 보존료 첨가법

해설 NaCl법(염장법) : 삼투압 원리를 이용한 저장법

15 **다음 내용 중 잘못된 것은 어느 것인가?**

① 식품의 부패 초기단계에서의 세균의 수는 10^8/g이다.
② 식품공장의 phage를 처리하기 위해 항생제를 사용하여도 효과가 없다.
③ 물에 오염된 미생물은 우유에 오염된 미생물보다 오래 생존을 유지하지 못한다.
④ 일반적으로 20% 이상의 식염농도에서 미생물의 발육이 억제된다.
⑤ 10% 이상의 식염농도에서 미생물의 발육이 억제된다.

해설 ① 일반적으로 10% 이상의 식염농도에서 미생물의 발육이 억제된다.
② phage : 세균에 기생하는 virus의 일종

16 **Bacteriophage에 대한 설명으로 틀린 것은?** 중요도 ★

① Phage란 세균에 기생하는 Virus의 일종이다.
② 숙주 특이성이 있으며, 살아 있는 세균에만 기생한다.
③ 열에 약하다.
④ 약품에 대한 살균력은 일반세균보다 강하여 약품에 의한 살균효과는 약하다(약제에 강하다).
⑤ 숙주 특이성이 없다.

11. ⑤ 12. ⑤ 13. ① 14. ③ 15. ④ 16. ⑤ 정답

해설 Bacteriophage의 특징 : ①·②·③·④번 외

① Phage란 세균이나 효모의 세포를 숙주로 이용하는 Virus로 항생제에 대한 감수성이 없다.

② 생물과 무생물의 중간단계이다.

③ Phage 자체는 단백질로 구성되어 있다.

17 미생물의 생육을 억제시킬 수 있는 염장법의 농도는? 중요도 ★★

① 10% ② 15% ③ 20%
④ 30% ⑤ 50%

해설 미생물 생육억제 방법

① 물리적인 방법 : 냉장법, 건조법(수분 14% 또는 15%), 가열법, 자외선법, 방사선법 등

② 화학적 방법 : 염장법(소금 10%), 당장법(설탕 50%), 산저장법, 가스저장법(CA 저장) 등

㉮ 산저장법 : 초산이나, 젖산 이용(pH 5.0 이하)

㉯ 가스저장법(CA저장) : 질소가스 이용(지질의 산화방지), 탄산가스(쌀 등의 곡물류 보존에 이용 ; 사용 후 산미를 남기는 경우가 있음)

㉰ 기타 : 훈증·훈연법 등

18 곰팡이의 안전한 수분함량은? 중요도 ★

① 14% 이하 ② 16% 이하 ③ 20% 이하
④ 25% 이하 ⑤ 30% 이하

해설 미생물의 발육을 저지할 수 있는 수분함량은 식품에 따라 다르지만 일반적으로 곰팡이는 14% 정도, 세균은 15% 정도이다.

19 식품의 수분함량을 15% 이하로 하여, 미생물의 발육을 억제시키도록 하는 식품보관법은? 중요도 ★

① 건조법 ② 가열법 ③ 염장법
④ 냉동법 ⑤ 보존료 첨가법

20 다음의 설명에 해당하는 미생물 속은? 중요도 ★

- 그람양성의 호기성 또는 통성혐기성 간균이다.
- 간균, 주모성 편모가 있으며, 내열성 포자를 형성한다.
- 단백질과 전분의 분해력이 강해 쌀밥, 어육제품 등의 부패 원인균이다.

① Salmonella ② Bacillus ③ Escherichia
④ Micrococcus ⑤ Pseudomonas

21 미생물의 생육을 억제시킬 수 있는 당의 농도(당장법)는 몇 % 이상이어야 하는가? 중요도 ★★

① 20% ② 30% ③ 50%
④ 70% ⑤ 10%

해설 미생물의 생육을 억제시킬 수 있는 당의 농도 : 50%

정답 17. ① 18. ① 19. ① 20. ② 21. ③

22 식품을 화학적으로 보존하는 방법이 아닌 것은?

① 당장법 ② 산저장법 ③ 염장법
④ 가스저장법 ⑤ 훈연법, 냉장법

23 식품을 불로 건조시키는 방법을 무엇이라 하는가? 중요도 ★

① 훈증법 ② 수장법 ③ 당장법
④ 배건법 ⑤ 가스저장법

해설 배건법 : 불로 건조시키는 방법이다.

24 식품보존 방법 중 물리적 방법인 것은? 중요도 ★

① 가열 통조림 ② 염장법 ③ 당장법
④ 발효법 ⑤ 보존제 첨가법

25 식품 보존방법에 대한 설명으로 옳은 것은?

① 냉장법은 0~10℃ 범위의 온도로 식품을 보존하는 방법이다.
② 저온가열법은 50℃ 이하에서 30분간 가열하는 보존방법이다.
③ 당장법은 5~8%의 설탕절임 보존방법이다.
④ 건조법은 수분함량을 20%에서 식품을 건조시키는 보존방법이다.
⑤ 당장법은 30%의 설탕절임 보존방법이다.

해설 ① 냉장법 : 0~10℃ 범위의 온도로 식품을 보존하는 방법
② 저온가열법 : 65℃ 이하에서 30분간 가열하는 보존방법
③ 당장법 : 50%의 설탕절임 보존방법
④ 건조법 : 수분함량을 15%에서 식품을 건조시키는 보존방법

26 식품의 보존에 관한 설명이다. 옳게 설명된 것은? 중요도 ★

① 저온살균처리한 식품에는 미생물이 존재하지 않는다.
② 냉동식품은 식품의 질을 향상시킨다.
③ Aw가 낮을수록 미생물은 잘 번식한다.
④ 호기성 부패균의 방지는 통조림법이 좋다.
⑤ 염장처리시 식염의 농도는 3%가 좋다

해설 ① 저온살균처리한 식품에는 미생물이 존재한다. ② 냉동식품은 식품의 미생물 발육을 억제시킨다.
③ Aw가 낮을수록 미생물은 잘 번식하지 못한다. ④ 염장처리시 식염의 농도는 10%가 좋다.

27 BHT, BHA는 어느 식품의 산화를 방지하기 위한 것인가? 중요도 ★★

① 탄수화물 산화방지제 ② 단백질 산화방지제 ③ 유지 산화방지제
④ 유당 산화방지제 ⑤ 비타민 산화방지제

해설 BHT, BHA : 식용우지, 식용유지, 식용돈지, 어패류건제품, 어패염장류의 산화방지제로 쓰인다.

22. ⑤ 23. ④ 24. ① 25. ① 26. ④ 27. ③ 정답

28 다음 사항과 관계있는 검사는 무엇인가?

중요도 ★★★

A : 비중 1.028~1.034	B : 지방질 함량 3.0%	C : pH 6.8 이하

① 어류의 신선도 검사기준
② 계란의 부패 검사기준
③ 우유의 검사기준
④ 단백질의 부패 검사기준
⑤ 지방의 부패 검사기준

해설 우유의 신선도 검사
① 산도측정 : 신선한 우유는 pH 6.6~6.8(젖산으로는 0.18% 이하)
② 비중 : 1.032
③ 유지방 : 3.7% 정도 등

29 다음 중 우유의 비중은?

중요도 ★

① 10.28~10.34
② 2.08~3.04
③ 1.28~1.34
④ 1.028~1.034
⑤ 0.028~0.034

해설 우유의 비중 : 1.032

30 신선한 어류의 조건에 해당하지 않는 것은?

중요도 ★

① 눈의 빛깔은 청정하다.
② 아가미의 색은 선홍색이다.
③ 항문은 닫혀있다.
④ 육질은 탄력이 있다.
⑤ 눈의 상태가 불투명하다.

해설 ① 신선한 어류 : 눈의 빛깔은 청정하다.
② 신선도가 떨어지는 것 : 눈의 상태가 불투명하다.

31 중온균의 발육최적온도는?

중요도 ★★

① 5~15℃
② 25~40℃
③ 40~60℃
④ 70~80℃
⑤ 85~90℃

해설 증식온도에 따른 세균의 분류
① 저온균 : 최적온도는 10℃ 내외이고, 발육가능한 온도는 0~20℃이다.
② 중온균 : 최적온도는 25~35℃이고, 발육가능한 온도는 20~40℃이다.
③ 고온균 : 최적온도는 60~70℃이고, 발육가능한 온도는 40~75℃이다.

32 고온균의 발육 최적온도는?

중요도 ★

① 5~15℃
② 25~40℃
③ 40~60℃
④ 65~75℃
⑤ 85~90℃

정답 28. ③ 29. ④ 30. ⑤ 31. ② 32. ④

33 산소의 존재유무와 상관없이 증식하는 미생물 그룹을 무엇이라 하는가?

① 호기성균 ② 혐기성균 ③ 염기성균
④ 편성혐기성균 ⑤ 통성혐기성균

해설 산소 존재 여부에 따른 세균의 분류
① 호기성균 : 산소가 존재하는 상태에서만 증식가능한 균을 호기성균이라 한다.
② 혐기성균 : 산소가 없을 때 증식하는 균을 혐기성균(편성혐기성균)이라 한다.
③ 통성혐기성균 : 산소의 여부에 관계없이 증식가능한 균을 통성혐기성균(임의성균)이라 한다.

34 호기성 부패 세균을 억제하는 식품보존방법은?

중요도 ★

① 훈증법 ② 냉장법 ③ 염장법
④ 통조림법 ⑤ 건조법

35 미생물 증식 곡선의 순서가 맞게 된 것은 어느 것인가?

① 유도기 → 대수기 → 정지기 → 사멸기
② 유도기 → 대수기 → 사멸기 → 정지기
③ 사멸기 → 유도기 → 대수기 → 정지기
④ 사멸기 → 대수기 → 정지기 → 사멸기
⑤ 사멸기 → 대수기 → 정지기 → 대수기

36 어류의 사후변화가 바르게 기술된 것은?

중요도 ★★★

① 사후강직 → 강직해제 → 자가소화 → 부패
② 사후강직 → 자가소화 → 강직해제 → 부패
③ 사후강직 → 부패 → 자가소화 → 강직해제
④ 자가소화 → 강직해제 → 사후강직 → 부패
⑤ 자가소화 → 사후강직 → 강직해제 → 부패

해설 어류의 사후변화 : 어류는 일정한 시간이 지나면 근육이 경직된 다음 조직 내에 있던 효소에 의해 연화분해된다.
사후강직 → 강직해제 → 자가소화(자기소화) → 부패

37 육류의 사후강직 후 나타나는 변화는?

중요도 ★

① 가수분해 ② 사후강직 ③ 부패
④ 자가소화 ⑤ 강직해제

38 육질화의 변화과정을 잘 나타낸 것은?

중요도 ★★

① 중성(pH 7.3) → 사후강직되면 산성(pH 5.5) → 부패되면 알칼리성(pH 11)
② 중성(pH 7.3) → 부패되면 알칼리성(pH 11) → 사후강직되면 산성(pH 5.5)

33. ⑤ 34. ④ 35. ① 36. ① 37. ⑤ 38. ① 정답

③ 부패되면 알칼리성(pH 11) → 사후강직되면 산성(pH 5.5) → 중성(pH 7.3)
④ 사후강직되면 산성(pH 5.5) → 중성(pH 7.3) → 부패되면 알칼리성(pH 11)
⑤ 중성(pH 7.3) → 부패되면 알칼리성(pH 11) → 중성(pH 7.3)

해설 육질화의 변화과정 : 중성(pH 7.3) → 사후강직되면 산성(pH 5.5~5.6) → 생조직과 비슷한 pH 7.2 → 부패되면 알칼리성(pH 11)

39 **다음 중 육류의 사후변화와 관계가 없는 것은 어느 것인가?** 중요도 ★

① 가수분해 ② 사후강직 ③ 부패
④ 자가소화 ⑤ 강직해제

해설 사후강직 → 강직해제 → 자가소화 → 부패

40 **육류의 부패진행에 대한 설명 중 옳은 것은?**

① Cathepsin은 육류의 자체 분해효소이다. ② 사후강직은 pH 8 이상에서 발현한다.
③ 사후강직은 pH 5 이하에서 발현한다. ④ Cathepsin은 세균이다.
⑤ Cathepsin은 원충이 육류를 부패시킨다.

41 **미생물과 관련이 없는 것은 어느 것인가?**

① 단백질 억제효과 ② 부패 ③ 발효
④ 자가소화 ⑤ 변패

해설 자가소화 : 조직 내에 있던 효소인 cathepsin(단백질 분해효소)에 의한 것이지 미생물에 의한 것이 아니다.

42 **어류가 육류보다 부패되기 쉬운 원인이 아닌 것은?** 중요도 ★

① 근육의 구조가 단순하고 조직이 연하다.
② 육류에 비해 수분이 많다.
③ 육류에 비해 세균, 효소, 효모가 많다.
④ 천연적인 면역소가 적다.
⑤ 육질이 산성이다.

해설 어류가 육류보다 부패되기 쉬운 원인 : ① · ② · ③ · ④번 외
① 육질이 **알칼리성**에 가깝다.
② 껍질, 아가미, 내장 등의 분리가 불충분하여 세균의 부착기회가 많다.

43 **식품변질에 직접적인 요소로 작용하지 않는 인자는?**

① 미생물 ② 효소 ③ 산소
④ 압력 ⑤ 햇볕

해설 압력은 생육에 별로 영향을 주지 않는다.

정답 39. ① 40. ① 41. ④ 42. ⑤ 43. ④

44 식품의 변질요소로서 가장 중요한 것은 어느 것인가?

① 온도 ② 중금속 ③ 미생물
④ 효소 ⑤ 햇볕

해설 미생물 : 식품의 변질요소로서 가장 중요한 것이다.

45 식품이 변질되는 내용을 설명한 것이다. 옳은 것 전부를 연결한 것은? 중요도 ★

> ㉮ 부패 : 미생물의 번식으로 단백질이 분해된 현상
> ㉯ 변패 : 당질(탄수화물), 지방이 미생물에 의해 변질되는 현상
> ㉰ 발효 : 탄수화물이 산소가 없는 상태에서 분해되는 것
> ㉱ 산패 : 미생물에 의한 것이 아니고 산소에 의해 지방이 산화되어 변질되는 것

① ㉮, ㉯, ㉰ ② ㉮, ㉰ ③ ㉯, ㉱
④ ㉱ ⑤ ㉮, ㉯, ㉰, ㉱

해설 ① 부패 : 미생물의 번식으로 단백질이 분해되는 현상이다.
② 변패 : 당질(탄수화물), 지방이 미생물에 의해 변질되는 현상이다.
③ 산패 : 지방의 산화로 aldehyde, ketone, alcohol 등이 생성되는 현상이다.
즉, 산패는 미생물에 의한 것이 아니고 산소에 의해 변질되는 것이다.
④ 발효 : 발효란 탄수화물이 산소가 없는 상태에서 미생물에 의해 분해되는 것이다.
⑤ 자기소화(self digestion) : 조직효소인 cathepsin(단백질 분해효소)에 의한 것이며, 미생물에 의한 것이 아니다.

46 단백질이 미생물에 의해 변질되는 현상은? 중요도 ★★★

① 부패 ② 발효 ③ 산패
④ 자기소화 ⑤ 변패

47 질소성분이 함유되지 않은 유기화합물로서 당질이나 지방질의 식품이 미생물에 의해 분해되어 변질되는 것은? 중요도 ★

① 발효 ② 변패 ③ 자기소화
④ 숙성 ⑤ 부패

48 다음 중 유지의 변패를 측정하는 지표로 이용되지 않는 것은? 중요도 ★★

① 과산화물가 ② TBA가 ③ carbonyl가
④ 휘발성 염기질소량 ⑤ 산가

해설 휘발성 염기질소량은 부패판정 지표이다.

44. ③ 45. ⑤ 46. ① 47. ② 48. ④ 정답

49 다음 중 유지의 변패를 측정하는 지표로 이용되는 것은?

중요도 ★

㉮ 과산화물가	㉯ 산가
㉰ carbonyl가	㉱ 휘발성 염기질소량

① ㉮, ㉯, ㉰ ② ㉮, ㉰ ③ ㉯, ㉱
④ ㉱ ⑤ ㉮, ㉯, ㉰, ㉱

해설 휘발성 염기질소량 : 부패판정 지표이다.

50 식품의 변질 중 산패 현상이란?

중요도 ★

① 단백질의 부패 ② 지방의 산화 ③ 비타민의 산화
④ 탄수화물의 산화 ⑤ 무기질의 산화

51 산화방지제는 어떤 식품의 산패를 방지하는 것인가?

중요도 ★

① 단백질의 변패방지 ② 유지의 산패방지 ③ 탄수화물의 부패방지
④ 유기산의 생성억제 ⑤ 아민의 생성억제

52 다음 내용 중 산패에 관한 것은?

중요도 ★

① 미생물의 번식으로 단백질이 분해된 현상이다.
② 당질(탄수화물), 지방이 미생물에 의해 변질되는 현상이다.
③ 미생물에 의한 것이 아니고 산소에 의해 변질되는 것이며, 지방의 산화로 aldehyde, ketone, alcohol 등이 생성되는 현상이다.
④ 탄수화물이 산소가 없는 상태에서 미생물에 의해 분해되는 것이다.
⑤ 조직 내에 있던 효소인 cathepsin(단백질 분해효소)에 의한 것이며, 미생물에 의한 것이 아니다.

해설 ①번-부패, ②번-변패, ③번-산패, ④번-발효, ⑤번-자기소화

53 다음 중 산패 생성물이 아닌 것은 어느 것인가?

① aldehyde ② alcohol ③ ester
④ amine ⑤ ketone

해설 amine : 부패 생성물

54 산패형으로 틀린 것은?

① 가수분해형 ② 산화형 ③ ketone
④ 환원형 ⑤ 가수분해형, 산화형

정답 49. ① 50. ② 51. ② 52. ③ 53. ④ 54. ④

55 **감자 절단시 갈변원인으로 작용하는 효소는?**

① 산화환원효소 ② 가수분해효소 ③ 이성화효소
④ 전이효소 ⑤ 단백질효소

56 **발효란 식품 중 어떤 물질이 미생물에 의해 분해되는 것을 말하는가?**

① 무기염류 ② 탄수화물 ③ 지방질
④ 단백질 ⑤ 비타민

해설 발효(fermentaion)란 탄수화물이 산소가 없는 상태에서 분해되는 것을 말한다.

57 **발효산물을 이용하려고 할 때 효모의 배양조건은?**

① 미기적 ② 혐기적 ③ 염기적
④ 호기적 ⑤ 절대 호기적

해설 ① 호흡작용 : $C_6H_{12}O_6 + 6O_2 \rightarrow 6CO_2 + 6H_2O + 68kcal$
② 발효작용 : $C_6H_{12}O_6 \rightarrow 2CO_2 + 2C_2H_5OH + 56kcal$
③ 효모의 배양조건 : 혐기적

58 **효소의 구성성분은?** 중요도 ★

① 탄수화물 ② 지질 ③ 단백질
④ 무기질 ⑤ 당분

59 **유지의 자동산화에 의해서 생성된 물질로서 식품에 악영향을 미치고 경구적으로 섭취되면 생체 내의 효소의 활성을 저해하여 독성을 나타내는 물질은 어느 것인가?**

① hydroperoxide ② mercaptane ③ glucosne
④ aldehyde ⑤ melanoidine

해설 hydroperoxide : 유지의 자동산화에 의해서 생성된 물질로서 식품에 악영향을 미치고 경구적으로 섭취하면 생체 내의 효소 활성을 저해하여 독성을 나타내는 물질이다.

60 **부패의 판정법 중 물리적 방법에 해당되지 않는 것은 어느 것인가?** 중요도 ★

① 전기저항 ② 점성 ③ 탄성
④ 경도 ⑤ pH 측정

해설 초기 부패판정
① 관능적 검사 : 성상, 맛, 냄새, 포장상태 등
② 물리적 검사 : 경도, 탁도, 점도, 전기저항, 탄성 등
③ 화학적 검사 : pH, 휘발성 염기질소(휘발성 아민류, 암모니아 등), 트리메틸아민, 히스타민 등
④ 세균학적(미생물학적) 검사 : 생균수 측정법 등

55. ① 56. ② 57. ② 58. ③ 59. ① 60. ⑤ 정답

61 다음 중 초기부패를 판별하는 방법이 아닌 것은?

㉮ 관능검사	㉯ 생균수 측정
㉰ histamine 정량, 휘발성 염기질소 정량	㉱ 환원당 측정

① ㉮, ㉯, ㉰　② ㉮, ㉰　③ ㉯, ㉱
④ ㉱　⑤ ㉮, ㉯, ㉰, ㉱

62 위생검사가 아닌 것은?

① 관능검사　② 생물학적 검사　③ 물리적 검사
④ 혈청학적 검사　⑤ 화학적 검사

63 부패를 판정하는 방법 중 가장 기초적인 방법은 어느 것인가? 중요도 ★★★

① 관능적 방법　② 미생물학적 방법
③ 휘발성 환원물질 측정　④ Histamine 측정
⑤ 휘발성 염기질소 측정법

해설 ① 관능적 방법 : 부패를 판정하는 방법 중 가장 기초적인 방법이다.
② 관능검사 : 성상, 맛, 냄새, 포장상태 등을 검사 등

64 부패의 판정방법 중 관능적 판정방법의 시험항목에 해당되지 않는 것은? 중요도 ★

① 냄새의 발생유무　② 조직의 변화상태
③ Histamine 생성유무　④ 색깔의 변화상태
⑤ 불쾌한 맛의 발생유무

해설 Histamine 생성유무 : 화학적 검사

65 부패를 판정하는 방법 중 가장 보편적인 것에 해당되는 것은?

① 미생물 개체수를 측정　② 냄새를 맡아 본다.　③ pH 측정
④ 암모니아 측정　⑤ 유기산 측정

66 부패의 판정방법 중 화학적 판정방법의 항목이 아닌 것은?

① pH 측정　② K값 측정
③ 휘발성 염기질소, 휘발성 유기산 측정　④ trimethylamine 측정
⑤ 생균수 측정

해설 화학적 부패의 판정방법 : K값, pH, 휘발성 염기질소, 휘발성 유기산, trimethylamine 등

정답 61. ④　62. ④　63. ①　64. ③　65. ②　66. ⑤

67 **식품의 부패검사법 중 화학적 검사법이 아닌 것은?**

① 휘발성 아민의 측정
② 어육의 단백질 침전 반응검사
③ pH 측정
④ 점도 측정
⑤ 유기산

68 **다음 중 부패의 판정에 이용되는 부패생성물이 아닌 것은 어느 것인가?**

① 암모니아
② 유기산
③ dimethylamine
④ glycogen
⑤ trimethylamine

69 **부패생성물에 해당되지 않는 것은 어느 것인가?** 중요도 ★

① methane
② 함질소화합물
③ mercaptan
④ lactic acid
⑤ H_2S

해설 ① 단백질의 부패에 의한 악취물질 : NH_3(암모니아), phenol(페놀), mercaptan(메르캅탄), H_2S(황화수소), indole(인돌), skatol(스카돌) 등
② lactic acid : 탄수화물 변질시 생성

70 **다음 내용에서 (   ) 안에 들어갈 말로 적당한 것은 어느 것인가?**

> 부패는 보편적으로 (   ) 검사를 통해 실시해서 판정하며, 함질소 유기화합물이 (   )성 상태에서 분해되는 것으로 암모니아, 트리메틸아민(Trimethylamine) 등이 생성물로 나온다.

① 이화학적, 호기
② 관능적, 호기
③ 관능적, 혐기
④ 생물학적, 혐기
⑤ 이화학적, 혐기

해설 탈아미노 반응은 호기성에서 NH_3를 생성한다.

71 **어패류의 신선도 저하와 더불어 감소하는 것은 어느 것인가?** 중요도 ★

① Trimethylamine oxide
② 생균수
③ 암모니아
④ 휘발성 염기질소
⑤ pH

해설 Trimethylamine oxide로부터 트리메틸아민이 생성된다.

72 **어류가 부패시 비린내를 나게 하는 원인물질은?** 중요도 ★★

① trimethylamine
② methan
③ skatol
④ methanol
⑤ urea

해설 trimethylamine : 어류 비린내의 원인물질인 부패생성물이다.

67. ④ 68. ④ 69. ④ 70. ② 71. ① 72. ① 정답

73 다음 중 아미노산의 탈탄산 반응으로 생성된 물질은?

① urea ② amine ③ imethane
④ NH_3 ⑤ ndol

해설 amine : 아미노산의 탈탄산 반응으로 생성된 물질이다.

74 식품 중의 생균수를 측정하는 목적은 무엇인가? 중요도 ★

① 감염병균의 여부를 알기 위하여 ② 식중독균의 여부를 알기 위하여
③ 분변세균의 오염여부를 알기 위하여 ④ 신선도의 여부를 알기 위하여
⑤ 식품의 산패여부를 알기 위하여

해설 ① 식품 중의 생균수를 측정하는 목적은 신선도의 여부를 알기 위해서이다.
② 식품 중에 생균수를 측정하여 1g당 10^8 이상이면 식품이 신선하지 않은 상태이다.

75 식품 중 생균수의 검사방법이다. 옳은 것은?

① 정성시험법 ② Howard법 ③ Breed법
④ 표준한천평판 배양법 ⑤ 정성시험법

해설 ① Howard법 : 곰팡이의 균사검사법
② Breed법 : 식품 중 총균수 검사법
③ 표준한천평판 배양법 : 식품 중 생균수검사법

76 표준한천배지를 이용하는 것은? 중요도 ★

① 바이러스 ② 곰팡이 ③ 진드기
④ 일반세균 ⑤ 리케치아

해설 일반세균
① 식품의 세균오염 정도를 나타내는 위생지표로 이용된다.
② 생균수 측정에는 표준한천 평판배지를 이용한다.

77 세균수가 식품 1g당 얼마이면 부패로 판정하는가? 중요도 ★★★

① $10^{2\sim4}$ ② $10^{3\sim4}$ ③ $10^{5\sim6}$
④ $10^{7\sim8}$ ⑤ $10^{9\sim15}$

해설 초기 부패로 판정할 수 있는 세균수 : 식품 1g당 10^8(10^8/1g)

78 식품 중의 생균수 안전한계는 얼마인가? 중요도 ★

① 10^2/g ② 10^3/g ③ 10^{20}/g
④ 10^4/g ⑤ 10^5/g

정답 73. ② 74. ④ 75. ④ 76. ④ 77. ④ 78. ⑤

79 식중독을 유발할 수 있는 세균수는 식품 1g당 얼마인가? 중요도 ★

① 10^1 ② 10^2 ③ 10^3
④ 10^4 ⑤ 10^6

80 어패류의 경우 휘발성 염기질소가 어육 100g당 몇 %가 되면 초기부패로 판정하는가?

① 5~10mg% ② 15~20mg% ③ 30~40mg%
④ 50~60mg% ⑤ 90mg%

해설 초기 부패판정
① 부패판정 : 식품 중에 있는 단백질이 부패균에 의해 분해될 때 생성되는 암모니아와 유사한 amine(아민)을 포집하여 생성량을 구한다.
② 어육에서는 휘발성 염기질소가 30~40mg%(0.03~0.04%)로 되면 초기부패라 한다(100g 중 30mg을 초과하면 부패가 시작된다고 한다).

81 다음 중 Allergy 식중독을 일으킬 수 있는 histamine의 양은? 중요도 ★

① 100mg% 이상 ② 150mg% 이상 ③ 250mg% 이상
④ 300mg% 이상 ⑤ 400mg% 이상

해설 Allergy 식중독을 일으킬 수 있는 histamine의 양은 400mg% 이상이다.

82 Water Activity(Aw)에 관한 설명 중 틀린 것은 어느 것인가?

① 밀폐용기 내 수증기압과 최대 증기압의 비로 표시한다.
② 미생물이 이용할 수 있는 수분을 나타낸 것이다.
③ 일반세균의 증식가능한 Aw는 0.96 이상이다.
④ 효모의 증식가능한 Aw는 0.88 이상이다.
⑤ 곰팡이의 증식가능한 Aw는 0.90 이상이다.

해설 ① Water activity(Aw, 수분활성치)란 미생물이 이용할 수 있는 수분을 나타낸 것이다.
② 곰팡이의 증식가능한 Aw는 0.81 이상이다.

83 다음 중 부패 미생물의 생육이 가능한 최저 수분활성치(Aw)의 순서가 맞게 된 것은? 중요도 ★

① 세균>곰팡이>효모 ② 세균>효모>곰팡이 ③ 곰팡이>효모>세균
④ 효모>곰팡이>세균 ⑤ 효모>세균>곰팡이

해설 부패 미생물의 생육이 가능한 최저 수분활성치(Aw)의 순서 : 세균(0.96)>효모(0.88)>곰팡이(0.81)

84 식품을 실온에 방치할 때 미생물의 침해를 받지 않는 수분활성치는 얼마 이하여야 하는가?

① 0.83 이하 ② 0.85 이하 ③ 0.90 이하
④ 0.95 이하 ⑤ 0.60 이하

79. ⑤ 80. ③ 81. ⑤ 82. ⑤ 83. ② 84. ⑤ 정답

해설 수분활성(Aw)치는 미생물 종류에 따라 다르다.
① 일반세균 : 0.96
② 효모 : 0.88
③ 곰팡이 : 0.81
④ 보통 0.6~0.65에서는 미생물의 생육이 정지된다.

85 모든 미생물의 생육이 정지되는 Aw는?

① 0.6 이하　② 0.85 이하　③ 0.9 이하
④ 1.0 이하　⑤ 1.1 이하

해설 수분활성(수분량=Aw ; water activity)의 표시 : p/p_o
p : 식품을 넣는 밀폐용기 내의 수증기압
p_o : 온도에서의 최대 증기압

86 곰팡이의 생육을 완전히 저지할 수 있는 수분함량과 수분활성(Aw)은? 중요도 ★★

① 수분함량 14% 이하, Aw 0.60　② 수분함량 24% 이하, Aw 0.70
③ 수분함량 34% 이하, Aw 0.85　④ 수분함량 44% 이하, Aw 0.88
⑤ 수분함량 54% 이하, Aw 0.95

해설 미생물의 생육을 완전히 저지할 수 있는 수분함량은 14% 이하이고 Aw은 0.60이다.

87 지질은 수분활성이 0.30 이하가 되면 산화되기 쉬운데 그 이유에 해당되는 것은 어느 것인가?

① 효소의 활성　② 산소의 공격　③ 지방산의 변경
④ 글리세롤의 변경　⑤ aldehyde의 생성

88 다음 중 수분이 많은 식품에서 주로 형성되는 microflora는 어느 것인가? 중요도 ★

① 곰팡이　② 세균　③ 원충류
④ 효모　⑤ 바이러스

해설 ① 수분이 많은 식품에는 세균이, 수분이 적은 건조식품에는 곰팡이가 각각 microflora를 형성한다.
② microflora란 미생물 집단이다.

89 다음은 식품의 Microflora형성에 관한 설명이다. 잘못된 것은? 중요도 ★

① 염장식품에는 호염균이 많이 번식한다.
② 당류를 함유한 산성 식품에는 유산균이 많다.
③ 함수량이 많은 식품에는 곰팡이가 잘 번식한다.
④ 세균은 곰팡이보다 먼저 서식한다.
⑤ 일반식품에는 비병원성 식품미생물이 많이 서식하고 있다.

해설 함수량이 많은 식품에는 세균이 잘 번식한다.

정답 85. ① 86. ① 87. ② 88. ② 89. ③

90 우리 몸에 탄수화물과 단백질이 공존시 탄수화물을 먼저 에너지원으로 이용하려고 하는 현상을 무엇이라 하는가?

중요도 ★

① 단백질 억제효과 ② 탄수화물 억제효과 ③ 지방 억제효과
④ 면역억제 효과 ⑤ 탄수화물 합성효과

해설 단백질 억제효과란 탄수화물과 단백질 공존시 미생물이 탄수화물을 먼저 에너지원으로 이용하는 현상을 말한다.

91 단백질 억제효과란 무엇인가?

중요도 ★★

① 지방으로부터 단백질을 얻는 것이다.
② 미생물의 분해작용을 말한다.
③ 미생물에 의한 단백질 합성을 말한다.
④ 탄수화물과 단백질이 공존시 미생물이 탄수화물을 먼저 에너지원으로 이용하는 현상을 말한다.
⑤ 단백질이 탄수화물로 되는 것을 막는 것이다.

92 다음 중 설명이 잘못된 것은 어느 것인가?

① 소독은 대상물에서 병원균을 사멸시켜 감염을 방지하는 것이다.
② 방부란 세균의 증식을 저지하는 것이다.
③ 저온살균으로도 모든 미생물을 사멸시킬 수 있다.
④ 멸균은 대상식품을 무균상태로 만드는 것이다.
⑤ 아포형성균의 멸균에는 간헐살균이 이용되기도 한다.

해설 ① 저온살균으로도 모든 미생물을 사멸시킬 수 없다.
② 저온살균 : 62℃에서 30분간 가열한다.

93 다음은 자외선에 대한 설명이다. 옳지 않은 것은?

중요도 ★★

① 피부점막에 장애를 가져올 수 있다.
② 물체 내부에까지 깊숙한 투과력을 갖지 못하며, 살균효과가 표면에 한정한다.
③ 가장 살균력이 있는 파장은 2,850~3,100Å이다.
④ 15W 살균등의 경우 20cm 직하에서 대장균이 1분 이내에 사멸한다.
⑤ 가시광선보다 파장이 짧다.

해설 가장 살균력이 있는 파장은 2,400~2,800Å(2,500~2,900Å)이다.

94 자외선 살균에 대한 설명 중 옳지 않은 것은?

중요도 ★

① 식품의 품질에 영향을 거의 미치지 않으며, 비가열처리 살균이다.
② 살균의 잔류효과가 없다.
③ 실내공기, 각종 음료수 등의 살균에 이용된다.
④ 식품의 심부까지 살균할 수 있는 장점이 있다.
⑤ 2,600Å 부근에서 살균작용이 강하다.

90. ① 91. ④ 92. ③ 93. ③ 94. ④ 정답

해설 ① 자외선은 공기나 물 이외의 물질은 자외선이 투과하지 못하므로 빛이 쪼인 부분의 표면살균에 한하며 뒷부분이나 내부에는 효과가 없다.
② 자외선의 단점 : 깊이 침투하지 못하므로 식품의 심부까지 살균할 수 없다.

95 **고온에서 미생물이 사멸하는 이유는?**

① 효소단백질의 변성　② 지방질의 변화　③ 당류의 변화
④ 무기질의 파괴　⑤ 비타민의 파괴

96 **다음 중 청량음료수의 멸균방법으로 가장 이상적인 것은?**

① 초음파 가열살균법　② 초고온 순간살균법　③ 열풍건조법
④ 냉동법　⑤ 저온살균법

해설 초고온 순간살균법
① 130~135℃, 2~3초간 가열 후 급냉하는 방법이다.
② 청량음료 살균에 많이 사용한다.

97 **소독의 효과가 없는 것은 어느 것인가?**

① 석탄산　② 에틸알코올　③ 포르말린
④ 크레졸　⑤ 중성세제

98 **우물물의 소독에 적당한 것은 어느 것인가?** 중요도 ★

① 석탄산수　② 표백분　③ 승홍수
④ 과망간산칼륨　⑤ 과산화수소

99 **다음 중 결핵균에 소독효과가 가장 약한 것은?**

① 승홍수　② 70% 알코올　③ 크레졸 비누액
④ 역성비누　⑤ 석탄산수

100 **조리 전에 손을 소독하거나 식기를 세척할 때 가장 적당한 소독제는?** 중요도 ★★

① 알코올　② 역성비누　③ 승홍수
④ 석탄산　⑤ 크레졸 비누액

해설 역성비누(양성비누) : 손을 소독할 때 많이 이용한다.
① 장점 : 무색, 무취, 독성이 약하다.
② 단점 : 보통비누(중성세제)와 혼합하여 사용하면 효과가 없다.

정답 95. ① 96. ② 97. ⑤ 98. ② 99. ④ 100. ②

101 다음 중 우유의 살균지표 물질은 어느 것인가? 중요도 ★

① Phosphatase ② 대장균 ③ Reductase
④ Oxidatase ⑤ Amylase

102 우유 살균시 온도기준은 어느 균의 사멸온도 이상이어야 하는가?

① 장티푸스균 ② 비브리오균 ③ 결핵균
④ 연쇄구균 ⑤ 디프테리아균

103 다음 중 우유의 위생검사가 아닌 것은? 중요도 ★

① 결핵 검사 ② Phosphatase ③ 비중검사
④ 파상열 검사 ⑤ Q열 검사

해설 ① 우유의 살균지표 물질은 Phosphatase이다.
② 비중검사 : 우유의 신선도 검사 중 가수 여부를 확인하기 위한 것이다.

104 Pasteurization이란 몇 ℃에서 몇 분간 가열하는 것을 말하는가? 중요도 ★★★

① 63℃, 30분간 가열 ② 90℃, 50분간 가열
③ 100℃, 30분간 가열 ④ 120℃, 30분간 가열
⑤ 121℃, 30분간 가열

해설 Pasteurization(저온살균) : 63℃, 30분간 가열한다.

105 우유에 있는 tuberculosis(결핵)균을 살균하기 위한 저온살균법의 온도와 시간은? 중요도 ★

① 63℃, 30분 ② 71℃, 15초
③ 100℃, 15초 ④ 90℃, 30초
⑤ 121℃, 1초

해설 ① 우유의 살균은 유해한 균만 살균(완전살균은 아님)하고 영양성분이 파괴되지 않도록 한다.
② 우유의 주요 살균법
㉮ 저온 살균법 : 62~65℃, 30분간 살균하고 곧 10℃ 이하로 급냉하는 방법이다.
㉯ 고온 단시간 살균법(H.T.S.T) : 71~75℃, 15초간 살균 후 급냉시키는 방법이다.
㉰ 초고온 순간살균(U.H.S.T) : 130~135℃, 2~3초간 가열한 후 급냉시키는 방법이다.

106 다음 중 우유 소독에 적용되는 것은?

① 유해한 균만 살균 ② 저온 살균법
③ 영양과 맛의 보존 ④ 소독 후 즉시 냉장을 요함
⑤ ①·②·③·④번

101. ① 102. ③ 103. ③ 104. ① 105. ① 106. ⑤ 정답

107 고압증기 멸균기를 사용하는 것은 어느 것인가?

① 주사기　② 초자기구　③ 백금이
④ 도마　⑤ 칼

해설 ① 고압증기멸균법
　㉮ 고압증기멸균법은 Autoclave에서 121℃, 15Lb, 20분간 실시한다.
　㉯ 아포형성균의 멸균에 사용된다.
　㉰ 사용 : 초자기구, 의류, 고무제품, 자기류, 거즈 및 약액 등
② 화염멸균법 : 알코올램프, 가스버너 등을 이용하여 백금이, 유리소독에 이용한다.
③ 자비멸균법(자비소독법) : 식기 및 도마, 주사기, 의류, 도자기 등에 이용한다.

108 고압증기멸균법의 압력과 처리 시간으로 맞는 것은?

중요도 ★★★

① 10Lb, 15분간　② 15Lb, 20분간　③ 20Lb, 15분간
④ 20Lb, 30분간　⑤ 30Lb, 30분간

109 건열멸균의 사용온도와 시간이 바르게 된 것은 어느 것인가?

① 160~170℃, 1~2시간　② 120℃, 20~30분　③ 121℃, 15~20분
④ 150℃, 1~20분　⑤ 150℃, 15~20분

해설 건열멸균의 사용온도와 시간은 다음과 같다.
① 열전도율이 좋은 유리제품, 금속성, 도자기 등 : 160~170℃, 30~60분
② 내부 열전달이 잘 되지 않는 것 : 135~145℃에서 3~5시간, 160~170℃에서 2~4시간, 180~200℃에서 0.5~1시간
③ 일반적으로 160~170℃에서 1~2시간 처리한다.

110 아포를 가진 병원체의 소독방법으로 사용할 수 있는 것은?

㉮ 열탕소독	㉯ 일광소독	㉰ 양성비누	㉱ 간헐멸균

① ㉮, ㉯, ㉰　② ㉮, ㉰　③ ㉯, ㉱
④ ㉱　⑤ ㉮, ㉯, ㉰, ㉱

해설 간헐멸균법(유통증기멸균법) : 1일 1회씩 100℃의 증기로 30분씩 3일간 실시하므로 포자를 완전 멸균시키는 방법이다.

111 화염멸균방법으로 소독할 수 없는 것은?

중요도 ★

① 자기제품　② 백금이　③ Pincette(핀셋)
④ 금속류, 유리제품　⑤ 배지

해설 화염멸균법
① 화염멸균이란 물품을 직접 불꽃 속에 접촉시켜 표면에 부착된 미생물을 멸균시키는 방법이다.
② 알코올램프, 가스버너 등을 이용하여 백금이, 유리, 금속 등 소독에 이용한다.

정답 107. ② 108. ② 109. ① 110. ④ 111. ⑤

112 **다음 중 백금이(loop), 유리막대 등의 일반적인 멸균방법은?** 중요도 ★★★

① 자외선멸균법 ② 화염멸균법 ③ 건열멸균법
④ 고압증기멸균법 ⑤ 알코올 소독법

113 **식기 및 도마, 주사기 등에 널리 사용되는 소독법은?** 중요도 ★★

① 고압증기 소독법 ② 석탄산 소독법 ③ 자비소독법
④ 간헐멸균법 ⑤ 화염멸균법

해설 자비멸균법(자비소독법)
① 가장 간단하여 널리 사용한다.
② 식기 및 도마, 주사기 등 15~20분간 끓는 물에서 처리하는 방법이다.
③ 100℃를 넘지 않기 때문에 완전멸균을 기대하기는 어렵다.

114 **소독제가 갖추어야 할 조건에 해당하지 않는 것은?** 중요도 ★

① 살균력이 강할 것 ② 석탄산 계수가 클 것 ③ 저렴하고 구입이 용이할 것
④ 향기가 나게 할 것 ⑤ 사용방법이 간편할 것

115 **다음은 석탄산계수 설명에 대한 것이다. 옳은 것은?** 중요도 ★★

㉮ 낮을수록 살균력이 좋다.	㉯ 1일 때 살균력이 좋다.
㉰ 0.1 이하일 때 유효	㉱ 1보다 높을수록 살균력이 좋다.

① ㉮, ㉯, ㉰ ② ㉮, ㉰ ③ ㉯, ㉱
④ ㉱ ⑤ ㉮, ㉯, ㉰, ㉱

116 **식품 살균에 사용하는 방사선원으로 옳은 것은?** 중요도 ★

① ^{17}Cl ② ^{6}C ③ ^{131}I
④ ^{60}Co ⑤ ^{3}H

해설 방사선 살균에는 ^{60}Co, ^{137}CS를 사용한다.

117 **식품공장의 바닥과 벽면의 설계 중 둥굴리는 이유로 적합한 것은?** 중요도 ★

① 위험방지 ② 배수가 용이하게 하려고 ③ 미관상
④ 청소를 용이하게 하려고 ⑤ 화재방지

118 **다음의 설명에 해당하는 화학적 소독제는?** 중요도 ★

- 계면활성제의 일종이다.
- 제4급 암모늄염의 유도체이다.
- 세척력은 약하나 살균력이 강하다.

① 역성비누 ② 에틸알코올 ③ 염소화합물
④ 요오드화합물 ⑤ 크레졸비누액

112. ② 113. ③ 114. ④ 115. ④ 116. ④ 117. ④ 118. ① 정답

2 식품과 미생물

01 다음 중 세균의 내열성이 가장 클 때는?

① pH가 중성일 때 ② pH가 산성일 때 ③ pH가 알칼리성일 때
④ pH와 상관없음 ⑤ 답이 없음

02 세균의 번식이 양호한 최적 pH는? 중요도 ★

① pH 3~7 ② pH 5~6 ③ pH 6~8
④ pH 8~10 ⑤ pH 10~12

해설 pH
① 대부분의 세균은 중성에서 번식한다.
② 곰팡이는 산성에서 잘 번식한다.

03 미생물 실험시 그 배지의 연결이 옳은 것은?

① 효모-간장, 육즙 배지 ② 곰팡이-육즙 배지
③ 대장균-유당 배지 ④ Saccharomyces속-Czapek-Dox 씨액
⑤ 세균-간장 배지

04 토양미생물 중 그 수가 가장 많은 균으로서 부패에 관여하는 균은?

① 세균 ② 곰팡이 ③ 효모
④ 원충 ⑤ 바이러스

해설 ① 세균류는 토양에 가장 많은 균이다.
② 토양에는 세균, 방선균, 사상균, 원충, 효모 등이 있는데 이 중에서 세균이 90% 이상을 차지하고 있다.

05 탄수화물 식품에서 주로 형성되는 미생물은 어떤 균인가?

① 대장균 ② 유산균 ③ 호염균
④ 세균 ⑤ 내삼투압균

06 자연계에 가장 널리 분포하고 있으며 식품오염의 주역으로 알려진 미생물은? 중요도 ★★

① Bacillus속 ② Micrococcus속 ③ Serratia속
④ Salmonella속 ⑤ Aerobacter속

해설 Bacillus속 세균은 자연계에 가장 많이 분포하고 있으며 식품오염의 주역할을 한다.

정답 2. 식품과 미생물 1. ① 02. ③ 03. ③ 04. ① 05. ② 06. ①

07 **호기성이며 전분 분해력이 강한 내열성 아포를 형성하는 균속은?** 중요도 ★

① Proteus ② Bacillus ③ Salmonella
④ Clostridium ⑤ Vibrio

08 **청국장 제조에 이용하는 미생물은 어느 것인가?**

① Saccharmoces sake ② Bacillus natto
③ Accharomyces cerevisiae ④ Aspergillus oryzae
⑤ Salmonella typhi

해설 ① 청국장의 제조에 이용되는 미생물은 Bacillus natto와 Bacillus subtilis이다.
② 시중에 나토(청국장 가루)제품으로 판매되고 있는 것은 청국장의 역한 냄새를 줄이기 위해 Bacillus natto 균이 우점종하도록 제조한 것이며, 끓여 먹도록 한 청국장제품에는 Bacillus subtilis를 우점종하도록 하여 청국장의 역한 냄새는 나지만 구수한 맛을 살린 제품이다.

09 **다음 중 Clostridium속의 특징에 해당되지 않는 것은?** 중요도 ★

① 혐기성균이다. ② 단백질의 분해력이 강하다. ③ 간균이다.
④ 식중독과는 무관하다. ⑤ 대부분 아포를 형성한다.

해설 C1ostridium속은 식중독과는 관계가 있다.

10 **다음은 부패세균인 Pseudomonas에 관한 설명이다. 잘못된 것은?**

① 대부분 혐기적인 조건에서 번식 ② 단백질, 유지의 분해력이 강함
③ 증식속도가 빠름 ④ 방부제에 대하여 저항성이 강함
⑤ 많은 균종이 저온에서 잘 증식

해설 Pseudomonas는 대부분 호기적인 조건에서 번식한다.

11 **어류의 부패미생물 중 대표적인 것은?**

① Clostridium ② 대장균 ③ Pseudomonas
④ Micrococcus ⑤ Salmonella

해설 Pseudomonas : 그람양성, 저온세균, 담수세균, 호기성

12 **신선한 어류에서 우점종으로 나타나는 세균속은?** 중요도 ★★

① Salmonella ② Clostridium ③ Aspergillus
④ Pseudomonas ⑤ Bacillus

해설 Pseudomonas : 저온에서 번식한다. 따라서 어류에 우점종으로 나타난다.

07. ② 08. ② 09. ④ 10. ① 11. ③ 12. ④ 정답

13 슈도모나스에 관한 특징과 관계가 없는 것은? 중요도 ★

① 저온에서 번식한다. 따라서 어류에 우점종으로 나타난다(수생세균의 주체가 된다).
② 단백질, 유지의 분해력이 강하다.
③ 방부제에 대하여 저항성이 강하다.
④ 어류, 육류, 우유, 달걀, 야채 등의 부패세균이다.
⑤ 대기오염균이다.

해설 Pseudomonas속 : ①·②·③·④번 외
① 그람음성, 무아포성, 편모를 가진 간균이다. ② 황록색의 색소를 생산하기도 한다.
③ 20~30℃에서 자라는 균이 많다. ④ 증식속도가 빠르다.

14 수중 세균이 아닌 것은? 중요도 ★★

① Pseudomonas ② Moraxella ③ Flavobacterium
④ Acinetobacter ⑤ Bacillus

해설 수중의 세균
① 담수세균 : Pseudomonas속, Moraxella속, Flavobacterium속, Acinetobacter속, Aeromonas속 등의 Gram음성 간균이며, 대부분 저온세균이다.
② 해수세균 : Pseudomonas속, Moraxella속, Flavobacterium속, Acinetobacter속, Vibrio속 등의 Gram음성 간균이며, 대부분 저온세균이다.
③ Bacillus속, Clostridium속 : 토양과 공기 중에 많이 존재하는 세균이다.

15 토양세균 속에 해당되지 않는 것은? 중요도 ★★

① Bacillus속 ② Micrococcus속 ③ Rhizopus속
④ Pseudomonas속 ⑤ Clostridium속

해설 ① 토양세균 : ①·②·④·⑤번 외, Corynebacterium속, Myccbacterium속 등
② Rhizopus속 : 곰팡이

16 다음 중 겨울철 생유에 발생하면 고미유(苦味乳)의 원인이 되는 세균은 어느 것인가?

① Pseudomonas fluorescens ② Lactobacillus plantarum
③ Aerobacter aerogenes ④ Acetobacter zylinum
⑤ Bacillus subtilis

해설 Pseudomonas fluorescens : 겨울철 생유에 발생하며 고미유(苦味乳)의 원인이 되는 세균이다.

17 부패세균으로 우유를 녹색으로 변화시키는 균은?

① Pseudomonas fluorescens ② Acetobacter
③ Pseudomonas syncyanea ④ Pseudomonas
⑤ Lactobacillus lactis

정답 13. ⑤ 14. ⑤ 15. ③ 16. ① 17. ①

18 다음 중 부패세균으로 우유를 청색으로 변화시키는 균은 어느 것인가? 중요도 ★★★

① Pseudomonas aeruginosa ② Bacterium lactis erythrogense
③ Clostridium lentoputrecens ④ Pseudomonas fluorescens
⑤ Pseudomonas suboxydans

해설 ① Pseudomonas aeruginosa는 부패세균으로 우유를 청색으로 변화시키는 균이다.
② Pseudomonas fluorescens는 부패세균으로 우유를 녹색으로 변화시키는 균이다.

19 딸기, 채소, 밀감 등 원예작물의 부패에 관여하는 곰팡이속은 어느 것인가?

① Aspergillus ② Bacillus ③ Mucor
④ Absidia ⑤ Rhizopus

해설 Rhizopus : 딸기, 채소, 밀감 등 원예작물의 부패에 관여하는 곰팡이이다.

20 다음 내용에서 Proteus속의 일반적인 성질이 아닌 것은 어느 것인가?

① 장내세균의 일종 ② 전분질 분해력이 강함
③ 37℃ 부근에서 발육하며 Gram음성균 ④ Histamine을 축적
⑤ 동물성 식품의 부패균

해설 Proteus속 : 단백질 분해력이 강한 호기성 부패균이다.

21 다음 중 Allergy성 식중독을 일으키는 세균은? 중요도 ★★★★

① Proteus morganii ② Pseudomonas fluororescensi
③ Proteus vulgaris ④ Proteus rettgeri
⑤ Serratia marcescens

해설 ① Proteus morganii는 histidine decarboxylase를 가지고 있어 histidine을 분해시켜 histamine을 축적한다.
② Proteus morganii가 축적시킨 histamine은 Allergy성 식중독을 유발시킨다.

22 다음 중 Allergy 식중독과 관련이 있는 것은? 중요도 ★★★

① Enterotoxin ② Mycotoxin ③ Ergotoxin
④ Histamine ⑤ Neurotoxin

해설 Histamine : 어육 중의 histidine이 proteus morgainii에 의해 탈탄산작용의 결과로 histamine이 된다.

23 다음 중 Proteus morganii(morganella균)가 관여하는 식중독은 어느 것인가?

① allergy성 식중독 ② 장염 비브리오 식중독 ③ 살모넬라 식중독
④ 보툴리누스 식중독 ⑤ 포도상구균 식중독

18. ① 19. ⑤ 20. ② 21. ① 22. ④ 23. ① 정답

24 **P. Morganii가 생성하는 물질은?**

① Histidine ② Histamine ③ Putrescine
④ Tyramine ⑤ Bacillus

25 **histamine을 생성하는 대표적인 균주는 어느 것인가?**

① Proteus morganii ② Staphylococcus aureus
③ Claviceps purpurea ④ Bacillus cereus
⑤ Clostridium botulinum

26 **다음 중 식품을 혐기적인 상태에서 부패시키는 세균속은?**

① Pseudomonas ② Clostridium ③ Proteus
④ 조류 ⑤ Serratia

해설 ① Proteus : 호기적인 상태에서 부패시키는 세균속이다. ② Clostridium : 혐기성균이다.

27 **발효식품에 유용한 미생물이 아닌 것은 어느 것인가?**

① Bacillus natto ② Aspergillus oryzae
③ Staphylococcus aureus ④ Penicillium expansum
⑤ Lactobacillus bulgaris

해설 ③번은 포도상구균 식중독 균이다.

28 **다음 미생물 중 식품과 관련이 없는 미생물은 어느 것인가?**

① Bordetella pertussis ② Saccharomyces cerevisiae
③ Lactobacillus ④ Rhizopus
⑤ Clostridium botulinum

해설 ① Bordetella pertussis는 백일해 병원체이다.
② 주요식품과 부패미생물
㉮ 우유 및 유제품 : Lactobacillus속 ㉯ 어육류 : Pseudomonas속
㉰ 과일, 주스 : Saccharomyces속 ㉱ 빵, 과일, 곡류 : Rhizopus속

29 **다음 내용은 곰팡이에 대한 설명이다. 잘못된 것은 어느 것인가?** 중요도 ★★★

① 식품을 부패시키기도 한다.
② 식품공업에 이용하기도 하고 항생물질을 만들어 질병치료에 이용하기도 한다.
③ 대부분 호기성으로 산소가 있어야 번식한다.
④ 체외로 독소를 분비시켜 사람에게 질병을 유발하기도 한다.
⑤ 대부분 저온성이고 중성의 pH에서 잘 번식한다.

해설 ① 곰팡이는 세균보다 저온에서 발육하고 낮은 온도에서 저항이 크다.
② 곰팡이의 pH는 4.0(산성)에서 번식이 양호하다.

정답 24. ② 25. ① 26. ② 27. ③ 28. ① 29. ⑤

30 곰팡이의 발생조건에 해당하지 않는 것은 어느 것인가?

① 산성식품과 과일류에 잘 번식한다.
② 고농도의 당 · 염을 함유한 탄수화물 식품에서 잘 번식한다.
③ 항생제를 첨가한 식품에서 잘 번식하지 못한다.
④ 수분 10%의 건조식품이 외부에 노출되었을 때 잘 번식한다.
⑤ 세균의 발육이 잘 안 되는 곳에서 잘 번식한다.

해설 곰팡이는 항생제의 영향을 받지 않는다.

31 다음 내용은 곰팡이의 발생 조건을 설명한 것이다. 잘못된 내용은 어느 것인가?

① 수분 10% 이하의 건조식품이 외계에 노출되어 온도가 상승 시 발생
② pH 4.0 이하에 식품이 보관될 때 발생
③ 일정한 건조도에 달하여 세균의 증식이 저지되었을 때 발생
④ 당식품에서 잘 번식
⑤ 방부제가 첨가된 식품에서는 증식억제

해설 보존료에는 부패 세균의 증식을 막는 방부제와, 곰팡이의 발육을 억제하는 방미제가 있다.

32 다음 중 간장이나 과즙 등의 부패미생물로 잘 알려진 것은?

중요도 ★

① 효모　② 곰팡이　③ 세균
④ 원충　⑤ 바이러스

해설 곰팡이 : 간장이나 과즙 등의 부패미생물로 잘 알려져 있다.

33 다음 중 수분함량이 적은 건조식품이나 과일류에서 우선적으로 번식하는 미생물은?

① 세균　② 효모　③ 곰팡이
④ 바이러스　⑤ 원충류

34 다음 미생물 중 당분해효소를 만들지 않는 것은?

① Rhi. delemar　② Asp. oryzae　③ Asp. flavus
④ B. subtilis　⑤ ①, ②, ④

35 Aspergillus flavus가 Aflatoxin을 생산하는데 필요한 생육 조건과 관계없는 것은?

① 주요 기질은 탄수화물　② 최적습도 80% 이상　③ 최적온도 25~30℃
④ 기질수분 16% 이상　⑤ 기질의 pH 9 이상

해설 곰팡이는 pH 4(산성)인 식품에서 번식을 잘한다.

30. ③ 31. ⑤ 32. ② 33. ③ 34. ③ 35. ⑤ 정답

36 Asp. flavus가 생성하는 독소는? 중요도 ★★

① Aflatoxin ② muscarine ③ solanine
④ cicutoxin ⑤ gossypol

해설 ① Aspergillus flavus는 Aflatoxin(아플라톡신 ; 발암물질)이라는 독소를 생성한다.
② Aflatoxin 생성균주 : Aspergillus flavus, Aspergillus parasiticus
③ 독버섯 : 무스카린(muscarine) ④ 감자 : 솔라닌(solanine)
⑤ 독미나리 : 시큐톡신(cicutoxin) ⑥ 면실유 : 고시폴(gossypol)
⑦ 청매 : 아미그달린(amygdaline)

37 Aflatoxin의 생성균주는? 중요도 ★

① Asp. flavus ② Pen. citrinum ③ Asp. ochracus
④ Pen. rubrum ⑤ 살모넬라

38 다음 중 Aflatoxin을 생산하는 미생물은 어느 것인가? 중요도 ★

① Aspergillus oryzae ② Aspergillus ③ Aspergillus flavus
④ Aspergillus niger ⑤ Aspergillus awamori

해설 Aspergillus flavus
① 번식 : 곡류 등에 번식한다.
② 피해 : 인체나 가축에 유해한 발암물질인 Aflatoxin을 생성한다.

39 쌀에 황변미를 일으키는 미생물(독소)은? 중요도 ★★★

① 원충류 ② 곰팡이(Penicillium) ③ 세균
④ 바이러스 ⑤ 리케치아

해설 Penicillium 속 : 곰팡이 종류이며, 색상은 녹색, 황색, 오렌지색 등이 있다.

40 다음 중 곡물에 부패를 일으키는 미생물은? 중요도 ★

① 원충류 ② Penicillium ③ 세균
④ 바이러스 ⑤ 리케치아

41 다음은 Aflatoxin에 대한 설명이다. 잘못된 것은?

① 탄수화물이 풍부한 곡류에서 많이 발생한다.
② 기질수분의 16% 이상, 상대습도가 80~85% 이상에서 생성한다.
③ Aspergillus flavus가 생성한다.
④ 강산이나 강알칼리에서 쉽게 분해되어 불활성화된다.
⑤ 열에 비교적 약하여 100℃에서 불활성화된다.

해설 Aflatoxin은 열에 안정해 270~280℃ 이상 가열 시만 분해

정답 36. ① 37. ① 38. ③ 39. ② 40. ② 41. ⑤

42 다음 내용은 진균독인 aflatoxin에 대한 설명이다. 잘못된 것은 어느 것인가?

① 기온이 25~30℃에서 잘 형성된다.
② 발암성 등 독성이 문제가 되는 것은 주로 B_1과 M_1이다.
③ 비교적 열에 약하여 100~110℃에서 파괴된다.
④ 비교적 상대습도가 높아야 잘 형성된다.
⑤ 탄수화물을 많이 함유한 곡물류에서 주로 생성된다.

43 Aspergillus flavus가 aflatoxin을 생성하는 데 필요한 생육 조건과 거리가 먼 것은?

① 기질수분 15% 이상 ② 기질은 탄수화물 ③ 최적습도 40%
④ 최적온도 25~30℃ ⑤ 쌀, 보리 등의 곡물

해설 최적습도 80%이다.

44 국(麴)을 만드는 곰팡이는? 중요도 ★

① Staphylococcus aureus ② Aspergillus oryzae
③ Clostridium botulinum ④ Vibrio속 ⑤ Bacillus속

해설 ① Aspergillus oryzae : 국(麴)을 만드는 황록색의 곰팡이 균이다.
② ①·③·④·⑤번은 세균이다.

45 과일이나 채소의 흑변현상을 일으키는 곰팡이는 어느 것인가?

① Mucor nucedo ② Sacchromyces sake ③ Rhizopus
④ Penicillium expansum ⑤ Aspergillus niger

해설 Aspergillus niger
① 식품에서 볼 수 있는 곰팡이 중 가장 보편적인 균(흑변현상을 유발)이다.
② 곰팡이류의 대표적인 균종이다.

46 다음 중 원예작물의 부패에 관여하는 곰팡이 속은?

① Aspergillus ② Saccharomyces ③ Rhizopus
④ Mucor ⑤ Penicillium

해설 ① Penicillium expansum은 과일의 연부병의 원인으로 알려져 있다.
② Rhizopus속 : 빵, 곡류, 과일의 부패에 관여하는 곰팡이 속이다.

47 다음 중 곰팡이 속에 해당하는 것은? 중요도 ★

① Mucor속 ② Bacillus속 ③ Vibrio속
④ Clostridium속 ⑤ Pseudomonas속

해설 ① 세균류 : Salmonella속, Vibrio속, Clostridium속, Bacillus속, Micrococcus속, Pseudomonas속 등
② 곰팡이류 : Mucor속, Rhizopus속, Aspergillus속, Penicillium속

---

42. ③ 43. ③ 44. ② 45. ⑤ 46. ③ 47. ① 정답

48 곰팡이의 유독물질로서 사람이나 온혈동물에게 만성적인 건강장애를 유발하는 물질은?

① Mycotoxin ② Mytilotoxin ③ Neurotoxin
④ Amanitatoxin ⑤ Enterotoxin

49 다음 내용은 Mycotoxin에 대한 설명이다. 맞는 것은 어느 것인가?

① 세균에 의한 대사산물로 고등동물에 장애를 나타낸다.
② 효소에 의한 대사산물로 주로 미생물에 길항작용을 한다.
③ 곰팡이에 의한 대사산물로 고등동물에 장애를 나타낸다.
④ 미생물에 의한 대사산물로 하등동물에 장애를 나타낸다.
⑤ 장내세균의 대사산물로 고등동물에 장애를 나타낸다.

50 효모에 대한 설명이 잘못된 것은 어느 것인가?

① 진핵세포로 균류 중 자낭균류와 불완전균류에 속한다.
② 균체는 식 · 사료용으로도 이용된다.
③ 알코올 발효능이 우수하여 주류제조에 많이 이용된다.
④ 통성 혐기성이며 단세포의 형태를 취한다.
⑤ 독립영양균으로 CO_2를 탄소원으로 이용한다.

해설 효모는 유기영양을 이용하여 살아가는 종속영양균으로 진핵생물의 하나이다.

51 맥주, 포도주 등 주류제조에 많이 이용되는 효모는 어느 것인가? 중요도 ★

① Saccharomyces cerevisiae ② Saccharomyces rouxii
③ Saccharomyces lactis ④ Saccharomyces sake
⑤ Saccharomyces mallis

해설 맥주, 포도주 등 주류제조에 주로 많이 이용되는 효모 : Saccharomyces cerevisiae이다.

52 식품오염 여부와 정도를 측정하는 데 이용되는 항목만으로 연결된 것은 어느 것인가?

① 일반 세균수 측정, 대장균 측정, 장구균 측정
② 세균수 측정, 대장균 측정, 포도상구균 측정
③ 대장균 측정, 장구균 측정, 포도상구균 측정
④ 장구균 측정, 포도상구균 측정, 살모넬라균 측정
⑤ 포도상구균 측정, 살모넬라균 측정, 비브리오균 측정

해설 식품오염 여부와 정도를 측정하는 데 이용되는 것 : 일반 세균수 측정, 대장균 측정, 장구균 측정

정답 48. ① 49. ③ 50. ⑤ 51. ① 52. ①

53 담수세균에 대한 설명 중 틀린 것은 어느 것인가?

① 저온저장되는 식품의 부패에 관여한다. ② 호냉균과 저온균이 많다.
③ Gram음성, 간균이 대부분이다. ④ 지하수는 지표수보다 세균수가 적다.
⑤ 수돗물에는 염소소독을 하므로 세균이 전혀 없다.

해설 수돗물에 염소소독을 해도 세균이 있을 수 있다.

54 해수세균에 대한 설명 중 잘못된 것은 어느 것인가?

중요도 ★

① 흙이나 담수에서 유래된 세균도 있다.
② 연안지역이 외양(外樣)보다 세균수가 적다.
③ Vibrio, Pseudomonas 등이 대표적이다.
④ 호염성이거나 내염성인 것이 많다.
⑤ 약 3%의 NaCl이 있는 환경에서 잘 번식한다.

해설 연안지역이 외양(外樣)보다 세균수가 많다.

55 세균수에 대한 설명 중 바르지 못한 것은?

① 식품의 세균오염 정도를 나타내는 위생지표로 이용된다.
② 식품의 안전성, 보존성, 취급의 양부 등을 종합적으로 평가할 수 있다.
③ 생균수 측정에는 표준한천 평판배지를 이용한다.
④ 세균수는 식품 10g당의 세균수를 말한다.
⑤ 부패나 변패, 식중독이나 경구감염병 발생의 위험성을 추정할 수 있다.

56 식품오염의 지표세균은 어떤 조건을 갖추어야 하는가?

① 소화기관 이외의 환경에서도 저항성이 있어야 한다.
② 소화기계에서만 증식이 가능해야 한다. ③ 저온에서만 증식할 수 있어야 한다.
④ 환경에서 적응력이 없어야 한다. ⑤ 일반환경에서 살 수 없어야 한다.

해설 식품오염의 지표세균이 갖추어야 할 조건 : 소화기관 이외의 환경에서도 저항성이 있어야 한다.

57 다음 중 대장균군의 특성은?

중요도 ★

① 그람양성, 간균으로 유당을 분해하는 호기성, 통성혐기성 균이다.
② 그람양성, 구균으로 유당을 분해하는 호기성, 통성혐기성 균이다.
③ 그람음성, 간균으로 포자를 형성하지 않고 유당을 분해하는 호기성, 통성혐기성 균이다.
④ 그람음성, 구균으로 유당을 분해하는 호기성, 통성혐기성 균이다.
⑤ 그람음성, 구균으로 아포를 형성하고 편모를 갖지 않는다.

53. ⑤ 54. ② 55. ④ 56. ① 57. ③ 정답

58 다음 내용은 어떤 균에 대한 설명인가?

> Gram음성, 무아포, 간균으로 주모성의 편모를 가지고 있어서 운동성이 있으며 유당을 분해하여 산과 가스를 생성하는 호기성 또는 통성혐기성 균이다.

① 장티푸스균 ② 이질균 ③ 결핵균
④ 대장균군 ⑤ 화농균

59 대장균이 검출되는 음료수를 오염수라고 하는 가장 중요한 이유는? 중요도 ★

① 대장균은 병원을 유발하므로
② 대장균은 독소를 생산하기 때문에
③ 대장균이 검출되면 병원성 미생물이 생존해 있을 가능성 때문에
④ 분변오염의 지표가 되기 때문에
⑤ 대장균은 인축의 장내 상재균이기 때문에

해설 음료수에서 대장균 검출 의의 : ③번과 ④번이 해당되나 가장 중요한 이유를 하나만 찾으라면 ③번이 답이 된다.

60 수질오염에 있어 대장균군을 바르게 설명한 것은? 중요도 ★

① 수질오염의 중요한 지표로 이용되지 않는다.
② 락토당을 분해해서 산과 가스를 만들지 못한다.
③ 일반 미생물의 오염의 지표가 되지 않는다.
④ 그람음성의 무포자성 단간균을 말한다.
⑤ 그람양성균이다.

해설 대장균군
① **수질오염**의 중요한 **지표**로 이용된다.
② 락토당을 분해해서 산과 가스를 만든다.
③ 일반 미생물의 오염의 지표가 된다.
④ 그람음성의 무포자성 단간균이다.
⑤ 먹는물에서는 100ml에서 검출되지 않아야 한다.

61 음료수에서 대장균군을 검사하는 이유는? 중요도 ★★★

① 바이러스의 존재 여부를 파악하기 위하여
② 대장균 자체가 병원균이므로
③ 분변의 오염 여부를 파악하기 위하여
④ 대장균의 생존 여부로 다른 병원균의 존재 여부를 확인할 수 있다.
⑤ 대장균의 존재는 유독물질이 없다는 것을 증명하므로

해설 대장균군의 검출의의는 대장균의 생존 여부로 다른 병원균의 존재 여부를 확인할 수 있기 때문이다.

정답 58. ④ 59. ③ 60. ④ 61. ④

62 대장균군의 오염경로는?

중요도 ★

① 공기 ② 토양 ③ 음식물
④ 우유 ⑤ 분변

해설 대장균이 검출되면 분변과 접했다는 것을 의미한다.

63 다음 중 분변오염의 지표미생물로 이용되는 것은?

중요도 ★★

① 대장균군 ② 살모넬라균 ③ 비브리오균
④ 포도상구균 ⑤ 보튤리누스균

64 식품에서 대장균이 검출되었다. 존재 가능한 균은?

① 홍역균 ② 백일해균 ③ 디프테리아균
④ 이질균 ⑤ 파상풍균

해설 대장균은 대장에서 서식하므로 소화기계감염병과 관련이 있다.

65 대장균군의 MPN(Most Probable Number)에 관한 설명 중 옳은 것은?

중요도 ★

① 검체 1ml 중 이론상 있을 수 있는 대장균군수
② 검체 10ml 중 이론상 있을 수 있는 대장균군수
③ 검체 50ml 중 이론상 있을 수 있는 대장균군수
④ 검체 100ml 중 이론상 있을 수 있는 대장균군수
⑤ 검체 150ml 중 이론상 있을 수 있는 대장균군수

해설 대장균군의 MPN(Most Probable Number) : 검체 100ml 중 이론상 있을 수 있는 대장균군수이다.

66 MPN법은 무엇에 관한 것인가?

중요도 ★

① 일반 세균 ② 대장균군 ③ 바이러스
④ 생물지수 ⑤ 염소요구량

67 대장균의 정성시험법의 순서로 옳은 것은?

중요도 ★★★

① 확정－추정－완전 ② 추정－완전－확정 ③ 추정－확정－완전
④ 확정－완전－추정 ⑤ 완전－추정－확정

해설 대장균의 정성시험법의 순서 : 추정－확정－완전

68 다음 중 대장균군 검사법이 아닌 것은?

① 추정시험 ② 확정시험 ③ 완전시험
④ MPN법 ⑤ 종말시험

62. ⑤ 63. ① 64. ④ 65. ④ 66. ② 67. ③ 68. ⑤ 정답

69 다음 중 대장균군 검사에 이용되는 배지들로 이루어진 것은 어느 것인가?

① LB 배지, BGLB 배지, EMB 배지
② nutrient agar 배지, glucose bouillon 배지
③ SS 배지, EMB 배지, thioglycolate 배지
④ nutrient agar 배지, TCBS agar 배지, mannite 식염 배지
⑤ 감자 배지, 맥아 배지, 우유 배지

70 대장균군 검사의 추정시험에 사용하는 배지는 어느 것인가?

① 한천 배지 ② LB 배지 ③ BGLB 배지
④ EB 배지 ⑤ Endo 배지

해설 대장균군 검사의 추정시험에 사용하는 배지 : LB 배지이다.

71 BGLB 배지의 내용물 조성으로 맞게 나열한 것은 어느 것인가?

① peptone, NaCl, brom thylmol blue
② peptone, lactose, brilliant green, 소담즙
③ lactose, ethanol, Na_2SO_3, 한천, Na_2SO_3
④ peptone, lactose, NaCl, sodium desoxycholate
⑤ peptone, lactose, eosine methylene blue

72 대장균군 정성시험 중 확정시험에 사용되는 배지는? 중요도 ★

① 보통한천배지 ② 젖당배지 ③ BGLB배지
④ LB배지 ⑤ EB배지

해설 확정시험 : 추정시험에서 가스발생을 본 발효관으로부터 BGLB발효관에 이식하여 35~37℃, 48±3시간 배양했을 때 gas가 생성된 것과 EMB배지 또는 Endo배지에 획선도말하여 전형적인 대장균군의 집락을 증명할 경우 확정시험은 양성이다.

73 대장균군 검사에서 최확수법(MPN법)에 의한 정량시험에 쓰이는 배지는?

① Nutrient agar 배지 ② SS 배지 ③ BGLB 배지
④ MB 배지 ⑤ Endo 배지

74 대장균 배지 중 금속성 광택의 colony를 생성하는 것은 어느 것인가?

① LB 배지 ② EMB 배지 ③ BGLB 배지
④ Endo 배지 ⑤ 대장균 배지

정답 69. ① 70. ② 71. ② 72. ③ 73. ③ 74. ②

75 냉동식품에 대한 분변오염의 지표가 되는 균은 어느 것인가? 중요도 ★

① 포도상구균 식중독 ② 비브리오균 식중독 ③ 장구균 식중독
④ 웰치 식중독 ⑤ 병원성 대장균 식중독

76 냉동식품, 건조식품, 가열식품 등의 오염지표균으로 이용되는 미생물은 어느 것인가? 중요도 ★

① 괴저균 ② 대장균 ③ 살모넬라균
④ 장구균 ⑤ 비브리오균

77 대장균군과 장구균에 대한 설명이다. 옳지 못한 것은 어느 것인가?

① 대장균군은 Gram음성인데 장구균은 양성이다.
② 대장균군은 외계에서 저항성이 강한데 장구균은 약하다.
③ 냉동식품에서 생산성은 장구균이 크다.
④ 생육(生肉)에서의 검출률은 둘 다 낮다.
⑤ 건조식품에서 생산성은 장구균이 높다.

해설 오염지표균인 대장균군과 장구균은 외계에서 저항성이 강하다.

78 병원성 대장균에 대한 설명이 잘못된 것은?

① 장관병원성, 장관조직 침입성, 독소병원성, 장관출혈성 등으로 분류된다.
② 형태와 생화학적 성질이 일반 대장균과 같다.
③ 병원성 대장균은 혈청학적으로 일반 대장균과 구별된다.
④ 열에 비교적 약하므로 섭취 전 가열살균하면 안전하다.
⑤ 어린이보다는 성인에게서 증상이 심하게 나타난다.

해설 어린이에게서 증상이 심하게 나타난다(5~14세).

79 다음 중 병원성 대장균 O-157이 속하는 것은?

① 대장균 ② 장관조직 침입성 대장균
③ 독소원성 대장균 ④ 장관출혈성 대장균
⑤ 장관조직 부착성 대장균

80 O-157균은 대장내에서 증식하는 과정에서 배출하는 독소가 장출혈과 용혈성요독증을 일으켜 신장기능저하 및 뇌장애를 일으키고 심할 경우 죽음에 이르게 하는 균이다. 병원성 대장균 O-157 균주가 생성한 식중독의 원인 독소물질은 어느 것인가?

① Neurotoxin ② Verotoxin ③ Aflatoxin
④ Saxin ⑤ Mytilotoxin

75. ③ 76. ④ 77. ② 78. ⑤ 79. ④ 80. ② 정답

81 **O-157균의 예방수칙과 관련없는 것은?**

① 식품의 중심 부위가 완전히 익을 때까지 요리한다.
② 도마 · 식칼 · 행주 등은 잘 씻어서 사용한다.
③ 물은 반드시 끓여 먹는다.
④ 남은 음식은 냉장 보관한다.
⑤ 도마 · 식칼 · 행주 등은 삶거나 건조시킨 뒤에 사용한다.

82 **Gram negative균과 positive균의 세포벽에 공통적으로 존재하는 화학물질은 어느 것인가?**

① Lipopolysaccharide ② Lipoprotein ③ Peptidoglycan
④ Acid ⑤ Phospholipid

해설 Gram negative(음성)균과 positive(양성)균의 세포벽에 공통적으로 존재하는 화학물질
① 세균의 세포벽이 그람양성인 경우 : peptidoglycan만 존재한다.
② 세균의 세포벽이 그람음성인 경우 : peptidoglycan, lipoprotein, phospholipid, lipopolysaccharide 등이 존재한다.

83 **가열처리를 거친 식품에서 형성되는 미생물상을 무엇이라 하는가?**

① 혐기성균 ② 호당성균 ③ 내염성균
④ 내열성균 ⑤ 임의성균

84 **냉동식품의 오염지표로 이용되는 미생물속은?** 중요도 ★

① Proteus속 ② Escherichia속 ③ Micrococcus속
④ Vibrio속 ⑤ Enterococcus속

해설 냉동식품의 오염지표로 이용되는 미생물은 **장구균(Enterococcus속, 엔테로코커스속)**이다.

3 식중독 및 역학적 조사법

01 세균성 식중독

01 **우리나라에서 발생하는 식중독 중 발생률이 가장 높은 식중독은 어느 것인가?**

① 세균성 식중독 ② 자연독에 의한 식중독 ③ 화학성 식중독
④ 환경오염의 식중독 ⑤ 유독식품에 의한 식중독

해설 ① **세균성 식중독** : 우리나라에서 세균성 식중독의 발생빈도가 가장 높은 **계절은 여름**이고, 식중독 중 발생률이 가장 높은 것은 **세균성 식중독**이다.
② **노로바이러스 식중독** : 사람 사이에서 **전염성이 높은** 식중독이다.

정답 81. ② 82. ③ 83. ④ 84. ⑤ 3. 식중독 및 역학적 조사법 01 세균성 식중독 01. ①

02 세균성 식중독의 발생빈도가 가장 높은 계절은 언제인가?

① 봄, 가을　② 여름　③ 가을
④ 겨울　⑤ 답이 없다.

03 다음 중 감염형 식중독이 아닌 것은? 중요도 ★★★★

① 살모넬라 식중독　② 황색포도상구균 식중독　③ 아리조나 식중독
④ 캄필로박터 식중독　⑤ 장염비브리오 식중독

해설 식중독 분류
- 세균성 식중독
  - 감염형 : 살모넬라, 장염비브리오, 프로테우스, 아리조나 식중독 등
  - 독소형 : 포도상구균, 보툴리누스 식중독 등
- 화학성 식중독 : 유해첨가물, 유해금속, 농약중독 등
- 자연독 식중독 : 식물성, 동물성, 곰팡이(Mycotoxin) 중독 등

04 세균성 식중독 중에서 감염형이 아닌 것은? 중요도 ★★★

① Salmonella 식중독　② Vibrio Parahaemolyticus
③ Cl. Welchii　④ Cl. Botulinum
⑤ 아리조나 식중독

05 다음 중 독소를 분비하는 식중독은? 중요도 ★

㉮ 살모넬라 식중독	㉯ 포도상구균 식중독
㉰ 장염비브리오균 식중독	㉱ 보툴리누스 식중독

① ㉮, ㉯, ㉰　② ㉮, ㉰　③ ㉯, ㉱
④ ㉱　⑤ ㉮, ㉯, ㉰, ㉱

06 세균성 식중독이 아닌 것은? 중요도 ★

① 살모넬라균 식중독　② 장염비브리오 식중독　③ 복어 독에 의한 식중독
④ 아리조나 식중독　⑤ 보툴리누스 독에 의한 식중독

해설 복어 독에 의한 식중독 : 자연독 식중독이다.

07 Salmonella 식중독을 일으키는 세균이 아닌 것은?

㉮ Sal. tuphimurium	㉯ Sal. derby	㉰ Sal. newport	㉱ Sal. morganii

① ㉮, ㉯, ㉰　② ㉮, ㉰　③ ㉯, ㉱
④ ㉱　⑤ ㉮, ㉯, ㉰, ㉱

02. ②　03. ②　04. ④　05. ③　06. ③　07. ④　정답

해설 ① Salmonella 식중독균 : Sal. tuphimurium, Sal. derby, Sal. newport, Sal. anatum, Sal. typhimurium, Sal. thompson 등
② Proteus morganii는 histidine decarboxylase를 가지고 있어 histidine을 분해시켜 histamine을 축적, Proteus morganii가 축적시킨 histamine은 Allergy성 식중독을 유발시킨다.

08 Salmonella 식중독에 해당되지 않는 균은 어느 것인가?

① Sal. typhimurium ② Sal. derby ③ Sal. typhi
④ Sal. enteritidis ⑤ Sal. thompson

해설 Sal. typhi : 장티푸스균이다.

09 심한 발열증상이 있는 식중독은 어느 것인가? 중요도 ★

① Salmonella 식중독 ② Botulinus 식중독 ③ 황색 포도상구균 식중독
④ 병원성 식중독 ⑤ Cereus 식중독

해설 Salmonella 식중독 : 체온이 38~40℃까지 올라간다.

10 마요네즈와 같은 식품이 일으킬 수 있는 식중독은?

① 살모넬라 식중독 ② 대장균 식중독 ③ 포도상구균 식중독
④ 보툴리누스 식중독 ⑤ 곰팡이독 식중독

해설 살모넬라 식중독의 원인식품 및 감염경로 : 감염된 동물, 어육제품, 샐러드, 마요네즈, 유제품, 계란 등을 섭취 시 발생한다.

11 원인식품이 달걀인 세균성 식중독은 어느 것인가? 중요도 ★★

① Salmonella ② 포도상구균 ③ Botulinus
④ vibrio균 ⑤ 병원성 대장균

해설 Salmonella
① 매개동물 : 닭, 쥐, 돼지 등 ② 사망률이 낮다. ③ 독소가 없다 ④ 발열이 심하다.
⑤ 원인식품 : 우유, 돼지고기, 계란 등

12 Salmonella 식중독을 예방하기 위하여 가열하여야 할 온도와 시간은?

① 40℃에서 20분 ② 50℃에서 45분 ③ 55℃에서 10분
④ 60℃에서 20분 ⑤ 60℃에서 5분

13 다음은 Salmonella 식중독균의 설명이다. 잘못된 것은? 중요도 ★

① 예방대책은 60℃에서 15~20분 가열 ② 주모성 편모가 있음
③ 균의 형태는 Gram음성의 간균 ④ 협막과 아포를 형성함
⑤ 체내독소인 Salmonella균을 생성

해설 Salmonella 식중독균 : 협막과 아포를 형성하지 않는다.

정답 08. ③ 09. ① 10. ① 11. ① 12. ④ 13. ④

14 살모넬라 식중독의 설명 중 옳은 것으로만 짝지어진 것은?

㉮ 균의 형태 : Gram음성, 간균	㉯ 원인식품 : 고기, 달걀, 유제품 등
㉰ 증상 : 발열, 복통, 설사, 구토, 오심 등	㉱ 치명률 : 0.1~1%

① ㉮, ㉯, ㉰　② ㉮, ㉰　③ ㉯, ㉱
④ ㉱　⑤ ㉮, ㉯, ㉰, ㉱

15 닭고기를 먹고 고열이 발생하였다. 의심되는 식중독은? 중요도 ★

① 살모넬라 식중독　② 장염비브리오 식중독　③ 포도상구균 식중독
④ 보툴리누스 식중독　⑤ 아플라톡신 식중독

16 살모넬라 식중독의 설명 중 옳게 조합된 것은?

㉮ Gram음성, 간균, 주모성 편모	㉯ 고열의 특징
㉰ 체내독소	㉱ 유당 분해

① ㉮, ㉯, ㉰　② ㉮, ㉰　③ ㉯, ㉱
④ ㉱　⑤ ㉮, ㉯, ㉰, ㉱

해설 살모넬라 식중독 : 유당을 분해하지 않는다.

17 주모성 편모를 가지고 있는 균만으로 연결된 것은? 중요도 ★★

① 장티푸스균, 콜레라　② 대장균, 살모넬라균　③ 대장균, 포도상구균
④ 살모넬라균, 장염비브리오균　⑤ 포도상구균, 폐렴균

해설 ① 주모균 : 대장균, 병원성대장균, 살모넬라균, 장티푸스균, 보툴리누스균 등
② 단모균 : 장염비브리오균, 비브리오 콜레라균 등
③ 무편모 : 포도상구균 등

18 Salmonellosis의 특징과 관계가 없는 것은?

㉮ 잠복기는 12~48(24)시간이다.	㉯ 위장계 증상이 나타난다.
㉰ 원인식품은 유제품, 마요네즈 등이다.	㉱ 발병률이 낮고, 치명률이 높다.

① ㉮, ㉯, ㉰　② ㉮, ㉰　③ ㉯, ㉱
④ ㉱　⑤ ㉮, ㉯, ㉰, ㉱

해설 살모넬라 : 발병률과 치명률이 낮다.

14. ⑤　15. ①　16. ①　17. ②　18. ④ 정답

19 도축장의 폐수에서 감염될 수 있는 세균은?

㉮ 콜레라	㉯ 이질	㉰ 파라티푸스	㉱ 살모넬라

① ㉮, ㉯, ㉰ ② ㉮, ㉰ ③ ㉯, ㉱
④ ㉱ ⑤ ㉮, ㉯, ㉰, ㉱

20 Salmonella균의 선택배지는 어느 것인가?

① EMB 배지 ② BGLB 배지 ③ Selenite 배지
④ Czapeck 배지 ⑤ Yeast extract 배지

21 장염 비브리오균 식중독의 주요 원인식품은 어느 것인가? 중요도 ★

① 육류 및 그 가공품 ② 우유 가공품 ③ 난류 및 그 가공품
④ 전분 가공품 ⑤ 어패류 및 그 가공품

22 다음 중 장염 비브리오균의 특징은 어느 것인가? 중요도 ★

① 열에 약하다.
② 독소를 생성한다.
③ 아포를 형성한다.
④ 편모가 없다.
⑤ 20% 전후의 식염농도에서 잘 발육한다.

23 장염 Vibrio 식중독의 원인균은 어느 것인가? 중요도 ★★

① Salmonella ② Staphylococcus aureus
③ Vibrio cholera ④ Clostridium botulinum
⑤ Vibrio parahaemolyticus

해설 Vibrio parahaemolyticus : 호염성균, 열에 약하다.

24 다음 식중독균 중 3~4% 식염첨가 배지에서 잘 자라는 균은 어느 것인가? 중요도 ★

① Staphylococcus aureus ② Salmonella enteritidis
③ Clostridium ④ Vibrio parahaemolyticus
⑤ Clostridium botrlinum

정답 19. ④ 20. ③ 21. ⑤ 22. ① 23. ⑤ 24. ④

25 Vibrio parahaemolyticus에 의한 식중독 설명 중 <u>잘못된</u> 것은? 중요도 ★

① 이 균은 호염세균이어서 염분의 농도가 3~4% NaCl을 함유한 배지에서 잘 자란다.
② 이 균은 열에 강하여 가열에 의해 영향을 받지 않는다.
③ 원인식품은 주로 어패류이다.
④ 잠복기는 평균 10~18시간이다.
⑤ 주요 증상은 위장 장애이다.

해설 Vibrio parahaemolyticus에 의한 식중독 예방 : 가열조리, 민물에 씻는다.

26 Vibrio parahaemolyticus에 의한 식중독 설명 중 <u>잘못된</u> 것은 어느 것인가?

① 증상은 설사증이다.
② 균의 분열시간이 10분 이내로 짧다.
③ 발병은 균체가 분비한 독소에 의한다.
④ 3~4% 식염함유 배지에서 잘 자란다.
⑤ 잠복기는 평균 10~18시간이다.

해설 Vibrio parahaemolyticus 발병은 세균 자체에 의한다.

27 다음 중 오염된 어패류를 생식하면 감염되는 패혈증의 원인균은? 중요도 ★

① Vibrio parahaemolyticus
② Vibrio
③ Salmonella enteritidis
④ Salmonella typhi
⑤ Vibrio vulnificus

28 바다 어패류와 관계가 있는 식중독균은?

㉮ 살모넬라균	㉯ 보툴리누스균	㉰ 포도상구균	㉱ 비브리오균

① ㉮, ㉯, ㉰
② ㉮, ㉰
③ ㉯, ㉱
④ ㉱
⑤ ㉮, ㉯, ㉰, ㉱

29 여름철에 국한되어 발병하는 식중독은?

㉮ Salmonella 식중독	㉯ 병원성대장균 식중독	㉰ 포도상구균 식중독	㉱ 장염 Vibrio 식중독

① ㉮, ㉯, ㉰
② ㉮, ㉰
③ ㉯, ㉱
④ ㉱
⑤ ㉮, ㉯, ㉰, ㉱

30 호염세균에 의한 식중독 예방법은? 중요도 ★

㉮ 가열조리한다.	㉯ 해수로 씻는다.	㉰ 민물에 씻는다.	㉱ 예방접종을 한다.

25. ② 26. ③ 27. ⑤ 28. ④ 29. ④ 30. ② 정답

① ㉮, ㉯, ㉰ ② ㉮, ㉰ ③ ㉯, ㉱
④ ㉱ ⑤ ㉮, ㉯, ㉰, ㉱

31 **콜레라와 비슷한 증상을 유발하는 식중독은?** 중요도 ★

① 살모넬라 식중독 ② 장염비브리오 식중독 ③ 포도상구균 식중독
④ 보툴리누스 식중독 ⑤ 병원성대장균 식중독

32 **장염 비브리오균의 분리에 주로 사용되는 배지는 어느 것인가?**

① Zeissler agar 배지 ② SS agar 배지 ③ TCBS agar 배지
④ Nutrient agar 배지 ⑤ Czapeck agar 배지

33 **식중독 및 화농의 원인균으로 내열성이 강한 장독소를 가진 식중독은?** 중요도 ★

① 포도상구균 식중독 ② 살모넬라 식중독 ③ 호염균 식중독
④ 보툴리누스 식중독 ⑤ 프로테우스 식중독

해설 ① **포도상구균** 식중독의 장독소 : **엔트로톡신**(enterotoxin)
② **보툴리누스** 식중독 **신경독소** : **네로톡신**(neurotoxin)－신경마비를 일으킨다.

34 **잠복기가 짧으면서 유제품이 원인식품이 되거나 손에 상처가 있는 식품취급자를 통하여 감염되기 쉬운 식중독은?** 중요도 ★

① 살모넬라 ② 장염비브리오 식중독 ③ 보툴리누스균 중독
④ 포도상구균 중독 ⑤ 프로테우스 식중독

35 **황색포도상구균 식중독의 원인독소는?**

① 베로톡신 ② 엔트로톡신 ③ 테트로도톡신
④ 아플라톡신 ⑤ 보툴리누스균

해설 ① 베로톡신 : O－157
② 엔트로톡신 : 황색포도상구균 식중독
③ 테트로도톡신 : 복어독
④ 아플라톡신 : 곰팡이독
⑤ 보툴리누스균 : 보툴리누스 식중독

36 **다음 중 젖소의 유방염에 의해 우유에 오염되어 식중독을 일으키는 것은 어느 것인가?**

① Enterotoxin ② Aman ③ Aflatoxin
④ Neurotoxin ⑤ Saxitoxin

해설 ① Enterotoxin(장독소) : 포도상구균 식중독의 독소이다.
② Neurotoxin(신경독소) : 보툴리누스 식중독균의 독소이다.

정답 31. ② 32. ③ 33. ① 34. ④ 35. ② 36. ①

37 손에 화농성 상처를 가진 사람이 식품을 다루었을 때 일어나기 쉬운 식중독은? 중요도 ★★★

① 포도상구균 식중독 ② 살모넬라 식중독 ③ 보툴리누스 식중독
④ 웰치균 식중독 ⑤ 장염비브리오 식중독

38 다음 중 맥각독을 유발하는 것은? 중요도 ★

① Proteus morganii ② Staphylococcus aureus
③ Claviceps purpurea ④ Bacillus cereus
⑤ Clostridium botulinum

해설 Claviceps purpurea(클리비켑스 푸르푸레아) : 쌀보리(보리, 호밀)을 비롯한 벼과식물의 씨앗집(개화기)에 기생하여 형성된 흑자색의 균핵이다. 즉, 맥각(ergot, 맥각병)을 생산하는 곰팡이다.

39 다음 세균성 식중독 중 잠복기가 가장 짧은 것은 어느 것인가? 중요도 ★

① 살모넬라 식중독 ② 비브리오 식중독 ③ 황색포도상구균 식중독
④ 병원성 대장균 식중독 ⑤ 보툴리누스 식중독

40 잔칫집에서 저녁 5시경에 음식을 먹고 9시경에 오심, 구토가 일고 얼굴이 창백해졌다면 의심할 수 있는 식중독은?

① 포도상구균 식중독 ② 보툴리누스균 식중독 ③ 비브리오균 식중독
④ 살모넬라균 식중독 ⑤ 장구균 식중독

해설 식중독의 잠복기와 증상
① 살모넬라균 : 12~24시간, 심한 고열(38~40℃), 구역질, 설사, 복통, 두통 등
② 비브리오균 : 8~20시간(평균 12시간), 구토, 설사, 복통, 두통, 오한, 권태감 등
③ 포도상구균 : 1~6시간(평균 3시간), 구역질(오심), 구토, 설사, 복통 등
④ 보툴리누스균 : 12~36시간, 구역질, 구토, 설사, 복통, 신경증상 등
⑤ 장구균 : 5~10시간, 구토, 설사, 복통 등
※ 오심 : 토할 것 같은 기분, 오한 : 몸이 오슬오슬 춥고 괴로운 것

41 음식물을 실온에 방치하였다가 먹었다. 4시간 후에 설사와 구토를 하였다면 어떤 식중독감염으로 볼 수 있는가? 중요도 ★

① Salmonella ② 비브리오균 식중독 ③ 병원성대장균
④ Botulinus ⑤ Staphylococcus

42 크림빵을 먹고 3시간 후에 배탈이 났다면 의심할 수 있는 식중독은? 중요도 ★★

① 포도상구균 식중독 ② 보툴리누스균 식중독 ③ 비브리오균 식중독
④ 살모넬라균 식중독 ⑤ 장구균 식중독

해설 포도상구균 식중독
① 잠복기 : 1~6시간(평균 3시간)
② 증상 : 구역질(오심), 구토, 설사, 복통 등

37. ① 38. ③ 39. ③ 40. ① 41. ⑤ 42. ① 정답

43 황색포도상구균 식중독의 원인균에 관한 특징이 아닌 것은?

① 통성혐기성 세균이다.
② 보통 한천배지에서 잘 발육하며 황색색소를 생성한다.
③ 세포벽이 당, peptide 등으로 구성되어 있어 아포를 형성하지 않는 균 중 저항성이 강하다.
④ neurotoxin(신경독소)을 생성한다.
⑤ 그람양성 구균으로 편모가 없으며 비운동성이다.

44 포도상구균 식중독과 관련이 없는 것은?

① 원인균은 황색포도상구균이다.
② 잠복기가 길다.
③ 장독소에 의해 발생한다.
④ 발열 증상이 없다.
⑤ 잠복기가 짧다.

해설 포도상구균 식중독 : 잠복기가 짧다(1~6시간, 평균 3시간).

45 원인식품이 우유 및 유제품 등으로 가열 처리하여도 식중독을 유발시킬 수 있는 세균은?

① Salmonella enteritidis
② Vibrio 식중독
③ Enteropathogenic Escherichia coli
④ Staphylococcus aureus
⑤ Clostridium perfringens

46 황색포도상구균(Staphylococcus aureus)이 생성하는 장내 독소는 어느 것인가?

① endotoxin
② enterotoxin
③ cicutoxin
④ ergotoxin
⑤ exotoxin

47 보통한천 배지에서 포도상구균 식중독을 일으키는 원인균은 어떤 색의 colony를 생성하는가?

① 무색
② 적색
③ 황색
④ 분홍색
⑤ 흑색

48 다음 중 황색포도상구균에 의한 세균성 식중독과 관계가 없는 것은?

① 잠복기가 짧다.
② 독소는 내열성이다.
③ 원인식품은 우유, 전분질 식품이다.
④ 독소는 enterotoxin이다.
⑤ 신경독 증상을 나타낸다.

해설 신경독 증상은 클로스트리듐 보툴리누스 식중독이다.

정답 43. ④ 44. ② 45. ④ 46. ② 47. ③ 48. ⑤

49 황색포도상구균에 의한 식중독의 예방법을 나열한 것이다. 옳게 조합된 것은?

㉮ 화농성환자의 조리금지	㉯ 식품을 저온보관
㉰ 식품의 오염방지	㉱ 예방접종을 받는다.

① ㉮, ㉯, ㉰ ② ㉮, ㉰ ③ ㉯, ㉱
④ ㉱ ⑤ ㉮, ㉯, ㉰, ㉱

50 다음은 enterotoxin에 대한 설명이다. 틀린 것은? 중요도 ★

① 식품에 생성될 때에는 내열성이 매우 커진다.
② trypsin 등의 단백질 분해효소에 의하여 불활성화되지 않는다.
③ 균은 체내독소이다.
④ 독소생성에 따라 A~E의 5형으로 구분된다.
⑤ 분자량이 30,000 정도의 단백질이다.

해설 enterotoxin는 체외독소이다.

51 살모넬라 식중독과 황색포도상구균 식중독의 감별방법으로 가장 적당한 것은? 중요도 ★★

① 두통, 설사 ② 열, 복통, 설사
③ 잠복기간과 발열 정도 ④ 잠복기간, 열, 구토, 설사
⑤ 구토

해설 ① 살모넬라 식중독 : 발열이 높고, 잠복기가 긴 것이 특징이다.
② 포도상구균 식중독 : 열이 없고, 잠복기가 짧다.

52 Neurotoxin에 관한 설명 중 틀린 것은?

① 체외독소(Exotoxin)이다.
② 120℃에서 30분간 가열해도 파괴되지 않는다.
③ 혐기성 상태에서 생산된다.
④ 생성균은 Clostridium botulinum이다.
⑤ 신경계 증상을 나타낸다.

해설 아포는 120℃에서 4분 이상 가열하면 사멸한다.

53 다음 균 중 아포를 형성하는 균은 어느 것인가?

① 보툴리누스균 ② 장염비브리오균 ③ 장구균
④ 살모넬라균 ⑤ 대장균

해설 보툴리누스균 : 간균, 그람양성, 아포형성, 주모균

49. ① 50. ③ 51. ③ 52. ② 53. ① 정답

54 신경친화성 식중독인 것은? 중요도 ★★★

① 살모넬라 ② 장염비브리오 ③ 포도상구균
④ 보툴리즘 ⑤ 프로테우스균

55 체외독소로 치명률이 가장 높고 신경증상을 나타내는 식중독 원인균은? 중요도 ★★★

① 살모넬라균 ② 보툴리누스균 ③ 포도상구균
④ 비브리오 식중독 ⑤ 대장균

56 다음 중 통조림 등 밀봉식품의 부패로 인한 식중독은 어떤 것인가? 중요도 ★

① 살모넬라 중독 ② 보툴리즘 ③ 포도상구균 중독
④ 프로테우스 중독 ⑤ 프토마인 중독

57 다음 중 Clostridium botulinum의 특성이 아닌 것은? 중요도 ★★

① 아포를 형성하며 내열성이 강하다.
② 통조림, 진공포장 식품 등에 잘 번식한다.
③ 주모성 편모를 가지며 활발한 운동성이 있다.
④ 호기성의 그람음성 구균이다.
⑤ 균의 아포는 면역학적으로 A~G의 7가지 형으로 분류한다.

해설 Clostridium botulinum : 혐기성, 그람양성, 아포형성, 주모균, 치명률이 높다.

58 보툴리누스 식중독에 대한 설명이다. 옳지 않은 것은? 중요도 ★

① 신경독소인 neurotoxin을 생성한다.
② 장독소인 enterotoxin을 생성한다.
③ 신경마비 증세
④ 원인식품 및 감염경로는 밀봉상태의 통조림 식품이다.
⑤ 치명률이 높다.

59 보툴리누스 식중독의 설명 중 옳게 조합된 것은?

㉮ 포자가 없다.	㉯ 치사율이 높다.
㉰ Gram음성	㉱ 혐기성, Gram양성, 아포형성

① ㉮, ㉯, ㉰ ② ㉮, ㉰ ③ ㉯, ㉱
④ ㉱ ⑤ ㉮, ㉯, ㉰, ㉱

정답 54. ④ 55. ② 56. ② 57. ④ 58. ② 59. ③

60 통 · 병조림, 진공포장 식품과 같은 밀봉식품의 변질로 인하여 발생되기 쉬운 식중독은?

① 살모넬라 식중독 ② 포도상구균 식중독 ③ 비브리오 식중독
④ 보툴리누스 식중독 ⑤ 웰치형 식중독

61 열에 약한 독소를 생성하는 균에 의한 식중독은? 중요도 ★

① 아리조나식중독 ② 병원성 대장균 ③ 비브리오 식중독
④ 보툴리누스 식중독 ⑤ 살모넬라 식중독

해설 ① 보툴리누스 식중독 : 병원체(Clostridium botulinum)는 열에 강하나, 독소(neurotoxin)는 열에 약하므로 가열로 식중독을 예방할 수 있다.
② ①·②·③·⑤번은 감염형 식중독이다.

62 식중독균 중 열에 가장 강한 식중독 원인균은 어느 것인가?

① 대장균 ② 병원성 대장균(Pathogenic E. coli)
③ 비브리오균(Vibrio parahaemoliticus) ④ 보툴리누스균(Clostridium botulinum)
⑤ 살모넬라균(Salmonella typhimurium)

63 열에 가장 강한 독소를 생성하는 균은? 중요도 ★

① 베로톡신 ② 엔트로톡신 ③ 테트로도톡신
④ 아플라톡신 ⑤ 보툴리누스균

64 감염경로가 통조림과 소시지인 식중독은?

① Clostridium botulinum ② Staphylococcus
③ E. coli ④ Vibrio parahaemolytucus
⑤ Salmonella enteritidis

65 Clostridium botulinum(보툴리누스 식중독)이 생성하는 독소는 어느 것인가? 중요도 ★

① enterotoxin ② ergotoxin ③ ergometrin
④ neurine ⑤ neurotoxin

66 아포를 형성하며 신경친화성인 식중독은? 중요도 ★★

① 웰치형 식중독 ② 포도상구균 식중독 ③ 장염 비브리오 식중독
④ 보툴리누스 식중독 ⑤ 병원성 식중독

60. ④ 61. ④ 62. ④ 63. ② 64. ① 65. ⑤ 66. ④ 정답

67 **보툴리누스 식중독균의 일반적인 성질과 관계가 없는 것은 어느 것인가?**

① 호기성 세균
② E형은 어류가 주 원인식품이다.
③ 치사율은 15~20(50)%이다.
④ 아포는 120℃에서 4분 이상 가열하여야 사멸한다.
⑤ 주모성 편모가 있어 활발한 운동성을 갖는다.

해설 보툴리누스 식중독균 : 혐기성균이다.

68 **Clostridium속의 특징과 거리가 먼 것은?**

① 아포를 형성하며 열에 약하다.
② 단백질의 분해력이 강하다.
③ 혐기성이며 대부분 간균이다.
④ 식중독과 관계가 있다.
⑤ 독소형 식중독을 야기한다.

해설 아포를 형성하며 열에 강하다.

69 **호흡곤란, 연하곤란, 실성 등의 중독증상을 나타내며 잠복기가 12~36시간인 식중독은?**

① 살모넬라 식중독
② 보툴리누스 식중독
③ 포도상구균 식중독
④ 비브리오 식중독
⑤ 웰치 식중독

70 **다음 식중독 중 발열증상이 거의 없는 것은 어느 것인가?**

① 비브리오 식중독
② 살모넬라 식중독
③ 보툴리누스 식중독
④ 장구균 식중독
⑤ 병원성 식중독

해설 포도상구균 식중독과 보툴리누스 식중독 : 발열증상이 없다.

71 **다음은 병원성대장균인 E. coli의 O-157에 대한 설명이다. 옳은 것은?**

> ㉮ O-157은 157개의 균을 의미한다.
> ㉯ Verotoxin을 생산하지 않는다.
> ㉰ Venerupin을 생산한다.
> ㉱ O-157은 O항원 중 157번째 발견된 것을 의미하며, 독소는 Verotoxin이다.

① ㉮, ㉯, ㉰
② ㉮, ㉰
③ ㉯, ㉱
④ ㉱
⑤ ㉮, ㉯, ㉰, ㉱

해설 E. coli의 O-157
① O-157은 O항원 중 157번째 발견된 것을 의미한다.
② 독소는 Verotoxin이다.
※ Venerupin : 모시조개, 바지락조개, 굴의 독소이다.

정답 67. ① 68. ① 69. ② 70. ③ 71. ④

72 Clostridium perfringens의 특징과 관계가 없는 것은?

중요도 ★

① Welchii 식중독의 원인균이다.
② 그람양성의 아포를 형성하는 간균이다.
③ 편모가 없으며 비운동성이다.
④ 식중독을 일으키는 균형은 B형과 C형이다.
⑤ 주요 원인 식품은 동물성 단백질 식품이다.

해설 가스괴저균(clostridium perfringens, 클로스트리움 퍼프리젠스)

① 토양 중에 많이 포함되어 있어 가스괴저의 원인이 되는 혐기성균을 총칭하여 가스괴저균이라 한다.
② Welch와 Nuttal 이 1892년 보고되었다.
③ 그람양성, 혐기성의 간균으로 난원형의 아포를 형성한다.
④ 토양, 분변 등에 널리 분포(토양, 하수, 물, 사람이나 동물의 장관 등에 살고 있음)
⑤ Clostridium perfringens의 균형은 A~F까지 있는데 사람에게 장염을 일으키는 균은 A, F이다.
⑥ 감염경로
㉮ 상처주변의 피부에 있던 세균에 의해 또는 환자 자신의 장관에 있는 균이 감염원이 된다.
㉯ 외상으로 침입하며, 각종 독소를 만들고 조직에 침윤해서 가스괴저를 일으킨다.

73 다음 중 웰치균에 대한 설명으로 옳은 것은?

중요도 ★

① 가스괴저균이다.
② 아포를 형성하지 않는다.
③ Gram음성 균이다.
④ 호염균이다.
⑤ 구균이다.

해설 Clostridium welchii

① 가스괴저균 식중독이다.
② 웰치균은 간균, 아포형성, Gram양성, 감염형 또는 독소형 식중독이다.

74 welchii 식중독의 설명이다. 옳지 않은 것은?

중요도 ★★

① Clostridium속에 속한다.
② Gram양성의 간균이다.
③ 발육 지적온도는 43~46℃이다.
④ 협막을 형성하지 않으며 편모가 있다.
⑤ 편성혐기성 호흡을 한다.

해설 Clostridium welchii : 간균, 아포형성, Gram양성, 편모가 없고, 생체 내나 체액 함유 배지에서 협막을 만들며, 편성혐기성 호흡을 하며, 감염형 또는 독소형 식중독이다.

75 Yersinia(여시니아)와 관계가 있는 것은?

중요도 ★

① 돼지
② 개
③ 고양이
④ 오징어
⑤ 고래

해설 Yersinia속(여시니아속)

Yersinia속에는 10여종이 있는데 그중 3종류가 사람에게 질병을 일으키는 균이다.

① Yersinia enterocolitica(여시니아 엔테로콜리티카)
㉮ 식중독유발, 식품과 관련하여 여시니아균을 말하면 주로 이균(여시니아 엔테로콜리티카)을 지칭한다.
㉯ Yersinia enterocolitica는 장내세균과에 속하며, 원래 돼지의 장염균으로 알려져 있다.
② Yersinia pestis : 흑사병(페스트)의 원인균이다.
③ Yersinia pseudotuberculosis : 결핵과 비슷한 증상이 있어 가성결핵(假性結核)이라 불리는 질병의 원인이 된다.

72. ④ 73. ① 74. ④ 75. ① 정답

76 **Gram음성, 간균, 1~수십개의 편모를 가지고 있고, 협막은 형성하지 않으며, 배양온도는 22℃에서 운동성이 양성이고 37℃에서는 운동성이 음성이며 5℃ 전후에서도 증식하는 식중독은?**

① Yersinia enterocolitica ② Salmonella
③ 장염 Vibrio ④ botulinus
⑤ Staphylococcus

해설 Yersinia enterocolitica 식중독(여시니아 식중독)

① 1960년 이후 유럽지역에서 발생보고가 있었고, 1972년 일본에서 집단 발생을 보고한 이래 공중보건 측면에서 주목받고 있는 식중독이며, 돼지의 장염균으로 알려져 있다.
② 형태 및 특징 : Gram음성, 간균, 1~수십개의 편모, 협막이 없고, 통성혐기성균, 무포자
③ 발육최적온도(지적온도) : 25~30℃이며, 0~5℃에서도 증식이 가능한 호냉성균이다.
④ 분열시간 : 40분정도
⑤ 배양온도 : 22℃에서 운동성이 양성이나, 37℃에서는 운동성이 음성
⑥ 증상 : 복통, 발열(38~40℃), 설사(수양변)
⑦ 예방법 : 저온저장을 피할 것

77 **여시니아 식중독균의 특징은?** 중요도 ★★

① 그람음성의 구균 ② 편모가 없다. ③ 협막을 형성한다.
④ 호기성 호흡을 한다. ⑤ 5℃ 전후에서도 증식한다.

78 **10℃ 이하에서도 활발하게 증식하는 식중독은?**

① 살모넬라 ② 비브리오 ③ O-157
④ 리스테리아 ⑤ Staphylococcus

해설 리스테리아균에 의한 식중독

① 리스테리아균(Listeria monocytogenes)은 그람양성, 통성혐기성 간균이며, 처음 알려진 시기는 1980년대부터로 비교적 새로운 식중독균이라 할 수 있다.
② 다른 식중독과의 차이점
㉮ 발육온도 : 광범위한 온도(10~45℃)에서 발육하는 것이 특징이다.
㉯ 저온(10℃)과 고온(40℃)에서도 발육이 가능하며 열에 대한 저항성이 강한 세균이다. 따라서 4℃ 이하에서도 증식이 가능하기 때문에 냉장고에 보관하더라도 안심할 수 없다.
㉰ 가열온도 : 75℃ 이상으로 가열하여야 한다.
㉱ 소금에 대한 저항성 : 소금에 대한 저항성도 높아 5~6%정도의 농도에서도 발육이 가능하여 소금에 절인 음식도 안심할 수 없다.
③ 치사율이 높은 식중독
㉮ 외국의 사례를 보면 다른 식중독 세균과는 달리 높은 치사율(약 30%)을 나타내는 대표적인 식중독균의 하나이다.
㉯ 감염대상이 임산부, 신생아, 허약 체질자 등 일부에 치우치기 때문에 이들을 제외한 일반 건강한 대부분의 사람들은 크게 걱정할 필요가 없다.
④ 예방방법
㉮ 식품위생관리의 기본원칙 준수 : 일반 식중독과 동일하게 식품위생관리의 기본원칙을 잘 지키면 예방이 가능하다.
㉯ 식품의 생산, 가공처리 단계에서의 위생관리 철저 : 특히 주의를 요하는 것은 저온 보존식품인 아이스크림류 등 냉장보존 기호식품을 비롯한 식육류 및 그 가공제품, 그리고 우유 및 그 가공제품 등 동물성 식품의 생산, 가공처리 단계에서의 위생관리 철저로 이 세균의 오염을 억제하는 길만이 그 예방대책이라 할 수 있다.

정답 76. ① 77. ⑤ 78. ④

79 **다음 중 파충류의 정상 장내세균으로서 가금류의 알이 주원인이 되는 식중독균은?**

① Arizona균 ② 대장균 ③ Welchii균
④ 장구균 ⑤ 살모넬라균

80 **캄필로박터 식중독균의 특징은?** 중요도 ★★

① 잠복기는 3시간 정도이다. ② 신경증상을 나타낸다. ③ 원인균은 열에 강하다.
④ 인축공통의 병원균이다. ⑤ 치명률이 매우 높다.

해설 Camphylobacter(캄필로박터) 식중독
① 특징 : 건조나 가열에 약해 60℃에서 30분 가열로 사멸, 소나 염소에 유산과 설사, 사람에 대한 병원성이 밝혀졌다.
② 원인균 : Campylobacter jejuni, C. coli이며, 이 균은 **인축공통 질환**의 원인균이며, **감염형**이다.
③ 원인식품 : 식육, 우유, 햄버거, 닭고기
④ 감염원 : 가축, 가금류, 애완동물
⑤ 잠복기 : 2~7일
⑥ 증상 : **길랑바레증후군**, 설사, 복통, 두통, 발열, 구토 등 감염형 식중독과 유사하며, **사망**하는 경우는 거의 없다.

81 **다음의 내용은 캄필로박터 식중독 설명이다. 옳지 않은 것은?** 중요도 ★

① 원인균 : Campylobacter jejuni, C. coli이며, 이 균은 인축공통 질환의 원인균이다.
② 원인식품 : 식육, 우유, 햄버거, 닭고기 ③ 잠복기 : 2~7일
④ 증상 : 설사, 복통, 두통, 발열, 구토 등 ⑤ 치사율이 매우 높다.

82 **다음 중 셀레우스(Bacillus Cereus) 식중독의 설명으로 옳지 않은 것은?** 중요도 ★

① 그람양성, 간균이다.
② 주모성 편모가 있다.
③ 혐기성, 내열성의 아포를 형성하지 않는다.
④ 쌀밥류(쌀밥, 복음밥), 국수류 등의 전분을 주체로 발생한다.
⑤ 호기성, 내열성의 아포를 형성한다.

해설 셀레우스(Bacillus Cereus) 식중독 : ①·②·④·⑤번 외
① 토양, 물 등 자연계에 널리 분포하고 있으며, 식품을 오염시킬 기회가 많다.
② 임상증상 : **설사형**과 **구토형**이 있다.
③ 잠복기 : **설사형**(8~16시간, 평균 10~12시간), **구토형**(1~5시간, 평균 2~3시간)
④ **호기성**, **내열성**의 **아포**를 **형성**하기 때문에, 가열식품에도 잔존하며 증식하여 식품 부패의 원인으로 된다.
⑤ **발생양상**은 음식물 내에 생산된 **구토독**을 섭취하므로써 일어나는 음식물 내 **독소형식중독**으로 포도상구균 식중독과 똑같다.
⑥ **엔테로톡신(enterotoxin)**이 **식중독**을 **유발**한다.
⑦ **동·식물성 단백질 및 전분질 식품**에 의한 것이 많다.

83 **다음 식중독과 원인균이 잘못 연결된 것은 어느 것인가?**

① 살모넬라 식중독－Salmonella typhi

79. ① 80. ④ 81. ⑤ 82. ③ 83. ① 정답

② 병원성 대장균 식중독－E. Coli
③ 황색포도상구균 식중독－Staphylococcus aureus
④ 보툴리누스 식중독－Clostridium botulinum
⑤ 가스괴저균 식중독－Clostridium welchii

해설 Salmonella typhi : 장티푸스균

84 감염형 식중독을 바르게 설명한 것은 어느 것인가?

① 화학물질에 기인한다.
② 곰팡이가 분비하는 곰팡이 독소에 의한 것
③ 자연독에 의한 것
④ 세균 자체에 의한 것
⑤ 세균이 분비하는 독소에 의한 것

85 식품에 병원체가 오염되는 경로가 맞게 된 것 모두를 찾아라.

중요도 ★

㉮ 병원체가 함유된 분뇨가 1차적으로 식품에 오염되어 있을 때(예 우유, 굴, 야채 등)
㉯ 병원체가 함유된 분뇨가 2차적으로 물에 침입되었을 때
㉰ 병원체가 함유된 분뇨가 손이나 식기 등에 부착되어 오염이 되었을 때
㉱ 병원체가 함유된 분뇨가 파리의 욕반에 묻어 식품을 오염시켰을 때

① ㉮, ㉯, ㉰
② ㉮, ㉰
③ ㉯, ㉱
④ ㉱
⑤ ㉮, ㉯, ㉰, ㉱

86 세균성 식중독에 대한 내용으로 틀린 것은 어느 것인가?

① Brucellosis는 대표적인 감염형 식중독 질환이다.
② 세균성 식중독은 섭취 전 가열에 의해 대부분 방지할 수 있다.
③ Enterotoxin은 식중독의 원인독소로 끓여도 파괴되지 않는다.
④ 감염형 식중독은 일반적으로 급성 위장염 증상이 나타난다.
⑤ 독소형 식중독은 일반적으로 세균이 분비하는 독소에 의해 발병한다.

해설 Brucellosis(브루셀라, 파상열)는 인축공통 감염병이다.

87 다음은 세균성 식중독을 설명한 것이다. 틀린 것은?

① 장염 Vibrio균 식중독은 감염형이다.
② enterotoxin은 식중독의 원인독소이며 끓여도 잘 파괴되지 않는다.
③ 감염형 식중독은 대부분 급성 위장염 증상이 많다.
④ 세균성 식중독은 음식물 섭취 전 가열에 의하여 대부분 예방할 수 있다.
⑤ neurotoxin 생성균은 Clostridium perfringens이다.

해설 ① neurotoxin : Clostridium botulinum의 독소이다.
② Clostridium perfringens : 감염형이다.

정답 84. ④ 85. ⑤ 86. ① 87. ⑤

88 다음 내용은 세균성 식중독에 대한 설명이다. 잘못된 것은? 중요도 ★

① 잠복기가 길다. ② 잠복기가 짧다.
③ 면역이 형성되지 않는다. ④ 세균의 대량섭취에 의해 발병한다.
⑤ 원인식품에 기인한다.

해설 세균성 식중독 : 잠복기는 경구감염병보다 짧다.

89 세균성 식중독의 특징과 관계없는 것은? 중요도 ★★★

① 면역성이 없다.
② 잠복기는 경구감염병보다 길다.
③ 균의 양이 미량으로는 나타나지 않는다.
④ 식품에서 사람으로 최종 감염되며, 2차 감염은 없다.
⑤ 예방은 균의 증식억제로 가능하다.

90 세균성 식중독의 특징과 관계없는 것은? 중요도 ★

① 면역성이 없다. ② 잠복기는 경구감염병보다 짧다.
③ 균수가 적다. ④ 2차 감염은 없다.
⑤ 예방은 균의 증식억제로 가능하다.

91 식중독 발생의 특성이 아닌 것은?

㉮ 폭발적으로 발생한다.	㉯ 주로 여름철에 다발한다.
㉰ 잠복기가 비교적 짧다.	㉱ 2차 감염이 많다.

① ㉮, ㉯, ㉰ ② ㉮, ㉰ ③ ㉯, ㉱
④ ㉱ ⑤ ㉮, ㉯, ㉰, ㉱

해설 식중독 : 2차 감염이 없다.

92 세균성 식중독의 예방법이 아닌 것은 어느 것인가?

① 설사환자나 화농성 질환이 있는 사람은 식품을 취급하지 못하도록 한다.
② 가급적이면 조리 직후에 먹는다.
③ 식품위생에 관한 지식향상을 도모한다.
④ 식품은 실온에서 잘 보존한다.
⑤ 충분히 가열조리하여 식중독균을 사멸시킨다.

해설 식품은 냉장 · 냉동 보관한다.
실온 : 1~35℃

88. ① 89. ② 90. ③ 91. ④ 92. ④ 정답

93 식중독 발생시 대책으로 옳지 않은 것은 어느 것인가? 중요도 ★

① 음식을 끓여 먹는다. ② 주변환경을 소독한다.
③ 환자의 관리에 만전을 기한다. ④ 검체채취 및 병리학적 조사를 실시한다.
⑤ 원인식품을 제거한다.

해설 식중독 발생은 식품이 원인물질이므로 주변환경을 소독하는 것은 발생 시 대책으로 의미가 없다.

94 다음 중 식중독 관리대책이 아닌 것은?

① 가열처리 ② 종업원의 위생교육 실시
③ 식기류 열탕소독 ④ 식품유통과정의 철저한 감시
⑤ 고단백 영양섭취

해설 고단백 영양섭취는 직접적인 식중독 관리대책이 아니다.

95 식중독 발생시 취해야 할 사항이다. 잘못된 것은?

① 신속히 보고 ② 원인식품 조사 ③ 역학조사
④ 환자의 치료 ⑤ 환자주위 소독

해설 식중독 발생은 원인식품에 의한 것이므로 환자주위 소독은 직접적인 효과가 없다.

96 최근 가장 많이 발생하는 식중독은? 중요도 ★

① 살모넬라 식중독 ② 대장균 식중독 ③ 포도상구균 식중독
④ 보툴리누스 식중독 ⑤ 노로바이러스 식중독

97 노로바이러스 식중독의 발생빈도가 가장 높은 계절은? 중요도 ★

① 1~3월 ② 6~7월 ③ 7~8월
④ 8~9월 ⑤ 1~12월

해설 노로바이러스
① 노로바이러스 식중독 : 1~3월 "굴" 등에서 발생한다.
② 예방 : 73℃ 이상에서 가열 후 섭취하면 예방할 수 있다.

98 사람 사이에 전염성(감염성)이 높은 식중독균은?

① 살모넬라 식중독 ② 레지오넬라 식중독 ③ 비브리오 식중독
④ 노로바이러스 식중독 ⑤ 포도상구균 식중독

해설 노로바이러스 식중독 : 사람 사이에서 전염성(감염성)이 높은 식중독이다.

정답 93. ② 94. ⑤ 95. ⑤ 96. ⑤ 97. ① 98. ④

99 **다음 〈보기〉에서 설명하는 식중독균은?** 중요도 ★

• 그람양성, 간균, 주모성 편모가 있다. • 호기성, 내열성의 포자를 생성한다. • 구토형과 설사형의 식중독을 유발한다.

① Campylobacter jejuni ② Escherichia coli
③ Vibrio parahaemolyticus ④ Bacillus cereus
⑤ Staphylococcus aureus

해설 셀레우스(Bacillus Cereus) 식중독은 식품과 같이 섭취된 cereus균이 장관 내에서 증식하여 생성된 엔테로톡신(enterotoxin)에 의해서 일어난다.
① 식중독 원인균 : 독소형과 설사형이 있다.
② 형태 : 그람양성, 간균, 주모성 편모가 있다.
③ 호기성, 내열성의 아포를 형성 한다.
④ 원인식품 : 동 · 식물성 단백질 및 전분질 식품, 쌀밥류(쌀밥, 복음밥), 국수류 등의 전분을 주체로 발생한다.
⑤ 임상증상 : 설사형과 구토형이 있다.

02 화학성 식중독

01 **화학성 식중독의 원인물질이라고 볼 수 없는 물질은?**

① 식품 자체에 함유되어 있는 화학물질 ② 방사능 오염물질
③ 제조 · 가공과정에서 혼입되는 유해물질 ④ 기구나 포장에서 용출되는 유해물질
⑤ 고의 또는 남용에 의한 유해물질

02 **다음 중 화학성 식중독에 속하지 않는 독성 물질은?**

① 사카린 ② 둘신 ③ 인공색소
④ 아플라톡신 ⑤ 메탄올

해설 아플라톡신 : 자연독

03 **알사탕에 사용할 수 없는 감미료는 어느 것인가?**

① Rongalite ② Na−Saccharin ③ Urotropin
④ D−Sorbitol ⑤ 설탕

해설 ②번 : 알사탕에 사용할 수 없는 감미료이다.
Rongalite : 유해 표백제 Urotropin : 유해 보존료

04 **둘신은 사용을 금하고 있다. 그 이유는 무엇인가?**

① 발암성 ② 빈혈을 유발 ③ 위장병
④ 호흡기 질환 ⑤ 두통

99. ④ 02 화학성 식중독 01. ① 02. ④ 03. ② 04. ① 정답

05 다음 중 설탕보다 250배의 단맛을 갖고 있으나 혈액독을 유발시키기 때문에 사용이 금지된 물질은? 중요도 ★★

① dulcin ② sorbitol ③ cyclamate
④ aspartam ⑤ saccharine

해설 dulcin(둘신) : 혈액독, 발암성, 중추신경에도 장애를 준다.

06 다음 중 폭발당 또는 살인당이라고 불리며 설탕보다 200배의 단맛을 지닌 유해성 합성 감미료는?

① cyclamate ② ethylene ③ p-nitrotoluidine
④ dulcin ⑤ aspartam

07 식품에 사용이 허용된 감미료는?

① nitrotoluidine ② cyclamate ③ D-sorbital
④ ethylene glycol ⑤ perillartine

08 식품점에서 단무지를 고를 때 가장 좋은 것은 어느 것인가? 중요도 ★

① 식용색소 황색 제3호를 첨가하는 것이 좋다. ② 식용색소 황색 제4호를 첨가하는 것이 좋다.
③ 식용색소 적색 제2호를 첨가하는 것이 좋다. ④ 천연 그대로가 가장 좋다.
⑤ 청색 첨부

09 염기성 타르 황색색소이고 일광과 열에 안정하므로 단무지 착색에 사용하였던 불허용 첨가물은 어느 것인가?

① Auramine ② Bhodamine B ③ Orange Ⅱ
④ Nitroaniline ⑤ Picric acid

10 다음 중 핑크색 염기성 타르 색소로서 주로 과자 등에 사용되어 화학성 식중독을 일으키는 물질은? 중요도 ★

① acid ② rhodamine B ③ silk scarlet
④ auramine ⑤ rongalite

11 다음 중 물에 녹기 쉬운 무색의 기체로서 두부의 방부목적으로 사용하여 문제를 일으키는 독성 물질은? 중요도 ★

① 황산 ② butter yellow ③ 과산화수소
④ formaldehyde ⑤ 염산

12 다음 중 물에 녹기 쉬운 무색의 기체이고 주로 간장 등에 사용되었던 불허용 보존제는?

① formaldehyde ② 질산 ③ Butter yellow
④ Dulcin ⑤ Saccharin

정답 05. ① 06. ③ 07. ③ 08. ④ 09. ① 10. ② 11. ④ 12. ①

13 햄, 베이컨 등에 방부의 목적으로 사용되어 소화불량, 식욕감퇴 등을 일으키는 물질은? 중요도 ★★

① salicylic acid ② 염산 ③ boric acid
④ DHA ⑤ benzoic acid

해설 boric acid : 방부, 윤, 입촉감 증진을 위해 사용되어 소화불량, 식욕감퇴, 구토, 설사, 위통을 일으키는 물질이다.

14 물엿이나 연근 등의 표백에 이용하여 문제를 일으키는 물질은? 중요도 ★

① 알코올 ② 차아황산나트륨 ③ 붕산
④ 불소화합물 ⑤ rongalite

15 합성 착색료 중에는 독성이 있음에도 불구하고 색이 선명하고 사용하기가 간편하여 잘못 사용하는 것이 있는데 여기에 속하지 않는 물질은?

① sunset yellow ② Rhodamine B ③ auramine
④ nitroaniline ⑤ silk scarlet

해설 sunset yellow(황색 제5호) : 어육, 버터 등에 사용한다.

16 식품을 불에 구울 때 생성되며 암을 유발시키는 물질은? 중요도 ★

① HCl ② benzo(a)pyrene ③ nitroaniline
④ THM ⑤ 사염화탄소

17 식품성분과 첨가물이 반응하여 생성되는 독성 물질은 어느 것인가? 중요도 ★

① nitrosoamine ② 질산 ③ trimethylamine
④ ozyhemoglobin ⑤ histidine

18 발암물질인 N-nitrosoamine을 생성하므로 사용품목에 제한을 두어야 하는 물질은? 중요도 ★

① 삼염화질소 ② 파라핀 ③ 붕산
④ 아질산염 ⑤ 수소

해설 아질산염과 제2급 아민이 반응하여 발암성 물질인 N-nitrosoamine을 생성한다.

19 암을 일으키는 물질인 N-nitrosoamine은 아질산염과 어떤 물질이 반응하여 생성되는가? 중요도 ★

① 염산 ② 제2급 아민 ③ Aflatoxin
④ Trihalomethane ⑤ Nitrate

13. ③ 14. ⑤ 15. ① 16. ② 17. ① 18. ④ 19. ② 정답

20 **산성상태에서 아질산염과 제2급 아민은 반응하여 암을 일으키는 물질을 생성한다. 그 유해물질은 무엇인가?** 중요도 ★

① Nitrosoamine ② Aflatoxin ③ Trimethylamine
④ Methionine ⑤ 페놀

21 **햄, 소시지에 발색제로 쓰이는 아질산나트륨이 문제가 되는 것은?** 중요도 ★★★

① N−nitrosoamine ② Aflatoxin ③ Trimethylamine
④ Methionine ⑤ 페놀

22 **형광물질이 검출되어 식품위생상 문제가 될 수 있는 물질은 무엇인가?**

① 법랑제품 ② 도자기 ③ 유리제품
④ 플라스틱 제품 ⑤ 식품포장용 종이, 냅킨

해설 ⑤번 : 형광 증백제의 발암성, PCB의 혼입

23 **다음 중 플라스틱 용기 중 식품위생상 가장 문제가 많은 것은?**

① 멜라민 수지 ② 페놀수지 ③ 폴리에스터
④ 요소수지 ⑤ FRP 수지

24 **다음 중 열경화성 수지 용기에 식품을 저장할 때 용출되어 인체에 장애를 줄 수 있는 물질은?** 중요도 ★★

① 포름알데히드 ② 불소화합물 ③ 유기인
④ 염산 ⑤ 중금속

해설 ① 합성수지 중 열경화성 수지에는 페놀수지, 멜라민수지, 요소수지가 있는데 요소수지에는 폼알데하이드(포름알데히드)가 검출된다.
② 열가소성 수지
㉮ 가열하면 가공하기 쉽고 냉각하면 굳어지는 합성수지(염화비닐, 폴리에틸렌)이다.
㉯ 폴리에틸렌, 프로필렌, 스틸렌(용출로 이취발생)이 검출되며, 폼알데하이드는 검출이 안 된다.

25 **플라스틱 제품(수지)은 뜨거운 식품과 접촉할 때 독성 물질이 용출되어 위생상 문제가 된다. 이 독성 물질은 무엇인가?**

① 알코올 ② 폼알데하이드 ③ 유약의 납
④ 청산 ⑤ 주석

26 **메틸알코올의 중독증상이 아닌 것은?**

① 환각 ② 실명 ③ 두통
④ 현기증 ⑤ 구토

해설 Methyl alcohol
① 중독증상 : 두통, 현기증, 설사, 실명 등
② 기준 : 0.5mg/ml(기타주), 1mg/l(과실주)

정답 20. ① 21. ① 22. ⑤ 23. ④ 24. ① 25. ② 26. ①

27 다음은 메틸알코올의 만성중독 증상을 나타낸 것이다. 가장 크게 문제되는 것은?

① 구토 ② 환각 ③ 두통
④ 현기증 ⑤ 실명

28 Methyl alcohol(메틸알코올)의 독작용을 설명한 것이다. 옳은 것은? 중요도 ★★

① HCHO에 의한 운동장애 ② HCHO에 의한 언어장애
③ HCHO에 의한 말초신경장애 ④ HCHO에 의한 중추신경장애
⑤ HCHO에 의한 시신경장애

29 알코올 음료(술 발효 시)의 메틸알코올의 허용치는 얼마 이하인가? 중요도 ★

① 0.001mg/ml ② 0.01mg/ml ③ 0.05mg/ml
④ 0.1mg/ml ⑤ 0.5mg/ml

30 다음 중 유해금속류에 의한 식중독 증상 중에서 공통적인 사항은 어느 것인가?

① 복통 ② 고열 ③ 혼수
④ 구토 ⑤ 실명

31 법랑 제품의 용기에서 식품에 용출될 가능성이 있는 금속은? 중요도 ★★★

① 망간 ② 크롬 ③ 안티몬
④ 구리 ⑤ 철

32 다음 중 도자기 등의 유약으로 사용할 때 식품에 용출될 수 있는 금속물질은?

① 납 ② 불소 ③ 망간
④ 마그네슘 ⑤ 나트륨

33 다음 중 두부에 가해지는 소석회 등에 불순물로 들어 있어 식중독을 야기시키는 화학물질은?

① 납 ② 비소 ③ 안티몬
④ 구리 ⑤ 칼슘

34 다음 중 첨가물의 불순물로 존재하며 밀가루 등으로 오인하여 중독을 일으키는 물질은 어느 것인가?

① 구리 ② 납 ③ 비소
④ 카드뮴 ⑤ 철

27. ⑤ 28. ⑤ 29. ⑤ 30. ④ 31. ③ 32. ① 33. ② 34. ③ 정답

35 유해금속 중 농약으로부터 식품에 오염될 수 있는 물질은 어느 것인가?

① 아연 ② 불소 ③ 비소
④ 납 ⑤ 안티몬

36 유해성 금속에 의한 식중독 중 발병시간이 가장 빠른 것은? 중요도 ★★

① Bismuth ② Zinc ③ Lead
④ Barium ⑤ Arsenic

해설 ① 비스무트(Bi, Bismuth) ② 아연(Zn, Zinc) ③ 납(Pb, Lead, Plumbum)
④ 바륨(Ba, Barium) ⑤ 비소(As, Arsenic)

37 금속성 용기로부터 용출되어 식품위생상 문제를 야기시킬 수 있는 유해물질이 아닌 것은? 중요도 ★

① 구리 ② 카드뮴 ③ 납
④ 아연 ⑤ 페놀

해설 페놀은 유기화합물질이다.

38 알코올 음료 등에 첨가하여 구토, 과잉섭취시 반상치 및 칼슘대사를 저해하는 물질은 어느 것인가?

① 붕사 ② 불소화합물 ③ 과산화수소
④ 승홍 ⑤ 황산염

39 증류주에 정제가 안 되고 남아있는 물질은? 중요도 ★

① 납 ② 벤젠 ③ 메탄올
④ 수은 ⑤ 벤조피렌

40 다음 중 체내의 cholinesterase와 비가역적으로 결합하여 독성을 나타내는 물질은?

① 수은 화합물 ② 유기염소계 화합물 ③ 유기인계 화합물
④ 유기용매 ⑤ 유기비소 화합물

해설 ① 유기인계 화합물은 체내의 cholinesterase와 결합하여 작용을 방해하여, 혈액과 조직에 유해한 acetylcholine를 축적한다.
② 유기인계 증상 : 구토, 오심, 발한, 전신경련 등을 유발

41 다음 중 유기인제 농약에 의한 중독기전은? 중요도 ★

① cytochrome oxidase 저해 ② cholinesterase 저해
③ ATPase 저해 ④ FAD oxidase 저해
⑤ cyanosis 발생

정답 35. ③ 36. ⑤ 37. ⑤ 38. ② 39. ③ 40. ③ 41. ②

42 다음 중 유기염소제나 유기인제 농약에 나타내는 독작용의 주요 기전은?

① 소화기 장애 ② 신경계 장애 ③ 순환계 장애
④ 혈독 ⑤ 알러지 유발

43 다음 중 유기인계 농약중독일 때 나타나는 증상이 아닌 것은?

① 발한 ② 구토 ③ 전신경련
④ 오심 ⑤ 히스테리

44 다음 중 체내축적에 의한 만성중독의 위험성이 큰 농약류는?

① 유기인제 ② 비소제 ③ 유기수은제
④ 유기염소제 ⑤ 니코틴

45 미강유에 혼입되어 많은 중독사고를 일으킨 원인물질은? 중요도 ★

① ABS ② LAS ③ fatty acid
④ PCB ⑤ glycerine

46 다음 중 PCB의 특성을 설명한 내용 중 잘못된 것은?

① 인체의 지방조직에 축적된다.
② 자연계에서 잘 분해되지 않는 안정한 화합물이다.
③ 피부괴사를 주 증상으로 하며 심한 간기능 장애를 유발한다.
④ 중독 시 배설속도가 빨라서 비교적 쉽게 치유된다.
⑤ 미강유 중독사건의 원인물질이다.

해설 PCB의 중독 시 배설속도가 느리다.

47 다음 중 아코니타아제(aconitase)를 저해하는 농약은? 중요도 ★

① 유기염소제 ② 유기불소제 ③ 유기비소제
④ 유기인제 ⑤ 피레스로이드계

해설 (1) 유기불소제 농약는 아코니타아제(aconitase)를 저해하는 것이 중독의 기전이다.
(2) 아코니타아제
① 동식물에 널리 존재하고 특히 간장, 신장 등에 많다.
② 철(Ⅱ)이온, 시스테인에 의해 활성화된다.
③ 시안이온, 황화물, 구리(Ⅱ)이온, 플루오시트르산 등에 의해 저해된다.

03 자연독 식중독

01 식물성 자연독 성분이 아닌 것은 어느 것인가? 중요도 ★

① Ergotoxin ② Solanine ③ Amygdaline
④ Muscarine ⑤ Tetrodotoxin

42. ② 43. ⑤ 44. ④ 45. ④ 46. ④ 47. ② 03 자연독 식중독 01. ⑤ 정답

해설 ① 식물성

㉮ 독버섯 : muscarine
㉯ 감자 : 솔라닌(solanine), 셉신(sepsin)
㉰ 독미나리 : 씨큐톡신(cicutoxin)
㉱ 면실유 : 고시폴(gossypol)
㉲ 청매 : 아미그달린(amygdaline)

② 동물성 식중독

㉮ 복어 : tetrodotoxin
㉯ 모시조개, 바지락, 굴 : 베네루핀(venerupin)
㉰ 대합조개, 섭조개, 홍합 : saxitoxin의 마비성 패독을 유발

③ 곰팡이 중독

㉮ 아플라톡신 : 아플라톡신(aflatoxin)
㉯ 황변미 : islanditoxion
㉰ 맥각독 : ergotamine, ergotoxin

02 다음 중 식물성 자연독의 유독물질 성분분류 중 해당하지 않는 것은 어느 것인가?

① 청산배당체를 함유하는 것
② 알칼로이드를 함유하는 것
③ 기타배당체를 함유하는 것
④ 강산배당체를 함유하는 것
⑤ 성분불명인 것

03 독버섯의 종류가 아닌 것은?

① 땀버섯 ② 활촉버섯 ③ 독우산버섯
④ 느타리버섯 ⑤ 화경버섯

해설 느타리버섯 : 식용버섯이다.

04 다음 중 독버섯의 특징이 아닌 것은 어느 것인가?

① 색이 선명하고 화려하다.
② 점액이 없고 공기 중에서 변색되지 않는다.
③ 쓴맛, 신맛이 난다.
④ 유독한 것은 유즙을 분비한다.
⑤ 악취가 난다.

해설 점액이 있고 공기 중에서 변색된다.

05 다음 물질 중 버섯의 독성분인 것은? 중요도 ★

① 아미그달린 ② 고시폴 ③ 무스카린
④ 솔라닌 ⑤ 테트로도톡신

06 다음 중 독버섯의 독성분이 아닌 것은?

① Muscarine ② Neurine ③ Mytilotoxin
④ Muscaridine ⑤ Choline

해설 Mytilotoxin : 홍합의 독소이다.

07 독버섯의 성분으로 자율신경계에 작용하는 물질은? 중요도 ★

① gyromitrin ② coprin ③ lampterol
④ amin ⑤ psilocybin

해설 coprin : 자율신경계에 장애를 준다.

정답 02. ④ 03. ④ 04. ② 05. ③ 06. ③ 07. ②

08 다음 독버섯의 특징 중 자율신경계에 작용하여 부교감신경 말초흥분을 일으키는 유독물질은 어느 것인가? 중요도 ★

① amin ② gyromitrin ③ muscarine
④ ibotenio acid ⑤ lampterol

해설 ① 위의 내용은 muscarine 설명이다.
② lampterol : 위장장애

09 다음 중 감자에서 생성되는 독소는? 중요도 ★★

① solanine ② muscarine ③ gossypol
④ amygdaline ⑤ cicutoxin

해설 ① 감자의 발아 부위와 녹색 부위에 함유한 독소 : solanine($C_{45}H_{73}NO_{15}$)
② 부패한 감자의 독소 : sepsine($C_5H_{11}N_2O_2$)

10 감자에 함유된 솔라닌 독소의 설명이다. 옳지 않은 것은? 중요도 ★

① 독소는 싹트는 부분에 많다.
② 중독은 중추신경계와 용혈작용으로 나타난다.
③ 스테로이드계 알칼로이드 배당체이다.
④ 치사율은 거의 없다.
⑤ 감자의 껍질을 발아부위까지 제거하여도 독소는 제거되지 않는다.

해설 ① solanine : solanidine이란 steroid계 alkaloid에 glucose, galactoses, rhamnose가 결합한 배당체이다.
② 솔라닌 예방법 : 감자의 껍질을 발아부위까지 제거하고 삶아 먹는다.

11 부패한 감자에서 생성되는 독성물질은? 중요도 ★

① solanine ② sepsine ③ gossypol
④ amygdaline ⑤ cicutoxin

12 자연독 식중독과 병인물질과의 연결이 바르게 된 것은? 중요도 ★

① 감자 중독－Sepsine ② 버섯 중독－Venerupin
③ 조개 중독－Tetrodotoxin ④ 복어 중독－Ergotoxin
⑤ 독미나리 중독－Solanine

해설 감자의 싹 : Solanine 감자의 부패 : Sepsine

13 독미나리 중독의 원인이 되는 것은? 중요도 ★★

① enterotoxin ② ergotoxin ③ mytilotoxin
④ cicutoxin ⑤ solanine

08. ③ 09. ① 10. ⑤ 11. ② 12. ① 13. ④ 정답

해설 ① enterotoxin : 포도상구균 식중독의 독소 ② ergotoxin : 맥각
③ mytilotoxin : 홍합, 섭조개 ④ cicutoxin : 독미나리
⑤ solanine : 감자

14 독미나리와 관계없는 것은 어느 것인가?

① 구토 ② 경련 ③ 현기증
④ 환각증상 ⑤ 두통

15 다음 중 청매에 함유되어 있는 독성분은? 중요도 ★★

① muscarine ② gossypol ③ cicutoxin
④ amygdaline ⑤ ergotoxin

16 청매의 Amygdaline이 분해되어 독 작용을 나타내는 물질은? 중요도 ★★

① 청산(HCN) ② 아민(Amine) ③ 알코올(Alcohol)
④ 솔라닌(Solanine) ⑤ 아트로핀(Atropine)

해설 설익은 매실이나 살구씨에는 Amygdaline이란 Cyan배당체가 함유되어 있어 그 자체가 가지고 있는 효소에 의해 분해되어 청산(HCN)을 생성한다.

17 다음 중 맥각독의 성분은? 중요도 ★★★

① Solanine ② Aflatoxin ③ Ergotamine
④ Muscarine ⑤ Coprin

18 다음 중 맥각독의 생성균은? 중요도 ★

① 세균 ② 바이러스 ③ 곰팡이
④ 리케치아 ⑤ 원충

19 자연독 식중독의 유독 물질 연결이 틀린 것은? 중요도 ★★

① 감자−솔라닌 ② 버섯−무스카린
③ 맥각−amygdaline ④ 목화씨−gossypol
⑤ 독미나리−cicutoxin

해설 ① 면실유(목화씨) : 고시폴(gossypol)
② 청매 : 아미그달린(amygdaline)
③ 맥각독 : 에고타민(ergotamine), 에고톡신(ergotoxin)
④ 독버섯 : 무스카린(muscarine), muscaridine, coprin, choline, lampterol 등

정답 14. ④ 15. ④ 16. ① 17. ③ 18. ③ 19. ③

20 식중독을 일으키는 식물과 독성분을 연결한 것 중 옳은 것 전부를 연결한 것은? 중요도 ★

㉮ 피마자 – ricin	㉯ 오두, 바꽃 – aconitine
㉰ 가시독말풀 – scopolamine	㉱ 붓순나무 – shikimin

① ㉮, ㉯, ㉰　② ㉮, ㉰　③ ㉯, ㉱
④ ㉱　⑤ ㉮, ㉯, ㉰, ㉱

21 다음 중 식중독을 일으키는 식품과 원인물질이 맞게 짝지어진 것은?

① 고사리 – 아미그달린　② 청매 – 솔라닌
③ 목화 – 에고독신　④ 고사리 – 프타퀼로시드
⑤ 독미나리 – 고시폴

해설 고사리 – 프타퀼로시드(Ptaquiloside)

22 독 보리에서 생성되는 독소로 옳은 것은? 중요도 ★

① temuline　② muscarine　③ solanine
④ cicutoxin　⑤ gossypol

해설 독보리 : 독성분은 테물린(temuline)이다.

23 고시폴(gossypol)의 독성분을 함유하는 식품은? 중요도 ★★★

① 감자　② 버섯　③ 면실유
④ 미나리　⑤ 복어

24 다음 중 피마자씨가 함유하고 있는 독성분은? 중요도 ★★★

① gossypol　② ricine　③ muscarine
④ cicutoxin　⑤ tetrodotoxin

25 다음 중 오두(烏頭)가 함유하고 있는 독성분은?

① aconitine　② ergotoxin　③ muscarine
④ solanine　⑤ cicutoxin

26 "수수"의 독으로 옳은 것은? 중요도 ★

① 리신　② 씨큐독신　③ 쏠라닌(solanine)
④ 듀린(dhurrin)　⑤ saxitoxin(싸시톡신)

해설 시안(cyan) 배당체 함유물질 : 청매 – 아미그달린(amygdaline), 수수류 – 듀린(dhurrin)

---

20. ⑤ 21. ④ 22. ① 23. ③ 24. ② 25. ① 26. ④ 정답

27 **다음의 식중독 원인물질 중 동물성 독성분인 것은?**

① 아미그달린　② 고시폴　③ 무스카린
④ 솔라닌　⑤ 테트로도톡신

해설 ① 아미그달린 : 청매　② 고시폴 : 면실유
③ 무스카린 : 버섯　④ 솔라닌 : 감자
⑤ 테트로도톡신 : 복어

28 **다음 식품과 독성의 연결이 옳지 않은 것은?**　중요도 ★★★

① 복어－tetrodotoxin　② 맥각－ergotoxin　③ 버섯－solanine
④ 바지락－venerupin　⑤ 홍합－saxitoxin

해설 ① 버섯－무스카린
② 감자－solanine
③ 홍합(섭조개)의 간에 함유되어 있는 mytilotoxin이 중독의 원인이라고 하였으나, 1957년 Califonia대학의 Schantz가 독성분을 정제하여 saxitoxin을 순수하게 분리해 냈다. 따라서 현재는 saxitoxin이라 명명하고 있다.

29 **식품과 독성의 연결이 옳은 것은?**　중요도 ★

㉮ 복어 – tetrodotoxin	㉯ 맥각 – ergotoxin
㉰ 바지락 – venerupin	㉱ 버섯 – solanine

① ㉮, ㉯, ㉰　② ㉮, ㉰　③ ㉯, ㉱
④ ㉱　⑤ ㉮, ㉯, ㉰, ㉱

30 **겨울철에 많이 먹는 복어에 들어 있는 독소는?**　중요도 ★

① tetrodotoxin　② mytilotoxin　③ Venerupin
④ Saxitoxin　⑤ Aconitine

해설 ① tetrodotoxin : 복어
③ Venerupin : 모시조개, 바지락조개, 굴
④ Saxitoxin : 대합조개, 섭조개, 홍합
⑤ Aconitine : 바, 오두

31 **복어의 독력이 가장 강한 시기는?**

① 2~3월　② 5~7월　③ 8~10월
④ 10~12월　⑤ 12~2월

해설 복어의 독력이 가장 강한 시기는 복어의 산란기인 5~7월이다.

정답 27. ⑤　28. ③　29. ①　30. ①　31. ②

32 다음 중 복어의 독(tetrodotoxin)이 가장 많이 있는 부위는? 중요도 ★★★

① 난소(알) ② 간 ③ 표피
④ 근육 ⑤ 지느러미

해설 tetrodotoxin : 복어의 난소, 고환, 간장, 피부, 창자 등에 독성분이 들어 있는데 난소(알)의 독성분이 가장 강하다.

33 다음 내용은 Tetrodotoxin에 관한 설명이다. 잘못 설명한 것은?

① 초산 산성수에 녹는다.
② 약염기성 물질로서 물에 녹지 않는다.
③ 60% ethanol에 약간 녹고 다른 유기용매에 녹지 않는다.
④ 일광, 열, 산에 안정하다.
⑤ 4% NaOH 용액에서 10분 되어도 유독하다.

해설 Tetrodotoxin은 4% NaOH 용액에서 4분 정도 지나면 무독화된다.

34 복어 중독의 주증상이라고 할 수 없는 것은?

① 혀의 지각마비 ② 청색증(cyanosis) ③ 언어장애
④ 고열 ⑤ 신경계 증상

해설 복어
① 독소 : Tetrodotoxin
② 난소(알) 독이 가장 강하다.
③ 증상 : 마비(운동마비, 지각장애, 언어장애, 호흡근마비, 청색증)

35 복어에 의한 식중독 증상을 설명한 것이다. 옳지 않은 것은 어느 것인가?

① 언어장애 ② 호흡마비 ③ 고열과 오한
④ 사지의 운동마비 ⑤ 호흡근 마비와 구순 및 혀의 지각마비

36 복어 중독의 주 증상은? 중요도 ★

① 마비 ② 탈수 ③ 두통
④ 고열 ⑤ 오한

37 운동마비, 언어장애, 호흡근마비, 청색증을 유발하는 것은? 중요도 ★

① Solanine ② Tetrodotoxin ③ aconitine
④ islanditoxin ⑤ venerupin

해설 복어
① 독소 : Tetrodotoxin
② 난소(알) 독이 가장 강하다.
③ 증상 : 마비(운동마비, 지각장애, 언어장애, 호흡근마비, 청색증)

32. ① 33. ⑤ 34. ④ 35. ③ 36. ① 37. ② 정답

38 아래의 내용은 복어독에 관한 설명이다. 맞는 것 모두가 조합된 것은?

중요도 ★

> ㉮ Tetrodotoxin은 복어의 독소이며, 독성분이 제일 강한 곳은 난소이다.
> ㉯ 식중독 야기시에 호흡곤란, Cyanosis(청색증) 현상을 나타낸다.
> ㉰ 치사율이 높다.
> ㉱ 소화기장애를 유발한다.

① ㉮, ㉯, ㉰ ② ㉮, ㉰ ③ ㉯, ㉱
④ ㉱ ⑤ ㉮, ㉯, ㉰, ㉱

39 복어독의 양을 표시하는데 사람을 직접 임상실험을 할 수 없으므로 ( ) 단위를 사용한다. 사람에 대한 치사량은 ( ) 단위 정도를 말한다.

① 개 ② 돼지 ③ 닭
④ 마우스(쥐) ⑤ 소

40 다음 중 모시조개의 독성분은?

중요도 ★★

① solanine ② muscarine ③ aconitine
④ islanditoxin ⑤ venerupin

해설 모시조개, 바지락조개, 굴
① 독성분 : venerupin (3~4월에 발생)
② 열에 안정(100℃에서 3시간 가열해도 파괴되지 않음), 알칼리에서 가열하면 파괴된다.
③ 중독증상 : 구토, 두통, 미열, 점막출혈, 황달, 피하출혈, 권태감 등
④ 치사율 : 40~45% 정도
※ verotoxin : O-157의 독소

41 4월에 발생하는 동물성 식중독 중 굴의 독성분은?

① Vibrio ② Venerupin ③ Tetrodotoxin
④ Salmonella ⑤ Clostridium

42 피하출혈이나 황달 등을 발생시키는 식중독은?

① Vibrio ② Venerupin ③ Tetrodotoxin
④ Salmonella ⑤ Clostridium

43 섭조개가 갖고 있는 독소의 성분은?

중요도 ★★

① Tetrodotoxin ② Solanine ③ Muscarin
④ Saxitoxin ⑤ Sepsine

정답 38. ① 39. ④ 40. ⑤ 41. ② 42. ② 43. ④

해설 대합조개, 섭조개, 홍합
① 독성분 : saxitoxin (5~9월에 발생)
② 중독증상 : 말초신경마비
③ 치사율 : 10% 정도
④ 특징 : plankton(플랑크톤)의 생성독소를 조개가 섭취하여 조개의 체내에 축적한 것을 사람이 먹었을 때 중독증상이 나타난다.

44 다음 중 마비성 패독은 어느 것인가? 중요도 ★

① Tetrodotoxin ② Solanine ③ Muscarin
④ Saxitoxin ⑤ Sepsin

45 다음 중 마비성 패류독소의 원인물질은?

① 세균 ② Clostridium ③ Tetrodotoxin
④ 중금속 ⑤ plankton

46 조개류 서식지역에 다른 유독화의 원인물질이라고 볼 수 있는 것은? 중요도 ★

① 플랑크톤 ② 수중환경에 유입된 N(질소)
③ 수중어류의 유독성 물질 ④ 복어의 유독성 물질
⑤ 수중환경에 유입된 P(인)

해설 적조현상이란 정체수역에 질소(N), 인(P) 등의 무기성 영양소가 다량 유입 시 플랑크톤이 폭발적으로 증가하는 현상을 말한다.

47 우리나라 연안의 패류 양식장을 위협하는 요소가 되는 직접적인 원인은?

㉮ 잔류염소 유입	㉯ 온도저하	㉰ 무기물 유입	㉱ 인의 유입

① ㉮, ㉯, ㉰ ② ㉮, ㉰ ③ ㉯, ㉱
④ ㉱ ⑤ ㉮, ㉯, ㉰, ㉱

해설 C(100) : N(15 또는 16) : P(1)의 물질이 유입될 때 적조현상이 발생한다.

48 Food Chain (먹이사슬)과 밀접한 관계를 가진 것은 어느 것인가?

① 조개독 ② 감자독 ③ 오두독
④ 독소형 식중독 ⑤ 감염형 식중독

49 다음 중 진균독증의 특징이라고 볼 수 있는 것은?

① 원인식품은 곡류가 압도적으로 많다.
② 일종의 감염형이다.
③ 세균의 번식으로 야기된다.

44. ④ 45. ⑤ 46. ① 47. ④ 48. ① 49. ① 정답

④ 동물에서 동물, 사람에게서 사람으로 이행된다.
⑤ 계절과 관련이 없다.

50 식품미생물과 이용식품이 바르게 연결된 것은?

① Mucor pusillus－청주 ② Rhi. delemar－김치 ③ Asp. oryzae－간장
④ Asp. oryzae－포도주 ⑤ Lactobacillus brevis－포도주

51 다음 중 황변미의 독성분이 아닌 것은? 중요도 ★★

① Citrinin ② Aflatoxin ③ Islanditoxin
④ Luteoskyrin(루테오스키린) ⑤ Citreoviridin(시트레오비리딘)

해설 ① Aflatoxin : Aspergillus flavus에 의하여 생성된 독성물질로 간암을 유발한다.
② Citreoviridin : 신경독소이다.

52 재래메주를 이용한 간장이나 된장에서 문제가 되는 독성분은 어느 것인가? 중요도 ★

① ergotoxin ② solanine ③ muscarine
④ cicutoxin ⑤ aflatoxin

53 다음 중 Aflatoxin으로 오는 중독은?

① 간암 ② 신경장애 ③ 기형아 형성
④ 과민성 피부염 ⑤ 골수염

54 간장독을 일으키는 곰팡이의 독성물질로 옳지 않은 것은? 중요도 ★

① Penicllium luteoskyrin ② aflatoxin ③ islanditoxin
④ sterigmatocystin ⑤ citrinin

해설 ① ①·②·③·④번은 간장독을 일으키는 곰팡이의 독소이다.
② citrinin : 신장독을 유발하는 곰팡이의 독소이다.

55 다음은 식품과 독성분을 연결한 것이다. 잘못된 것은?

① 화학물질에 의한 식중독－Nitorgen tricholoride
② 식물성 자연독－Gossypol ③ 동물성 자연독－Tetrodotoxin
④ 감염형 식중독－Salmonellosis ⑤ 진균독－Enterotoxin

해설 Enterotoxin : 포도상구균의 독소이다.

56 다음 중 발암성이 높아 식품위생상 가장 문제가 되는 Aflatoxin은 어느 것인가?

① $B_1 \cdot B_2 \cdot B_3$ ② $G \cdot G_4 \cdot G_5$ ③ $G_2 \cdot M_2 \cdot A_1$
④ $M_1 \cdot G_1 \cdot B_2$ ⑤ $M_1 \cdot M_2 \cdot K_1$

정답 50. ③ 51. ② 52. ⑤ 53. ① 54. ⑤ 55. ⑤ 56. ④

해설 Aflatoxin의 특징
① 독성순서 : $B_1 > M_1 > G_1 > M_2 > B_2 > G_2$
② B_1, M_1 : 강한 발암성이고, 강산 · 강알칼리에서 분해되어 약한 유도체로 된다.

57 **발암성이 높아 식품위생상 문제가 되는 Aflatoxin은?**

① $B_1 > M_1 > G_1$ ② $B_1 > G_1 > M_1$ ③ $B_1 > M_1 > B_2$
④ $B_2 > B_1 > M_1$ ⑤ $M_1 > M_2 > B_1$

58 **발암성이 있는 독소는?** 중요도 ★

① Tetrodotoxin ② Aflatoxin ③ ergotoxin
④ muscarine ⑤ gossypol

59 **Aflatoxin(아플라톡신)은 어떤 식중독인가?** 중요도 ★

① 살모넬라 식중독 ② 대장균 식중독 ③ 포도상구균 식중독
④ 보툴리누스 식중독 ⑤ 곰팡이독 식중독

60 **다음 중 곰팡이 독이 아닌 것은?** 중요도 ★

① aflatoxin ② islanditoxin ③ citrinin
④ ergotoxin ⑤ enterotoxin

61 **태국 쌀에서 발견된 독소는?** 중요도 ★

① 베로톡신 ② 엔트로톡신 ③ 테트로도톡신
④ 아플라톡신 ⑤ 보툴리누스독소

62 **식품에 오염되어 생물학적 작용에 의해 식중독을 유발하는 것은?** 중요도 ★

① 곰팡이 ② 복어 ③ 버섯
④ 중금속 ⑤ 잔류염소

63 **다음 중 Mycotoxin의 옳은 설명은 어느 것인가?** 중요도 ★★★

① 효소이다. ② 세균에 의한 대사산물이다.
③ 곰팡이의 대사산물이다. ④ 패류에 의한 독소이다.
⑤ 은행중독 성분이다.

64 **다음 중 Aflatoxin 생산의 최적조건 설명이다. 옳지 않은 것은?** 중요도 ★

① 온도가 15℃ 이하이다. ② 상대습도는 80~85%이다. ③ 자외선에 불안정하다.
④ 방사선에 불안정하다. ⑤ 기질은 탄수화물이 많은 쌀, 보리, 옥수수 등이다.

해설 Alfatoxin의 최적온도는 25℃이다.

57. ① 58. ② 59. ⑤ 60. ⑤ 61. ④ 62. ① 63. ③ 64. ① 정답

65 식중독을 발생시키는 원인이 아닌 것은?

㉮ 병원성 세균, 병원성 바이러스	㉯ 화학적 첨가제
㉰ 자연독 성분	㉱ 물리적 이물질

① ㉮, ㉯, ㉰　② ㉮, ㉰　③ ㉯, ㉱
④ ㉱　⑤ ㉮, ㉯, ㉰, ㉱

해설 노로바이러스 식중독 : 1~3월 "굴" 등에서 발생하며, 73℃ 이상에서 가열 후 섭취한다.

66 다음 중 식품 위생상의 위해 요인에 속하지 않는 것은?

㉮ 부패 · 변패에 의한 중독	㉯ 복어의 중독
㉰ 곰팡이의 중독	㉱ 단백질 중독

① ㉮, ㉯, ㉰　② ㉮, ㉰　③ ㉯, ㉱
④ ㉱　⑤ ㉮, ㉯, ㉰, ㉱

해설 식품 위생상의 위해 요인
① 미생물 인자 : 세균, 바이러스, 원충 등
② 화학적 인자 : 첨가물 등
③ 식물의 자연독

04 식품과 질병

01 다음 중 병원소가 아닌 것은?

① 환자　② 건강 보균자　③ 불현성 환자
④ 식품　⑤ 동물

해설 식품은 병원소가 아니고 **감염원**이다.
※ 감염병 = 전염병, 감염원 = 전염원

02 식품으로 인한 질병과 관계가 없는 것은?

중요도 ★

① 장티푸스, 콜레라　② 성홍열, 세균성이질　③ 유행성간염, 결핵, 천열
④ 야토병, 브루셀라증　⑤ 두창, 광견병

해설 ① 식품으로 인한 질병(**경구감염병**) : ①·②·③·④번 외, **파라티푸스**, **소아마비(폴리오)**, **A형간염(유행성간염)**, 천열 등
② 성홍열 : 보균자나 또는 환자와의 접촉 또는 직접 접촉에 의해 전파되나, 드물게는 손이나 물건을 통해 간접적으로 전파된다.
③ **천열** : 환자의 분비물이 경구 침입시 발생하며 오한, 두통, 발열증상이 있다.
④ **두창** : **바이러스성**으로 **호흡기**로부터의 배설물과 접촉 시 전파된다.
⑤ **광견병** : 광견병 바이러스에 감염된 **동물**에 **물렸을** 때 감염된다.

정답 65. ④　66. ④　04 식품과 질병　01. ④　02. ⑤

03 **경구감염병의 병원체가 아닌 것은 어느 것인가?**

① 세균 ② 바이러스 ③ 원생동물
④ 솔라닌 ⑤ 리케치아

04 **경구감염병의 병원체가 아닌 것은 어느 것인가?** 중요도 ★

① 세균성이질 ② 장티푸스 ③ 콜레라
④ 디프테리아 ⑤ 파라티푸스

해설 디프테리아 : 호흡기계 감염병(전염병)이다.

05 **경구감염병 중 세균인 것은?**

① 세균성이질 ② A형간염 ③ 급성회백수염
④ 아메바성이질 ⑤ 유행성간염

해설 이질 : 세균성이질(세균), 아메바성이질(원충)

06 **식품을 통해서 감염되는 감염병 중에서 세균성 병원체는 어느 것인가?**

① 간염 ② 소아마비 ③ 홍역
④ 수두 ⑤ 콜레라

07 **경구감염병 중 바이러스에 의한 것은 어느 것인가?** 중요도 ★

① 콜레라 ② 이질 ③ 장티푸스
④ 디프테리아 ⑤ 유행성간염

해설 ① 콜레라, 이질, 장티푸스 : 소화기계의 세균성 질환
② 디프테리아 : 호흡기계의 세균성 질환
③ 유행성간염(A형간염) : 바이러스성 질환

08 **바이러스에 의한 감염병이 아닌 것은?** 중요도 ★

① 천연두(두창) ② 소아마비(폴리오)
③ 유행성출혈열(신증후군출혈열) ④ 천열
⑤ 발진티푸스

해설 ① 발진티푸스 : 리케치아
② 천열 : 성홍열과 유사한 바이러스성 질환이다.

09 **다음 균 중 이질균에 속하는 것은?** 중요도 ★★★

① Salmonella속 ② Vibrio속 ③ Shigella속
④ 대장균속 ⑤ Serratia속

03. ④ 04. ④ 05. ① 06. ⑤ 07. ⑤ 08. ⑤ 09. ③ 정답

해설 세균에 의한 수인성감염병 종류
① 살모넬라속(Salmonella속)
㉮ 장티푸스(Typhoid fever)의 병원체 : Salmonella typhi
㉯ 파라티푸스(Paratyphoid fever)의 병원체 : Salmonella paratyphi
② 비브리오속(Vibrio속) : 콜레라의 병원체는 Vibrio Cholera이다.
③ 시겔라속(Shigella속) : 세균성이질(Bacillary dysentery)의 병원체는 Shigella dysenteria이다.

10 감염성(전염성) 설사증(혈변)의 병원체는 어느 것인가?

① Salmonella ② Virus ③ Shigella dysenteriae
④ Amoeba ⑤ Bacillus

해설 감염성 설사증을 유발하는 것은 세균, 바이러스, 콜레라, 대장균 등이 있다.
③번은 세균성이질 병원체이다.

11 장티푸스의 원인균은 어느 것인가?

① Salmonella typhi ② Salmonella paratyphi ③ Brucella melitensis
④ Bacillus anthracis ⑤ Pasteurella tularensis

12 장티푸스에 관한 설명으로 옳은 것은? 중요도 ★

① 혈청학적 Widal 반응시험으로 진단하는 질병이다.
② 주증상은 용혈성요독 증상이다.
③ 다량의 설사를 한다.
④ 법정감염병이 아니다.
⑤ 분변으로 옮겨지지 않는다.

해설 Typhoid Fever(장티푸스)
① 혈청학적 Widal 반응시험으로 진단하는 질병이다.
② 매개체는 주로 파리이고, 증상은 심한 열이 나고 두통이 있으나 설사는 하지 않는다.

13 장티푸스 영구(만성) 보균자에 있어서 균의 주 생성 장소는? 중요도 ★

① 담낭 ② 장 ③ 누관
④ 위 ⑤ 신장

해설 장티푸스균의 주 생성 장소는 대장이나, 장티푸스 영구보균자의 90% 이상이 담낭에서 균이 증식(생산)된다.

14 다음 감염성 질환 중 환자의 오줌으로부터 감염될 수 있는 것은?

① 콜레라 ② 이질 ③ 소아마비
④ 디프테리아 ⑤ 장티푸스

해설 장티푸스 전파방식 : 환자의 분변이나 오줌으로 전파된다.

정답 10. ③ 11. ① 12. ① 13. ① 14. ⑤

15 파라티푸스의 원인균은 어느 것인가?

① Salmonella enteritidis
② Salmonella typhi
③ Salmonella paratyphi
④ Salmonella cholerae suis
⑤ Salmonella typhimurium

16 다음에서 설명하는 특징을 갖고 있는 균에 해당하는 것은?

중요도 ★

㉠ Gram음성, 단모균 ㉡ 콤마형, 바나나형 ㉢ 호염균

① 콜레라균
② 살모넬라균
③ 대장균
④ 포도상구균
⑤ 장티푸스균

해설 비브리오 콜레라(Vibrio cholera) : Gram음성, 단모균, 콤마형 간균

17 다음 중 콜레라에 대한 설명이 틀린 것은?

① 음료수, 식품, 어패류에 오염되어 경구감염을 한다.
② 어패류의 생식을 금한다.
③ 항구, 공항의 검역을 철저히 한다.
④ 유행할 때는 생균왁친을 접종한다.
⑤ 동남아시아 등에서 감염된다.

해설 콜레라 : 사균백신을 접종한다. ※ 백신 = 왁친

18 다음 중 콜레라의 증상이 아닌 것은?

중요도 ★

① 잠복기는 수시간~5일이다.
② 쌀뜨물 같은 수양변(水樣便)을 배설한다.
③ 탈수증상, 체온이 상승한다.
④ Cyanosis를 나타낸다.
⑤ 맥박이 약하다.

해설 콜레라 : 체온이 하강한다.

19 다음 중 콜레라의 주 증상인 것은?

중요도 ★

① 잠복기는 6일 이상이다.
② 쌀뜨물 같은 수양변(水樣便)을 배설한다.
③ 체온이 상승한다.
④ 수양변(水樣便)을 배설하지 않는다.
⑤ 탈수증상이 없다.

20 다음 소아마비에 대한 설명 중 틀린 것은?

① 두통, 발열, 구토, 설사, 위장증상이 있는 경우도 있다.
② 중추신경에 침투한다.
③ 예방접종은 효과가 없다.
④ 어린 연령층에 많다.
⑤ 인후 분비액을 통한 공기감염도 된다.

해설 소아마비(폴리오)
① 제1기 : 두통, 발열, 구토, 설사, 위장증상이 있는 경우도 있다.

15. ③ 16. ① 17. ④ 18. ③ 19. ② 20. ③ 정답

② 제2기 : 중추신경에 침투한다.
③ 예방 : 사균 · 생균백신의 접종은 소아마비 예방에 효과가 크다.

21 다음 중 소아마비 병원체로서 적당하지 않은 것은?

① 장관계 바이러스이다.
② 항원성에 따라 Ⅰ, Ⅱ, Ⅲ형이 있다.
③ H_2O_2에 파괴된다.
④ 바이러스는 30℃에서 30분만에 파괴된다.
⑤ 유리염소를 함유한 물속에서 10분 이내에 불활성이 된다.

22 유행성간염(A형간염)의 설명이 아닌 것은 어느 것인가?

① 병원소는 환자의 분변, 혈액, 인두분비물 등이다.
② 병원체는 바이러스이다.
③ 황달을 일으킨다.
④ 15세 이하에서 주로 발생한다.
⑤ 사람에서는 1년 동안 바이러스를 보균한다.

해설 유행성간염(A형간염)은 사람에서는 수년 동안 바이러스를 보균한다.

23 숟가락, 컵 등을 같이 쓸 때 감염될 수 있는 것은?

중요도 ★

① C형간염
② A형간염
③ 에이즈
④ 파상풍
⑤ 매독

24 조리를 일시적으로 중단해야하는 질병이 아닌 것은?

중요도 ★★

① 장티푸스
② 화농성 질환
③ 세균성이질
④ B형간염
⑤ 콜레라

해설 제5장 위생관계법령 중 식품위생법, "68번 해설" 참고

25 고열과 구역질, 설사가 특징이며, 혈변 증상이 있는 것은?

중요도 ★

① 콜레라
② 장티푸스
③ 파라티푸스
④ 세균성이질
⑤ 소아마비(폴리오)

해설 세균성이질 : 고열과 구역질, 때로는 구토, 설사가 특징이며, 대변에 혈액 등이 섞여 나온다.

26 다음 〈보기〉에서 설명하는 수인성 감염병 질환으로 가장 옳은 것은?

- 적은 수의 세균으로 감염이 가능하여 음식 내 증식 과정 없이 집단발병이 가능하다.
- 최근 HACCP(위해요소 중점 관리기준) 도입 등 급식위생 개선으로 감소하고 있다.

① 콜레라
② 장티푸스
③ 세균성이질
④ 장출혈성대장균감염증
⑤ 파라티푸스

정답 21. ④ 22. ⑤ 23. ② 24. ④ 25. ④ 26. ③

27 다음 중 세균성 설사증을 일으키는 이질균에 대하여 틀린 것은?

① Gram음성, 간균
② 법정감염병
③ 이질균이 분변으로 배출
④ 예방으로 항생물질을 내복하는 것이 좋다.
⑤ 인체의 잠복기는 2~7일이다.

해설 세균성 설사증 예방 : 음식물의 가열 및 환경위생을 철저히 한다.

28 세균성이질균의 설명 중 적당하지 않은 것은 어느 것인가?

① Gram음성, 간균, 호기성이며 운동성이 있고 아포, 협막을 갖는다.
② 분변 중에서 2~3일이면 사멸한다.
③ 물속에서 2~6일이면 사멸한다.
④ 60℃에서 10분간 가열하면 사멸한다.
⑤ 5% 석탄산, 승홍수에서 사멸한다.

해설 세균성이질균 : Gram음성, 간균, 호기성이며 운동성이 없고, 아포와 협막을 갖지 않는다.

29 아메바성이질의 설명이 아닌 것은 어느 것인가? 중요도 ★★

① 병원체는 세균이다.
② 잠복기는 보통 3~4주일이다.
③ 이질아메바는 대장에 기생하며, 설사 · 점혈변이 주증상이다.
④ 원충은 저항력이 약해서 배출된 후 12시간 이내에 죽는다.
⑤ 물속에서 1개월 정도 생존한다.

해설 아메바성이질 : 원충성 질환이다.

30 병원소가 "물"인 독특한 질환으로 aerosol의 근원이 되는 냉각장치의 철저한 소독에 의해서만 예방할 수 있는 질환은? 중요도 ★

① 살모넬라증
② 리스테리아증
③ 비브리오증
④ 레지오넬라증
⑤ 렙토스피라증

31 다음 중 소화기계 감염병이 아닌 것은?

① 이질
② 콜레라
③ 디프테리아
④ 장티푸스
⑤ 파라티푸스

해설 디프테리아 : 호흡기계 감염병이다.

32 다음 중 감염병 전파에서 파리와 관계없는 것은?

① 파라티푸스
② 장티푸스
③ 이질
④ 승저증
⑤ 발진티푸스

해설 발진티푸스 : '이'에 의해 전파

27. ④ 28. ① 29. ① 30. ④ 31. ③ 32. ⑤ 정답

33 다음 중 경구감염병이 아닌 것은?

① 콜레라 ② 이질 ③ 장티푸스
④ 소아마비 ⑤ 말라리아

해설 말라리아 : 학질모기에 의해 전파

34 경구감염병의 특성과 거리가 먼 것은 어느 것인가? 중요도 ★

① 수인성 전파가 가끔 일어난다. ② 생균이 미량이라도 감염된다.
③ 잠복기가 비교적 길다. ④ 잠복기가 비교적 짧다.
⑤ 2차 감염이 드물지만 있다.

35 경구감염병과 감염형 식중독과의 차이점이 아닌 것은? 중요도 ★

① 경구감염병에서는 병원체가 고유숙주와의 사이에 infection cycle이 성립한다.
② 세균성 식중독에서는 세균에서 사람으로 terminal infection(최종감염)된다.
③ 경구감염병은 2차 감염이 일어나지 않는다.
④ 세균성 식중독은 다량의 균이 필요하다.
⑤ 경구감염병은 세균성 식중독에 비하여 잠복기가 비교적 길다.

해설 경구감염병은 2차 감염이 드물지만 일어난다.

36 경구감염병의 예방대책에 속하지 않는 것은 어느 것인가?

① 환자나 보균자의 조기발견, 격리치료, 소독, 급식 종사자의 건강진단 등을 실시한다.
② 음식물 취급자의 손 소독은 크레졸로 하여야 한다.
③ 병균을 매개하는 파리, 바퀴벌레, 쥐 등을 구제한다.
④ 환경위생을 철저히 한다.
⑤ 날음식의 섭취를 피하고 위생처리를 한다.

해설 음식물 취급자의 손 소독 : 역성비누로 하여야 한다.

37 경구감염병에 대한 대책에서 가장 중요한 것은 어느 것인가?

① 식품을 냉장한다. ② 보균자의 식품취급을 막는다.
③ 가축 사이의 질병을 예방한다. ④ 식품취급장소의 공기소독을 철저히 한다.
⑤ 예방접종을 한다.

38 다음 중 경구감염병의 예방법이 아닌 것은?

① 배설물 소각 ② 감염 경로 차단 ③ 음성비누로 세척
④ 환경위생 철저 ⑤ 약물 소독

정답 33. ⑤ 34. ④ 35. ③ 36. ② 37. ② 38. ③

39 인간과 동물에게 공통으로 발생하는 감염병을 무엇이라 하는가?

① 인수공통 감염병 ② 수인성 감염병
③ 동물에 의한 감염병 ④ 절지동물에 의한 감염병
⑤ 소화기계 감염병

40 다음 중 인수공통 감염병이 아닌 것은? 중요도 ★

① 결핵, 탄저 ② 파상열, 야토병 ③ 성홍열, 이질
④ 돼지단독, Q열 ⑤ Listeria, Brucellosis

해설 ① 성홍열 : 사람에게만 발생하는 호흡기질환이다.
② 이질 : 세균성이질 · 아메바성이질은 사람에게만 발생하는 소화기계 감염병이다.

41 다음 중 인수공통(인축공통) 감염병이 아닌 것은? 중요도 ★★★

① 탄저병 ② 파상열 ③ 야토병
④ 결핵 ⑤ 급성회백수염

해설 급성회백수염(소아마비, 폴리오) : 사람 사이에서만 감염되는 질병이다.

42 다음 중 인수공통 감염병인 것은?

① 급성회백수염 ② 콜레라 ③ 장티푸스
④ 이질 ⑤ 파상열

43 인수공통 감염병 중 세균성이 아닌 것은? 중요도 ★

① 탄저병 ② 돼지단독 ③ 결핵
④ 야토병 ⑤ 두창

해설 인수공통 감염병 분류
① 세균성 : 탄저병, 돼지단독, 결핵, 야토병, 브루셀라(파상열), 살모넬라균감염증, 캄필로박터균감염증, 리스테리아증 등
② 바이러스 : 뇌염, 광견병, 앵무병, New castle병 등
③ 리케치아 : Q열 등
④ 원충성 : Toxoplasma병 등
※ 두창 : 사람 사이에서만 전파되는 바이러스성 질병이다.

44 인수공통 감염병 중 바이러스에 의한 질병이 아닌 것은?

① 뇌염 ② 광견병 ③ 앵무병
④ New castle병 ⑤ 돼지단독

39. ① 40. ③ 41. ⑤ 42. ⑤ 43. ⑤ 44. ⑤ 정답

45 다음 인수공통 감염병 중 리케치아가 병원체인 질병은?

① 야토병 ② 파상열 ③ 탄저병
④ Q열 ⑤ 돼지단독

해설 Q열(Q fever)
① 병원체 : Coxiella Burnetii(리케치아)
② 감염원 : 병든 동물의 섭취, 병든 동물의 조직이나 배설물과 접촉
③ 잠복기 : 2~4주
④ 증상 : 고열, 오한, 근육통, 두통, 황달, 간장애 등

46 변형 프리온에 의해 발생하는 인수공통감염병인 것은?

① 변종 크로이츠펠트-야콥병(vCJD) ② 결핵
③ 파상열 ④ 렙토스피라증
⑤ 야토병

해설 prion(단백질 일종) : 변종크로이츠펠트 – 야콥병(vCJD)

47 인수공통 감염병 중 원충성인 것은 어느 것인가? 중요도 ★

① Toxoplasma병 ② 피부진균병 ③ Q열
④ 뇌염 ⑤ 탄저병

해설 ①번 : 원충, ②번 : 곰팡이, ③번 : 리케치아, ④번 : 바이러스, ⑤번 : 세균

48 병원체가 원충인 것은? 중요도 ★

① 말라리아 ② 피부진균병 ③ Q열
④ 뇌염 ⑤ 탄저병

해설 ①번 : 원충, ②번 : 곰팡이, ③번 : 리케치아, ④번 : 바이러스, ⑤번 : 세균

49 다음 〈보기〉에서 설명하는 인수공통감염병은? 중요도 ★

- 병원체 : Coxiella burnetii(리케치아)
- 제3급감염병이다.
- 증상 : 오한, 두통, 쇠약, 불쾌감을 일으킨다.
- 병원소 : 진드기, 야생동물, 소, 양, 염소
- 전파방식 : 감염동물의 태반에 오염된 공기, 소독하지 않은 우유 등

① 큐열(Q-fever) ② 결핵 ③ 디프테리아
④ 리스테리아증 ⑤ 살모넬라

해설 큐열(Q-fever)은 진드기에 물리거나 감염동물의 생산품 또는 배설물에 의하여 감염되는 열병이다. 모든 대륙에서 발생한다.
① 병원체 : Coxiella burneti (콕시엘라 부르네티)(리켓치아)
② 병원소 : 진드기, 야생동물, 소, 양, 염소
③ 증상 : 오한, 두통, 쇠약, 불쾌감, 심한 발한(땀), 폐렴, 경미한 기침, 흉통 등
④ 전파방식 : 감염동물의 태반에 오염된 공기, 소독하지 않은 우유 등

정답 45. ④ 46. ① 47. ① 48. ① 49. ①

50 인형 결핵균인 것은 어느 것인가?

① Mycobacterium bovine
② Mycobacterium avin
③ Mycobacterium tuberculosis
④ Pasteurella tularensis
⑤ Bacillus anthracis

해설 ①번 : 우형 결핵균, ②번 : 조형 결핵균, ③번 : 인형 결핵균

51 Bovine(T. B)가 가장 많이 감염될 수 있는 것은? 중요도 ★

① 우유
② 토양
③ 곤충
④ 철새
⑤ 쇠고기

52 다음 중 우형 결핵균이 사람에 감염될 수 있는 매개경로는? 중요도 ★

① 공기
② 우유
③ 토양
④ 물
⑤ 음식물

53 다음 중 파상열을 일으키는 인수공통 감염병은 어느 것인가? 중요도 ★

① Baccillus anthracis
② Virus
③ Brucella 균군(菌群)
④ Tularemia
⑤ Tuberculosis

54 인축(인수)공통 감염병으로서 동물에게는 유산, 사람에게는 열병을 일으키는 질환은 어느 것인가? 중요도 ★★

① 탄저
② Q열
③ 결핵
④ 돼지단독
⑤ 파상열

55 파상열(Brucellosis)의 병원균은 어느 것인가? 중요도 ★

① Bacillus anthracis
② Brucella melitensis
③ Tuberculosis
④ Erysipelothrix
⑤ Listeriosis

56 주로 소에 감염되어 유산을 일으키는 병원체는 어느 것인가?

① Bacillus cereus
② Brucella melitensis
③ Brucella suis
④ Bacillus anthracis
⑤ Brucella abortus

해설 파상열 병원체 : ②번은 염소 · 양, ③번은 돼지, ⑤번은 소, ④번은 탄저병원체이다.

57 소, 돼지, 양, 염소 등에 감염성 유산을 일으키고 사람에게 열성질환을 일으키는 질병은?

① Anthrax
② Brucellosis
③ Tularemia
④ Tuberculosis
⑤ Q fever

50. ③ 51. ① 52. ② 53. ③ 54. ⑤ 55. ② 56. ⑤ 57. ② 정답

58 **아래의 내용은 파상열에 관한 설명이다. 맞는 것 모두가 조합된 것은?** 중요도 ★

㉮ 소, 염소, 양, 돼지의 동물에게 유산을 일으키는 질병이다. ㉯ Brucella melitensis : 양, 염소에 유산을 일으키는 병원체이다. ㉰ Brucella abortus : 소에 감염되어 유산을 일으키는 병원체이다. ㉱ 파상열은 인축공통 감염병이 아니다.

① ㉮, ㉯, ㉰ ② ㉮, ㉰ ③ ㉯, ㉱
④ ㉱ ⑤ ㉮, ㉯, ㉰, ㉱

해설 파상열의 특징 : ①번 외, 인축공통 감염병이며, 돼지에 감염되는 병원체는 Brucella suis이다.

59 **한국에서 9~10월, 습한 지역에서 쥐, 소, 돼지 등에 감염되는데 특히 쥐가 중요한 병원소인 질환은?** 중요도 ★★

㉮ 유행성출혈열 ㉯ 장티푸스 ㉰ 세균성이질 ㉱ Leptospirosis(렙토스피라증)

① ㉮, ㉯, ㉰ ② ㉮, ㉰ ③ ㉯, ㉱
④ ㉱ ⑤ ㉮, ㉯, ㉰, ㉱

해설 Leptospirosis(렙토스피라증)
① 역학적 특징 : 9~10월(결실기)에 많이 발생한다.
② 감염원 : 습한 지역에서 쥐, 소, 돼지 등에 감염되며, 특히 쥐가 중요한 병원소로서 물, 식품 등에 오염시켜 경구적 섭취나 피부상처를 통해 감염된다.
③ 잠복기 : 5~7일
④ 증상 : 오한, 전율, 두통, 요통, 불면, 식욕감퇴, 황달을 일으키며, 심장, 순환기계, 신장, 간장장애를 일으킨다.

60 **그람양성, 통성혐기성의 간균으로, 아포가 없는 균이며, 인수공통 감염병 중 패혈증(敗血症)을 일으키는 질병은?** 중요도 ★

① 돼지단독 ② 폐결핵 ③ 야토병
④ Q열 ⑤ 파상열

61 **피혁을 통해서도 감염되는 인수공통 감염병은?**

① 탄저병 ② 파상열 ③ 결핵
④ 장티푸스 ⑤ 돼지단독

62 **탄저병의 원인균은 어느 것인가?** 중요도 ★

① Bacillus cereus ② Bacillus subtilis ③ Bacillus anthracis
④ Bacillus thuringiensis ⑤ Bacillus larva

정답 58. ① 59. ④ 60. ① 61. ① 62. ③

63 질병과 병원체 연결이 옳은 것은? 중요도 ★

① 파상풍-Bacillus cereus
② 콜레라-Brucella melitensis
③ 이질-Brucella suis
④ 탄저-Bacillus anthracis
⑤ 광견병-Brucella abortus

해설 ① 파상열 병원체 : ②번은 염소 · 양, ③번은 돼지, ⑤번은 소의 파상열 병원체이다.
② 탄저 병원체 : ④번이다.

64 탄저병의 증상으로 틀린 것은 어느 것인가?

① 악성농포를 만든다.
② 침윤부종 중심부에 궤양을 일으킨다.
③ 임파선 염을 일으킨다.
④ 폐렴증상을 나타낸다.
⑤ 패혈증을 일으키지 않는다.

해설 탄저병은 패혈증을 일으킨다.

65 탄저병의 감염경로가 틀린 것은 어느 것인가?

① 오염된 목초나 사료에 의한 감염이다.
② 피부의 상처로부터 감염된다.
③ 모피를 취급하는 사람은 폐탄저를 일으킨다.
④ 동물에서 동물로 접촉감염이 많다.
⑤ 수육을 취급하는 사람은 장탄저를 일으킨다.

해설 동물에서 동물로 비말감염된다.

66 야토병의 증상이 아닌 것은 어느 것인가? 중요도 ★

① 오한, 전율, 발열
② 응집반응, 피내반응 등으로 진단할 수 없다.
③ 균이 침입된 피부는 농포가 생긴다.
④ 국소, 임파선이 붓는다.
⑤ 눈에 침입하여 눈의 악성 결막염을 일으킨다.

해설 응집반응, 피내반응 등으로 진단할 수 있다.

67 사람의 인체에 주로 해를 끼치는 기생충의 구성은?

㉮ 선충류	㉯ 편충류	㉰ 원충류	㉱ 환형동물

① ㉮, ㉯, ㉰
② ㉮, ㉰
③ ㉯, ㉱
④ ㉱
⑤ ㉮, ㉯, ㉰, ㉱

해설 기생충 분류
① 윤충류 : 선충류, 흡충류, 조충류 등
② 원충류 : 근족충류(이질아메바, 대장아메바), 포자충류, 편모충류, 섬모충류 등

63. ④ 64. ⑤ 65. ④ 66. ② 67. ① 정답

68 다음 중 선충류에 속하는 기생충은?

㉮ 분선충	㉯ 무구조충, 유구조충	㉰ 아메리카 구충	㉱ 간디스토마

① ㉮, ㉯, ㉰　② ㉮, ㉰　③ ㉯, ㉱
④ ㉱　⑤ ㉮, ㉯, ㉰, ㉱

해설 ① 선충류 : 회충, 요충, 구충, 말레이사상충, 아니사키스충, 분선충 등
② 조충류 : 무구조충, 유구조충, 광절열두조충 등
③ 흡충류 : 간흡충, 폐흡충, 요코가와흡충 등

69 중간숙주 없이도 생활가능한 기생충은? 중요도 ★

① 회충　② 민촌충　③ 선모충
④ 폐흡충　⑤ 간흡충

70 회충에 관한 설명이 틀린 것은?

① 장내 군거생활　② 유충은 심장, 폐포, 기관지를 통과
③ 충란은 산란과 동시에 감염　④ 충란은 70℃의 가열로 사멸
⑤ 성충은 암수 구별이 가능하지만 충란은 불가능 회충

해설 회충
① 경구침입, 위에서 부화한 유충은 심장, 폐포, 기관지를 통과하여 소장에 정착한다.
② 장내 군거생활을 한다.
③ 인체에 감염 후 75(70)일이면 성충이 된다.
④ 충란은 여름철에 자연건조에서 2주일 정도 후면 인체에 감염력이 있는 충란이 된다.
⑤ 충란은 70℃의 가열로 사멸된다.
⑥ 성충은 암수 구별이 가능하지만 충란은 불가능하다.
⑦ 일광에 약하다.

71 채소류로부터 감염되는 기생충은? 중요도 ★

① 무구조충　② 유구조충　③ 선모충
④ 톡소플라스마　⑤ 회충

해설 ① 채소류로부터 감염 : 회충, 요충, 구충(십이지장충, 아메리카구충), 편충, 동양모양선충
② 무구조충(민촌충) : 쇠고기
③ 유구조충(갈고리촌충), 선모충 : 돼지고기
④ 톡소플라스마 : 원숭이, 돼지, 고양이 등

72 채소로부터 감염되는 기생충이 아닌 것은 어느 것인가?

① 회충　② 십이지장충　③ 무구조충
④ 동양모양선충　⑤ 편충

정답 68. ②　69. ①　70. ③　71. ⑤　72. ③

73 회충알을 사멸시킬 수 있는 능력이 가장 강한 것은 어느 것인가?

① 건조 ② 일광 ③ 빙결
④ 저온 ⑤ 설탕

74 집단생활자들에게서 많이 감염되는 기생충은 어느 것인가? 중요도 ★

① 무구조충 ② 유구조충 ③ 선모충
④ 톡소플라스마 ⑤ 요충

75 항문 주위에 흰 충체를 발견할 수 있고 소양감을 일으키며 Scotch Tape로 검사하는 기생충은? 중요도 ★★★

① 회충 ② 편충 ③ 요충
④ 촌충 ⑤ 구충

76 항문 주위에 1cm 정도의 충체를 발견했다면 어느 기생충이라 할 수 있겠는가?

① 회충 ② 질트라코마나스 ③ 요충
④ 촌충 ⑤ 사상충

77 자가감염되며, 스카치 테이프법을 이용하여 검사하는 기생충은 어떤 기생충을 말하는가? 중요도 ★★

① 회충 ② 요충 ③ 십이지장충
④ 선모충 ⑤ 간디스토마

78 성충은 주로 맹장 내에 기생하면서 항문 주위에 산란하는 기생충은? 중요도 ★

① 회충 ② 요충 ③ 편충
④ 십이지장충 ⑤ 동양모양선충

79 채소밭을 맨발로 걸어갈 때 감염되기 쉬운 기생충은? 중요도 ★★

① 선모충 ② 요충 ③ 편충
④ 구충 ⑤ 회충

해설 구충
① 구충에는 십이지장충과 아메리카구충이 있다.
② 경피감염 : 구충은 유충이 침입한 피부 국소에 소양감, 작열감이 생기면서 소위 풀독(채독증)이라 부르는 피부염을 일으킨다.
③ 증상 : 빈혈, 식욕부진, 피부건조 등

73. ② 74. ⑤ 75. ③ 76. ③ 77. ② 78. ② 79. ④ 정답

80 **채독증의 원인이 되는 기생충은 어느 것인가?** 중요도 ★

① 편충 ② 십이지장충(구충) ③ 회충
④ 선모충 ⑤ 요충

81 **경피로 감염되며 빈혈, 식욕부진, 피부건조를 일으키는 기생충은?** 중요도 ★★★

① 십이지장충 ② 회충 ③ 요충
④ 동양모양선충 ⑤ 편충

82 **경피로 감염되는 기생충은?** 중요도 ★

① 십이지장충 ② 회충 ③ 요충
④ 동양모양선충 ⑤ 편충

83 **기생충의 중간숙주와 질병을 연결한 것이다. 옳지 않은 것은?** 중요도 ★

① 간디스토마 : 왜우렁 → 민물고기 : 간 비대, 복수, 황달
② 폐흡충 : 다슬기 → 가재 · 게 : 기침, 각혈
③ 아니사키스(고래회충) : 갑각류(크릴새우) → 바다생선 : 소화관궤양
④ 유구조충 → 돼지 : 소화불량, 두통
⑤ 십이지장충 → 돼지 : 빈혈

84 **주로 민물고기의 생식으로 감염되는 기생충 질환은?**

① 편충증 ② 간흡충증 ③ 폐흡충증
④ 유구조충증 ⑤ 사상충증

85 **잉어, 붕어와 같은 민물고기를 날것으로 먹는 습관을 가진 지역 주민에게 많이 감염되는 것은?** 중요도 ★

① 유구조충 ② 무구조충 ③ 사상충증
④ 간흡충증 ⑤ 폐흡충증

86 **간디스토마의 제1중간숙주와 제2중간숙주는?** 중요도 ★★

① 왜우렁이, 붕어 ② 게, 잉어 ③ 다슬기, 가재
④ 물벼룩, 왜우렁이 ⑤ 돼지, 소

해설 기생충의 중간숙주
① 간디스토마(간흡충) : 제1중간숙주 → 왜우렁이, 제2중간숙주 → 민물고기(붕어, 잉어, 모래무지 · 참게)
② 폐디스토마(폐흡충) : 제1중간숙주 → 다슬기, 제2중간숙주 → 가재 · 게 · 참게
③ 광절열두조충 : 제1중간숙주 → 물벼룩, 제2중간숙주 → 민물고기(연어, 송어, 숭어)
④ 아니사키스(고래회충) : 제1중간숙주 → 갑각류(크릴새우), 제2중간숙주 → 바다생선(고등어, 대구, 오징어), 최종숙주(고래, 물개 등)
⑤ 요코가와흡충 : 제1중간숙주 → 다슬기, 제2중간숙주 → 담수어(붕어, 은어 등)
⑥ 무구조충(민촌충) : 소
⑦ 유구조충(갈고리촌충), 선모충 : 돼지

정답 80. ② 81. ① 82. ① 83. ⑤ 84. ② 85. ④ 86. ①

87 간비대, 복수, 황달, 빈혈 등을 일으키는 기생충은 어느 것인가?

① 요코가와흡충 ② 간디스토마 ③ 폐디스토마
④ 광절열두조충 ⑤ 아니사키스(고래회충)

88 유충이 황달과 담도폐쇄를 일으킬 수 있는 기생충은 어느 것인가?

① 회충 ② 요충 ③ 간디스토마
④ 폐디스토마 ⑤ 편충

89 다음 중 민물고기가 중간숙주인 것으로만 구성된 것은? 중요도 ★

① 갈고리촌충, 간디스토마 ② 민촌충, 폐디스토마
③ 광절열두조충, 간디스토마 ④ 갈고리촌충, 폐디스토마
⑤ 민촌충, 간디스토마

90 다음 중 1/3은 굵고 2/3는 가는 기생충은? 중요도 ★

① 편충 ② 요충 ③ 간흡충
④ 구충 ⑤ 폐흡충

91 폐흡충증의 제1중간숙주는 어느 것인가?

① 왜우렁이 ② 다슬기 ③ 게
④ 가재 ⑤ 민물고기

해설 폐디스토마 : 제1중간숙주 → 다슬기, 제2중간숙주 → 가재 · 게

92 다음 중 폐디스토마의 중간숙주에 해당하는 것은? 중요도 ★★

① 돼지고기 ② 쇠고기 ③ 무, 배추
④ 왜우렁이, 참붕어 ⑤ 다슬기, 가재

93 게, 가재를 덜 익혀 먹었을 때 감염되는 기생충은?

① 폐흡충 ② 민촌충 ③ 선모충
④ 편충 ⑤ 십이지장충

94 담수 중에 있는 게가 중간숙주로 이용되는 기생충은? 중요도 ★

① 폐흡충증 ② 간흡충증 ③ 십이지장충
④ 회충증 ⑤ 요충증

87. ② 88. ③ 89. ③ 90. ① 91. ② 92. ⑤ 93. ① 94. ① 정답

95 제1중간숙주가 다슬기이고 제2중간숙주인 가재를 생식하여 생기는 기생충은? 중요도 ★★★

① 광절열두조충 ② 요코가와흡충 ③ 아니사키스
④ 폐디스토마 ⑤ 간디스토마

96 폐흡충의 기생경로 중 인체에 감염될 수 있는 상태는? 중요도 ★

① 유충 ② 유미유충 ③ 피낭유충
④ 레디아 ⑤ 포자낭 유충

해설 ① 간디스토마와 폐디스토마의 인체 감염형은 피낭유충(Metacercaria)이다.
② 충란 → Miracidium(유모유충) → Sporocyst(포자낭유충) → Redia(Redi유충) → Cercaria(유미유충) → Metacercaria(피낭유충) 형태로 인체에 감염된다.

97 사람의 담관 · 담낭에서도 기생하는 기생충은 어떤 기생충을 말하는가?

① 장트리코모나스 ② 회충 ③ 광절열두조충
④ 이질아메바 ⑤ 요충

98 제1 중간숙주가 물벼룩이고, 제2 중간숙주가 민물고기인 기생충은? 중요도 ★★

① 광절열두조충 ② 간디스토마 ③ 폐디스토마
④ 요코가와흡충 ⑤ 아니사키스

99 제1중간숙주가 물벼룩이고, 제2중간숙주인 송어, 연어의 생식으로 생기는 기생충은? 중요도 ★

① 광절열두조충 ② 간디스토마 ③ 폐디스토마
④ 요코가와흡충 ⑤ 아니사키스

100 광절열두촌충(긴촌충)의 감염원이 될 수 있는 식품은? 중요도 ★

① 채소 ② 민물고기 ③ 돼지고기
④ 가재 ⑤ 소

101 요코가와흡충의 제2중간숙주는 어느 것인가?

① 다슬기 ② 은어 ③ 물벼룩
④ 농어 ⑤ 연어

102 제1중간숙주가 다슬기이고, 제2중간숙주인 담수어를 생식하여 생기는 기생충은 어느 것인가? 중요도 ★★

① 요코가와흡충 ② 광절열두조충 ③ 간디스토마
④ 폐디스토마 ⑤ 아니사키스

정답 95. ④ 96. ③ 97. ③ 98. ① 99. ① 100. ② 101. ② 102. ①

103 제1중간숙주가 크릴새우이고, 제2중간숙주인 고등어, 대구, 오징어의 생식으로 생기는 기생충은?

중요도 ★

① 아니사키스 ② 페디스토마 ③ 간디스토마
④ 요코가와흡충 ⑤ 광절열두조충

104 바다 생선회를 생식하면 감염될 수 있는 기생충은?

① 선모충 ② 사상충 ③ 간흡충류
④ 아니사키스류 ⑤ 유구조충

해설 아니사키스(고래회충) : 제1중간숙주 → 갑각류(크릴새우), 제2중간숙주 → 바다생선(고등어, 대구, 오징어)

105 어패류에 의해 매개되는 기생충이 아닌 것은?

중요도 ★

① 간디스토마 ② 페디스토마 ③ 아니사키스
④ 요코가와흡충 ⑤ 십이지장충

106 다음은 기생충질환과 중간숙주의 연결이다. 틀린 것은?

중요도 ★★

① 간흡충－민물고기 ② 유구조충－돼지 ③ 선모충－돼지
④ 페디스토마－가재 ⑤ 무구조충－채소

해설 무구조충 : 소(쇠고기)

107 기생충의 중간숙주가 맞게 연결된 것은?

중요도 ★

① 간디스토마－고등어 ② 페디스토마－참게 ③ 아니사키스－송어
④ 유구조충－쇠고기 ⑤ 선모충－쇠고기

108 쇠고기를 섭취할 때 감염이 가능한 기생충은?

중요도 ★

① 유구조충 ② 무구조충 ③ 선모충
④ 간흡충 ⑤ 폐흡충

109 야채를 통해서는 감염될 수 없는 기생충은?

① 동양모양선충 ② 요충 ③ 회충
④ 구충 ⑤ 무구조충

110 무구조충의 감염은 다음 어느 식품으로부터인가?

중요도 ★★

① 우육(쇠고기) ② 어패류 ③ 야채류
④ 돈육(돼지고기) ⑤ 과일류

103. ① 104. ④ 105. ⑤ 106. ⑤ 107. ② 108. ② 109. ⑤ 110. ① 정답

111 돼지를 중간숙주로 하는 기생충은 어느 것인가? 중요도 ★★

① 간흡충 ② 회충 ③ 유구조충
④ 구충 ⑤ 요충

해설 ① 돼지고기 : 유구조충, 선모충
② 쇠고기 : 무구조충

112 돼지를 중간숙주(육식감염)로 하는 기생충은 어느 것인가? 중요도 ★

① 선모충 ② 회충 ③ 무구조충
④ 구충 ⑤ 페디스토마

113 다음 중 돼지와 관계없는 질병은?

① 선모충 ② 일본뇌염 ③ 유구조충
④ 톡소플라스마 ⑤ 발진티푸스

해설 발진티푸스 : 이가 전파

114 다음 중 우유매개성 감염병이 아닌 것은?

① 결핵 ② 장염 vibrio ③ 세균성이질
④ 파라티푸스 ⑤ Typhoid fever

해설 장염 vibrio : 바다생선에 의해 전파

115 다음 중 식품위생 개선과 관계가 적은 것은?

① 콜레라 ② 장티푸스 ③ 이질
④ 장결핵 ⑤ 유행성출혈열

해설 유행성출혈열 : 쥐의 뇨(오줌), 타액으로 전파

116 다음 중 서로 올바르게 연결된 것은?

① 페디스토마－왜우렁이－송어 ② 간디스토마－다슬기－가재
③ 광절열두조충－물벼룩－송어 ④ 유구조충－돈육－낭미충
⑤ 무구조충－우육－유충

117 기생충과 숙주와의 관계가 틀린 것은 어느 것인가? 중요도 ★

① 무구조충－소 ② 유구조충－돼지
③ 페디스토마－가재 ④ 간디스토마－잉어
⑤ 광절열두조충－다슬기

정답 111. ③ 112. ① 113. ⑤ 114. ② 115. ⑤ 116. ③ 117. ⑤

118 **기생충 예방을 위한 청정채소 재배란?**

① 깨끗한 채소　② 세척한 채소
③ 분뇨를 사용하여 재배한 채소　④ 화학비료로 재배한 채소
⑤ 퇴비를 사용하여 재배한 채소

해설 청정채소란 화학비료나 수경으로 재배한 채소를 말한다.

05 환경오염과 식품위생(환경위생학 참고)

01 **생물농축(Biological Accumulation)이란 무엇인가?**

① 먹이연쇄의 상위에 있는 생물체에 오염물질의 농도가 증가하는 현상을 말한다.
② 먹이연쇄의 하위에 있는 생물체에 오염물질의 농도가 증가하는 현상을 말한다.
③ 생물을 건조시켰을 때의 무게를 말한다.
④ 생물체의 추출물을 분리하는 작업을 말한다.
⑤ 환경오염 물질이 생체 내에서 분해되는 현상을 말한다.

해설 환경위생학 중 수질오염, 생물농축 참고

02 **자연계의 환경오염 물질이 식품을 통해 인체에 이행될 때에는 어떤 과정을 통해서 이루어지는가?**

① 전이현상　② 먹이연쇄　③ 이화작용
④ 확산작용　⑤ 동화작용

03 **수중 식물연쇄에 관여하지 않는 것은?**

㉮ 식물성 플랑크톤	㉯ 수초	㉰ 어류 · 패류	㉱ 야채

① ㉮, ㉯, ㉰　② ㉮, ㉰　③ ㉯, ㉱
④ ㉱　⑤ ㉮, ㉯, ㉰, ㉱

04 **환경오염 물질의 농도가 높은 먹이를 먹게 되는 고등동물은?** 중요도 ★

① 사슴　② 소　③ 염소
④ 돼지　⑤ 독수리

해설 독수리는 육식동물이므로 식물을 섭취하는 동물보다 오염물질농도가 높은 먹이를 먹게 된다.

05 **다음 중 식품연쇄의 오염경로인 것은?**

① 수계오염　② 수계 및 대기오염　③ 대기 및 폐기물오염
④ 대기 및 토양오염　⑤ 대기 · 수계 및 토양오염

118. ④　05 환경오염과 식품위생　01. ①　02. ②　03. ④　04. ⑤　정답

06 중금속오염을 나타낼 수 있는 야채의 재배지는 어느 곳인가?

① 폐기물 매립지　② 하천　③ 간척지
④ 일반농가　⑤ 도심지의 논

해설 유해폐기물 매립지 : 중금속 유출로 토양이 중금속에 오염되었을 수 있다.

07 환경오염 물질이 식품을 통해 인체에 들어와서 나타나는 증상이 아닌 것은? 중요도 ★

① 발암　② 돌연변이　③ 기형유발
④ 염색체 이상　⑤ 정상세포 증식

해설 생물농축에 의한 유해물질 피해는 세포의 증식과 감소 등을 유발한다.

08 농약을 함유한 식품을 사람이 평생 매일 섭취해도 아무런 지장이 없는 양을 무엇이라 하는가?

중요도 ★

① 1일 섭취 허용량　② 1개월 섭취량　③ 최소 무작용량
④ 평생허용량　⑤ 영구적인 허용량

09 인간이 평생 섭취해도 유해영향이 나타나지 않을 1일당 최대허용섭취량을 나타낸 것은? 중요도 ★

① LD_{50}　② LC_{50}　③ TLm
④ LT_{50}　⑤ ADI

해설 ADI(acceptable daily intake, 유해물질의 1일당 허용 섭취량) : 인간이 평생 섭취해도 유해영향이 나타나지 않을 1일당 최대허용섭취량을 말하며, 사람의 체중 kg당 1일 허용섭취량을 mg으로 나타낸다(mg/kg · day).

10 독성물질의 급성독성을 나타내는 LC_{50}이란 무엇인가? 중요도 ★

① 실험동물의 50%를 치사시키는 양　② 실험동물의 50%를 치사시키는 농도
③ 실험동물의 체내에 존재하는 양　④ 실험동물이 호흡기로 마시는 농도
⑤ 실험동물의 번식이 멈춰지는 양

해설 LC_{50}이란 실험동물의 50%를 치사시키는 농도를 말한다.

11 다음은 LD_{50}에 대한 설명이다. 틀린 것은?

㉮ 실험동물의 50%를 치사시킬 수 있는 양
㉯ LD_{50} 값이 1 이하에서 독성이 극대이다.
㉰ 급성 독성시험에 많이 이용하며, 1회 투여량을 체중 kg당 mg수 또는 g으로 표시한다.
㉱ LD_{50} 값이 높을수록 독성이 강하다.

① ㉮, ㉯, ㉰　② ㉮, ㉰　③ ㉯, ㉱
④ ㉱　⑤ ㉮, ㉯, ㉰, ㉱

해설 LD_{50} 값이 높을수록 독성이 약하다.

정답 05. ⑤ 06. ① 07. ⑤ 08. ① 09. ⑤ 10. ② 11. ④

12 어류에 대한 치사량을 구하는 데 사용되는 단위는?

① LD_{50} ② LC_{50} ③ TLm
④ LT_{50} ⑤ ADI

해설 환경위생학 참고

13 이타이이타이병에서 나타나는 증상은? 중요도 ★

① 안면마비 ② 위장증상 ③ 시력상실
④ 고열 ⑤ 어깨, 허리, 골반의 통증

해설 카드뮴 : 어깨, 허리, 골반의 통증(이타이이타이병)을 호소한다.

14 카드뮴이 인체에 섭취되는 경로와 관계가 없는 것은?

① 음용수 ② 기구, 용기류 ③ 곡물류
④ 어패류 ⑤ 화학조미료

해설 카드뮴의 중독은 생물농축에 의한 것이므로 화학조미료와는 관계가 없다.

15 만성중독 증상으로 체내의 칼슘배설이 증가되어 결국 골연화증을 일으키는 질병은? 중요도 ★

① 미나마타병 ② 이타이이타이병 ③ 유아 피부창백증
④ 구루병 ⑤ 카네미유증

16 카드뮴이 체내에 축적되었을 때 만성적으로 나타나는 질환은? 중요도 ★★★

① 카네미유증 ② 미나마타 질환 ③ 정신질환
④ 이타이이타이 질환 ⑤ 유아창백증

17 이타이이타이 질환은 카드뮴이 인체에 축적되어 만성적으로 나타나는 질환이다. 이 물질은 주로 어느 장기에 장애를 주는가?

① 중추신경 장애 ② 심장장애 ③ 혈액장애
④ 위장관 장애 ⑤ 신장(콩팥)장애

해설 카드뮴이 인체에 축적되면 신장이나 간에 장애를 유발한다.

18 미나마타 질환의 원인물질은 어느 것인가? 중요도 ★

① PCB ② 수은 ③ 카드뮴
④ 망간 ⑤ 아연

12. ③ 13. ⑤ 14. ⑤ 15. ② 16. ④ 17. ⑤ 18. ② 정답

19 만성적으로 나타나는 미나마타 질환의 증상이 아닌 것은 어느 것인가?

① 언어장애 ② 구심성 시야협착 ③ 신장(콩팥)장애
④ 지각이상 ⑤ 운동장애

20 만성적인 오염으로 환경 중의 어패류에서 발생될 수 있는 질환은? 중요도 ★★

① Salmonella 식중독 ② neurotoxin ③ 미나마타병
④ 파킨슨병 ⑤ 비브리오균

21 중금속이 어패류에 축적되어 사지마비를 일으키는 질환은 어느 것인가?

① 카네미유증 ② Nitrosoamine에 의한 발암
③ 미나마타병 ④ 파킨슨씨병
⑤ 조직호흡 장애

해설 유기수은
① 중독 : 미나마타병
② 중추신경 · 말초신경을 마비시킨다.

22 미나마타병의 원인물질인 수은은 무기수은이 수중에서 어떤 것에 의해 유기수은으로 전환되는가?

① 화학적 작용 ② 미생물 ③ 물리적 작용
④ 전이작용 ⑤ 침전

해설 무기수은이 혐기성 미생물에 의해 유기수은으로 전환되어 미나마타병을 유발한다.

23 농약성분에서 유래되어 식품에 오염될 수 있는 중금속은 어느 것인가?

① 아연 ② 주석 ③ 안티몬
④ 수은 ⑤ 비스무트

24 탄고기, 구운고기 등에서 나오는 발암성 물질은? 중요도 ★★

① 벤조피렌 ② 벤젠 ③ THM
④ nitroaniline ⑤ 사염화탄소

25 벤조피렌의 물질은 인체에 어떠한 영향을 주는가? 중요도 ★

① 호흡기질환 ② 위장병 ③ 발암성 물질
④ 빈혈 ⑤ 두통

정답 19. ③ 20. ③ 21. ③ 22. ② 23. ④ 24. ① 25. ③

26 다음 중 PCB가 동물체내에서 가장 많이 축적되는 부위는?

① 근육　② 뼈　③ 혈액
④ 지방층　⑤ 간

해설 PCB
① 지방조직에 축적
② 손톱이나 피부에 흑갈변을 일으킨다.

27 일본에서 미강유(米構油)에 의한 중독사건이 있었다. 원인물질은?　중요도 ★★

① 유기수은　② PCB　③ 카드뮴
④ 잔류농약　⑤ 니트로조아민

28 Poly Chlorinated Biphenyl(PCB)이 식품에 오염되어 나타나는 만성장애는 어느 것인가?

① 미나마타 질환　② 이타이이타이 질환　③ 카네미유증
④ methemoglobinemia　⑤ 파킨슨씨병

29 PCB 오염으로 나타나는 카네미유증의 대표적인 4대 증상이 아닌 것은 어느 것인가?

① 눈에 눈꼽이 낀다.　② 얼굴에 습진모양의 발진이 생긴다.
③ 손바닥에 땀이 난다.　④ 손톱이 변색된다.
⑤ 발이 떨린다.

30 일반적으로 수서동물이나 조류에 잔류량이 높은 물질은?

① 파라치온(농약)　② PCB　③ P
④ 나트륨　⑤ ABS

해설 PCB는 농약보다 수서동물이나 조류에 잔류성이 높고 가축은 상대적으로 낮다.

31 수질오염에 영향을 미치는 계면활성제는 어느 것인가?

① ABS　② PCB　③ DDT
④ n−Hexane　⑤ Phenol

해설 ABS : 미생물에 의해 분해가 어려워 수처리에 영향을 준다.

32 경성세제보다 연성세제가 자연계에서 분해가 잘된다. 연성세제의 분해속도는?

① 2~3주에서 90% 이상 분해　② 2~3개월에서 90% 이상 분해
③ 2~3년에서 90% 이상 분해　④ 2~3일에서 90% 이상 분해
⑤ 1일에서 90% 이상 분해

26. ④　27. ②　28. ③　29. ⑤　30. ②　31. ①　32. ④　정답

해설 세제의 특징
① ABS(Alkyl Benzene Sulfonate ; 경성)세제 : 수중에서 분해가 안 됨, 수중부패생물 사멸, 기포형성, 용존산소 감소 등을 유발한다.
② LAS(Linear akylate Sulfonate ; 연성)세제 : 미생물에 의해 쉽게 분해, P(인) 발생, 부영양화를 유발한다.
③ NTA(Nitrilotriacetic acid)세제 : 수은, 카드뮴 등의 중금속과 결합하여 유독한 물질을 형성한다.

33 폐유나 중성세제는 수중에서 어떤 문제를 야기시키는가?

① 적조를 감소시킨다.
② 어류의 산란, 회유를 돕는다.
③ 패류에 자연독이 축적된다.
④ 용존산소를 감소시키고, 이취를 발생시킨다.
⑤ 먹이연쇄가 길어진다.

34 잔류성과 축적성이 높아 농작물을 통해 인체에 들어와서 건강상의 문제를 일으키는 농약은?

① 유기인계 농약
② 유기염소계 농약
③ 유기수은계 농약
④ 카바메이트계 농약
⑤ 피레스로이드계 농약

35 토양에 잔류성이 큰 유기염소계 농약은? 중요도 ★

① DDT
② DDVP
③ CPT
④ 메틸디메톤
⑤ PMP

해설 ① 유기인제 : DDVP, Diazinon , 메틸디메톤, PMP, EPN, ~thion 등
② 유기염소계 : DDT, BHC(HCH), 엘드린(Aldrin), 디엘드린(Dieldrin) 등

36 DDT의 잔류성이 문제가 되는 이유는? 중요도 ★

① 화학적으로 높은 안정성
② 높은 살균력
③ 높은 분해력
④ 화학적으로 높은 독성
⑤ 화학적으로 낮은 독성

37 생물농축 현상에 의해 체지방에 축적이 되어 중독을 일으키는 물질은?

① 시안
② DDT
③ 황산
④ 유기인
⑤ 아질산

38 환경에서 잔류성이 가장 큰 농약류는 어느 것인가? 중요도 ★

① 파라치온
② 마라치온
③ aldrin
④ 페닐초산수은
⑤ DDT

정답 33. ④ 34. ② 35. ① 36. ① 37. ② 38. ⑤

39 **자연계에서 분해가 어렵고, 식품을 통해 인체에 들어와서 체지방에 축적되는 물질은?**

① 질소산화물 ② 페놀 ③ 유기인화합물
④ 유기염소화합물 ⑤ 과산화물

40 **먹이연쇄 현상과 질병의 연결이 잘못된 것은?** 중요도 ★

① Hg－미나마타 질환 ② Cd－이타이이타이 질환
③ PCB－카네미유증 ④ BHC－뼈에 이상
⑤ 유기인－cholinesterase 억제

해설 ① BHC(benzene hexa chloride)의 특징
㉮ 유기염소계 살충제
㉯ 호흡장애, 순환기장애, 신경장애 등
② Cd, F : 뼈에 이상
③ 비소 : 사지의 색소침착, 흑피증, 피부암 등
④ 납 : 빈혈, 조혈기능 장애, 적혈구 감소 등

41 **식품에 잔류하는 항생물질이 일으키는 공중보건상의 문제점이 아닌 것은?** 중요도 ★

① 식중독균의 증식 ② 급성 · 만성 독성 ③ 알레르기 발생
④ 균교대증 ⑤ 내성균 출혈

해설 항생물질이 일으키는 공중보건상의 문제점
① 항생물질에 의한 균교대증 ② 내성균을 출현시킨다.
③ 만성독성을 야기시킨다. ④ 알레르기성을 유발시킨다.

42 **아민물질과 반응하여 발암 및 돌연변이의 원인이 되는 니트로조아민을 생성하는 물질은?** 중요도 ★★

① 삼염화질소 ② 아질산나트륨 ③ 유동파라핀
④ 과산화수소 ⑤ 붕산

43 **다음 중 헤모글로빈과 결합하여 호흡계의 장애를 일으키는 물질은?**

① 시안 ② 유기인 ③ 불소
④ 비소 ⑤ 크롬

44 **구리에 오염된 굴의 색깔은?**

① 적색 ② 황색 ③ 녹색
④ 무색 ⑤ 검은색

해설 구리 : 인체에 축적성은 낮으나 굴에 축적되어 녹색굴을 생성한다.

39. ④ 40. ④ 41. ① 42. ② 43. ① 44. ③ 정답

45 체내에서 축적성이 가장 낮은 것은 어느 것인가? 중요도 ★

① 수은 ② 아연 ③ 카드뮴
④ 구리 ⑤ 나트륨

해설 나트륨은 배설이 잘되어 농축이 잘 안 된다.

46 다음 중 생물농축 현상이 가장 적게 나타나는 물질은?

① PCB ② DDT ③ Pb
④ Hg ⑤ ABS

해설 ① PCB, DDT, Pb, Hg 등 : 생물농축이 잘된다.
② ABS, Na, 영양염류(N, P) 등 : 농축이 잘 안 된다.

47 먹이연쇄에 크게 관여하지 않는 것은 어느 것인가?

① 플랑크톤 ② 어패류 ③ 목초
④ 사람 ⑤ 소

06 식품첨가물

01 식품첨가물에 정해져 있는 사용기준이란 무엇인가?

① 식품첨가물을 사용할 때 그 대상품목의 종류와 사용량을 규정하는 내용이다.
② 식품첨가물로서 사용 가능한 품목을 정하는 내용이다.
③ 식품첨가물의 품질성분을 정한 내용이다.
④ 식품첨가물의 국가검정 품목을 정하는 내용이다.
⑤ 식품첨가물을 보존하는 방법을 말한다.

02 화학적 합성품을 식품첨가물로 지정받으려면 엄격한 심사를 거쳐야 한다. 다음 중 어느 항목에 가장 중점을 두어야 하는가?

① 식품첨가물로서의 효과를 확인하는 것 ② 식품첨가물의 생산경쟁을 억제하는 것
③ 식품첨가물의 각 기준을 정하는 것 ④ 인체에 대한 안정성을 검토하는 것
⑤ 식품첨가물의 가격

03 다음 중 최근에 식품위생상 문제가 되는 것은? 중요도 ★

① 첨가물 사용빈도의 증가 ② 트랜스지방의 사용량의 감소
③ 기생충질환의 증가 ④ 세균성 식중독의 증가
⑤ 원충류에 의한 중독 증가

해설 최근에 식품위생상 문제는 첨가물 사용빈도의 증가이다.

정답 45. ⑤ 46. ⑤ 47. ④ 06 식품첨가물 01. ① 02. ④ 03. ①

04 식품첨가물을 지정하기 위해 만성독성시험을 할 때 관찰하여야 할 사항이 아닌 것은?

① LD_{50} 측정 ② 암 발생 유무
③ 사망률 ④ 병리학적 검사
⑤ 실험동물의 운동상태, 체중변화 등

05 다음은 식품첨가물에 대한 독성시험을 나타낸 것이다. 이용되지 않는 것은?

㉮ 급성독성시험	㉯ 만성독성시험	㉰ 생물학적 시험	㉱ 영양학적 시험

① ㉮, ㉯, ㉰ ② ㉮, ㉰ ③ ㉯, ㉱
④ ㉱ ⑤ ㉮, ㉯, ㉰, ㉱

06 식품첨가물의 분류에 속하지 않는 항목은 어느 것인가?

① 보존료 ② 착색제 ③ 소포제
④ 탈수제 ⑤ 합성팽창제

07 유지를 함유하는 식품의 산패를 방지하기 위한 첨가물은 어느 것인가?

① 표백제 ② 산화방지제 ③ 탈취제
④ 개량제 ⑤ 피막제

해설 산화방지제 : 유지 식품의 산패를 방지하기 위한 첨가물이다.

08 산화방지제의 효과를 크게 발휘할 수 있는 것은?

㉮ 사탕류	㉯ 분유	㉰ 육류	㉱ 버터

① ㉮, ㉯, ㉰ ② ㉮, ㉰ ③ ㉯, ㉱
④ ㉱ ⑤ ㉮, ㉯, ㉰, ㉱

해설 버터 : 지방 종류이므로 산화방지제의 효과를 볼 수 있다.

09 산화방지제는 일정기간 동안 식품 중의 유지의 산화를 억제한다. 이는 어떤 화합물의 생성을 억제하고자 하는 것인가?

① 유기산 생성억제 ② 아미노산의 생성억제
③ 지방 생성억제 ④ 아민의 생성억제
⑤ 과산화물, aldehyde의 생성억제

04. ① 05. ④ 06. ④ 07. ② 08. ④ 09. ⑤ 정답

10 **식품첨가물로 허용되어 있는 산화방지제가 아닌 것은?** 중요도 ★★

① Butyl hydroxy anisole(BHA) ② Sodium propionate
③ Propyl gallate ④ Tocopherol(토코페롤)
⑤ Dibutyl hydroxy toluene(BHT)

해설 ① 산화방지제 : 디부틸히드록시톨루엔(BHT ; dibutyl hydroxy toluene), 부틸히드록시아니졸(BHA ; butyl hydroxy anisole), 몰식자산프로필(propyl gallate), DL-α-토코페롤(비타민 E=DL-α-tocopherol), L-아스코르빈산(비타민 C) 등
② 프로피온산나트륨(sodium propionate) : 보존료(방부제)이다.

11 **다음 중 에리소르빈산 나트륨의 식품첨가물로서의 용도는?**

① 강화제 ② 어육제품의 방부제 ③ 청량음료의 방부제
④ 어육의 산화방지 ⑤ 아이스크림의 유화제

해설 에리소르빈산 나트륨
① 산화방지제
② 어류, 야채, 변색방지 등에 효과가 있다.

12 **살균제로 허용된 식품첨가물은?** 중요도 ★

① 차아염소산나트륨 ② BHT ③ BHA
④ 몰식자산 프로필 ⑤ 토코페롤

해설 살균제 : 차아염소산나트륨(sodium hypochlorite), 표백분, 고도표백분, 이염화이소시아뉼산나트륨

13 **밀가루 개량제는 표백과 숙성기간을 단축시키고 제빵효과의 저해물질을 파괴시켜 분질을 개량하는 목적으로 사용된다. 다음 중 밀가루 개량제가 아닌 것은?** 중요도 ★★

① 과산화수소 ② 스테아릴 젖산 칼슘 ③ 과산화벤조일(희석)
④ 브롬산칼륨 ⑤ 이산화염소

해설 과산화수소 : 표백제
※ 브롬산칼륨 : 1996.4.26 식품공전법 개정에 따라 삭제되었으나, 위생사시험에는 출제되고 있음

14 **표백과 숙성기간을 단축시키고 제빵효과의 저해물질을 파괴시켜 분질을 개량하는 목적으로 사용하는 밀가루 개량제는?** 중요도 ★

㉮ 과산화벤조일	㉯ 브롬산칼륨	㉰ 스테아릴 젖산 칼슘	㉱ 이산화염소

① ㉮, ㉯, ㉰ ② ㉮, ㉰ ③ ㉯, ㉱
④ ㉱ ⑤ ㉮, ㉯, ㉰, ㉱

정답 10. ② 11. ④ 12. ① 13. ① 14. ⑤

15 표백제가 아닌 품목은 어느 것인가?

① 메타중아황산칼륨 ② 아황산나트륨 ③ 무수아황산
④ 과산화수소 ⑤ 안식향산

해설 안식향산 : 보존료

16 차아황산나트륨, 아황산나트륨의 식품첨가물로서의 사용 용도는 어느 것인가?

① 살균제 ② 산화방지제 ③ 표백제
④ 산미료 ⑤ 보존료

17 인체에 독성이 심하여 사용이 금지된 표백제이다. 그러나 ( )은(는) 최종식품 완성 전에 분해 또는 제거하는 조건으로는 사용이 가능하다. ( ) 안에 들어갈 내용은 어느 것인가?

① nitrogen trichloride ② rongalite ③ 형광표백제
④ 과산화수소 ⑤ 염산

18 식품첨가물에 대한 다음 내용 중 잘못된 것은 어느 것인가?

① 병 포장식품에 합성착색료가 첨가되었을 때는 그 표시를 하여야 한다.
② 합성착향료는 착향의 목적이면 어떤 식품이든 사용해도 된다.
③ 합성살균료는 모두 독성이 크므로 식품에의 첨가는 허용되어 있지 않다.
④ L-글루타민산 나트륨에는 사용기준이 없다.
⑤ 사카린나트륨에는 허용기준이 있다.

19 다음 중 육류의 발색제로 사용되는 아질산염의 작용기전은?

① 혈액 중의 hemoglobin과 반응하여 nitrosohemoglobin을 형성
② 혈액 중의 hemoglobin 형성
③ 혈액 중의 nitrosohemoglobin과 반응하여 oxyhemoglobin을 형성
④ 혈액 중의 nitrosohemoglobin과 반응하여 metahemoglobin을 형성
⑤ 혈액 중의 hemoglobin과 반응하여 metahemoglobin을 형성

20 육류의 발색제 $NaNO_2$의 발색기전을 나타낸 것은?

① Auramine ② CO-hemoglobin ③ Methyl
④ NO-hemoglobin ⑤ Rhodamin B

15. ⑤ 16. ③ 17. ④ 18. ② 19. ① 20. ④ 정답

21 다음 중 식품에 첨가하는 발색제에 대한 설명으로 잘못된 것은?

① 육류 발색제로는 아질산염 등이 사용된다. ② 첨가물 자체는 색이 없다.
③ 식품 자체의 색조를 안정화한다. ④ 야채류에는 황산 제1철이 사용된다.
⑤ 식품을 염색하는 효과이다.

22 야채 절임에 사용이 허용된 발색제는 어느 것인가?

① 황산 제1철 ② 구리 ③ 질산칼륨
④ 식용색소 녹색 3호 ⑤ 삼이산화철

해설 황산 제1철 : 야채의 저장품에 사용할 수 있는 발색제이다.

23 아질산나트륨, 황산 제1철의 식품첨가물로서의 용도는 어느 것인가?

① 감미료 ② 착색제 ③ 산화방지제
④ 피막제 ⑤ 발색제

해설 발색제
① 아질산염 : 어육소시지, 어육햄
② 황산 제1철 : 야채의 저장품에 사용한다.

24 식품에 첨가가 허용되어 있는 식용색소는 어느 것인가?

① 염기성 tar 색소 ② 염기성 유용성 tar 색소 ③ 산성 수용성 tar 색소
④ 산성 유용성 tar 색소 ⑤ 중성 수용성 tar 색소

해설 염기성 색소는 독성을 나타낸다.

25 알사탕에 사용할 수 없는 Tar 색소는 어느 것인가?

① 자색 제1호 ② 적색 제2호 ③ 적색 제3호
④ 황색 제4호 ⑤ 녹색 제3호

해설 식용 Tar 색소 : 녹색 제3호, 적색 제2 · 3 · 40호, 황색 제4 · 5호, 청색 제1 · 2호

26 다음 중 간장 등을 양조할 때 가장 흔히 쓰이는 착색색소는? 중요도 ★

① vanillin ② mantion ③ methionine
④ amine ⑤ caramel

27 증류주에 정제가 안 되고 남아있는 물질은? 중요도 ★

① 납 ② 벤젠 ③ 메탄올
④ 수은 ⑤ 벤조피렌

정답 21. ⑤ 22. ① 23. ⑤ 24. ③ 25. ① 26. ⑤ 27. ③

28 Tar 색소를 사용할 수 <u>없는</u> 식품류는? 중요도 ★

① 청량음료수 ② 과자류 ③ 사탕류
④ 빙과류 ⑤ 버터, 마가린

해설 Tar 색소를 사용할 수 없는 식품류 : 면류, 단무지, 천연식품, 건강보조식품, 유산균음료, 식육 · 어육가공품, 과 · 채가공품, 젓갈류, 버터, 식용유품 등

29 식용 Tar계 색소를 사용할 수 <u>없는</u> 식품은?

① 사탕류 ② 면류 ③ 과자류
④ 빙과류 ⑤ 청량음료

30 식용 Tar 색소의 사용이 허가된 식품은 어느 것인가?

① 사탕류 ② 고춧가루 ③ 케첩
④ 젓갈류 ⑤ 김치류

31 식품첨가물로 사용이 금지되어 있는 Tar 색소는 어느 것인가?

① 적색 제40호 ② 등색 제1 · 2호 ③ 황색 제4 · 5호
④ 적색 제2 · 3호 ⑤ 녹색 제3호

해설 등색 제1 · 2호는 식품첨가물로 사용이 금지되어 있다.

32 식품에서 황색 제4호가 검출되었다. 허용기준에 맞게 사용된 식품은 어느 것인가?

① 젓갈류 ② 생과일주스 ③ 분말청량음료
④ 식용유 ⑤ 면류

33 다음 중 Tar계 허용색소가 <u>아닌</u> 것은?

① tartrazine ② amaranth ③ alura red
④ indigocarmine ⑤ annato water soluble

해설 amaranth : 적색 2호 tartrazine : 황색 4호
indigocarmine : 청색 2호 alura red : 적색 40호

34 다음 Tar계 색소 중 식품첨가물로 허용되어 있지 <u>않은</u> 품목은 어느 것인가?

① sunset yellow ② rhodamin ③ erythrosin
④ fast green ⑤ indigocarmine

해설 ①번 : 황색 5호, ③번 : 적색 3호, ④번 : 녹색 3호, ⑤번 : 청색 2호

28. ⑤ 29. ② 30. ① 31. ② 32. ③ 33. ⑤ 34. ② 정답

35 **Tar계 색소는 사용을 제한하고 있다. 여러 가지 이유 중에서 가장 대표적인 이유라고 할 수 있는 내용은 어느 것인가?**

① 색소가 식품 중에서 반응하여 독성을 야기시킬 수 있기 때문에
② 색소가 식품 중에서 고루 퍼지지 않아 얼룩이 지기 때문에
③ 색소가 식품 자체의 천연의 색상을 위조할 목적으로 사용될 수 있기 때문에
④ 색소가 식품 중에서 식품의 성상을 변화시킬 수 있기 때문에
⑤ 색소 자체가 식품 중에서 첨가물을 형성하기 때문

36 **식용 Tar 색소 알루미늄레이크의 색소 함유량은?**

① 5~10% ② 10~30% ③ 30~40%
④ 40~45% ⑤ 45~50%

해설 식용 tar 색소 알루미늄레이크 : 식용 tar 색소와 염기성 알루미늄염을 작용시켜서 얻은 복잡한 화합물을 알루미늄레이크라 하며 색소함량이 10~30%이다.

37 **Tar 색소 알루미늄레이크가 갖는 장점은?** 중요도 ★★★

① 독성 감소 ② 경제적 ③ 취급용이
④ 분석용이 ⑤ 내광성, 내열성 증대

해설 식용 tar 색소 알루미늄레이크
① 색소와 특수 알루미늄염이 결합된 분말이다.
② 내광성, 내열성이 좋다.

38 **유현탁제로 사용되며 내광성, 내열성이 좋은 색소는 어느 것인가?**

① orange ② butter yellow ③ tartrazine
④ β-카로틴 ⑤ 허용 Tar 색소 알루미늄레이크

39 **마가린, 치즈 등에 사용이 가능한 착색료는 어느 것인가?**

① 적색 50호 ② 등색 2호 ③ β-카로틴
④ 황색 4호 ⑤ 황색 5호

해설 β-카로틴
① 가장 이상적인 착색료이다.
② 천연식품을 제외한 마가린, 치즈, 버터, 식용유, 아이스크림 등에 황색착색료로 사용된다.

40 **빛에 의해 분해되므로 차광 보관하여야 하는 품목은?** 중요도 ★

① 초산 ② 명반 ③ hexane
④ β-카로틴 ⑤ DHA

해설 β-카로틴 : 치즈, 버터, 마가린 등에 많이 사용되는 착색료이지만, 산이나 광선 등에 의해 분해되기 쉽고, 산화되기 쉬운 결점이 있다.

정답 35. ③ 36. ② 37. ⑤ 38. ⑤ 39. ③ 40. ④

41 다음 착색료 중에서 사용이 금지되어 있는 것은 어느 것인가?

① 녹색 3호　② 적색 3호　③ 황색 4호
④ 수한화철　⑤ 캐러멜

해설 ① 수산화철 : 사용이 금지되어 있다.
② 캐러멜 : 천연착색료이다.

42 다음 중 식품에 첨가가 허용된 착색료는 어느 것인가?

① auramine　② butter yellow　③ rhodamine B
④ nitroaniline　⑤ erythrosin

해설 ⑤번 : 적색 3호이므로 허용된 착색료이다.

43 다음 중 단무지에 사용이 허용된 색소는 어느 것인가?

① butter yellow　② sunset yellow　③ erythrosine
④ 천연 그대로가 좋다.　⑤ amaranth

해설 단무지 : 색소 사용금지

44 보존료의 이상적인 조건이라고 할 수 없는 내용은 어느 것인가?

① 식품의 액성에 따라 작용이 선택적일 것
② 무취이고 식품에 의해 변화를 받지 않을 것
③ 미량으로 효력이 있고 내열성이며 사용하기 쉬울 것
④ 위생상 무해하든가 독성이 아주 작을 것
⑤ 식품에 변화를 주지 말 것

45 산형보존료의 효과는 pH에 따라 달라진다. 맞는 내용은 어느 것인가?

① pH가 높을수록 보존효과는 증대한다.
② pH가 낮을수록 보존효과는 증대한다.
③ pH가 7인 영역에서 효과가 가장 크다.
④ pH가 8인 영역에서 보존효과가 가장 작다.
⑤ pH가 9인 영역에서 보존효과가 가장 작다.

46 다음 중 안식향산과 같은 산형보존료는 산성영역에서 그 보존효과가 증대한다. 그 이유로서 타당한 것은?

① 알칼리 영역에서 분해되므로　② 알칼리 영역에서 보존료가 분해되므로
③ 산성 영역에서 분해가 빨리 일어나므로　④ 산성에서 비해리분자가 증대되므로
⑤ 알칼리 영역에서 비해리분자가 증대되므로

41. ④　42. ⑤　43. ④　44. ①　45. ②　46. ④ 정답

47 **보존료는 부패 미생물의 발육을 저지하는 (   )이나 효소의 발효작용을 억제함으로써 방부의 역할을 한다. (   ) 안에 들어갈 말은?**

① 살충작용 ② 정균작용 ③ 부패작용
④ 변패작용 ⑤ 산패작용

해설 보존료
① 미생물의 증식에 의해 일어나는 식품의 부패나 변질을 방지하기 위하여 사용되는 물질을 보존료라 한다.
② 보존료의 역할은 식품 중에서 미생물에 대해 **정균작용**(bacteriostatic)이나 **효소의 발효작용**을 한다.

48 **다음 보존료 중 사용이 금지된 것은?**

㉮ DHA	㉯ sorbic acid	㉰ benzoic acid	㉱ salicylic acid

① ㉮, ㉯, ㉰ ② ㉮, ㉰ ③ ㉯, ㉱
④ ㉱ ⑤ ㉮, ㉯, ㉰, ㉱

해설 보존료 : 데히드로초산(DHA ; dehydroacetic acid), 소르빈산(sorbic acid), 안식향산(benzoic acid) 등
※ DHA : 식품공전에는 삭제되었으나 위생사시험에는 출제되고 있음

49 **다음 보존료 중 사용할 수 없는 보존료는?** 중요도 ★★★

① 안식향산 ② 디히드로초산 ③ 소르빈산
④ 안식향산 에스텔 ⑤ 프로피온산 나트륨

50 **채소류 음료에 쓰이는 보존료는 어느 것인가?** 중요도 ★

① 안식향산나트륨 ② 염산 ③ DHA
④ 소르빈산 ⑤ 프로피온산

해설 ① 안식향산나트륨 : 과실 · 채소음료 및 간장에 사용한다.
② 프로피온산 : 빵, 생과자에 사용한다.
③ 소르빈산 : 식육, 된장, 고추장, 케첩 등에 사용한다.

51 **안식향산 및 염류의 보존료는 어느 식품에 사용 가능한가?** 중요도 ★

㉮ 주류	㉯ 과일	㉰ 식육제품	㉱ 과실 · 채소음료 및 간장

① ㉮, ㉯, ㉰ ② ㉮, ㉰ ③ ㉯, ㉱
④ ㉱ ⑤ ㉮, ㉯, ㉰, ㉱

52 **콜라와 같은 탄산음료에 사용할 수 있는 물질은?** 중요도 ★

① 안식향산 ② 염산 ③ DHA
④ 소르빈산 ⑤ 프로피온산

정답 47. ② 48. ④ 49. ④ 50. ① 51. ④ 52. ①

53 탄산음료수에 첨가되어서는 안 되는 품목은 어느 것인가?

① 구연산　② 등색 1호　③ 설탕
④ 황색 4호 색소　⑤ 칼슘

54 소르빈산 및 그 염류를 보존료로 사용할 수 없는 식품은 어느 것인가?

① 식육제품　② 된장, 고추장류　③ 면류
④ 야채, 과일절임류　⑤ 젖산균 음료

55 식초에 쓰이는 보존료는? 중요도 ★

① 파라옥시안식향산　② 안식향산　③ 안식향산나트륨
④ 데히드로초산(DHA)　⑤ 디히드로초산나트륨

해설 식초의 보존료(보존제) : 파라옥시안식향산(*P*–hydroxybenzoic acid)

56 다음 중 주류에 사용되는 보존료는 어느 것인가?

① Sodium benzoate　② Calcium propionate
③ Sodium propionate　④ acid
⑤ butyl P–hydroxybenzoate(파라옥시안식향 부틸) 〈2009년 삭제〉

57 빵 및 생과자에 사용되는 보존료는? 중요도 ★★★

① 프로피온산 나트륨　② 안식향산　③ DHA
④ 살리실산　⑤ 소르빈산

해설 프로피온산 나트륨 : 빵 및 생과자에 사용되는 보존료이다.

58 DHA의 보존료를 사용할 수 없는 식품은? 중요도 ★

㉮ 치즈	㉯ 버터	㉰ 마가린	㉱ 유산균 음료

① ㉮, ㉯, ㉰　② ㉮, ㉰　③ ㉯, ㉱
④ ㉱　⑤ ㉮, ㉯, ㉰, ㉱

해설 DHA : 치즈, 버터, 마가린 이외에는 사용하지 못한다.
※ DHA : 현재 식품공전법에는 삭제되었으나, 위생사시험에는 출제되고 있음

59 치즈, 버터에 사용하는 보존료는? 중요도 ★★

① 질산　② 안식향산　③ 프로피온산
④ DHA　⑤ 파라옥시안식향산 부틸

53. ②　54. ③　55. ①　56. ⑤　57. ①　58. ④　59. ④ 정답

60 다음 중 식품에 사용이 허용된 방부제는?

① 염산　② DHA　③ urotropin
④ naphthol　⑤ 로단 초산에틸에스테르

61 식육제품, 어육연제품 등에 사용할 수 있는 보존료는 어느 것인가?

① 초산　② 안식향산　③ 살리실산
④ 프로피온산　⑤ 소르빈산

62 다음 중 유해성 보존료가 아닌 것?

중요도 ★

① AF_2　② 붕산　③ 안식향산
④ 불소화합물　⑤ 포름알데히드

63 다른 보존제에 비해 효력은 약하지만 곰팡이의 발육저지 작용이 강한 것은?

중요도 ★

① 소르빈산　② 안식향산　③ 디히드로초산
④ 프로피온산　⑤ 살리실산

해설 소르빈산 : 살균력은 약하지만 곰팡이의 발육저지 작용이 강하다.

64 다음 중 그 연결이 잘못된 것은 어느 것인가?

① 착색료 시험법－모사염색법　② 불허용 감미료－둘신
③ DHA－버터, 치즈, 마가린　④ 인화성 유화제－프로필렌 글리콜
⑤ 사카린 첨가－이유식

해설 ① 허가받은 양 이하로 사카린나트륨을 사용할 수 있는 식품 : 절임류(김치류 제외), 어육가공품, 청량음료(유산균음료 제외), 특수영양식품(이유식 제외)
② 사카린나트륨 사용금지 식품 : 식빵, 물엿, 이유식, 포도당, 벌꿀, 알사탕류

65 다음의 식품 중에서 사카린을 사용해도 되는 것은?

㉮ 식빵, 이유식	㉯ 알사탕, 물엿	㉰ 벌꿀	㉱ 간장

① ㉮, ㉯, ㉰　② ㉮, ㉰　③ ㉯, ㉱
④ ㉱　⑤ ㉮, ㉯, ㉰, ㉱

66 알사탕에 사용할 수 없는 감미료는 어느 것인가?

① Rongalite　② Na－Saccharin　③ Urotropin
④ D－Sorbitol　⑤ 벌꿀

해설 ①번 : 유해표백제, ③번 : 유해보존료
②번은 알사탕에 사용할 수 없는 감미료이다.

정답 60. ② 61. ⑤ 62. ③ 63. ① 64. ⑤ 65. ④ 66. ②

67 다음 감미료 중 최근 사카린의 독성이 논란되어 그 사용을 제한하고 있는 아미노산계열의 감미료는?

① 아스파탐 ② 사카린나트륨 ③ 글리실리친산 2 나트륨
④ 글리실리친산 3 나트륨 ⑤ D – 소르비톨

68 식품첨가물로 허용되어 있는 품목은 어느 것인가? 중요도 ★

① AF2 ② 염산 ③ D – sorbitol
④ phenol ⑤ rhodamine B

해설 허용 감미료 : 사카린나트륨, 글리실리친산 2 나트륨, D-소르비톨, 아스파탐

69 식빵, 이유식, 물엿, 벌꿀 등에는 감미료의 사용이 제한되어 있다. 다음 중 앞의 식품류에 사용가능한 감미료는 어느 것인가?

① 아스파탐 ② 둘신 ③ 소르비톨
④ 스테비오사이드 ⑤ 사카린

70 글리실리친산 2나트륨의 첨가가 허용된 식품은 어느 것인가?

① 벌꿀 ② 간장, 된장 ③ 청량음료수
④ 알코올 음료 ⑤ 물엿

해설 글리실리친산 2나트륨 : 된장, 간장에 한하여 사용이 허가되어 있다.

71 methyl p-oxybenzoic acid는 식품첨가물로 허용되어 있지 않다. 그 이유는 체내에서 분해되어 독성이 있는 무엇을 생성하기 때문인가?

① 알코올 ② fusel oil ③ benzene
④ methyl alcohol ⑤ benzoic acid

72 유화제와 호료로 쓰이는 식품첨가물 중 인화성이 있어 주의를 요하는 품목은 어느 것인가?

① 염산 ② 프로필렌글리콜 ③ 브롬산칼륨
④ 주석산 ⑤ 인산나트륨

73 유화제(계면활성제)로 허용되어 있는 품목이 아닌 것은? 중요도 ★★

① 글리세린 지방산 에스테르 ② 프로필렌 글리콜 지방산 에스테르
③ 대두인지질 ④ 폴리소르베이트 20
⑤ 알긴산나트륨

해설 유화제 : ①·②·③·④번 외, 소르비탄 지방산 에스테르, 자당 지방산 에스테르

67. ① 68. ③ 69. ③ 70. ② 71. ④ 72. ② 73. ⑤ 정답

74 산미료가 아닌 품목은 어느 것인가? 중요도 ★

① 젖산 ② 탄산칼슘
③ 구연산 ④ 초산
⑤ 이산화탄소

해설 허용 산미료 : 초산, 빙초산, 구연산(무수), 구연산(결정), D-주석산, DL-주석산, 글루코노델타락톤, 젖산, 푸말산, 푸말산 1 나트륨, DL-사과산, 이디핀산, 탄산가스(이산화탄소)

75 콜라의 산미료로 사용할 수 있는 것은? 중요도 ★

① 안식향산 ② 인산
③ 안식향산나트륨 ④ DHA
⑤ 파라옥시안식향산

해설 콜라가 일반 청량음료와 다른 점은 카페인을 함유하고 산미료로 인산이 함유되어 있다.

76 식품제조 공정에서 많은 거품이 발생하여 지장을 주는 경우 사용되는 소포제는 어느 것인가? 중요도 ★

① 규소수지 ② 과산화수소
③ 안식향산 ④ 염산
⑤ 아황산나트륨

해설 ① 규소수지 : 소포제
② 과산화수소, 아황산나트륨 : 표백제
③ 안식향산 : 보존료
④ 차아염소산 : 개량제

77 다음 식품첨가물 중 최종식품의 완성 전에 제거해야 하는 품목은 어느 것인가?

① 초산 ② NaOH, HCl ③ 일산화탄소
④ 중조 ⑤ 이산화탄소

78 추출제로 식품에 사용이 허가된 n-hexane의 허가사항은 어느 것인가?

① 식용유지에 소량 함유되는 것은 허용되어 있다.
② 유용성 식품의 추출제로 허가되어 있다.
③ 유용성 색소의 추출에 허가되어 있다.
④ 식용유지의 제조 시에만 허가되어 있다.
⑤ 추출제로서 특별한 식품에의 규제는 없다.

해설 n-hexane 추출제 : 식용유지의 제조 시 유지를 추출하는 목적 외에는 사용해선 안 된다.

정답 74. ② 75. ② 76. ① 77. ② 78. ④

79 다음 중 n-핵산으로 추출할 수 없는 것은? 중요도 ★

㉮ 휘발하기 어려운 탄화수소	㉯ 그리스(grease)유상물질
㉰ 탄화수소 유도체	㉱ 무기물질

① ㉮, ㉯, ㉰ ② ㉮, ㉰ ③ ㉯, ㉱
④ ㉱ ⑤ ㉮, ㉯, ㉰, ㉱

해설 노말핵산(n-핵산) 추출물 측정 원리
① 시료의 pH를 4 이하의 산성으로 하여 노말핵산층에 용해되는 물질을 노말핵산으로 추출하여 노말핵산을 증발시킨 잔류물의 무게로부터 구하는 방법이다.
② 폐수 중의 비교적 휘발되지 않는 탄화수소, 탄화수소유도체, 그리이스유상물질이 노말핵산층에 용해되는 성질을 이용한 방법이다.

80 조미료로 허용된 품목이 아닌 것은 어느 것인가?

① 리보누크레오티드 칼슘 ② 글루타민산 나트륨 ③ 글리신
④ 주석산 ⑤ 사이클라민산 나트륨

해설 사이클라민산 나트륨 : 사용이 금지된 감미료이다.

81 아이스크림, 젤리, 잼 등에 첨가되는 메틸셀룰로오스, 카르복시메틸셀룰로오스의 사용목적은?

① 점도를 높이기 위하여 ② 팽창의 목적 ③ 피막형성
④ 거품방지 ⑤ 변질방지

해설 ① 호료(증점제) : 식품에 대하여 점착성을 증가시키고, 보존 중의 경시변화에 관하여 점도를 유지하고, 미각에 대해서도 점활성을 줌으로써 촉감을 좋게 하기 위하여 식품에 첨가되는 것이 호료이다.
㉮ 종류 : 메틸셀룰로오스, 카르복시메틸셀룰로오스 등
㉯ 메틸셀룰로오스, 카르복시메틸셀룰로오스의 특징 : 맛과 냄새가 없는 백색의 분말이며, 물에 녹아 투명한 풀이 되며 점도가 높다.
② 거품방지 : 소포제
③ 변질방지 : 보존료

82 피막제를 뿌리는 이유를 가장 잘 설명한 것 하나만 선택하라. 중요도 ★★★

① 세균의 침입을 막기 위해
② 호흡작용을 저지하기 위해
③ 신선도를 단기간 유지하기 위해
④ 호흡작용을 제한하여 수분의 증발을 방지하기 위해
⑤ 상품 가치를 높이기 위해

해설 ① 피막제 : 과일이나 채소류의 신선도를 장기간 유지시키기 위해 표면에 피막을 만들어 호흡작용을 제한하여 수분의 증발을 방지하기 위한 목적으로 사용하는 것을 피막제라 한다.
② 허용 피막제 : 몰포린지방산염, 초산비닐수지

79. ④ 80. ⑤ 81. ① 82. ④ 정답

83 **과실이나 과채류의 피막제로 사용할 수 있는 식품첨가물은?** 중요도 ★★

① 파라핀
② 몰포린 지방산염, 초산비닐수지
③ 메틸셀룰로오스
④ 알긴산나트륨
⑤ 글리세린

해설 몰포린 지방산염
① 기름 또는 밀납모양의 물질이다.
② 과실, 과채류에 사용된다.

84 **다음 중 피페로닐부톡시이드의 식품첨가물로서의 용도는?**

① 소맥분 표백제
② 껌기초제
③ 곡류방충제
④ 아이스크림 안정제
⑤ 과실피막제

85 **껌 기초제로 사용할 수 있는 식품첨가물은?** 중요도 ★

① 몰포린지방산염
② 폴리이소부틸렌
③ 사카린나트륨
④ 글리실리친산 2나트륨
⑤ D-소르비톨

해설 허용되는 첨가물
① 껌 기초제 : 에스테르껌, 초산비닐수지, 폴리부덴, 폴리이소부틸렌
② 피막제 : 몰포린지방산염, 초산비닐수지
③ 감미료 : 사카린나트륨, 글리실리친산 2나트륨, D - 소르비톨 등

86 **다음 첨가물 중 껌에 첨가할 수 있는 품목이 아닌 것은 어느 것인가?**

① 실리콘수지
② 초산비닐수지
③ 에스텔껌
④ 폴리부텐
⑤ 폴리이소부틸렌

해설 실리콘수지(규산수지) : 소포의 목적 외에는 쓸 수 없다(소포제).

87 **다음 중 아미노산, 무기물 등의 식품첨가물로서의 용도는?**

① 안정제
② 품질개량제
③ 영양강화제
④ 부형제
⑤ 식품기초제

88 **다음 강화제 중 비타민류는?**

㉮ nicotinic acid	㉯ riboflavin	㉰ DL-α-tocopherol	㉱ L-phenylalanine

① ㉮, ㉯, ㉰
② ㉮, ㉰
③ ㉯, ㉱
④ ㉱
⑤ ㉮, ㉯, ㉰, ㉱

해설 ① 비타민류 : 비타민 B_2(riboflavin), 니코틴산(nicotinic acid), 비타민 E(DL-α-tocopherol)
② 아미노산류 : L-페닐알라딘(L-phenylalanine)

정답 83. ② 84. ③ 85. ② 86. ① 87. ③ 88. ①

89 다음 강화제 중 비타민류가 아닌 것은 어느 것인가?

① tocopherol ② nicotinic acid ③ riboflavin
④ phenylalanine ⑤ ascorbic acid

해설 riboflavin : Vit B_2 tocopherol : Vit E
ascorbic acid : Vit C nicotinic acid : 니코틴산
phenylalanine : 아미노산류

90 다음 중 비타민류 등의 식품첨가물로서의 용도는? 중요도 ★

① 안정제 ② 품질개량제 ③ 영양강화제
④ 이형제 ⑤ 식품기초제

91 다음 중 염화암모늄, 명반, 중탄산나트륨의 용도는?

① 면류의 탈취제 ② 과자류, 빵의 팽창제 ③ 어묵의 조미료
④ 절임식품의 제산제 ⑤ 음료수의 향료

해설 과자류, 빵의 팽창제 : 염화암모늄, 명반, 중탄산나트륨이다.

92 빵의 팽창제는 어느 것인가? 중요도 ★

① 명반, 소명반, 염화알루미늄 ② 몰포린지방산염 ③ D-소르비톨
④ 초산비닐수지 ⑤ 안식향산

93 다음 중 두부에 사용되는 응고제는 무엇인가? 중요도 ★

① 염화나트륨 ② 황산 ③ 염화칼슘
④ 질산칼슘 ⑤ 칼슘

94 "알데하이드"의 특징으로 옳은 것은? 중요도 ★

① 냄새가 난다. ② 소독제이다.
③ 상온 · 상압 하에서 휘발성이 없다. ④ 인체에 무해하다.
⑤ 알데하이드는 산화성을 갖는다.

해설 유기용제

① 유기용제 : 상온 · 상압 하에서 휘발성이 있는 액체에 속하는 것이다.
② 휘발성이 강한 것이 특징인데, 공기 중에 유해가스의 형태로 존재하기도 하며, 쉽게 증발하여 호흡을 통하여 잘 흡수된다.
③ 유기용제의 종류 : 알코올류, 케톤류, 에텔류, 에스텔류, 글리콜류, 알데히드류(알데하이드류), 지방족 및 방향족 탄화수소류, 할로켄 탄화수소류, 이황화탄소 등
④ 증상 : 유기용제의 독성은 그 종류에 따라 다르며, 간장, 신장, 골수 및 신경계에 특징적인 장애를 일으킨다. 대부분의 유기용제의 공통적인 독작용은 중추신경계에 대한 마취작용이다.

※ 알데하이드는 환원성을 가지며, 냄새가 난다.

89. ④ 90. ③ 91. ② 92. ① 93. ③ 94. ① 정답

07 GMO, 방사선조사식품 및 식품공전안전관리기준

01 FDA(미국식품의약품)에서 최초로 승인한 GMO 식품은? 중요도 ★

① 고구마 ② 감자 ③ 오이
④ 토마토 ⑤ 바나나

해설 유전자조작식품(GMO ; Genetically Modified Organism)
① GMO란 "유전자조작 또는 재조합 등의 기술을 통해 재배 · 생산된 농산물을 원료로 만든 식품"을 말한다.
② 약어 GMO, 공식용어는 LGMO(Living Genetically Modified Organism)로 유전자변형농산물 · 유전자재조합농산물(GM Crops)이라고도 한다.
③ 유전자조작식품은 서로 다른 종(種)의 유전자를 결합하는 기술, 즉, 인공적으로 돌연변이를 일으켜 만드는 것으로 같은 종을 교배해 품종을 개량하는 육종과는 다르다.
④ 시장에 본격 출하된 유전자조작식품은 1986년 미국 칼진사가 숙성기간을 연장하여 껍질이 물러지는 것을 방지한 토마토를 개발한 것이 시초이다.
⑤ 1995년 미국의 몬산토사가 처음으로 콩을 상품화하는 데 성공했다.

02 방사선 조사에 의한 보존이 허용된 식품은?

① 과일류 ② 밀가루 ③ 어류
④ 육류 ⑤ 양파

03 다음 방사성 물질 중 반감기가 제일 짧은 것은? 중요도 ★

① 요오드-131(^{131}I) ② 스트론튬-90(^{90}Sr) ③ 세슘-137(^{137}Cs)
④ 코발트-45(^{45}Co) ⑤ 라듐-226(^{226}Ra)

해설 주요 방사성 동위원소의 반감기 및 피해
① 요오드 - 131 (^{131}I) : 8.04일, 갑상선 장애
② 스트론튬 - 90 (^{90}Sr) : 28.8년, 뼈에 침착되어 골수암 · 백혈병 등을 유발
③ 세슘 - 137 (^{137}Cs) : 30.3년, 생식세포에 장애
④ 코발트 - 45 (^{45}Co) : 5.27년
⑤ 라듐 - 226 (^{226}Ra) : 1600년

04 방사성 물질로서 비교적 반감기가 길어서 문제가 되는 핵종은? 중요도 ★

① Sr-90과 Cs-137 ② Co-60과 Zn-65 ③ I-131과 Ba-140
④ Cs-144와 Y-91 ⑤ Zr-95와 Ru-103

05 다음 중 식품오염에 문제가 되는 방사능 물질이 아닌 것은? 중요도 ★

① ^{12}C ② ^{90}Sr ③ ^{60}Co
④ ^{131}I ⑤ ^{137}Cs

정답 7. GMO, 방사선조사식품 및 식품공전안전관리기준 1. ④ 02. ⑤ 03. ① 04. ① 05. ①

06 식품위생에서 문제가 되는 I-131의 표적 장기는? 중요도 ★

① 갑상선 ② 심장 ③ 신장
④ 위 ⑤ 간

07 식품에 함유된 Sr_{90}이 생체에 흡수될 때 가장 친화성이 강한 범위는? 중요도 ★★

① 혈색소 ② 간장 ③ 뼈
④ 심장 ⑤ 근육

08 포장제품을 살균하는 방법은? 중요도 ★★

① 방사선 멸균법 ② 역성비누 ③ 알코올
④ 석탄산 ⑤ 크레졸 비누액

해설 방사선 멸균법 : 침투성이 강하기 때문에 포장 또는 용기 중에 밀봉된 식품을 그대로 조사할 수 있는 특징이 있다.

09 다음 전리방사선 중 인체의 투과력이 가장 약한 것은?

① 알파선 ② 베타선 ③ 감마선
④ 엑스선 ⑤ 델타선

해설 전리방사선의 투과력과 살균력
① 투과력의 크기 : γ선 > β선 > α선
② 살균력이 강한 순서 : γ선 > β선 > α선
③ 전리작용의 크기 : α > β > γ선

10 다음 중 방사선 조사(照射)에 대한 설명 중 옳지 않은 것은? 중요도 ★

① ^{60}Co-γ선, ^{137}Cs-γ선, ^{90}Sr-γ선 등이 이용된다.
② 동위원소에서 방사되는 전리방사선을 식품에 조사하여 미생물을 살균하는 방법이다.
③ 투과력이 약하기 때문에 식품의 심부까지는 살균할 수 없다.
④ 살균, 살충, 생육억제, 품질개량 등의 목적으로 이용된다.
⑤ 안정성을 비롯한 여러 가지 문제점이 남아 있다.

해설 방사선 조사의 특징
① 저온살균법
② 대량으로 처리가 가능
③ 밀봉된 식품을 그대로 조사 : 침투성이 강하기 때문에 밀봉된 식품을 그대로 조사할 수 있다. 즉, 식품의 심부까지 살균할 수 있다.

11 식품에 대한 방사선 오염 허용기준의 단위는 어느 것인가? 중요도 ★

① KGy ② R ③ Rad
④ Roentgen ⑤ Curie

해설 FAO(유엔식량농업기구)의 기준 : 식품조사에 이용되는 선량은 식품에 따라 다르나 "총체평균선량이 10KGy 이하의 방사선을 조사한 식품에는 문제가 없다"라고 한다.

06. ① 07. ③ 08. ① 09. ① 10. ③ 11. ① 정답

12 **다음 중 전리방사선의 단위 중 인체의 피해를 고려한 단위는?** 중요도 ★

① Ci(curie) ② R(Roentgen) ③ REM
④ RAD ⑤ J/cm^2

해설 ① 흡수선량 : 방사선이 매질을 통과할 때 매질이 흡수한 에너지를 나타내는 물리량으로 단위는 Rad, Gy이다.
② 등가선량 : 흡수선량에 생물학적 위해도(피해, 손상)까지 고려한 것이 등가선량이며, 단위는 rem, Sv이다.

13 **방사선에 의한 생물학적 손상정도를 나타내는 전리방사선의 등가선량(equivalent dose) 단위는?**

① Rad(Rd) ② Sievert(Sv) ③ Roentgen(R)
④ Gray(Gy) ⑤ Ci

해설 ① 방사능의 단위 : Ci, Bq ② 흡수선량의 단위 : Rad, Gy
③ 등가선량의 단위 : rem, Sv ④ X-ray의 단위 : mgy(밀리그레이)를 쓰기도 한다.
⑤ Rem ⇒ SV(시버트)로 쓰는 것이 최근 국제적 추세임

14 **방사선이 생체 조직에 흡수되는 정도를 나타내는 흡수선량의 단위는?**

① Bq ② rem ③ R
④ Gy ⑤ Sv

15 **다음 중 생산-제조-유통의 전 과정에서 식품의 위생에 해로운 영향을 미칠 수 있는 위해요소를 분석하고, 이러한 위해요소를 제거하거나 안전성을 확보할 수 있는 단계에 중요 관리점을 설정하여 과학적이고 체계적으로 식품의 안전을 관리하는 제도를 의미하는 용어는 무엇인가?**

① HACCP ② GMP ③ ISO 9000
④ SSOP ⑤ GAP

해설 ① 식품안전관리인증기준(HACCP ; Hazard analysis critical control point, 식품위해요소중점관리기준) 제도는 식품의 원료에서부터 제조, 가공, 유통 및 소비에 이르기까지 모든 단계에서 인체에 위해한 요소를 공정별로 분석하여 이를 중점 관리하는 예방적 위생 관리 제도이다.
② GMP(Good Manufacturing Practice)
㉮ 식품 · 의약품의 안전성과 유효성을 품질면에서 보증하는 기본조건으로서 우수식품 · 의약품의 제조 · 관리의 기준이다.
㉯ 품질이 고도화된 우수식품 · 의약품을 제조하기 위한 여러 요건을 구체화한 것으로 원료의 입고부터 출고에 이르기까지 품질관리의 전반에 지켜야 할 규범이다.
㉰ 미국이 1963년 제정하여 1964년 처음으로 실시하였고, 한국은 1977년에 제정하였다.
③ SSOP(Sanitation Standard Operating Procedures, 위생관리절차)
※ HACCP의 용어로 "식품위해요소중점관리기준"으로 쓰던 것을 "식품위생법 개정"에 따라 2014년 11월 31일부터 HACCP의 용어를 "식품안전관리인증기준"으로 개정하였음

16 **식품위생 위해요소의 발생을 최소화하고자 하는 예방차원의 관리시스템으로 식품안전관리인증기준(식품위해요소중점관리기준)을 의미하는 것은?** 중요도 ★

① HACCP ② GMO ③ THM
④ TLM ⑤ GDP

정답 12. ③ 13. ② 14. ④ 15. ① 16. ①

17 **식품안전관리인증기준(HACCP)에 대한 설명으로 옳지 않은 것은?**

① 식품 생산과 소비의 모든 단계의 위해요소를 규명하고 이를 중점관리하기 위한 예방적 차원의 식품위생관리방식이다.
② 국내에 HACCP 의무적용대상 식품군은 없다.
③ HACCP시스템이 효율적으로 가동되기 위해서는 GMP와 SSOP가 선행되어야 한다.
④ 1960년대 미항공우주국(NASA)에서 안전한 우주식량을 만들기 위해 고안한 식품위생관리방법이다.
⑤ 국내에 HACCP 의무적용대상 식품군이 있다.

18 **HACCP 12단계 중 제일 먼저 하는 것은?** 중요도 ★

① 팀 구성 ② 위해요소분석 ③ 공정흐름도 현장확인
④ 중요관리점 결정 ⑤ 기록보존

해설 HACCP의 12절차 : HACCP 과정에는 12절차가 있는데, 그중 7가지를 떼어 내어 7원칙이라고 부르고, 나머지 5가지는 준비단계라 한다.
① HACCP 팀 구성(준비단계 1) ② 제품설명서작성(준비단계 2)
③ 용도확인(준비단계 3) ④ 공정흐름도작성(준비단계 4)
⑤ 공정흐름도 현장확인(준비단계 5)

19 **HACCP(식품안전관리인증기준, 식품위해요소중점관리기준) 시스템의 적용 7원칙 중 첫 번째(원칙 1)로 해야 하는 것은?** 중요도 ★

① 위해요소 분석 ② 중요관리점 결정
③ 한계기준 설정(관리기준의 설정) ④ 감시방식설정
⑤ 기록보존 및 문서작성 규정의 설정

해설 HACCP 시스템의 적용 7원칙
① 위해요소분석(원칙 1) ② 중요관리점결정(원칙 2)
③ 한계기준설정(관리기준의 설정)(원칙 3) ④ 감시방식설정(원칙 4)
⑤ 개선조치 방법설정(개선조치 강구)(원칙 5) ⑥ 검증절차 및 방법설정(원칙 6)
⑦ 기록보존 및 문서작성 규정의 설정(원칙 7)

20 **HACCP 시스템의 7원칙 중 마지막(7단계)에 해당하는 것은?**

① 중요관리점결정
② 한계기준 설정(관리기준의 설정)
③ 위해요소 분석
④ 개선조치 방법설정(개선조치 강구)
⑤ 기록보존 및 문서작성 규정의 설정

17. ② 18. ① 19. ① 20. ⑤ 정답

21 HACCP 시스템의 적용 7원칙이 아닌 것은?

① 위해요소 분석, 중요관리점결정
② 관리기준의 설정, 감시방식설정
③ 개선조치 방법 설정
④ 기록보존 및 문서작성 규정의 설정
⑤ 일반위생관리기준 설정

22 HACCP에 대한 설명 중 옳지 않은 것은?

① 탈의실은 편의를 위해서 작업장 바깥쪽에 배치한다.
② 화장실에는 손 말리는 기계를 설치한다.
③ 1회용 종이 타월(towel, 수건)
④ 손 세척요령
⑤ 탈의실은 편의를 위해서 작업장 안쪽에 배치한다.

23 식품안전관리인증기준(HACCP, 위해요소중점관리기준)이 아닌 것은?

① 자주적 위생관리체계를 구축한다.
② 위생적이고 안전한 식품의 제조를 도모한다.
③ 안전성 검사를 위하여 마지막 샘플만 검사한다.
④ 회사의 이미지 제고와 신뢰성 향상에 기여한다.
⑤ 식품의 원료에서부터 제조, 가공, 유통 및 소비에 이르기까지 모든 단계에서 인체에 위해한 요소를 공정별로 분석하여 이를 중점 관리하는 예방적 위생관리 제도이다.

24 HACCP 적용을 위한 12 절차 중 준비(예비) 단계에 속하는 것은?

중요도 ★

① 위해요소 분석
② 공정흐름도 작성
③ 개선조치방법 수립
④ 중요관리점 결정
⑤ 모니터링체계 확립

25 다음 〈보기〉와 관련된 정의에 해당하는 용어는?

중요도 ★

HACCP을 적용하여 식품의 위해요소를 예방 · 제거하거나, 허용 수준 이하로 감소시켜 당해 식품의 안전성을 확보할 수 있는 중요한 단계 · 과정 또는 공정을 말한다.

① 위해요소
② 한계기준
③ HACCP 관리계획
④ 중요관리점
⑤ 검증

26 HACCP 시스템의 적용 7원칙 중 한계기준의 확인지표가 아닌 것은?

중요도 ★

① 온도
② 시간
③ 수분활성도
④ pH
⑤ 산소

해설 한계기준의 확인지표 : 온도, 시간, 수분활성도, pH 등

정답 21. ⑤ 22. ⑤ 23. ③ 24. ② 25. ④ 26. ⑤

27 HACCP 시스템의 적용 7원칙의 순서는?

중요도 ★

위해요소분석 → 중요관리점결정 → (　　) → (　　) → (　　) → (　　) → 기록보존 및 문서작성 규정의 설정

① 한계기준설정 → 감시방식설정 → 개선조치방법설정 → 검증절차 및 방법설정
② 개선조치방법설정 → 한계기준설정 → 감시방식설정 → 검증절차 및 방법설정
③ 한계기준설정 → 감시방식설정 → 검증절차 및 방법설정 → 개선조치방법설정
④ 한계기준설정 → 개선조치방법설정 → 감시방식설정 → 검증절차 및 방법설정
⑤ 감시방식설정 → 한계기준설정 → 개선조치방법설정 → 검증절차 및 방법설정

해설 HACCP 시스템의 적용 7원칙
위해요소분석 → 중요관리점결정 → 한계기준설정 → 감시방식설정 → 개선조치방법설정 → 검증절차 및 방법설정 → 기록보존 및 문서작성 규정의 설정

28 GMO 유전자검사 시 (　　) 미만이면 유전자변형식품으로 인정하지 않는다. (　　) 안에 내용은?

중요도 ★

① 3%　② 5%　③ 7%
④ 10%　⑤ 15%

해설 ① 한국에서 유통되는 콩, 콩나물, 옥수수 등은 GMO가 3% 이상 섞일 경우에는 반드시 GMO(genetically modified organism, 유전자변형농산물)를 표시해야 한다.
② GMO 표시기준 : 유럽연합국가 들은 1% 이상, 한국은 3% 이상, 일본은 5% 이상

29 GMO기술 방법은?

중요도 ★

① 아크로박테리아　② 토양박테리아　③ 미생물박테리아
④ 토양곰팡이　⑤ 식물박테리아

해설 ① 아그로박테리움(Agrobacterium) : 재조합 DNA를 식물세포에 주입할 때 사용하는 토양 박테리아를 말한다.
② 아크로박테리아(Agrobacteria) : 세포질 안에 있는 플라스미드의 T-DNA를 식물체 세포속으로 이동시키는 세균류이다. 오늘날 식물형질 전환체를 만들기 위하여 많이 사용된다.

30 최대 무작용량을 사용하는 평가기준은?

중요도 ★

① 만성독성시험　② 급성독성시험　③ 아급성독성시험
④ 무독성시험　⑤ 유독성시험

해설 최대 무작용약량[nonobervableeffectlevel(NOEL)] : 최대 무작용약량이란 일정한 양의 농약을 실험동물에 계속해서 장기간 섭취시킬 경우 어떤 피해증상도 나타나지 않는 최대의 섭취량을 말하며 농약의 만성독성 등에 대한 평가기준이 된다.

27. ①　28. ①　29. ①　30. ①　정답

제4장

위생곤충학

제4장 위생곤충학

1 서론

01 위생곤충학의 정의

"위생곤충학(Medical Entomology)은 의용곤충학(醫用昆蟲學)이라고도 하며, 직접 또는 간접적으로 인간의 건강을 해치는 곤충에 관한 지식을 추구하는 학문"이다. 위생곤충학에서의 곤충이란 절지동물을 의미하며, 최근에는 절지동물을 의용절지동물이란 용어로 사용하는 추세이다.

02 위생곤충학의 발달사

(1) 1878년 Manson : 반크로프티 사상충이 모기 체내에서 감염 상태까지 발육함을 처음으로 증명해 냈다.

(2) 1898년 Ross : 학질모기(얼룩날개모기, Anopheles)가 말라리아를 전파시킨다는 사실을 밝혔다.

(3) 1898년 Simond : 벼룩이 흑사병을 전파시킨다는 것을 입증하여 위생곤충학 발달의 획기적인 전기를 마련하였다.

(4) 1900년 Walter Reed : 황열을 에집트숲모기(Aedes aegypti 모기)가 전파시킨다는 것을 입증해 냈다.

(5) 1909년 Nicoll : 이가 발진티푸스를 전파시킨다는 것을 증명한 사람이다.

(6) 1916년 Cleland : Aedes속 모기가 뎅기열을 전파시킨다는 사실을 밝혔다.

03 곤충의 가해방법

곤충이 인류 보건에 가해하는 방법에는 직접적인 것과 간접적인 것이 있는데, 다음과 같이 분류할 수 있다.

(1) 직접 피해

① **기계적 외상** : 절지동물(등에, 모기, 벼룩, 진드기 등)이 흡혈할 때 피부를 뚫고 들어가기 때문에 상처가 생긴다. 이런 경우를 기계적 외상이라고 할 수 있다.

② **2차 감염** : 물린 상처에 잡균이 들어가 염증을 일으키는 경우, 특히 물린 부위를 손톱으로 긁을 때 2차적 감염이 일어난다.

③ **인체기생** : 파리유충은 위 또는 피부에 기생하여 구더기증(승저증)을 일으킨다. 옴진드기, 모낭진드기, 모래벼룩 등은 피부에 기생하여 옴, 구진, 농포 등 피부병의 원인이 된다.

④ **독성물질의 주입** : 물리거나 쏘일 때 또는 독나방의 독모(毒毛)가 피부에 접촉했을 때 독성물질이 주입되어 여러 가지 증상이 나타난다(지네, 벌, 독거미, 전갈 등).

⑤ **알레르기성 질환** : 알레르기 체질이란 주변환경에 흩어져 있는 여러 가지 미세한 물질이 체내에 주입되거나 피부에 접촉되었을 때 면역학적인 과민반응을 보이는 사람을 말한다. 집먼지진드기, 바퀴, 깔따구 등은 알레르기성 질환을 유발한다.

※ 감염병=전염병, 감염원=전염원

(2) 간접 피해

절지동물이 감염병의 원인이 되는 병원체를 인체 내에 주입하는 경우를 말한다.

① 기계적 전파(물리적 전파)

곤충에 의해 병원체를 **한 장소에서 다른 장소로 운반**하는 역할을 하므로 기계적 전파라 하며, 병원체는 곤충의 체내에서 **증식이나 발육을 하지 않는다.**

예 오물을 섭식하는 동안 파리가 입이나 다리 등에 병원체를 묻혀서 식품 등에 옮겨 놓는 것

㉮ 위생곤충 : **집파리, 가주성 바퀴** 등

㉯ 질병 : **소화기질환(장티푸스, 이질, 콜레라 등), 결핵**, 살모넬라증 등

② 생물학적 전파

병원체가 곤충 체내에서 **발육이나 증식** 등 생물학적 변화를 거침으로써 인체 감염이 가능해지는 경우이다.

곤충이 사람을 흡혈할 때 감염성질병의 병원체를 획득하여 곤충 체내에서 증식·발육시켜 일정한 기간(체외 잠복기)이 지난 다음 사람에게 병원체를 옮기는 것을 생물학적 전파라 한다.

㉮ **증식형** : 곤충의 체내에서 병원체가 **수적으로 증식**한 다음 전파되는 경우이다.

예 **흑사병(페스트), 발진열, 발진티푸스, 이마개재귀열, 뇌염, 황열, 뎅기열 등**

㉯ **발육형** : 곤충 체내에서 병원체가 수적증가(증식)는 없고 **단지 발육**만 하는 경우이다.

예 **사상충증−모기, Loa loa(로아사상충)−등에**

㉰ **발육증식형** : 곤충 체내에서 **증식과 발육**을 함께 하는 경우이다.

예 **말라리아, 수면병(sleeping sickness)−체체파리**

㉱ **경란형** : 증식형에 속하며, 병원체의 일부가 **난소(알) 내에서 증식**하고, 감염된 알에서 부화하여 다음 세대에 자동적으로 감염되는 경우이다. 주로 **진드기매개 감염병**이 이에 속한다.

예 **록키산홍반열, 양충병(쯔쯔가무시병), 진드기매개 재귀열**

(3) 기생충의 중간숙주

개벼룩은 개의 장내 기생충인 개조충, 축소조충, 왜소조충의 중간숙주이다. 사람이 개벼룩을 삼키면 기생충에 감염된다. 게나 가재는 폐흡충의 중간숙주이다.

04 곤충매개질병

말라리아, 일본뇌염, 사상충, 뎅기열, 황열, 페스트(흑사병), 발진열, 발진티푸스, 재귀열, 참호열, 수면병, 록키산홍반열, 쯔쯔가무시병(양충병) 등

05 불쾌곤충

위생곤충은 크게 질병매개곤충과 불쾌곤충(뉴슨스, nuisance)으로 분류할 수 있다.

(1) 불쾌곤충(뉴슨스)

뉴슨스란 질병을 매개하지는 않고 단순히 사람에게 **불쾌감**, **불결감**, **혐오감**, **공포감**을 주는 동물을 말한다.

(2) 뉴슨스 종류 : 깔따구, 노린재, 나방파리, 하루살이, 귀뚜라미, 지하집모기 등

※ **지하집모기** : 대부분의 모기와는 달리 첫 산란은 **무흡혈산란**이 가능하며, 무흡혈산란을 할 경우 흡혈산란 때보다 산란량이 크게 줄어든다.

2 매개곤충의 방제방법

방제(防除) 또는 구제(驅除)는 국민보건상의 문제를 유발하지 않는 수준으로 질병(해충)을 억제(control)하는 것을 말한다.

매개곤충의 방제방법에는 물리적 방법, 화학적 방법, 생물학적 방법 및 통합적 방법으로 나눌 수 있다.

01 물리적 방법

(1) 환경관리

① 정의 : 환경관리란 매개종의 번식을 억제하거나 최소화하고, 사람-매개종-병원체 접촉을 차단하기 위한 **환경위생의 개선**을 들 수 있다. 일반적으로 환경관리에 의한 매개종의 방제는 이들의 **발생원을 제거하거나 감소시킨다**는 점에서 가장 **이상적이고 항구적인 방법**(해충 방제방법 중 근본적이며 **영구적**인 방법)이라 할 수 있다.

② 환경의 물리적 변경 및 조정

㉮ 매개종의 서식처를 제거하는 것

예 저지대의 매몰, 웅덩이 제거, 배수(排水), 침수(侵水), 물의 유속변경, 관개수로의 변경 등

㉯ 사람－매개종 접촉을 차단하기 위한 환경위생의 개선

예 방충망 설치, 모기장 설치 등

③ 환경위생의 개선

㉮ 쓰레기 처리 : 가정용 쓰레기통에는 꼭 맞는 뚜껑을 덮어야 하고 최소한 매주 1회 이상, 가능하면 2회 이상 수거를 하여 파리의 번식을 막는다.

㉯ 청결 : 가옥 내의 청결은 가정해충에게 여러 면으로 불리하게 작용한다.

㉰ 스크린 설치(screening) : 파리, 모기, 깔따구 등 해충이 발생하는 지역에서는 문과 창문에 방충망을 설치하여 해충의 침입을 예방할 수 있다.

(2) 트랩 이용(trapping)

① 트랩을 이용한 해충방제는 오래전부터 사용하여 왔으며, 완전방제가 어렵다.

② 쥐틀, 파리통, 바퀴트랩, 파리를 잡는 끈끈이, 유문등, 살문등(殺蚊燈) 등

(3) 열

① 온도가 높아질수록 공기가 건조하게 되고 곤충은 체내의 수분을 잃게 되어 심하면 죽게 된다.

② 고온에 대한 곤충의 내성은 다르지만 55℃에서 1시간 내에 모든 곤충은 죽는다.

(4) 방사선

식품 가공 시 방사선을 이용한 해충방제를 실시하고 있다.

02 화학적 방법

화학물질을 이용하여 해충을 방제하는 방법이다.

(1) 살충제 : 해충의 방제는 대부분 살충제에 의존하고 있다.

(2) 발육억제제

① 정의 : 곤충의 발육 과정에 관여하는 호르몬의 작용을 방해하여 발육을 억제시키는 약제를 말한다. 즉, 접촉 및 섭취 시 정상적 발육이 저해되어 탈피 과정에서 치사하는 것이다 (유충 ≠ 번데기 ≠ 성충).

예 유충호르몬 주입 : 번데기 또는 성충이 억제되므로 우화 때 치사한다.

② 종류

㉮ 디프루벤즈론(Diflubenzuron) : 곤충의 표피형성을 방해하여 탈피를 억제시키므로 성충에는 효과가 없으며, 알과 발육초기의 유충을 죽인다. 모기, 벼룩, 바퀴, 이, 진드기

등의 위생해충방제에 사용된다.

㉯ 하이드로프렌(hydroprene)

㉰ 키노프렌(kinoprene)

㉱ 메소프렌(methoprene)

㉲ 피리프록시휀(pyriproxyfen)

③ 장점 : 환경오염을 시키지 않으며, 살충제에 대한 내성 문제를 해결할 수 있고, 포유동물에 영향이 없으며, 인체에 독성이 없다.

(3) 불임제 : 생식세포의 핵을 공격하는 것, 즉, 동물의 불임을 유발하는 화학물질을 말한다.

(4) 유인제 : 교미를 목적으로 동종간에 상대성을 유인하는 성페로몬(sex pheromone), 군서성(群棲性) 곤충이 동료를 유인하는 집합페로몬(aggregation pheromone)이 유사물을 합성한 유기물로서 극미량으로 강력한 유인효과를 나타내므로 해충방제에 이용가치가 크다.

03 생물학적 방법

(1) 불임수컷의 방산(放散) : 대상곤충을 인공적으로 대량 사육하여 방사선조사를 하여 수컷을 불임시켜 대상지역에 방사한다.

(2) 포식동물(천적) 이용 : 모기유충을 잡아먹는 물고기 · 잠자리 약충(若蟲) · 딱정벌레유충 등이 있고, 모기나 파리를 잡아먹는 조류 · 잠자리 · 거미 등이 있다.

(3) 병원성 기생생물 : 병원성 기생생물에는 모기유충에 기생하는 선충, 원충생물, 곰팡이, 세균 등이 있다.

04 통합적 방법

(1) 정의 : 통합적 방제란 매개종 발생을 효과적으로 억제할 수 있는 경제성을 고려한 모든 기술과 관리의 이용을 말한다.

(2) 통합적 방제에 이용할 수 있는 기술과 관리

① 개인 방어

② 서식처 관리

③ 발생원 제거

④ 살충제 사용

⑤ 천적 이용

⑥ 불임웅충 방사

⑦ 훈련과 교육 등

(3) 통합적 방제방법의 필수 조건

① 두 가지 이상의 방제방법이 있어야 한다.

② 한 방법의 사용이 또 하나의 방법을 적용시킬 수 있는 여건을 만들어야 한다. 즉, 서로 적용시킬 수 있는 여건 조성이 되어야 한다.

③ 두 가지 이상의 방제방법을 동시에 적용했을 때 서로 방해요인으로 작용해서는 안 된다.

3 살충제

01 종류

살충제(殺蟲劑, insecticide 또는 pesticide)란 곤충을 중독사(中毒死)시키는 약제로서 농림해충을 방제하기 위해서 사용할 때는 농약이라 하고, 위생해충을 방지하기 위해 사용할 때에는 방역용 살충제 또는 살충제라 한다. 살충제의 일반명은 소문자로 시작하고 상표명은 대문자로 시작한다.

살충제는 다음과 같이 분류한다.

- 화학구조에 따라 분류 : 무기살충제와 유기살충제
- **치사시키는 대상**에 따라 분류 : **살란제**(殺卵劑), **살유충제**(殺幼蟲劑), **살성충제**(殺成蟲劑), **살진드기제**
- 침입경로에 따라 분류 : 식독제(食毒劑), 접촉제(接觸劑), 훈증제(燻蒸劑) 등으로 나눈다.

→ **식독제** : 먹었을 때 소화기관에 들어가 살충작용을 하는 약제를 말한다.

예 식독제로 사용되는 것 : **비소, 붕산, 비산동, 염화수은** 등

→ **접촉제** : 곤충의 **외피**에 접촉하였을 때 체내로 들어가 살충작용을 일으키는 약제를 말한다.

→ **훈증제** : 미세한 살충제 입자로 공기 중에 부유하다가 **근충이 호흡**할 때 공기와 함께 **기문을 통해 들어가** 중독 **치사시키는** 약제를 말한다.

(1) 유기염소계 살충제(chlorinated hydrocarbon compound, CH)

① 특징

㉮ 유기염소계는 DDT와 그 유사 화합물 γ-HCH 및 염소화 환상화합물로 구성되며, 모두 **중추** 또는 **말초신경계를 직접 공격**한다.

㉯ **척추동물**에 대한 **독성**이 비교적 낮고, **살충력**이 강하고, **잔류 기간**이 길어서 세계적으

로 널리 사용되어 왔다. 그러나 높은 안정성(persistence)이 환경오염 문제를 야기시킨다는 사실이 밝혀지면서 유기염소계 살충제 사용량이 엄격히 제한되었다. 우리나라는 1970년 초부터 유기염소계 살충제의 사용을 전면 금지하고 있다(유기염소제의 특징은 지속적 잔류효과가 크다).

② 종류

㉮ DDT(디디티)

㉠ DDT의 화학명은 dichlorodiphenyl trichloroethane이다.

㉡ 살충력이 강하고, 포유류에 상대적으로 저독성이라 많은 해충에 사용되어 왔다.

㉢ 비교적 값이 싸다.

㉣ 잔류효과가 길다(살충제 중 장기간 분해하지 않고 환경을 오염시키는 것).

㉤ DDT는 환경오염 성분을 소비자 체내에 축적하여 사용금지하고 있다.

㉯ HCH(에이치씨에이치)

㉠ 영국에서 합성한 살충제로 최근까지 BHC(benzene hexachloride)로 불리어 왔고 아직도 그대로 사용하고 있으나 잘못된 이름으로 세계보건기구에서 HCH (hexachloro-cyclohexan)로 바꾸었다.

㉡ γ-이성체가 살충력이 가장 높다.

㉢ 99% 이상으로 정제한 γ-HCH가 lindane(린덴)이다.

㉰ dieldrin(디엘드린)

㉠ 살충력이 γ-HCH와 비슷하고 DDT보다 몇 배 높다.

㉡ 인체독성이 비교적 높다.

㉱ aldrin(알드린)

㉠ 대기 중에서 산화하여 dieldrin으로 된다.

㉡ 살충력은 dieldrin보다 낮으며 지효성이다.

㉲ chlordane(크로덴) : 경피독성이 높다.

㉳ heptachlor(헵타크로) : chlordane보다 살충력이 강하고 포유류의 독성도 2배 정도 높다.

㉴ endrin(엔드린)

㉠ 접촉제와 식독제로 모든 곤충류에 높은 살충력을 보인다.

㉡ 현재 일부 국가에서 극히 제한적으로 사용되고 있다.

(2) 유기인계 살충제(organophosphorus compound, OP)

① 특징

㉮ 유기인계 살충제는 현재 널리 사용되고 있다.

㉯ 유기인계는 아세틸콜린에스터라아제(acetylcholinesterase, Ach E)라는 효소를 억제하는 살충제이다.

㉰ 유기인계에 중독되면 아세틸콜린 대신 유기인산에스테르가 효소 아세틸콜린에스테라아제

와 결합하므로 아세틸콜린이 축적되어 신경계의 혼돈으로 근육마비가 오고, 치사하게 된다.

㉱ 유기염소계에 비해 안정성이 약하고 가수분해되기 쉽고, 알칼리성물질에도 쉽게 분해된다.

㉲ 유기염소계보다 휘발성이 강하고 잔류 기간이 짧다.

② 종류

㉮ azamethiphos(아자메티포스)

㉠ 접촉 및 식독제로서 모든 곤충류에 살충효과가 좋다.

㉡ 파리, 모기 등의 방제에 사용된다.

㉢ 속효성이다.

㉣ 잔효성이 있다.

㉯ chlorpyrifos(크로피리포스)

㉠ 상품명은 Dusban으로 알려져 있다.

㉡ 속효성이며, 공간살포에 사용된다.

㉢ 모기유충 방제에 널리 쓰이는데 심하게 오염된 수질에서도 효과가 좋다.

㉣ 가정해충 방제에도 많이 쓰인다.

㉤ 인체에 독성이 높으며, 놋쇠를 부식시키므로 사용 후 살포기구를 유기 용매로 잘 씻어야 한다.

㉰ coumaphos(크마포스)

㉠ 상품명은 Coral이다.

㉡ 진드기, 등에, 이 등에 사용된다.

㉱ dizainon(다이아지논)

㉠ 포유류에 저독성이고, 해충에 독성이 강하다.

㉡ 속효성이고, 잔효기간이 비교적 길다(1개월).

㉢ 특히 집파리 방제에 애용된다.

㉣ 파리, 벼룩, 개미, 모기, 바퀴, 진드기 방제에 사용된다.

㉲ dichlorvos(디크로보스, DDVP)

㉠ dichlorvos는 일반명이고 상품명은 DDVP 또는 Vapona로 알려져 있다.

㉡ 포유류 및 인체독성이 높다.

㉢ 강한 훈증작용을 하므로 훈증제로 사용된다.

㉣ 속효성이 있으므로 공간살포용으로 널리 사용되고 있다.

㉤ 경피독성이 높아 중독 위험이 있으므로 살포 작업 시 주의를 하여야 한다.

㉳ dimethoate(디메소에이트)

㉠ 포유류에 저독성, 해충에 독성이 강하다.

㉡ 특히 집파리 방제에 사용된다.

㉢ 식독(埴毒) 및 접촉독(接觸毒)으로서 집파리성충 방제에 널리 쓰인다.

㉳ EPN(이피엔)

㉠ 포유류에 독성이 높다.

㉡ 곤충은 물론 진드기에도 살충력이 뛰어나 **과수해충 방제**에 많이 사용된다.

㉴ etofenprox(에토휀프록스)

㉠ 상품명은 Trebod이다.

㉡ 상당기간 **잔효성**이 있어 모기, 파리, 바퀴 등의 방제에 널리 쓰인다.

㉢ 포유류에 독성이 아주 낮다.

㉵ fenchlorphos(휀크로포스)

㉠ 인체에 독성이 매우 낮고, 위생해충에 살충력이 높다.

㉡ 집파리 방제용으로 사용되는데 잔류분무 또는 공간살포한다.

㉶ fenitrothion(훼니트로티온)

㉠ 상품명은 Sumithion이다.

㉡ **속효성이고, 잔류성도 크다**(2g/m^2으로 잔류 분무 시 잔류 기간은 6개월 이상이다).

㉢ 최근 마이크로캡슐 제제가 개발되어 그 효능이 한층 높아졌다.

㉷ fenthion(헨티온)

㉠ 모기유충 방제에 효과적이다.

㉡ 잔류 기간이 길다.

㉢ 닭, 오리 등 가금류에 독성이 높다.

㉸ fenvalerate(휀바레레이트) : 상품명 Sumicidin이며, 진드기 방제에 효과가 있다.

㉹ malathion(마라티온)

㉠ 포유동물에 **독성이 낮다**.

㉡ 잔류 기간은 4개월이다.

㉢ 점도가 높아 증발속도가 느려 **공중살포**에 **적합**하다.

㉣ 개미, 거미 및 진드기에 살충력이 있으나 우리나라에서는 곤충이 저항성을 나타내고 있어 사용이 감소 추세에 있다.

㉺ naled(나레드)

㉠ 상품명은 Dibrom이다.

㉡ 포유류에 저독성이며, 위생해충에 독성이 강하다.

㉢ 훈증작용을 하고 잔효성이 매우 짧다.

㉣ 속효성이므로 공간살포에 적합하다.

㉤ 철금속 용기를 부식시키는 결점이 있다.

㉥ 모기, 파리, 깔따구 등을 방제하기 위한 ULV연무에 널리 사용된다.

㉱ parathion(파라티온)

㉠ 속효성이며 훈증제로 사용할 수 있다.

㉡ 살충력이 DDT의 10배 정도이다.

㉢ 포유동물에 대한 독성이 살충제 중 가장 높다.

㉣ 특정독물(特定毒物)로 지정되어 있으므로 지정된 사람의 감독하에서만 사용하도록 규정되어 있다.

㉤ 마을 주변에서는 살포할 수 없으므로 방역용 살충제로 사용할 수 없다.

㉲ temephos(템포스)

㉠ 상품명은 Abate이다.

㉡ 모기유충 및 깔따구 유충에는 방제효과가 좋으나, 모기성충에는 살충력이 약하다.

㉢ 수서동물에 해가 거의 없다.

㉣ 인체에 거의 해가 없어 필요시 음료수에도 살포할 수 있다(1ppm 농도).

㉳ trichlorphon(트리크로폰)

㉠ 상품명은 Dipterexd이다.

㉡ 포유류에 저독성, 잔류성이 짧다.

㉢ 파리를 방제하기 위해 미끼와 섞어 사용된다.

(3) 카바메이트계 살충제(carbamate compound, C)

① 특징

㉮ 독작용은 유기인계 살충제와 동일하며 아세틸콜린에스터라아제(acetylcholin-esterase, Ach E)효소와 결합하여 아세틸콜린(acetylcholine) 과다를 초래하여 신경기능을 마비시킨다.

㉯ 포유동물에 대한 독성, 살충력, 잔효성은 유기인계와 거의 비슷하다.

② 종류

㉮ aldicarb(알디카브)

㉠ 상품명은 Temik이다.

㉡ 곤충류와 진드기 등 주로 농업해충 방제용으로 사용된다.

㉢ 인체독성이 아주 높아 피부접촉을 피해야 한다.

㉣ 옥내나 정원 등 가옥 주변에 사용할 수 없다.

㉤ 공중살포도 금지되어 있다.

㉥ 분제(dust)로 사용된다.

㉦ 속효성이고, 2~3개월의 잔류성이 있다.

㉯ bendiocarb(벤디오카브)

㉠ 상품명은 Ficam이다.

ⓑ 잔효성이 상당히 길다.

ⓒ 개미, 바퀴, 이, 진드기 등 옥내 · 외에서 기어다니는 해충을 방제하기 위한 잔류분무용으로 널리 사용된다.

ⓓ 파리, 모기 방제에도 많이 사용된다.

㉰ benfuracarb(벤프라카브)

ⓐ 상표명은 Oncol이다.

ⓑ 잔효성이 있어 흡혈노린재 등 방제목적으로 잔류분무한다.

㉱ carbaryl(카바릴)

ⓐ 상표명은 Sevin이다.

ⓑ 카바메이트계 중 가장 널리 사용되고 있다.

ⓒ 포유류에 저독성이며, 곤충류와 진드기류에 살충력이 강하다.

ⓓ 집파리에 대한 방제효과는 좋지 않다.

㉲ carbofuran(카보후린)

ⓐ 상표명은 Carbodan, Furadan 등이다.

ⓑ 농업해충용으로 접촉 및 식독제로 사용된다.

㉳ propxur(프로폭서)

ⓐ 상표명은 Baygon 또는 Aprocarb이다.

ⓑ 접촉제 및 식독제로 널리 사용된다.

ⓒ 속효성이고, 잔류성이 있다(2g/m^2 농도에서 3~4개월).

ⓓ 해충 전반에 걸쳐 방제효과가 있다.

ⓔ 모기, 바퀴, 파리, 개미, 노린재류, 거미, 진드기 등 위생해충에 살충력이 강하다.

㉴ 기타 : cartab(카탑), fenoxycarb(훼녹시카브), isoprocarb(아이소프로카브), metolcarb(메톨카브), pirimicarb(피리미카브), pirolan(피로란)

(4) 피레스로이드계 살충제(pyrethroid compound, P)

① 특징

㉮ 인축에 저독성인 반면, 강력한 살충력을 가지고 있는 살충제이다.

㉯ 속효성이 있고, 잔류성이 없어, 실내 · 항공기내의 공간살포용으로 적합하다.

㉰ 녹다운(knockdown) 후 회복률이 높다. 따라서 보완을 위해 효력증강제와 혼용한다.

㉱ 독성작용은 중추신경절을 공격한다.

㉲ 저온시 효과가 더 높다.

② 종류

㉮ pyrethrin(피레스린)

ⓐ 피레스린은 식물에서 추출한 것으로 속효성이며 포유류에 저독성으로 널리 사용되고 있다.

㉡ 태양광선에서 신속히 분해되어 **잔효성이 없다.**

㉢ 어둡고 산화방지되는 곳에 저장한다.

㉣ 속효성이고, 녹다운 효과가 큰 반면 회복률도 높다.

㉤ 살충력을 높이기 위해 **효력증강제와 혼용**한다(효력증강제인 piperonyl butoxide : 피레스린=10 : 1).

㉯ **합성 피레스로이드계**

㉠ 특징 : 살충력이 다른 **약제보다 월등히 강**하면서 **포유동물에 저독성인 장점**이 있다.

㉡ 종류 : tetramethrin(테트라메스린), allethrin(아레스린), cyfluthrin(싸이흐르스린), barthrin(바스린), dimethrin(디메스린), permethrin(퍼메스린, EXMIN), phenothrin(페노스린, 상품명 Sumithrin)

(5) 효력증강제(synergist 또는 activator)

① 효력증강제란 **자체로는 살충력이 전혀 없지만** 살충제와 **혼합하여 사용**하면 **살충제의 효능**이 단독 사용시보다 **현저하게 증강**되는 약제를 말한다.

② 일명 **협력제(協力劑)**라고도 한다.

③ 효력증강제는 **피레스로이드계** 살충제와 **혼합**하여 사용한다.

④ 곤충 체내에서 분비하여 무독화작용을 하는 **효소를 공격**한다.

⑤ **종류 : piperonyl butoxide(피페로닐 브톡사이드), sesamin(쎄사민)** 또는 sesamex(쎄사멕스), sulfoxide(쎌폭사이드), **DMC(디엠씨), piperonyl cyclonene(피페오닐 사이크로닌)** 등

(6) 기피제(repellent)

① 살충력이 없으므로 **살충제는 아니다.**

② **곤충이 싫어하고 기피하는 화학물질**로서 적당한 방법으로 제제하여 곤충의 **접근 · 공격 · 침입 등을 방어**하기 위해 사용한다.

③ 진드기나 벼룩처럼 기어오르는 해충을 방제할 때 의복의 소매나 하의(下衣)의 밑 부분에 처리하면 1~2주간 효과가 지속된다.

④ 기피제는 크림이나 로션, 에어로솔, 액체 또는 분말 등이 있다.

⑤ **종류**

㉮ **benzyl benzoat(벤질벤조에이트) : 기피작용**도 하고, **속효성이며**, 살(殺)진드기계(acaricide)로 진드기를 쫓아낼 뿐만 아니라 옷에 붙어도 죽일 수 있으므로 널리 사용한다.

㉯ 기타 : **dimethyl phtalte(DMP)**, ethyl hexamediol(**Rutgers 612**), dimethyl carbate (Dimelone), diethyltoluomide(**Deet(디트) 또는 Autan**) 등

02 제제(formulation)

제제란 원체(原體, technical grade : 100%의 살충제)를 사용 목적에 따라 여러 형태 및 농도로 만들어 판매하는 것을 제제라 한다.

판매되고 있는 제제는 다음과 같은 것이 있는데, 대부분 고농도로 이를 원제(原劑, concentrate)라 한다.

(1) 수화제(水和劑, WP, w.d.p.)

① 수화제는 wettable powder(WP) 또는 water dispersible(w.d.p.)라고 한다.

② 살충제 원체에 증량제(탈크, 규조토, 고령토, 베트나이트)와 친수제 및 계면활성제를 가미한 분말이다(원체+증량제+친수제+계면활성제).

③ 잔류분무에 적합하다.

④ 흡수력이 강한 벽면(흙벽, 시멘트벽, 석회벽 등)에 적합하다.

⑤ 단점

㉮ 흰 자극이 생겨 미관상 좋지 않다.

㉯ 분무 시 분무기를 흔들어 주어야 한다.

(2) 유제(乳劑, emulsifiable concentrate, EC)

① 살충제 원체를 용매(solvent)에 용해시킨 후 유화제(emulsifier)를 첨가한 것이다(원체+용매+유화제).

㉮ 용매 : methylnaphthalene, xylene, toluene 등

㉯ 유화제 : triton

② 공간 및 잔류분무용으로 사용된다.

③ 흡수력이 약한 벽면(타일벽, 니스나 페인트칠을 한 벽, 벽지 바른 벽 등)에 적합하다.

④ 부착성, 확산성, 침투성이 있어 효력이 우수하다.

(3) 용제(溶劑, solution, S)

① 살충제 원체를 유기용매로 용해시키고 안정제를 첨가한 것이다[원체+유기용매(석유, 경유)+안정제].

② 유기용매 : 석유, methylnaphthalene, xylene 등

③ 공간살포용으로 쓰인다.

④ 흡수력과 침투력이 강하다.

(4) 수용제(水溶劑, soluble powder, SP)

① 수용성 원체에 물을 첨가하여 수용액(水溶液)을 만들어 살포한다(수용성 원체+물).

② 사용방법이나 용도는 유제와 유사하다.

(5) 분제(紛劑, Dust, D)

① 살충제 원체를 증량제의 분말에 침투시킨 제제이다(원체+증량제).

② 농도 : 살포농도는 1~5%로 제제되어 있어서 **희석하지 않고** 그대로 **사용**한다.

③ 입자의 크기 : 100μm 이하

④ 이, 벼룩, 빈대 등 방제에 사용된다.

(6) 입제(granule, G)와 부리켓(briquet)

① 살충제 원체와 증량제를 혼합하여 물과 점결제(아교, 아라비아고무)를 섞고 여기에 계면활성제나 전분 같은 붕괴촉진제를 첨가하여 일정한 모양의 덩어리로 만든 것이다(**원체+증량제+점결제+계면활성제나 붕괴촉진제**).

② 입자크기 : 0.5~2.5mm, 5~7cm

㉮ 0.5~2.5mm 정도의 작은 입자로 만든 것이 입제(granule)이다.

㉯ 직경 5~7cm의 도너스형의 큰 덩어리로 만든 것이 부리켓(briquet)이다.

③ 입자형태 : 구형, 절편형, 압출형, 부정형

④ 잔류 기간이 길다.

(7) 마이크로 캡슐(microcapsule)

① **기존약제의 결점을 보완**하고 보다 안전하고 효능을 향상시킬 수 있는 새로운 제제로 개발된 것이 마이크로 캡슐이다. 즉, 마이크로 캡슐이란 **살충제 입자에 피막(皮膜)을 씌우**는 것이다.

② 마이크로 캡슐 **입자의 크기**와 피막 **두께**의 비가 **살충효과를 좌우**하는 주요요인이 된다.

③ **마이크로 캡슐의 입자 크기**는 목적에 따라 다르지만 대체로 크기는 **20~30μ인 것이 좋다**.

④ **장점**

㉮ 인체에 **안정성이 높**다.

㉯ **잔류 기간을 연장**시킬 수 있다.

㉰ 살포 후 **냄새가 없**다.

㉱ 독먹이로 사용 시 약제의 **기피성을 감소**시킨다.

03 살충제의 인체독성

(1) 일반적으로 쥐를 시험동물로 하여 **경구 및 경피** 독성을 **중앙치사량**(中央致死量, LD_{50} ; **공시동물**(供試動物)의 **50%를 치사시킬 수 있는 살충제 양**)으로 표시하여 살충제의 **인체독성을 비교평가**한다.

① LD_{50}은 수치가 적을수록 독성이 강한 것이다.

예 파라티온 LD_{50}(mg/kg) : 3>마라티온 LD_{50}(mg/kg) : 100>DDT LD_{50}(mg/kg) : 118>나레드 LD_{50}(mg/kg) : 250

쥐의 급성독성에 의한 살충제 분류

독성등급 경구	경구 LD_{50}(mg/kg)	경피 LD_{50}(mg/kg)
6 : 맹독성	<5	<20
5 : 고독성	5~50	20~200
4 : 중독성	50~500	200~1,000
3 : 저독성	500~5,000	1,000~2,000
2 : 경미독성	5,000~15,000	2,000~20,000
1 : 실질적인 무독성	>15,000	>20,000

위험도에 의한 살충제 분류

위험등급	경구 LD_{50}(mg/kg)		경피 LD_{50}(mg/kg)	
	고체	액체	고체	액체
극도위험	<5	<20	<10	<40
고도위험	5~50	20~200	10~100	40~400
중도위험	50~500	200~2,000	100~1,000	400~4,000
저도위험	>500	>2,000	>1,000	>4,000

② **살충제의 위험도** : 동일 살충제, 동일 농도의 경우 제제에 따라 **위험도는 용제>유제>수화제>분제>입제** 순이다.

(2) 살충제 사용 시 중독사고를 예방하기 위한 조치

① 살포기구의 **철저한 점검**

② 살충제의 적절한 방법의 운반 및 보관

③ 살충제 살포 감독자 및 작업자에 대한 적절한 **훈련교육**

④ 중독자에 대한 의사의 신속한 응급치료를 가능하게 하는 보건망 설치

⑤ 작업자의 **보호기구**(모자, 장갑, 방독마스크 등) **착용 의무화**

⑥ 사용한 용기의 폐기 등

(3) 살충제 살포 작업 시 주의할 점

① **보호용 장비를 착용 및 휴대**

② **바람을 등에 업고** 바람 쪽으로 후진하면서 **살포**

③ 살포 후 기구세척

④ **살포기구를 점검**

⑤ 사용한 용기의 폐기 등

(4) 살충제의 조건

① 가격과는 별 관계가 없다.

② 환경을 가능한 오염시키지 말아야 한다.
③ 다른 약제와 혼용해도 약효가 떨어져서는 안 된다.
④ 인축 독성이 낮거나 없어야 한다.

04 살충제에 대한 곤충의 저항성

(1) 저항성(resistance)

① 저항성이란 한 살충제에 대해 감수성을 보이던 곤충이 동일지역에서 본 살충제에 의해 방제가 불가능한 경우를 저항성이 생겼다고 한다(즉, 대다수의 해충을 치사시킬 수 있는 농도에서 대다수가 생존할 수 있는 능력이 발달되었을 때).
② 저항성은 후천적 적응이 아니고 선천적인 단일 유전자에 의한 것이므로 저항성 발전 요인은 살충제 사용 이전에 이미 개체군의 일부 개체에 존재하고 있다.
③ 저항성이 생기는 정도나 속도는 개체군의 크기, 접촉빈도, 곤충의 습성이나 유전인자의 성격 등 여러 요인에 의하여 결정된다.
④ 단일 유전자에 의한 저항성을 생리적 저항성(physiological resistance)이라 한다.
⑤ 살충제 자체가 저항성을 나타내는 유전자의 돌연변이를 유발하지 않으며, 정상적으로 일어나는 돌연변이 발생 비율이 증가하지도 않는다.

(2) 생태적 저항성(behavior resistance)

① 살충제에 대한 습성적(習性的) 반응이 변화함으로써 치사량 접촉을 피할 수 있는 능력을 생태적 저항성이라 한다.
예 DDT가 가장 대표적인 예로서 모기는 옥내 휴식습성이 옥외 휴식습성으로 변한 경우가 있다.
② 단일 유전인자에 의한 발현이다.

(3) 교차저항성(cross resistance)

① 어떤 약제에 저항성일 때 유사한 다른 약제에도 자동적으로 저항성이 생기는 것을 교차저항성이라 한다.
② 단일 유전인자에 의한 생리적 저항성의 경우에만 해당된다.

(4) 내성(vigour tolerance)

① 단일 유전자에 의한 특수방위기능(specific defence mechanism)이 아닌 다른 요인에 의하여 살충제에 대항하는 힘이 증강되었을 경우를 내성이라 한다.
② 내성 요인 : 체중 증가, 다리 부절의 각질이 두꺼워지는 것, 2차적 생리적 기능을 강하게 발전시키는 것 등

05 살충제의 적용방법

(1) 독먹이법

① 살충제를 곤충이 좋아하는 먹이와 함께 혼합한 독먹이(poison bait 또는 bait)로 곤충을 유인하여 식독(食毒)시키는 방법이다.

② 방제시 독먹이법을 사용하는 곤충 : 개미, 바퀴, 파리, 벌 등

③ 살충제의 혼합비율은 기피현상을 유발할 수 있으므로 최소화한다.

㉮ 무기물인 경우 : 2~3%

㉯ 유기살충제인 경우 : 액체 먹이에는 0.1~0.5%, 고체 먹이인 경우 0.5~2% 사용한다.

㉰ 액체를 미끼먹이로 사용할 때는 당밀이나 설탕(10%)에 살충제를 섞어 사용한다.
(당밀 · 설탕(10%)+살충제)

(2) 공간살포

① 공간살포는 대상해충이 활동하거나 숨어 있는 장소의 공간으로 살충제를 미립자로 분사시키는 방법이다.

② 살충제는 공기 중에 확산되거나 바람을 따라 흘러가다가 곤충의 몸에 접촉하여 치사시키는 방법이다.

③ 입자가 작을수록 부유 시간이 길고 접촉 기회가 높아진다.

④ 극미량 연무는 증발시간을 지연시키는 가장 좋은 방법이다.

⑤ 입자가 1μm 이하는 도달하기 전에 증발하므로 효과가 없다.

⑥ 입자의 크기 : 1~50μm

⑦ 최적입자의 크기 : 모기 10~15μm, 파리 15~20μm

⑧ 잔류효과가 없고, 공간살포의 살충력은 20~30분 정도 있다.

⑨ 공간살포 방법에는 다음과 같은 것이 있다.

㉮ 에어로솔(aerosol bomb)

㉠ 살충제 원체를 유기용매에 희석한 용액과 LPG, 디메틸에테르 등 비점(沸點)이 극히 낮은 물질을 25lb/in^{2}로 압축 액화한 분사제를 혼합하여 내압 금속용기에 넣어 살충제 용액을 30μ 이하의 미립자로 공중에 확산시키는 방법이다.

㉡ 입자의 크기 : 30μm

㉢ 분사량 : 1cc/초

㉯ 가열연무(thermal fogging 또는 가열연막)

㉠ 살충제 용제(溶劑)를 석유 또는 경유로 희석한 용액이 400~600℃의 연소실을 통과한 공기에 밀려나가는 순간, 경유는 기화(氣化)되고 경유에 용해되어 있던 살충제도 대부분 0.1~40μ(5~15μ)으로 미립화되어 에어콤프레서의 힘으로 배출시키는 방법이다.

㉡ **연무작업 : 밤 10시** 후부터 **새벽 해뜨기 직전**까지가 좋다. 즉, **해진 후**(7~10시)나 **새벽**(5~7시)이 좋다.

㉢ **풍속 : 무풍** 또는 **10km/hr 이상**일 때는 살포할 수 **없다**.

㉣ **분사구**(Nozzle, **노즐**) : 풍향쪽(풍향을 가로지르도) **30~40°로 하향**한다.

㉤ **분사량 :** 분사량은 최대한으로 증가시킨다(대형인 1,200형은 최대 분사량이 120gal/hr). **자동차 장착용** 가열연무기는 **평균분사량**이 **시간당 40갤런(40gal/hr)**이다.

※ 1gal(갤런) : 3.78l

in^2=Square inch

1lb(libra) = 0.453kg

가열연무 시 속도와 살포면적

항 목	휴대용	차량용
속도	1km/hr	8km/hr
살포면적	1ha/hr	40ha/hr
살포폭	5~10m	50m

㉰ **극미량연무**(ULV, ultra low volume 또는 cold fogging)

㉠ **극미량연무**는 살포기구의 내부구조를 특수 제작하여 물리적 방법으로 살충제 **입자를 50μ 이하**로 미립화하여 살포하는 것이다. 살충제 원제가 강한 에어콤프레서의 힘으로 좁은 공간을 빠져나가면서 입자가 미립화하는 방법이다.

㉡ 경유로 **희석할** 필요가 **없고 고농도**의 살충제 **원제를 살포**하므로 분사량이 시간당 1갤런 내외로 극히 미량이고, 최대 분사량도 5gal/hr 이내이다.

㉢ **극미량연무**시 살충제 **입자의 크기는 5~50μ**로 가열연무(0.1~40μ)보다 약간 크다.

㉣ **노즐**(Nozzle)을 **45° 각도로 상향**(上向) 고정한다.

㉤ **장점**

ⓐ 석유나 경유와 같은 **희석용매가 필요 없어 경비가 절약**된다.

ⓑ 작업 시간과 운행 경비가 절감된다.

ⓒ **고열**에 의한 **살충제의 손실**과 입자의 **증발**을 **닥을** 수 있으므로 **살충효과**가 가열연무보다 **좋다**.

ⓓ 연막에 의한 **교통사고**의 위험이 **적다**.

> **참고**
> 항공기 극미연무 : 노즐을 항공기가 비행하는 전방으로 향하게 설치하여 100~200μ로 분사되는데, 살충제 입자가 비행 속도에 의한 강한 공기 저항에 부딪쳐서 50μ 내외로 미립화한다.

(3) 미스트(mist)

① 분사되는 살충제 입자가 50~100μ인 경우를 미스트라 한다.

② 분사구 안에 부착된 노즐에서 분사되는 입자가 팬(fan)에서 일어나는 강한 바람에 부딪혀 미립화하면서 전방으로 분사되게 하는 방법이다.

③ 공간 및 잔류분무의 효과도 낼 수 있다.

④ 모기, 독나방유충, 파리, 진드기, 벼룩 등의 방제를 위해 풀숲, 늪, 공원, 쓰레기처리장 등에 살포하고, 모기발생장소에 살포하면 성충과 유충을 동시에 방제할 수 있다.

⑤ 단점

㉮ 입자가 연무보다 커서 공간살포에 이상적이지 못하다.

㉯ 입자가 잔류분무보다 작아 잔류효과를 내지 못한다.

(4) 잔류분무(residual spray)

① 살충제 희석액을 100~400μ의 큰 입자로 분사하는 것을 분무(spray)라 한다.

② 잔류분무란 효과가 오래 지속되는 약제를 표면(벽의 표면)에 뿌려 대상해충이 접촉할 때마다 치사시키는 방법이다.

예 모기의 성충을 방제하기 위하여 벽의 표면에 물약을 뿌리는 것

③ 잔류분무 시 가장 중요한 것은 희석농도에 관계없이 희석액이 벽면에 $40cc/m^2$이 되도록 살포되어야 한다. 벽면에 $40cc/m^2$로 분무하는 요령은 다음과 같다.

㉮ 탱크 내 공기압력 : $40lb/in^2$

㉯ 노즐과 벽면과의 살포거리 : 46cm

㉰ 살포 거리를 46cm로 하면 살포폭(swath)은 75cm가 된다.

㉱ 속도 : 2.6m/6초

∴ 6초에 $1.95m^2$(0.75m×2.6m)의 벽면을 살포한다.

④ 잔류 기간은 동일한 약제라도 분무장소의 재질, 온도, 일사(日射) 등에 따라 다르다.

㉮ 재질 : 유리 · 타일>페인트칠한 벽>시멘트벽>흙벽

㉯ 온도 : 저온>고온

㉰ 일사(日射) : 그늘>햇볕

⑤ 잔류량 결정요인 : 농도, 분사량, 분사속도, 분사거리

⑥ 분사구(노즐)는 잔류분무의 장소에 따라 다음과 같이 선택한다.

㉮ 부채형(flat fan)

㉠ 부채형은 표면에 일정하게 약제를 분무할 때 분사구가 가장 좋다.

예 뇌염모기를 방제하기 위하여 축사벽에 잔류분무를 하고자 할 때 분무기의 노즐(분사구)은 부채형을 이용한다.

㉡ 부채형으로 8002호, 8004호, 5004호, 50015호 등이 있다(앞의 두 숫자는 분사각도, 나머지 숫자는 분사량을 의미함).

㉓ 8002 : 분사각도 80°, 분사량 0.2gal/min(탱크 내 공기압 40lb/in²)이다.

㉓ 50015 : 분사각도 50°, 분사량 0.15gal/min이다.

㉢ 8002호 노즐이 많이 쓰인다.

㉯ 직선형(solid stream)

㉠ 해충(바퀴 등)이 숨어 있는 좁은 공간 깊숙이 분사할 때 사용한다.

㉡ 001호, 000021호 등이 있다.

㉰ 원추형(cone)

㉠ 다목적으로 사용한다.

㉡ 모기유충 등 수서해충 방제시 적합하다.

㉱ 원추-직선 조절형(adjustable cone jet) : 직선형과 원추형으로 필요에 따라 조절할 수 있는 노즐이다.

(5) 분제와 입제 살포

① 분제

㉮ 분제(粉劑) 살포는 곤충의 접촉이 빈번한 장소에 잔효성 살충제 입자를 잔존시켜 장기간 살충효과를 내는 방법이다.

㉯ 입자가 작을수록 부착력이 커지므로 입자의 크기가 작을수록 살충력이 높다.

㉰ 최적입자의 크기 : 10μ내외

② 입제 살포

㉮ 입제(粒劑) 살포는 주로 모기 유충을 방제하기 위해 물에 뿌린다.

㉯ 입제는 반드시 수면에 고르게 뿌릴 필요가 없다.

(6) 훈증법(fumigation)

① 훈증법이란 밀폐된 장소에 가스·증기 상태의 유독물질을 채워 곤충이 호흡할 때 기공(氣孔, 기문)을 통해 체내에 흡입되어 치사하게 하는 방법이다. 이때 사용하는 약제를 훈증제(fumigant)라 한다.

② 밀폐된 장소에서는 해충을 신속하고 완전 방제할 수 있다.

③ 잔효성이 없으므로 해충의 재침입이 가능하다.

④ 효과가 좋은 것은 인축에 맹독성인 것이 많으므로 전문가가 작업한다.

⑤ 현재 훈증법이 쓰이는 곳은 다음과 같다.

㉮ 창고 : 장기간 보관 중인 곡물, 직물, 목재 등의 해충을 방제하기 위해 사용한다.

㉯ 부두 : 노적한 원목의 해충을 방제하기 위해 사용한다.

㉰ 선박 : 쥐, 바퀴 방제에 사용한다.

⑥ 훈증제는 다음과 같다.

㉮ methyl bromide(메틸브로마이드) : 가구나 목재의 해충 방제에 널리 사용, 작업 후 환기로 쉽게 제거된다.

㉯ ethlen dibromide(에틸렌 디브로마이드) : 피부를 통해 흡수되며, 인체독성 위험도가 크다.

㉰ naphthalene(나프탈렌) : 고체 훈증제로 가정에서 옷좀 방제를 위해 사용한다.

㉱ hydrogen cyanide : 인체독성이 크다.

㉲ phosphine : 인체독성이 크다.

㉳ 모기향

㉴ 매트 및 전자 모기향

4 곤충의 외부형태

곤충의 일반적인 특징은 다음과 같다.

- 다소 앞뒤가 길고 원통이며 좌우대칭이다.
- 곤충은 모두 환절(環節) 또는 체절(體節)로 되어 있다.
- 두부, 흉부, 복부가 뚜렷이 구분된다.
- 두부에는 눈, 촉각(1쌍), 구부(口部)가 있다.
- 흉부에는 3쌍의 다리와 날개가 있다.
- 복부에는 말단부(末端部)에만 부속지(附屬肢)가 있다.
- 곤충의 부속지는 마디로 되어 있다.

01 외피(Integument)

곤충의 외피는 표피(表皮, cuticle), 진피(眞皮, epidermis), 기저막(基底膜, base-ment Membrane) 3부분으로 되어 있다.

(1) 표피층

① 구조 : 복잡한 구조로 되어 있다.

② 화학성분 : 각질(Chitin), 단백질, 색소 등

③ 표피층의 최외부(最外部)인 시멘트층(Cement)과 밀랍층(wax layer)은 얇은 층으로 손상을 입으면 다시 진피세포층에서 분비물이 세도관(Pore Canal)을 통해 나와 재형성된다.

④ 밀납층 : 두께 1/4μ의 박층(薄層)이지만 내수성이 가장 강한 부분이다.

(2) 진피층

진피층은 진피세포(epitherial cell)로 형성되어 있는데, 표피층을 생성하며 일부는 변형되어 극모(Satae) 등을 형성하는 조모세포(造毛細胞, Trichogen)로 되어 있다.

(3) 기저막

① 기저막은 진피 밑에 얇은 막으로 되어 있다.

② **진피와 체강 사이에 경계**를 이루고 있는 **층**이며, 진피세포의 분비로 형성된다.

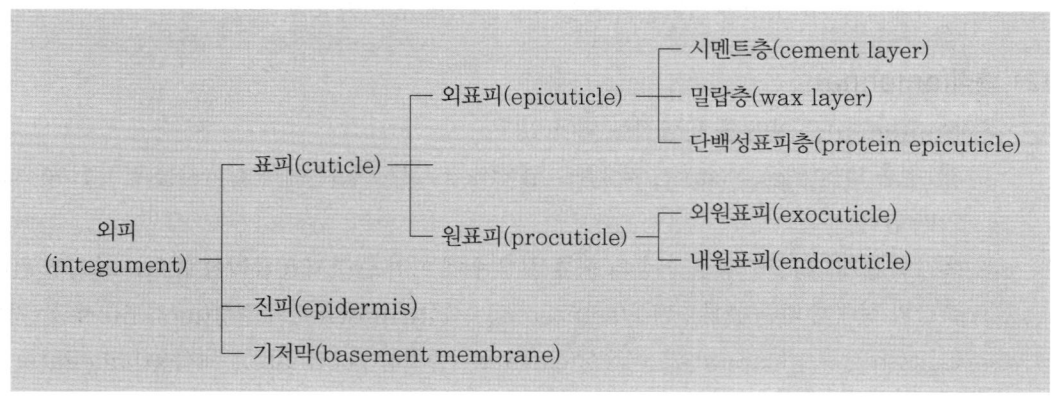

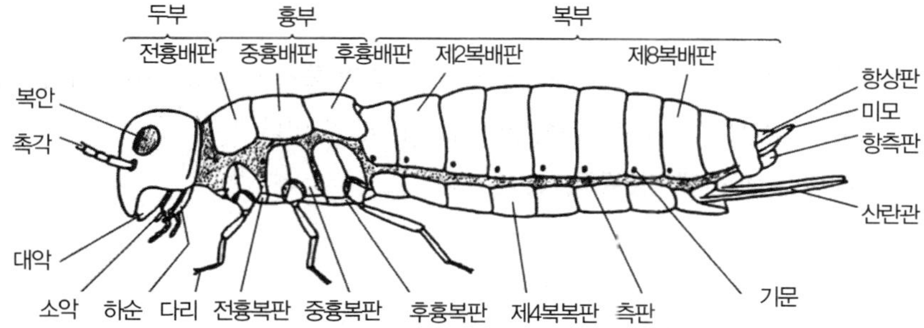

곤충의 일반적인 형태

- 외피(integument)
  - 표피(cuticle)
    - 외표피(epicuticle)
      - 시멘트층(cement layer)
      - 밀랍층(wax layer)
      - 단백성표피층(protein epicuticle)
    - 원표피(procuticle)
      - 외원표피(exocuticle)
      - 내원표피(endocuticle)
  - 진피(epidermis)
  - 기저막(basement membrane)

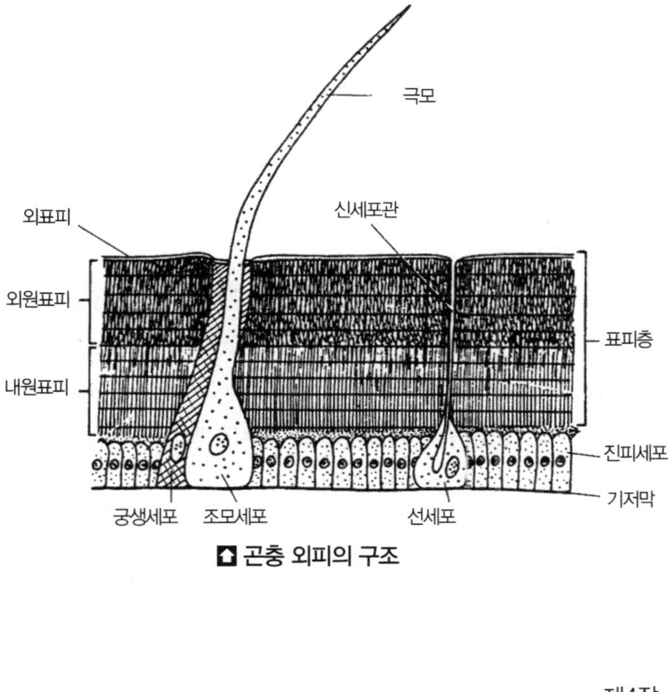

곤충 외피의 구조

02 두부(Head)

곤충의 머리는 많은 조각(segment)을 단단히 붙여 놓은 속 빈 캡슐(hollow capsule)과 같으며 아주 단단하다.

(1) 두부의 구조

두부에는 1쌍의 복안(겹눈, compound eye), **1쌍의 촉각**(더듬이, antenna), 1~3개의 단안(홑눈, Ccellus)과 복잡한 구기(口器, mouth part)가 있다.

① 두부의 배면(背面)을 두정(頭頂, vertex)
② 전면을 안면(顔面, frons)
③ 측면을 볼(gena)
④ 후면의 주연부(周緣部)를 후두(fcciput)
⑤ 후두 후면의 주연부를 후후두(後後頭, postocciput)
⑥ 안면에서 구기(口器)와 접하는 부분을 두순(clypeus)이라고 부른다.

(2) 촉각(antenna)

촉각(antenna)은 여러 개의 환절로 되어 있다.

① 제1절을 병절(柄節, scape), 제2절을 경절(pedicel), 제3절에서 끝까지를 편절(flagellum)이라 한다.
② **촉각의 형태, 환절수** 등은 곤충의 **종류 및 암수**에 따라 **달라서 분류학상** 중요한 **특성**이 된다.
③ 촉각의 형태에 따른 분류 : 편상(setaceous), 사상(filiform), 주수상(moniliform), 거치상(serrate), 두상(capitate), 곤봉상(clavate), 즐치상(pectinate), 새엽상(lamellate) 등이 있다.

(3) 구기(口器)

구기는 구조가 종류에 따라 다르나 작용면으로 분류하면 다음과 같다.

① **저작형**(咀嚼型, mandibular)
   ㉮ 상순 : 저작형 구기에서는 두순 바로 밑에서 구부의 전면을 덮고 있는 부분을 상순(上脣, labrum)이라 한다.
   ㉯ 소악 : 상순 후방 양옆에 1쌍의 대악(큰턱)과 1쌍의 소악(작은턱)이 있다.
   ㉰ 하순 : 구부의 후면을 덮고 있는 부분은 하순(下脣, labium)이다.
   ㉱ 촉수 : 소악과 하순에는 각각 부속지(附屬肢)인 촉수(palp)를 가지고 있다.
   ㉲ 하인두 : 여러 구조의 **중심부**에는 혀의 **하인두**(下咽頭, hypopharynx)가 위치하고 그 부근에 **타액선(salivary gland)**이 열려 있다.
② **흡수형**(吸收型, suctorial)
   흡수형 구기는 **수액**(樹液)이나 **혈액** 등 **액상의 식물을 섭취**할 수 있게 변형되어 있어 가늘고 긴 주둥이(구문, 口吻, proboscis)를 형성한다.

03 흉부(Thorax)

(1) 곤충의 흉부는 3개의 환절로 되어 있는데 전방에서부터 **전흉**, **중흉**, **후흉**으로 되어 있다.

(2) 흉부의 각 환절에는 4개(배판, 복판, 측판)의 판이 있다.
   ① 배면의 배판
   ② 복면의 복판
   ③ 양옆의 측판

(3) **기문** : **흉부**에는 **2쌍의 기문**(氣門, spiracle)이 있다.

(4) **다리** : 다리에는 기절(基節, coxa), 전절(轉節, trochanter), 퇴절(腿節, femur), 경절(脛節, tibia), 부절(節, tarsus)로 구성되어 있다.

(5) **부절** : 부절 말단에는 1쌍의 발톱, **1쌍의 욕반**(pulvillus), 1개의 조간반(empodium)이 있다(곤충의 **다리부절**(tarsus)에서 볼 수 있는 **욕반**(pulvilli)은 **매끄러운 표면을 걸을 때** 도움을 준다).

(6) **날개**(wing)
   ① 날개는 **흉배판과 측판 사이**에서 좌우로 **편평하게 늘어나서 만들어진** 것으로 날개에는 근육이 없으며, 중흉에 있는 것이 전시(fore wing)이고, 후흉의 것이 후시(hind wing)이다.
   ② 파리목에는 **후시가 퇴화해서 평균곤**(平均棍, halter)으로 되어 있다.
   ③ 바퀴목, 딱정벌레목에서는 **전시가 경화**(硬化)**해서 시초**(翅, elytron) **또는 복시**(覆翅)가 되었다.

04 복부(Abdomen)

(1) 복부는 비교적 간단한 구조를 하고 있다.

(2) 원래는 11환절로 되어 있었으나 대체로 몇 개가 퇴화 · 융합하여 보다 적은 수의 환절을 갖는다.

(3) 각 환절은 견고한 배판(tergum)과 복판(sternum)이 상하로 덮고 있고 막질의 측판(pleuron)이 그 사이를 연결하고 있다.

(4) **복부 말단**의 몇 환절은 외부 생식기로 발달되어 있는데 **숫컷**의 경우 9환절과 그의 **부속지가 융합하여 파악기**(clasper)**로 발달**하였다.

(5) **암컷**의 경우는 8～9환절의 **부속지가 환절**과 함께 **산란관**(ovipositor)이 되었다.

5 곤충의 내부형태 및 생리

01 소화기계 및 배설계

소화관(digestive duct)은 단층으로 된 세포벽으로 구성되어 있고 그 둘레에 필요한 근육이 붙어 있다. 소화기관은 **전장**(fore gut), **중장**(mid gut), **후장**(hind gut)의 **3부분**으로 구분되어 있다.

(1) 전장

전장은 입에서 시작하여 인두(pharynx), 식도(esophagus), 소낭(crop)이나 맹낭(diverticula)과 전위(proventriculus)로 구성되어 있다.

① **소낭** : 소낭이나 맹낭은 먹이를 일시 저장하는 구실을 한다.

② **전위** : 전위는 섭취한 먹이의 **역행**(逆行)을 **막는 밸브 역할**을 하며, 고체 먹이를 분쇄하기도 한다.

③ **타액선** : 입안에는 타액선에 연결된 타액관이 있는데 타액선(saivary gland)은 곤충에 따라 모양이 크게 다르고, 역할도 다르다. **흡혈성 곤충**은 항응혈성 물질을 함유하고 있어 **혈액의 응고를 방지**한다.

(2) 중장

① **중장**은 **위**(stomach)의 **역할**을 하므로 **먹이의 소화작용**은 주로 중장에서 이루어진다.

② 중장에서는 여러 가지 **효소가 분비**되는데 잡식성 곤충은 복합효소를, 흡혈하는 곤충은 주로 단백질 효소를 분비한다.

(3) 후장

① 후장은 배설기관인 말피기관이 붙어 있는 곳에서 시작하여 가는 관으로 된 회장(ileum), 넓은 관으로 된 직장(rectum)과 항문(anus)으로 구성되어 있다(후장 : 회장 → 직장 → 항문).

② 직장에서는 배설되는 분(糞, feces)에 남아 있는 수분을 다시 흡수한다.

(4) 말피기관(malpigian tubule)

① 곤충의 체내에서 생기는 **탄산염, 염소, 인, 염 등 노폐물은 말피기관**에서 **여과되어 후장을 통**해 분(糞)과 함께 배설된다.

② 말피기관의 수는 **곤충의 종류**에 따라 **1~150개**로 **큰 차이**를 보이나 어느 경우에도 **되도록 넓은 표면적을 차지**할 수 있도록 **적용**되어 있어서 **수가 많을** 때는 길이가 **짧고**, **적을** 때는 길이가 길다.

③ 말피기관은 일정한 장소에 부착되어 있지 않고 **체강 내에 떠** 있으며 **중장과 후장 사이에 연결**되어 있다.

02 순환계(circulatory system)

(1) 곤충의 순환계는 소화관 배면에 위치하고 있는 1개의 긴 관으로 되어 있다. 이 관을 배관(dorsal vessel)이라 한다.

(2) 9개의 심장이 있다.

(3) 대동맥 끝은 두부에서 열려 있어 혈액이 흘러 나와 여러 조직과 기관으로 스며들면서 몸 후방으로 밀려간다.

(4) 개식계

촉각과 날개 입구에는 펌프기관이 있어 혈액이 원활하게 흘러들어 가게 도와주는 곤충의 순환계를 개식계(開式系, open system)라 한다.

(5) 혈림프액

① 곤충의 피는 혈림프액(haemolymph)이라 하는데 엷은 담황색(淡黃色), 담녹색(淡綠色), 무색(無色)이다.

② 혈림프액의 기능

㉮ 영양분을 조직에 공급

㉯ 노폐물을 배설기관으로 운반

㉰ 체내의 수분 유지

㉱ 조직세포에 산소 공급

㉲ 혈압을 이용함으로써 호흡작용도 돕고 탈피 과정도 돕는다.

03 호흡계(呼吸系, respiratory system)

(1) 호흡계는 곤충 특유의 기관계(tracheal system)를 형성한다.

(2) 기관계는 기문(氣門, spiracle)과 기관(氣管, trachea)으로 되어 있다.

(3) 기문 : 기문은 흉부에 2쌍, 복부에 8쌍이 있으나 곤충에 따라 다르다.

(4) 파리, 벌은 기관낭(氣管囊, Tracheal Air Sac, 공기주머니)에 공기를 저장한다.

(5) 기관낭(공기주머니)의 기능

① 공기를 저장하여 호흡을 돕는다.

② 산소를 공급하는 풀무작용

③ 체온을 식히는 일

④ 탈피 시 공간을 만드는 일

⑤ 비상(飛翔)곤충에서는 체중을 가볍게 하는 일 등

04 신경계(nervous system)

(1) 곤충의 신경계는 중추신경계(central nervous system), 전장신경계(stomodeal nervous system), 말초신경계(peripheral nervous system)로 나눌 수 있다.

(2) 중추신경계에는 뇌와 복신경삭(ventral nerve cord)으로 되어 있다.

(3) 복신경삭에는 기본적으로 각 환절에 신경구(神經救)가 있고 신경구로부터 각 조직으로 말초신경이 퍼져 있다.

(4) **감각기관** : 곤충은 **시각, 청각, 촉각, 촉수, 미각** 등 발달된 감각기관을 갖고 있다.

(5) 시각(視覺)은 복안에서 관장한다.

(6) **몸의 털**은 물리적 · 화학적 자극을 느끼는 **감각기관**이다.

① 예로 **촉각의 털은 청각을 담당**한다.

② 빈대 · 벼룩 등에서는 **온도를 감지하는 기관(촉각)**이 있어서 체온의 흐름을 느껴 **숙주동물**의 존재나 방향을 **알아** 낸다.

05 생식계(reproductive system)

(1) 곤충의 파악기(clasper)는 복부 말단에 있으며 교미 시 붙잡는 기관이다.

(2) 대부분의 곤충은 일생 동안 **한 번밖에 교미**를 하지 않는다.

(3) 수정(fertilization)은 교미와 관계없이 산란(産卵)할 때마다 이루어진다.

(4) **수정낭**(spermatheca)은 **암컷이 정자를 보관**하는 암컷의 생식기이다.

(5) **저정낭**(貯精囊, seminal vesicle) : 저정낭은 수정관의 일부가 팽대되어 **정자를 사정할 때까지** 보관하는 **수컷의 생식기관**이다.

(6) **베레제기관**(berlese organ ; 이 기관은 빈대만 가지고 있음)은 **암컷(빈대)**이 **정자를 일시 보관**하는 **장소**이다.

6 곤충의 발육

(1) **탈피** : 곤충의 외피(外皮)는 단단해서 자라지 않으므로 발육은 낡은 외피를 벗고 **새로운 외피를 만들어야** 하는데 이러한 **과정을 탈피**(脫皮, moult)라 하며, **유충에서 번데기**까지 보통 **2회** 이상 탈피한다.

(2) **부화** : 알에서 **유충**(幼蟲)으로 깨고 나오는 것을 부화(hatching)라 한다.

(3) **영기(령기)** : 유충은 자라면서 여러 번 탈피하는데 각 탈피 사이의 기간을 영기라 한다. 즉, 한 번 탈피를 한 후 다음 탈피 때까지의 기간을 영기(instar)라고 부른다.

(4) **우화** : 번데기가 성충으로 탈피하는 것을 우화라고 한다.

(5) **변태** : 부화한 곤충은 발육하는 동안 일정한 형태적 변화를 거쳐 성충이 되는데, 이와 같은 형태의 변화(change of form)를 변태(metamorphosis)라고 한다.

01 불완전변태(incomplete metamorphosis)

(1) **불완전변태** : 알에서 나온 유충은 번데기 과정을 거치지 않고 성충이 되는 곤충을 불완전변태라 한다.

(2) **발육단계** : 알–유충–성충

(3) **종류** : 이, 바퀴, 빈대, 진드기 등

(4) 자충과 성충의 형태가 같다.

(5) 약충과 성충의 서식처와 먹이는 거의 같다.

(6) 전 생활사를 통해 인간에 영향을 준다.

(7) 방제방법이 쉽다.

> **참고**
>
> 유충(幼蟲)=약충(若蟲, 자충(仔蟲))
>
> 불완전변태를 하는 곤충의 경우 유충(幼蟲, larve) 대신 약충(若蟲, nymph)이란 용어를 사용한다. 자충(仔蟲)이라 부르기도 한다.

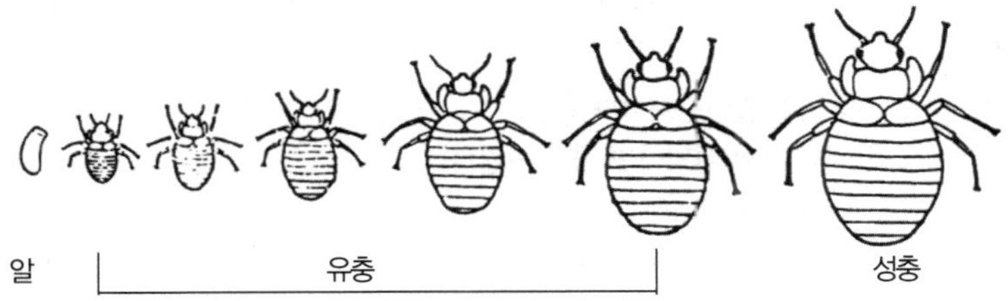

🔼 불완전변태(빈대)

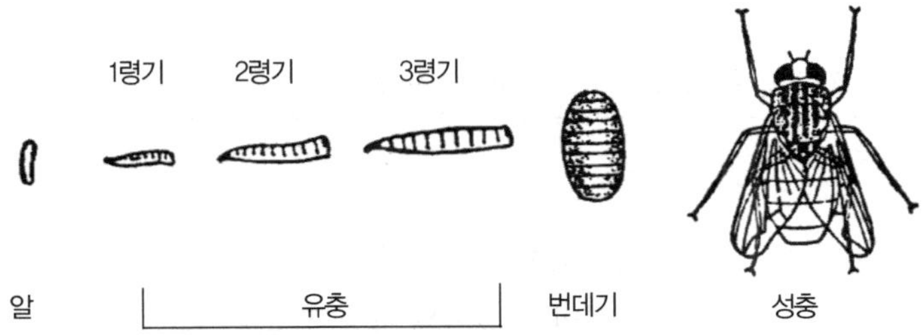

🔼 완전변태(파리)

02 완전변태(complete metamorphosis)

(1) **완전변태** : 4단계의 형태적 변화를 거쳐 성충이 되는 것을 **완전변태**라고 한다.

(2) **발육단계** : 알-유충-번데기-성충

(3) **종류** : 모기, 파리, 벼룩, 나방, 등에 등

(4) 생활사 중 어느 시기에만 피해를 준다.

(5) 방제방법이 복잡하다.

7 곤충의 분류

01 곤충분류의 목적 및 방법

위생곤충학에서 곤충을 분류하는 목적은 질병을 매개하는 종(species)을 규명하는 것으로 역학적 양상이나 질병방제 수립에 목적이 있다.

02 분류의 기초

(1) 분류의 단위

① 분류학상 기준은 종(種, species)과 아종(亞種, subspecies)이다.

② **분류의 기본이 되는 분류** 계급은 **계**(係, Kingdom), **문**(門, Phylum), **강**(綱, Class), **목**(目, Order), **과**(科, Family), **속**(屬, Genus), **종**(種, Species)의 순이다.

> **참고**
>
> **종(種)** : 곤충분류상 가장 **말단단계**이다.
> 모기의 한 종류를 예를 들어 설명하면 다음과 같다.
> - 계 : 동물계(Kingdom Animal)
> - 문 : 절지동물문(Phylum Arthropoda)
> - 강 : 곤충강(Class Insecta)
> - 목 : 파리목(Order Diptera)
> - 과 : 모기과(Family Culicidae)
> - 속 : 집모기속(Genus Culex)
> - 종 : 작은빨간집모기(Culex tritaeniorhynchus)

(2) 종과 아종

① 종(種, Species)이란 기본적으로 다음과 같은 특성이 있다.

㉮ 일정한 형태적 · 생태적 · 생리적 특성을 가지고 있고

㉯ 후손에 유전되며

㉰ 다른 종의 무리와는 교배가 일어나지 않는 한 무리(분류군)를 종이라 한다.

② 아종(亞種, Subspecies)이란 지리적 또는 기타 요인에 의한 격리로 생긴다.

(3) 학명

① 혼란을 피하기 위해 **생물에서 주로 쓰이는 모든 이름은 국제적으로 통일**하여 사용하고 있다. 따라서 국제적으로 통용되는 규정이 필요하고, 동물명명국제위원회(International Committee of Zoological Nomenclature)에서 제정한 국제동물명명규약(International Rule of Zoological Nomenclature)에 따르게 되어 있다.

② 규약(規約)의 일부는 다음과 같다.

제1조 : 동물명명(動物命名)은 식물명명(植物命名)과는 독립적으로 사용되므로 식물과 동일명(同一名)이라도 상관없다.

제2조 : **아속**(亞屬) **이상**의 분류군(分類群)은 **단일명명법**(uninominal)에 따르며 **종명**(種名)은 **2명명법**(binominal)을, **아종**(亞種)은 **3명명법**(trinominal)을 사용한다.

주(注) : 종(種)의 경우에는 속명(屬名)과 종명(種名)을 나란히 쓴다.
속명(屬名) **이상**은 모두 **대문자**로 시작하고 **종명**(種名)과 **아종명**(亞種名)은 **소문자**로 시작한다. **속명**(屬名), **종명**(種名), **아종명**(亞種名)**은 이탤릭체**로 쓴다.

03 위생절지동물의 분류

(1) 갑각강

① 구성 : 두부, 흉부, 복부로 구성되어 있다.

② 촉각 : 2쌍

③ 다리 : 기본적으로 5쌍

④ 모두 수서생활을 하고 아가미로 호흡한다.

⑤ 종류 : 가재, 게, 물벼룩 등

(2) 지네강

① 두부와 상하로 눌린 형태의 많은 체절로 되어 있다.

② 흉부와 복부의 구별이 없다.

③ 두부 : 1쌍의 촉각

④ 말단의 2개 체절 외 각 체절에 1쌍의 다리가 있다.

⑤ 첫 체절 다리는 독조(poison claw)로 변경되어 있다.

⑥ 생식공은 몸의 후단부에 있다.

⑦ 종류 : 왕지네, 땅지네, 돌지네 등

(3) 노래기강

① 지네류와 유사하여 같은 강으로 취급하는 학자도 있다.

② 지네류와 다른 점은 체절은 모두 원통형이고, 대부분 체절에는 2쌍의 다리가 있다.

③ 종류 : 띠노래기, 질삼노래기, 각시노래기, 땅노래기

(4) 곤충강

① 몸은 두부(머리), 흉부(가슴), 복부(배)의 3부분으로 되어 있고 다리가 3쌍이다.

② 촉각 : 두부에는 1쌍의 촉각이 있다.

③ 흉부 : 흉부는 3절로 되어 있고 각각에 다리가 1쌍씩 있다.

④ 날개 : 날개는 있는 것도 있고(1쌍 또는 2쌍) 없는 것도 있다.

⑤ 종류 : 파리, 모기, 이, 벼룩, 바퀴 등

⑥ 곤충강은 40개의 목(目)으로 분류되는데 중요한 것은 다음과 같다.

㉮ 바퀴목

㉠ 구부는 저작형, 날개는 2쌍

㉡ 두부는 수직으로 꺾여 있다.

㉢ 촉각은 편상으로 다수의 절로 되어 있다.

㉣ 날 수도 있지만 대부분 날지 않고 주행(走行)에 적응한 발달로 다리를 갖고 있다.

㉤ 불완전변태를 한다.

㉥ 중요한 속(屬) : Blatta, Blattella, Periplaneta

㉯ 노린재목(반시목)

㉠ 노린재목에는 매미, 노린재, 멸구 등 농림해충이 많다.

㉡ 흡입에 적당한 주둥이를 갖고 있다.

㉢ 날개는 2쌍이다.

㉣ 주요과(科) : 빈대과 침노린재과

㉰ 이목

㉠ 포유류에 개생하며 흡혈하는 이목에 속하는 것들이다.

㉡ 몸은 상하로 납작하고 다리는 털을 움켜잡는 데 적합하도록 되어 있다.

㉢ 날개는 없다.

㉱ 벌목

㉠ 벌과 개미가 여기에 속한다.

㉡ 구부는 흡입 또는 저작형이다.

㉢ 날개는 2쌍으로 모두 막질(膜質)이다.

㉣ 완전변태한다.

㉤ 종류 : 말벌과, 꿀벌과, 개미과 등

㉲ 벼룩목(은시목)

㉠ 좌우로 납작하게 늘린 소형의 곤충이다.

㉡ 다리 : 점프하는 데 적합하게 발달하였다.

㉢ 주둥이 : 흡혈하도록 되어 있다.

㉣ 날개는 없고, 촉각은 3절로서 촉각구 속에 속한다.

㉤ 완전변태를 한다.

㉳ 나비목

㉠ 나비류와 나방류로서 2쌍의 날개가 있다.

㉡ 구부는 흡수하기에 적합하게 길고 사용하지 않을 때는 두부의 하부에 둘둘 말아 둔다.

㉴ 딱정벌레목

㉠ 앞날개가 단단한 시초(翅, elytra)로 변형되어 있고, 뒷날개는 막상(膜狀)으로 시초 밑에 접혀져 있다.

㉡ 구기는 저작형이다.

㉢ 딱정벌레 중 반날개과(Staphylidae), 하늘소붙이과(Oedemeridae) 등이 독액을 분비하므로 인체 접촉 시 피부염을 일으킨다.

㉵ 파리목(쌍시목)

㉠ 날개가 1쌍으로 막질이고 후시(後翅)는 퇴화되어 평균곤(平均)으로 변형되었다.

㉡ 구부는 흡수형이다.

㉢ 종류 : 등에, 모기, 파리, 깔따구 등

㉣ 위생상 주요 종류의 아목(파리목의 촉각)은 다음과 같다.

ⓐ 장각아목(Suborder Nematocera, 긴뿔파리아목)

- 유충은 잘 발달된 두부를 갖고 있으며, 번데기는 자유생활을 한다.
- 특징은 촉각이 두부와 흉부보다 길고 다수의 절(節)로 되어 있다(성충은 긴 촉각을 갖는다).
- 종류 : 모기과, 나방파리과, 먹파리과(곱추파리), 등에모기과, 깔따구과 등

ⓑ 단각아목

- 성충의 촉각은 짧고, 기부(基部)의 3절만 잘 발달되어 대형이고 나머지 수개절은 작다.
- 구기는 흡혈성이다.
- 종류 : 등에과, 노랑등에과

ⓒ 환봉아목

- 번데기에서 성충이 나올 때 전단(前端)에 둥근 뚜껑을 열어 우화(羽化)한다.
- 용화(紡化)할 때 유충이 탈피하지 않고 유충껍질이 그대로 번데기의 것으로 된다.
- 성충의 촉각은 짧고, 3절로 구성되어 있다.
- 종류 : 집파리과, 검정파리과, 쉬파리과, 체체파리과 등

파리목의 촉각

	장각아목(긴뿔파리아목)	단각아목	환봉아목
촉각	길고 다수절	① 촉각은 짧고 ② 기부(基部)의 3절만 잘 발달되어 대형이고 나머지는 작다.	① 촉각은 짧고 3절로 되어 있다. ② 1절과 2절은 작다. ③ 3절에는 촉각극모를 갖고 있다.
촉수	4~5절	2절	1절
종류	모기과, 등에모기과, 나방파리과, 먹파리과(곱추파리), 깔따구과	등에과, 노랑등에과	집파리과, 검정파리과, 쉬파리과, 체체파리과, 초파리과 등

(5) 거미강

① 몸은 두흉부와 복부의 2부분으로 되어 있다.

② 촉각이 없다.

③ 두흉부에는 6쌍의 부속지가 있는데 2쌍은 구부(口部)의 일부이고 4쌍은 다리이다.

④ 다리가 4쌍이다.

⑤ 종류 : 거미목, 진드기목, 전갈목 등

8 위생곤충

01 바퀴(Cockroaches)

(1) 형태

① 두부

㉮ 두부는 역삼각형이고 작다.

㉯ Y자형의 두개선이 있다.

㉰ 촉각은 길고 편상이며, 100절 이상이다.

㉱ 1쌍의 복안은 대형이고 단안은 1쌍이다.

㉲ 구기 : 저작형

② 흉부

㉮ 전흉배판은 대형이고 약간 타원형으로 분류상 중요한 곳이다.

㉯ 날개 : 2쌍 후시는 막질로 부채모양

㉰ 다리 : 질주에 적합하다.

③ 복부

㉮ 복부는 크고 폭이 넓으며 10절로 되어 있다.

㉯ 암수 모두 미모(尾毛, cercus)를 1쌍 갖고 있다.

㉰ 수컷(♂)은 1~2개의 미돌기(尾突起)가 있다.

(2) 생활사 및 습성

① 불완전변태 : 알 → 유충 → 성충, 바퀴 유충과 성충의 서식처가 같다.

② 식성 : 잡식성, 필요 영양 물질은 단백질, 탄수화물, 비타민, 콜레스테롤 및 무기염, 물

③ 서식장소 : 위생 문제가 되는 가주성(家住性) 바퀴는 먹이를 구할 수 있고 온도나 습도가 있는 으슥한 곳(주방 벽틈, 천장, 서랍 밑, 싱크대 등)

④ 야간활동성 : 밤이 되면 민활한 동작으로 활동한다.

⑤ 군거성(군서성) : 바퀴는 여러 마리가 한곳에 모여 군서생활(群棲生活)을 한다.

⑥ 다리 : 질주성

⑦ 서식장소로서 적당한 온도 : 28~33℃

⑧ 바퀴분 : 집합페로몬(aggregation pheromone)이 있어 동족을 찾는다. 종 특이성은 강하지 않아 다른 종도 유인한다.

(3) 한국산 바퀴의 주요 종

① 바퀴 또는 독일바퀴(Blattella germanica)

㉮ 분포 : Blattella germanica(독일바퀴)는 우리나라에서도 전국적으로 분포하고 있다.

㉯ 형태

㉠ 가주성 바퀴 중 가장 소형이다.

㉡ 암수 모두 밝은 황갈색이고 암컷은 약간 검다.

㉢ 전흉배판에 2줄의 흑색 종대가 있으며, 약충은 두줄의 흑색종대가 전흉, 중흉 및 복부에 걸쳐 뚜렷하게 있다.

㉰ 생활사 및 습성

㉠ 암컷은 일생 동안 4~8회의 난협(알주머니)을 산출(産出)하는데 후기의 것일수록 알수가 적어진다.

㉡ 난협은 알이 부화할 때까지 어미 품에 붙어 있다.

㉢ 30℃ 정도가 최적온도이고 20℃ 이하의 낮은 온도에서는 활동을 중지한다.

㉣ 날개는 잘 발달되어 있으나 날지는 못하며, 민활한 동작으로 질주(疾走)한다.

㉤ 잡식성, 저작형 구기

㉥ 군거성이며, 야행성이다.

② 이질바퀴(Periplaneta americana)

㉮ 분포 : 국내에서는 목포, 광주, 여수, 부산 등 남부지방에 분포되어 있다.

㈏ 형태

㉠ 바퀴의 **전흉배판** 가장자리에 현저한 **황색무늬가 윤상**으로 있고 가운데는 거의 **흑색**이며, **약충**은 동일한 크기의 **전흉, 중흉 및 후흉**이 **뚜렷**하다.

㉡ 우리나라 옥내서식 종 가운데서 가장 **대형인 바퀴**이다.

㈐ 생활사 및 습성 : 온도와 습도가 높은 장소에서 서식한다. 최적온도 29(23~33)℃, 20℃ 이하에서 **활동을 정지**한다.

③ **먹바퀴**(Periplaneta fuliginosa) : 우리나라 남부지방에 널리 서식하고 있다.

④ **집바퀴**(Periplaneta japonica)

㉮ 일명 일본바퀴라고도 한다.

㈏ 중부지방에 널리 분포되어 있다.

주요 바퀴의 비교

구 분	독일바퀴 (Blattella Germanica)	이질바퀴 (Periplaneta Americana)	먹바퀴 (Periplaneta Fuliginosa)	집바퀴 (Periplaneta Japonica)
분포	전국적	남부지방	제주도, 남부지방	중부지방
체장	10~15mm	35~40mm	30~38mm	20~25mm
체색	밝은 황색	광택성 적갈색	광택성 암갈색, 암적갈색	무광택의 흑갈색
전흉배판	2줄의 흑색 종대	가장자리에 황색 무늬가 윤상으로 있고 가운데는 거의 흑색이다.	–	약간 오목볼록형
날개	♂ : 복부전체 덮음 ♀ : 복부선단 약간 노출	♂ : 복부와 같음 ♀ : 복부보다 김	♂ : 복부전체를 덮음 ♀ : 복부전체를 덮음	♂ : 복부전체를 덮음 ♀ : 복부 반만 덮음
교미	7~10일	수일 내	1주일	–
알부화기간	평균 3주	30~45일	40~60일	24~35일
알의 수	37~44개	14~18개	18~22개	12~17개
난협산출수	4~8개	21~59개	20개 내외	14개
자충 탈피	5~7회	7~13회(11회)	9~12회	9회
자충 기간	30~60일	7~13개월	10~14개월	6개월
성충 수명	100일	1년	1년	3~4개월
최적 온도	30℃	29℃	–	–

(4) 바퀴와 보건

가주성(家住性) 바퀴가 사람에게 가하는 피해에는 직접피해와 간접피해로 나눌 수가 있다.

① 직접피해 : 피부병, 알레르기 반응, 불쾌감

② 간접피해 : 바퀴는 박테리아, 바이러스, 각종 기생충 등 많은 병원체를 매개(媒介)하여 감염병을 유발한다.

(5) 바퀴의 방제

① 환경위생관리

㉮ 음식물을 철저히 관리한다.

㉯ 건물 내부를 청결히 청소한다.

㉰ 은신처의 먹이를 제거한다.

② 트랩 설치 : 트랩(trap)은 접착능력이 소실될 때까지 장기간 계속 설치해 두는 것이 좋다.

③ 살충제 사용

㉮ 독먹이법 : 적당한 살충제를 혼합한 독먹이를 먹게 하여 식독작용(食毒作用)을 일으키게 하는 것이다.

㉯ 연무법과 훈증법 : 속효성이고 휘발성 있는 살충제를 50μm 이하의 미립자로 밀폐된 공간에 충분한 양을 연무(煙霧)하거나 훈증(燻蒸)하는 것이다.

㉰ 잔류분무 : 잔효성 살충제를 바퀴가 숨어 있는 장소와 먹이 또는 물이 있는 장소 주변에 잔류 분무한다.

02 이(Lice)

(1) 새털이목(Mallophaga)

① 주로 조류에 기생하며, 새털이목에는 털이, 참닭털이, 긴털참닭털이, 닭털이, 오리털이 등이 있다.

② 구기 : 저작형 구기이다.

③ 두부 : 흉부보다 넓고 1쌍의 강한 대악을 갖고 있다.

④ 흉부 : 2부분이다.

⑤ 먹이 : 죽은 표피, 깃털조각, 피부분비물을 먹이로 하며, 숙주 선택이 엄격하다.

(2) 이목(Anoplura)

- Anoplura란 측판(pleuron)이 없다는 뜻이다.
- 측판이 찾아보기 힘들 정도로 축소되어 있어서 배복(背腹)면, 즉 상하(上下)로 납작한 곤충이다.
- 불완전변태를 한다.

- 흡혈성 외부기생충이다.
- 엄격한 숙주 선택을 갖는다.
- 우리나라에 기생하는 이목에는 짐승과(말이, 소이, 돼지이), 갯과(개이), 잇과(머릿이, 몸이), 사면발이과(사면발이), 굵은몸쥐이과(등줄쥐이, 굵은몸집쥐이, 생쥐이, 집쥐이)가 있다.
- 세계적으로 사람에게 기생하는 종은 몸이, 머릿이, 사면발이이다.

① 몸이(Pediculus humanus)와 머릿이(Pediculus capitis)

몸이와 머릿이의 형태는 비슷하고, 유충과 성충의 습성과 형태도 비슷하다.

㉮ 형태

㉠ 구기는 흡혈에 적합하다.

㉡ 이는 한 번에 1~2mg 정도의 피를 섭취한다.

㉢ 몸이는 하루 2회 정도 흡혈한다.

㉣ 암 · 수 모두 흡혈한다.

㉯ 생활사 및 습성

㉠ 불완전변태를 한다.

㉡ 유충과 성충의 서식처는 같다.

㉢ 사람에 기생하는 이의 총 발육 기간은 5~10일이며, 성충의 수명은 30일이다.

㉣ 이의 자충은 3회 탈피한다.

㉤ 숙주 선택성이 엄격하다.

㉥ 고온과 고습에 부적당하며, 빛을 싫어한다.

㉦ 사람의 이가 심하게 만연되는 때 : 불결한 위생, 기근 시, 전쟁 시, 내의를 오랫동안 입을 때

② 사면발이(Pthirus pubis)

㉮ 사면발이과에 속하며, 음부이(pubic louse) 또는 게이(crab louse)라고도 한다.

㉯ 형태 : 몸이와 큰 차이가 없으나, 체형이 원형으로 게모양을 하고 있다.

㉰ 생활사 및 습성 : 몸이와 거의 비슷한데 뚜렷한 차이는 기생 부위가 음부털이나 눈썹, 가슴털과 같이 몸털(體毛)에서 발견된다.

(3) 이 매개 감염병

① 이 매개 감염병은 겨울에 많이 발생한다.

② 감염병 : 발진티푸스, 재귀열, 참호열

(4) 이의 방제 : 몸이의 방제는 다음과 같다.

① 옷을 50℃에서 1시간 처리한다.

② −20℃에서 4시간 처리한다.

③ 끓는 물에 세탁한다.

03 모기(Mosquitoes)

(1) 모기의 일반적 형태

① 성충의 형태

㉮ 장각아목 중에서 모기과는 시맥(wing venation)의 특징으로 분류된다.

㉯ **주둥이** : 전방으로 **길게 돌출한 주둥이**가 있다.

㉰ **촉각** : **긴 촉각**이 있다.

㉱ **촉수** : 모기의 **촉각과 주둥이 사이**에는 **촉수(촉빈)**가 있다.

㉲ 발육기간 : 모기가 알에서 성충까지 발육하는 데 필요한 발육 기간은 약 2주이다.

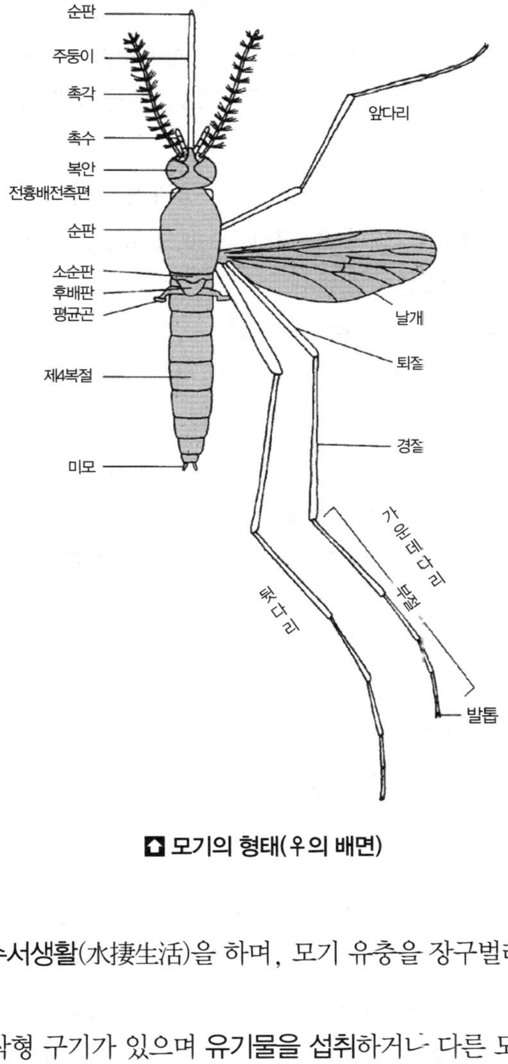

모기의 형태(♀의 배면)

② 유충의 형태

㉮ 모기 유충은 **수서생활**(水棲生活)을 하며, 모기 유충을 장구벌레라 한다.

㉯ 두부

㉠ 먹이 : 저작형 구기가 있으며 **유기물을 섭취**하거나 다른 모기유충이나 곤충을 잡아 먹는 포식성인 종류도 있다.

㉡ 두부의 각종 털은 분류상 중요한 특징이 된다.

㉰ 흉부 : 전흉 1 · 2 · 3번을 각각 내견모(內肩毛, inner shoulder hair), 중견모(中肩毛, middle shoulder hair), 외견모(外肩毛, outer shoulder hair)라 부르며 종 감별에 주요한 특징이 된다.

㉱ 복부

㉠ 제8절에는 호흡관(呼吸管)이 있고 끝에 1쌍의 기문(氣門)이 열려 있다.

㉡ 호흡관의 형태와 여기에 나 있는 호흡관모(siphonal hair) 및 즐치(櫛齒, fecten)는 분류학상 중요하다(복부의 미절에 즐치가 있다).

㉢ 호흡관의 길이와 최대폭과의 비(比)를 호흡관비(siphon index)라 하며 중요한 특징이 된다.

㉣ 학질모기아과 유충은 1번 털이 부채모양의 장상모(palmate hair)로 변형되었다. 호흡관이 없기 때문에 장상모를 수면에 펴서 몸을 수평으로 유지하여 떠 있게 한다(장상모의 역할은 수면에 수평으로 뜨게 한다). 제8복절 배면에 기문(氣門) 1쌍이 열려 있다.

③ 번데기

㉮ 모기의 번데기는 수서생활을 하는데, 다른 곤충의 번데기와는 다르게 활발하게 움직인다.

㉯ 두흉부에는 배면(背面)에 1쌍의 호흡각(呼吸角, trumpet)이 있는데 끝에 기문이 열려 있어 유충처럼 대기의 산소를 호흡한다.

㉰ 호흡각은 모기속 분류의 특징으로 사용된다.

㉱ 두흉부낭(頭胸部囊)이 있어 번데기의 무게를 물보다 가볍게 하고 움직이지 않으면 수면에 뜬다.

㉲ 유영편은 난형(卵形)이고 테두리에 연모가 있는 경우도 있고 또 수 개의 유영편모(遊泳片毛)를 갖고 있는데, 이것은 종 분류에 사용된다.

㉳ 번데기는 복절의 굴곡과 유영편을 이용하여 수중에서 빠른 속도로 움직인다.

(2) 모기의 생태

① 모기의 생활사

㉮ 모기는 완전변태를 한다.

㉯ 알 : 산란수는 흡혈량, 연령에 따라 차이가 있다.

㉰ 산란수 : 100~150개

㉱ 부화기간 : 1~2일

㉲ 산란방식 : 중국얼룩날개모기속(물표면에 1개씩), 집모기속(물표면에 난괴 형성), 숲모기속(물밖에 1개씩)

㉳ 유충 : 모기의 유충은 4령기(4th larval instar)이며 4회 탈피로 번데기가 되고, 유충은 제8절에 있는 1쌍의 기문(氣門, spiracle)을 통해 대기중의 산소를 호흡한다.

㉴ 우화 : 번데기에서 성충이 되는 발육 과정을 우화라 한다.

㉵ 성충의 수명 : 1개월 정도이다.

② 교미의 습성

㉮ 일몰 직후나 일출 직전에 이루어진다.

㉯ 교미의 습성은 수컷들의 군무(群舞, swarming)에 의해 이루어진다.

㉰ 군무는 수컷이 떼를 지어 상하로 비상운동(飛翔運動)을 하는 현상으로 20~30마리에서 수백 마리를 이룬다.

㉱ 군무의 장소 : 지상 1~3m 높이에서 군무를 한다.

㉲ 교미는 1마리의 암컷이 수컷의 무리 속으로 날아 들어가 땅으로 떨어지면서 이루어진다.

㉳ 암모기가 찾아올 수 있는 요인 : 움직임에서 오는 음파장, 즉, 모기소리가 종 특이성이어서 같은 종의 모기소리를 식별할 수 있기 때문이다.

㉴ 숲모기는 군무현상 없이 1 : 1로 교미를 한다.

㉵ 모기는 일생에 1번 교미한다.

㉶ 정자는 수정낭에 저장되어 있다가 매 산란 시 수정된다.

③ 흡혈습성

㉮ 암모기는 산란하기 위해 흡혈을 한다.

㉯ 모기의 암컷은 흡혈 후 2~3일 휴식을 필요로 한다.

㉰ 암모기의 침에는 항혈응고성분이 있어 흡혈하는 동안 숙주의 혈액을 응고하지 못하게 한다.

㉱ 숙주 발견 : 지상 1~2m 높이로 바람을 거슬러가며 지그재그로 비상(飛翔)한다.

㉲ 숙주동물 찾아가는 요인 : 1차적으로 이산화탄소(CO_2), 2차적으로 시각, 체온, 습기 등

㉳ 모기가 숙주의 피를 흡혈할 때 숙주로부터 가장 먼 거리에서 숙주를 찾을 수 있는 것은 체취이다.

㉴ 체취 : 체취란 많은 분비물에서 발산하는 냄새의 혼합물이다.

㉵ 흡혈활동 시간 : 야간활동(집모기, 학질모기, 늪모기), 주간활동성(숲모기)

㉶ 종에 따라 숙주 선택성을 갖지만 엄격하지는 않다.

④ 휴식습성

㉮ 흡혈을 마친 암모기는 산란 시까지 활동을 중지한다.

㉯ 휴식 기간은 온도에 따라 결정한다(온도가 높을 때는 휴식 기간이 짧다).

㉰ 휴식 장소 : 온도, 습도에 따라 바뀐다.

⑤ 산란과 유충의 서식장소 : 주요한 발생원은 다음과 같다.

㉮ 개울이나 관개수로

㉯ 대형 정지수(靜止水 ; 논, 늪, 호수, 고인 웅덩이, 빗물 등) : 중국얼룩날개, 작은빨간집모기

㉰ 소형 인공용기(빈깡통, 물독, 꽃병, 방화수통, 헌 타이어 등) : 빨간집모기

㉱ 자연적 소형의 발생원(나무구멍, 바위구멍 등) : 숲모기

⑥ 계절적 소장

㉮ 모기의 개체 밀도에 크게 작용하는 요인은 기온과 강수량이다.

㉯ 기온이 높으면 발육기간이 짧아진다. –개체수가 증가

㉰ 비가 많이 오면–개체수 증가

㉱ 높은 기온과 많은 강수량–개체수가 폭발적으로 증가

㉲ 모기 밀도의 증가는 질병발생률도 높아진다.

⑦ 월동

㉮ 월동의 시기는 기후의 변동에 의해 결정된다.

㉯ 특히 일조 시간이 중요한 요인이다.

㉰ Diapause : 모기는 일조 시간이 10시간 이하가 되면 유충이 월동시기임을 감지하게 되고, 이와 같은 유충으로부터 우화(羽化)한 암컷은 이미 지방체(fat body)를 충분히 축적하고 있어 월동준비를 완료한 상태가 되는데 이러한 생리적 현상을 Diapause라 한다.

㉱ 월동형태

㉠ 성충으로 월동 : 얼룩날개모기속, 집모기속

㉡ 알로 월동 : 숲모기

(3) 모기과의 분류

학질모기아과와 보통모기아과의 비교

구 분	학질모기아과	보통모기아과
알	낱개로 산란	• 집모기속 : 난괴형성 • 숲모기속 : 낱개로 산란, 늪모기 : 난괴형성
	방추형, 부낭이 있음	포탄형, 부낭이 없음
유충	호흡관 : 퇴화	호흡관 : 발달
	장상모 : 있음	장상모 : 없음
	배판 : 있음	배판 : 없음
	수면에 수평으로 뜬다.	수면에 각도를 갖고 매달린다.
번데기	호흡각 : 짧고 굵다.	호흡각 : 길고 가늘다.
성충	촉수 : 암컷은 주둥이와 거의 같고, 수컷은 끝이 곤봉상이다.	촉수 : 암컷은 현저히 짧고, 수컷은 길고 낫 모양이다.
	날개 : 대부분 반점이 있음	날개 : 대부분 반점이 없음
	소순판 : 타원형	소순판 : 3엽상
	휴식 시 : 45~90도 유지	휴식 시 : 수평
	수정낭 : 1개	수정낭 : 2~3개

숲모기속 · 집모기속 · 늪모기속 비교

구 분	숲모기속	집모기속	늪모기속
흉복부, 다리	무늬나 띠가 있음	뚜렷한 무늬가 없음	흑색 비늘로 된 무늬
알	타원형, 포탄형, 낱개형성	난괴형성	한쪽 끝이 가시모양의 돌기, 난괴형성
호흡관	짧다. 1쌍의 호흡관모	길다. 3쌍의 호흡관모	짧다. 끝부분이 각질화, 끝이 뾰족하다.
서식장소 (유충)	나무구멍, 바위에 고인 물, 인공용기 등	다양함	식물의 줄기나 뿌리
흡혈활동	주로 주간, 옥내 흡혈성	주로 야간, 흡혈성	주로 야간, 옥외 흡혈성

(4) 국내 서식 모기

① **작은빨간집모기**(Culex tritaeniorhynchus)

㉮ **일본뇌염** 바이러스를 매개하는 모기이다.

㉯ **성충**의 특징

㉠ **뇌염모기는 집모기속**에 속한다.

㉡ 크기는 4.5mm 정도의 **소형**이다.

㉢ 전체적으로 **암갈색**을 띠고 **뚜렷한 무늬가 없다**.

㉣ **다리 각 절**(節) 끝에 작고 흐린 **백색 띠**가 있다.

㉤ **주둥이** 중앙에 **넓은 백색 띠**가 있다. 이 띠로부터 기부로 내려가면서 **복면에 백색 비늘**이 산재해 있는 것이 **특징**이다.

㉥ **흡혈활동** : 가장 활발히 흡혈하는 시간은 **저녁 8~10시**이다.

㉦ 휴식 시 **수평으로 휴식**한다.

㉰ **유충**의 형태적 특징

㉠ 흉부에 있는 3쌍의 **견모**(肩毛, shoulder hair)는 **고두 단모**(單毛)이다.

㉡ **호흡관**이 **가늘고 길다**.

㉢ **호흡관모**는 아복측부에 **5쌍**, 측부에 **1쌍**이 있다.

㉣ **즐치**(pecten)는 **11~14개**이다.

㉤ 측즐(comb scale)은 **30~40개**인데 **끝이 뭉툭하다**.

㉥ 주로 **논, 늪, 호수**, 고인 웅덩이 등 비교적 깨끗한 물에서 **서식**하나, 오염된 물에서도 발생 가능하다.

㉦ 수면에 **각도를 갖고** 매달린다.

② **중국얼룩날개모기**(Anopheles sinensis, 학질모기)

㉮ **말라리아를 매개**하는 모기이다.

㉯ 성충의 형태적 특징

㉠ 날개의 전연맥(costa vein)에 백색반점(白色斑點)이 2개 있다.

㉡ 전맥(anal vein)에 흑색반점(黑色斑點)이 2개 있다.

㉢ 촉수의 각 마디의 말단부에 좁은 흰 띠가 있다.

㉣ 전체적으로 흑색의 중형 모기이다.

㉤ 휴식 시 45~90도를 유지한다.

㉥ 흡혈습성 : 주로 기호동물성으로 소, 말, 돼지 등을 흡혈한다.

㉰ 유충의 특징

㉠ 촉각모(antennal)가 촉각의 중앙에 위치하고 6~10갈래로 분지(分枝)하고 있다.

㉡ 외두순모(外頭楯毛, outer clypeal hair)가 33~66갈래로 분지하고 있다.

㉢ 내견모(inner shoulder hair)는 작고 끝에서 2~3갈래로 갈라졌고, 외견모와 길이가 같다.

㉣ 알의 난배판(卵背, deck)의 폭이 알 전체 폭의 1/2 정도로 다른 종류의 것보다 현저히 넓어서 난(卵)에서도 종 구별이 가능하다.

㉤ 호흡관이 퇴화되어 있다.

㉥ 복절배판에 장상모(palmate hair)를 갖고 있어 수면에 평행으로 뜬다.

㉦ 서식장소 : 깨끗한 곳에서 서식한다(논, 개울, 관개수로, 늪, 빗물고인 웅덩이 등), 하수구 등에는 서식하지 않는다.

㉱ 알 : 얼룩날개모기의 알은 하나씩 낱개로 산란되는데 방추형이고, 공기주머니인 부낭이 있어 수면에 뜬다.

③ 토고숲모기

㉮ 성충은 5.6mm의 중형이다.

㉯ 흉부의 순판(scutum)에는 흑갈색 바탕에 금색 비늘로 된 종대(縱帶)가 중앙선에 2줄, 아중앙선(亞中央線)에 2줄, 봉합선을 따라 아크(arc)형으로 2줄이 있다.

㉰ 유충 서식장소 : 유충은 해변가의 바위에 고인 물(염분이 섞인 물)에 주로 서식한다. 해변지역이면 담수와 염분 어느 곳에서나 서식한다.

㉱ 숲모기 체내에서 사상충 유충이 발육하는 기간은 9~12일이다.

㉲ 숲모기속 알 : 타원형 또는 포탄형이다.

㉳ 흡혈대상동물 : 사람(사람을 더 좋아함), 돼지, 소 등

(5) 모기매개 질병

모기가 옮기는 질병에는 말라리아, 뇌염, 사상충증, 황열, 뎅기열 등이 있다.

① 말라리아

㉮ 중국얼룩날개모기(Anopheles sinensis)가 매개한다.

㉯ 우리나라에서 유행하는 말라리아의 병원체는 Plasmodium vivax(삼일열원충)이다.

② 뇌염(일본뇌염) : 작은빨간집모기(Culex tritaeniorhynchus)가 매개한다.
③ 사상충 : 토고숲모기(Aedes togoi)가 매개한다.
④ 황열병 : 에집트숲모기(Aedes aegypti)가 매개한다.
⑤ 뎅기열 및 뎅기출혈열 : 에집트숲모기(Aedes aegypti)가 매개한다.

(6) 모기의 방제

① 물리적 방제
㉮ 유충의 서식장소인 웅덩이, 늪, 저지대를 매몰한다.
㉯ 하수관시설, 관개수로를 시멘트벽으로 만든다.
㉰ 헌타이어, 빈깡통, 빈독 등을 제거한다.
㉱ 방충망 설치 및 모기장을 사용한다.
㉲ 불빛에 유인되는 모기의 습성을 이용한 유문등(light trap), 살문등(殺蚊燈), 트랩 등을 이용한다.

② 화학적 방제
모기를 치사시키는 살충제, 발육억제제, 기피제 등을 사용하는 방법이다.
㉮ 유충방제 : 발생원에 살충제 처리, 발육억제제 처리 등을 한다.
㉯ 성충방제 : 공간 및 잔류분무, 살충제 처리한 모기장을 사용한다.

③ 생물학적 방제
㉮ 포식동물(捕食動物, 천적)
㉠ 성충 : 새, 거미, 잠자리 등
㉡ 유충 : 물고기(송사리, 미꾸라지 등), 플라나리아, 히드라, 잠자리유충 등
㉯ 기생충 및 병원체 : 모기에 선충, 원충, 곰팡이, 박테리아, 바이러스 등의 생물이 기생하고 있는데, 그중에 모기에게 치명적인 종류를 이용하는 방법이다.
㉰ 불임수컷의 방산
㉠ 성충 : 방사선조사(수컷모기에 방사선을 조사하여 불임을 시키는 방법)
㉡ 유충 : 방사선화합물질을 유충에 섭취시킨다.

04 등에모기(Biting midges)

등에모기과에 속하는 미소한 흡혈성 곤충으로 일명 쌀겨모기라고도 한다.

(1) 성충의 형태

① 체장이 2mm 이하의 미소한 곤충이다.
② 흑색 또는 암갈색의 튼튼한 몸과 짧은 다리를 가지고 있다.
③ 날개는 특이한 시맥상과 무늬가 있다.

(2) 생활사 및 습성

① 유충

㉮ 두부는 **원통형**으로 황갈색 내지 암갈색이고, 대악 및 촉각이 있다.

㉯ 유충은 물속에 사는 절지동물을 잡아먹는다.

② 번데기

㉮ 번데기는 **수면**에 **떠서** 우화할 때까지 **움직이지** 않는다.

㉯ 번데기는 전흉부에 1쌍의 **호흡관**이 있고, 미절에 1쌍의 **극상돌기**가 있다.

③ 성충

㉮ 성충은 군무하면서 교미 후 암컷은 흡혈한다.

㉯ 활동하는 시간 : 야간, 이른 아침, 저녁 등 종에 따라 다르다.

④ 등에는 **완전변태**를 한다.

05 모래파리(Sand flies)

(1) 나방파리과는 체장이 5mm 이하의 매우 작은 곤충이며, **비상능력**이 대단히 **미약**하여 활동범위가 발생원으로부터 반경 **100~150m를 넘지 못**한다.

(2) **모래파리**가 옮기는 **질병**은 **모래파리열**(pappatasi fever, **파파티시열**), **칼라아잘**(**내장리슈만편모충증**) 등이 있다.

06 먹파리(Black flies)

(1) 먹파리과(Simulidae)에 속하는 흡혈성 곤충이다.

(2) 원래 Simulidae 곱추파리로 알려져 왔는데 1994년 한국곤충명집에 먹파리로 기재되었다.

(3) **유충의 두부**는 특이하여 다른 곤충과 쉽게 구별된다. 유충의 두부에는 1쌍의 촉각, 1쌍의 발달한 대악, **1쌍의 부채모양**을 한 **구기쇄모**(mouth brush)가 있다.

(4) 성충은 체장이 1~5mm로 작고 대부분 검은 색을 띠나 일부 황색 또는 오렌지색을 띠는 종도 있다.

(5) 심하게 **굽은 등**(**흉부**), 뾰족한 모양의 촉각, 짧은 다리 때문에 측면에서 보면 미국산 들소처럼 보인다.

(6) **먹파리**(**곱추파리**)가 옮기는 **질병** : **회선사상충**

07 깔따구(Non-biting Midges)

파리목 중 장각아목, 깔따구과에 속하는 날벌레로서 형태가 모기와 유사하므로 "**모기붙이**"라고도 하며, **완전변태**를 한다.

(1) 유충

① **수서생활**을 한다.

② 진흙 속이나 미세한 식물성물질로 **원통상의 집**을 짓고 그 속에서 생활한다.

③ 호흡 : 미부에 있는 아가미(alto)로 **수중**에 녹아 있는 **산소를 이용**한다.

④ 먹이 : 진흙 속의 **유기물을 섭취**한다.

⑤ 깔따구 유충은 피 속에 **적혈구를 가지고 있어** 몸전체가 **붉은 색**을 띠고 있다.

⑥ 수질이 오염되어 **산소가 적은(BOD : 10~20ppm) 곳에서도 생존**할 수 있다.

(2) 성충

① 모기와 유사한 형태를 가지고 있다.

② 크기와 체색은 종에 따라 다르다.

③ 크기 : 작은 것은 2mm 이하, 큰 것은 15mm이다.

④ **구기 : 구기**는 완전히 **퇴화**하였고(모기는 전방으로 돌출), 촉수만 발달하였다.

⑤ 날개를 포함한 몸에는 **비늘이 전혀 없다.**

⑥ **흉부에 날개가 1쌍,** 평균곤(halter) 1쌍과 **긴 다리 3쌍**이 있다.

⑦ 다리는 기절, 전절, 퇴절, 경절과 5절의 부절로 되어 있다.

⑧ 복부에는 9절이 뚜렷하게 구별된다.

⑨ 제9절에 수컷은 파악기를 위시한 외부 생식기가 있다.

⑩ 해질 무렵에 군무 속에 암놈이 날아 들어가 교미한다.

⑪ **평균수명은 2~7일**이다.

⑫ 암수 모두 **야간활동성**이고, 강한 **추광성**이 있어서 옥내외(屋內外)의 전등 빛에 모여들어 그곳에서 많은 개체가 죽는다.

⑬ 산란 장소 : 개울, 강, 호수, 저수지, 논, 바위틈, 일부 오염이 심한 곳

(3) 깔따구와 보건

① 깔따구는 **불쾌곤충 (뉴슨스, nuisance)**의 **대표적인 해충**이다.

② 집단으로 불빛에 모여, 수명이 짧아 불빛 주위에 시체가 쌓여 주위가 불결해지고 썩은 냄새가 나 생활에 많은 불편을 준다.

③ 호수가나 저수지에 엄청난 수의 깔따구 때문에 야외생활을 즐길 수 없다.

④ 최근 급증하는 알레르기성 질환인 기관지 천식, 아토피성 피부염 · 비염 등의 알레르기원(allergen)으로 작용한다.

⑤ 깔따구는 **질병을 매개**하지는 않으나 **불쾌곤충 (뉴슨스)** 또는 **알레르기 질환**의 알레르기원으로 방제 대상이 되고 있다.

(4) 깔따구의 방제

① 유충

㉮ 생태학적으로 보면 깔따구는 1차 소비자로 에너지 공급의 중요한 구실을 한다.

㉯ 수서생활을 하므로 살충제 사용은 할 수 없고 **천적(잉어, 미꾸라지 등)을 이용한 생물학적 방제**를 한다.

㉰ 부영양화가 진행되면서 수질이 오염되어 BOD가 10~20ppm에 이르면 수서동물이 모두 죽고 수종의 깔따구만 증식을 계속한다(BOD가 30ppm 이상되면 깔따구도 생존할 수 없다).

② 성충

㉮ 깔따구의 성충은 **수명이 짧기** 때문에 조만간 죽게 되므로 **특별한 방제는 필요 없다.**

㉯ 창문에 스크린을 설치하거나 잔류성이 있는 **기피제를 스크린에 처리**한다.

08 등에

(1) 긴 구기를 갖고 전세계적으로 저지대에서 고지대(3,000m)까지 어디서나 발견된다.

(2) 흡혈성이며 긴 구기를 가지고 있고, 사람을 흡혈하는 것도 있고 흡혈하지 않는 것도 있다.

(3) 중형 내지 대형의 곤충으로 체색(體色)은 종에 따라 다르나 대체로 흑색, 갈색, 적갈색 혹은 황색의 띠(帶)나 반점이 있다.

(4) **주간활동성**이고, 특히 이른 아침과 오후 늦게 활발한 야간활동성인 종도 간혹 있다.

(5) 질병은 **로아사상충증(loiasis)**, **튜라레미아증**을 매개한다.

09 파리

(1) 형태

① 파리는 환봉아목에 속한다.

② 성충

㉮ 두부, 흉부, 복부가 뚜렷하게 구별된다.

㉯ 복안 1쌍, 단안 3쌍, 촉각 1쌍, 3절(1~2절은 작고 3절은 길고 촉각극모가 있다)로 되어 있다.

㉰ 구부 : 하순, 순판 1쌍, 상순, 하인두, 소악수 1쌍으로 구성되어 있다.

㉱ 대형의 하순 끝에 있는 **순판**의 내부표면은 부드러운 막으로 되어 있고 여기에 **의기관**(擬氣管, pseudotrachea)이라 불리는 30개의 작은 관상(管狀)의 홈이 있어 **먹이를 식도로 운반하는 통로** 구실을 한다.

㉮ 입술에 10개의 전구치(前口齒, Prestomal Teeth)가 고리모양으로 나 있어 먹이를 섭취한다.

㉯ 욕반 : 욕반에는 액상물질을 분비하는 선모가 있어서 습기가 있고 끈적끈적한 상태를 유지한다.

③ 유충은 전형적인 구더기(maggot)형으로 다리는 없고 원추형으로 전방으로 갈수록 가늘다.

(2) 파리의 생활사

① 완전변태를 하며, 주간활동성이다.

② 유충은 동물 또는 식물조직을 먹는다.

③ 소화작용이 빨라 5분 간격으로 분을 배출, 먹이를 자주 섭취한다.

④ 파리의 평균수명은 1개월(15~70일, 4주)

(3) 분류

1) 집파리과

집파리과에는 집파리, 딸집파리(아기집파리), 큰집파리, 침파리가 있다.

구기(口器)는 집파리의 경우처럼 액상물질을 흡입하는 형과 침파리와 같은 흡혈형이 있다.

① 집파리

집파리가 각종 질병의 기계적 전파자로서 중요한 구실을 하는 것은 다음과 같은 특징이 있기 때문이다.

㉮ 음식물, 배설물이나 분비물(변, 침, 콧물, 고름, 뇨 등)을 섭취하고

㉯ 다리에 강모가 있고

㉰ 구기에 털이 있으며

㉱ 욕반에 점액성 물질을 분비하며

㉮ 소낭의 내용물(분비물, 배설물 등을 먹고)을 토함

② 딸집파리(아기집파리)

㉮ 유충

㉠ 특유한 형태를 하고 있어 쉽게 구별할 수 있다.

㉡ 길이가 5~6mm의 난형(卵形)으로 상하 편평(扁平)하다.

㉢ 유충은 각 체절에 현저하게 돌출되어 있는 여러 쌍이 육질돌기(肉質突起)가 있다.

㉯ 성충 : 음식물에 앉는 빈도가 낮고, 비상시 공중 한 지점에 꼼짝 않고 정지하는 습관이 있다.

2) 검정파리과

① 검정파리과는 위생상 크게 문제가 되지 않는다.

② 검정파리과에는 띠금파리속, 금파리속, 검정파리속 등이 있다.

3) 쉬파리과

① 쉬파리과에는 쉬파리속, Wohlfahrtia속이 있다.

② 쉬파리과의 암컷은 모두 유생생식을 한다.

4) 체체파리과

① 체체파리과에는 체체파리속 1개속뿐이다.

② 체체파리는 아프리카수면병을 전파한다.

③ 유충 : 1개의 알이 자궁에서 부화하고 유충은 자궁 속에서 모체로부터 영양공급을 받으며 발육한 후 밖으로 나온다.

(4) 파리와 질병

① 각종 감염병의 기계적 전파

병원체를 운반하는 많은 파리의 종류가 있으나 그중에서 집파리가 중요한 역할을 한다.

집파리가 각종 질병의 기계적 전파자 역할을 하는 것은 다음과 같은 특징이 있기 때문이다.

㉮ 잡식성이어서 각종 음식물, 사람 · 동물의 배설물을 섭취하는 습성이 있다.

㉯ 병원체를 먹이와 함께 섭취하고 소화기관을 통과 분(糞)과 함께 배출해서 옮긴다.

㉰ 일단 섭취한 먹이를 토하는 습성이 있다(고체 먹이를 섭취하려고 소낭(crop) 내 물질을 토해낼 때 병원체를 배출해서 옮긴다).

㉱ 욕반의 구조가 병원체를 운반하는 데 적합하다(병원체를 몸의 표면 특히 주둥이의 순판과 발톱 사이에 있는 점액질로 덮여 있는 욕반에 부착시켜서 옮긴다).

㉲ 비상(飛翔) 능력이 있어 활동범위가 넓다.

㉳ 주택 내 개체군의 밀도가 높다.

② 집파리가 전파하는 질병 : 콜레라, 장티푸스, 세균성이질, 아메바성이질, 결핵, 살모넬라 등

③ 기타 질병

㉮ 수면병 : 체체파리가 옮긴다.

㉯ 구더기증(승저증) : 파리유충이 동물의 조직에 기생하는 것을 말한다.

(5) 파리의 방제

① 물리적 방법 : 파리 방제에 가장 이상적인 것은 발생원을 제거하는 것으로 그 예는 다음과 같다.

㉮ 쓰레기통은 완전히 뚜껑을 덮고, 정기적으로 수거

㉯ 수세식 변소로 개조

㉰ 거실에 방충망 설치

㉱ 축사주변을 청결하게 한다.

② 화학적 방법 : 살충제를 이용한 방법이다. 곤충의 내성에 주의해야 한다.

③ 생물학적 방법 : 포식동물을 이용하는 것이다.

㉮ 가장 널리 이용되고 있는 천적 기생벌은 파리 알 1개에 기생벌 알 1개를 낳는다. 부화한 기생벌 유충은 파리 알의 영양물질을 섭취하며 성충으로 발육한다.

㉯ 파리 알을 포식하는 풍뎅이류인 Hister속의 종이 있고, 쇠똥풍뎅이속, 똥풍뎅이속, 뿔풍뎅이속 등은 동물의 분(糞)을 섭취하며 헤쳐말림으로써 유충의 서식처를 제거한다.

10 빈대

(1) 형태

① 빈대는 상하로 납작하게 눌려 있으며, 난형(卵形)으로 진한 갈색을 하고 있다.
② 흡혈을 한다.
③ 다리는 잘 발달하여 빠르게 질주한다.
④ 암컷은 제4복판에 각질로 된 홈(nick)이 있어서 교미공(copulatory)을 형성하는데, 그 속에 베레제기관(Berlese organ)이 있다. 이 기관은 정자를 일시 보관하는 장소로 빈대의 특징이다.
⑤ 빈대의 소악에는 큰 것과 작은 것이 있는데 큰 것은 혈액을 흡수하는 데 사용하고 작은 것은 타액을 분비하는데 쓰인다.

(2) 생활사 및 습성

① 불완전변태를 한다.
② 자충은 5령기를 거쳐 성충이 된다.
③ 자충은 5회 탈피하는데 각 영기마다 흡혈이 필요하다.
④ 최적조건 하에서 빈대의 발육기간 : 6~8주
⑤ 군거성, 주로 야간에 활동한다.
⑥ 약충과 성충의 형태와 습성은 비슷하다.
⑦ 암컷 : 수시로 교미한다.

(3) 빈대와 보건

빈대는 사람을 흡혈하기 때문에 여러 가지 질병을 전파시키는 것으로 의심되어 왔다. 그러나 어떤 질병도 매개한다는 증거를 찾지는 못했다.

(4) 빈대의 방제 : 살충제는 훈증법과 잔류분무법이 있다.

11 흡혈노린재

(1) 형태

① 흡혈노린재에는 Triatoma속, Rhodanius속 등이 있다.
② 흡혈노린재(트리아토민노린재) 성충은 체장이 1~3cm로 종에 따라 차이가 있는데 사람을 흡혈한다.

(2) 생활사 및 습성

① 불완전변태를 한다.
② 자충(약충)은 제5령기를 거치는데, 각 령기마다 충분한 양의 피를 섭취해야 탈피할 수 있다(자충 시기에 충분히 흡혈해야 탈피한다)
③ 암 · 수 모두 흡혈하는데, 흡혈시간은 주로 야간이다.
④ 산란을 하기 위해서는 반드시 충분한 양의 흡혈이 선행되어야 한다. 암컷 1마리가 일생동안 총 50~500개의 알을 낳는데 수명과 흡혈빈도에 따라 차이가 생긴다.

⑤ 알은 벽이나 가구 틈에 접착물질로 부착한다.

⑥ 구기 : 형태와 기능은 빈대와 비슷하다.

※ 빈대의 구기 : 긴 구기는 사용하지 않을 때 두부와 흉부의 복면에 붙여둔다.

(3) 질병과 방제

① 흡혈노린재(트리아토민노린재)는 샤가스병(Chagas disease) 일명 아메리카수면병(American trypanosomiasis)을 옮긴다.

② 샤가스병 병원체의 인체 감염경로는 노린재의 흡혈에 의한 것이 아니고, 배설물에 섞여 나온 병원체가 손상된 피부를 통하여 침입하여 감염되는 것이다.

12 벼룩

(1) 형태

① 성충의 형태

㉮ 벼룩의 성충은 좌우측면(左右側面)이 편평(扁平)하여 동물의 털 사이를 기어다니는데 적응되어 있다.

㉯ 주둥이 : 흡혈에 적합하다.

㉰ 벼룩의 구부에서 소악의 기능 : 날카로운 구조를 하고 있으나 피부를 뚫는데 사용되지 않고 숙주의 털을 가르며 빠져나가는 데 쓰인다.

㉱ 촉각 : 숙주감지(따뜻한 기류)에 이용한다.

② 유충의 형태

㉮ 벼룩의 유충은 다리가 전혀 없는 구더기 모양을 하고 있으며, 미세한 유기물을 섭취한다.

㉯ 벼룩 알의 부화기간 : 1주(평균 5일)이다.

㉰ 유충의 발육기간 : 약 2주이다.

㉱ 대부분의 종은 2회 탈피하면서 3령기를 거치는데, 극소수의 종류가 2령기로 유충시기를 마친다.

③ 번데기 : 유충은 고치를 치고 번데기가 된다.

(2) 생활사 및 습성 : 완전변태를 하며, 성충의 특징은 다음과 같다.

① 성충의 수명은 약 6개월이다.

② 암수 모두 흡혈한다.

③ 체장의 약 100배 정도 점프를 한다.

④ 숙주 선택이 엄격하지 않다(숙주가 아니더라도 공격한다. 예 쥐벼룩은 사람도 흡혈한다.)

⑤ 흑사병균에 감염된 벼룩은 정상적인 벼룩보다 자주 흡혈한다.

⑥ 흑사병균에 감염된 벼룩은 수명이 짧다.

⑦ 숙주가 죽으면 재빨리 떨어져 다른 동물로 옮긴다.

⑧ 벼룩이 알을 낳는 장소 : 마루의 갈라진 틈, 먼지 속, 부스러기, 숙주동물의 등지에 산란한다.

(3) **벼룩매개 질병** : 벼룩이 사람에게 주는 피해는 다음과 같다.

① 자교에 의한 직접적 피해 : 물리면 가려우므로 수면을 방해한다.

② 흡혈을 하므로 **자극적이고 불쾌**하다.

③ 성충이 되면 사람과 동물에 기생하며 흡혈하면서 **흑사병(페스트)**, **발진열**을 옮긴다.

④ 조충의 중간숙주 : **기생충**(개조충과 축소조충)의 중간숙주 역할을 한다.

13 독나방

나방은 농림해충으로 과수류나 관상식물을 해치는 종류가 많다.

우리나라에서 인체에 피해를 주는 것은 성충과 유충이 모두 피해를 주는 독나방과의 독나방과 차독나방이 있다.

(1) 형태

체색은 황색, 전시중앙에 자갈색 횡대, 시정 근처에 2개의 암갈색 반점이 있다.

(2) 생활사 및 습성

① 독나방은 **연 1회 발생**한다(성충은 7월 중순~8월 상순에 나타남).

② 부화한 유충은 **군서(群棲) 생활을 한다**.

③ **독나방의 발생(우화) 시기는 7월 중순~8월 상순**이다.

④ 우화한 성충은 먹이를 먹지 않으며, 2~3일 후 교미를 하고 암컷은 산란 후 곧 죽는다.

⑤ 성충의 **수명은 7~9일**이다.

⑥ **독모(毒毛)가 복부** 털에 부착되어 있으며 **접촉하면 피부염**을 유발한다.

⑦ 강한 **추광성**(趨光性)이 있어 **전등빛에 유인**되어 실내로 들어온다.

⑧ **야간활동성**이다(성충은 **낮에는 잡초나 풀** 속에서 **휴식**하다가 **밤이면 활동**한다).

⑨ 유충의 유방돌기에 밀생하는 독모의 길이는 평균 100μm이며, **종령기**에 가장 **많은 독모**가 있다.

14 진드기목(Tick, Mites)

(1) 진드기류의 일반적인 생활사

불완전변태를 하며, **진드기 유충**의 다리는 **3쌍**이고 **성충**과 약충은 **4쌍의 다리**를 갖고 있다.

(2) 분류

1) **진드기** : 진드기는 **후기문아목**에 속하며, **참진드기과**와 **물렁진드기과** 2개로 분류한다.

① **참진드기과**

㉮ **참진드기**는 사람을 공격하므로 자교에 의한 자극증과 2차 감염을 일으킨다.

㉯ 매개 **질병 : 라임병**, Q열, **진드기매개 뇌염**, **진드기매개 티푸스**(일명 **록키산홍반열**) 등

② 물렁진드기과(공주진드기과)

㉮ 물렁진드기는 일명 공주진드기라고도 한다.

㉯ 매개 질병 : 진드기매개 재귀열, 아프리카돈열 등

2) 좀진드기(응애)

- 참진드기, 물렁진드기를 제외한 모든 진드기류를 일명 좀진드기라 한다.
- 중기문아목, 전기문아목, 무기문아목 등에 속하는 진드기를 좀진드기라 한다.
- 대부분 극히 미세형이라 육안으로 쉽게 발견하기 힘들다.
- 좀진드기 종류 : 옴진드기, 집먼지진드기, 털진드기, 모낭진드기과(여드름진드기), 생쥐진드기

① 옴진드기 : 인체의 피부에 기생하여 옴이라는 피부병을 일으킨다.

② 집먼지진드기과

㉮ 집먼지진드기는 광의(廣義)로 집먼지(house dust) 속에 살고 있는 많은 종류의 진드기를 말한다.

㉯ 집먼지란 침구, 쿠션, 베개 등에 쌓이는 미립자의 집합체를 말한다.

㉰ 알에서 성충으로 발육하는 전기간은 약 1개월이다.

㉱ 성충의 수명은 2개월이다.

㉲ 유충 및 성충이 섭취하는 먹이 : 먼지 속에 섞여 있는 미세한 유기물질로 박리상피(剝離上皮), 비듬, 음식부스러기, 미생물의 포자 등이다.

㉳ 집먼지진드기 수명은 습도가 중요한 생장요인으로 작용한다.

㉴ 물을 직접 섭취하지 못하기 때문에 대기 중에 있는 비포화 수분을 피부를 통해서 흡수한다.

㉵ 대기가 건조하면 반대로 체내의 수분이 피부를 통해서 밖으로 빠져나가 생명을 잃게 된다.

㉶ 집먼지진드기와 알레르기성 질환 : 기관지천식(특히 소아천식), 비염, 아토피성피부염, 결막알레르기 등

㉷ 방제 : 가습기 사용을 금하고 베개, 이불, 담요 등을 자주 세탁한다.

③ 털진드기과

㉮ 털진드기는 유충시기에 포유동물을 흡혈한다.

㉯ 털진드기매개 질병 : 양충병(쯔쯔가무시병)을 매개한다.

④ 모낭진드기과(여드름진드기과) : 여드름진드기는 사람의 피부(모낭과 피지선)에서 발견되는데, 특히 코 주변에 기생한다.

⑤ 중기문아목 : 생쥐진드기는 생쥐에 기생하며 리케치아폭스를 매개한다.

(3) 털진드기 방제

① 털진드기매개 질병의 병원소지역 내에 있는 마을, 군부대, 별장 등 건물주변의 잡초를 깨끗이 깎는다.

② 긴 바지 작업복이나 장화를 착용하여 털진드기가 옷에 기어 올라오기 힘들게 하거나, 작업복에 기피제를 처리한다.

9 쥐류

01 국내 위생 쥐류의 분류

- 쥐는 쥐목(Rodentia)에 속하는 소형 짐승으로 설치동물이다.
- 쥐는 견치(犬齒)가 없고 문치(門齒, incisor)가 상하 양턱에 각각 2개씩 있는데, 눈에 띠게 길고 안쪽으로 약간 굽어 있으며 끝이 끌 모양으로 날카롭다.
- 식성 : 식물성 또는 동물성이다.
- 쥐의 분류 : 들쥐, 가주성 쥐
- **들쥐** : 들(野)에서 서식하는 것을 들쥐(野鼠, field rodent)라 한다(가주성 쥐를 제외한 모든 쥐).
    - 등줄쥐(Apodemus agrarius)
- **가주성 쥐** : 마을 내 가옥(家屋) 안팎에서 사는 쥐를 가주성 쥐(家柱性鼠)라 한다(시궁쥐, 곰쥐, 생쥐).
    - 시궁쥐(Rattus norvegicus, Norway rat)
    - 곰쥐(지붕쥐, 집쥐, Rattus rattus, Roof rat)
    - 생쥐(Mus musculus, House mouse)

(1) 등줄쥐(Apodemus agrarius)

① 등줄쥐는 들쥐 중 전국적으로 가장 많이 차지하고 있다.

② 등줄쥐는 들쥐의 일종으로 농촌지역에 많이 분포되어 있다.

③ 체색

㉮ 배면은 회색이 섞인 연한 적갈색이다.

㉯ 검은줄이 머리 위로부터 꼬리의 기부(基部)까지 있다(등에 종(縱)으로 검은 줄이 나 있다).

㉰ 복면은 회백색이다.

④ 무게 : 20g 내외

⑤ 크기, 형태 등이 모두 생쥐와 비슷하나, 등의 검은 줄로 쉽게 구별이 된다.

⑥ 두동장(頭胴長) : 90~120mm이다.

⑦ 뒷발의 크기 : 18~22mm이다.

⑧ 꼬리 : 82~88mm로 두동장보다 언제나 짧다.

⑨ 둥지 : 구멍을 S자로 1~2m 파고 그 속에 둥지가 있다.

⑩ 월동식량을 별도로 저장하는 습성이 없어, 겨울에도 먹이를 찾아 활동한다.

(2) 생쥐(Mus musculus)

① 평균 무게 : 20g

② 꼬리길이와 두동장(80~100mm)이 비슷하다.

(3) 곰쥐(Rattus rattus)

① 곰쥐는 지붕쥐 또는 집쥐라고도 하고 Roof rat, House rat, Black rat 등 여러 이름으로 불린다.

② 무게 : 300~400g

③ 꼬리길이가 250mm로 두동장(145~200mm)보다 긴 것이 시궁쥐와 구별되는 특징이다.

(4) 시궁쥐(Rattus norvegicus)

① 시궁쥐는 애굽쥐라고도 하고 영어로 Norway rat이다.

② 체중 : 400~500g

③ 꼬리길이가 16~20cm로 두동장(19~25cm)보다 짧거나 같은 것이 곰쥐와 구별되는 특징이다.

02 쥐의 생태

(1) 생활사

① 쥐는 포유류에 속한다.

② 생후 10일 정도면 귀가 열려 제대로 들을 수 있다.

③ 2주 후에 눈을 뜨고 사물을 볼 수 있다.

④ 새끼는 약 5주까지 어미에게 의존한다.

⑤ 교미활동

㉮ 생쥐 : 8주

㉯ 곰쥐, 시궁쥐 : 10~12주

⑥ 임신기간 : 22일이다.

⑦ 쥐는 출산 후 2일 만에 교미한다.

⑧ 새끼 수

㉮ 생쥐 : 5.8(4~7)마리

㉯ 곰쥐 : 보통 6.2(4~8)마리

㉰ 시궁쥐 : 평균 8~10마리

⑨ 수명

㉮ 생쥐 : 1년

㉯ 곰쥐, 시궁쥐 : 2년

(2) 쥐의 습성

① 갉는 습성

㉮ 2쌍의 문치(incisor)는 빠른 속도로 성장한다.

㉯ 쥐의 문치는 연간 평균 11~14cm 자란다.

㉰ 생후 2주부터 죽을 때까지 단단한 물질을 갉아서 자라는 길이만큼 마모시켜야 한다.

② 서식처 : 쥐는 먹이와 물이 있는 조용한 곳이면 어디든지 서식한다.

③ 감각기관

㉮ 후각 : 후각이 예민하여 이성이나 가족을 식별할 때 후각을 사용한다.

㉯ 촉각 : 촉각은 발달되어 있어 야간의 모든 활동을 촉각에 의존한다.

㉰ 청각 : 어둠 속에서 활동하기 때문에 청각은 대단히 예민하다.

㉱ 시각 : 야간활동성이지만 시력은 빈약하여 근시이다(색맹이며 근시이다).

㉲ 미각(味覺) : 맛을 아는 미각은 고도로 발달되어 있다.

④ 쥐의 활동

㉮ 가주성 쥐는 야간활동성으로 일몰 직후부터 활동하기 시작하여 12~1시까지 계속되며, 새벽까지 계속되기도 한다.

㉯ 쥐는 점프(jump)에 능하다. 쥐는 선 자리에서 60cm까지 점프할 수 있다(생쥐는 25cm 점프).

㉰ 곰쥐와 생쥐는 각종 파이프의 외부와 내부 또는 전선을 타고 이동한다(시궁쥐는 파이프나 전선을 타고 이동 못함).

㉱ 쥐는 달리다 넘을 때 수직벽을 1m까지 뛰어오를 수가 있다.

㉲ 수평거리는 1.2m를 뛸 수 있다.

㉳ 활동범위

㉠ 생쥐 : 3~10m

㉡ 곰쥐 : 15~50m

㉢ 시궁쥐 : 30~50m

㉴ 수영능력

㉠ 생쥐 : 0.7km/hr

㉡ 곰쥐, 시궁쥐 : 1km/hr

⑤ 이물질에 대한 반응

㉮ 경계심이 강하여 무엇이든(먹이도) 조심스럽게 피한다.

㉯ 낯선 물건에 대해 경계심을 갖는다.

⑥ 식성

㉮ 잡식성이며, 구토하는 능력이 없다.

㉯ 도시지역에 있어서 쥐 먹이의 주요 출처는 부엌쓰레기이다.

㉰ 설치류의 먹이 선택은 환경의 먹이에 의하여 결정된다.

㉱ 먹이의 양

㉠ 시궁쥐 : 25g(마른먹이), 40g(수분이 있는 것)

㉡ 생쥐 : 3~4g

㉮ 물 섭취량

㉠ 쥐의 하루 물 섭취량 : 15~30ml

㉡ 생쥐의 하루 물 섭취량 : 3ml(0.3ml로 견딜 수 있음)

(3) 쥐의 개체군 밀도

① 쥐의 개체군 크기 : 출산, 사망, 이동의 3요인에 의해 결정된다.

② 쥐의 활동범위는 극히 제한적이기 때문에 이동에 의한 개체군의 변동은 크지 않다.

③ 제한요인(또는 억제요인) : 쥐의 사망수보다 출생수가 훨씬 높은데, 개체군이 일정하게 머물러 있는 것은 주위의 환경요인이 개체군 증가를 억제시키고 있기 때문인데, 이러한 현상을 제한요인이라 한다. 제한요인에는 물리적 환경, 천적, 경쟁률을 들 수 있다.

④ 개체군 증가의 제한요인

㉮ 물리적 환경 : 먹이, 은신처, 기후

(개체군의 밀도 : 겨울<여름<가을<봄의 순으로 높다)

㉯ 천적 : 족제비, 개, 고양이, 매, 말똥가리, 부엉이, 뱀 등이 쥐의 천적이다.

㉰ 경쟁 : 개체군의 밀도가 높아질수록 이종간 또는 동종 간의 경쟁이 심해진다.

03 쥐 매개 질병

설치동물인 쥐가 옮기는 질병 : 흑사병(페스트), 발진열, 쯔쯔가무시병, 리케치아폭스, 살모넬라증, 서교열, 렙토스피라증, 신증후군출혈열(유행성출혈), 선모충, 리슈만편모증, 샤가스병 등

04 쥐의 방제

구서작업(驅鼠作業)은 쥐의 개체군 밀도가 낮은 겨울이 가장 효과적이고 그 다음이 여름이다.

(1) 환경개선 : 가주성 쥐의 방제방법 중 가장 효과적이고 영구적인 방법은 발생원 및 서식처를 제거하는 환경을 개선하는 것이다.

① 먹을 것과 서식처를 없앤다(청결).

② 창고를 청소한다.

③ 창고, 기타 건물에 쥐의 침입구를 막는다.

(2) 천적 이용 : 쥐의 포식동물인 족제비, 오소리, 살쾡이, 담비, 고양이, 개, 부엉이, 올빼미 등을 이용한다.

(3) 불임약제 이용 : 불임약제를 먹이에 섞어 불임시켜 번식을 억제한다.

(4) 트랩 이용 : 쥐틀, 쥐덫 등을 사용한다.

(5) 살서제 사용

① 독먹이(bait)

㉮ 독먹이에 사용되는 먹이를 미끼먹이라 한다.

㉯ 미끼먹이(쌀, 보리, 귀리 등)에 살서제(殺鼠劑)를 섞어 구제하는 방법이다.

② 급성 살서제의 사용

㉮ 급성 살서제의 독작용은 신속하여 섭취 후 1~2시간(빠른 것은 30분) 이내에 증상이 나타난다.

㉯ 급성 살서제는 사전미끼를 설치해야 한다(사전미끼란 독먹이 사용 전에 살서제를 섞지 않은 같은 종류의 미끼먹이만을 설치하는 것을 사전미끼라 한다).

㉰ 쥐 방제시 미끼먹이를 사용하는 데 필요한 지식

㉠ 사전미끼는 4~8일간 설치한다.

㉡ 급성 살서제는 1~2일 후에 수거한다(독먹이를 3일 이상 두는 것은 무의미함).

㉢ 섭취율이 좋지 않을 때는 새로운 형의 미끼먹이를 시도한다(급성살서제는 미끼먹이에 대한 기피성이 생길 수 있다).

㉣ 물이 귀한 곳에서는 물미끼를 사용하는 것이 효과적이다.

㉤ 사용 전에 설명서를 잘 읽고 사용한다.

③ 만성 살서제의 사용

㉮ 만성 살서제는 항응혈성 살서제라는 이름으로 알려져 있다.

㉯ 만성 살서제의 독작용

㉠ 1차적으로 혈액의 응고요인을 방해하여 혈액응고 능력을 상실하게 한다.

㉡ 2차적으로 모세혈관을 파괴시켜 내부출혈이 계속되어 빈혈로 서서히 죽게 된다.

㉰ 1회 다량 투여보다 4~5회 소량 중복 투여가 더 효과적이다.

㉱ 만성 살서제는 한번 먹어서는 죽지 않는다.

㉲ 독먹이에 대한 기피성이 없다.

㉳ 사전미끼를 사용할 필요가 없다.

㉴ 만성 살서제는 장기간(수일간) 내버려두는 것이 좋다.

㉵ 쥐가 항응혈성 살서제에 대한 생리적 저항성이 생길 수 있다.

㉶ 만성 살서제는 2차 독성이 거의 없다.

㉷ 사람이나 가축이 중독 시에는 비타민 K_1을 다량 투여하면 회복률이 높아서 위험도가 적다.

④ 살서제에 의한 사고예방

㉮ 살서제를 사용할 때 사람이나 가축의 중독사고를 방지하기 위하여 알아야 할 사항은 다음과 같다.

㉠ 사람이 먹는 음식과 구별하기 위해 독먹이에 색을 넣는다.

㉡ 적당한 용기의 독먹이통(bait container)에 독먹이를 설치한다.

㉢ 독먹이를 설치할 장소를 정확하게 기록한다.

㉣ 사용하지 않는 살서제는 자물쇠로 잠글 수 있는 용기에 보관한다.

㉤ 독먹이를 만들 때 마스크를 착용한다.

㉥ 살서작업이 끝나면 독먹이를 수거하여 처리한다.

㉯ 2차 독성(second poisoning)이란 쥐약을 먹고 죽은 쥐를 다른 동물이 섭취했을 때의 독성을 말한다.

⑤ 살서제의 종류

㉮ 급성 살서제

㉠ alpha-chloralose (알파 - 크로라로즈)

ⓐ 16℃ 이하에서 효과가 크다. 시궁쥐에 효과적으로 사용한다.

ⓑ 창고에 사용하기에 적합하다.

㉡ antu (안투) : 인체에 맹독성, 동일 개체군에 대하여 1회 이상 사용할 수 없는 살서제이다.

㉢ aresenious oxide (아비산) : 2차 독성으로 근래에 잘 사용하지 않는다.

㉣ red squil (레드스킬) : 식물의 꽃에서 추출한 성분으로 만든 살서제로 중추신경에 작용한다.

㉤ sodium monofluoroacetate (1080, 소듐플로아세테이트)

ⓐ 중추신경조직의 기능을 마비시킨다.

ⓑ 결정체 분말이므로 호흡기관을 통해 중독가능성이 높다.

ⓒ 인체에 맹독성, 살서제 중 극도로 위험하고 위독한 것, 맹독성 급성 쥐약으로 2차 독성이 아주 크다.

㉥ zinc phosphide (인화아연)

ⓐ 회색의 결정분말이고 물에 불용(不溶)이다.

ⓑ 인화아연은 미끼먹이와 섞을 때 수분과 작용해 맹독성인 인가스를 방출한다 (방독면 착용)

㉦ strychnine (스트리크린) : 알칼리성 물질로 백색 결정체이다. 온혈동물에 맹독성이다.

㉧ bisthiosemi (비스치오세미), pyrinuron (피리누론, RH-787, Vacor) 등

㉯ 만성 살서제(항응혈제)

㉠ warfarin(왈파린) : 시궁쥐 방제에 안전하며 메스껍고 쓴맛이 있는 살서제이고, 만성 취약이므로 기피성이 있을 수 없다. 저항성 문제가 생긴 현재도 많이 사용되고 있다.

㉡ fumarin(프마린) : 살서효과는 warfarin과 유사하다.

㉢ brodifacoum(브로디화쿰)

㉣ coumachlor(크마크로르)

㉤ coumatertralyl(크마테트라릴) 등

제4장 출제 및 예상문제

※ 별표(★)한 문제는 자주 반복 출제되는 유형이므로 반드시 숙지하기 바람

1 서론

01 반크로프티 사상충이 모기체내에서 감염상태까지 발육함을 처음으로 증명한 사람은?

① Nabarro ② Ross ③ Dutton
④ Nicoll ⑤ Manson

해설 ① 1878년 Manson : 반크로프티 사상충이 모기체내에서 감염상태까지 발육함을 처음으로 증명
② 1898년 Ross : 학질모기(얼룩날개모기, Anopheles)가 말라리아를 전파시킨다는 사실을 밝힘
③ 1898년 Simond : 벼룩이 흑사병을 전파시킨다는 것을 입증
④ 1900년 Walter Reed : 황열을 에집트숲모기(Aedes aegypti 모기)가 전파시킨다는 것을 입증
⑤ 1909년 Nicoll : 이가 발진티푸스를 전파시킨다는 것을 증명
⑥ 1916년 Cleland : Aedes속 모기가 뎅기열을 전파시킨다는 사실을 밝힘

02 학질모기가 말라리아를 전파시킨다는 사실을 밝힌 사람은?

① Nabarro ② Ross ③ Dutton
④ Nicoll ⑤ Manson

03 벼룩이 흑사병을 전파시킨다는 것을 입증한 사람은?

① Simond ② Ross ③ Nott
④ Laveran ⑤ Livingston

해설 페스트 : 중세기(1347~1348년)에 유럽인구의 $\frac{1}{4}$을 사망시켜 인류에게 가장 많은 피해를 유발했던 질병이다.

04 황열을 Aedes aegypti 모기가 전파시킨다는 것을 입증한 사람은?

① Laveran ② Theobald ③ Nicoll
④ Mercurialis ⑤ Walter Reed

05 이가 발진티푸스를 전파시킨다는 것을 증명한 사람은?

① Nicoll ② Manson ③ Dutton
④ Cleland ⑤ Bruce

1. 서론 01. ⑤ 02. ② 03. ① 04. ⑤ 05. ① 정답

06 곤충이 가해하는 방법 중 직접적인 피해를 설명한 것이다. 잘못 설명한 것은?

① 기계적 외상 또는 2차적 피부감염 : 모기, 벼룩, 빈대, 진드기, 등에
② 인체기생 : 옴진드기, 파리, 벌
③ 독성물질 주입 : 지네, 독나방, 벌
④ 알레르기성 질환 : 바퀴, 깔따구, 집먼지진드기
⑤ 국부적 알레르기 반응 : 모래파리, 빈대

해설 직접 피해
① 기계적 외상 : 등에, 모기, 벼룩, 진드기 등
② 2차 감염 : 물린 상처에 잡균이 들어가 염증을 일으키는 것
③ 인체기생 : 옴진드기, 모낭진드기, 모래벼룩, 승저증(파리) 등
④ 독성물질의 주입 : 지네, 벌, 독거미, 전갈 등

07 다음 중 곤충의 직접피해에 해당하는 것은?

중요도 ★★

㉮ 기계적 외상	㉯ 기계적 전파	㉰ 인체기생	㉱ 증식형

① ㉮, ㉯, ㉰　② ㉮, ㉰　③ ㉯, ㉱
④ ㉱　⑤ ㉮, ㉯, ㉰, ㉱

해설 ① 직접피해 : 기계적 외상, 2차 감염, 인체기생, 독성물질의 주입, 알레르기성 질환
② 간접피해 : 기계적전파(물리적전파), 생물학적 전파(증식형, 발육형, 발육증식형, 경란형)

08 곤충이 가해하는 방법 중 직접적인 가해를 하지 않는 위생해충은?

① 등에　② 벼룩　③ 옴진드기
④ 집파리　⑤ 모기

09 기계적 전파에 속하는 것은?

① 사상충　② 장티푸스　③ 재귀열
④ 옴　⑤ 발진열

해설 기계적 전파
① 기계적 전파란 한 장소에서 다른 장소로 운반하는 것, 병원체는 곤충의 체내에서 증식이나 발육을 하지 않는다.
② 위생곤충 : 집파리, 가주성 바퀴 등
③ 질병 : 소화기질환(장티푸스, 이질, 콜레라 등), 결핵, 살모넬라증 등

10 수인성 질병의 기계적 전파자는?

중요도 ★

① 이　② 벼룩　③ 모기
④ 집파리　⑤ 진드기

정답 06. ② 07. ② 08. ④ 09. ② 10. ④

11 **기계적전파를 하는 곤충은?** 중요도 ★

① 이 ② 바퀴 ③ 빈대
④ 벼룩 ⑤ 진드기

12 **증식형에 속하지 않는 것은?** 중요도 ★

① 발진열 ② 수면병 ③ 뇌염
④ 흑사병 ⑤ 재귀열

해설 절지동물에 의한 생물학적 전파 양식
① 증식형 전파 : 곤충 체내에서 수적으로 증식한 후 전파(대개의 곤충)
예 페스트 · 발진열－벼룩, 일본뇌염 · 황열 · 뎅기열－모기, 발진티푸스 · 재귀열－이
② 발육형 전파 : 곤충 체내에서 수적 증식은 없고 단지 발육 후 전파
예 사상충증－모기, Loa loa(로아사상충)
③ 발육증식형 전파 : 곤충 체내에서 생활환의 일부를 거치며 수적 증식을 한 후 전파
예 말라리아－모기, 수면병(Sleeping Sickness)－체체파리
④ 배설형 전파 : 곤충 체내에서 증식한 후 장관을 거쳐 배설물과 함께 배출되어 전파
예 발진티푸스－이, 발진열－벼룩, 재귀열－이
⑤ 경란형(난소 전이형) 전파 : 진드기의 난소를 통해 다음 세대까지 전달되어 전파
예 록키산홍반열, 쯔쯔가무시병(양충병), 진드기매개 재귀열

13 **일본뇌염의 생물학적 전파 유형으로 옳은 것은?** 중요도 ★

① 경란형 ② 발육증식형 ③ 발육형
④ 증식형 ⑤ 배설형

14 **절지동물에 의한 생물학적 전파 중 발육형에 속하는 것은?**

① 사상충 ② 흑사병
③ 말라리아, 수면병 ④ 수면병
⑤ 황열

15 **다음 중 발육증식형에 속하는 것은?**

① 페스트, 수면병 ② 말라리아, 수면병
③ 사상충, 록키산홍반열 ④ 발진티푸스
⑤ 양충병

16 **곤충의 생물학적 전파 중 경란형에 속하는 것은?**

① 사상충 ② 록키산홍반열, 양충병(쯔쯔가무시병)
③ 열대수면병 ④ 록키산홍반열, 발진티푸스
⑤ 흑사병, 양충병(쯔쯔가무시병)

11. ② 12. ② 13. ④ 14. ① 15. ② 16. ② 정답

17 **생물학적 전파 중 잘못된 것은?** 중요도 ★★★

① 진드기－양충병－경란형
② 중국얼룩날개모기－말라리아－발육증식형
③ 토고숲모기－사상충증－발육형
④ 빨간집모기－황열－증식형
⑤ 작은빨간집모기－일본뇌염－증식형

해설 황열 : 숲모기가 매개한다.

18 **절지동물이 옮기는 질환과 연결이 잘못된 것은?**

① 이－발진티푸스
② 벼룩－페스트
③ 모기－말라리아
④ 파리－황열
⑤ 파리－장티푸스, 파라티푸스

해설 모기 : 일본뇌염, 말라리아, 황열, 뎅기열 등

19 **다음 중 맞는 것은?** 중요도 ★

질병	병원체	매개체	감염원
① 말라리아	바이러스	파리	사람
② 페스트	원충	이	설치동물
③ 쯔쯔가무시병	세균	털진드기	설치동물
④ 발진티푸스	리케치아	몸이	사람
⑤ 황열	세균	모기	사람

해설 ① 말라리아 － 원충 － 중국얼룩날개모기
② 황열 － 바이러스 － 모기

20 **다음 중 맞는 것은?**

질병	매개체	병원체
① 큐열	파리	바이러스
② 페스트	쥐벼룩	바이러스
③ 뎅기열	모기	세균
④ 발진열	빈대	리케치아
⑤ 쯔쯔가무시병	진드기	리케치아

해설

질병	매개체	병원체
① 큐열(Q열)	음식물, 우유 등	리케치아
② 페스트(흑사병)	쥐벼룩	세균
③ 뎅기열	모기	바이러스
④ 발진열	쥐벼룩	리케치아
⑤ 쯔쯔가무시병	진드기	리케치아

정답 17. ④ 18. ④ 19. ④ 20. ⑤

21 **흑사병 병원체가 증식하는 곳은?** 중요도 ★★★

① 전위　② 대장　③ 소낭
④ 타액선　⑤ 위

해설 병원체가 증식 또는 발육하는 곳
① 흑사병 : 전위
② 뇌염 · 황열 : 위
③ 말라리아 : 위 외벽
④ 사상충 : 흉부의 근육

22 **위생해충이 매개하는 질병 중에서 인류역사상 가장 큰 피해를 준 질병은 무엇이며, 병원체가 증식하는 곳은?** 중요도 ★

① 수면병-전위　② 흑사병-전위　③ 말라리아-위 외벽
④ 쯔쯔가무시병-소낭　⑤ 황열-위

23 **각종 사상충이 모기 내에서 발육하는 곳은?** 중요도 ★

① 전위　② 대장　③ 흉부 근육
④ 타액선　⑤ 난소

24 **위생해충이 매개하는 질병과 병원체가 증식 또는 발육하는 곳을 맞게 연결한 것은?** 중요도 ★

① 흑사병-전위, 사상충-흉부의 근육　② 흑사병-전위, 사상충-난소
③ 페스트-위 외벽, 사상충-흉부의 근육　④ 말라리아-위 외벽, 사상충-전위
⑤ 뇌염-위, 사상충-난소

25 **말라리아 원충이 학질모기 내에 발육하는 곳은?**

① 전위　② 위 외벽　③ 흉부 근육
④ 혈림프계　⑤ 난소

26 **다음 중 뉴슨스(nuisance)로 취급되고 있는 곤충은?** 중요도 ★★

① 등에　② 깔따구　③ 파리
④ 진드기　⑤ 등에모기

해설 ① 불쾌곤충(뉴슨스) : 질병을 매개하지는 않고 단순히 사람에게 불쾌감, 불결감, 혐오감, 공포감을 주는 동물을 말한다.
② 뉴슨스 종류 : 깔따구, 노린재, 나방파리(모래파리), 하루살이, 귀뚜라미, 지하집모기 등
③ 최근 도시에서 계절과 관계없이 뉴슨스로 작용하는 주요 도시해충은 지하집모기이다.

21. ①　22. ②　23. ③　24. ①　25. ②　26. ② 정답

27 다음은 불쾌곤충(뉴슨스)을 설명한 것이다. 옳은 것은? 중요도 ★

> ㉮ 뉴슨스란 질병을 매개하지는 않고 단순히 사람에게 불쾌감, 불결감, 혐오감, 공포감을 주는 동물을 말한다.
> ㉯ 뉴슨스란 질병을 주로 매개하는 동물을 말한다.
> ㉰ 뉴슨스 종류 : 깔따구, 노린재, 나방파리, 귀뚜라미, 지하집모기, 하루살이 등
> ㉱ 뉴슨스 종류 : 모기, 파리, 벼룩, 진드기 등

① ㉮, ㉯, ㉰ ② ㉮, ㉰ ③ ㉯, ㉱
④ ㉱ ⑤ ㉮, ㉯, ㉰, ㉱

28 최근 도시에서 계절과 관계없이 뉴슨스로 작용하는 주요 도시해충은? 중요도 ★

① 지하집모기 ② 초파리 ③ 집파리
④ 독일바퀴 ⑤ 숲모기

29 다음 중 뉴슨스의 곤충으로 옳은 것은? 중요도 ★

① 벼룩 ② 먹파리 ③ 하루살이
④ 모래파리 ⑤ 작은빨간집모기

해설 29번의 "정답" : 국시원에서는 "3번"으로 공개하였으나 "4번"도 정답이 될 수 있음.

2 매개곤충의 방제방법 및 살충제

01 다음 해충 방제방법 중 근본적이며 영구적인 방법은? 중요도 ★

① 생물학적 방법 ② 기계적 방법 ③ 환경적 방법
④ 화학적 방법 ⑤ 통합적 방법

해설 매개곤충의 방제방법

① 물리적 방법 : 환경관리(환경의 물리적 변경 및 조정, 환경위생의 개선), 트랩 이용, 열, 방사선 등을 이용하는 것
  ㉮ 환경의 물리적 변경 및 조정 : 매개종의 서식처를 제거하는 것(저지대의 매몰, 웅덩이 제거 등)
  ㉯ 환경위생의 개선 : 쓰레기 처리, 청결, 스크린 설치(screen ng)
② 화학적 방법 : 살충제, 발육억제제, 불임제, 유인제 등을 사용하는 것
③ 생물학적 방법 : 불임수컷의 방산(放散), 포식동물(천적) 이용, 병원성 기생생물을 이용하는 것
④ 통합적 방법 : 두 가지 이상의 방제방법을 동시에 적용하는 것

02 구충 구서의 가장 근본적인 대책은?

① 대상동물의 생태, 습성에 따라 방제 ② 성장억제제에 의한 방제
③ 유전학적 방법 ④ 광범위한 방제
⑤ 발생원 및 서식처 제거

정답 27. ② 28. ① 29. ③ 2. 매개곤충의 방제방법 및 살충제 01. ③ 02. ⑤

03 곤충의 물리적 방제인 것은? 중요도 ★★

① 발육억제제 이용 ② 유인제 이용 ③ 천적 이용
④ 살충제 이용 ⑤ 서식처를 제거

04 곤충 방제시 물리적 방법이 아닌 것은?

① 웅덩이 제거 ② 불임웅충 방사 ③ 유문등 설치
④ 모기장 및 방충망 설치 ⑤ 방사선 이용

해설 생물학적 방법 : 불임수컷의 방산(放散), 포식동물(천적) 이용, 병원성 기생생물을 이용하는 것

05 다음 중 법적방제에 속하는 것은? 중요도 ★

① 항만검역 ② 불임 수컷의 방산 ③ 환경개선
④ 트랩이용 ⑤ 물리적 방제

06 가주성 쥐, 파리 등의 해충방제방법 중 가장 근본적이며 영구적인 방제방법은?

① 물리적 방제 ② 화학적 방제 ③ 생물학적 방제
④ 생리학적 방제 ⑤ 천적 방제

해설 ① 환경관리에 의한 매개종의 방제 : 발생원을 제거하거나 감소시킨다는 점에서 가장 이상적이고 항구적인 방법
② 환경의 물리적 변경 및 조정 : 매개종의 서식처를 제거하는 것(저지대의 매몰, 웅덩이 제거 등)

07 해충 방제방법 중 열 처리법에 대한 설명이다. 틀린 것은?

① 목재의 해충을 방제하기 위해 열처리할 경우에는 목재의 두께와 관계없이 동일한 온도(55℃)에서 처리 시간을 달리한다.
② 옷이나 침대 등에 발생한 이, 빈대, 진드기는 열처리를 하여 방제할 수 있다.
③ 바퀴는 영하 8℃(−8℃) 이하에서 1시간 정도 노출 처리하여도 방제된다.
④ 이, 빈대는 −17℃ 이하에서 2시간 정도 노출 처리하면 방제할 수 있다.
⑤ 고온(55℃에서 1시간) 열처리하면 모든 곤충은 죽지 않는다.

해설 ① 목재의 해충 방제 : 25mm 목재의 경우 55℃에서 2.5시간, 75mm 목재의 경우 55℃에서 6.5시간 노출시켜 해충을 방제한다.
② 고온(55℃에서 1시간) 열처리하면 모든 곤충은 죽는다.

08 발육억제제의 장점은? 중요도 ★

㉮ 환경오염을 시키지 않는다.	㉯ 살충제에 대한 내성 문제를 해결할 수 있다.
㉰ 포유동물에 영향이 없다.	㉱ 인체의 독성문제가 없다.

① ㉮, ㉯, ㉰ ② ㉮, ㉰ ③ ㉯, ㉱
④ ㉱ ⑤ ㉮, ㉯, ㉰, ㉱

해설 발육억제제 : 곤충의 발육 과정에 관여하는 호르몬의 작용을 방해하여 발육을 억제시키는 약제를 말한다. 즉, 접촉 및 섭취 시 정상적 발육이 저해되어 탈피 과정에서 치사하는 것

03. ⑤ 04. ② 05. ① 06. ① 07. ⑤ 08. ⑤ 정답

09 겨울철 하수구나 맨홀에서 모기를 방제하는 방법으로 옳은 것은? 중요도 ★

① 발육억제제
② 불임 수컷의 방산
③ 가열연무
④ 잔류분무
⑤ 물리적 방제

10 하이드로프젠(Hydroprene), 메소프렌(Methoprene)은 무엇인가? 중요도 ★

① 발육억제제
② 불임제
③ 유인제
④ 살충제
⑤ 살균제

해설 발육억제제 : 디프루벤즈론(Diflubenzuron), 하이드로프젠(Hydroprene), 카노프레(Kinoprene), 메소프렌(Methoprene), 피리프록시휀(Pyriproxyfen)

11 해충의 생물학적 방제는? 중요도 ★★

① 천적 이용
② 웅덩이 제거
③ 방사선 이용
④ 방충망 설치
⑤ 살충제 살포

12 천적을 이용하는 방제 방법은? 중요도 ★★★

① 환경적 방법
② 기계적 방법
③ 생물학적 방법
④ 화학적 방법
⑤ 통합적 방법

13 통합적 방제방법의 필수조건에 대한 설명이다. 옳은 것은? 중요도 ★

㉮ 두 가지 이상의 방제방법이 있어야 한다. ㉯ 한 방법의 사용이 또 하나의 방법을 적용시킬 수 있는 여건을 만들어야 한다. 즉, 서로 적용시킬 수 있는 여건 조성이 되어야 한다. ㉰ 두 가지 이상의 방제방법을 동시에 적용했을 때 서로 방해요인으로 작용해서는 안 된다. ㉱ 각 기술의 적용 순서는 고려하지 않아도 된다.

① ㉮, ㉯, ㉰
② ㉮, ㉰
③ ㉯, ㉱
④ ㉱
⑤ ㉮, ㉯, ㉰, ㉱

해설 통합적 방제방법의 필수조건 : ①번이다.

① 통합적 방제란 매개종 발생을 효과적으로 억제할 수 있는 경제성을 고려한 모든 기술의 관리를 말한다.
② 통합적 방제에 이용할 수 있는 기술과 관리 : 개인 방어, 서식처 관리, 발생원 제거, 살충제 사용, 천적 이용, 불임웅충 방사, 훈련과 교육 등

14 두 가지 이상의 방제방법을 동시에 적용했을 때 서로 방해요인으로 작용하지 않는 방제방법은? 중요도 ★

① 물리적 방제
② 화학적 방제
③ 생물학적 방제
④ 통합적 방제
⑤ 천적 방제

정답 09. ① 10. ① 11. ① 12. ③ 13. ① 14. ④

15 다음 중 식독제로 사용되는 것이 아닌 것은? 중요도 ★

① 비소 ② 인화알루미늄 ③ 붕산
④ 비산동 ⑤ 염화수은

해설 ① 식독제 : 먹었을 때 소화기관에 들어가 살충작용을 하는 약제를 말한다.
② 식독제로 사용되는 것 : 비소, 붕산, 비산동, 염화수은 등

16 훈증제는 다음 중 어느 부위를 통하여 곤충의 체내로 들어가는가? 중요도 ★

① 발바닥(부절) ② 촉각 ③ 구기
④ 기문(기공) ⑤ 복안

해설 훈증제 : 미세한 살충제 입자로 공기 중에 부유하다가 곤충이 호흡할 때 공기와 함께 기문을 통해 들어가 중독 치사시키는 약제를 말한다.

3 살충제

01 DDT가 환경오염문제가 될 때까지 어떤 이유에서 대중적인 살충제로서 사용되어 왔는가?

① 많은 해충에 사용되어 왔다. ② 잔류효과가 길다.
③ 비교적 값이 싸다. ④ 포유류에 상대적으로 저독성이다.
⑤ 이상 전부

해설 DDT(디디티)
① DDT의 화학명은 dichlorodiphenyl trichloroethane이다.
② 살충력이 강하고, 포유류에 상대적으로 저독성이라 많은 해충에 사용되어 왔다.
③ 비교적 값이 싸다.
④ 잔류효과가 길다(살충제 중 장기간 분해하지 않고 환경을 오염시키는 것).
⑤ DDT는 환경오염 성분을 소비자 체내에 축적하여 사용금지하고 있다.

02 DDT가 사용금지 당한 이유로 가장 적합한 것은?

① 잔류성이 짧다. ② 환경오염 성분을 소비자 체내에 축적
③ 쉽게 분해 ④ 값이 고가
⑤ 모든 해충에 저항성이 발달

03 화학적으로 높은 안정성이 환경오염 문제를 야기 시킨다는 사실이 밝혀지면서 살충제의 사용량이 엄격히 제한된 것은? 중요도 ★

① DDT ② permethrin ③ diazinon
④ DDVP ⑤ submission

15. ② 16. ④ 3. 살충제 01. ⑤ 02. ② 03. ① 정답

04 DDT가 질병관리상 공헌을 한 질병은?

㉮ 장티푸스	㉯ 말라리아	㉰ 이질	㉱ 발진티푸스

① ㉮, ㉯, ㉰ ② ㉮, ㉰ ③ ㉯, ㉱
④ ㉱ ⑤ ㉮, ㉯, ㉰, ㉱

해설 DDT는 잔류성이 커서 **환경호르몬**의 대표적 물질로 분류되는 살충제이지만 의학계에는 "이가 옮기는 **발진티푸스**", " 모기가 옮기는 **말라리아**" 등을 없애는 데 많은 **공헌**을 하였다.

05 유기염소제의 특징은?

① 독이법 ② 지속적 잔류효과 ③ 호흡독
④ 피부로 흡수 ⑤ 접촉독

06 다음 살충제 중 장기간 분해하지 않고 환경을 오염시키는 것은? 중요도 ★★

① DDT ② permethrin ③ diazinon
④ DDVP ⑤ submission

07 다음 중 유기염소계 살충제가 아닌 것은? 중요도 ★

① dieldrin ② permethrin ③ γ −HCH
④ DDT ⑤ chlordane

해설 ① 유기염소계 살충제 : DDT(디디티), HCH(에이치씨에이치, BHC), dieldrin(디엘드린), aldrin(알드린), heptachlor(헵타크로), chlordane(크로덴), endrin(엔드린) 등
② 유기인계 살충제 : dichlorvos(디크로보스, DDVP), azamethiphos(아자메티포스), chlorpyrifos(크로피리포스), fenthion(휀티온), malathion(마라티온), naled(나레드), parathion(파라티온), coumaphos(크마포스), dizainon(다이아지논), dimethoate(디메소에이트), etofenprox(에토휀프록스), fenchlorphos(휀크로포스), fenitrothion(훼니트로티온, Sumithion), temephos(템포스, Abate), trichlorphon(트리크로폰, Dipterexd) 등
③ 카바메이트계 살충제 : aldicarb(알디카브), bendiocarb(벤디오카브), carbaryl(카바릴, Sevin), propxur(프로퍽서, baygon), benfuracarb(벤프라카브), carbofuran(카보후린) 등
④ 피레스로이드계 살충제 : pyrethrin(피레스린), tetramethrin(테트라메스린), allethrin(아레스린), cyfluthrin(싸이흐르스린), barthrin(바스린), dimethrin(디메스린), permethrin(퍼머스린, EXMIN), phenothrin(페노스린, 상품명 Sumithrin) 등
⑤ 효력증강제 : piperonyl butoxide(피페로닐 브톡사이드), sesamin(쎄사민, sesamex(쎄사멕스)), sulfoxide(쎌폭사이드) 등
⑥ 기피제 : benzyl benzoat(벤질벤조에이트), dimethyl phtalte(DMP), ethyl hexamediol (Rutgers 612), dimethyl carbate(dimelone) 등
※ 명칭에서 "괄호 안의 콤마"는 "동일 명칭"을 의미함

08 다음 중 유기염소계 살충제는?

① heptachlor ② dipterexd ③ abate
④ sevin ⑤ fenthion

해설 ②·③·⑤번 : 유기인제이다.

정답 04. ③ 05. ② 06. ① 07. ② 08. ①

09 유기염소계가 아닌 것은?

㉮ DDT	㉯ dieldrin, aldrin	㉰ BHC	㉱ 파라티온

① ㉮, ㉯, ㉰　② ㉮, ㉰　③ ㉯, ㉱
④ ㉱　⑤ ㉮, ㉯, ㉰, ㉱

해설 파라티온 : 유기인계이다.
① 유기인계 : DDVP, 메틸디메톤, PMP, EPN, ~thion
② 유기염소계 : DDT, BHC, 엘드린(aldrin), 디엘드린(dieldrin) 등

10 유기인계 농약에 중독되었을 때 검사하는 효소는?

중요도 ★

① 비타민 효소　② 탄수화물 효소　③ 단백질 효소
④ 코리네스트라제 효소　⑤ 소화 효소

해설 유기인계 중독 여부는 혈액의 코리네스트라제 효소의 양을 측정하면 된다.
① 유기염소계 : 포유동물에 독성이 거의 없다.
② 살충제(유기인제, 카바메이트계)의 중독증상을 느낄 때는 아트로핀을 반복 투여한다.

11 콜린에스테라제(cholinestrase) 활성저해로 신경증상을 유발하는 물질은?

① 유기인계 농약　② 유기염소계 농약　③ 카바메이트계 살충제
④ 유기불소 농약　⑤ 염소계 살충제

해설 유기인계 농약에 의한 중독기전은 cholinestrase의 저해이다.

12 다음 중 유기인계 살충제는 어느 것인가?

① aldrin　② Baygon　③ Dipterexd
④ chlordane　⑤ Sevin

해설 ①·④번 : 유기염소계이다.
②번 : propxur(프로퍽서=Baygon)　⑤번 : 카바메이트계이다.

13 다음 중 유기인계 살충제는?

① dieldrin　② bendiocab
③ naled　④ DDT
⑤ propoxur(baygon)

14 다음 유기인계 살충제 중 포유류에 독성이 낮은 것은?

중요도 ★

① phosdrin　② parathion　③ endrin
④ guthion　⑤ malathion

정답 09. ④　10. ④　11. ①　12. ③　13. ③　14. ⑤

해설 malathion(마라티온) : 포유동물에 독성이 낮다. 개미, 거미 및 진드기에 살충력이 있으나, 우리나라에서는 곤충이 저항성을 나타내고 있어 사용이 감소 추세에 있다.

15 **다음 살충제 중 인축에 맹독성인 것은?**

① 마라티온 ② 파라티온 ③ 제충국
④ 린덴 ⑤ DDT

해설 parathion(파라티온)
① 포유동물에 대한 독성이 살충제 중 가장 높다.
② 특정독물(特定毒物)로 지정되어 있으므로 지정된 사람의 감독하에서만 사용하도록 규정되어 있다.
③ 마을 주변에서는 살포할 수 없으므로 방역용 살충제로 사용할 수 없다.

16 **방역용으로 쓸 수 없는 살충제는?** 중요도 ★★★★★

① 파라티온 ② 마라티온 ③ 다이아지논
④ 세빈 ⑤ 아베이트

17 **다음 "보기"의 특징을 갖고 있는 살충제는?** 중요도 ★

㉮ 포유류에 저 독성이고, 해충에 독성이 강하다. ㉯ 속효성이고, 잔효기간이 비교적 길다(1개월). ㉰ 특히 집파리 방제에 애용되며, 벼룩, 개미, 모기, 바퀴, 진드기 방제에도 사용된다.

① 파라티온 ② 마라티온 ③ 다이아지논
④ 세빈 ⑤ 아베이트

18 **다음 살충제 중 속효성이 아닌 것은?**

① fenitrothion ② pyrethrin ③ permethrin
④ DDVP ⑤ parathion

해설 ① fenitrothion(훼니트로티온, Sumithion) : 속효성이고, 잔류성도 크다.
② pyrethrin(피레스린) : 식물에서 추출한 것으로 속효성이며, 포유류에 저독성으로 널리 사용
③ permethrin(EXMIN) : 합성 피레스로이드계, 잔류효과가 상당히 크다(모기, 바퀴, 개미 등).
④ dichlorvos(디크로보스, DDVP) : 강한 훈증작용, 속효성이 있으므로 공간살포용으로 널리 사용, 경피독성이 높아 중독 위험이 있음
⑤ parathion(파라티온) : 속효성이며 훈증제로 사용할 수 있다.

19 **다음 살충제 중 훈증작용을 하는 것은?** 중요도 ★

① DDT ② 마라티온 ③ 카바릴
④ dichlorvos(DDVP) ⑤ 휀티온

정답 15. ② 16. ① 17. ③ 18. ③ 19. ④

20 다음 중 카바메이트계 살충제는? 중요도 ★

① naled ② Baygon, 벤디오카브 ③ permethrin
④ diazinon ⑤ bio-resmethrin

해설 propoxur(프로퍽서, Baygon 또는 Aprocarb)
① 카바메이트계 살충제
② 접촉제 및 식독제로 널리 사용된다.
③ 속효성이 있고, 잔류성이 있다(2g/m^2 농도에서 3~4개월).
④ 해충 전반에 걸쳐 방제효과가 있다.
⑤ 모기, 바퀴, 파리, 개미, 노린재류, 거미, 진드기 등에 사용한다.

21 다음 중 합성 피레스로이드계 살충제가 아닌 것은?

① empenthrin ② Sumithrin ③ aldrin
④ resmethrin ⑤ allethrin

해설 aldrin : 유기염소계

22 다음 살충제에서 비교적 저항성이 발달하지 않은 것은? 중요도 ★

① naled ② pyrethrin ③ malathion
④ diazinon ⑤ fenitrothion

해설 pyrethrin(피레스린)
① 피레스린은 식물에서 추출한 것으로 속효성이며, 포유류에 저독성으로 널리 사용되고 있다.
② 태양광선에서 신속히 분해되어 잔효성이 없다.
③ 어둡고 산화 방지되는 곳에 저장한다.
④ 속효성이고 녹다운 효과가 큰 반면 회복률도 높다.
⑤ 살충력을 높이기 위해 효력증강제와 혼용한다(효력증강제인 piperonyl butoxide : 피레스린=10 : 1).

23 식물에서 추출한 것으로 속효성이며 포유류에 저독성으로 널리 사용되고 있는 종류는? 중요도 ★

① 피레스린(pyrethrin) ② 마라티온 ③ 디엘드린
④ 다이아지논(dizainon) ⑤ 크로르덴

24 현대에 있어서 방역용 살충제로서 가장 적당하다고 인정되는 것은? 중요도 ★

① 유기염소계 살충제 ② 유기인계 살충제
③ 카바메이트계 살충제 ④ 기피제
⑤ 피레스로이드계 살충제

해설 피레스로이드계 살충제의 특징
① 인축에 저독성인 반면, 강력한 살충력을 가지고 있는 살충제이다.
② 속효성이 있고, 잔류성이 없어, 실내 · 항공기내의 공간살포용으로 적합하다.

20. ② 21. ③ 22. ② 23. ① 24. ⑤ 정답

25 효력증강제에 대한 설명 중 틀린 것은? 중요도 ★

① 곤충 체내에서 분비하여 무독화작용을 하는 효소를 공격한다.
② piperonyl butoxide는 효력증강제이다.
③ 살충제와 혼용시 살충효력이 커진다.
④ benzyl benzoate는 효력증강제이다.
⑤ 자체는 살충력이 없다.

해설 효력증강제(synergist 또는 activator, 협력제)
① 효력증강제란 자체로는 살충력이 전혀 없지만 살충제와 혼합하여 사용하면 살충제의 효능이 단독 사용 시보다 현저하게 증강되는 약제를 말한다.
② 곤충 체내에서 분비하여 무독화작용을 하는 효소를 공격한다.
③ 종류 : piperonyl butoxide(피페로닐 브톡사이드), sesamin(쎄사민), sesamex(쎄사멕스), sulfoxide(쎌폭사이드), DMC(디엠씨), piperonyl cyclonene(피페로닐 사이크로닌) 등
※ ④번의 벤질벤조에이트는 기피제이다.

26 다음 중 효력증강제는 어느 것인가? 중요도 ★

① piperonyl butoxide ② dimethyl phtalate ③ paradichlorbenzene
④ hydrogen ⑤ methyl bromide

27 다음 중 효력증강제가 아닌 것은?

① 아베이트 ② 디엠씨 ③ 피페로닐 사이크로닌
④ 세사민 ⑤ 피페로닐 브톡사이드

28 다음 중 기피제가 아닌 것은?

① benzyl benzoat ② RH 787 ③ dimethyl carbate
④ dMP ⑤ Rutgers 612

해설 기피제(repellent)
① 살충력이 없으므로 살충제는 아니다.
② 곤충이 싫어하고 기피하는 화학물질로서 적당한 방법으로 제제하여 곤충의 접근 · 공격 · 침입 등을 방어하기 위해 사용한다.
③ 종류 : benzyl benzoat(벤질벤조에이트), dimethyl phtalte(DMP), ethyl hexamediol(Rutgers 612), dimethyl carbate(Dimelone) 등
※ pyrinuron(피리누론, RH-787, Vacor) : 급성살서제이다.

29 benzyl benzoate는 무엇인가? 중요도 ★

① 불임제 ② 살서제 ③ 유인제
④ 기피제 ⑤ 살충제

정답 25. ④ 26. ① 27. ① 28. ② 29. ④

30 진드기 기피제로 쓰이는 것은? 중요도 ★

① DDVP ② 파라티온 ③ 다이아지논
④ DDT ⑤ Benzyl benzoat

해설 Benzyl benzoat(벤질벤조에이트) : 기피 작용도하고, 속효성이며, 살(殺)진드기계(acaricide)로 진드기를 쫓아낼 뿐만 아니라 옷에 붙어도 죽일 수 있으므로 널리 사용한다.

31 살충제의 인체중독사고를 예방 또는 치료하는 데 필요한 내용 중 옳지 않은 것은? 중요도 ★

① 카바메이트계는 유기인제와 포유류에 대한 독성이 거의 비슷하다.
② 대부분의 살충제는 피부 접촉 시에도 중독된다.
③ 유기염소계에 중독되었을 때는 아트로핀을 투여한다.
④ 유기인계 중독 여부는 혈액의 코리네스트라제 효소의 양을 측정하면 된다.
⑤ 유기인계에 중독 시 휴식을 취하면 도움이 된다.

해설 ① 유기염소계 : 포유동물에 독성이 거의 없다.
② 살충제(유기인계, 카바메이트계)의 중독 증상을 느낄 때는 아트로핀을 반복 투여한다.

32 다음 내용 중 잘못된 것은?

① 카바메이트계와 유기인계 살충제는 살충작용이 같다.
② 한 가지 약제를 장기간 사용하면 저항성이 생기기 쉽다.
③ 속효성 살충제는 비교적 저항성이 나타나지 않는다.
④ 유기염소계 살충제는 교차저항성이 생기기 쉽다.
⑤ Atropine은 유기염소계 살충제 중독 시 투여한다.

33 다음 중 훈증제가 아닌 것은?

① naphthalene ② hydrogen cyanide ③ methyl bromide
④ phosphine ⑤ piperonyl butoxide

해설 piperonyl butoxide : 효력증강제

34 살충제의 원체에 대한 설명은?

㉮ 원체(原體 ; technical grade) : 100%의 살충제란 이론적으로 순수한 독성물질이다. ㉯ 고체이며 무게단위로 표시한다. ㉰ 일정면적에 필요한 잔류허용량 · 살포량을 표시할 때 사용한다. ㉱ 독성을 표시할 때 사용한다.

① ㉮, ㉯, ㉰ ② ㉮, ㉰ ③ ㉯, ㉱
④ ㉱ ⑤ ㉮, ㉯, ㉰, ㉱

30. ⑤ 31. ③ 32. ⑤ 33. ⑤ 34. ⑤ 정답

35 제제 중 펠렛이란?

중요도 ★

① 얇은 피막으로 약제를 싼 것
② 원체를 증량제에 침투시켜 희석한 것
③ 도넛형 또는 원통형의 큰 고형제제
④ 굵은 연필심과 같은 굵기의 막대조각형 입제
⑤ 점성이 있는 반고체형 물질을 미세화 한 것

해설 ① 펠렛 : 입제의 한 형태로 굵은 연필심과 같은 막대가 조각조각 부서진 형태이다.
② 부리켓 : 5~7cm의 도너스형 또는 원통형의 큰 덩어리로 만든 입제가 부리켓이다.

36 제제의 용어와 약자가 맞는 것은?

중요도 ★

㉮ 수화제(WP, w.d.p.)	㉯ 유제(EC)
㉰ 용제(溶劑, solution, S)	㉱ 분제(D)

① ㉮, ㉯, ㉰　② ㉮, ㉰　③ ㉯, ㉱
④ ㉱　⑤ ㉮, ㉯, ㉰, ㉱

해설 ① 수화제(水和劑, WP, w.d.p.)
② 유제(乳劑, emulsifiable concentrate, EC)
③ 용제(溶劑, solution, S)
④ 수용제(水溶劑, soluble powder, SP)
⑤ 분제(紛劑, dust, D)
⑥ 입제(granule, G)와 부리켓(briquet)

37 수화제(Wettable Powder)의 구성성분은?

중요도 ★

① 원체+증량제+친수제+계면활성제　② 증량제+친수제+안정제
③ 증량제+점결제+붕괴촉진제　④ 유기용매+유화제
⑤ 원체+유기용매+안정제

해설 ① 수화제(水和劑, WP, w.d.p.) : 살충제 원체에 증량제(탈크, 구토, 고령토, 베트나이트)와 친수제 및 계면활성제를 가미한 분말이다(원체 + 증량제 + 친수제 + 계면활성제).
② 제제 : 원체(原體, technical grade : 100%의 살충제)를 사용목적에 따라 여러 형태 및 농도로 만들어 판매하는 것을 제제라 한다.
③ 원제 : 판매되고 있는 제제는 대부분 고농도로 이를 원제(原劑 ; concentrate)라 한다.

38 동일 살충제, 동일 농도의 경우라도 제제에 따라 위험도가 다르다. 잘못 연결된 것은?

중요도 ★

① 용제>유제　② 용제>수화제　③ 수화제>유제
④ 유제>분제　⑤ 분제>입제

해설 살충제의 위험도 : 용제>유제>수화제>분제>입제 순이다.

정답 35. ④　36. ⑤　37. ①　38. ③

39 동일 살충제, 동일 농도의 경우라도 제제에 따라 위험도가 다르다. 위험도가 가장 높은 것은?

중요도 ★

① 용제 ② 유제 ③ 수화제
④ 분제 ⑤ 입제

40 흙벽, 시멘트벽에 있는 "개미"의 방제로 적합한 것은?

중요도 ★

① 수화제 ② 유제 ③ 용제
④ 입제 ⑤ 분제

해설 ① 수화제(水和劑, WP, w.d.p.)
㉮ 잔류분무에 적합하다.
㉯ 흡수력이 강한 벽면(흙벽, 시멘트벽, 석회벽 등)에 적합하다.
② 유제(乳劑, emulsifiable concentrate, EC)
㉮ 공간 및 잔류분무용으로 사용된다.
㉯ 흡수력이 약한 벽면(타일벽, 니스나 페인트칠을 한 벽, 벽지 바른 벽 등)에 적합하다.
③ 용제(溶劑, solution, S) : 공간살포용으로 쓰인다.

41 축사벽면에 잔류분무하여 집파리를 방제하려고 한다. 이때 사용되는 살충제의 이름은?

중요도 ★★

① 유제, 용제 ② 유제, 입제
③ 용제, 분제 ④ 입제, 분제
⑤ 유제, 수화제

해설 파리 성충방제 : 실내, 부엌, 축사, 변소 등 파리가 잘 드나드는 장소의 천장과 벽에 유제, 수화제를 40cc/㎡ 기준으로 잔류분무한다.

42 쥐벼룩을 방제하는 데 가장 적당한 살충제제 및 농도는?

① 파라티온 용제, 10% ② BHC 용제, 10%
③ 마라티온 유제, 5% ④ DDT 용제, 1%
⑤ 다이아지논 분제, 2%

해설 ① 다이아지논 : 파리, 벼룩, 개미, 모기, 바퀴, 진드기 방제에 사용된다.
② 마라티온 : 개미, 거미 및 진드기에 살충력이 있으나, 곤충이 저항성을 나타내고 있어 사용이 감소 추세에 있다.
③ 파라티온 : 특정독물(特定毒物)로 지정된 사람의 감독하에서만 사용하도록 규정되어 있다.

43 농부가 손으로 뿌릴 수 있는 것은?

중요도 ★

① 수화제 ② 유제 ③ 용제
④ 수용제 ⑤ 입제

39. ① 40. ① 41. ⑤ 42. ⑤ 43. ⑤ 정답

44 80% 세빈 수화제를 물에 타서 0.1% 현탁액 200l를 만들려고 한다. 필요한 원제(80% 수화제)의 양은?

① 10kg ② 5kg ③ 0.25kg
④ 0.025kg ⑤ 0.0025kg

해설 $N_1V_1 = N_2V_2$

② $80 \times x = 0.1 \times 200$ $\therefore x = \frac{0.1\% \times 200l \times 1kg/l}{80\%} = 0.25kg$ ※ kg = l(비중이 "1"일 때)

45 수화제 75%를 물에 타서 5% 현탁액 8,000cc를 만들려고 한다. 필요한 원제(75% 수화제)의 양은?

① 533cc ② 400cc ③ 350cc
④ 200cc ⑤ 53cc

해설 $75\% \times x = 5\% \times 8000cc$ $\therefore x = \frac{5\% \times 8000cc}{75\%} = 533cc(533g)$

※ g = ml=cc=cm³(비중이 "1"일 때)

46 50% HCH(BHC)유제를 물에 5%로 희석하여 100갤런을 만들어 사용하고자 한다. 이때 원제의 필요량은?

① 5갤런 ② 10갤런 ③ 25갤런
④ 30갤런 ⑤ 35갤런

해설 $50 \times x = 5 \times 100$ $\therefore x = 10$갤런

47 56% 마라티온을 물에 타서 4% 희석액을 만들려면 몇 배의 물이 필요한가? 중요도 ★

① 10배(1 : 10) ② 13배(1 : 13) ③ 15배(1 : 15)
④ 20배(1 : 20) ⑤ 130배(1 : 130)

해설 $\frac{56\%}{4\%} - 1 = 13$배

48 Permethrin(페메트린) 10%의 유제 20l를 희석하여 0.2% 살포액을 만들려고 한다. 이때 필요한 물의 양(l)은? 중요도 ★

① 900 ② 980 ③ 1,000
④ 1,500 ⑤ 1,600

해설 $10 \times 20 = 0.2 \times (20+x)$ $100 \times 20 = 2 \times (20+x)$
$2,000 = 40+2x$ $\therefore x = 980$

정답 44. ③ 45. ① 46. ② 47. ② 48. ②

49 살충제 용매로서 가장 널리 사용되고 있는 것은? 중요도 ★

① Ether
② 물
③ Acetone
④ Alcohol
⑤ methylnaphthalene, toluene

해설 유제(乳劑, emulsifiable concentrate, EC) : 살충제 원체를 용매(solvent)에 용해시킨 후 유화제(emulsifier)를 첨가한 것이다(원체 + 용매 + 유화제).
① 용매 : methylnaphthalene, xylene, toluene 등 ② 유화제 : triton

50 유제 제조시 유화제로 사용하는 것은? 중요도 ★

① triton
② methylnaphthalene
③ toluene
④ tropital
⑤ xylene

51 살충제 용매로서 가장 널리 사용되고 있는 것은?

① Ether
② 물
③ Acetone
④ Alcohol
⑤ 석유나 Kerosene(등유)

해설 용제(溶劑, solution, S)의 유기용매 : 석유, methylnaphthalene, xylene 등

52 마이크로 캡슐의 입자크기는 목적에 따라 다르지만 대체로 어느 크기인가?

① 0.1~10μ
② 20~30μ
③ 30~35μ
④ 35~45μ
⑤ 100μ

해설 마이크로 캡슐(microcapsule)
① 마이크로 캡슐이란 살충제 입자에 피막(皮膜)을 씌우는 것이다.
② 입자의 크기 : 목적에 따라 다르지만 대체로 크기는 20~30μ인 것이 좋다.
③ 장점
㉠ 인체에 안정성이 높다.
㉡ 잔류 기간을 연장시킬 수 있다.
㉢ 살포 후 냄새가 없다.
㉣ 독먹이로 사용 시 약제의 기피성을 감소시킨다.
㉤ 현재 바퀴나 개미 등 기어다니는 해충을 방제하기 위한 잔류분무용과 독먹이용 두 가지 제제가 사용되고 있다.

53 마이크로 캡슐의 장점이 아닌 것은? 중요도 ★

① 약제의 기피성을 감소시킨다.
② 잔류 기간을 연장시킬 수 있다.
③ 모든 해충방제에 사용되고 있다.
④ 살포 후 냄새가 없다.
⑤ 인체에 안정성이 높다.

49. ⑤ 50. ① 51. ⑤ 52. ② 53. ③ 정답

54 LC_{50}이라고 하는 것은? 중요도 ★

① 공시동물의 50%를 치사시킬 수 있는 살충제(원체)의 양
② 공시동물 50%를 치사시킬 수 있는 살충제 농도
③ 살충제의 희석농도가 50%이라는 뜻
④ 살충제의 원체 사용량이 50%라는 뜻
⑤ 살충제의 인축 독성을 비교하기 위하여 사용된 공시동물이 50이라는 뜻

55 LD_{50}이라고 하는 것은? 중요도 ★

① 공시동물의 50%를 치사시킬 수 있는 살충제(원체)의 양
② 공시동물 50%를 치사시킬 수 있는 살충제 농도
③ 살충제의 희석농도가 50%이라는 뜻
④ 살충제의 원체 사용량이 50%라는 뜻
⑤ 살충제의 인축 독성을 비교하기 위하여 사용된 공시동물이 50이라는 뜻

해설 ① 중앙치사량(中央致死量, LD_{50}) : 시험동물로 하여 경구 및 경피 득성을 중앙치사량(中央致死量, LD_{50} ; 공시동물(供試動物)의 50%를 치사시킬 수 있는 살충제 양)으로 표시하여 살충제의 인체독성을 비교평가한다.
② LD_{50}은 수치가 적을수록 독성이 강하다.
예 파라티온 LD_{50}(mg/kg) : 3 > 마라티온 LD_{50}(mg/kg) : 100 > DDT LD_{50}(mg/kg) : 110 > 나레드 LD_{50}(mg/kg) : 250

56 다음 약제 중 독성이 가장 강한 것은? 중요도 ★★

① 나레드 LD_{50}(mg/kg) : 250
② 마라티온 LD_{50}(mg/kg) : 100
③ 파라티온 LD_{50}(mg/kg) : 3
④ DDT LD_{50}(mg/kg) : 118
⑤ 바이오 레스 메스린 LD_{50}(mg/kg) : 8,600

57 살충제 4mg을 먹였더니 곤충 50%가 죽었다. 이것은 무슨 독성인가? 중요도 ★★★

① 경미독성 ② 저독성 ③ 중독성
④ 고독성 ⑤ 맹독성

58 다음 독성치는 흰쥐에 대한 경구독성 중앙치사량(LD_{50})이다. 방역용 살충제로서 가장 이상적인 것은? 중요도 ★★

① 맹독성 5mg/kg 이하 ② 고독성 5~50mg/kg
③ 중독성 50~500mg/kg ④ 경미독성 5,000~15,000mg/kg
⑤ 저독성 500~5,000mg/kg

정답 54. ② 55. ① 56. ③ 57. ⑤ 58. ⑤

해설 쥐의 급성독성에 의한 살충제 분류

독성등급	경구 LD_{50}(mg/kg)	경피 LD_{50}(mg/kg)
6 : 맹독성	<5	<20
5 : 고독성	5~50	20~200
4 : 중독성	50~500	200~1,000
3 : 저독성	500~5,000	1,000~2,000
2 : 경미독성	5,000~15,000	2,000~20,000
1 : 실질적인 무독성	>15,000	>20,000

59 쥐의 급성독성에 의한 살충제 분류 중 경구 LD_{50}이 15,000(mg/kg) 이상이면, 이것은 어떤 독성으로 분류하는가? 중요도 ★

① 맹독성 ② 고독성 ③ 중독성
④ 저독성 ⑤ 실질적인 무독성

60 다음은 쥐의 급성독성도에 따른 살충제의 독성등급표시이다. ( )에 알맞은 것은?

쥐의 급성독성에 의한 살충제 분류

독성등급	(㉠) LD_{50}(mg/kg)	(㉡) LD_{50}(mg/kg)
맹독성	(㉢)	<20
고독성	(㉣)	20~200
중독성	50~500	200~1,000
저독성	500~5,000	1,000~2,000
경미독성	5,000~15,000	2,000~20,000
실질적인 무독성	>15,000	>20,000

① ㉠ : 경구, ㉡ : 경피, ㉢ : 5 미만, ㉣ : 5~50
② ㉠ : 경피, ㉡ : 경구, ㉢ : 5 미만, ㉣ : 5~50
③ ㉠ : 경구, ㉡ : 경피, ㉢ : 5~50, ㉣ : 5 미만
④ ㉠ : 경구, ㉡ : 흡입, ㉢ : 5 미만, ㉣ : 5~50
⑤ ㉠ : 호흡, ㉡ : 경피, ㉢ : 5 미만, ㉣ : 5~50

61 살충제 살포작업 시 주의할 점 중 <u>틀린</u> 것은? 중요도 ★

① 보호용 장비를 착용 및 휴대 ② 살포기구를 점검
③ 살포 후 기구세척 ④ 용기를 쓰레기통에 그대로 버린다.
⑤ 바람을 등에 업고 바람 쪽으로 후진하면서 살포

해설 살충제 살포작업 시 주의할 점 : ① · ② · ③ · ⑤번 외, 사용한 용기의 폐기 등

59. ⑤ 60. ① 61. ④ 정답

62 방역용 살충제의 조건 또는 개념에서 틀린 것은?

중요도 ★

① 가격과는 별 관계가 없다.
② 가격이 염가라야 한다.
③ 환경을 가능한 오염시키지 말아야 한다.
④ 인축 독성이 낮거나 없어야 한다.
⑤ 다른 약제와 혼용해도 약효가 떨어져서는 안 된다.

해설 살충제의 조건 : ①·③·④·⑤번이다.

63 살충제의 생리적 저항성 개념에서 틀린 것은?

중요도 ★

① 저항성이 생기는 정도나 속도는 개체군의 크기, 접촉빈드, 곤충의 습성이나 유전인자의 성격 등 여러 요인에 의하여 결정된다.
② 저항성 발전요인이 살충제 사용 이전에 이미 개체군의 일부 개체에 존재하고 있다.
③ 단일 유전자에 의한 특수방어기능이 아닌 다른 힘에 의하여 살충제에 대항하는 힘이 증강되었을 경우
④ 대다수의 해충을 치사시킬 수 있는 농도에서 대다수가 생존할 수 있는 능력이 발달되었을 때
⑤ 저항성을 위한 돌연변이를 유발하지 않는다.

해설 저항성(resistance)

① 저항성이란 대다수의 해충을 치사시킬 수 있는 농도에서 대다수가 생존할 수 있는 능력이 발달되었을 때를 말한다.
② 저항성은 후천적 적응이 아니고 선천적인 단일 유전자에 의한 것이므로 저항성 발전요인은 살충제 사용 이전에 이미 개체군의 일부 개체에 존재하고 있다.
③ 저항성이 생기는 정도나 속도는 개체군의 크기, 접촉빈도, 곤충의 습성이나 유전인자의 성격 등 여러 요인에 의하여 결정된다.
④ 단일 유전자에 의한 저항성을 생리적 저항성(physiological resistance)이라 한다.
⑤ 살충제 자체가 저항성을 나타내는 유전자의 돌연변이를 유발하지 않으며, 정상적으로 일어나는 돌연변이 발생비율이 증가하지도 않는다.

64 어느 지방의 살충제 투여 결과 옛날에는 치사량이 되었는데 올해는 10배로 증가시켜도 곤충이 사멸되지 않는 이유는 무엇 때문인가?

중요도 ★★★

① 항상성이 생겼기 때문에
② 저항성이 생겼기 때문에
③ 내성이 생겼기 때문에
④ 생리적 저항성이 생기기 때문에
⑤ 생태적 저항성이 생겼기 때문에

65 곤충의 저항성 중 살충제에 대한 습성적(習性的) 반응이 변화함으로써 치사량 접촉을 피할 수 있는 능력을 무엇이라 하는가?

중요도 ★★

① 생리적 저항성
② 내성
③ 생태적 저항성
④ 돌연변이
⑤ 교차저항성

해설 생태적 저항성 : 살충제에 대한 습성적(習性的) 반응이 변화함으로써 치사량 접촉을 피할 수 있는 능력을 생태적 저항성이라 한다.

예 DDT가 가장 대표적인 예로서 모기는 옥내 휴식습성이 옥외 휴식습성으로 변한 경우가 있다.

정답 62. ② 63. ③ 64. ④ 65. ③

66 어떤 약제에 저항성일 때 유사한 다른 약제에도 자동적으로 저항성이 생길 경우 무엇이라고 하는가?

중요도 ★

① 환경적 저항성　② 생리적 저항성　③ 생태적 저항성
④ 교차저항성　⑤ 내성

해설 교차저항성 : 어떤 약제에 저항성일 때 유사한 다른 약제에도 자동적으로 저항성이 생기는 것을 교차저항성이라 한다.

67 곤충 다리의 부절이 두꺼워지고 몸무게가 늘어나므로서 생기는 살충제에 대항하는 능력은?

중요도 ★

① 생리적 저항성　② 내성　③ 생태적 저항성
④ 돌연변이　⑤ 교차저항성

해설 내성(vigour tolerance)

① 단일유전자에 의한 특수방위기능(specific defence mechanism)이 아닌 다른 요인에 의하여 살충제에 대항하는 힘이 증강되었을 경우를 내성이라 한다.
② 내성요인 : 체중 증가, 다리 부절의 각질이 두꺼워지는 것, 2차적 생리적 기능을 강하게 발전시키는 것 등

68 다음 중 곤충 방제시 독먹이법을 사용할 수 없는 곤충은 어느 것인가?

① 개미　② 벼룩　③ 바퀴
④ 파리　⑤ 벌

해설 독먹이법

① 살충제를 곤충이 좋아하는 먹이와 함께 혼합한 독먹이(poison bait 또는 bait)로 곤충을 유인하여 식독(食毒)시키는 방법이다.
② 방제시 독먹이법을 사용하는 곤충 : 개미, 바퀴, 파리, 벌 등

69 곤충 방제시 독먹이법을 사용할 수 있는 곤충은?

중요도 ★

① 이　② 벼룩　③ 바퀴
④ 빈대　⑤ 모기

해설 방제시 독먹이법을 사용하는 곤충 : 개미, 바퀴, 파리, 벌 등

70 공간살포는 얼마 동안 살충력을 기대할 수 있는가?

① 10~20분　② 20~30분　③ 30~40분
④ 40~45분　⑤ 1~2시간

해설 공간살포

① 공간살포는 대상해충이 활동하거나 숨어 있는 장소의 공간으로 살충제를 미립자로 분사시키는 방법이다.
② 입자가 작을수록 부유 시간이 길고 접촉기회가 높아진다.
③ 극미량 연무는 증발시간을 지연시키는 가장 좋은 방법이다.
④ 입자가 1μm 이하는 도달하기 전에 증발하므로 효과가 없다.
⑤ 입자의 크기 : 1~50μm
⑥ 최적입자의 크기 : 모기 10~15μm, 파리 15~20μm

66. ④　67. ②　68. ②　69. ③　70. ② 정답

⑦ 잔류효과가 없고, 공간살포의 살충력은 20~30분 정도이다.
⑧ 공간살포 방법 : 에어로솔, 가열연무(가열연막), 극미량연무(ULV)
※ 공간살포 : 모기매개 질병이 유행할 때 유행을 즉각 차단할 수 있는 방법 중 하나이다.

71 다음 설명은 공간살포에 대한 설명이다. 옳은 것은?

> ㉮ 입자의 크기 : 1~50μm
> ㉯ 살충제의 비중 · 입자의 크기 · 기상 조건에 따라 입자의 부유 시간이 결정된다.
> ㉰ 살충제입자가 공기 중에 부유하는 시간이 길수록 접촉기회가 높아진다.
> ㉱ 잔류효과가 커서 1회 살포로 장기간 효과가 지속된다.

① ㉮, ㉯, ㉰　② ㉮, ㉰　③ ㉯, ㉱
④ ㉱　⑤ ㉮, ㉯, ㉰, ㉱

해설 공간살포 : 잔류효과가 없고, 공간살포의 살충력은 20~30분 정도이다.

72 공간살포로만 적용되는 종류와 입자크기로 옳은 것은?

중요도 ★

> ㉮ 에어로솔 : 30μm　㉯ 가열연무(가열연막) : 0.1~40μm(5~15μm)
> ㉰ 극미량연무(ULV) : 5~50μm(50μm 이하)　㉱ 미스트 : 50~100μm

① ㉮, ㉯, ㉰　② ㉮, ㉰　③ ㉯, ㉱
④ ㉱　⑤ ㉮, ㉯, ㉰, ㉱

해설 공간살포 입자의 크기 : 1~50μm(μ)
① 에어로솔 : 30μm
② 가열연무(가열연막) : 0.1~40μm(5~15μm)
③ 극미량연무(ULV) : 5~50μm(50μm 이하)
※ 미스트(50~100μm) : 공간살포와 잔류분무로 적용되는 방법이다.

73 가열연무 작업 시 노즐에서 분사되는 입자크기의 범위는?

① 500μ 이상　② 400~300μ　③ 100μ 이상
④ 0.1~40μ　⑤ 0.001μ

해설 가열연무(Thermal Fogging 또는 가열연막)
① 가열연무란 살충제 용제(溶劑)를 석유 또는 경유로 희석한 용액이 400~600℃의 연소실을 통과한 공기에 밀려나가는 순간, 경유는 기화되고 경유에 용해되어 있던 살충제도 대부분 0.1~40μ(5~15μ)로 미립화되어 에어콤프레서의 힘으로 배출시키는 방법이다.
② 연무작업 : 밤 10시 후부터 새벽 해뜨기 직전까지가 좋다.
③ 풍속 : 무풍 또는 10km/hr 이상일 때는 살포할 수 없다.
④ 분사구(노즐) : 풍향쪽(풍향을 가로지르되) 30~40°로 하향한다.
⑤ 분사량 : 분사량은 최대한으로 증가시킨다.
⑥ 자동차 장착용 가열연무기는 평균분사량이 시간당 40갤런(40gal/hr)이다.
※ 1gal = 3.785 l(미국단위기준), 1km^2 = 100ha(헥타)

정답 71. ① 72. ① 73. ④

74 **가열연막은 언제 하는 것이 좋은가?** 중요도 ★

① 새벽 ② 밤 ③ 저녁
④ 낮 ⑤ 수시로

75 **가열연무(가열연막) 작업 시 노즐(nozzle)은 풍향을 가로지르되 몇 도로 하여야 하는가?** 중요도 ★

① 40°로 상향 ② 40°로 하향 ③ 45°로 하향
④ 45°로 상향 ⑤ 50°로 상향

해설 ① 가열연무(가열연막)의 분사구(노즐) : 풍향쪽(풍향을 가로지르되) 30~40°로 하향한다.
② 극미량연무(ULV) 노즐(Nozzle) : 45°로 상향(上向) 고정한다.

76 **가열연막을 실시하는 데 있어 <u>틀린</u> 것은?** 중요도 ★

① 주로 제제 중에서 용제를 사용한다.
② 노즐(nozzle)은 풍향을 가로지르되 30~40°로 하향한다.
③ 실시시기는 밤 10시 후부터 새벽 해뜨기 직전까지가 좋다.
④ 가능하면 넓은 면적을 단시간에 하기 위해 살포의 폭을 크게 한다.
⑤ 풍속이 10km/hr 이상일 때는 살포할 수 없다.

해설 가열연무시 속도와 살포면적

구 분	휴대용	차량용
속도	1km/hr	8km/hr
살포면적	1ha/hr	40ha/hr
살포폭	5~10m	50m

77 **차량 장착용 대형 연무기를 사용하여 공간살포를 하려고 할 때 평균 살포폭은?**

① 10m ② 50m ③ 120m
④ 150m ⑤ 200m

78 **차량 가열연막 작업에서 <u>잘못된</u> 것은?**

① 살포폭은 평균 50m ② 차량 속도는 8km/hr로 유지
③ 아침이나 저녁에 실시 ④ 시간당 40갤런을 분무
⑤ 풍속이 10km/hr 이상일 때는 차량 속도를 증가시킨다.

79 **살충제를 희석하지 않고, 원체를 입자크기 50μ 이하로 살포하는 것은?**

① 미스트 ② 잔류분무 ③ 극미량연무
④ 분제살포 ⑤ 가열연막

74. ① 75. ② 76. ④ 77. ② 78. ⑤ 79. ③ 정답

해설 살충제 입자의 크기

① 공간살포 : 1~50μm(μ)
　㉮ 에어로솔 : 30μm
　㉯ 가열연무(가열연막) : 0.1~40μ(5~15μ)
　㉰ 극미량연무(ULV) : 5~50μ(50μ 이하)
② 미스트(mist) : 50~100μ
③ 잔류분무 : 100~400μ
④ 분제와 입제 살포 : 10μ내외

80 극미량연무시 살충제 입자의 크기는?

① 0.1~40μ　② 5~50μ　③ 50~70μ
④ 70~80μμ　⑤ 100~150μ

81 극미량연무를 할 때 노즐(Nozzle)의 각도는 얼마가 좋은가?

중요도 ★

① 수직　② 수평　③ 위로 45°
④ 밑으로 45°　⑤ 아래로 30°

해설 극미량연무(ULV)

① 극미량연무는 살포기구의 내부구조를 특수 제작하여 물리적 방법으로 살충제 입자를 50μ 이하로 미립화하여 살포하는 것이다.
② 살충제 입자의 크기 : 5~50μ
③ 경유로 희석할 필요가 없고 고농도의 살충제 원제를 살포하므로 분사량이 시간당 1갤런 내외로 극히 미량이고, 최대 분사량도 5gal/hr 이내이다.
④ 노즐(Nozzle) : 45° 각도로 상향(上向) 고정한다.

82 극미량연무(Ultra Low Volume)의 장점이 아닌 것은?

① 작업 시간과 운행경비가 절감된다.
② 저독성 살충제의 원액을 그대로 연무한다.
③ 열에 의해 상당량의 살충제가 파괴된다.
④ 연막에 의한 교통사고의 위험이 적다.
⑤ 석유나 경유와 같은 희석용매가 필요 없어 경비가 절약된다.

해설 극미량연무의 장점

① 석유나 경유와 같은 희석용매가 필요 없어 경비가 절약된다.
② 작업 시간과 운행경비가 절감된다.
③ 고열에 의한 살충제의 손실과 입자의 증발을 막을 수 있으므로 살충효과가 가열연무보다 좋다.
④ 연막에 의한 교통사고의 위험이 적다.

83 미스트기 노즐에서 분사되는 입자크기의 범위는?

① 0.5μ 이상　② 0.1~50μ　③ 50~100μ
④ 100~500μ　⑤ 500μ 이상

해설 미스트 : 분사되는 살충제 입자가 50~100μ인 경우를 미스트라 한다.

정답 80. ②　81. ③　82. ③　83. ③

84 잡목이나 풀숲에 대량으로 발생한 독나방을 방제하려고 한다. 가장 효과적인 방법은?

① 분제살법　② 가열연막법　③ 극미량연무법
④ 미스트법　⑤ 연무법

해설 미스트(mist)법 : 모기, 독나방유충, 파리, 진드기, 벼룩 등의 방제를 위해 풀숲, 늪, 공원, 쓰레기처리장 등에 살포하고, 모기발생장소에 살포하면 성충과 유충을 동시에 방제할 수 있다.

85 폐기물이나 퇴비가 쌓인 곳에 파리가 번식하고 있다. 파리의 성충과 유충을 동시에 빠르게 방제하려고 한다. 가장 효과적인 방법은?

중요도 ★

① 분제살법　② 가열연막법　③ 극미량연무법
④ 미스트법　⑤ 연무법

86 살충제 살포기와 입자를 미립화하는 원리를 설명한 것이다. 맞는 것은?

㉮ 가열연막 : 경유에 희석된 약제를 400~600℃의 연소실을 통과시켜 경유는 기화하고 약제는 뜨거운 공기에 밀려 나가면서 미립화된다. ㉯ 극미량연무 : 살포기구의 내부구조를 특수 제작하여 물리적 방법으로 살충제 입자를 50μ 이하로 미립화하여 살포하는 것이다. ㉰ 미스트 : 분사구 안에 부착된 노즐에서 분사되는 입자가 팬(fan)에서 일어나는 강한 바람에 부딪혀 미립화하면서 전방으로 분사되게 하는 방법이다. ㉱ 분무기 : 탱크 내 압축된 공기가 용해된 약제를 싸이폰과 호스를 통해 노즐 밖으로 밀어내어 미립화하는 방법이다.

① ㉮, ㉯, ㉰　② ㉮, ㉰　③ ㉯, ㉱
④ ㉱　⑤ ㉮, ㉯, ㉰, ㉱

87 모기의 성충을 방제하기 위하여 벽의 표면에 물약을 뿌렸다. 이 작업의 이름은 무엇인가?

중요도 ★★

① 가열연막　② 잔류분무　③ 훈증
④ 살분　⑤ 공간분무

해설 잔류분무

① 잔류분무란 효과가 오래 지속되는 약제를 표면(예를 들면 벽의 표면)에 뿌려 대상해충이 접촉할 때마다 치사시키는 방법이다.
② 잔류분무시 가장 중요한 것은 희석농도에 관계없이 희석액이 벽면에 40cc/m^2이 되도록 살포되어야 한다. 벽면에 40cc/m^2로 분무하는 요령은 다음과 같다.
　㉮ 탱크 내 공기압력 : 40lb/in^2
　㉯ 노즐과 벽면과의 살포거리 : 46cm
　㉰ 살포거리를 46cm로 하면 살포폭(swath)은 75cm가 된다.
　㉱ 속도 : 2.6m/6초
　　∴ 6초에 1.95m^2 (0.75m×2.6m)의 벽면을 살포한다.
　　※ lb(libra, pound)

84. ④　85. ④　86. ⑤　87. ② 정답

88 잔류분무시 가장 좋은 입자의 크기는?

중요도 ★

① 10μ ② 100~400μ ③ 50~300μ
④ 300μ 이상 ⑤ 500μ

해설 잔류분무 살충제 입자의 크기 : 100~400μ(μm)

89 잔류분무시 가장 이상적으로 분무하려면 벽 면적당 몇 cc의 희석액이 살포되어야 하는가?

중요도 ★★★

① $10cc/m^2$ ② $40cc/m^2$ ③ $60cc/m^2$
④ $100cc/m^2$ ⑤ $200cc/m^2$

90 살포방법의 기준을 지켜 잔류분무를 실시하였다. 희석농도가 5%인 경우, 원체 몇 g이 벽면에 잔류되는가?

중요도 ★

① $1g/m^2$ ② $2g/m^2$ ③ $3g/m^2$
④ $5g/m^2$ ⑤ $6g/m^2$

해설 잔류분무시 벽면에 $40cc/m^2$로 분무한다.

$40cc/m^2 \times \frac{5}{100} = 2cc/m^2 = 2g/m^2$ ※ cc = cm^3 = ㎖, cc = g(비중이 "1"일 때)

91 잔류분무 작업 시 적당한 분사거리는?

① 20cm ② 30cm ③ 46cm
④ 50cm ⑤ 55cm

해설 노즐과 벽면과의 살포거리 : 46cm

92 공기압축 분무기로 잔류분무를 하고자 할 때 평균 얼마나 공기를 압축시켜야 하는가?

중요도 ★

① 20Lb ② 40Lb ③ 50Lb
④ 60Lb ⑤ 100Lb

해설 잔류분무시 탱크 내 공기압력 : $40lb/in^2$
※ 1lb(libra ; 리브라) : 0.453kg

93 잔류분무시 분당 어느 정도 면적을 살포해야 하는가?

① $16m^2$ ② $19m^2$ ③ $22m^2$
④ $40m^2$ ⑤ $50m^2$

해설 ① 살포거리를 46cm로 하면 살포폭(swath)은 75cm, 속도는 2.6m/6초이다.
∴ 6초에 $1.95m^2$($0.75m \times 2.6m$)의 벽면을 살포한다.
② $1.95m^2$/6초×60초/분=$19.5m^2$

정답 88. ② 89. ② 90. ② 91. ③ 92. ② 93. ②

94 살충제 잔류분무시 동일한 약제의 경우도 분무장소와 물질에 따라 잔류효과에 심한 차이를 나타낸다. 잘못 연결된 것은? 중요도 ★

① 음지>양지
② 시멘트벽<흙벽
③ 저온>고온
④ 페인트칠한 벽>시멘트벽
⑤ 타일>페인트칠한 나무벽

해설 ① 잔류 기간은 동일한 약제라도 분무장소의 재질, 온도, 일사(日射) 등에 따라 다르다.
㉮ 재질 : 유리 · 타일>페인트칠한 벽>시멘트벽>흙벽
㉯ 온도 : 저온>고온
㉰ 일사(日射) : 그늘>햇볕
② 잔류량 결정요인 : 농도, 분사량, 분사속도, 분사거리

95 잔류 기간은 동일한 약제라도 분무장소의 재질, 온도, 일사(日射) 등에 따라 다르다. 설명이 맞는 것은?

㉮ 일사(日射) : 그늘 > 햇볕
㉯ 온도 : 저온 > 고온
㉰ 재질 : 유리 · 타일 > 페인트칠한 벽 > 시멘트벽 > 흙벽
㉱ 수동식분무기보다 동력분무기가 효과가 좋다.

① ㉮, ㉯, ㉰
② ㉮, ㉰
③ ㉯, ㉱
④ ㉱
⑤ ㉮, ㉯, ㉰, ㉱

96 잔류분무의 특징은? 중요도 ★

㉮ 살충제 희석액을 50~100μm의 큰 입자로 분사하는 것을 분무(spray)라 한다.
㉯ 희석농도에 관계없이 희석액이 벽면에 40cc/m^{2}이 되도록 살포되어야 하며, 축사벽면에 잔류분무를 하며, 집파리를 방제에 적합한 노즐은 부채형이다.
㉰ 장소와 관계없이 동일한 노즐을 선택한다.
㉱ 잔류 기간은 유리 · 타일>페인트칠한 벽>시멘트벽>흙벽 순이다.

① ㉮, ㉯, ㉰
② ㉮, ㉰
③ ㉯, ㉱
④ ㉱
⑤ ㉮, ㉯, ㉰, ㉱

해설 잔류분무(residual spray)
① 살충제 희석액을 100~400μm의 큰 입자로 분사하는 것을 분무(spray)라 한다.
② 잔류분무란 효과가 오래 지속되는 약제를 표면(벽의 표면)에 뿌려 대상해충이 접촉할 때마다 치사시키는 방법이다.
③ 분사구(노즐)는 잔류분무의 장소에 따라 다른 것을 선택한다.

97 뇌염모기를 방제하기 위하여 축사벽에 잔류분무를 하고자 할 때 가장 알맞은 분무기의 노즐(분사구)은? 중요도 ★★

94. ② 95. ① 96. ③ 97. ① 정답

① 부채형 ② 부정형 ③ 원뿔형
④ 방사형 ⑤ 직선형

해설 분사구(노즐)는 잔류분무의 장소에 따라 선택한다.
① 부채형 : 표면에 일정하게 약제를 분무할 때 가장 좋다.
② 직선형 : 해충(바퀴 등)이 숨어 있는 좁은 공간 깊숙이 분사할 때 사용한다.
③ 원추형 : 다목적으로 사용한다.
④ 원추 – 직선 조절형 : 직선형과 원추형으로 필요에 따라 조절할 수 있는 노즐이다.

98 **축사벽면에 잔류분무를 하여 집파리를 방제하려고 한다. 적합한 노즐은?** 중요도 ★

① 부채형 ② 원추형 ③ 방사형
④ 직선형 ⑤ 원뿔형

99 **분사각도 80도, 분사량 0.2gal/min인 부채형 노즐은 뇌염모기를 방제하기 위하여 축사벽 잔류분무에 많이 쓰인다. 이 노즐은 몇 호의 노즐인가?** 중요도 ★

① 8002호 ② 8004호 ③ 5004호
④ 50015 ⑤ 001호

해설 부채형 노즐에는 8002호, 8004호, 5004호, 50015호 등이 있다(앞의 두 숫자는 분사각도, 나머지 숫자는 분사량을 의미한다).
예 8002 : 분사각도 80도, 분사량 0.2gal/min(탱크내 공기압 $40lb/in^2$)이다.

100 **냉장고 밑이나 싱크대의 틈새에 있는 바퀴를 방제하려고 한다. 가장 적합한 노즐의 형태는?** 중요도 ★★★

① 부채형 ② 원추형 ③ 방사형
④ 직선형 ⑤ 부정형

101 **유기물이 많은 발생원에 잔류분무를 하여 모기를 방제하려고 한다. 적합한 노즐은?**

① 부채형 ② 원추형 ③ 방사형
④ 직선형 ⑤ 부정형

해설 원추형(cone) : 다목적으로 사용되며, 모기유충 등 수서해충 방제시 적합하다.

102 **분무기 노즐에 대한 설명이다. 잘못된 것은?**

① 직선형 : 좁은 틈새에 잔류분무할 때 틈새에 가까이 대고 분사한다.
② 부채형 : 넓은 표면에 골고루 잔류분무할 때 사용한다. 탱크압력은 $40Lb/in^2$를 유지한다.
③ 원추형 : 다목적으로 사용한다.
④ 원추형 : 모기유충 등 수서해충 방제시 적합하다.
⑤ 직선형 : 다목적용이다.

정답 98. ① 99. ① 100. ④ 101. ② 102. ⑤

103 **훈증제의 특징으로 옳은 것은?** 중요도 ★

① 축사에 파리 방제를 위해 사용한다.

② 퇴비장의 독나방을 방제하기 위해 사용한다.

③ 화장실 파리유충을 방제하기 위해 사용한다.

④ 논에 모기유충을 방제하기 위해 사용한다.

⑤ 밀폐된 창고에 장기간 보관중인 곡물, 직물, 목재 등의 해충을 신속하고 완전 방제하기 위해 사용한다.

해설 훈증법(fumigation)

① 훈증법이란 밀폐된 장소에 가스 · 증기상태의 유독물질을 채워 곤충이 호흡할 때 기공(氣孔, 기문)을 통해 체내에 흡입되어 치사하게 하는 방법이다. 이때 사용하는 약제를 훈증제(fumigant)라 한다.

② 밀폐된 장소에서는 해충을 신속하고 완전 방제할 수 있다.

③ 잔효성이 없으므로 해충의 재침입이 가능하다.

④ 효과가 좋은 것은 인축에 맹독성인 것이 많으므로 전문가가 작업한다.

⑤ 현재 훈증법이 쓰이는 곳은 다음과 같다.

㉮ 창고 : 장기간 보관 중인 곡물, 직물, 목재 등의 해충을 방제하기 위해 사용한다.

㉯ 부두 : 노적한 원목의 해충을 방제하기 위해 사용한다.

㉰ 선박 : 쥐, 바퀴 방제에 사용한다.

104 **다음 중 살충제의 용기표지에 "주의(CAUTION)"란 단어의 의미로 옳은 것은?** 중요도 ★★

① 무독성 ② 저독성 ③ 중독성

④ 고독성 ⑤ 경미독성

4 곤충의 외부 · 내부형태 및 곤충의 발육

01 **다음 중 곤충의 일반적인 특징을 가장 잘 나타낸 것은?**

① 2쌍의 다리, 1쌍의 촉각

② 3쌍의 다리, 1쌍의 복안

③ 1쌍의 촉각, 1쌍의 복안, 2쌍의 날개

④ 3쌍의 다리, 1쌍의 촉각

⑤ 두부, 흉부, 복부의 3등분, 1쌍의 촉각, 3쌍의 다리

해설 곤충의 일반적인 특징

① 다소 앞뒤가 길고 원통이며 좌우대칭이다.

② 곤충은 모두 환절(環節) 또는 체절(體節)로 되어 있다.

③ 두부, 흉부, 복부가 뚜렷이 구분된다.

㉮ 두부 : 눈, 촉각(1쌍), 구부(口部)가 있다.

㉯ 흉부 : 3쌍의 다리와 날개가 있다.

㉰ 복부 : 말단부(末端部)에만 부속지(附屬肢)가 있다.

㉱ 곤충의 부속지는 마디로 되어 있다.

103. ⑤ 104. ② 4. 곤충의 외부·내부형태 및 곤충의 발육 01. ⑤ 정답

02 다음은 곤충의 체벽(표피)을 구성하는 여러 가지 층(layer)이다. 가장 외부층은? 중요도 ★★★

① 기저막 ② 내표피 ③ 표피세포
④ 근육 ⑤ 왁스층

해설 곤충의 외피 : 표피(表皮), 진피(眞皮), 기저막(基底膜) 3부분으로 되어 있다.
① 표피층
㉮ 구조 : 복잡한 구조로 되어 있다.
㉯ 화학성분 : 각질(chitin), 단백질, 색소 등
㉰ 표피층의 최외부(最外部)인 시멘트층(cement)과 밀랍층(wax layer, 왁스층)은 얇은 층으로 손상을 입으면 다시 진피세포층에서 분비물이 세도관(pore canal)을 통해 나와 재형성된다.
㉱ 밀납층 : 두께 1/4μ의 박층(薄層)이지만 내수성이 가장 강한 부분이다.
② 진피층 : 진피세포로 형성되어 있는데, 표피층을 생성하며 일부는 변형되어 극모(satae) 등을 형성하는 조모세포(造毛細胞)로 되어 있다.

03 곤충의 피부 중 내수성을 담당하고 있는 곳은? 중요도 ★★

① 외원표피 ② 진피층 ③ 표피
④ 밀납층(왁스층) ⑤ 기저막

04 살충제를 공간살포 할 때 곤충의 몸 중에서 가장 먼저 살충제가 붙는 부분은? 중요도 ★

① 외표피 ② 외원표피 ③ 내원표피
④ 진피 ⑤ 왁스층

05 진피와 체강 간에 경계를 이루고 있는 층은?

① 기저막 ② 원표피 ③ 진피
④ 시멘트층 ⑤ 납층

해설 기저막
① 기저막은 진피 밑에 얇은 막으로 되어 있다.
② 진피와 체강 간에 경계를 이루고 있는 층이며, 진피세포의 분비로 형성된다.

06 곤충의 흉부은 몇 개의 환절로 되어 있나?

① 1개 ② 2개 ③ 3개
④ 4개 ⑤ 6개

해설 곤충의 흉부
① 3개의 환절로 되어 있다(전흉, 중흉, 후흉).
② 흉부의 각 환절에는 4개(배판, 복판, 측판(양옆의 측판))의 판
③ 기문 : 흉부에는 2쌍의 기문(氣門)
④ 다리 : 다리에는 기절(基節), 전절(轉節), 퇴절(腿節), 경절(脛節), 부절(跗節)로 구성
⑤ 부절
⑥ 날개

정답 02. ⑤ 03. ④ 04. ⑤ 05. ① 06. ③

07 곤충의 다리 부절(tarsus)에서 볼 수 있는 욕반(pulvilli)은 어떤 행동을 할 때 도움을 주는가?

중요도 ★

① 가장자리를 움켜잡을 때
② 굳은 표면을 갈 때
③ 자극을 받아서 점프할 때
④ 선 자세에서 앞으로 할 때
⑤ 매끄러운 표면을 걸을 때

해설 ① 부절 : 부절 말단에는 1쌍의 발톱, 1쌍의 욕반(pulvillus), 1개의 조간반(empodium)이 있다.
② 욕반 : 곤충의 다리 부절에서 볼 수 있는 욕반은 매끄러운 표면을 걸을 때 도움을 준다.

08 날개가 존재하는 곳은?

① 복부와 흉부
② 복부와 날개
③ 입과 꼬리
④ 흉부
⑤ 머리와 복부

해설 날개
① 날개는 흉배판과 측판 사이에서 좌우로 편평하게 늘어나서 만들어진 것으로 날개에는 근육이 없으며, 중흉에 있는 것이 전시(fore wing)이고, 후흉의 것이 후시(hind wing)이다.
② 파리목에는 후시가 퇴화해서 평균곤(平均棍)으로 되어 있다.
③ 바퀴목, 딱정벌레목에서는 전시가 경화(硬化) 해서 시초(翅) 또는 복시(覆)가 되었다.

09 날개의 흔적기관으로 날 때 균형을 유지시켜 주는 기관은?

① 복판
② 전흉판
③ 평균곤
④ 흉판
⑤ 하인두

10 섭취한 먹이의 역행(逆行)을 막는 밸브역할을 하는 기관은?

중요도 ★★★

① 전장
② 소낭
③ 전위
④ 타액선
⑤ 중장

해설 소화기관 : 전장(fore gut), 중장(mid gut), 후장(hind gut)의 3부분으로 구분
① 전위 : 섭취한 먹이의 역행(逆行)을 막는 밸브역할을 하며, 고체 먹이를 분쇄하기도 한다.
② 중장
㉮ 중장은 위(stomach)의 역할을 하므로, 먹이의 소화작용은 주로 중장에서 이루어진다.
㉯ 중장에서는 여러 가지 효소가 분비되는데 잡식성 곤충은 복합효소를, 흡혈하는 곤충은 주로 단백질 효소를 분비한다.
③ 후장 : 노폐물을 배설한다.

11 먹이의 소화작용이 이루어지는 곳은?

① 말피기관
② 중장
③ 후장
④ 전위
⑤ 전장

07. ⑤ 08. ④ 09. ③ 10. ③ 11. ② 정답

12 곤충의 말피기관에 대한 설명 중 잘못된 것은?

중요도 ★★

① 체강 내에 부유하고 있다. ② 곤충에 따라 1~150개로 차이가 있다.
③ 수가 많은 것은 길이가 길다. ④ 중장과 후장 사이에 연결되어 있다.
⑤ 탄산염, 염소, 인, 염 등의 노폐물을 여과시킨다.

해설 말피기관

① 곤충의 체내에서 생기는 탄산염, 염소, 인, 염 등 노폐물은 말피기관에서 여과되어 후장을 통해 분(糞)과 함께 배설된다.
② 말피기관의 수는 곤충의 종류에 따라 1~150개로 큰 차이를 보이나 어느 경우에도 되도록 넓은 표면적을 차지할 수 있도록 적용되어 있어서 수가 많을 때는 길이가 짧고, 적을 때는 길이가 길다.
③ 말피기관은 일정한 장소에 부착되어 있지 않고 체강 내에 떠 있으며 중장과 후장 사이에 연결되어 있다.

13 곤충의 기관에 관한 설명으로 옳은 것은?

중요도 ★

① 중장은 섭취한 먹이의 역행을 막는 밸브역할을 한다.
② 말피기관은 배설기관이다.
③ 말피기관은 순환기관이다.
④ 말피기관의 수는 곤충의 종류에 관계없이 일정하다.
⑤ 전위는 위의 역할을 하므로 먹이의 소화작용을 한다.

14 다음 중 노폐물을 걸러주는 기관은?

중요도 ★★

① 말피기관 ② 중장 ③ 후장
④ 전위 ⑤ 전장

15 말피기관은 어느 기관에 해당하는가?

중요도 ★

① 소화기관 ② 순환기관 ③ 생식기관
④ 순환기관 ⑤ 배설기관

16 다음 보기는 곤충의 어느 부분의 특징을 설명한 것인가?

중요도 ★

- 소화관 배면에 위치하고 있는 1개의 긴관으로 되어 있으며, 이 관을 배관(dorsal vessel)이라 한다.
- 9개의 심장이 있다.
- 대동맥 끝은 두부에서 열려있어 혈액이 흘러나와 여러 조직과 기관으로 스며들면서 몸 후방으로 밀려간다.

① 소화기계 ② 말피기관 ③ 순환계
④ 호흡계 ⑤ 배설계

해설 순환계(circulatory system) : "보기" 외

개식계 : 촉각과 날개 입구에는 펌프기관이 있어 혈액이 원활하게 흘러들어 가게 도와주는 곤충의 순환계를 개식계(開式系, open system)라 한다.

정답 12. ③ 13. ② 14. ① 15. ⑤ 16. ③

17 순환계에 대한 설명 중 틀린 것은?

① 혈액은 엷은 담홍색, 담록색, 무색
② 혈림프액은 주로 영양분을 각 조직에 공급한다.
③ 심장은 보통 하나로 되어 있다.
④ 혈림프액은 호흡작용을 돕는다.
⑤ 대동맥이 있다.

해설 9개의 심장이 있다.

18 곤충의 혈림프액의 기능이 아닌 것은?

중요도 ★★

① 생식기능
② 조직세포에 산소 공급
③ 노폐물 운반
④ 체내 수분 유지
⑤ 영양분을 조직에 공급

해설 ① 곤충의 피를 혈림프액(haemolymph)이라 하며 엷은 담황색, 담녹색, 무색이다.
② 혈림프액의 기능은 다음과 같다.
㉮ 영양분을 조직에 공급
㉯ 노폐물을 배설기관으로 운반
㉰ 체내의 수분 유지
㉱ 조직세포에 산소 공급
㉲ 혈압을 이용함으로써 호흡작용도 돕고 탈피과정도 돕는다.

19 흡혈성 곤충에 있어서 타액의 기능은 다음 중 어느 것인가?

① 탈피작용에 관여
② 노폐물 운반
③ 소화효소 분비
④ 수분 유지
⑤ 혈액응고방지

해설 ① 타액선 : 혈액의 응고를 방지한다.
② 중장 : 위의 역할을 하므로 효소를 분비한다.
③ 말피기관 : 노폐물을 여과한다.
④ 혈림프액 : 노폐물을 운반, 수분 유지, 탈피과정을 돕는다.
⑤ 후장 : 노폐물을 배설한다.

20 곤충의 기문은 다음 중 어디에 존재하는가?

① 흉부
② 머리
③ 흉부와 복부
④ 배
⑤ 머리와 흉부

해설 호흡계 : 흉부에 2쌍, 복부에 8쌍이 있으나 곤충에 따라 다르다.

21 곤충의 파악기(clasper)는 어디에 있는가?

① 촉각
② 다리
③ 흉부
④ 복부 말단
⑤ 머리

해설 생식계
① 곤충의 파악기 : 복부 말단에 있으며 교미시 붙잡는 기관이다.
② 대부분의 곤충은 일생 동안 한 번밖에 교미를 하지 않는다.
③ 수정낭 : 암컷이 정자를 보관하는 암컷의 생식기이다.
④ 베레제기관(이 기관은 빈대만 가지고 있음) : 암컷(빈대)이 정자를 일시 보관하는 장소이다.

17. ③ 18. ① 19. ⑤ 20. ③ 21. ④ 정답

22 곤충의 암컷이 정자를 저장하는 곳은 어느 것인가?

① 수정낭　② 난소소관　③ 수정관
④ 저정낭　⑤ 수란관

해설 저정낭(貯精囊, seminal vesicle) : 수정관의 일부가 팽대되어 정자를 사정할 때까지 보관하는 수컷의 생식기이다.

23 저작형 구기에 관한 내용으로 옳지 않은 것은?

중요도 ★

① 저작형 구기에서는 두순 바로 밑에서 구부의 전면을 덮고 있는 부분의 상순이 있다.
② 상순 후방 양옆에 1쌍의 대악(큰턱)과 1쌍의 소악(작은턱)이 있다.
③ 구부의 후면을 덮고 있는 부분은 하순이다.
④ 소악과 하순에는 각각 부속지인 촉수를 가지고 있다.
⑤ 여러 구조의 중심부에는 혀의 하인두가 위치하고 그 부근에 타액선이 닫혀 있다.

해설 구기

① 저작형 구기 : ①·②·③·④번 외, 여러 구조의 중심부에는 혀의 하인두가 위치하고 그 부근에 타액선이 열려 있다.
② 흡수형 구기 : 수액이나 혈액 등 액상의 식물을 섭취할 수 있게 변형되어 있어 가늘고 긴 주둥이를 형성한다.

24 다음 곤충의 발육에 관한 설명 중 틀린 것은?

① 번데기가 성충으로 우화한다.　② 유충에서 번데기까지 보통 2회 이상 탈피한다.
③ 성충은 계속 성장한다.　④ 알에서 유충으로 부화한다.
⑤ 유충의 각 탈피 과정 사이를 영기라고 한다.

해설 곤충의 발육

① 탈피 : 곤충의 외피(外皮)는 단단해서 자라지 않으므로 발육은 낡은 외피를 벗고 새로운 외피를 만들어야 하는 데 이러한 과정을 탈피(脫皮)라 한다.
② 유충에서 번데기까지 보통 2회 이상 탈피한다.
③ 부화 : 알에서 유충(幼蟲)으로 깨고 나오는 것을 부화(hatching)라 한다.
④ 영기(령기) : 한 번 탈피를 한 후 다음 탈피 때까지의 기간을 영기라고 부른다. 즉, 유충의 각 탈피과정 사이를 영기라고 한다.
⑤ 우화 : 번데기가 성충으로 탈피하는 것을 우화라고 한다.
⑥ 변태 : 부화한 곤충은 발육하는 동안 일정한 형태적 변화를 거쳐 성충이 되는데 이와 같은 형태의 변화를 변태라고 한다.

25 불완전변태에서 볼 수 있는 발육단계는?

중요도 ★

① 알－자충(유충)－성충　② 알－유충－자충－성충
③ 알－유충－번데기－성충　④ 알－성충－유충
⑤ 알－자충－번데기－성충

해설 불완전변태

① 발육단계 : 알－유충－성충
② 종류 : 이, 바퀴, 빈대, 진드기 등
③ 유충(幼蟲)＝약충(若蟲, 자충(仔蟲))
④ 불완전변태를 하는 곤충의 경우 유충(幼蟲, larve) 대신 약충(若蟲, nymph)이란 용어를 사용한다. 자충(仔蟲)이라 부르기도 한다.

정답 22. ①　23. ⑤　24. ③　25. ①

26 다음 중 불완전변태에 속하는 곤충은?

중요도 ★★

㉮ 빈대	㉯ 이	㉰ 바퀴	㉱ 모기

① ㉮, ㉯, ㉰　　② ㉮, ㉰　　③ ㉯, ㉱
④ ㉱　　⑤ ㉮, ㉯, ㉰, ㉱

27 불완전변태를 하는 곤충은?

중요도 ★★

① 독나방　　② 벼룩　　③ 파리
④ 바퀴, 이　　⑤ 모기, 등에

28 다음은 불완전변태의 특징에 관한 것이다. 옳지 않은 것은?

중요도 ★

① 발육단계는 알－유충－성충이다.　　② 자충과 성충의 형태가 같다.
③ 유충과 성충의 서식처와 먹이가 다르다.　　④ 전 생활사를 통해 인간에 영향을 준다.
⑤ 방제방법이 쉽다.

해설 불완전변태 : ①·②·④·⑤번 외
① 종류 : 이, 바퀴, 빈대, 진딧물 등
② 유충과 성충의 서식처와 먹이가 같다.

29 다음 중 불완전변태에 속하는 것은?

중요도 ★★★★

① 파리목　　② 반시목(노린재목)　　③ 벼룩목
④ 나비목　　⑤ 벌목

해설 ① 노린재목(반시목) 주요과(科) : 빈대과 침노린재과
② 빈대, 노린재 : 불완전변태

30 완전변태를 하는 종류는?

① 빈대　　② 진드기　　③ 이
④ 모기　　⑤ 바퀴

해설 완전변태
① 발육단계 : 알－유충－번데기－성충
② 종류 : 모기, 파리, 벼룩, 나방, 등에 등

31 완전변태를 하지 않는 곤충은?

중요도 ★★★

① 독나방　　② 벼룩　　③ 파리
④ 바퀴, 이　　⑤ 모기, 등에

26. ①　27. ④　28. ③　29. ②　30. ④　31. ④　정답

5 곤충의 분류

01 곤충을 분류할 때 계로부터 종까지 분류시 중간단계를 순서대로 나타낸 것은? 중요도 ★

① 문-강-목-과-속
② 속-과-목-강-문
③ 문-목-강-과-속
④ 문-과-강-목-속
⑤ 강-문-과-목-속

해설 분류의 단위
① 분류학상 기준 : 종(種, species)과 아종(亞種, subspecies)
② 분류의 기본이 되는 분류 계급 : 계(係, Kingdom), 문(門, Phylum), 강(綱, Class), 목(目, Order), 과(科, Family), 속(屬, Genus), 종(種, Species)의 순이다.
③ 종(種) : 곤충분류상 가장 말단단계이다.

02 곤충 분류상 가장 말단단계는 무엇인가? 중요도 ★

① 속(屬)
② 강(綱)
③ 과(科)
④ 종(種)
⑤ 문(門)

03 곤충의 분류에 있어서 설명이다. 옳은 것은?

㉮ 종이란 생물의 분류에 있어 가장 낮은 분류단위이다. ㉯ 학명이란 국제적으로 통일하여 사용하고 있는 생물의 이름이다. ㉰ 아종명은 3명법으로 나타낸다(속명+종명+아종명). ㉱ 아종은 지리적 · 생태적 · 유전적 변이요소 등을 가졌을 때 표기하는 방법이다.

① ㉮, ㉯, ㉰
② ㉮, ㉰
③ ㉯, ㉱
④ ㉱
⑤ ㉮, ㉯, ㉰, ㉱

04 이명법의 표시는 무엇을 말하는가?

① 속과 종
② 속과 목
③ 목과 강
④ 종과 과
⑤ 종과 아종

해설 예를 들면 집파리의 학명은 Musca domestica로서 Musca는 속명, domestica는 종명

05 곤충강의 특징을 맞게 설명한 것은?

① 몸은 두부, 흉부, 복부의 3부분으로 되어 있고 다리가 3쌍이다.
② 몸은 두부, 흉부, 복부의 3부분으로 되어 있고 다리가 4쌍이다.
③ 몸은 두부, 복부의 2부분으로 되어 있고 다리가 3쌍이다.
④ 몸은 두부, 흉부의 2부분으로 되어 있고 다리가 3쌍이다.
⑤ 모두 날개를 갖고 있다.

정답 5. 곤충의 분류 01. ① 02. ④ 03. ⑤ 04. ① 05. ①

해설 곤충강의 특징

① 몸 : 두부(머리), 흉부(가슴), 복부(배)의 3부분, 다리가 3쌍
② 촉각 : 두부에는 1쌍의 촉각
③ 흉부 : 흉부는 3절로 되어 있고 각각에 다리가 1쌍씩 있다.
④ 날개 : 날개는 있는 것도 있고(1쌍 또는 2쌍) 없는 것도 있다.
⑤ 종류 : 파리, 모기, 이, 벼룩, 바퀴 등
※ 위생절지동물의 분류 : 갑각강, 지네강, 노래기강, 곤충강, 거미강
곤충강 : 바퀴목, 노린재목(반시목), 이목, 벌목, 벼룩목, 나비목, 딱정벌레목, 파리목(또는 쌍시목 ; 장각아목, 단각아목, 환봉아목) 등

06 곤충에 대한 설명으로 옳은 것은?

중요도 ★★

㉮ 두부, 흉부, 복부로 구성	㉯ 촉각은 1쌍
㉰ 다리는 3쌍	㉱ 촉각은 2쌍

① ㉮, ㉯, ㉰ ② ㉮, ㉰ ③ ㉯, ㉱
④ ㉱ ⑤ ㉮, ㉯, ㉰, ㉱

07 빈대는 무슨 목(目)에 속하는가?

중요도 ★

① 노린재목 ② 인시목 ③ 벼룩목
④ 쌍시목 ⑤ 메뚜기목

해설 곤충강의 목(目) 분류

① 바퀴목
㉮ 구부는 저작형, 날개는 2쌍
㉯ 날 수도 있지만 대부분 날지 않고 주행(走行)에 적응한 발달로 다리를 갖고 있다.
㉰ 불완전변태를 한다.
㉱ 중요한 속(屬) : Blatta, Blattella, Periplaneta
② 노린재목(반시목)
㉮ 노린재목에는 매미, 노린재, 멸구 등 농림해충이 많다.
㉯ 주요과(科) : 빈대과, 침노린재과
③ 이목 : 포유류에 기생하며 흡혈하는 이목에 속하는 것들이다.
④ 벌목
㉮ 벌과 개미가 벌목에 속한다.
㉯ 완전변태한다.
㉰ 말벌과, 꿀벌과, 개미과 등이 있다.
⑤ 벼룩목(은시목)
㉮ 다리 : 점프하는 데 적합하게 발달하였다.
㉯ 주둥이 : 흡혈하도록 되어 있다.
㉰ 완전변태를 한다.
⑥ 나비목
㉮ 나비류와 나방류로서 2쌍의 날개가 있다.
㉯ 구부는 흡수하기에 적합하게 길고 사용하지 않을 때는 두부의 하부에 둘둘 말아 둔다.
⑦ 딱정벌레목
㉮ 구기 : 저작형이다.
㉯ 딱정벌레 중 반날개과(Staphylidae), 하늘소붙이과(Oedemeridae) 등이 독액을 분비하므로 인체 접촉시 피부염을 일으킨다.
⑧ 파리목(쌍시목)

06. ① 07. ① 정답

08 낮에는 가구 사이에 숨어 있다가 밤이 되면 나와서 흡혈하는 곤충은? 중요도 ★

① 벼룩 ② 이 ③ 빈대
④ 모기 ⑤ 바퀴

해설 빈대 : 주간에는 틈새에 숨어 있다가 밤이 되면 나와서 사람을 흡혈한다.

09 훈증법과 잔류분무로 실내에서 구제할 수 있는 위생해충은? 중요도 ★

① 이 ② 벼룩 ③ 빈대
④ 파리 ⑤ 진드기

10 다음 중 쌍시목(파리목)에 속하는 곤충은?

① 벼룩 ② 등에 ③ 독나방
④ 빈대 ⑤ 개미

해설 파리목(쌍시목)
① 날개가 1쌍으로 막질이고 후시(後翅)는 퇴화되어 평균곤(平均)으로 변형되었다.
② 구부는 흡수형이다.
③ 종류 : 등에, 모기, 파리, 깔따구 등

11 모기, 파리는 곤충분류상 어디에 속하는가?

① 반시목 ② 쌍시목 ③ 작시목
④ 은시목 ⑤ 벼룩목

12 말라리아모기는 어느 목에 속하는가?

① 노린재목 ② 은시목 ③ 파리목
④ 막시목 ⑤ 벼룩목

13 다음 중 연결이 잘못된 것은?

① 빈대－노린재목 ② 파리－쌍시목 ③ 깔따구－반시목
④ 바퀴－바퀴목 ⑤ 벼룩－은시목(벼룩목)

해설 파리목(쌍시목) 중 장각아목의 종류 : 모기과, 나방파리과, 먹파리과(곱추파리), 등에모기과, 깔따구과 등

14 파리목 중 단각아목과 장각아목의 특징은 어디에 두는가?

① 날개 ② 다리 ③ 구기
④ 복부 ⑤ 촉각

해설 파리목(쌍시목)
① 장각아목(긴뿔파리아목) 특징 : 촉각이 두부와 흉부보다 길고 다수의 절(節)로 되어 있다(성충은 긴 촉각을 갖는다).
② 단각아목 : 성충의 촉각은 짧다(등에과, 노랑등에과).
③ 환봉아목 : 성충의 촉각은 짧고, 3절로 구성되어 있다.

정답 08. ③ 09. ③ 10. ② 11. ② 12. ③ 13. ③ 14. ⑤

15 환봉아목에 속하는 위생해충은?

① 모기 ② 등에 ③ 바퀴
④ 집파리 ⑤ 진드기

해설 환봉아목의 종류 : 집파리과, 검정파리과, 쉬파리과, 체체파리과 등

16 다음은 거미강의 특징을 설명한 것이다. 잘못된 것은?

중요도 ★★

① 몸은 두흉부와 복부의 2부분으로 되어 있다. ② 다리가 4쌍이다.
③ 두흉부에는 6쌍의 부속지가 있다. ④ 촉각이 없다.
⑤ 촉각이 1쌍이다.

해설 거미강의 특징 : ①·②·③·④번 외, 종류(거미목, 진드기목, 전갈목 등)

17 다음 "보기"에 해당하는 곤충은?

중요도 ★

몸은 두흉부와 복부의 2부분으로 되어 있으며, 다리가 4쌍이고, 촉각이 없다.

① 털진드기, 전갈 ② 가재 ③ 지네
④ 게 ⑤ 벼룩

해설 "보기"의 내용은 거미강의 특징이며, 털진드기는 거미강에 속한다.

18 다음 중 거미강에 속하는 것은?

중요도 ★★

① 털진드기 ② 가재 ③ 지네
④ 게 ⑤ 벼룩

19 거미, 진드기 등은 어느 강(class)에 속하는가?

중요도 ★

① 거미강 ② 바퀴강 ③ 지네강
④ 노래기강 ⑤ 곤충강

20 체절은 모두 원통형이고, 대부분 체절에는 2쌍의 다리가 있는 절지동물은?

중요도 ★

① 갑각강 ② 지네강 ③ 노래기강
④ 곤충강 ⑤ 거미강

해설 노래기강
① 지네류와 유사하여 같은 강으로 취급하는 학자도 있다.
② 지네류와 다른 점은 체절은 모두 원통형이고, 대부분 체절에는 2쌍의 다리가 있다.
③ 종류 : 띠노래기, 질삼노래기, 각시노래기, 땅노래기

21 절지동물의 분류 중 지네강에 속하는 것은?

중요도 ★

① 파리목(쌍시목) ② 바퀴목 ③ 노린재목(반시목)
④ 이목 ⑤ 왕지네목

15. ④ 16. ⑤ 17. ① 18. ① 19. ① 20. ③ 21. ⑤ 정답

6 위생곤충

01 바퀴의 촉각형태는? 중요도 ★

① 편상 ② 사상 ③ 주수상
④ 저치상 ⑤ 곤봉상

해설 바퀴의 두부
① 두부는 역삼각형이고 작다.
② Y자형의 두 개선이 있다.
③ 촉각 : 길고 편상이며, 100절 이상이다.
④ 구기 : 저작형이다.

02 저작형 구기를 갖고 있는 곤충은? 중요도 ★★★

① 이 ② 파리 ③ 바퀴
④ 벼룩 ⑤ 모기

03 가주성(주가성) 바퀴의 습성 중 틀린 것은?

① 주간활동성 ② 서식장소 온도는 28~33℃
③ 질주성 ④ 군거성 ⑤ 잡식성

해설 가주성 바퀴의 생활사 및 습성 : ②·③·④·⑤번 외
① 불완전변태, 야간활동성
② 다리 : 질주형
③ 서식장소 : 주방벽틈, 천장, 서랍 밑, 싱크대 등

04 바퀴의 다리형은?

① 질주형 ② 기는 형 ③ 점프형
④ 걷는 형 ⑤ 척행식

05 바퀴의 서식장소로서 가장 적당한 온도는?

① 20~25℃ ② 25~27℃ ③ 28~33℃
④ 35~40℃ ⑤ 40~45℃

06 빛을 싫어하는 곤충은? 중요도 ★

① 빈대 ② 파리 ③ 바퀴
④ 모기 ⑤ 바퀴와 빈대

해설 바퀴, 빈대 : 야행성 곤충이다.

정답 6. 위생곤충 01. ① 02. ③ 03. ① 04. ① 05. ③ 06. ⑤

07 독일바퀴의 특성이 아닌 것은? 중요도 ★★

① 낮은 온도를 선호 ② 군거성 ③ 잡식성
④ 저작형 구기 ⑤ 야행성

해설 바퀴 또는 독일바퀴(Blattella germanica)

① 분포 : Blattella germanica(독일바퀴)는 우리나라에서도 전국적으로 분포하고 있다.
② 형태
㉮ 가주성 바퀴 중 가장 소형이다.
㉯ 암수 모두 밝은 황갈색이고 암컷은 약간 검다.
㉰ 전흉배판에 2줄의 흑색 종대가 있다.
③ 생활사 및 습성
㉮ 암컷은 일생 동안 4~8회의 난협(알주머니)을 산출(産出)하는데 후기의 것일수록 알수가 적어진다.
㉯ 난협은 알이 부화할 때까지 어미 품에 붙어 있다.
㉰ 30℃ 정도가 최적온도이고 20℃ 이하의 낮은 온도에서는 활동을 중지한다.
㉱ 날개는 잘 발달되어 있으나 날지는 못하며, 민활한 동작으로 질주(疾走)한다.
㉲ 잡식성, 저작형 구기
㉳ 군거성이며 야행성이다.

08 다음 중 독일바퀴의 특성이 아닌 것은? 중요도 ★

① 난협은 알이 부화할 때까지 어미 품에 붙어 있다.
② 전흉배판에 2줄의 흑색 종대가 있다.
③ 몸 전체가 흑갈색이다.
④ 전국적으로 분포한다.
⑤ 주가성 바퀴 중 가장 소형이다.

09 전흉배판에 2줄의 흑색 종대가 있고, 암수 모두 밝은 황갈색인 바퀴는? 중요도 ★

① 경도바퀴 ② 독일바퀴 ③ 이질바퀴
④ 집바퀴 ⑤ 먹바퀴

10 우리나라에서 전국적으로 분포하고 있는 바퀴는?

① Blattella germanica ② Asiabiarta kyotoensis
③ Periplaneta fuliginosa ④ Periplaneta japonica
⑤ Periplaneta americana

해설 ① 바퀴 또는 독일바퀴(Blattella germanica)
② 이질바퀴(Periplaneta americana)
③ 먹바퀴(Periplaneta fuliginosa)
④ 집바퀴(Periplaneta japonica 일명 일본바퀴)

07. ① 08. ③ 09. ② 10. ① 정답

11 독일바퀴는 일생 동안 몇 회의 난협(알주머니)을 생산하는가?

① 1~2회 ② 4~8회 ③ 7~10회
④ 12~15회 ⑤ 20회 이상

12 이질바퀴의 특징으로 옳은 것은?

중요도 ★

① 전흉배판은 약간 오목볼록형
② 전흉배판에는 2줄의 흑색 종대
③ 체색은 밝은 황색
④ 소형이며 체장 10~15mm
⑤ 대형이며 체장은 35~40mm, 체색은 광택성 적갈색

해설 이질바퀴
① 형태
㉮ 크기 : 옥내서식 종 중 가장 대형이며, 체장은 35~40mm이다.
㉯ 전흉배판 : 가장자리에 황색 무늬가 윤상으로 있고 가운데는 거의 흑색이다.
② 체색 : 광택성 적갈색

13 바퀴의 흉부부위에 현저한 황색 무늬가 윤상으로 있고 가운데는 거의 흑색인 것은 무슨 종인가?

중요도 ★

① 경도바퀴 ② 독일바퀴 ③ 이질바퀴
④ 집바퀴 ⑤ 먹바퀴

해설 이질바퀴(Periplaneta americana)
① 분포 : 목포, 광주, 여수, 부산 등 남부지방에 분포되어 있다.
② 생활사 및 습성 : 온도와 습도가 높은 장소, 최적온도 29(23~33)℃, 20℃ 이하에서 활동을 정지한다.

14 몸 전체가 광택이 나는 암갈색 또는 암적갈색이며, 암수 모두 날개가 복부 전체를 덮고 있는 바퀴는?

중요도 ★★

① 이질바퀴 ② 독일바퀴 ③ 먹바퀴
④ 일본바퀴 ⑤ 집바퀴

해설 먹바퀴(Periplaneta fuliginosa) : 이질바퀴보다 약간 작고, 몸 전체가 광택이 나는 암갈색 또는 암적갈색이며, 암수 모두 날개가 복부 전체를 덮고 있으며, 우리나라 남부지방에 분포되어 있다.

15 다음 "보기"의 특징을 갖고 있는 바퀴는?

중요도 ★

㉮ 암컷의 날개 – 복부 반만 덮음	㉯ 전흉배판 – 약간 오목볼록형

① 경도바퀴 ② 독일바퀴 ③ 이질바퀴
④ 집바퀴 ⑤ 먹바퀴

해설 집바퀴의 특징 : 암컷의 날개는 복부 반만 덮음, 수컷의 날개는 복부전체를 덮음, 전흉배판은 약간 오목볼록형이다.

정답 11. ② 12. ⑤ 13. ③ 14. ③ 15. ④

16 **바퀴의 식성으로 옳은 것은?** 중요도 ★

① 음식물만 섭취한다. ② 잡식성이다. ③ 배설물만 섭취한다.
④ 식물성만 섭취한다. ⑤ 동물성만 섭취한다.

17 **몸이는 하루 몇 회 정도 흡혈하는가?**

① 1회 ② 2회 ③ 수시로
④ 2시간 간격 ⑤ 1시간 간격

해설 몸이(Pediculus humanus)와 머릿이(Pediculus capitis)

① 형태
㉮ 구기 : 구기는 짧지만 **흡혈에 적합**하게 변형되어 있어 **배자침**(背刺針, 1st stylet), **중자침**(中刺針, 2nd stylet), **복자침**(腹刺針, 3rd stylet)의 3개침으로 구성되어 있다. **중자침**에 **타액선**이 연결되어 있다.
㉯ 1번 흡혈양 : 1~2mg 정도
㉰ 하루 2회 정도 흡혈하며, 암 · 수 모두 흡혈한다.
② 생활사 및 습성
㉮ 불완전변태
㉯ 유충과 성충의 서식처는 같다.
㉰ 이의 자충 : 3회 탈피한다.
㉱ 숙주 선택성이 엄격하다.
㉲ 고온과 고습에 부적당하며 빛을 싫어한다.
㉳ 사람의 이가 심하게 만연되는 때 : 불결한 위생, 기근 시, 전쟁 시, 내의를 오랫동안 입을 때

18 **이는 한 번에 얼마 정도의 피를 섭취하는가?**

① 0.1~0.9mg ② 1~2mg ③ 3~5mg
④ 5~10mg ⑤ 15mg 이상

19 **사람의 이는 어느 경우에 심하게 만연이 되는가?**

① 불결한 위생 ② 기근 시 ③ 전쟁 시
④ 내의를 오랫동안 입을 때 ⑤ 이상 모두 해당됨

20 **이에 대한 설명 중 잘못된 것은?**

① 암 · 수 모두 흡혈한다. ② 고온과 고습에 부적당하다. ③ 빛을 싫어한다.
④ 숙주 선택성이 엄격하다. ⑤ 자충만 흡혈한다.

21 **숙주선택이 엄격한 곤충은?** 중요도 ★

① 사면발이 ② 모기 ③ 벼룩
④ 파리 ⑤ 바퀴

16. ② 17. ② 18. ② 19. ⑤ 20. ⑤ 21. ① 정답

22 발진티푸스는 어느 계절에 가장 많이 발생하는가?

① 겨울 ② 여름 ③ 가을
④ 봄 ⑤ 계절이 없다.

해설 이 매개 감염병 : 겨울에 많이 발생(발진티푸스, 재귀열, 참호열)
※ 감염병 = 전염병, 감염원 = 전염원

23 이가 매개하는 재귀열에 대한 설명 중 옳은 것은?

① 자교에 의하여 감염
② 흡혈하는 동안 토함으로써 감염
③ 분변을 피부 상처에 문질렀을 때
④ 흡혈 시 감염
⑤ 감염 이의 혈액이 상처난 피부나 점막에 오염되었을 때

24 모기가 파리목(目)의 다른 곤충과 다른 점은?

① 다리에 마디가 있다. ② 몸이 가늘고 다리가 길다.
③ 전방으로 길게 돌출한 주둥이가 있다. ④ 촉각에 털이 많다.
⑤ 날개가 1쌍이다.

해설 모기 성충의 형태
① 장각아목 중에서 모기과는 시맥(wing venation)의 특징으로 분류된다.
② 주둥이 : 전방으로 길게 돌출한 주둥이가 있다.
③ 촉각 : 긴 촉각이 있다.
④ 촉수 : 모기의 촉각과 주둥이 사이에는 촉수(촉빈)가 있다.

25 다음 중 가장 긴 촉각을 갖고 있는 것은?

① 빈대 ② 파리 ③ 벼룩
④ 모기 ⑤ 이

26 모기의 촉각과 주둥이 사이에 있는 것은?

① 촉수(촉빈) ② 기문 ③ 기절
④ 병절 ⑤ 경절

해설 모기의 촉수 : 모기의 감각기관 중 CO_2를 가장 예민하게 느낄 수 있는 기관이 촉수이다.

27 유충과 성충의 서식처가 다른 것은? 중요도 ★

① 귀뚜라미 ② 이 ③ 바퀴
④ 모기 ⑤ 빈대

해설 모기 유충은 수서생활(水捿生活)을 하며, 모기 유충을 장구벌레라 한다. 모기의 성충은 지상생활을 한다.

정답 22. ① 23. ⑤ 24. ③ 25. ④ 26. ① 27 ④

28 모기 유충의 흉부에 존재하며 분류학적으로 중요한 털은 다음 중 무엇인가? 중요도 ★★

① 견모 ② 안연모 ③ 액모
④ 구기쇄모 ⑤ 두순모

해설 모기 유충의 흉부 : 전흉 1 · 2 · 3번을 각각 내견모, 중견모, 외견모라 부르며 종 감별에 주요한 특징이 된다.

29 모기의 유충에서 즐치가 있는 곳은?

① 후흉부 ② 전흉부 ③ 복부
④ 두부 ⑤ 복부의 미절

해설 모기 유충의 복부
① 제8절에는 호흡관(呼吸管)이 있고 끝에 1쌍의 기문(氣門)을 통해 대기 중의 산소를 호흡한다.
② 호흡관의 형태와 여기에 나 있는 호흡관모(siphonal hair) 및 즐치(櫛齒)는 분류학상 중요하다(복부의 미절에 즐치가 있다).
③ 호흡관의 길이와 최대폭과의 비(比)를 호흡관비(siphon index)라 하며 중요한 특징이 된다.
④ 학질모기아과 유충은 1번 털이 부채모양의 장상모로 변형되었다.
⑤ 학질모기아과(중국얼룩날개모기) 유충은 호흡관이 없기 때문에 장상모를 수면에 펴서 몸을 수평으로 유지하여 떠 있게 한다.
⑥ 학질모기아과 유충은 호흡관이 없고, 제8복절 배면에 기문(氣門)이 1쌍 열려 있다.

30 모기 유충과 번데기의 설명이다. 맞는 것은? 중요도 ★

㉮ 유충 : 저작형구기가 있다.
㉯ 번데기 : 호흡각(呼吸角, trumpet)이 있는데 끝에 기문이 열려 있어 유충처럼 대기의 산소를 호흡한다.
㉰ 번데기 : 유영편을 이용하여 수중에서 빠른 속도로 움직인다.
㉱ 유충 : 모든 유충은 호흡관을 이용하여 대기의 산소를 호흡한다.

① ㉮, ㉯, ㉰ ② ㉮, ㉰ ③ ㉯, ㉱
④ ㉱ ⑤ ㉮, ㉯, ㉰, ㉱

해설 학질모기아과 유충은 호흡관이 없다.

31 장상모(palmate hair)의 역할은? 중요도 ★★★

① 운동을 돕는다. ② 수면에 수평으로 뜨게 한다.
③ 물의 흐름을 감지한다. ④ 먹이를 모으는 역할을 한다.
⑤ 호흡작용을 돕는다.

해설 장상모의 역할 : 수면에 수평으로 뜨게 한다.

28. ① 29. ⑤ 30. ① 31. ② 정답

32 다음 중 번데기 시기에 활발하게 운동하는 종류는?

① 벼룩 ② 모기 ③ 등에
④ 바퀴 ⑤ 파리

해설 모기의 번데기
① 모기의 번데기는 수서생활을 하는데, 다른 곤충의 번데기와는 다르게 활발하게 움직인다.
② 두흉부에는 배면에 1쌍의 호흡각(呼吸角)이 있는데 끝에 기문이 열려 있어 유충처럼 대기의 산소를 호흡한다.
③ 호흡각은 모기속 분류의 특징으로 사용된다.
④ 두흉부낭(頭胸部囊)이 있어 번데기의 무게를 물보다 가볍게 하고 움직이지 않으면 수면에 뜬다.
⑤ 유영편은 난형(卵形)이고 테두리에 연모(緣毛)가 있는 경우도 있고, 또 수 개의 유영편모(遊泳片毛)를 갖고 있는데 이것은 종 분류에 사용된다.
⑥ 번데기는 복절의 굴곡과 유영편을 이용하여 수중에서 빠른 속도로 움직인다.

33 모기 번데기의 특징을 연결한 것은?
중요도 ★

㉮ 수서생활을 하며, 활발하게 움직인다.
㉯ 호흡각이 있어 유충처럼 대기의 산소를 호흡한다.
㉰ 두흉부낭(頭胸部囊)이 있어 움직이지 않으면 수면에 뜬다.
㉱ 유영편을 이용하여 수중에서 빠른 속도로 움직인다.

① ㉮, ㉯, ㉰ ② ㉮, ㉰ ③ ㉯, ㉱
④ ㉱ ⑤ ㉮, ㉯, ㉰, ㉱

34 모기 번데기의 종 분류에 이용되는 것은?
중요도 ★

① 복부 ② 촉각 ③ 호흡각
④ 눈 ⑤ 유영편

35 모기 유충의 생태가 아닌 것은?

① 유기물을 섭취한다. ② 4령기를 가지며 4회 탈피로 번데기가 된다.
③ 번데기는 운동성이 있다. ④ 수서생활을 한다.
⑤ 아가미로 호흡한다.

해설 모기의 유충 : 기문(氣門)을 통해 대기 중의 산소를 호흡한다.

36 모기가 흡혈하는 이유?
중요도 ★

① 수컷은 체내 동물성 단백질을 공급하기 위해 흡혈을 한다.
② 암모기는 체내 동물성 단백질을 공급하여 산란하기 위해 흡혈을 한다.
③ 유충은 성충이 되기 위해 흡혈을 한다.
④ 자충은 번데기가 되기 위해 흡혈을 한다.
⑤ 번데기가 우화를 위해 흡혈을 한다.

정답 32. ② 33. ⑤ 34. ⑤ 35. ⑤ 36. ②

37 모기가 알에서 성충까지 발육하는 데 필요한 발육기간은?

① 약 1주 ② 약 2주 ③ 약 3주
④ 약 5주 ⑤ 약 10일

해설 발육기간 : 모기가 알에서 성충까지 발육하는 데 필요한 발육기간은 약 2주이다.

38 모기는 지상 몇 m 높이에서 군무를 하는가?

중요도 ★

① 1~3m ② 3~5m ③ 5~9m
④ 15m ⑤ 높이와 무관함

해설 모기의 교미습성
① 군무는 수컷이 떼를 지어 상하로 비상운동(飛翔運動)을 하는 현상으로 20~30마리에서 수백 마리를 이룬다.
② 군무의 장소 : 지상 1~3m 높이에서 군무를 한다.
③ 암모기가 찾아올 수 있는 요인 : 움직임에서 오는 음파장
④ 정자는 수정낭에 저장되어 있다가 매 산란 시 수정된다.

39 모기의 암컷은 흡혈 후 휴식을 필요로 한다. 그 기간은 얼마인가?

① 1일 ② 2~3일 ③ 5~6일
④ 7일 ⑤ 7일 이상

해설 모기의 흡혈습성
① 암모기는 산란하기 위해 흡혈을 한다.
② 모기의 암컷은 흡혈 후 2~3일 휴식을 필요로 한다.
③ 암모기의 침에는 항혈응고성분이 있어 흡혈하는 동안 숙주의 혈액을 응고하지 못하게 한다.
④ 숙주 발견 : 지상 1~2m 높이로 바람을 거슬러가며 지그재그로 비상(飛翔)한다.
⑤ 숙주동물 찾아가는 요인 : 1차적으로 이산화탄소(CO_2), 2차적으로 시각, 체온, 습기 등
⑥ 모기가 숙주의 피를 흡혈할 때 숙주로부터 가장 먼 거리에서 숙주를 찾을 수 있는 것은 체취이다.
⑦ 흡혈활동 시간 : 야간활동(집모기, 학질모기, 늪모기), 주간활동성(숲모기)
⑧ 숙주 선택성을 갖지만 엄격하지는 않다.
※ CO_2(이산화탄소, 탄산가스)

40 암모기(♀)의 침에 들어 있는 성분은?

중요도 ★

① 항혈응고성분 ② 수면제
③ 신경마비성분 ④ 생장촉진제
⑤ 혈액응고 조장성분

41 모기가 숙주의 피를 흡혈할 때 숙주로부터 가장 먼 거리에서 숙주를 찾을 수 있는 것은?

중요도 ★★★

① 체습 ② 체취 ③ 체온
④ 탄산가스 농도 ⑤ 시각

37. ② 38. ① 39. ② 40. ① 41. ② 정답

42 모기에서 Diapause란?

① 흡혈 후 휴식 중인 상태 ② 월동 중인 상태
③ 월동이 끝난 상태 ④ 산란 직전의 상태
⑤ 월동준비가 완료된 상태

해설 Diapause : 모기는 일조시간이 10시간 이하가 되면 유충이 월동 시기임을 감지하게 되고 이와 같은 유충으로부터 우화(羽化)한 암컷은 이미 지방체(fat body)를 충분히 축적하고 있어 월동 준비를 완료한 상태가 되는데 이러한 생리적 현상을 Diapause라 한다.

43 모기는 일조시간이 몇 시간일 때 월동 준비를 하는가? 중요도 ★

① 5시간 ② 6시간 ③ 10시간
④ 12시간 ⑤ 15시간

44 숲모기의 월동 형태는?

① 번데기 ② 성충 ③ 알
④ 1령 유충 ⑤ 3령 유충

해설 월동형태
① 알 : 숲모기
② 성충 : 얼룩날개모기속(학질모기), 집모기속(뇌염모기)

45 뇌염모기와 학질모기의 월동 형태는?

① 번데기 ② 1령 유충 ③ 3령 유충
④ 알 ⑤ 성충

46 긴 호흡관을 가지며, 물속에서 잠깐 나오고 논에서 사는 모기유충은? 중요도 ★

① 작은빨간집모기 ② 중국얼룩날개모기 ③ 숲모기
④ 늪모기 ⑤ 보통모기

해설 작은빨간집모기 유충의 특징
① 호흡관이 가늘고 길다.
② 주로 논, 늪, 호수, 고인 웅덩이 등 비교적 깨끗한 물에서 서식하나, 오염된 물에서도 발생 가능하다.
③ 수면에 각도를 갖고 매달린다.

47 뇌염모기는 어느 속에 속하는가?

① 공주모기속 ② 숲모기속 ③ 얼룩날개모기속
④ 집모기속 ⑤ 왕모기속

해설 뇌염모기 : 작은빨간집모기(Culex tritaeniorhynchus)

정답 42. ⑤ 43. ③ 44. ③ 45 ⑤ 46. ① 47. ④

48 작은빨간집모기(뇌염모기) 성충의 특징이 아닌 것은?

① 각 복절 기부에 흰 띠가 있다.
② 암갈색을 띤다.
③ 주둥이에는 흰 띠가 없다.
④ 크기는 4.5mm 정도이다.
⑤ 순판에 특별한 무늬가 없다.

해설 작은빨간집모기 성충의 특징
① 뇌염모기는 집모기속에 속한다.
② 크기는 4.5mm 정도의 소형이다.
③ 전체적으로 암갈색을 띠고 뚜렷한 무늬가 없다.
④ 다리 각 절(節) 끝에 작고 흐린 백색 띠가 있다.
⑤ 주둥이 중앙에 넓은 백색 띠가 있다. 이 띠로부터 기부로 내려가면서 복면에 백색 비늘이 산재해 있는 것이 특징이다.
⑥ 흡혈활동 : 저녁 8~10시
⑦ 휴식 : 수평으로 휴식

49 일본뇌염모기가 가장 활발히 활동하는 시간은?

① 저녁 5시~자정
② 저녁 8~10시
③ 해진 후부터 자정까지
④ 해진 후부터 1시간 정도
⑤ 어두워진 후부터 익일 새벽 4시까지

50 작은빨간집모기(뇌염모기) 유충의 특징이 아닌 것은?

① 호흡관모는 아복측부에 5쌍, 측부에 1쌍이 있다.
② 호흡관이 가늘고 길다.
③ 즐치는 11~14개이다.
④ 측즐은 없다.
⑤ 흉부에 있는 견모는 모두 단모이다.

해설 작은빨간집모기 유충의 형태적 특징
① 흉부에 있는 3쌍의 견모(肩)는 모두 단모(單毛)이다.
② 호흡관이 가늘고 길다.
③ 호흡관모는 아복측부에 5쌍, 측부에 1쌍이 있다.
④ 즐치(pecten) : 11~14개이다.
⑤ 측즐(comb scale) : 30~40개인데 끝이 뭉툭하다.
⑥ 서식 : 논, 늪, 호수, 고인 웅덩이 등 비교적 깨끗한 물에서 서식하나, 오염된 물에서도 발생가능하다.
⑦ 수면에 각도를 갖고 매달린다.

51 일본뇌염모기가 서식하는 곳은?

중요도 ★★★

① 폐타이어
② 하수구
③ 바위틈이나 나무 밑
④ 논, 호수
⑤ 집 주변에 고여 있는 깨끗한 물

48. ③ 49. ② 50. ④ 51. ④ 정답

52 논, 늪, 호수, 기타 등에서 사는 모기는?

중요도 ★★

① 작은빨간집모기 유충
② 중국얼룩날개모기 유충
③ 토고숲모기의 유충
④ 늪모기 유충
⑤ 금빛숲모기 유충

해설 작은빨간집모기 유충의 서식 장소 : 논, 늪, 호수, 고인 웅덩이 등 비교적 깨끗한 물에서 서식하나, 오염된 물에서도 발생 가능하다.

53 일본뇌염의 병원소가 되는 동물은?

㉮ 닭	㉯ 사람	㉰ 오리	㉱ 돼지

① ㉮, ㉯, ㉰
② ㉮, ㉰
③ ㉯, ㉱
④ ㉱
⑤ ㉮, ㉯, ㉰, ㉱

해설 일본뇌염을 예방하는 방법

① 백신에 의해 면역을 높인다(일본뇌염의 환자 중 90% 이상이 14세 이하이므로 유행시 15세 이하의 어린이는 일본뇌염 백신을 맞아야 한다).
② 증폭숙주인 돼지에 백신을 주사하여 전파환(傳播環)을 차단하는 방법으로 현재 생백신이 사용되고 있다.
③ 작은빨간집모기를 방제한다.

54 일본뇌염을 예방하는 방법으로 옳은 것은?

중요도 ★

㉮ 백신에 의해 면역을 높인다.
㉯ 증폭숙주인 돼지에 백신을 주사하여 전파환(傳播環)을 차단하는 방법으로 현재 생백신이 사용되고 있다.
㉰ 작은빨간집모기를 방제한다.
㉱ 일본뇌염이 유행시 10세 이하의 어린이는 일본뇌염 백신을 맞을 필요가 없다.

① ㉮, ㉯, ㉰
② ㉮, ㉰
③ ㉯, ㉱
④ ㉱
⑤ ㉮, ㉯, ㉰, ㉱

55 학질모기는 어느 속에 속하는가?

중요도 ★

① 늪모기속
② 숲모기속
③ 얼룩날개모기속
④ 집모기속
⑤ 왕모기속

해설 말라리아모기 : 중국얼룩날개모기(Anopheles sinensis, 학질모기)

정답 52. ① 53. ④ 54. ① 55. ③

56 학질모기속 유충에 대한 설명 중 잘못된 것은? 중요도 ★

① 호흡관이 퇴화되어 있다.
② 장상모(palmate hair)가 있다.
③ 수면에 각도를 갖고 매달린다.
④ 수면에 평행으로 뜬다.
⑤ 하수구 등에 서식하지 않는다.

해설 중국얼룩날개모기 유충의 특징 : ①·②·④·⑤번 외

① 유충의 서식장소 : 깨끗한 곳에서 서식한다(논, 관개수로, 늪, 빗물고인 웅덩이 등), 하수구 등에는 서식하지 않는다.

② 얼룩날개모기알 : 공기주머니인 부낭을 갖고 있다.

※ 작은빨간집모기 유충 : 수면에 각도를 갖고 매달린다.

> **참고**
>
> 중국얼룩날개모기 성충의 형태적 특징
>
> ① 날개의 전연맥에 백색반점이 2개 있다.
> ② 전맥에 흑색반점이 2개 있다.
> ③ 촉수의 각 마디의 말단부에 좁은 흰 띠가 있다.
> ④ 전체적으로 흑색의 중형모기이다.
> ⑤ 휴식 시 45~90°를 유지한다.

57 부낭을 갖고 있는 모기의 알은? 중요도 ★

① 얼룩날개모기
② 왕모기
③ 숲모기
④ 돌모기
⑤ 집모기

58 복절배판에 장상모를 갖고 있는 모기 유충은?

① 얼룩날개모기(학질모기)
② 왕모기
③ 숲모기
④ 돌모기
⑤ 집모기

해설 학질모기 유충 : 복절배판에 장상모(palmate hair)를 갖고 있어 수면에서 몸을 수평으로 유지할 수 있다.

59 저수지에서 잡은 모기유충을 관찰했는데 유충이 복부를 수면에 대고 있다가 들어갔다 나왔다 했다. 이 유충은 어떤 모기의 유충인가? 중요도 ★

① 집모기
② 중국얼룩날개모기
③ 숲모기
④ 늪모기
⑤ 보통모기

해설 모기유충

① 중국얼룩날개모기 : 장상모(palmate hair)가 있어 수면에 수평으로 뜬다.

② 보통모기아과(집모기속, 숲모기속) : 수면에 각도를 갖고 매달린다.

③ 늪모기속 : 수면에 각도를 갖고 매달린다(식물의 줄기나 뿌리).

60 모기의 특징으로 옳지 않은 것은? 중요도 ★

① 모기유충은 수서생활(水捿生活)을 하며 장구벌레라 한다.
② 모기는 완전변태를 한다.

56. ③ 57. ① 58. ① 59. ② 60. ⑤ 정답

③ 암모기는 산란하기 위해 흡혈을 한다.
④ 모기의 번데기는 수서생활을 하며 활발하게 움직인다.
⑤ 작은빨간집모기 유충은 장상모가 있어 수면에 수평으로 뜬다.

61 **최근 우리나라에서 급증하고 있는 모기가 옮기는 감염병은?** 중요도 ★

① 결핵 ② 말라리아 ③ 쯔쯔가무시병
④ 인플루엔자 ⑤ 페스트

62 **다음의 "보기"는 모기의 특징을 비교한 것이다. 옳은 것으로 조합된 것은?** 중요도 ★

> ㉮ 작은빨간집모기-성충의 다리 각 절(節) 끝에 작고 흐린 백색 띠가 있으며, 주둥이 중앙에 넓은 백색띠가 있다.
> ㉯ 작은빨간집모기-성충은 휴식 시 수평으로 휴식한다.
> ㉰ 중국얼룩날개모기-유충은 장상모(palmate hair)를 갖고 있다.
> ㉱ 중국얼룩날개모기-성충은 촉수의 각 마디의 말단부에 좁은 흰 띠가 있으며, 성충은 휴식 시 45~90도를 유지한다.

① ㉮, ㉯, ㉰ ② ㉮, ㉰ ③ ㉯, ㉱
④ ㉱ ⑤ ㉮, ㉯, ㉰, ㉱

63 **숲모기속 알에 대한 설명 중 옳은 것은?** 중요도 ★

① 건조하면 죽는다. ② 모개가 있다. ③ 무더기로 산란한다.
④ 타원형 또는 포탄형이다. ⑤ 부낭을 갖고 있다.

해설 숲모기속 알 : 타원형 또는 포탄형이다.

64 **숲모기 체내에서 사상충 유충이 발육하는 기간은?**

① 5~9일 ② 9~12일 ③ 15일
④ 20일 ⑤ 25일

해설 숲모기 체내에서 사상충 유충이 발육하는 기간은 9~12일이다.

65 **토고숲모기의 유충 서식장소는?** 중요도 ★★

① 약간의 염분이 섞인 물이 고여 있는 곳 ② 보통 빗물이 고여 있는 곳
③ 웅덩이에 물이 고여 있는 곳 ④ 늪이나 연못 같은 깨끗한 물
⑤ 하수구

해설 토고숲모기 유충의 서식장소 : 유충은 해변가의 바위에 고인물(염분이 섞인 물)에 주로 서식한다. 해변지역이면 담수와 염분 어느 곳에서나 서식한다.

정답 61. ② 62. ⑤ 63. ④ 64. ② 65. ①

66 늪모기(Mansonia)속 유충은 보통 어떤 곳에 서식하고 있나?

중요도 ★★

① 일시적으로 고인 물
② 나무구멍
③ 수서식물의 뿌리에 부착
④ 빈 깡통 속
⑤ 웅덩이의 표면에 떠 있다.

해설 늪모기속 유충의 서식하는 곳 : 수서식물의 줄기나 뿌리에 부착

67 모기가 옮기는 질병이 아닌 것은?

① 일본뇌염
② 뎅기열
③ 발진열
④ 황열
⑤ 사상충증

해설 모기매개 질병

① 말라리아
㉮ 중국얼룩날개모기(Anopheles sinensis)가 매개
㉯ 우리나라에서 유행하는 말라리아의 병원체는 Plasmodium vivax(삼일열원충)이다.
② 뇌염(일본뇌염) : 작은빨간집모기(Culex tritaeniorhynchus)가 매개
③ 사상충 : 토고숲모기(Aedes togoi)가 매개
④ 황열병 : 에집트숲모기(Aedes aegypti)가 매개
⑤ 뎅기열 및 뎅기출혈열 : 에집트숲모기(Aedes aegypti)가 매개
※ 에집트숲모기 = 이집트숲모기

68 우리나라에서 말라리아를 매개하는 모기는?

① 금빛숲모기(Aedes vexans)
② 빨간집모기(Culex pipiens)
③ 토고숲모기(Aedes togoi)
④ 중국얼룩날개모기(Anopheles sinensis)
⑤ 작은빨간집모기(Culex tritaeniorhynchus)

69 우리나라에서 유행하는 말라리아는 어느 종인가?

① Plasmodium vivax(삼일열)
② Plasmodium ovale(난형열)
③ Plasmodium falciparum(열대열)
④ Plasmodium malariae(사일열)
⑤ 답이 없음

70 Anopheles sinensis의 설명이 맞는 것은?

㉮ 100개국 내 약 40억 인구가 말라리아의 병원소 지역에 살고 있다.
㉯ 매년 최소 3억 명의 환자가 발생하고 그중 150~200만 명이 사망하고 있다.
㉰ 지역마다 매개하는 말라리아 병원체가 다르다.
㉱ 우리나라에서는 1983년 말라리아가 근절되었다. 1993년 휴전선 철책 근무하던 군인 중 1명의 토착성 말라리아 환자가 발생한 후, 해마다 증가하여 2023년 400명의 환자가 보고되고 있다.

66. ③ 67. ③ 68. ④ 69. ① 70. ⑤ 정답

① ㉮, ㉯, ㉰　　② ㉮, ㉰　　③ ㉯, ㉱
④ ㉱　　⑤ ㉮, ㉯, ㉰, ㉱

해설 ① Anopheles sinensis(중국얼룩날개모기)의 설명 : ⑤번이다.
② 말라리아는 현재 우리나라에서 모기가 옮기는 질환 중 가장 많은 질병이다.

71 **말라리아 감염병 예방을 위한 중국얼룩날개모기의 모니터링 방법을 기술하였다. 옳지 않은 것은?**

① 유문등을 주로 이용한다.
② 유문등 설치 : 인가의 처마 밑이나 축사 내부에 설치한다.
③ 감염시기에는 월 1회 성충을 조사하여 월별 말라리아 모기 암컷의 동태를 살핀다.
④ 피해사례를 조사 : 지역주민의 말라리아 모기에 대한 피해사례를 조사한다.
⑤ 유충과 번데기의 발생정도 조사 : 발생원에서 유충과 번데기의 발생정도를 정기적으로 조사한다.

해설 감염시기에는 매주 1회 성충을 조사하여 말라리아 모기 암컷의 동타를 살핀다.

72 **다음 설명과 관련이 있는 질병은 어느 것인가?**

㉮ 불현성감염과 현성감염의 비율은 500(1,000) : 1
㉯ 어린이들이 감수성이 높으며, 치사율은 30~40% 정도이다.
㉰ 바이러스성 질환이다.
㉱ 인수공통감염병이다.

① 발진티푸스　　② 발진열　　③ 일본뇌염
④ 뎅기열　　⑤ 황열

73 **지카바이러스는 신생아소두증을 유발한다. 다음 중 지카바이러스를 매개하는 모기로 옳은 것은?**

중요도 ★

① 흰줄숲모기, 에집트 숲모기　　② 작은빨간집모기
③ 중국얼룩날개모기　　④ 왕모기
⑤ 늪모기

해설 ① 신생아소두증 원인
㉮ 숲모기(8~10%)
㉯ 유전, 방사선, 수은, 매독, 당뇨 등
② "소두증신생아" 출산을 유발하는 "지카바이러스(Zika virus)"는 뎅기열을 유발하는 바이러스와 동일한 Flavivirus이다.
㉮ 이집트 숲모기(Aedes aegypti, 에집트 숲모기)
㉯ 흰줄 숲모기(Aedes albopictus)

정답 71. ③　72. ③　73. ①

74 다음 중 모기의 천적이 아닌 것은?

중요도 ★★

① 잠자리 유충 ② 거미 ③ 포식어
④ 기생벌 ⑤ 왕모기

해설 모기의 포식동물(捕食動物, 천적)
① 성충 : 새, 거미, 잠자리 등
② 유충 : 물고기(송사리, 미꾸라지 등), 플라나리아, 히드라, 잠자리유충, 왕모기유충 등
③ 왕모기유충 : 다른 모기유충을 잡아먹는다.

75 다음 중 모기유충의 천적이 아닌 것은?

중요도 ★★

① 잠자리 유충 ② 송사리, 미꾸라지 ③ 깔따구 유충
④ 플라나리아 ⑤ 왕모기유충

76 모기 유충 채집 시 필요한 일반적인 도구는?

중요도 ★★

㉮ 가정용 국자	㉯ 스포이드	㉰ 채집병	㉱ 독병

① ㉮, ㉯, ㉰ ② ㉮, ㉰ ③ ㉯, ㉱
④ ㉱ ⑤ ㉮, ㉯, ㉰, ㉱

해설 ① 모기 유충 채집 시 필요한 일반적인 도구 : 가정용 국자로 물을 떠서 유충이 발견되면 스포이드로 채집병에 옮긴다.
② 독병 : 유문등의 한 구조이다.

77 깔따구에 대한 설명 중 옳지 않은 것은?

중요도 ★★★★

① 야간활동성이고 강한 추광성이다. ② 구기가 퇴화하였다.
③ 유충의 피 속에 적혈구가 없다. ④ 수명은 2~7일이다.
⑤ 몸에 비늘이 전혀 없다.

해설 깔따구 : 파리목 중 장각아목, 깔따구과에 속하는 날벌레로서 형태가 모기와 유사하므로 "모기붙이"라고도 한다. 완전변태를 하며, 다음과 같은 특징이 있다.
① 유충
㉮ 수서생활을 한다.
㉯ 호흡 : 아가미로 수중에 녹아 있는 산소를 이용한다.
㉰ 먹이 : 진흙 속의 유기물을 섭취한다.
㉱ 깔따구 유충은 피 속에 적혈구를 가지고 있어 몸 전체가 붉은색을 띠고 있다.
㉲ 수질이 오염되어 산소가 적은(BOD : 10~20ppm) 곳에서도 생존할 수 있다.
② 성충
㉮ 모기와 유사한 형태를 가지고 있다.
㉯ 구기 : 구기가 퇴화하였다(모기는 전방으로 돌출).
㉰ 날개를 포함한 몸에는 비늘이 전혀 없다.
㉱ 흉부에 날개가 1쌍, 평균곤(halter) 1쌍과 긴 다리 3쌍이 있다.
㉲ 평균수명 : 2~7일

74. ④ 75. ③ 76. ① 77. ③ 정답

㉳ 암수 모두 야간활동성이고, 강한 추광성이 있어서 옥내외(屋內外)의 전등 빛에 모여들어 그곳에서 많은 개체가 죽는다.

㉴ 산란 장소 : 개울, 강, 호수, 저수지, 논, 바위틈, 일부 오염이 심한 곳

78 몸에 비늘이 전혀 없고, 날개가 1쌍인 것은?

중요도 ★

① 노린재 ② 호박벌 ③ 바퀴
④ 깔따구 ⑤ 독나방

79 깔따구 성충의 평균 수명은?

① 2~7일 ② 15일 ③ 20일
④ 30일 ⑤ 3개월

80 깔따구의 보건상 피해는?

중요도 ★★★

① 뉴슨스 ② 뎅기열 ③ 리슈마니아
④ 황열 ⑤ 오로야열

해설 깔따구와 보건 : 깔따구는 불쾌곤충(뉴슨스)의 대표적인 해충이며, 질병을 매개하지는 않으나 뉴슨스 또는 알레르기 질환의 알레르기원으로 방제 대상이 되고 있다.

81 등에모기가 옮기는 질병은?

① 오자르디사상충 ② 카라아잘 ③ 회선사상충
④ 파파티시열 ⑤ 오로야열

해설 등에모기가 매개하는 질병 : Mansonella perstans와 Mansonella ozzardi 등 사상충증이 있다.

82 등에의 습성에 대한 설명 중 잘못된 것은?

① 자충만 동물을 공격한다.
② 유충은 원통형으로 양쪽 끝이 뾰족하다.
③ 번데기는 하체를 흙에 묻고 수직으로 몸을 고정한다.
④ 야간활동성이다.
⑤ 유충은 물속에 사는 절지동물을 잡아먹는다.

해설 등에
① 주간활동성이고 특히 이른 아침과 오후 늦게 활발한 야간활동성인 종도 간혹 있다.
② 질병 : 로아사상충증(loiasis), 튜라레미아증를 매개한다.

정답 78. ④ 79. ① 80. ① 81. ① 82. ④

83 다음 "보기"의 특징을 갖고 있는 곤충은 무엇인가? 중요도 ★

> 성충은 체장이 2~3mm로 매우 미소한 파리이다. 현저한 검은 눈을 가지고 있으며, 두부, 흉부 및 복부에는 긴 털로 덮여 있고 가늘고 긴 다리를 가진 곤충이다. 앉을 때 양 날개를 위로 직립(수직)으로 세운다.

① 모기 ② 깔따구 ③ 모래파리
④ 먹파리(곱추파리) ⑤ 집파리

해설 모래파리 : 모래파리 성충은 체장이 2~3mm로 매우 미소한 파리이다. 현저한 검은 눈을 가지고 있으며, 두부, 흉부 및 복부에는 긴 털로 덮여 있고 가늘고 긴 다리를 가진 곤충이다. 모래파리는 앉을 때 양 날개를 위로 직립(수직)으로 세우고 나방파리는 날개를 양옆으로 접어 복부를 덮는다.

84 모래파리의 특징으로 옳지 않은 것은? 중요도 ★

① 흡혈성 곤충이다.
② 장각아목에 속한다.
③ 원생동물과 바이러스성 질병을 옮긴다.
④ 암컷은 어둡고 습기가 많은 곳(하수구, 지하실, 동굴, 돌무덤, 축사 등)을 휴식장소로 택한다.
⑤ 비상능력이 좋아 활동범위가 수십 km에 달한다.

해설 모래파리(Sand Flies) : 비상능력이 대단히 미약하여 활동범위가 발생원으로부터 반경 100~150m을 넘지 못한다.

85 모래파리가 옮기는 질병은? 중요도 ★

① 오자르디사상충 ② 모래파리열 ③ 반크로프티사상충
④ 로아사상충 ⑤ 회선사상충

해설 모래파리가 옮기는 질병 : 모래파리열(pappatasi fever, 파파티시열), 칼라아잘(내장리슈만편모충증) 등

86 먹파리 유충은 두부에 한 쌍의 부채모양을 한 구기쇄모를 갖고 있다. 성충 먹파리(곱추파리)가 옮기는 질병은? 중요도 ★★

① 오로야열 ② 말레이사상충 ③ 로아사상충
④ 카라아잘 ⑤ 회선사상충

해설 ① 먹파리(곱추파리)가 옮기는 질병 : 회선사상충
② 먹파리 유충의 두부는 특이하여 다른 곤충과 쉽게 구별된다. 유충의 두부에는 1쌍의 촉각, 1쌍의 발달한 대악, 1쌍의 부채모양을 한 구기쇄모(mouth brush)가 있다.

87 파리의 주 산란장소를 나타낸 것이다. 잘못된 것은? 중요도 ★★

① 집파리 : 동식물성 유기물이나 부식한 곳, 동물의 분변이 있는 곳
② 쉬파리 : 동물시체, 동물의 분, 사람의 변
③ 체체파리 : 사람과 동물의 생조직
④ 금파리 : 불결한 상처나 궤양 부근

83. ③ 84. ⑤ 85. ② 86. ⑤ 87. ③ 정답

⑤ 침파리 : 소 외양간이나 마구간의 분(우마분)

해설 파리의 산란장소
① 집파리 : 동물의 분이나 쓰레기 쌓인 곳, 동식물성 유기물이나 부식한 곳
② 딸집파리(아기집파리) : 사람, 소, 말, 돼지 등의 배설물(특히 인분(변소)을 좋아함)이 있는 곳
③ 큰집파리 : 썩은 과일, 동물의 분변이 부식한 유기물질이 있는 곳
④ 침파리 : 소 외양간이나 마구간의 분(糞), 볏집이나 풀 등과 섞여 있는 분(糞)(특히 좋아함), 유기물이나 부식한 곳
⑤ 금파리 : 불결한 상처나 궤양 부근이 있는 곳
⑥ 쉬파리 : 동물시체, 동물의 분, 사람의 변 등이 있는 곳
⑦ 체체파리 : 체체파리는 파리목의 다른 종류와는 달리 1개의 알이 자궁에서 부화하고 유충은 자궁 속에서 모체로부터 영양공급을 받으며 발육을 마친 후 밖으로 나온다.

88 **체체파리의 유충은 어디에서 자라는가?** 중요도 ★★

① 분변 ② 자궁 ③ 부식토
④ 쓰레기장 ⑤ 흙속

89 **흡입하는 형 구기를 갖고 있는 곤충은?**

① 나방파리 ② 집파리 ③ 빈대
④ 벼룩 ⑤ 모기

해설 집파리과의 구기
① 집파리 : 액상물질을 흡입하는 형
② 침파리 : 사람, 소, 말, 개 등을 흡혈하는 흡혈형

90 **다음 중 침파리의 구기(口器)에 해당하는 것은?** 중요도 ★

① 흡입형 ② 흡혈형 ③ 저작형
④ 촉수형 ⑤ 날카로운형

91 **파리의 평균 수명은?**

① 1주 ② 4주 ③ 7주
④ 8주 ⑤ 2개월

해설 파리의 생활사
① 완전변태를 하며, 주간활동성이다.
② 파리의 평균 수명은 1개월(15~70일, 4주)

92 **다음 파리 중 집파리과에 속하지 않는 것은?** 중요도 ★

① 집파리 ② 큰집파리 ③ 침파리
④ 딸집파리 ⑤ 금파리

해설 ① 집파리과 : 집파리, 딸집파리(아기집파리), 큰집파리, 침파리
② 검정파리과 : 띠금파리속, 금파리속, 검정파리속 등

정답 88. ② 89. ② 90. ② 91. ② 92. ⑤

93 다음은 파리의 습성을 설명한 것이다. 어떤 파리의 습성인가?

중요도 ★★

> ㉮ 유충의 서식 장소 : 동물의 배설물(사람, 소, 말, 돼지 등의 배설물(인분을 좋아함)
> ㉯ 장(腸) 내 또는 비뇨기 내 구더기증을 유발한다.
> ㉰ 비상시에 공중의 한 지점에서 정지하는 습성이 있다.
> ㉱ 성충 : 음식물에 앉는 빈도는 집파리보다 낮고, 흉부 순판에 흑색 종선이 3개 있다.

① 집파리
② 딸집파리(아기집파리)
③ 큰집파리
④ 침파리
⑤ 먹파리

해설 딸집파리(아기집파리)

① 유충
㉮ 유충의 서식 장소 : 사람, 소, 말, 돼지 등의 배설물(특히 인분(변소)을 좋아함)
㉯ 유충은 부식 초기의 변(便)에서 발견되며, 장(腸) 내 또는 비뇨기 내 구더기증을 유발한다(항문에 변이 묻어 있을 때 성충이 산란할 경우 유충이 장내로 기어 들어가면서 기생할 수 있기 때문이다).
㉰ 유충은 각 체절에 현저하게 돌출되어 있는 여러 쌍이 육질돌기(肉質突起)가 있다.

② 성충
㉮ 특징 : 집파리와 구별되는 특징은 흉부 순판에 흑색 종선이 3개 있다.
㉯ 성충은 음식물에 앉는 빈도가 집파리보다 낮아 질병매개 능력은 떨어진다.
㉰ 성충은 비상할 때 공중의 한 지점에서 꼼짝하지 않고 정지하는 습성이 있다.

94 다음 곤충 중 유충의 각 체절에 육질돌기가 있는 것은?

중요도 ★

① 검정파리
② 집파리
③ 딸집파리
④ 금파리
⑤ 침파리

95 다음 중 유생생식을 하는 파리는?

① 집파리
② 딸집파리
③ 금파리
④ 쉬파리
⑤ 침파리

해설 쉬파리과의 암컷은 모두 유생생식을 한다.

96 집파리에 의하여 질병이 전파(기계적 전파)되는 경우가 아닌 것은?

중요도 ★★★

① 다리 강모에 의하여
② 구기의 털에 의하여
③ 날개를 서로 비벼서
④ 욕반에 묻혀서
⑤ 분비물, 배설물 등을 먹고 토함

해설 집파리가 병원체를 음식물이나 식기에 옮기는 방법

① 병원체를 몸의 표면 특히 주둥이의 순판과 발톱 사이에 있는 점액질로 덮여있는 욕반에 부착시켜서 옮긴다.
② 병원체를 먹이와 함께 섭취하고 소화기관을 통과 분(糞)과 함께 배출해서 옮긴다.
③ 고체 먹이를 섭취하려고 소낭 내 물질을 토해낼 때 병원체를 배출해서 옮긴다.
※ 집파리 성충은 전체적으로 진한 회색빛을 띠며, 중흉배판(中胸背板)에 4개의 검은 종선(縱線)을 가지고 있다.

93. ② 94. ③ 95. ④ 96. ③ 정답

97 **파리에 의한 병원체의 기계적 전파와 직접적으로 관계가 있는 것은?** 중요도 ★★

① 부절 ② 발톱 ③ 조간반
④ 피부 ⑤ 욕반

해설 집파리가 병원체를 음식물이나 식기에 옮기는 방법 : 병원체를 몸의 표면 특히 주둥이의 순판과 발톱 사이에 있는 점액질로 덮여있는 욕반에 부착시켜서 옮긴다.

98 **집파리에 의하여 전파되는 질병이 아닌 것은?** 중요도 ★

① 콜레라 ② 백일해 ③ 아메바성이질
④ 장티푸스 ⑤ 세균성이질

해설 집파리가 전파하는 질병 : 콜레라, 아메바성이질, 장티푸스, 세균성이질, 결핵, 살모넬라 등

99 **다음 중 수면병을 옮기는 파리는?**

① 금파리 ② 공주집파리 ③ 쉬파리
④ 체체파리 ⑤ 침파리

해설 수면병 : 체체파리가 옮긴다.

100 **파리 유충이 동물의 조직에 기생하는 것을 무엇이라 하는가?** 중요도 ★★★★

① 수면병 ② 람블편모충증 ③ 승저증
④ 회선사상충증 ⑤ 사상충증

해설 구더기증(승저증) : 파리 유충이 동물의 조직에 기생하는 것을 말한다.

101 **구더기증(승저증)에 대한 설명이다. 맞는 것은?**

> ㉮ 우발적 구더기증(2차적 구더기증) : 우연한 기회에 파리 유충이 인체에 기생하는 경우이다.
> ㉯ 편성 구더기증(1차적 구더기증) : 파리의 생활사 중의 한 시기인 유충이 동물의 생체조직에서만 발육이 가능한 경우이다.
> ㉰ 반우발적 승저증 : 동물의 사체에 산란하는 습성을 가진 파리가 상처나 궤양부위에 산란하거나, 악취성 분비물이 나오는 귀나 코 등에 산란하여, 알이 부화하여 유충이 생조직을 침식하는 경우이다.
> ㉱ 우리나라에서는 편성 구더기증을 일으키는 파리가 서식한다.

① ㉮, ㉯, ㉰ ② ㉮, ㉰ ③ ㉯, ㉱
④ ㉱ ⑤ ㉮, ㉯, ㉰, ㉱

해설 구더기증(승저증) 분류
① 기생하는 부위에 따라 분류
㉮ 외부 구더기증 : 피부조직에 기생하는 경우를 말한다.
㉯ 내부 구더기증 : 소화기관이나 비뇨기관 내에 기생하는 경우를 말한다.

정답 97. ⑤ 98. ② 99. ④ 100. ③ 101. ①

② 파리의 습성에 따라 분류

㉮ 편성 구더기증(1차적 구더기증)

㉠ 파리의 생활사 중의 한 시기인 유충이 동물의 생체조직에서만 발육이 가능한 경우이다.

㉡ 사람의 상처난 피부, 항문, 귀 등에 산란하고 부화한 유충이 생조직을 침식하여 구더기증을 유발한다.

㉢ 우리나라에서는 편성 구더기증을 일으키는 파리가 서식하지 않는다.

㉣ 주요 종 : 검정파리과, 쉬파리과, 쇠파리과

㉯ 우발적 구더기증(2차적 구더기증)

㉠ 우연한 기회에 파리 유충이 인체에 기생하는 경우이다.

㉡ 파리의 알이나 유충이 음식물에 섞여 있으면 알은 소화기관 내에서 부화하고, 유충은 위벽을 손상시켜 복통을 유발한다. 항문이나 질(膣) 입구에 파리가 산란하는 경우 부화한 유충이 장내로 들어가 구더기증을 유발한다.

㉢ 주요 종 : 구리금파리, 꼬마구리금파리, 검정금파리, 큰검정파리

㉰ 반우발적 구더기증

㉠ 우발적 구더기증에 포함시킬 수도 있고, 편성 구더기증에 가깝기도 한 모호한 경우를 말한다.

㉡ 부식한 유기물질, 특히 동물의 사체에 산란하는 습성을 가진 파리가 상처나 궤양부위에 산란하거나, 악취성 분비물이 나오는 귀나 코 등에 산란하는 경우가 많다. 이 경우 알이 부화하여 유충이 생조직을 침식하면서 깊숙이 파고들어 구더기증을 유발한다.

㉢ 주요 종 : 검정파리과

102 우발적 승저증(구더기증)에 관한 설명으로 옳지 않은 것은? 중요도 ★★

① 파리의 알이나 유충이 음식물에 섞이게 되어 유발한다.
② 과거에는 금파리속의 종들을 상처 치료방법으로 이용하기도 하였다.
③ 불결한 항문이나 질 입구에 파리가 산란하여 유발될 수 있다.
④ 집파리과, 검정금파리과, 초파리과, 각다귀과 등 파리가 원인이 된다.
⑤ 우발적 승저증은 모두가 외부승저증이다.

103 파리 성충의 방제에 대한 설명으로 옳지 않은 것은? 중요도 ★

① 옥내에 침입한 파리방제는 pyrethrin(피레스린), dichlorvos(디크로보스, DDVP), bioresmethrin 등 속효성 살충제를 에어로졸(aerosol bomb) 기타 방법으로 연무한다.
② 끈끈이 줄, 파리채를 이용한다.
③ 축사 주변, 퇴비장 등 파리가 집단으로 서식하는 곳에 성호르몬 유인제가 첨가된 독먹이를 설치한다.
④ 천장, 벽에서 주로 휴식하므로 잔류 분무한다.
⑤ 포식동물(기생벌, 풍뎅이류 등)을 이용한다.

해설 파리의 방제

① 물리적 방법 : 파리 방제에 가장 이상적인 것은 발생원을 제거하는 것으로 그 예는 다음과 같다.

㉮ 쓰레기통은 완전히 뚜껑을 덮고, 정기적으로 수거

㉯ 수세식 변소로 개조

㉰ 거실에 방충망 설치

㉱ 축사 주변을 청결하게 한다.

② 화학적 방법 : 살충제를 이용한 방법이며, 곤충의 내성에 주의해야 한다.

㉮ 유충방제 : 퇴비장, 쓰레기처리장, 변소 등 발생원의 표면에 유제, 수화제, 분제를 살포한다.

102. ⑤ 103. ⑤ 정답

㉯ 성충방제

㉰ **천장, 벽**에서 주로 휴식하므로 **잔류분무** 한다. 파리는 다리로 날개 기타 온몸을 자주 비비는 습성이 있어 다리에 묻은 살충제 입자를 온몸에 접촉시키므로 **잔류분무의 효과**를 더욱 높일 수 있다.

㉱ 실내나 **부엌, 축사, 변소** 등의 천장과 벽면에 유제나 **수화제를** 40cc/m² **기준으로 분무**한다. 옥내 표면적의 30~40%만 처리해도 충분한 효과를 볼 수 있으므로 **조리대나 식기장** 등 음식물이 접촉할 만한 장소는 **피하는 것이 좋다.**

㉲ 살충제를 희석할 때는 **설탕물을 혼합**하면 유인할 수 있어 더욱 **효과적**이다.

㉳ **옥내에 침입한 파리방제** : pyrethrin(**피레스린**), dichlorvos(**디크로보스**, DDVP), bioresmethrin 등 **속효성 살충제를 에어로솔**(Aerosol Bomb) 기타방법으로 **연무**한다.

㉴ **옥외에 침입한 파리방제** : pyrethrin(**피레스린**), dichlorvos(**디크로보스**, DDVP) 등 **가열연무기나 연무기로 공간살포**한다.

③ **생물학적 방법 : 포식동물을** 이용하는 것이다.

㉮ 가장 널리 이용되고 있는 천적 **기생벌**은 파리 알 1개에 기생벌 알 1개를 낳는다. 부화한 **기생벌유충**은 **파리 알의 영양물질을 섭취**하며 **성충으로 발육**한다.

㉯ **파리 알을 포식**하는 **풍뎅이류인 Hister속**의 종이 있고, **쇠똥풍뎅이속, 똥풍뎅이속, 뿔풍뎅이속 등은 동물의 분(糞)을 섭취**하며 **헤쳐 말림**으로써 **유충의 서식처를 제거**한다.

※ 기생벌(파리알 제거), 풍뎅이류(파리유충 제거)

104 파리를 구제하는 데 가장 널리 이용되는 천적은? 중요도 ★

① 잠자리 ② 기생벌 ③ 플라나리아
④ 모기 ⑤ 히드라

105 파리 방제에 큰 도움이 되지 <u>않는</u> 것은?

① 살충제를 이용한 방제 ② 살균제의 분무 ③ 화장실의 파리 접근방지
④ 거실에 방충망 설치 ⑤ 수세식 변소

해설 파리의 방제

① **물리적 방법 : 발생원을 제거하는 것**(청소, 방충망, 변소개조 등)
② **화학적 방법 : 살충제를 이용**한 방법
③ **생물학적 방법 :** 포식동물을 이용하는 것
※ 파리 방제시 살균제의 분무는 효과가 없다.

106 파리 성충의 방제에 대한 설명으로 옳지 <u>않은</u> 것은? 중요도 ★

① 포식동물을 이용한다. ② 끈끈이 줄, 파리채를 이용한다.
③ 축사주변, 퇴비장 등 파리가 집단으로 서식하는 곳에 성호르몬 유인제가 첨가된 독먹이를 설치한다.
④ 파리가 휴식하는 곳(천장, 벽)에 살충제를 잔류분무 한다.
⑤ 주간활동성이므로 기생벌을 이용하거나 공간살포방법인 가열연막을 하는 것이 좋다.

해설 ① **파리의 방제 : 미스트(mist)법을 이용**한다.
② **미스트(mist)법 : 모기, 독나방유충, 파리, 진드기, 벼룩** 등의 방제를 위해 **풀숲, 늪, 공원, 쓰레기처리장** 등에 살포하고, 모기발생장소에 살포하면 **성충과 유충을 동시에 방제**할 수 있다.
※ 옥외의 파리를 구제하기 위해서는 가열연막을 사용할 수 있으나, 기생벌을 이용하는 것은 파리 알을 제거하여 파리 유충이 되지 못하게 하는 방법이다.

정답 104. ② 105. ② 106. ⑤

107 **빈대의 베레제기관의 역할은?** 중요도 ★★★★

① 신경기관 ② 호흡기관 ③ 생식기관
④ 배설기관 ⑤ 소화기관

해설 빈대의 암컷은 제4복판에 각질로 된 홈이 있어서 교미공을 형성하는데, 그 속에 **베레제기관**이 있다. 이 기관은 정자를 일시 보관하는 장소로 빈대의 특징이다.

108 **다음 중 빈대의 생활사와 습성으로 맞지 않는 것은?**

① 완전변태를 한다. ② 자충의 시기에도 흡혈을 한다.
③ 주로 야간에 활동한다. ④ 자충은 5령기를 거쳐 성충이 된다.
⑤ 자충은 5회 탈피하는데 각 영기마다 흡혈이 필요하다.

해설 빈대의 생활사 및 습성 : ②·③·④·⑤번 외
① 불완전변태, 군거성
② 빈대의 발육기간 : 6~8주
③ 약충과 성충의 형태와 습성은 비슷하다.

109 **빈대가 흡혈 시 혈액을 흡혈하고 타액을 분비하는 데 사용되는 기관은?** 중요도 ★★

① 하순 ② 상순 ③ 소악
④ 대악 ⑤ 하순수

해설 빈대의 소악에는 큰 것과 작은 것이 있는데 큰 것은 **혈액을 흡수**하는 데 사용하고 작은 것은 **타액을 분비**하는데 쓰인다.

110 **최적조건하에서 빈대의 발육기간은?**

① 6~8주 ② 10~11주 ③ 12~14주
④ 10일 ⑤ 5일

111 **빈대에 대한 설명 중 잘못된 것은?** 중요도 ★

① 영기기마다 흡혈 ② 질병매개 ③ 5회 탈피
④ 불완전변태 ⑤ 군거성

해설 빈대와 보건 : 빈대는 사람을 흡혈하기 때문에 여러 가지 질병을 전파시키는 것으로 의심되어 왔다. 그러나 어떤 질병도 매개한다는 증거를 찾지는 못했다.

112 **빈대 방제시 가장 효과적인 방법은?**

① 훈증법 ② 끈끈이줄 사용 ③ 실내 공간분무
④ 살충제 잔류살포 ⑤ 실내에 에어로솔 처리

해설 빈대의 방제 : 살충제는 훈증법과 **잔류분무법**이 있다.

107. ③ 108. ① 109. ③ 110. ① 111. ② 112. ④ 정답

113 흡혈노린재가 매개하는 질병은? 중요도 ★★

① 록키산홍반열 ② 모래파리열 ③ 오로야열
④ 아메리카수면병 ⑤ 아프리카수면병

해설 흡혈노린재와 질병
① 흡혈노린재(트리아토민 노린재)는 샤가스병 일명 아메리카수면병(American trypanosomiasis)을 옮긴다.
② 샤가스병 병원체의 인체 감염경로는 노린재의 흡혈에 의한 것이 아니고, 배설물에 섞여 나온 병원체가 손상된 피부를 통하여 침입하여 감염되는 것이다.

114 흡혈노린재에 대한 설명 중 잘못된 것은?

① 흡혈에 의하여 샤가스병을 옮긴다. ② 자충 시기에 충분히 흡혈해야 탈피한다.
③ 불완전변태를 한다. ④ 암 · 수 모두 흡혈성이다.
⑤ 알은 벽이나 가구 틈에 접착물질로 부착시킨다.

해설 ① 흡혈노린재에는 Triatoma속, Rhodanius속 등이 있다.
② 흡혈노린재 생활사 및 습성
㉮ 자충 시기에 충분히 흡혈해야 탈피한다.
㉯ 불완전변태를 한다.
㉰ 암 · 수 모두 흡혈성이다.
㉱ 알은 벽이나 가구 틈에 접착물질로 부착시킨다.

115 다음 벼룩의 종류 중 무즐치 벼룩인 것은? 중요도 ★

① 개벼룩 ② 고양이벼룩 ③ 유럽쥐벼룩
④ 장님쥐벼룩 ⑤ 사람벼룩

해설 ① 무즐치 벼룩(Combless flea) : 즐치를 갖고 있지 않는 벼룩으로, 사람벼룩, 모래벼룩, 좀닭벼룩, 열대쥐벼룩이 있다.
② 즐치벼룩(Combed flea) : 즐치를 갖고 있는 벼룩으로 위생상 중요한 것은 개벼룩(고양이벼룩), 장님쥐벼룩, 유럽쥐벼룩 등이 있다.

116 다음 벼룩의 종류 중 즐치벼룩인 것은? 중요도 ★

① 좀닭벼룩 ② 사람벼룩 ③ 모래벼룩
④ 개벼룩 ⑤ 열대쥐벼룩

117 흡수형 구기를 가지고 있는 곤충은? 중요도 ★

① 벼룩 ② 개미 ③ 바퀴
④ 새털이 ⑤ 이상 모두

해설 ① 벼룩의 주둥이 : 흡혈에 적합하다.
② 새털이의 구기 : 저작형이다.

정답 113. ④ 114. ① 115. ⑤ 116. ④ 117. ①

118 **벼룩의 구부에서 소악의 기능은?** 중요도 ★★

① 혈액의 흡입통로　② 숙주의 피부를 뚫는 데 사용
③ 숙주의 털 사이를 빠져나가는 데 이용　④ 타액 분비에 사용
⑤ 미각을 담당

해설 벼룩의 구부에서 소악의 기능 : 날카로운 구조를 하고 있으나 피부를 뚫는 데 사용하지 않고 숙주의 털을 가르며 빠져나가는 데 쓰인다.

119 **소악은 날카로운 구조를 하고 있으나 피부를 뚫는 데 사용되지 않고 숙주의 털을 가르며 빠져나가는 데 쓰이며, 주둥이는 흡혈에 적합한 흡수형구기를 가지고 있는 이 곤충의 명칭은?** 중요도 ★

① 모기　② 깔따구　③ 모래파리
④ 먹파리(곱추파리)　⑤ 벼룩

120 **벼룩의 유충은 몇 회 탈피하는가?**

① 2회　② 5회　③ 10회
④ 11회　⑤ 12회

해설 벼룩 유충의 형태
① 벼룩의 유충 : 구더기 모양
② 벼룩 알의 부화 기간 : 1주(평균 5일)
③ 유충의 발육기간 : 약 2주
④ 벼룩의 유충 : 미세한 유기물을 섭취한다.
⑤ 대부분의 종은 2회 탈피하면서 3령기를 거치는데, 극소수의 종류가 2령기로 유충시기를 마친다.

121 **벼룩알의 부화 기간은?**

① 2일　② 1주　③ 2주
④ 3주　⑤ 6주

122 **고치를 치고 번데기가 되는 위생해충은?** 중요도 ★★

① 모기　② 벼룩　③ 집파리
④ 깔따구　⑤ 빈대

해설 벼룩의 유충 : 완전히 자란 유충은 타액선에서 분비한 실로 난형의 고치(cocoon)를 치고 그 속에서 탈피하여 번데기가 된다.

123 **벼룩의 특성과 습성에 대한 설명 중 잘못된 것은?**

① 유충만 흡혈　② 완전변태
③ 체장의 약 100배 정도 점프를 한다.　④ 숙주 선택성이 엄격하지 않다.
⑤ 숙주동물의 등지에 산란한다.

118. ③　119. ⑤　120. ①　121. ②　122. ②　123. ① 정답

해설 벼룩의 생활사 및 습성 : ②·③·④·⑤번 외
① 쥐벼룩은 사람도 흡혈한다(숙주선택이 엄격하지 않다).
② 성충의 수명은 약 6개월이다.
③ 성충은 암수 모두 흡혈한다.
④ 흑사병균에 감염된 벼룩은 정상적인 벼룩보다 자주 흡혈한다.
⑤ 흑사병균에 감염된 벼룩은 수명이 짧다.
⑥ 숙주가 죽으면 재빨리 떨어져 다른 동물로 옮긴다.
⑦ 벼룩이 알을 낳는 장소 : 마루의 갈라진 틈, 먼지 속, 부스러기, 숙주동물의 등지
⑧ 벼룩의 유충 : 미세한 유기물을 섭취한다.

124 벼룩에 대한 설명 중 잘못된 것은?

① 숙주 선택성이 엄격하다.
② 흑사병균에 감염된 벼룩은 정상적인 벼룩보다 자주 흡혈한다.
③ 숙주가 죽으면 재빨리 떨어져 다른 동물로 옮긴다.
④ 숙주가 아니더라도 공격한다.
⑤ 흑사병균에 감염된 벼룩은 수명이 짧다.

125 벼룩에 대한 설명 중 잘못된 것은? 중요도 ★

① 벼룩이 숙주동물을 감지하기 위하여 따뜻한 기류를 예민하게 느끼는 곳은 촉수이다.
② 벼룩은 암수(성충) 모두 흡혈하며, 숙주동물의 등지에 산란한다.
③ 흑사병, 발진열 전파에 가장 중요한 매개역할을 하는 벼룩은 열대쥐벼룩이다.
④ 벼룩은 숙주선택이 엄격하지 않아 쥐가 죽으면 사람에게 올 수 있다(쥐벼룩은 사람도 흡혈한다).
⑤ 벼룩의 구부에서 소악의 기능은 날카로운 구조를 하고 있으나 피부를 뚫는 데 사용되지 않고 숙주의 털을 가르며 빠져나가는 데 쓰인다.

해설 벼룩이 숙주동물을 감지하기 위하여 따뜻한 기류를 예민하게 느끼는 곳은 촉각이다.

126 벼룩의 생활사에 관한 내용으로 옳지 않은 것은? 중요도 ★

① 알의 부화 기간은 1주일이다.
② 쥐벼룩은 사람을 흡혈하지 않는다.
③ 성충의 수명은 약 6개월이다.
④ 암수 모두 흡혈한다.
⑤ 유충의 발육기간은 약 2주이다.

127 벼룩이 알을 낳는 장소로 잘못된 것은?

① 숙주동물의 몸
② 마루의 갈라진 틈
③ 먼지 속
④ 부스러기
⑤ 숙주동물의 등지

해설 벼룩이 알을 낳는 장소 : 마루의 갈라진 틈, 먼지 속, 부스러기, 숙주동물의 등지에 산란한다.

정답 124. ① 125. ① 126. ② 127. ①

128 **열대쥐벼룩(Xenopsylla cheopis)에 대한 설명 중 맞는 것은?**

① 시궁쥐와 지붕쥐가 주요 숙주이며 세계 모든 지역에서 발견된다.
② 성충은 6~8주정도 생존한다.
③ 온대보다 열대지역이 많다.
④ 한 세대는 2~4주이다.
⑤ 협즐치와 전흉즐치가 있다.

해설 열대쥐벼룩
① 세계적으로 널리 분포되어 있으며, 페스트 전파에 중요한 역할을 한다.
② 주요 숙주는 시궁쥐, 곰쥐 등 가주성 쥐이고, 기회만 있으면 사람도 흡혈한다.

129 **흑사병, 발진열 전파에 가장 중요한 매개역할을 하는 벼룩은?** 중요도 ★

① 유럽벼룩
② 열대쥐벼룩
③ 개벼룩
④ 모래벼룩
⑤ 사람벼룩

해설 페스트(흑사병) 전파에 가장 중요한 매개종은 열대쥐벼룩이고, 발진열 전파 매개종은 열대쥐벼룩과 유럽쥐벼룩이다.
① 사람벼룩 : 흑사병 전파에 부분적으로 관여하고 있지만 역학적으로 중요성은 없다.
② 모래벼룩 : 우리나라에 기생하지 않는다.
③ 좀닭벼룩 : 사람에게 기생하는 예는 드물다.
④ 열대쥐벼룩 : 세계적으로 널리 분포되어 있고, 흑사병, 발진열 등 질병매개에 가장 중요한 매개역할을 하는 종이다.
⑤ 개벼룩, 고양이벼룩 : 개와 고양이에 기생, 사람도 공격하기도 한다.
⑥ 장님쥐벼룩 : 생쥐에게 높은 밀도로 기생, 사람은 드물게 흡혈한다.
⑦ 유럽쥐벼룩 : 흑사병과 발진열 전파에 중요한 역할을 한다.

130 **벼룩을 공중보건상 중요하게 생각하는 이유는?** 중요도 ★

① 야생동물들 사이에 흑사병을 옮기고 사람에게도 옮긴다.
② 쥐에서 사람에게 페스트나 발진열을 옮긴다.
③ 흡혈을 하므로 자극적이고 불쾌하다.
④ 기생충의 중간숙주 역할을 한다.
⑤ 이상 모두 해당된다.

해설 벼룩매개 질병 : ①·②·③·④번 외, 자교에 의한 직접적 피해(물리면 가려우므로 수면을 방해한다.)

131 **벼룩 방제시 쥐를 잡지 않는 이유는?** 중요도 ★

① 벼룩이 죽으면 쥐도 죽으므로
② 벼룩은 숙주선택이 엄격하여 사람에게 올 수 있으므로
③ 쥐가 죽으면 벼룩을 잡을 수 없으므로
④ 벼룩이 죽은 쥐에서 떨어지지 않으므로
⑤ 벼룩이 죽은 쥐에서 떨어져 나와 사람에게 올 수 있으므로

해설 벼룩은 숙주선택이 엄격하지 않아 쥐가 죽으면 사람에게 올 수 있다(쥐벼룩은 사람을 흡혈한다).

128. ① 129. ② 130. ⑤ 131. ⑤ 정답

132 독나방과 관계가 없는 것은?

중요도 ★

① 성충의 수명은 7~9일이다. ② 야간 활동성이다. ③ 낮에는 산에서 휴식한다.
④ 군서성으로 연 1회 발생한다. ⑤ 종령기에 가장 많은 독모가 있다.

해설 독나방의 생활사 및 습성

① 독나방은 연 1회 발생한다(성충은 7월 중순~8월 상순에 나타남).
② 부화한 유충은 군서 생활을 한다.
③ 독나방의 발생(우화)시기는 7월 중순~8월 상순이다.
④ 우화한 성충은 먹이를 먹지 않으며, 2~3일 후 교미를 하고 암컷은 산란 후 곧 죽는다.
⑤ 성충의 수명은 7~9일이다.
⑥ 독모가 복부 털에 부착되어 있으며 접촉하면 피부염을 유발한다.
⑦ 강한 추광성(趨光性)이 있어 전등빛에 유인되어 실내로 들어온다.
⑧ 야간활동성이다(성충은 낮에는 잡초나 풀 속에서 휴식하다가 밤이면 활동한다).
⑨ 유충의 유방돌기에 밀생하는 독모는 길이가 평균 100μm이며, 종령기에 가장 많은 독모가 있다.

133 독나방의 발생(우화)시기는?

중요도 ★★★

① 3월 중순~5월 중순 ② 6월 초~7월 초
③ 7월 중순~8월 상순 ④ 8월 말~9월 중순
⑤ 10월~11월 초

134 "보기"의 증상을 유발하는 곤충은?

중요도 ★

> 독모가 피부에 접촉되면, 모낭이나 한선을 통해 피부에 들어가 독모 속에 있는 독성물질이 용해되어 독작용을 일으키고, 독모가 접촉된 자리는 수 분 내지 수 시간 후에 붉은 반점이 생기며 융기되고 가려움증과 통증이 수반된다. 또한 24시간 후면 좁쌀알만한 구진을 유발한다.

① 개미 ② 파리 ③ 독나방
④ 진드기 ⑤ 말벌

해설 독나방의 특징

① 독모가 피부에 접촉되면 모낭이나 한선(汗腺)을 통해 피부에 들어가 독모 속에 있는 독성물질이 용해되어 독작용을 한다.
② 독모가 접촉된 자리는 수 분(數 分) 내지 수 시간 후에 붉은 반점이 생기며 융기(隆起)되고 가려움증과 통증이 수반되며, 24시간 후면 좁쌀알만한 구진(丘疹)이 생긴다.

135 저녁에 실내로 독나방이 들어왔을 때 안전하게 구제하는 방법은?

중요도 ★

> ㉮ 파리채로 잡는다. ㉯ 젖은 헝겊이나 휴지로 싸서 잡는다.
> ㉰ 살충제를 뿌린다. ㉱ 실내등을 끄고 외부를 밝게 하여 옥외로 유인한다.

① ㉮, ㉯, ㉰ ② ㉮, ㉰ ③ ㉯, ㉱
④ ㉱ ⑤ ㉮, ㉯, ㉰, ㉱

정답 132. ③ 133. ③ 134. ③ 135. ③

136 **다음은 벌 방제(구제)방법을 서술한 것이다. 맞는 것은?** 중요도 ★★★

> ㉮ 피레스로이드계 살충제(Pyrethroid compound)를 살포하면 효과적이다.
> ㉯ 땅 속에 집을 지었을 때는 모든 발육시기의 벌을 죽일 수 있는 carbon tetrachloride(카본테트라클로라이드) 150~300ml를 벌이 돌아오는 저녁에서 밤에 벌집 구멍에 붓는다.
> ㉰ 뜨거운 물을 벌집 구멍에 붓는다.
> ㉱ 살충제로는 유기인계 살충제[chlorpyrifos(크로피리포스), dichlorvos(디크로보스 ; DDVP)], 카바메이트계 살충제[carbaryl(카바릴), benfuracarb(벤프라카브) 등]을 둥지나 입구에 살포한다. - 대체로 1회 정도면 충분함

① ㉮, ㉯, ㉰ ② ㉮, ㉰ ③ ㉯, ㉱
④ ㉱ ⑤ ㉮, ㉯, ㉰, ㉱

해설 ① 우리나라에서는 주로 말벌, 장수말벌, 털보말벌, 땅벌 등이 전국에서 인체에 피해를 주며, 특히 땅벌에 쏘이는 경우가 많다.
② 8월 또는 9월에 땅벌의 둥지를 잘못 건드리면 집단공격을 받아 사망한 예도 있다.
③ 땅벌(땅 속에 집을 지었을 때) 방제방법 : ③번이다.

137 **건물 안에 또는 근처에 침입한 벌을 안전하게 방제(구제)하는 방법은?**

> ㉮ 미끼 트랩(사용미끼먹이 : 잼, 발효 중인 과일, 당밀)을 사용한다.
> ㉯ 속효성이 있는 훈증제를 뿌린다.
> ㉰ 벌 방제전용 에어로졸로 개발된 래스메스린(resmethrin)을 살포한다.
> ㉱ 파리채로 쫓는다.

① ㉮, ㉯, ㉰ ② ㉮, ㉰ ③ ㉯, ㉱
④ ㉱ ⑤ ㉮, ㉯, ㉰, ㉱

해설 건물 안에 또는 근처에 침입한 벌 방제방법 : ②번이다.
건물 안 또는 근처에 침입한 벌을 구제하려면 미끼 트랩(bait trap)을 사용한다.
잼, 발효 중인 과일, 당밀 등 미끼먹이를 깡통과 같은 적당한 용기에 적당 양의 물로 희석하여 넣어 놓아두면 벌은 빠져 죽게 된다. 가정용 세척제를 물 2l 당 1스푼 정도 섞으면 더 효과적이다.
작업할 때는 벌에 쏘이지 않도록 특수 옷, 장갑, 장화 등을 착용한다.

138 **개미의 방제방법이 아닌 것은?** 중요도 ★★

① 옥외에 개미집이 있을 때 : 개미집 입구를 파헤친 후 끓는 물을 붓거나, 방제용 살충제를 주입한다.
② 옥내에 개미집이 있을 때 : 일개미들을 추적하여 집을 발견할 수 있으면 본거지를 공격하여 근절시킨다. 벽틈 속, 마루밑 등에는 미끼 트랩, 잔류분무, 독먹이를 사용한다.
③ 미끼 트랩 : 미끼먹이를 적당한 용기에 넣어 트랩으로 사용한다. 먹이에 모이면 끓는 물을 부어 죽인다. 미끼먹이에는 당분(꿀, 설탕 등), 육류, 지방 등이 있다.
④ 독먹이법 : 당물질(꿀, 설탕 등), 육류에 살충제를 섞어 곳곳에 설치한다.

136. ③ 137. ② 138. ⑤ 정답

⑤ 옥외에 개미집이 있을 때 : 개미집 입구를 파헤친 후 끓는 물을 사용하면 안 된다.

해설 개미의 방제방법 : ①·②·③·④번 외, 잔류분무(개미집 주변에 잔효성 살충제로 잔류분무한다)

139 다음 중 4쌍의 다리를 갖는 위생해충은? 중요도 ★★

① 이 ② 독나방 ③ 파리
④ 바퀴 ⑤ 진드기 성충

해설 진드기목 : 불완전변태를 하며, 진드기 유충의 다리는 3쌍이고 성충과 약충은 4쌍의 다리를 갖고 있다.

140 참진드기에 대한 설명으로 옳은 것은? 중요도 ★★

① 서식밀도는 숙주에 장기간 붙어 있어 넓은 지역에 고루 분포되어 있어 면적 당 밀도가 높다.
② 성충 때만 흡혈한다.
③ 약충 때는 흡혈하지 않는다.
④ 탈피는 4~5회이며, 유충 때만 흡혈한다.
⑤ 탈피는 4~5회이며, 매 탈피 때마다 흡혈한다.

해설 참진드기
① 1숙주 진드기 : 유충(幼蟲), 약충(若蟲), 성충(成蟲)이 계속 한 숙주에 붙어 있으면서 흡혈한 후 산란할 때만 떨어져 나가는 진드기를 말한다.
② 서식밀도 : 참진드기는 숙주에 장기간 붙어 있어 넓은 지역에 고루 분포되어 있어 면적당 밀도가 낮다.

141 참진드기에 의하여 전파되는 질병은?

① 알레르기성 질환 ② 록키산홍반열 ③ 양충병
④ 리케치아폭스 ⑤ 참호열

해설 참진드기과
① 참진드기는 사람을 공격하므로 자교에 의한 자극증과 2차 감염을 일으킨다.
② 매개 질병 : 라임병, Q열, 진드기매개 뇌염, 진드기매개 티푸스(일명 록키산홍반열) 등

142 참진드기와 관계가 <u>없는</u> 것은?

① 라임병 ② Q열 ③ 진드기매개 뇌염
④ 황열 ⑤ 록키산홍반열

해설 황열 : 모기가 매개

143 후기문 아목에 속하는 진드기는 어느 것인가? 중요도 ★

① 물렁진드기과 ② 먼지진드기과 ③ 털진드기과
④ 여드름진드기과 ⑤ 집진드기과

해설 ① 후기문 아목에 속하는 진드기 : 참진드기과, 물렁진드기과
② 물렁진드기과(공주진드기과)의 매개 질병 : 진드기매개 재귀열 등

정답 139. ⑤ 140. ⑤ 141. ② 142. ④ 143. ①

144 **먼지진드기에 대한 설명 중 틀린 것은?** 중요도 ★

① 자충과 성충은 자유생활을 하고 유충만 흡혈한다.
② 알에서 성충까지 1개월 소요된다.
③ 대기 중에 비포화 수분을 흡수하는 능력이 있다.
④ 습도가 중요한 생장 요인이다.
⑤ 성충의 수명은 2개월이다.

해설 집먼지진드기과 : ②·③·④·⑤번 외
① 집먼지진드기는 광의(廣義)로 집먼지(house dust) 속에 살고 있는 많은 종류의 진드기를 말한다.
② 유충 및 성충이 섭취하는 먹이 : 먼지 속에 섞여 있는 미세한 유기물질로 박리상피(剝離上皮), 비듬, 음식부스러기, 미생물의 포자 등이다.
③ 대기가 건조하면 반대로 체내의 수분이 피부를 통해서 밖으로 빠져나가 생명을 잃게 된다.
④ 집먼지진드기와 알레르기성 질환 : 기관지천식(특히 소아천식), 비염, 아토피성피부염, 결막알레르기 등
⑤ 방제 : 가습기 사용을 금하고, 베개, 이불, 담요 등을 자주 세탁한다.

145 **털진드기는 어느 시기에 포유동물을 흡혈하는가?** 중요도 ★★

① 성충 ② 자충 ③ 유충
④ 성충 준비 단계 ⑤ 자충 준비 단계

해설 털진드기과
① 털진드기는 유충시기에 포유동물을 흡혈한다.
② 털진드기매개 질병 : 양충병(쯔쯔가무시병)을 매개한다.

146 **성충시기에는 흡혈을 안 하고 유충시기에만 흡혈을 하는 진드기는?** 중요도 ★

① 집먼지진드기 ② 물렁진드기 ③ 공주진드기
④ 참진드기 ⑤ 털진드기

해설 물렁진드기(공주진드기), 참진드기 : 유충, 성충 모두 흡혈한다.

147 **양충병(쯔쯔가무시병)의 매개체는?** 중요도 ★★

① 벼룩 ② 털진드기 ③ 빈대
④ 큰진드기류 ⑤ 노린재

148 **다음 중 쯔쯔가무시병을 예방하기 위한 대책이 아닌 것은?**

① 마을주변, 건물 주위의 잡초를 깨끗이 제거하고 이를 소각한다.
② 야외활동시에는 털진드기가 옷에 부착하지 않도록 기피제를 처리한다.
③ 쯔쯔가무시병 유행지역의 관목 숲이나 유행지역에 가는 것을 피해야 한다.
④ 창문에 방충망을 설치한다.
⑤ 쯔쯔가무시병이 유행하면 그 일대를 살진드기제로 공중살포하거나 미스트 분무를 실시한다.

144. ① 145. ③ 146. ⑤ 147. ② 148. ④ 정답

해설 양충병(쯔쯔가무시병)

① 털진드기매개 질병이다.
② 털진드기의 숙주동물 : 등줄쥐
③ 예방대책
㉮ 긴 바지의 작업복이나 장화 착용 : 우리나라에서 등줄쥐와 털진드기는 밭주변, 논둑, 개울둑, 마을 주변의 잡초 등에서 많이 서식하고 있어 사람과 털진드기 접촉을 피할 수는 없다. 따라서 긴 바지의 작업복이나 장화를 착용하여 털진드기가 옷에 부착되지 않게 한다.
㉯ 기피제 처리 : 작업복에는 기피제를 처리하면 효과적이다.
㉰ 살진드기제 살포 : 살진드기제를 살포하여 털진드기를 방제하는 것은 특수한 제한지역(군부대막사 등)에서나 가능하다.

149 진드기 방제에 관한 설명이다. 옳은 것은?

> ㉮ 진드기매개 질병의 병원소지역 내에 있는 마을, 군부대, 별장 등 건물주변의 잡초를 제거 소각하여 인체의 접촉을 막는다.
> ㉯ 기피제를 이용 : 야외활동이 잦은 경우에는 옷의 일부(팔 소매, 바지의 아랫부분, 신발 등) 또는 전체표면에 기피제를 처리한다.
> ㉰ 건물 내에 침입하였을 경우 : 분무장소는 마루 밑, 벽 틈, 가구, 창틀 등에 잔류살포를 한다.
> ㉱ 진드기매개 질병이 크게 유행하면 그 지역 내에 있는 캠프지, 병영지, 유원지 등 주변 일대를 공중살포나 지상살포한다.

① ㉮, ㉯, ㉰　② ㉮, ㉰　③ ㉯, ㉱
④ ㉱　⑤ ㉮, ㉯, ㉰, ㉱

해설 진드기 방제

① 진드기매개 질병의 병원소지역 내에 있는 마을, 군부대, 별장 등 건물주변의 잡초를 깨끗이 깎는다.
② 가장 널리 사용되는 것은 기피제를 옷에 처리한다. 옷의 일부(팔 소매, 바지의 아랫부분, 신발 등) 또는 전체 표면에 기피제를 처리한다.
③ 건물 내에 진드기가 오염되었을 경우 : 살충제를 잔류분무한다. 분무장소는 마루 밑, 벽 틈, 가구, 창틀 등에 잔류살포를 한다.
④ 진드기매개 질병이 크게 유행하면 그 지역 내에 있는 캠프지, 병영지, 유원지 등 주변일대를 옥외 살포한다(항공기를 이용한 공중살포나 지상살포한다).

150 질병전파 매개곤충과 질병명을 연결한 것이다. 맞는 것은?

> ㉮ 벼룩 – 페스트　㉯ Aedes – 사상충　㉰ 쥐 – 살모넬라　㉱ 진드기 – 발진티푸스

① ㉮, ㉯, ㉰　② ㉮, ㉰　③ ㉯, ㉱
④ ㉱　⑤ ㉮, ㉯, ㉰, ㉱

해설 ① 진드기–록키산홍반열, 쯔쯔가무시병(양충병)
② 이 : 발진티푸스, 재귀열, 참호열

정답 149. ⑤　150. ①

151 **여드름진드기는 사람의 피부에서 발견되는데 특히 어느 부위에 기생하는가?**

① 몸통　② 생식기 부위　③ 코 주변
④ 손과 손목　⑤ 발목

152 **피지선과 모낭에 주로 기생하는 위생절지동물은?** 중요도 ★★

① 모낭진드기과(여드름진드기과)　② 몸이
③ 닭날개진드기　④ 벼룩
⑤ 털진드기

해설 모낭진드기과(여드름진드기과) : 여드름진드기는 사람의 모낭과 피지선(특히 코 주변)에 주로 기생한다.

153 **인체의 피부에 기생하며 피부병을 일으키는 진드기는?** 중요도 ★

① 집먼지진드기　② 털진드기
③ 생쥐진드기　④ 물렁진드기
⑤ 옴진드기

해설 옴진드기 : 인체의 피부에 기생하여 옴이라는 피부병을 일으킨다.

154 **리케치아폭스와 관계있는 좀진드기는?**

① 닭진드기　② 생쥐진드기
③ 여드름 진드기　④ 쥐진드기
⑤ 털진드기

해설 중기문아목 : 생쥐진드기는 생쥐에 기생하며 리케치아폭스를 매개한다.

155 **다음 파리 중 구기의 모양이 다른 것은?** 중요도 ★

① 집파리　② 딸집파리
③ 아기집파리　④ 큰집파리
⑤ 침파리

156 **다음 중 파리 성충의 구기(口器)에 속하는 것은?**

① 촉각　② 촉수
③ 단안　④ 복안
⑤ 상순

해설 파리 성충의 구기 : 상순은 안쪽으로 깊게 홈이 파여져 있어서 칼날모양의 하인두와 접하면 관(管)을 형성하게 되어 식도가 된다.

151. ③　152. ①　153. ⑤　154. ②　155. ⑤　156. ⑤ 정답

157 **다음 중 중흉배판에 4개의 검은 종선(縱線)이 있는 파리는?** 중요도 ★★

① 집파리과의 집파리
② 집파리과의 침파리
③ 쉬파리과의 쉬파리
④ 검정파리과의 검정금파리
⑤ 체체파리과의 체체파리

해설 ① 집파리 : 흉부는 진한회색에 4개의 검은종선(縱線)을 중흉배판에 가지고 있다.
② 침파리 : 집파리와 같은 크기의 흑회색 파리이며, 흉부에 4개의 흑색종대(縱帶)가 있다.
③ 쉬파리 : 중형 내지 대형(8~15mm)의 회색 파리로서, 중흉배판(中胸背板)에 3개의 흑색종대(縱帶)가 있으며, 복부엔 바둑판 모양의 무늬를 갖고 있다.

158 **다음은 벼룩의 습성에 대한 설명이다. 옳은 것은?** 중요도 ★

① 벼룩의 수명은 15℃ 이하의 저온에서 1년이다.
② 불완전변태를 한다.
③ 성충은 암수 모두 흡혈한다.
④ 벼룩은 숙주 선택성이 엄격하다.
⑤ 유충은 직장에서 수분을 완전히 재흡수 하므로 건조에 강하다.

해설 벼룩
① 수명 : 벼룩의 생존기간은 환경조건과 벼룩의 종에 따라 다르다. 일반적으로 23℃ 이하에서는 6개월 이상 살 수 있다. 흑사병에 감염된 벼룩은 5~7일밖에 살지 못하지만 15℃ 이하의 기온에서는 1개월 정도까지도 생존한다.
② 성충은 직장세포가가 발달하여 배설물의 수분을 완전히 재흡수 할 수 있어서 건조에 견딜 수 있다.
③ 유충은 건조상태에서는 생존할 수 없지만 과다한 습기도 해롭다.

159 **위생곤충인 "몸이"에 대한 설명으로 옳은 것은?** 중요도 ★

① 자충만 흡혈한다.
② 번데기 과정을 거치는 완전변대를 한다.
③ 알은 황백색이고 타원형이다.
④ 일생 동안 30개 이하의 알을 낳으며, 평균수명은 1년 정도이다.
⑤ 자충 기간이 13~17일이 걸린다.

160 **흡혈노린재에 관한 설명으로 옳은 것은?** 중요도 ★

① 수컷만 흡혈한다.
② 자충만 흡혈한다.
③ 주간에만 흡혈한다.
④ 흡혈시 병원체가 배설물과 함께 배출된다.
⑤ 구기를 고정한 채 수일간 간헐적으로 흡혈한다.

정답 157. ① 158. ③ 159. ③ 160. ④

해설 흡혈노린재(트리아토민노린재)

① 불완전변태를 한다.
② 암 · 수 모두 흡혈하는데, 흡혈시간은 주로 야간이다.
③ 구기 : 형태와 기능은 빈대와 비슷하다.
※ 빈대의 구기 : 긴 구기는 사용하지 않을 때 두부와 흉부의 복면에 붙여둔다.

161 **다음의 내용은 독나방에 대한 설명이다. 옳은 것은?** 중요도 ★

성충의 발생 시기는 3~10월 내 발생한다.
② 구기가 퇴화되어 있고, 촉각은 곤봉상이다.
③ 국내에서 가장 문제되는 독나방은 노랑쐐기나방과 솔나방이다.
④ 유충시기에 발생한 독모는 인체에 피부염을 일으킨다.
⑤ 독나방실내 들어왔을 때 맨손으로 잡아 죽인다.

해설 독나방

① 구기가 퇴화되어 있으며, 촉각은 익모상이다.
② 우리나라에서 문제가 되는 독나방은 성충과 유충이 모두 피해를 주는 독나방과의 독나방과 차독나방이고, 유충만이 피해를 주는 쐐기나방과의 노랑쐐기나방 및 솔나방과의 솔나방이다.

162 **개미에 물렸을 때의 증상으로 옳은 것은?** 중요도 ★

① 간지럽다.
② 따갑다.
③ 심한통증과 발적현상, 자교에 의한 피부염 및 중앙에 수포가 발생한다.
④ 출혈이 발생한다.
⑤ 설사가 난다.

161. ④ 162. ③ 정답

7 쥐류

01 가주성 쥐가 아닌 것은? 중요도 ★

① 생쥐 ② 곰쥐 ③ 집쥐
④ 시궁쥐 ⑤ 등줄쥐

해설 쥐의 분류
① 들쥐
㉮ 들(野)에서 서식하는 쥐(가주성 쥐를 제외한 모든 쥐)
㉯ 종류 : 등줄쥐(Apodemus Agrarius)
② 가주성 쥐
㉮ 마을 내 가옥(家屋) 안팎에서 사는 쥐
㉯ 종류
㉠ 시궁쥐(Rattus norvegicus, Norway rat)
㉡ 곰쥐(지붕쥐, 집쥐, Rattus rattus, Roof rat)
㉢ 생쥐(Mus musculus, House mouse)

02 시궁쥐(Norway rat)는?

① Rattus norvegicus ② Rattus rattus
③ Apodemus agrarius ④ Mus musculus
⑤ Microtus fortis

03 지붕쥐(Roof rat)는?

① Mus musculus ② Rattus rattus
③ Rattus norvegicus ④ Apodemus agrarius
⑤ Microtus fortis

04 생쥐(House Mouse)는?

① Microtus fortis ② Rattus norvegicus
③ Rattus rattus ④ Mus musculus
⑤ Apodemus agrarius

05 등줄쥐의 특징은?

① 등에 검은 줄이 있고 작다. ② 천장에서 주로 산다.
③ 보통쥐보다 크다. ④ 도시에 주로 많다.
⑤ 가주성 쥐이다.

정답 7. 쥐류 01. ⑤ 02. ① 03. ② 04. ④ 05. ①

해설 등줄쥐(Apodemus agrarius)

① 등줄쥐는 들쥐 중 전국적으로 가장 많이 차지하고 있다.
② 등줄쥐는 들쥐의 일종으로 농촌지역에 많이 분포되어 있다.
③ 체색 : 검은줄이 머리 위로부터 꼬리의 기부(基部)까지 있다.
④ 무게 : 20g 내외
⑤ 크기, 형태 등이 모두 생쥐와 비슷하나, 등의 검은 줄로 쉽게 구별이 된다.
⑥ 두동장(頭胴長) : 90~120mm이다.
⑦ 꼬리 : 82~88mm로 두동장보다 언제나 짧다.
⑧ 둥지 : 구멍을 S자로 1~2m 파고 그 속에 둥지가 있다.
⑨ 월동식량을 별도로 저장하는 습성이 없어, 겨울에도 먹이를 찾아 활동한다.

06 등줄쥐에 대한 설명 중 틀린 것은? 중요도 ★★

① 구멍은 S자로 1~2m 파고 그 속에 둥지가 있다.
② 꼬리가 두동장보다 길다.
③ 등쪽에 머리부터 검은 줄이 있다.
④ 무게가 생쥐와 비슷하다.
⑤ 월동식량을 별도로 저장하는 습성이 없다.

07 등줄쥐의 특징은? 중요도 ★

① 등줄쥐는 들쥐 중 전국적으로 가장 많은 수를 차지하고 있다.
② 등줄쥐는 들쥐의 일종으로 도시지역에 많이 분포하고 있다.
③ 검은줄이 머리 위로부터 꼬리까지 없다.
④ 구멍을 T자로 파고 그 속에 둥지를 짓는다.
⑤ 월동식량을 저장하는 습성이 있다.

08 땅에 구멍을 S자로 1~2m 파고 그 속에 둥지를 만드는 쥐는? 중요도 ★

① 생쥐 ② 곰쥐 ③ 집쥐
④ 시궁쥐 ⑤ 등줄쥐

해설 등줄쥐(들쥐)의 둥지 : 땅에 구멍을 S자로 1~2m 파고 그 속에 둥지가 있다.

09 곰쥐와 시궁쥐가 구별되는 특징으로 옳은 것은? 중요도 ★

① 곰쥐(지붕쥐)는 시궁쥐보다 꼬리가 두동장보다 길다.
② 지붕쥐는 시궁쥐보다 눈이 작다.
③ 지붕쥐는 시궁쥐보다 체중이 무겁고 뚱뚱하다.
④ 지붕쥐는 시궁쥐보다 코끝이 뭉뚝하고 귀가 작다.
⑤ 지붕쥐는 시궁쥐보다 수영을 잘하고 구멍도 잘 판다.

해설 곰쥐(Rattus rattus, black rat, 지붕쥐, 집쥐) : 꼬리길이가 250mm로 두동장(145~200mm)보다 긴 것이 시궁쥐와 구별되는 특징이다.

06. ② 07. ① 08. ⑤ 09. ① 정답

10 생쥐의 평균 무게는?

중요도 ★★

① 20g ② 30g ③ 40g
④ 50g ⑤ 60g

해설 생쥐(Mus Musculus)의 평균 무게 : 20g

11 쥐의 생활사에 관한 설명이다. 틀린 것은?

중요도 ★

① 교미활동 : 곰쥐와 시궁쥐(10~12주), 생쥐(8주)
② 교미 후 평균 22일 만에 출산하고, 출산 후 2일 만에 다시 교미한다.
③ 2일 후에 눈을 뜨고 사물을 볼 수 있고, 10일 정도면 제대로 들을 수 있으며, 2주일 후에는 귀가 열린다.
④ 4주 후부터 어미로부터 독립을 강요당하지만 보통 5주 후부터는 완전 독립을 한다.
⑤ 쥐의 수명 : 생쥐(1년), 곰쥐와 시궁쥐(2년)

해설 쥐의 생활사
① 쥐는 포유류에 속한다.
② 생후 10일 정도면 귀가 열려 제대로 들을 수 있다.
③ 2주 후에 눈을 뜨고 사물을 볼 수 있다.
④ 4주 후부터 어미로부터 독립을 강요당하지만 보통 약 5주까지 어미에게 의존한다.
⑤ 교미활동 : 곰쥐와 시궁쥐(10~12주), 생쥐(8주)
⑥ 임신기간은 22일이며, 출산 후 2일 만에 교미한다.
⑧ 새끼 수(1회 평균 수) : 생쥐(5.8(4~7)마리), 곰쥐(6.2(4~8)마리), 시궁쥐(8~10마리)
⑨ 수명 : 생쥐(1년), 곰쥐와 시궁쥐(2년)

12 쥐는 어디에 속하는가?

① 포유류 ② 선충류 ③ 양서류
④ 갑각류 ⑤ 파충류

13 시궁쥐 새끼는 언제 눈을 뜨는가?

① 5~8일 ② 8~10일 ③ 10~12일
④ 12~13일 ⑤ 14~16일

14 시궁쥐 새끼는 언제까지 어미에게 의존하는가?

① 약 1주 ② 약 2주 ③ 약 3주
④ 약 4주 ⑤ 약 5주

정답 10. ① 11. ③ 12. ① 13. ⑤ 14. ⑤

15 생쥐가 교미활동을 할 수 있을 때까지의 기간은?

① 1~2개월 ② 2~3개월 ③ 4~5개월
④ 5~6개월 ⑤ 7개월

해설 교미활동
① 생쥐 : 8주
② 곰쥐, 시궁쥐 : 10~12주

16 시궁쥐는 생후 언제부터 교미활동을 하는가?

① 1주 ② 3주 ③ 5주
④ 2개월 ⑤ 3개월

17 시궁쥐의 임신기간은?

① 15일 ② 16일 ③ 22일
④ 25일 ⑤ 30일

18 쥐는 출산 후 며칠 만에 교미하는가?

① 1일 ② 2일 ③ 5일
④ 7일 ⑤ 15일

19 시궁쥐의 1회 평균 새끼 출산수는?

중요도 ★

① 8~10마리 ② 13~20마리 ③ 15마리
④ 15~20마리 ⑤ 20~25마리

해설 쥐의 새끼 수
① 생쥐 : 5.8(4~7) 마리
② 곰쥐 : 보통 6.2(4~8) 마리
③ 시궁쥐 : 평균 8~10마리

20 곰쥐의 1회 출산수는?

중요도 ★★★

① 2~5마리 ② 4~8마리 ③ 10~15마리
④ 15~18마리 ⑤ 20마리

21 생쥐의 수명은?

① 1년 ② 2년 ③ 3년
④ 1개월 ⑤ 6개월

15. ② 16. ⑤ 17. ③ 18. ② 19. ① 20. ② 21. ① 정답

해설 수명
① 생쥐 : 1년
② 곰쥐, 시궁쥐 : 2년

22 쥐의 문치는 연간 평균 얼마나 자라는가?

① 11~14cm ② 15~18cm ③ 16~19cm
④ 17~20cm ⑤ 20cm

23 쥐의 갉는 습성 중 틀린 것은? 중요도 ★

① 생후 2주부터 갉기 시작한다. ② 견치가 발달되어 갉아서 균형을 잡는다.
③ 죽을 때까지 갉는 습성이 있다. ④ 문치를 마멸시켜 이의 균형을 잡는다.
⑤ 주위에 있는 것이면 무엇이든지 갉는다.

해설 쥐의 갉는 습성
① 2쌍의 문치(incisor)는 빠른 속도로 성장한다.
② 쥐의 문치는 연간 평균 11~14cm 자란다. 생후 2주부터 죽을 때까지 단단한 물질을 갉아서 자라는 길이만큼 마모시켜야 한다.

24 쥐에 대한 설명 중 잘못된 것은?

① 사람 냄새에 익숙하다. ② 생후 1개월부터 갉는다.
③ 봄과 가을 2번 peak가 온다. ④ 색맹이며 근시이다.
⑤ 생후 10일 정도면 귀가 열려 제대로 들을 수 있다.

25 쥐의 감각기관을 설명한 것이다. 특징이 아닌 것은? 중요도 ★

① 청각은 대단히 예민하다.
② 시력은 근시이고 색맹이다.
③ 야간의 모든 활동을 촉각에 의존한다.
④ 후각이 예민하여 이성이나 가족을 식별할 때 후각을 사용한다.
⑤ 쥐는 시력이 좋아 먼 곳을 본다.

해설 쥐의 감각기관 ①·②·③·④번 외, 맛을 아는 미각(味覺)이 고도로 발달되어 있다.

26 가주성 쥐의 특성을 틀리게 설명한 것은? 중요도 ★★★

① 청각은 대단히 예민하다.
② 땅 속에 구멍을 뚫고 사는 것은 대체로 시궁쥐이다.
③ 야간활동성이지만 시력은 근시이고 색맹이다.
④ 잡식성이며 섭취한 먹이가 이상하면 토해 버린다.
⑤ 생쥐의 활동 범위는 수 m이다.

정답 22. ① 23. ② 24. ② 25. ⑤ 26. ④

해설 가주성 쥐의 특성 : ①·②·③·⑤번 외

① 후각이 예민하여 이성이나 가족을 식별할 때 후각을 사용한다.
② 쥐는 점프(jump)에 능하다. 쥐는 선 자리에서 60cm까지 점프할 수 있다(생쥐 25cm 점프).
③ 곰쥐와 생쥐는 각종 파이프의 외부와 내부 또는 전선을 타고 이동한다(시궁쥐는 파이프나 전선을 타고 이동 못함).
④ 쥐는 달리다 넘을 때 수직벽을 1m까지 뛰어오를 수가 있다.
⑤ 수평거리는 1.2m를 뛸 수 있다.
⑥ 활동범위 : 생쥐(3~10m), 곰쥐(15~50m), 시궁쥐(30~50m)
⑦ 수영능력 : 생쥐(0.7km/hr), 곰쥐·시궁쥐(1km/hr)

27 쥐의 능력에 해당하지 <u>않는</u> 것은?

① 1km 이상 수영한다.
② 전선을 타고 이동할 수 있다.
③ 점프에 능하다.
④ 미끄러운 벽을 기어올라갈 수 있다.
⑤ 각종 파이프의 외부와 내부를 타고 이동한다.

28 전선줄을 타고 다니는 쥐의 종류는? 중요도 ★

① 들쥐
② 시궁쥐
③ 곰쥐
④ 등줄쥐
⑤ 애급쥐

해설 곰쥐(집쥐, 지붕쥐)와 생쥐는 각종 파이프의 외부와 내부 또는 전선을 타고 이동한다(시궁쥐는 파이프나 전선을 타고 이동 못함).

29 쥐의 특성이 맞게 연결된 것은? 중요도 ★

㉮ 잡식성이다.	㉯ 먼 곳을 잘 본다.
㉰ 구토하는 능력이 없다.	㉱ 구토하는 능력이 있다.

① ㉮, ㉯, ㉰
② ㉮, ㉰
③ ㉯, ㉱
④ ㉱
⑤ ㉮, ㉯, ㉰, ㉱

30 쥐의 특성이 <u>아닌</u> 것은? 중요도 ★

① 구토하는 능력이 없다.
② 주간활동성
③ 잡식성
④ 야간활동성
⑤ 잘 정돈된 장소를 싫어한다.

31 쥐는 선 자리에서 어느 정도 높이까지 점프할 수 있는가?

① 40cm
② 60cm
③ 75cm
④ 90cm
⑤ 1m

27. ④ 28. ③ 29. ② 30. ② 31. ② 정답

32 생쥐의 활동범위는?

① 2m ② 3~10m ③ 12m
④ 16m ⑤ 20m

33 도시지역에 있어서 쥐 먹이의 주요 출처는?

① 창고 ② 저장곡물 ③ 건조풀
④ 부엌 쓰레기 ⑤ 집 정원

해설 쥐의 먹이
① 잡식성이며, 구토하는 능력이 없다.
② 도시지역에 있어서 쥐 먹이의 주요 출처는 부엌 쓰레기이다.
③ 설치류의 먹이 선택은 환경의 먹이에 의하여 결정된다.

34 설치류의 먹이 선택은?

① 채소 ② 곡물 ③ 고기
④ 저장물질 ⑤ 환경에 의하여 결정

35 시궁쥐가 하루에 먹는 먹이(마른)의 양은?

① 2g ② 3g ③ 25g
④ 30g ⑤ 50g

해설 쥐먹이의 양
① 시궁쥐 : 25g(마른먹이), 40g(수분이 있는 것) ② 생쥐 : 3~4g

36 쥐가 하루에 섭취하는 물의 양은?

① 5~10ml ② 5~13ml ③ 15~30ml
④ 20~35ml ⑤ 35~40ml

해설 쥐의 하루 물 섭취량은 15~30ml, 생쥐는 3ml(0.3ml로 견딜 수 있음)

37 쥐의 개체군 크기를 결정하는 3대 요인이 아닌 것은? 중요도 ★

① 출산 ② 사망 ③ 경쟁
④ 이동 ⑤ 출산, 사망

해설 ① 쥐의 개체군 크기 : 출산, 사망, 이동의 3요인에 의해 결정된다.
② 제한요인(또는 억제요인) : 쥐의 사망수보다 출생수가 훨씬 높은데 개체군이 일정하게 머물러 있는 것은 주위의 환경요인이 개체군 증가를 억제시키고 있기 때문인데 이러한 현상을 제한요인(또는 억제요인)이라 한다. 제한요인에는 물리적 환경, 천적, 경쟁률을 들 수 있다.
③ 개체군의 밀도 : 겨울<여름<가을<봄의 순으로 높다.

정답 32. ② 33. ④ 34. ⑤ 35. ③ 36. ③ 37. ③

38 쥐의 개체군 증가를 제한하는 물리적 환경에 해당하는 것은? 중요도 ★

① 쥐틀 ② 스크린 설치 ③ 먹이
④ 경쟁 ⑤ 고양이

해설 개체군 증가의 제한요인
① 물리적 환경 : 먹이, 은신처, 기후
② 천적 : 족제비, 개, 고양이, 매, 말똥가리, 부엉이, 뱀 등
③ 경쟁 : 개체군의 밀도가 높아질수록 이종간 또는 동종간의 경쟁이 심해진다.

39 가을철 수확시기에 야생들쥐의 개체군을 제한하는 요인인 것은? 중요도 ★

① 천적 ② 먹이 ③ 온도
④ 습도 ⑤ 서식처 제거

40 설치류가 병원소가 아니라고 생각되는 것은?

① 서교열 ② 발진열 ③ 렙토스피로시스
④ 페스트 ⑤ 두창

해설 설치동물인 쥐가 옮기는 질병 : 흑사병(페스트), 발진열, 쯔쯔가무시병, 리케치아폭스, 살모넬라증, 서교열, 렙토스피라증, 신증후군출혈열(유행성출혈), 선모충, 리슈만편모증, 샤가스병 등

41 다음 중 쥐가 전파하는 질병에 대한 설명으로 옳은 것은? 중요도 ★

① 집쥐는 신증후군출혈열을 전파한다.
② 대부분의 가주성 쥐는 아메리카수면병(샤가스병)을 전파한다.
③ 렙토스피라증은 리케자성 질병이며 생쥐가 주 병원소이다.
④ 감염된 쥐의 피를 통해 옮겨지는 질병은 서교열이다.
⑤ 1976년 경기도 북부 등줄쥐에서 분리된 바이러스는 SFTS 이다.

해설 ① 신증후군출혈열, 렙토스피라증은 들쥐가 전파한다.
② 서교열의 감염경로는 구강, 코 등에 병원체를 갖고 있는 감염된 쥐(주로 가주성 쥐)에 물렸을 때 인체 내에 주입된다. 간혹 감염된 쥐의 피를 통해서 감염된 예도 있고, 원인 모르게 감염되는 경우도 있다.
③ 흡혈노린재(트리아토민노린재)는 샤가스병 일명 아메리카수면병을 옮긴다.
④ 1976년 경기도 북부 등줄쥐에서 분리된 바이러스는 신증후군출혈열이다.
⑤ SFTS는 작은소참진드기가 전파한다.

42 쥐가 간접 또는 직접적으로 옮기는 질병이 아닌 것은? 중요도 ★

① B형간염, 콜레라, 말라리아 ② 살모넬라증 ③ 유행성출혈열
④ 흑사병 ⑤ 선모충증

해설 ① B형간염 : 혈액, 타액, 정액, 질액에 의해 전파
② 콜레라 : 어패류와 관계가 있다.

38. ③ 39. ① 40. ⑤ 41. ④ 42. ① 정답

43 쥐와 전혀 관계가 <u>없는</u> 감염병은?

㉮ 페스트	㉯ 서교열	㉰ 살모넬라	㉱ 콜레라

① ㉮, ㉯, ㉰
② ㉮, ㉰
③ ㉯, ㉱
④ ㉱
⑤ ㉮, ㉯, ㉰, ㉱

44 다음 질병은 가주성 쥐들의 병원소이다. 오직 생쥐에 의하여 전파되는 질병은?

① 양충병
② 흑사병
③ 렙토스피라증
④ 리케치아폭스
⑤ 발진열

해설 리케치아폭스 : 생쥐에 기생하는 생쥐진드기가 매개한다.

45 쥐가 옮기는 살모넬라증은 병원체가 어디에 있는가?

① 쥐의 자교
② 쥐진드기
③ 쥐이
④ 쥐의 분뇨
⑤ 쥐벼룩

46 쥐 구제책 수립에 필요한 조사를 기술한 것이다. 맞는 것은?

㉮ 쥐가 서식하고 있는지 및 쥐의 동정과 생식수를 추정 조사한다.
㉯ 쥐의 은신처, 먹이와 물을 섭취하는 활동장소를 조사한다.
㉰ 쥐의 통로와 침입 루트를 조사한다.
㉱ 주민들에 대한 피해 및 환경위생에 대한 인식과 협력 정도를 조사한다.

① ㉮, ㉯, ㉰
② ㉮, ㉰
③ ㉯, ㉱
④ ㉱
⑤ ㉮, ㉯, ㉰, ㉱

해설 쥐 구제책 수립에 필요한 조사 : 구서작업을 성공적으로 수행하기 위해서는 대상지역 전역(全域)에 걸쳐 다음과 같은 조사를 실시하여야 한다.
① 쥐가 서식하고 있는지
② 있다면 어떤 종류인지
③ 은신처가 어딘지
④ 활동장소(먹이와 물의 공급처는 어딘지)
⑤ 쥐의 통로와 침입 루트(route) 등의 사전조사를 한 다음 구제방법과 구제 후의 대책을 수립한다.

정답 43. ④ 44. ④ 45. ④ 46. ⑤

47 쥐의 방제에 관한 설명이다. 옳은 것은?

> ㉮ 구서작업 : 쥐의 개체군 밀도가 낮은 겨울이 가장 효과적이다.
> ㉯ 사전미끼 사용 : 급성 살서제의 기피성을 줄이기 위해 사전미끼에 살서제를 섞지 않고 4~8일간 설치한다.
> ㉰ 만성 살서제의 사용 : 구서작업을 성공적으로 완수한 후, 그 지역에 새로 침입한 쥐의 정착을 미연에 방지하기 위하여 항응혈성 살서제를 혼합한 독먹이를 장시간 계속 설치하는 것이 좋다.
> ㉱ 트랩 사용 : 트랩 사용은 살서제를 사용한 후 생존한 소수의 쥐가 먹이 섭취에 더욱 조심하게 되었을 때 사용하는 것이 좋다.

① ㉮, ㉯, ㉰　② ㉮, ㉰　③ ㉯, ㉱
④ ㉱　⑤ ㉮, ㉯, ㉰, ㉱

해설 쥐의 방제 : ⑤번 외
① 환경개선 : 가주성 쥐의 방제방법 중 효과적이고 영구적인 방법은 발생원 및 서식처 제거하는 환경을 개선하거나, 먹을 것과 서식처를 없앤다(청결).
② 천적 이용 : 쥐의 포식동물인 족제비, 오소리, 살쾡이, 담비, 고양이, 개, 부엉이, 올빼미 등
③ 불임약제 이용 : 불임약제를 먹이에 섞어 불임시켜 번식을 억제한다.

48 구서 활동은 어느 시기에 하는 것이 가장 효과적인가?

중요도 ★★★

① 봄　② 가을　③ 겨울
④ 여름　⑤ 봄과 여름

해설 구서 작업은 쥐의 개체군 밀도가 낮은 겨울이 가장 효과적이고 그 다음이 여름이다.

49 가주성 쥐의 방제방법 중 효과적이고 영구적인 방법은?

① 불임약제를 이용한다.　② 살서제를 놓는다.　③ 쥐덫을 놓는다.
④ 환경을 개선한다.　⑤ 쥐구멍을 막는다.

해설 환경개선 : 가주성 쥐의 방제방법 중 효과적이고 영구적인 방법은 발생원 및 서식처를 제거하는 환경 개선이다. 환경개선 방법에는 다음과 같은 것이 있다.
① 먹을 것과 서식처를 없앤다(청결).
② 창고를 청소한다.
③ 창고, 기타 건물에 쥐의 침입구를 막는다.

50 쥐를 방제하는 가장 효과적인 방법은?

중요도 ★★★

① 천적을 이용한다.　② 만성 살서제를 투여한다.
③ 먹을 것과 서식처를 없앤다.　④ 급성 살서제를 투여한다.
⑤ 쥐덫을 사용한다.

47. ⑤　48. ③　49. ④　50. ③　정답

51 쥐 방제시 미끼먹이를 사용하는데 필요한 지식 중 내용이 틀린 것은? 중요도 ★★★

① 하수구 같이 습기가 많은 곳에는 파라핀을 섞어 덩어리를 매단다.
② 섭취율이 좋지 않을 때는 새로운 형의 미끼먹이를 시도한다.
③ 사전미끼는 4~8일간 설치한다.
④ 물이 귀한 곳에서 물미끼를 사용하는 것이 효과적이다.
⑤ 모든 살서제는 사전미끼를 설치해야 한다.

해설 쥐 방제시 미끼먹이(사전미끼) 사용 시 필요한 지식 : ①·②·③·④번 외
① 급성 살서제는 1~2일 후에 수거한다(독먹이를 3일 이상 두는 것은 무의미함).
② 사용 전에 설명서를 잘 읽고 사용한다.

52 급성 살서제를 미끼먹이에 섞어 설치한 후 언제 수거하여 매몰하는가? 중요도 ★

① 1~2일 ② 4~5일 ③ 10일
④ 1주 ⑤ 2주

53 쥐의 방제시 미끼먹이 사용에 대한 설명으로 틀린 것은? 중요도 ★

① 모든 쥐 방제에는 미끼통을 사용한다.
② 사용 전에 설명서를 잘 읽고 사용한다.
③ 만성 살서제는 사전미끼를 반드시 사용한다.
④ 만성 살서제는 수일간 내버려 두어야 된다.
⑤ 급성 살서제는 1~2일 후에 수거한다.

해설 급성 살서제 : 미끼먹이에 대한 기피성이 생길 수 있으므로, 미끼먹이를 설치해야 한다.

54 살서제(쥐약)에 대한 쥐의 기피성은?

① 급성 살서제에서 일어난다. ② 기피성이 있는 살서제는 드물다.
③ 급·만성 살서제에서 모두 일어난다. ④ 예비 미끼에서 일어난다.
⑤ 만성 살서제에서 일어난다.

해설 기피성은 급성 살서제에서 발생하며, 만성 살서제에서는 기피성이 일어나지 않고 오히려 친화성이 생기므로 미끼먹이를 사용하지 않는다.

55 만성 살서제를 사용할 때 옳지 못한 것은? 중요도 ★

① 1회 다량 투여보다 4~5회 소량 중복 투여가 더 효과적이다.
② 장기간 사용하면 저항성이 생길 가능성이 크다.
③ 사전미끼를 4~8일간 설치해야 한다.
④ 사전미끼를 사용할 필요가 없다.
⑤ 독먹이에 대한 기피성이 없다.

정답 51. ⑤ 52. ① 53. ③ 54. ① 55. ③

해설 만성 살서제의 사용 : ①·②·④·⑤번 외

① 만성 살서제는 항응혈성 살서제라는 이름으로 알려져 있다.
② 만성 살서제의 독작용
  ㉮ 1차적으로 혈액의 응고요인을 방해하여 혈액응고 능력을 상실하게 한다.
  ㉯ 2차적으로 모세혈관을 파괴시켜 내부출혈이 계속되어 빈혈로 서서히 죽게 된다.
③ 만성 살서제는 한 번 먹어서는 죽지 않는다.
④ 만성 살서제는 장기간(수일간) 내버려 두는 것이 좋다.
⑤ 만성 살서제는 2차 독성이 거의 없다.
⑥ 사람이나 가축이 중독 시에는 비타민 K_1을 다량 투여하면 회복률이 높아서 위험도가 적다.

56 살서제를 사용할 때 인축의 피해를 방지하기 위하여 알아야 할 사항 중 틀린 것은? 중요도 ★★

① 만성 살서제 중독 시 Vit K_1을 다량 투여하면 회복률이 높다.
② sodium monofluoroacetate(1080)는 결정체 분말이므로 호흡기관을 통해 중독 가능성이 높다.
③ 만성 살서제는 2차 독성이 거의 없다.
④ 만성 살서제에 중독되면 치료방법이 없다.
⑤ 인화아연은 미끼먹이와 섞을 때 수분과 작용하여 맹독성인 인가스를 방출한다.

57 항응혈성 살서제에 관하여 옳지 않은 것은? 중요도 ★

① 한 번 먹으면 죽는다.
② 혈액의 응고를 방해하는 쥐약이다.
③ 4~5일간 계속 먹어야 죽는다.
④ 해독제는 비타민 K이다.
⑤ 기피성이 없다.

해설 만성 살서제(항응혈성 살서제) : 한 번 먹어서는 죽지 않는다.

58 2차 독성(Second Poisoning)이란? 중요도 ★★

① 모든 살서제가 가지고 있는 성질이다.
② 살서제를 먹고 죽은 쥐를 다른 동물이 섭취했을 때의 독성을 말한다.
③ 만성 살서제의 성질이다.
④ 살서제가 2일이 지나야 효과가 있다는 뜻이다.
⑤ 한 번 사용한 살서제를 다시 사용하여도 독성이 있다는 뜻이다.

해설 살서제에 의한 사고 예방

① 살서제를 사용할 때 사람이나 가축의 중독사고를 방지하기 위하여 알아야 할 사항은 다음과 같다.
  ㉮ 사람이 먹는 음식과 구별하기 위해 독먹이에 색을 넣는다.
  ㉯ 적당한 용기의 독먹이통에 독먹이를 설치한다.
  ㉰ 독먹이를 설치할 장소를 정확하게 기록한다.
  ㉱ 사용하지 않는 살서제는 자물쇠로 잠글 수 있는 용기에 보관한다.
  ㉲ 독먹이를 만들 때 마스크를 착용한다.
  ㉳ 살서작업이 끝나면 독먹이를 수거하여 처리한다.
② 2차 독성이란 쥐약을 먹고 죽은 쥐를 다른 동물이 섭취했을 때의 독성을 말한다.

56. ④ 57. ① 58. ② 정답

59 **살서제를 사용할 때 사람이나 가축의 중독 사고를 방지하기 위하여 알아야 할 사항 중 옳은 것은?** 중요도 ★

① 독먹이를 설치한 장소는 기록하지 않아도 된다.
② 살서작업이 끝나면 독먹이를 한군데 모아서 처리한다.
③ 독먹이에는 색을 넣을 필요가 없다.
④ 독먹이를 만들 때 마스크를 착용 할 필요가 없다.
⑤ 사용하지 않는 살서제는 보통용기에 보관한다.

60 **살서제를 사용할 때 색을 넣는 이유는?**

① 인축의 독성 때문에 쉽게 발견되도록 하기 위하여
② 색은 쥐에게 유인성을 발휘하기 때문에
③ 상품 가치를 나타내기 위하여
④ 쥐에게 쉽게 발견되도록 하기 위하여
⑤ 색을 좋아하기 때문에

61 **다음 살서제 중 급성인 것은?**

① 다이아지논 ② 왈파린 ③ 파이발
④ 프마린 ⑤ 스트리크닌

해설 ① 급성살서제 : alpha-chloralose(알파-크로라로즈), antu(안투), aresenious oxide(아비산), red squil (레드스킬), sodium monofluoroacetate(1080, 소듐플로아세테이트), zinc phosphide(인화아연), bisthiosemi(비스치오세미), pyrinuron(피리누론, RH-787, Vacor), stry-chnine(스트리크닌) 등
② 만성살서제(항응혈제) : warfarin(왈파린), fumarin(프마린), brodifacoum(브로디화큠), coumachlor (크마크로르), coumatertralyl(크마테트라릴) 등

62 **개체군에 대하여 1회 이상 사용할 수 <u>없는</u> 살서제는?**

① red squil ② 인화아연 ③ 1080
④ antu(안투) ⑤ 크리마딘

해설 antu(안투) : 인체에 맹독성, 동일 개체군에 대하여 1회 이상 사용할 수 없는 살서제이다.

63 **급성 살서제가 <u>아닌</u> 것은?**

① red squil ② vacor(RH 787) ③ 인화아연
④ warfarin ⑤ strychnine

64 **다음 중 식물의 꽃에서 추출한 성분으로 만든 살서제는?**

① red squil ② 왈파린 ③ RH 787
④ 1080 ⑤ ANTU

해설 red squil(레드스킬) : 식물의 꽃에서 추출한 성분으로 만든 살서제로 중추신경에 작용한다.

정답 59. ② 60. ① 61. ⑤ 62. ④ 63. ④ 64. ①

65 **살서제 중 극도로 위험하고 위독한 것은?**

① 크리마딘 ② red squil ③ 1080
④ fumarin ⑤ warfarin

해설 sodium monofluoroacetate(1080, 소듐플로아세테이트) : 인체에 맹독성, 살서제 중 극도로 위험하고 위독한 것, 맹독성 급성 살서제로 2차 독성이 아주 크다.

66 **2차 독성이 가장 심한 것은?**

① 프마린 ② 1080(sodium monofluoroacetate)
③ 파이발 ④ 왈파린
⑤ 인화아연

67 **시궁쥐 방제에 안전하며 메스껍고 쓴맛이 있는 살서제는?**

① red squil ② 인화아연 ③ ANTU
④ 1080 ⑤ 왈파린

해설 warfarin(왈파린) : 시궁쥐 방제에 안전하며 메스껍고 쓴맛이 있는 살서제이고, 만성 살서제이므로 기피성이 있을 수 없다.

68 **다음 살서제 중 기피성이 <u>없는</u> 것은?** 중요도 ★★

① warfarin(와파린) ② strychnine(스트리크린)
③ red squill(레드스킬) ④ zinc phosphide(인화아연)
⑤ 1080(sodium monofluoroacetate, 소듐플로아세테이트)

69 **급성살서제의 성질은?**

㉮ 기피성	㉯ 저항성	㉰ 2차 독성	㉱ 항응혈성

① ㉮, ㉯, ㉰ ② ㉮, ㉰ ③ ㉯, ㉱
④ ㉱ ⑤ ㉮, ㉯, ㉰, ㉱

해설 ① 급성살서제 : 기피성, 2차 독성
② 만성살서제 : 저항성, 항응혈성

65. ③ 66. ② 67. ⑤ 68. ① 69. ② 정답

70 다음 "보기"의 내용으로 죽이는 것은?

중요도 ★

- 혈액의 응고요인을 방해하여 혈액응고 능력을 상실하게 한다.
- 모세혈관을 파괴시켜 내부출혈이 계속되어 빈혈로 서서히 죽게 된다.
- 종류 : warfarin(와파린) 등

① 만성 살서제 ② 급성 살서제 ③ 독먹이
④ 2차 독성 ⑤ 살충제

해설 만성 살서제
① 1차적으로 혈액의 응고요인을 방해하여 혈액응고 능력을 상실하게 한다.
② 2차적으로 모세혈관을 파괴시켜 내부출혈이 계속되어 빈혈로 서서히 죽게 된다.

71 약제시험 또는 채집 시 흡충관을 이용하여 다룰 수 있는 해충은?

중요도 ★

㉮ 벼룩	㉯ 모기	㉰ 진드기	㉱ 개미

① ㉮, ㉯, ㉰ ② ㉮, ㉰ ③ ㉯, ㉱
④ ㉱ ⑤ ㉮, ㉯, ㉰, ㉱

해설 흡충관 : 모기, 등에모기, 쌀겨모기, 소형파리류, 나방파리 등의 성충채집에는 흡충관이 원시적이지만 간편하고 효과적이다.

72 생물검정 시험방법이 아닌 것은?

중요도 ★

① 살충제를 공간살포할 때 공시곤충을 노출장소에 강제 노출시켜 살포기의 방제효과를 평가한다.
② 벽면에 살충제를 잔류 분무한 후 공시충을 강제 노출시켜 잔효성, 기피성을 평가한다.
③ 모기유충 발생원에 살충제를 살포하고 공시충을 노출용기에 강제 노출시켜 살충 효력을 평가한다.
④ 공시충을 농도별로 담긴 시험관에 강제 노출시켜 치사량을 알아본다.
⑤ 야외 시험에서는 풍속, 기온, 수질, 수온 등의 물리·화학적 요인을 반드시 기록한다.

해설 생물검정시험(Bioassay Test) : 살충제를 살포할 때 공시곤충을 강제 노출시켜 살충 효력을 평가하는 시험이다. 공간살포와 잔류분무의 경우가 있다.
① 공간살포의 경우 : 가열연무, 극미량연무(ULV), 기타 방법으로 공중이나 지상에서 공간 살포할 때 공시곤충(모기, 파리 등)을 소형 모기망 속에 넣고 시험하는 경우이다.
② 잔류분무의 경우 : 옥내에 약제를 잔류분무한 후 살충 효력을 평가하기 위해 공시곤충(모기 등)을 강제로 접촉시켜 시험하는 경우이다. 모기는 노출깔대기를 이용한다.

정답 70. ① 71. ⑤ 72. ④

MEMO

제5장

위생관계법령

제5장 위생관계법령

위생관계법령 : 2025. 6. 1. 현재 기준임
2025. 6. 1. 기준의 의미 : 2025. 11. 30.까지 시행 예정되는 법의 내용도 포함된 것임

1 공중위생관리법

01 공중위생관리법

제1조【목적】 이 법은 공중이 이용하는 영업의 위생관리등에 관한 사항을 규정함으로써 위생수준을 향상시켜 국민의 건강증진에 기여함을 목적으로 한다.

제2조【정의】

① 이 법에서 사용하는 용어의 정의는 다음과 같다.

1. "**공중위생영업**"이라 함은 **다수인을 대상**으로 위생관리서비스를 제공하는 영업으로서 **숙박업 · 목욕장업 · 이용업 · 미용업 · 세탁업 · 건물위생관리업**을 말한다.
2. "**숙박업**"이라 함은 : **손님이 잠을 자고 머물 수 있도록 시설** 및 설비등의 서비스를 제공하는 영업을 말한다. 다만, 농어촌에 소재하는 민박등 대통령령이 정하는 경우를 제외한다.
3. "**목욕장업**"이라 함은 : 다음 각목의 어느 하나에 해당하는 서비스를 손님에게 제공하는 영업을 말한다. 다만, 숙박업 영업소에 부설된 욕실 등 대통령령이 정하는 경우를 제외한다.
   가. 물로 **목욕을 할 수 있는 시설** 및 설비 등의 서비스
   나. **맥반석 · 황토 · 옥** 등을 **직접** 또는 **간접 가열하여 발생**되는 **열기** 또는 **원적외선** 등을 이용하여 **땀을 낼 수 있는 시설** 및 설비 등의 서비스
4. "**이용업**"이라 함은 : 손님의 **머리카락** 또는 **수염을 깎거나 다듬**는 등의 방법으로 손님의 용모를 단정하게 하는 영업을 말한다.
5. "**미용업**"이라 함은 : **손님의 얼굴, 머리, 피부 및 손톱 · 발톱 등을 손질**하여 손님의 **외모를 아름답게 꾸미**는 다음 각 목의 영업을 말한다.
   가. **일반미용업** : 파마 · 머리카락자르기 · 머리카락모양내기 · 머리피부손질 · 머리카락염색 · 머리감기, 의료기기나 의약품을 사용하지 아니하는 눈썹손질을 하는 영업
   나. **피부미용업** : 의료기기나 의약품을 사용하지 아니하는 피부상태분석 · 피부관리 · 제모(除毛) · 눈썹손질을 하는 영업
   다. **네일미용업** : 손톱과 발톱을 손질 · 화장(化粧)하는 영업
   라. **화장 · 분장 미용업** : 얼굴 등 신체의 화장, 분장 및 의료기기나 의약품을 사용하지 아니하는 눈썹손질을 하는 영업

마. 그 밖에 대통령령으로 정하는 세부 영업

바. **종합미용업** : 가목부터 마목까지의 업무를 모두 하는 영업

6. "**세탁업**"이라 함은 : 의류 기타 **섬유제품이나 피혁제품**등을 **세탁**하는 영업을 말한다.

7. "**건물위생관리업**"이라 함은 : **공중이 이용**하는 **건축물 · 시설물** 등의 **청결유지**와 실내공기정화를 위한 **청소등을 대행**하는 영업을 말한다.

제3조 【공중위생영업의 신고 및 폐업신고】

① **공중위생영업**을 하고자 하는 자는 공중위생영업의 종류별로 보건복지부령이 정하는 시설 및 설비를 갖추고 **시장 · 군수 · 구청장**(자치구의 구청장에 한한다. 이하 같다)에게 **신고**하여야 한다.

제5조 【공중위생영업자의 불법카메라 설치 금지】

공중위생영업자는 영업소에 「성폭력범죄의 처벌 등에 관한 특례법」 제14조제1항에 위반되는 행위에 이용되는 **카메라**나 그 밖에 이와 유사한 기능을 갖춘 **기계장치를 설치해서는 아니** 된다.

제6조의2 【위생사의 면허 등】

① **위생사**가 되려는 사람은 다음 각 호의 어느 하나에 해당하는 사람으로서·위생사 국가시험에 합격한 후 **보건복지부장관의 면허**를 받아야 한다.

1. **전문대학**이나 이와 같은 수준 이상에 해당된다고 교육부장관이 인정하는 학교(보건복지부장관이 정하여 고시하는 인정기준에 해당하는 외국의 학교를 포함한다. 이하 같다)에서 **보건 또는 위생**에 관한 교육과정을 **이수**한 사람

2. 「**학점인정 등에 관한 법률**」 제8조에 따라 **전문대학**을 졸업한 사람과 같은 **수준 이상의 학력**이 있는 것으로 인정되어 같은 법 제9조에 따라 **보건** 또는 **위생**에 관한 학위를 **취득**한 사람

3. **외국의 위생사 면허 또는 자격(보건복지부장관이** 정하여 고시하는 **인정기준**에 해당하는 면허 또는 자격을 말한다)**을 가진 사람**

② 제1항에 따른 위생사 국가시험은 **매년 1회 이상 보건복지부장관이 실시**하며, 시험과목 · 시험방법 · 합격기준과 그 밖에 시험에 필요한 사항은 **대통령령**으로 정한다.

③ **보건복지부장관**은 위생사 국가시험의 실시에 관한 업무를 「한국보건의료인 국가시험원법」에 따른 **한국보건의료인국가시험원에 위탁**할 수 있다.

④ 위생사 국가시험에서 대통령령으로 정하는 **부정행위**를 한 사람에 대하여는 그 **시험을 정지**시키거나 **합격을 무효**로 한다.

⑤ 제4항에 다라 시험이 정지되거나 합격이 무효가 된 사람은 해당 위생사 **국가시험 후**에 치러지는 위생사 국가시험에 **2회 응시할 수 없**다.

⑥ **보건복지부장관**은 위생사 면허를 부여하는 경우에는 보건복지부령으로 정하는 바에 따라 면허대장에 등록하고 **면허증을 발급**하여야 한다.

⑦ **다음 각 호**의 어느 하나에 해당하는 사람은 **위생사 면허**를 **받을 수 없**다.

1. 「정신건강증진 및 정신질환자 복지서비스 지원에 관한 법률」 제3조제1호에 따른 **정신질환자**. 다만, **전문의가** 위생사로서 **적합하다고 인정**하는 사람은 그러하지 **아니**하다.

2. 「마약류 관리에 관한 법률」에 따른 **마약류 중독자**

3. 이 법, 「감염병의 예방 및 관리에 관한 법률」, 「검역법」, 「식품위생법」, 「의료법」, 「약사법」, 「마약류 관리에 관한 법률」 또는 「보건범죄 단속에 관한 특별조치법」을 위반하여 금고 이상의 실형을 선고받고 그 집행이 끝나지 아니하거나 그 집행을 받지 아니하기로 확정되지 아니한 사람

⑧ 제6항에 따른 면허의 등록, 수수료 및 면허증에 필요한 사항은 보건복지부령으로 정한다.

⑨ 제6항에 따라 면허증을 발급받은 사람은 다른 사람에게 그 면허증을 빌려주어서는 아니 되고, 누구든지 그 면허증을 빌려서는 아니 된다.

⑩ 누구든지 제9항에 따라 금지된 행위를 알선하여서는 아니 된다.

제7조의2 【위생사 면허의 취소 등】

① 보건복지부장관은 위생사가 다음 각 호의 어느 하나에 해당하는 경우에는 그 면허를 취소한다.

1. 제6조의2제7항 각 호의 어느 하나에 해당하게 된 경우
2. 면허증을 대여한 경우

② 위생사가 제1항제1호에 따라 면허가 취소된 후 그 처분의 원인이 된 사유가 소멸된 때에는 보건복지부장관은 그 사람에 대하여 다시 면허를 부여할 수 있다.

제8조의2 【위생사의 업무범위】 위생사의 업무범위는 다음 각 호와 같다.

1. 공중위생영업소, 공중이용시설 및 위생용품의 위생관리
2. 음료수의 처리 및 위생관리
3. 쓰레기, 분뇨, 하수, 그 밖의 폐기물의 처리
4. 식품 · 식품첨가물과 이에 관련된 기구 · 용기 및 포장의 제조와 가공에 관한 위생관리
5. 유해곤충 · 설치류 및 매개체 관리
6. 그 밖에 보건위생에 영향을 미치는 것으로서 대통령령으로 정하는 업무

제10조 【위생지도 및 개선명령】 시 · 도지사 또는 시장 · 군수 · 구청장은 다음 각 호의 어느 하나에 해당하는 자에 대하여 보건복지부령으로 정하는 바에 따라 기간을 정하여 그 개선을 명할 수 있다.

1. 제3조제1항의 규정에 의한 공중위생영업의 종류별 시설 및 설비기준을 위반한 공중위생영업자
2. 제4조의 규정에 의한 준수사항을 위반한 공중위생영업자

제12조 【청문】 보건복지부장관 또는 시장 · 군수 · 구청장은 다음 각 호의 어느 하나에 해당하는 처분을 하려면 청문을 하여야 한다.

2. 제7조에 따른 이용사와 미용사의 면허취소 또는 면허정지
3. 제7조의2에 따른 위생사의 면허취소
4. 제11조에 따른 영업정지명령, 일부 시설의 사용중지명령 또는 영업소 폐쇄명령

제13조 【위생서비스수준의 평가】

① 시 · 도지사는 공중위생영업소(관광숙박업의 경우를 제외한다. 이하 이 조에서 같다)의 위생관리수준을 향상시키기 위하여 위생서비스평가계획(이하 "평가계획"이라 한다)을 수립하여 시장 · 군수 · 구청장에게 통보하여야 한다.

② 시장 · 군수 · 구청장은 평가계획에 따라 관할지역별 세부평가계획을 수립한 후 공중위생영업소의 위생서비스수준을 평가(이하 "위생서비스평가"라 한다)하여야 한다.

③ 시장 · 군수 · 구청장은 위생서비스평가의 전문성을 높이기 위하여 필요하다고 인정하는 경우에는 관련 전문기관 및 단체로 하여금 위

생서비스평가를 실시하게 할 수 있다.

④ 제1항 내지 제3항의 규정에 의한 위생서비스평가의 주기 · 방법, 위생관리등급의 기준 기타 평가에 관하여 필요한 사항은 보건복지부령으로 정한다.

제14조 【위생관리등급 공표등】

① 시장 · 군수 · 구청장은 보건복지부령이 정하는 바에 의하여 위생서비스평가의 결과에 따른 위생관리등급을 해당 공중위생영업자에게 통보하고 이를 공표하여야 한다.

② 공중위생영업자는 제1항의 규정에 의하여 시장 · 군수 · 구청장으로부터 통보받은 **위생관리등급의 표지**를 영업소의 명칭과 함께 영업소의 **출입구에 부착**할 수 있다.

③ **시 · 도지사** 또는 **시장 · 군수 · 구청장**은 위생서비스평가의 결과 위생서비스의 수준이 우수하다고 인정되는 영업소에 대하여 **포상을 실시**할 수 있다.

④ 시 · 도지사 또는 시장 · 군수 · 구청장은 위생서비스평가의 결과에 따른 위생관리등급별로 영업소에 대한 위생감시를 실시하여야 한다. 이 경우 영업소에 대한 출입 · 검사와 위생감시의 실시주기 및 횟수등 위생관리등급별 위생감시기준은 보건복지부령으로 정한다.

제17조 【위생교육】

① **공중위생영업자**는 **매년 위생교육**을 **받아**야 한다.

② 제3조제1항 전단의 규정에 의하여 신고를 하고자 하는 자는 **미리 위생교육**을 받아야 한다. 다만, 보건복지부령으로 정하는 부득이한 사유로 미리 교육을 받을 수 없는 경우에는 영업개시 후 6개월 이내에 위생교육을 받을 수 있다.

제18조 【위임 및 위탁】

① 보건복지부장관은 이 법에 의한 권한의 일부를 대통령령이 정하는 바에 의하여 시 · 도지사 또는 시장 · 군수 · 구청장에게 위임할 수 있다.

② 보건복지부장관은 대통령령이 정하는 바에 의하여 관계전문기관에 그 업무의 일부를 위탁할 수 있다.

제19조의3 【같은 명칭의 사용금지】 위생사가 아니면 **위생사라는 명칭**을 사용하지 **못한**다.

제22조 【과태료】

③ 제19조의3을 위반하여 **위생사의 명칭을 사용**한 자에게는 **100만원 이하의 과태료**를 부과한다.

④ 제1항부터 제3항까지의 규정에 따른 과태료는 대통령령으로 정하는 바에 따라 **보건복지부장관 또는 시장 · 군수 · 구청장이 부과 · 징수**한다.

> **참고** **법에 쓰이는 용어**
> ① : 1항 … 1. : 1호 … 가 : 가목 …

02 공중위생관리법 시행령

제1조 【목적】 이 영은 「공중위생관리법」에서 위임된 사항과 그 시행에 관하여 필요한 사항을 규정함을 목적으로 한다.

제6조의2 【위생사 국가시험의 시험방법 등】

① **보건복지부장관**은 법 제6조의2제1항에 따른 위생사 국가시험(이하 "위생사 국가시험"이라 한다)을 실시하려는 경우에는 **시험일시, 시험장소** 및 **시험과목** 등 위생사 국가시험 시행계획을 시험실시 **90일 전까지 공고**하여야 한다. 다만, 시험장소의 경우에는 **시험실시 30일 전까지 공고**할 수 있다.

② 위생사 국가시험은 다음 각 호의 구분에 따라 **필기시험과 실기시험**으로 실시한다.

1. **필기시험** : 다음 각 목의 시험과목에 대한 검정(檢定)
   가. **공중보건학**
   나. **환경위생학**
   다. **식품위생학**
   라. **위생곤충학**
   마. **위생 관계 법령**(「**공중위생관리법**」, 「식품위생법」, 「감염병의 예방 및 관리에 관한 법률」, 「먹는물관리법」, 「폐기물관리법」 및 「하수도법」과 그 하위법령)
2. **실기시험** : 위생사 **업무수행에 필요**한 **지식 및 기술** 등의 실기방법에 따른 **검정**

③ 위생사 국가시험의 합격자 결정기준은 다음 각 호의 구분에 따른다.
1. **필기시험** : 각 과목 총점의 **40퍼센트 이상**, 전 과목 **총점의 60퍼센트 이상** 득점한 사람
2. **실기시험** : 실기시험 총점의 **60퍼센트 이상** 득점한 사람

④ 보건복지부장관은 위생사 국가시험을 실시할 때마다 시험과목에 대한 **전문 지식 또는 위생사 업무**에 대한 풍부한 경험을 갖춘 사람 중에서 시험위원을 **임명하거나 위촉**한다. 이 경우 해당 시험위원에 대해서는 예산의 범위에서 수당과 여비를 지급할 수 있다.

⑤ **보건복지부장관**은 법 제6조의2제3항에 따라 위생사 **국가시험의 실시에 관한 업무**를 「한국보건의료인국가시험원법」에 따른 **한국보건의료인국가시험원에 위탁**한다.

⑥ 법 제6조의2제4항에서 "대통령령으로 정하는 부정행위"란 다음각 호의 어느 하나에 해당하는 행위를 말한다.
1. **대리시험을 의뢰**하거나 **대리로 시험에 응시**하는 행위
2. **다른 수험생**의 **답안지를 보거**나 본인의 답안지를 **보여 주는 행위**
3. **정보통신기기**나 그 밖의 **신호 등을 이용**하여 해당 시험내용에 관하여 **다른 사람과 의사소통**하는 행위
4. **부정한 자료**를 가지고 있거나 **이용**하는 행위
5. 그 밖의 부정한 수단으로 **본인 또는 다른 사람**의 **시험결과에 영향을 미치는 행위**로서 보건복지부령으로 정하는 행위

⑦ 제1항부터 제6항까지에서 규정한 사항 외에 **위생사 국가시험의 실시절차, 실시방법, 실시비용 및 업무위탁 등에 필요한 사항**은 **보건복지부장관이 정하여 고시**한다.

제6조의3【위생사의 업무】 법 제8조의2제6호에서 "대통령령으로 정하는 업무"란 다음 각 호의 업무를 말한다.
1. **소독업무**
2. **보건관리업무**

제8조【공중위생감시원의 자격 및 임명】 ① 법 제15조에 따라 **특별시장 · 광역시장 · 도지사(이하 "시 · 도지사"라 한다) 또는 시장 · 군수 · 구청장**은 다음 각 호의 어느 하나에 해당하는 소속공무원중에서 공중위생감시원을 임명한다.
1. **위생사** 또는 환경기사 2급 이상의 자격증이 있는 자
2. 「고등교육법」에 따른 대학에서 화학 · 화공학 · 환경공학 또는 위생학 분야를 전공하고 졸업한 사람 또는 법령에 따라 동등 이상의 자격이 있는 사람
3. **외국에서 위생사** 또는 환경기사의 면허를 받은 사람
4. 1년 이상 공중위생 행정에 종사한 경력이 있는 사람

제10조의3【민감정보 및 고유식별정보의 처리】

① 보건복지부장관(법 제6조의2제3항에 따라 보건복지부장관의 업무를 위탁받은 자를 포함한다)은 다음 각 호의 사무를 수행하기 위하여 불가피한 경우 「개인정보 보호법」 제23조에 따른 건강에 관한 정보, 같은 법 시행령 제19조제1호 또는 제4호에 따른 주민등록번호 또는 외국인등록번호가 포함된 자료를 처리할 수 있다.

1. 법 제6조의2에 따른 위생사 면허 및 위생사 국가시험에 관한 사무
2. 법 제7조의2에 따른 위생사 면허의 취소 및 면허 재부여에 관한 사무
3. 법 제12조제3호에 따른 청문에 관한 사무

제11조【과태료의 부과】 법 제22조에 따른 과태료의 부과기준은 별표 2와 같다.

03 공중위생관리법 시행규칙

제1조【목적】 이 규칙은 「공중위생관리법」 및 같은 법 시행령에서 위임된 사항과 그 시행에 관하여 필요한 사항을 규정함을 목적으로 한다.

제11조【위생사 국가시험의 부정행위】 영 제6조의2제6항제5호에서 "보건복지부령으로 정하는 행위"란 다음 각 호의 어느 하나에 해당하는 행위를 말한다.

1. 시험 중 다른 수험자와 시험과 관련된 대화를 하는 행위
2. 답안지(실기작품을 포함한다)를 교환하는 행위
3. 시험 중 시험문제 내용과 관련된 물건을 휴대하여 사용하거나 이를 주고 받는 행위
4. 시험장 내외의 자로부터 도움을 받고 답안지(실기작품을 포함한다)를 작성하는 행위
5. 미리 시험문제를 알고 시험을 치른 행위
6. 다른 수험자와 성명 또는 수험번호를 바꾸어 제출하는 행위

제11조의2【위생사 면허증의 발급】

① 법 제6조의2제6항에 따라 위생사 면허를 받으려는 사람은 별지 제10호의2 서식의 위생사 면허증 발급신청서(전자문서로 된 신청서를 포함한다)에 다음 각 호의 서류(전자문서를 포함한다)를 첨부하여 보건복지부장관에게 제출하여야 한다.

1. 다음 각 목의 구분에 따른 서류
   가. 법 제6조의2제1항제1호에 해당하는 사람 : 보건 또는 위생에 관한 이수증명서
   나. 법 제6조의2제1항제2호에 해당하는 사람 : 보건 또는 위생에 관한 학위증명서 또는 졸업증명서
   다. 법 제6조의2제1항제3호에 해당하는 사람 : 외국의 위생사 면허증 또는 자격증 사본
   라. 법률 제13983호 공중위생관리법 일부개정법률 부칙 제5조에 따라 위생사 국가시험에 응시하여 합격한 사람 : 위생업무에 종사한 경력증명서
2. 법 제6조의2제7항제1호 본문에 해당하지 아니함을 증명하는 의사의 진단서 또는 같은 호 단서에 해당한다는 사실을 증명할 수 있는 전문의의 진단서
3. 법 제6조의2제7항제2호에 해당하지 아니함을 증명하는 의사의 진단서
4. 사진 2장

② 보건복지부장관은 제1항에 따른 면허증의 발급 신청이 적합하다고 인정하는 경우에는 다음 각 호의 사항이 포함된 면허대장에 해당 사항을 등록하고, 별지 제10호의3서식의 위생사 면허증을 신청인에게 발급하여야 한다.

1. 면허번호 및 면허연월일
2. 성명 · 주소 및 주민등록번호
3. 위생사 국가시험 합격연월일
4. 면허취소 사유 및 취소연월일
5. 면허증 재교부 사유 및 재교부연월일
6. 그 밖에 보건복지부장관이 면허의 관리에 특히 필요하다고 인정하는 사항

제11조의3【위생사 면허증 재발급】

① 위생사는 면허증을 잃어버리거나 못쓰게 된 경우에는 별지 제10호의4서식의 위생사 면허증 재발급 신청서(전자문서로 된 신청서를 포함한다)에 다음 각 호의 서류(전자문서를 포함한다)를 첨부하여 보건복지부장관에게 제출하여야 한다.

1. 면허증 원본(면허증을 못쓰게 된 경우만 해당한다)
2. 분실사유서(면허증을 잃어버린 경우만 해당한다)
3. 사진 2장

② 위생사 면허증을 잃어버린 후 재발급 받은 사람이 잃어버린 면허증을 찾은 때에는 지체없이 보건복지부장관에게 그 면허증을 반납하여야 한다.

제11조의4【위생사 면허 등에 관한 수수료】 법 제6조의2제6항에 따른 위생사 면허에 대한 수수료는 다음 각 호의 구분에 따른다. 이 경우 해당 수수료는 수입인지 또는 정보통신망을 이용하여 전자화폐 및 전자결제 등의 방법으로 납부한다.

1. 제11조의2에 따른 위생사 면허증 발급 : 면제
2. 제11조의3 및 제12조의2에 따른 위생사 면허증 재발급 · 재부여 : 2천원
3. 위생사 면허에 관한 증명 : 500원. 다만, 정보통신망을 이용하여 신청하는 경우에는 해당 수수료를 면제한다.

제12조의2【위생사 면허의 재부여】 법 제7조의2 제1항제1호에 따라 위생사 면허가 취소된 사람이 같은 조 제2항에 따라 다시 면허를 받으려는 경우에는 별지 제10호의4호서식의 위생사 면허증 재부여 신청서(전자문서로 된 신청서를 포함한다)에 다음 각 호의 서류(전자문서를 포함한다)를 첨부하여 보건복지부장관에게 제출하여야 한다.

1. 면허취소의 원인이 된 사유가 소멸한 것을 증명하는 서류
2. 사진 2장

제21조【위생관리등급의 구분 등】

① 법 제13조제4항의 규정에 의한 위생관리등급의 구분은 다음 각 호와 같다.

1. 최우수업소 : 녹색등급
2. 우수업소 : 황색등급
3. 일반관리대상 업소 : 백색등급

② 제1항의 규정에 의한 위생관리등급의 판정을 위한 세부항목, 등급결정 절차와 기타 위생서비스평가에 필요한 구체적인 사항은 보건복지부장관이 정하여 고시한다.

제23조【위생교육】

① 법 제17조에 따른 위생교육은 집합교육과 온라인 교육을 병행하여 실시하되, 교육시간은 3시간으로 한다.

② 위생교육의 내용은 「공중위생관리법」 및 관련 법규, 소양교육(친절 및 청결에 관한 사항을 포함한다), 기술교육, 그 밖에 공중위생에 관하여 필요한 내용으로 한다.

④ 법 제17조제1항 및 제2항에 따른 위생교육 대상자 중 보건복지부장관이 고시하는 섬 · 벽지지역에서 영업을 하고 있거나 하려는 자에 대하여는 제9항에 따른 교육교재를 배부하여

이를 익히고 활용하도록 함으로써 교육에 갈음할 수 있다.

⑤ 법 제17조제1항 및 제2항에 따른 위생교육 대상자 중 「부가가치세법」 제8조제8항에 따른 휴업신고를 한 자에 대해서는 휴업신고를 한 다음 해부터 영업을 재개하기 전까지 위생교육을 유예할 수 있다.

⑥ 법 제17조 제2항 단서에 따라 영업신고 전에 위생교육을 받아야 하는 자 중 다음 각 호의 어느 하나에 해당하는 자는 영업신고를 한 후 6개월 이내에 위생교육을 받을 수 있다.

1. 천재지변, 본인의 질병 · 사고, 업무상 국외출장 등의 사유로 교육을 받을 수 없는 경우
2. 교육을 실시하는 단체의 사정 등으로 미리 교육을 받기 불가능한 경우

⑦ 법 제17조제2항에 따른 위생교육을 받은 자가 위생교육을 받은 날부터 2년 이내에 위생교육을 받은 업종과 같은 업종의 영업을 하려는 경우에는 해당 영업에 대한 위생교육을 받은 것으로 본다.

⑧ 법 제17조제4항에 따른 위생교육을 실시하는 단체(이하 "위생교육 실시단체"라 한다)는 보건복지부장관이 고시한다.

⑨ 위생교육 실시단체는 교육교재를 편찬하여 교육대상자에게 제공하여야 한다.

⑩ 위생교육 실시단체의 장은 위생교육을 수료한 자에게 수료증을 교부하고 교육실시 결과를 교육 후 1개월 이내에 시장 · 군수 · 구청장에게 통보하여야 하며, 수료증 교부대장 등 교육에 관한 기록을 2년 이상 보관 · 관리하여야 한다.

⑪ 제1항부터 제10항까지의 규정 외에 위생교육에 관하여 필요한 세부사항은 보건복지부장관이 정한다.

2 감염병의 예방 및 관리에 관한 법률

01 감염병의 예방 및 관리에 관한 법률

제1장 총 칙

제1조 【목적】 이 법은 국민 건강에 위해(危害)가 되는 감염병의 발생과 유행을 방지하고, 그 예방 및 관리를 위하여 필요한 사항을 규정함으로써 국민 건강의 증진 및 유지에 이바지함을 목적으로 한다.

제2조 【정의】 이 법에서 사용하는 용어의 뜻은 다음과 같다.

1. "감염병"이란 제1급감염병, 제2급감염병, 제3급감염병, 제4급감염병, 기생충감염병, 세계보건기구 감시대상 감염병, 생물테러감염병, 성매개감염병, 인수(人獸)공통감염병 및 의료관련감염병을 말한다.
2. "제1급감염병"이란 마시는 생물테러감염병 또는 치명률이 높거나 집단 발생의 우려가 커서 발생 또는 유행 즉시 신고하여야 하고, 음압격리와 같은 높은 수준의 격리가 필요한 감염병으로서 다음의 감염병을 말한다. 다만, 갑작스러운 국내 유입 또는 유행이 예견되어 긴급한 예방 · 관리가 필요하여 질병관리청장이 보건복지부장관과 협의하여 지정하는 감염병을 포함한다.
   가. 디프테리아 나. 탄저
   다. 두창 라. 보툴리눔독소증
   마. 야토병
   바. 신종감염병증후군
   사. 페스트
   아. 중증급성호흡기증후군(SARS)
   자. 동물인플루엔자 인체감염증

차. 신종인플루엔자
카. 중동호흡기증후군(MERS)
타. 마버그열
파. 에볼라바이러스병
하. 라싸열
거. 크리미안콩고출혈열
너. 남아메리카출혈열
더. 리프트밸리열

3. **"제2급감염병"**이란 **전파가능성을 고려**하여 발생 또는 유행 시 **24시간 이내에 신고**하여야 하고, **격리가 필요**한 다음의 감염병을 말한다. 다만, 갑작스러운 국내 유입 또는 유행이 예견되어 긴급한 예방 · 관리가 필요하여 질병관리청장이 보건복지부장관과 협의하여 지정하는 감염병을 포함한다.

가. **백일해** 나. **홍역**
다. 폴리오 라. **풍진**
마. **유행성이하선염** 바. 수두
사. b형헤모필루스인플루엔자
아. 폐렴구균 감염증
자. **A형간염** 차. 콜레라
카. 장티푸스 타. 파라티푸스
파. 세균성이질
하. 장출혈성대장균감염증
거. **결핵** 너. **한센병**
더. 성홍열 러. 수막구균 감염증
머. 반코마이신내성황색포도알균(VRSA) 감염증
버. 카바페넴내성장내세균속균종(CRE) 감염증
서. **E형간염**

4. **"제3급감염병"**이란 그 발생을 **계속 감시**할 필요가 있어 발생 또는 유행 시 **24시간 이내에 신고**하여야 하는 다음의 감염병을 말한다. 다만, 갑작스러운 국내 유입 또는 유행이 예견되어 긴급한 예방 · 관리가 필요하여 질병관리청장이 보건복지부장관과 협의하여 지정하는 감염병을 포함한다.

가. **파상풍** 나. **B형간염**
다. C형간염 라. **일본뇌염**
마. 말라리아 바. 레지오넬라증
사. 비브리오패혈증
아. 발진티푸스 자. 발진열
차. 쯔쯔가무시증 카. 렙토스피라증
타. 브루셀라증 파. 공수병
하. 신증후군출혈열
거. 후천성면역결핍증(AIDS)
너. 크로이츠펠트-야콥병(CJD) 및 변종 크로이츠펠트-야콥병(vCJD)
더. 황열
러. 뎅기열
머. 큐열(Q熱)
버. **웨스트나일열**
서. 라임병
어. 진드기매개뇌염
저. 유비저(類鼻疽)
처. 치쿤구니야열
커. 중증열성혈소판감소증후군(SFTS)
터. **지카바이러스** 감염증
퍼. **매독**

5. **"제4급감염병"**이란 제1급감염병부터 제3급감염병까지의 **감염병 외**에 유행 여부를 조사하기 위하여 **표본감시 활동**이 필요한 다음 각 목의 감염병을 말한다. 다만, 질병관리청장이 지정하는 감염병을 포함한다.

가. **인플루엔자** 나. 삭제〈2023. 8. 8.〉
다. 회충증 라. 요충증
마. 편충증 바. 간흡충증

사. 폐흡충증　　　　아. 장흡충증
자. 수족구병
차. 임질
카. 클라미디아감염증
타. 연성하감
파. 성기단순포진
하. 첨규콘딜롬
거. 반코마이신내성장알균(VRE) 감염증
너. 메티실린내성황색포도알균(MRSA) 감염증
더. 다제내성녹농균(MRPA) 감염증
러. 다제내성아시네토박터바우마니균(MRAB) 감염증
머. 장관감염증
버. 급성호흡기감염증
서. 해외유입기생충감염증
어. 엔테로바이러스감염증
저. 사람유두종바이러스 감염증

6. "기생충감염병"이란 기생충에 감염되어 발생하는 감염병 중 질병관리청장이 고시하는 감염병을 말한다.

8. "세계보건기구 감시대상 감염병"이란 세계보건기구가 국제공중보건의 비상사태에 대비하기 위하여 감시대상으로 정한 질환으로서 질병관리청장이 고시하는 감염병을 말한다.

9. "생물테러감염병"이란 고의 또는 테러 등을 목적으로 이용된 병원체에 의하여 발생된감염병 중 질병관리청장이 고시하는 감염병을 말한다.

10. "성매개감염병"이란 성 접촉을 통하여 전파되는 감염병 중 질병관리청장이 고시하는 감염병을 말한다.

11. "인수공통감염병"이란 동물과 사람 간에 서로 전파되는 병원체에 의하여 발생되는 감염병 중 질병관리청장이 고시하는 감염병을 말한다.

12. "의료관련감염병"이란 환자나 임산부 등이 의료행위를 적용받는 과정에서 발생한 감염병으로서 감시활동이 필요하여 질병관리청장이 고시하는 감염병을 말한다.

13. "감염병환자"란 감염병의 병원체가 인체에 침입하여 증상을 나타내는 사람으로서 제11조 제6항의 진단 기준에 따른 의사, 치과의사 또는 한의사의 진단이나 제16조의2에 따른 감염병병원체 확인기관의 실험실 검사를 통하여 확인된 사람을 말한다.

14. "감염병의사환자"란 감염병병원체가 인체에 침입한 것으로 의심이 되나 감염병환자로 확인되기 전 단계에 있는 사람을 말한다.

15. "병원체보유자"란 임상적인 증상은 없으나 감염병병원체를 보유하고 있는 사람을 말한다.

15의2. "감염병의심자"란 다음 각 목의 어느 하나에 해당하는 사람을 말한다.
가. 감염병환자, 감염병의사환자 및 병원체보유자(이하 "감염병환자등"이라 한다)와 접촉하거나 접촉이 의심되는 사람(이하 "접촉자"라 한다)
나.「검역법」제2조제7호 및 제8호에 따른 검역관리지역 또는 중점검역관리지역에 체류하거나 그 지역을 경유한 사람으로서 감염이 우려되는 사람
다. 감염병병원체 등 위험요인에 노출되어 감염이 우려되는 사람

16. "감시"란 감염병 발생과 관련된 자료, 감염병병원체 · 매개체에 대한 자료를 체계적이고 지속적으로 수집, 분석 및 해석하고

그 결과를 제때에 필요한 사람에게 배포하여 감염병 예방 및 관리에 사용하도록 하는 일체의 과정을 말한다.

16의2. "**표본감시**"란 감염병 중 감염병환자의 **발생빈도가 높아 전수조사가 어렵**고 **중증도가 비교적 낮**은 감염병의 발생에 대하여 **감시기관을 지정**하여 **정기적이고 지속적인 의과학적 감시를 실시**하는 것을 말한다.

17. "**역학조사**"란 감염병환자등이 발생한 경우 **감염병의 차단과 확산방지** 등을 **위하여** 감염병환자등의 발생 규모를 파악하고 감염원을 추적하는 등의 활동과 감염병 예방접종 후 이상반응 사례가 발생한 경우나 감염병 여부가 불분명하나 그 발병원인을 조사할 필요가 있는 사례가 발생한 경우 그 **원인을 규명**하기 위하여 하는 활동을 말한다.

18. "**예방접종 후 이상반응**"이란 예방접종 후 그 접종으로 인하여 발생할 수 있는 모든 증상 또는 질병으로서 해당 예방접종과 시간적 관련성이 있는 것을 말한다.

19. "**고위험병원체**"란 **생물테러의 목적으로 이용되거나 사고** 등에 의하여 **외부에 유출**될 경우 국민 건강에 **심각한 위험을 초래**할 수 있는 감염병병원체로서 보건복지부령으로 정하는 것을 말한다.

20. "**관리대상 해외 신종감염병**"이란 기존 **감염병의 변이 및 변종** 또는 기존에 알려지지 아니한 **새로운 병원체**에 의해 발생하여 **국제적으로 보건문제를 야기**하고 **국내 유입에 대비하여야 하는 감염병**으로서 **질병관리청장이 보건복지부장관과 협의하여 지정**하는 것을 말한다.

21. "**의료 · 방역 물품**"이란 「약사법」제2조에 따른 의약품 · 의약외품, 「의료기기법」제2조에 따른 **의료기기 등 의료 및 방역**에 필요한 물품 및 장비로서 **질병관리청장이 지정하는 것**을 말한다.

제4조 【국가 및 지방자치단체의 책무】

① **국가** 및 **지방자치단체**는 **감염병환자**등의 인간으로서의 존엄과 가치를 존중하고 그 **기본적 권리를 보호**하며, 법률에 따르지 아니하고는 취업 제한 등의 불이익을 주어서는 아니 된다.

② **국가 및 지방자치단체**는 **감염병의 예방 및 관리**를 위하여 다음 각 호의 사업을 수행하여야 한다.

1. **감염병의 예방** 및 **방역대책**
2. **감염병환자등의 진료** 및 **보호**
3. 감염병 예방을 위한 **예방접종계획의 수립 및 시행**
4. 감염병에 관한 **교육 및 홍보**
5. 감염병에 관한 **정보의 수집 · 분석 및 제공**
6. 감염병에 관한 **조사 · 연구**
7. **감염병병원체**(감염병병원체 확인을 위한 **혈액, 체액 및 조직 등 검체를 포함**한다) **수집 · 검사 · 보존 · 관리 및 약제내성 감시**
8. 감염병 **예방 및 관리 등**을 위한 **전문인력**의 양성

8의2. **감염병 예방 및 관리 등의 업무를 수행한 전문인력의 보호**

9. 감염병 **관리정보 교류** 등을 위한 **국제협력**
10. 감염병의 **치료 및 예방**을 위한 **의료 · 방역 물품**의 **비축**
11. 감염병 **예방 및 관리사업**의 평가
12. **기후변화 · 저출산 · 고령화** 등 인구변동요인에 따른 **감염병 발생조사 · 연구 및 예방대책 수립**
13. **한센병의 예방 및 진료 업무**를 수행하는

법인 또는 단체에 대한 지원

14. 감염병 예방 및 관리를 위한 정보시스템의 구축 및 운영
15. 해외 신종감염병의 국내유입에 대비한 계획 준비, 교육 및 훈련
16. 해외 신종감염병 발생 동향의 지속적 파악, 위험성 평가 및 관리대상 해외 신종감염병의 지정
17. 관리대상 해외 신종감염병에 대한 병원체 등 정보수집, 특성분석, 연구를 통한 예방과 대응체계마련, 보고서 발간 및 지침(매뉴얼을 포함한다) 고시

③ 국가 · 지방자치단체(교육감을 포함한다)는 감염병의 효율적 치료 및 확산방지를 위하여 질병의 정보, 발생 및 전파 상황을 공유하고 상호 협력하여야 한다.

④ 국가 및 지방자치단체는 「의료법」에 따른 의료기관 및 의료인단체와 감염병의 발생 감시 · 예방을 위하여 관련 정보를 공유하여야 한다.

제6조 【국민의 권리와 의무】

① 국민은 감염병으로 격리 및 치료 등을 받은 경우 이로 인한 피해를 보상받을 수 있다.

② 국민은 감염병 발생 상황, 감염병 예방 및 관리 등에 관한 정보와 대응방법을 알 권리가 있고, 국가와 지방자치단체는 신속하게 정보를 공개하여야 한다.

③ 국민은 의료기관에서 이 법에 따른 감염병에 대한 진단 및 치료를 받을 권리가 있고, 국가와 지방자치단체는 이에 소요되는 비용을 부담하여야 한다.

④ 국민은 치료 및 격리조치 등 국가와 지방자치단체의 감염병 예방 및 관리를 위한 활동에 적극 협조하여야 한다.

제2장 기본계획 및 사업

제7조 【감염병 예방 및 관리 계획의 수립 등】

① 질병관리청장이 보건복지부장관과 협의하여 감염병의 예방 및 관리에 관한 기본계획(이하 "기본계획"이라 한다)을 5년마다 수립 · 시행하여야 한다.

② 기본계획에는 다음 각 호의 사항이 포함되어야 한다.

1. 감염병 예방 · 관리의 기본목표 및 추진방향
2. 주요 감염병의 예방 · 관리에 관한 사업계획 및 추진방법

2의2. 감염병 대비 의약품 · 방역물품의 비축 및 관리에 관한 사항

3. 감염병 전문인력의 양성 방안

3의 2. 「의료법」 제3조제2항 각 호에 따른 의료기관 종별 감염병 위기대응역량의 강화 방안

4. 감염병 통계 및 정보통신기술 등을 활용한 감염병 정보의 관리 방안
5. 감염병 관련 정보의 의료기관 간 공유 방안
6. 그 밖에 감염병의 예방 및 관리에 필요한 사항

제8조의3 【내성균 관리대책】

① 보건복지부장관은 내성균발생 예방 및 확산방지 등을 위하여 제9조에 따른 감염병관리위원회의 심의를 거쳐 내성균 관리대책을 5년마다 수립 · 추진하여야 한다.

제9조 【감염병관리위원회】

① 감염병의 예방 및 관리에 관한 주요 시책을 심의하기 위하여 질병관리청에 감염병관리위원회(이하 "위원회"라 한다)를 둔다.

② 위원회는 다음 각 호의 사항을 심의한다.

1. 기본계획의 수립
2. 감염병 관련 의료 제공

3. 감염병에 관한 조사 및 연구
4. 감염병의 예방 · 관리 등에 관한 지식 보급 및 감염병환자 등의 인권 증진
5. 제20조에 따른 해부명령에 관한 사항
6. 제32조제3항에 따른 예방접종의 실시기준과 방법에 관한 사항
6의2. 제33조의2제1항에 따라 제24조의 필수예방접종 및 제25조의 임시예방접종에 사용되는 의약품(이하 "필수예방접종약품등"이라 한다)의 사전 비축 및 장기 구매에 관한 사항
6의3. 제33조의2제2항에 따른 필수예방접종약품등의 공급의 우선순위 등 분배기준, 그 밖에 필요한 사항의 결정
7. 제34조에 따른 감염병 위기관리대책의 수립 및 시행
8. 제40조제1항 및 제2항에 따른 예방 · 치료 의료 · 방역 물품의 사전 비축, 장기 구매 및 생산에 관한 사항
8의2. 제40조의2에 따른 의료 · 방역 물품(「약사법」에 따른 의약품으로 한정한다) 공급의 우선순위 등 분배기준, 그 밖에 필요한 사항의 결정
8의3. 제40조의6에 따른 개발 중인 백신 또는 의약품의 구매 및 공급에 필요한 계약에 관한 사항
9. 제71조에 따른 예방접종 등으로 인한 피해에 대한 국가보상에 관한 사항
10. 내성균 관리대책에 관한 사항
11. 그 밖에 감염병의 예방 및 관리에 관한 사항으로서 위원장이 위원회의 회의에 부치는 사항

제10조【위원회의 구성】

① 위원회는 위원장 1명과 부위원장 1명을 포함하여 30명 이내의 위원으로 구성한다.

② 위원장은 질병관리청장이 되고, 부위원장은 위원 중에서 위원장이 지명하며, 위원은 다음 각 호의 어느 하나에 해당하는 사람 중에서 위원장이 임명하거나 위촉하는 사람으로 한다.

1. 감염병의 예방 또는 관리 업무를 담당하는 공무원
2. 감염병 또는 감염관리를 전공한 의료인
3. 감염병과 관련된 전문지식을 소유한 사람
4. 「지방자치법」 제165조에 따른 시 · 도지사협의체가 추천하는 사람
5. 「비영리민간단체 지원법」 제2조에 따른 비영리민간단체가 추천하는 사람
6. 그 밖에 감염병에 관한 지식과 경험이 풍부한 사람

③ 위원회의 업무를 효율적으로 수행하기 위하여 위원회의 위원과 외부 전문가로 구성되는 분야별 전문위원회를 둘 수 있다.

④ 제1항부터 제3항까지에서 규정한 사항 외에 위원회 및 전문위원회의 구성 · 운영 등에 관하여 필요한 사항은 대통령령으로 정한다.

제3장 신고 및 보고

제11조【의사 등의 신고】

① 의사, 치과의사 또는 한의사는 다음 각 호의 어느 하나에 해당하는 사실(제16조제6항에 따라 표본감시 대상이 되는 제4급감염병으로 인한 경우는 제외한다)이 있으면 소속 의료기관의 장에게 보고하여야 하고, 해당 환자와 그 동거인에게 질병관리청장이 정하는 감염 방지 방법 등을 지도하여야 한다.

다만, 의료기관에 소속되지 아니한 의사, 치과의사 또는 한의사는 그 사실을 관할 보건소장에게 신고하여야 한다.

1. 감염병환자등을 진단하거나 그 사체를 검안(檢案)한 경우
2. 예방접종 후 이상반응자를 진단하거나 그 사체를 검안한 경우
3. 감염병환자등이 제1급감염병부터 제3급감염병까지에 해당하는 감염병으로 사망한 경우
4. 감염병환자로 의심되는 사람이 감염병병원체 검사를 거부하는 경우

② 제16조의 2에 따른 감염병병원체 확인기관의 소속 직원은 실험실 검사 등을 통하여 보건복지부령으로 정하는 감염병환자등을 발견한 경우 그 사실을 그 기관의 장에게 보고하여야 한다.

③ 제1항 및 제2항에 따라보고를 받은 의료기관의 장 및 제16조의2에 따른 감염병병원체 확인기관의 장은
제1급감염병의 경우에는 즉시,
제2급감염병 및 제3급감염병 24시간 이내에,
제4급감염병의 경우에는 7일 이내에
질병관리청장 또는 관할 보건소장에게 신고하여야 한다.

④ 육군, 해군, 공군 또는 국방부 직할 부대에 소속된 군의관은 제1항 각 호의 어느 하나에 해당하는 사실(제16조제6항에 따라 표본감시 대상이 되는 제4급감염병으로 인한 경우는 제외한다)이 있으면 소속 부대장에게 보고하여야 하고, 보고를 받은 소속 부대장은 제1급감염병의 경우에는 즉시, 제2급감염병 및 제3급감염병의 경우에는 24시간 이내에 관할 보건소장에게 신고하여야 한다.

⑤ 제16조제1항에 따른 감염병 표본감시기관은 제16조제6항에 따라 표본감시 대상이 되는 제4급감염병으로 인하여 제1항제1호 또는 제3호에 해당하는 사실이 있으면 보건복지부령으로 정하는 바에 따라 질병관리청장 또는 관할 보건소장에게 신고하여야 한다.

⑥ 제1항부터 제5항까지의 규정에 따른 감염병환자등의 진단 기준, 신고의 방법 및 절차 등에 관하여 필요한 사항은 보건복지부령으로 정한다.

제12조【그 밖의 신고의무자】

① 다음 각 호의 어느 하나에 해당하는 사람은 제1급감염병부터 제3급감염병까지에 해당하는 감염병 중 보건복지부령으로 정하는 감염병이 발생한 경우에는 의사, 치과의사 또는 한의사의 진단이나 검안을 요구하거나 해당 주소지를 관할하는 보건소장에게 신고하여야 한다.
1. 일반가정에서는 세대를 같이하는 세대주. 다만, 세대주가 부재 중인 경우에는 그 세대원
2. 학교, 사회복지시설, 병원, 관공서, 회사, 공연장, 예배장소, 선박 · 항공기 · 열차 등 운송수단, 각종 사무소 · 사업소, 음식점, 숙박업소 또는 그 밖에 여러 사람이 모이는 장소로서 보건복지부령이 정하는 장소의 관리인, 경영자 또는 대표자
3. 「약사법」에 따른 약사 · 한약사 및 약국개설자

② 제1항에 따른 신고의무자가 아니더라도 감염병환자등 또는 감염병으로 인한 사망자로 의심되는 사람을 발견하면 보건소장에게 알려야 한다.

③ 제1항에 따른 신고 및 제2항에 따른 통보의 방법과 절차 등에 관하여 필요한 사항은 보건복지부령으로 정한다.

제13조【보건소장 등의 보고】

① 제11조 및 제12조에 따라 신고를 받은 보건

소장은 그 내용을 관할 특별자치시장 · 특별자치도지사 또는 시장 · 군수 · 구청장에게 보고하여야 하며, 보고를 받은 특별자치시장 · 특별자치도지사 또는 시장 · 군수 · 구청장은 질병관리청장 및 시 · 도지사에게 이를 각각 보고하여야 한다.

② 제1항에 따라 보고를 받은 질병관리청장, 시 · 도지사 또는 시장 · 군수 · 구청장은 제11조제1항제4호에 해당하는 사람(제1급감염병환자로 의심되는 경우에 한정한다)에 대하여 감염병병원체 검사를 하게 할 수 있다.

③ 제1항에 따른 보고의 방법 및 절차 등에 관하여 필요한 사항은 보건복지부령으로 정한다.

제14조【인수공통감염병의 통보】

① 「가축전염병예방법」제11조제1항제2호에 따라 신고를 받은 국립가축방역기관장, 신고대상 가축의 소재지를 관할하는 시장 · 군수 · 구청장 또는 시 · 도 가축방역기관의 장은 같은 법에 따른 가축전염병 중 다음 각 호의 어느 하나에 해당하는 감염병의 경우에는 즉시 질병관리청장에게 통보하여야 한다.

1. 탄저
2. 고병원성조류인플루엔자
3. 광견병
4. 그 밖에 대통령령으로 정하는 인수공통감염병

④ 제1항에 따른 통보의 방법 및 절차 등에 관하여 필요한 사항은 보건복지부령으로 정한다.

제15조【감염병환자등의 파악 및 관리】 보건소장은 관할구역에 거주하는 감염병환자등에 관하여 제11조 및 제12조에 따른 신고를 받았을 때에는 보건복지부령으로 정하는 바에 따라 기록하고 그 명부(전자문서를 포함한다)를 관리하여야 한다.

제4장 감염병감시 및 역학조사 등

제16조【감염병 표본감시 등】

① 질병관리청장은 감염병의 표본감시를 위하여 질병의 특성과 지역을 고려하여 「보건의료기본법」에 따른 보건의료기관이나 그 밖의 기관 또는 단체를 감염병 표본감시기관으로 지정할 수 있다.

⑤ 질병관리청장은 표본감시기관이 다음 각 호의 어느 하나에 해당하는 경우에는 그 지정을 취소할 수 있다.

1. 제2항에 따른 자료 제출 요구 또는 협조 요청에 따르지 아니하는 경우
2. 폐업 등으로 감염병 표본감시 업무를 수행할 수 없는 경우
3. 그 밖에 감염병 표본감시 업무를 게을리하는 등 보건복지부령으로 정하는 경우

⑥ 제1항에 따른 표본감시의 대상이 되는 감염병은 제4급감염병으로 하고, 표본감시기관의 지정 및 지정취소의 사유 등에 관하여 필요한 사항은 보건복지부령으로 정한다.

제16조의2【감염병병원체 확인기관】

① 다음 각 호의 기관(이하 "감염병병원체 확인기관"이라 한다)은 실험실 검사 등을 통하여 감염병병원체를 확인할 수 있다.

1. 질병관리청
2. 질병대응센터
3. 「보건환경연구원법」제2조에 따른 보건환경연구원
4. 「지역보건법」 제10조에 따른 보건소
5. 「의료법」 제3조에 따른 의료기관 중 진단검사의학과 전문의가 상근(常勤)하는 기관
6. 「고등교육법」제4조에 따라 설립된 의과대학 중 진단검사의학과가 개설된 의과대학

7. 「결핵예방법」제21조에 따라 설립된 **대한 결핵협회**(결핵환자의 병원체를 확인하는 경우만 해당한다)
8. 「민법」제32조에 따라 **한센병환자** 등의 **치료 · 재활을 지원**할 목적으로 **설립된 기관**(한센병환자의 병원체를 확인하는 경우만 해당한다)
9. 인체에서 채취한 검사물에 대한 검사를 **국가, 지방자치단체, 의료기관** 등으로부터 위탁받아 처리하는 기관 중 **진단검사의학과 전문의가 상근하는 기관**

② **질병관리청장**은 감염병병원체 확인의 정확성 · 신뢰성을 확보하기 위하여 감염병병원체 확인기관의 **실험실 검사능력을 평가하고 관리**할 수 있다.

제17조【실태조사】

① **질병관리청장** 및 **시 · 도지사**는 **감염병의 관리** 및 **감염 실태와 내성균 실태**를 파악하기 위하여 **실태조사를 실시하고**, 그 **결과를 공표**하여야 한다.

제18조【역학조사】

① **질병관리청장장, 시 · 도지사** 또는 **시장 · 군수 · 구청장**은 **감염병이 발생**하여 **유행할 우려**가 있거나, **감염병 여부가 불분명**하나 발병원인을 조사할 필요가 있다고 인정하면 **지체 없이 역학조사**를 하여야 하고, 그 결과에 관한 정보를 필요한 범위 에서 해당 의료기관에 제공하여야 한다. 다만, **지역확산 방지** 등을 **위하여** 필요한 경우 **다른 의료기관에 제공**하여야 한다.

② 질병관리청장, 시 · 도지사 또는 시장 · 군수 · 구청장은 역학조사를 하기 위하여 역학조사반을 각각 설치하여야 한다.

③ **누구든지** 질병관리청장, 시 · 도지사 또는 시장 · 군수 · 구청장이 실시하는 역학조사에서 다음 각 호의 행위를 하여서는 아니 된다.

1. 정당한 사유 없이 **역학조사를 거부 · 방해 또는 회피**하는 행위
2. **거짓으로 진술**하거나 **거짓 자료를 제출**하는 행위
3. 고의적으로 **사실을 누락 · 은폐**하는 행위

④ 제1항에 따른 역학조사의 내용과 시기 · 방법 및 제2항에 따른 역학조사반의 구성 · 임무 등에 관하여 필요한 사항은 대통령령으로 정한다.

제19조【건강진단】 **성매개감염병의 예방**을 위하여 종사자의 건강진단이 필요한 **직업**으로 보건복지부령으로 정하는 직업에 종사하는 사람과 성매개감염병에 감염되어 그 전염을 매개할 상당한 우려가 있다고 **특별자치시장 · 특별자치도지사** 또는 **시장 · 군수 · 구청장**이 인정한 자는 보건복지부령으로 정하는 바에 따라 **성매개감염병에 관한 건강진단을 받아야** 한다.

제20조【해부명령】

① **질병관리청장**은 국민건강에 중대한 위협을 미칠 우려가 있는 감염병으로 사망한 것으로 의심이 되어 시체를 해부(解剖)하지 아니하고는 감염병 여부의 진단과 사망의 원인규명을 할 수 없다고 인정하면 그 시체의 해부를 명할 수 있다.

제5장 고위험병원체

제21조【고위험병원체의 분리 및 이동 신고 등】

① **감염병환자, 식품, 동식물**, 그 밖의 환경 등으로부터 고위험병원체를 **분리한 자**는 **지체 없**이 고위험병원체의 명칭, 분리된 검체명, 분리 일자 등을 **질병관리청장에게 신고**하여야 한다.

② 고위험병원체를 **분양 · 이동받으려는 자**는 사전에 고위험병원체의 명칭, 분양 및 이동계획 등을 **질병관리청장에게 신고**하여야 한다.

제22조【고위험병원체의 반입 허가 등】

① 감염병의 진단 및 학술 연구 등을 목적으로 고위험병원체를 국내로 **반입하려는 자**는 다음 각 호의 요건을 갖추어 **질병관리청장의 허가**를 받아야 한다.

1. 제23조제1항에 따른 **고위험병원체 취급시설을 설치·운영**하거나 고위험병원체 취급시설을 설치·운영하고 있는 자와 **고위험병원체 취급시설을 사용하는 계약을 체결**할 것
2. 고위험병원체의 안전한 **수송 및 비상조치 계획을 수립**할 것
3. 보건복지부령으로 정하는 **요건을 갖춘 고위험병원체 전담관리자를 둘** 것

제6장 예방접종

제24조【필수예방접종】

① **특별자치시장·특별자치도지사 또는 시장·군수·구청장**은 다음 각 호의 질병에 대하여 관할 **보건소**를 통하여 **필수예방접종을 실시**하여야 한다.

1. **디프테리아**
2. **백일해**
3. **파상풍**
4. **홍역**
5. **폴리오**
6. **풍진**
7. **유행성이하선염**
8. **B형간염**
9. **수두**
10. **일본뇌염**
11. **결핵**
12. **b형헤모필루스인플루엔자**
13. 폐렴구균
14. **인플루엔자**
15. A형간염
16. 사람유두종바이러스 감염증
17. **그룹 A형 로타바이러스 감염증**
18. 그 밖에 질병관리청장이 감염병의 예방을 위하여 필요하다고 인정하여 지정하는 감염병

② 특별자치시장·특별자치도지사 또는 시장·군수·구청장은 제1항에 따른 필수예방접종 업무를 대통령령으로 정하는 바에 따라 관할 구역 안에 있는 「의료법」에 따른 **의료기관에 위탁**할 수 있다.

제25조【임시예방접종】

① **특별자치시장·특별자치도지사 또는 시장·군수·구청장**은 다음 각 호의 어느 하나에 해당하면 **관할 보건소**를 통하여 임시예방접종(이하 "임시예방접종"이라 한다)을 하여야 한다.

1. **질병관리청장**이 감염병 예방을 위하여 특별자치시장·특별자치도지사 또는 시장·군수·구청장에게 예방접종을 실시할 것을 **요청한 경우**
2. 특별자치시장·특별자치도지사 또는 시장·군수·구청장이 **감염병 예방을 위하여 예방접종이 필요하다고 인정**하는 경우

제26조【예방접종의 공고】 **특별자치시장·특별자치도지사 또는 시장·군수·구청장**은 **임시예방접종**을 할 경우에는 예방접종의 **일시 및 장소**, **예방접종의 종류**, **예방접종**을 받을 사람의 **범위**를 정하여 **미리 인터넷 홈페이지에 공고**하여야 한다.

제27조【예방접종증명서】

① 질병관리청장, 특별자치시장·특별자치도지사 또는 시장·군수·구청장은 필수예방접종 또는 임시예방접종을 받은 사람 본인 또는 법정대리인에게 보건복지부령으로 정하는 바에 따라 예방접종증명서를 발급하여야 한다.

제28조【예방접종 기록의 보존 및 보고 등】

① 특별자치시장·특별자치도지사 또는 시장·군수·구청장은 필수예방접종 및 임시예방접종을 하거나, 제2항에 따라 보고를 받은 경우에는 보건복지부령으로 정하는 바에 따라 예방접종에 관한 기록을 작성·보관하여야 하고, 특별자치시장·특별자치도지사는 질병관리청장에게, 시장·군수·구청장은 질병관리청장 및 시·도지사에게 그 내용을 각각 보고하여야 한다.

제29조【예방접종에 관한 역학조사】 질병관리청장, 시·도지사 또는 시장·군수·구청장은 다음 각 호의 구분에 따라 조사를 실시하고, 예방접종 후 이상반응 사례가 발생하면 그 원인을 밝히기 위하여 제18조에 따라 역학조사를 하여야 한다.

1. 질병관리청장 : 예방접종의 효과 및 예방접종 후 이상반응에 관한 조사
2. 시·도지사 또는 시장·군수·구청장 : 예방접종 후 이상반응에 관한 조사

제30조【예방접종피해조사반】

① 제71조제1항 및 제2항에 규정된 예방접종으로 인한 질병·장애·사망의 원인 규명 및 피해보상 등을 조사하고 제72조제1항에 따른 제3자의 고의 또는 과실 유무를 조사하기 위하여 질병관리청에 예방접종피해조사반을 둔다.

② 제1항에 따른 예방접종피해조사반의 설치 및 운영 등에 관하여 필요한 사항은 대통령령으로 정한다.

제31조【예방접종 완료 여부의 확인】

① 특별자치시장·특별자치도지사 또는 시장·군수·구청장은 초등학교와 중학교의 장에게 「학교보건법」 제10조에 따른 예방접종 완료 여부에 대한 검사 기록을 제출하도록 요청할 수 있다.

③ 특별자치시장·특별자치도지사 또는 시장·군수·구청장은 제1항에 따른 제출 기록 및 제2항에 따른 확인 결과를 확인하여 예방접종을 끝내지 못한 영유아, 학생 등이 있으면 그 영유아 또는 학생 등에게 예방접종을 하여야 한다.

제33조【예방접종약품의 계획 생산】

① 질병관리청장은 예방접종약품의 국내공급이 부족하다고 판단되는 경우 등 보건복지부령으로 정하는 경우에는 예산의 범위에서 감염병의 예방접종에 필요한 수량의 예방접종약품을 미리 계산하여 「약사법」 제31조에 따른 의약품 제조업자(이하 "의약품 제조업자"라 한다)에게 생산하게 할 수 있으며, 예방접종약품을 연구하는 자 등을 지원할 수 있다.

② 질병관리청장은 보건복지부령으로 정하는 바에 따라 제1항에 따른 예방접종약품의 생산에 드는 비용의 전부 또는 일부를 해당 의약품 제조업자에게 미리 지급할 수 있다.

제33조의2【필수예방접종약품등의 비축 등】

① 질병관리청장은 제24조에 따른 필수예방접종 및 제25조에 따른 임시예방접종이 원활하게 이루어질 수 있도록 하기 위하여 필요한 필수예방접종약품등을 위원회의 심의를 거쳐 미리 비축하거나 장기 구매를 위한 계약을 미리 할 수 있다.

② 질병관리청장은 제1항에 따라 비축한 필수예방접종약품등의 공급의 우선순위 등 분배기준, 그 밖에 필요한 사항을 위원회의 심의를 거쳐 정할 수 있다.

제33조의4【예방접종통합관리시스템의 구축 · 운영 등】

① 질병관리청장은 예방접종약품의 국내 공급이 부족하다고 판단되는 경우 등 보건복지부령으로 정하는 경우에는 예방접종업무에 필요한 각종 자료 또는 정보의 효율적 처리와 기록 · 관리업무의 전산화를 위하여 예방접종통합관리시스템(통합관리시스템)을 구축 · 운영하여야 한다.

제7장 감염 전파의 차단 조치

제34조【감염병 위기관리대책의 수립 · 시행】

① 보건복지부장관 및 질병관리청장은 감염병의 확산 또는 해외 신종 감염병의 국내 유입으로 인한 재난상황에 대처하기 위하여 위원회의 심의를 거쳐 감염병 위기관리대책(이하 "감염병 위기관리대책"이라 한다)을 수립 · 시행하여야 한다.

② 감염병 위기관리대책에는 다음 각 호의 사항이 포함되어야 한다.

1. 재난상황 발생 및 해외 신종감염병 유입에 대한 대응체계 및 기관별 역할
2. 재난 및 위기상황의 판단, 위기경보 결정 및 관리체계
3. 감염병위기 시 동원하여야 할 의료인 등 전문인력, 시설, 의료기관의 명부 작성
4. 의료 · 방역물품의 비축방안 및 조달방안
5. 재난 및 위기상황별 국민행동요령, 동원대상 인력, 시설, 기관에 대한 교육 및 도상연습, 제1급감염병 등 긴급한 대처가 필요한 감염병에 대한 위기대응 등 실제상황대비 훈련

5의2. 감염취약계층에 대한 유형별 보호조치 방안 및 사회복지시설의 유형별 · 전파상황별 대응방안

6. 그 밖에 재난상황 및 위기상황 극복을 위하여 필요하다고 보건복지부장관 및 질병관리청장이 인정하는 사항

③ 보건복지부장관 및 질병관리청장은 감염병 위기관리대책에 따른 정기적인 훈련을 실시하여야 한다.

제36조【감염병관리기관의 지정 등】

① 보건복지부장관, 질병관리청장 또는 시 · 도지사는 보건복지부령으로 정하는 바에 따라 「의료법」제3조에 따른 의료기관을 감염병관리기관으로 지정하여야 한다.

② 시장 · 군수 · 구청장은 보건복지부령으로 정하는 바에 따라 「의료법」에 따른 의료기관을 감염병관리기관으로 지정할 수 있다.

③ 제1항 및 제2항에 따라 지정받은 의료기관(이하 "감염병관리기관"이라 한다)의 장은 감염병을 예방하고 감염병환자등을 진료하는시설(이하 "감염병관리시설"이라 한다)을 설치하여야 한다. 이 경우 보건복지부령으로 정하는 일정규모 이상의 감염병관리기관에는 감염병의 전파를 막기 위하여 전실(前室) 및 음압시설(陰壓施設) 등을 갖춘 1인 병실을 보건복지부령으로 정하는 기준에 따라 설치하여야 한다.

제37조【감염병위기 시 감염병관리기관의 설치 등】

① 보건복지부장관, 질병관리청장, 시 · 도지사 또는 시장 · 군수 · 구청장은 감염병환자가 대량으로 발생하거나 제36조에 따라 지정된 감염병관리기관만으로 감염병환자등을 모두 수

용하기 어려운 경우에는 다음 각 호의 조치를 취할 수 있다.

1. 제36조에 따라 지정된 감염병관리기관이 아닌 의료기관을 일정 기간 동안 감염병관리기관으로 지정
2. 격리소 · 요양소 또는 진료소의 설치 · 운영

제38조【감염병환자등의 입소 거부 금지】 감염병관리기관은 정당한 사유 없이 감염병환자등의 입소(入所)를 거부할 수 없다.

제39조【감염병관리시설 등의 설치 및 관리방법】 감염병관리시설 및 제37조에 따른 격리소 · 요양소 또는 진료소의 설치 및 관리방법 등에 관하여 필요한 사항은 보건복지부령으로 정한다.

제39조의3【감염병의심자 격리시설 지정】

① 시 · 도지사는 감염병 발생 또는 유행 시 감염병의심자를 격리하기 위한 시설(이하 "감염병의심자 격리시설"이라 한다)을 지정하여야 한다. 다만, 「의료법」 제3조에 따른 의료기관은 감염병의심자 격리시설로 지정할 수 없다.

② 질병관리청장 또는 시 · 도지사는 감염병의심자가 대량으로 발생하거나 제1항에 따라 지정된 감염병의심자 격리시설만으로 감염병의심자를 모두 수용하기 어려운 경우에는 제1항에 따라 감염병의심자 격리시설로 지정되지 아니한 시설을 일정기간 동안 감염병의심자 격리시설로 지정할 수 있다.

③ 제1항 및 제2항에 따른 감염병의심자 격리시설의 지정 및 관리 방법 등에 필요한 사항은 보건복지부령으로 정한다.

제40조【생물테러감염병 등에 대비한 의료 · 방역 물품의 비축】

① 질병관리청장은 생물테러감염병 및 그 밖의 감염병의 대유행이 우려되면 위원회의 심의를 거쳐 예방 · 치료 의료 · 방역 물품의 품목을 정하여 미리 비축하거나 장기 구매를 위한 계약을 미리 할 수 있다.

② 질병관리청장은 「약사법」 제31조제2항에도 불구하고 생물테러감염병이나 그 밖의 감염병의 대유행이 우려되면 예방 · 치료 의약품을 정하여 의약품 제조업자에게 생산하게 할 수 있다.

③ 질병관리청장은 제2항에 따른 예방 · 치료 의약품의 효과와 이상반응에 관하여 조사하고, 이상반응 사례가 발생하면 제18조에 따라 역학조사를 하여야 한다.

제40조의3【수출금지 등】

① 보건복지부장관은 제1급감염병의 유행으로 그 예방 · 방역 및 치료에 필요한 의료 · 방역 물품 중 보건복지부령으로 정하는 물품의 급격한 가격상승 또는 공급부족으로 국민건강을 현저하게 저해할 우려가 있을 때에는 그 물품의 수출이나 국외 반출을 금지할 수 있다.

② 보건복지부장관은 제1항에 따른 금지를 하려면 미리 관계 중앙행정기관의 장과 협의하여야 하고, 금지 기간을 미리 정하여 공표하여야 한다.

제41조【감염병환자등의 관리】

① 감염병 중 특히 전파 위험이 높은 감염병으로서 제1급감염병 및 질병관리청장이 고시한 감염병에 걸린 감염병환자등은 감염병관리기관, 중앙감염병전문병원, 권역별감염병전문병원 및 감염병관리시설을 갖춘 의료기관(이하 "감염병관리기관등"이라 한다)에서 입원치료를 받아야 한다.

② 질병관리청장, 시 · 도지사 또는 시장 · 군수 ·

구청장은 다음 각 호의 어느 하나에 해당하는 사람에게 자가(自家)치료, 제37조제1항제2호에 따라 설치 · 운영하는 시설에서의 치료(이하 "시설치료"라 한다) 또는 의료기관 입원치료를 하게 할 수 있다.

1. 제1항에도 불구하고 의사가 자가치료 또는 시설치료가 가능하다고 판단하는 사람
2. 제1항에 따른 입원치료 대상자가 아닌 사람
3. 감염병의심자

③ 보건복지부장관, 질병관리청장, 시 · 도지사 또는 시장 · 군수 · 구청장은 다음 각 호의 어느 하나에 해당하는 경우 제1항 또는 제2항에 따라 치료 중인 사람을 다른 감염병관리기관등이나 감염병관리기관등이 아닌 의료기관으로 전원(轉院)하거나, 자가 또는 제37조제1항제2호에 따라 설치 · 운영하는 시설로 이송(이하 "전원등"이라 한다)하여 치료받게 할 수 있다.

1. 중증도의 변경이 있는 경우
2. 의사가 입원치료의 필요성이 없다고 판단하는 경우
3. 격리병상이 부족한 경우 등 질병관리청장이 전원등의 조치가 필요하다고 인정하는 경우

④ 감염병환자등은 제3항에 따른 조치를 따라야 하며, 정당한 사유 없이 이를 거부할 경우 치료에 드는 비용은 본인이 부담한다.

⑤ 제1항 및 제2항에 따른 입원치료, 자가치료, 시설치료의 방법 및 절차, 제3항에 따른 전원등의 방법 및 절차 등에 관하여 필요한 사항은 대통령령으로 정한다.

제42조【감염병에 관한 강제처분】

① 질병관리청장, 시 · 도지사 또는 시장 · 군수 · 구청장은 해당 공무원으로 하여금 다음 각 호의 어느 하나에 해당하는 감염병환자등이 있다고 인정되는 주거시설, 선박 · 항공기 · 열차 등 운송수단 또는 그 밖의 장소에 들어가 필요한 조사나 진찰을 하게 할 수 있으며, 그 진찰 결과 감염병환자등으로 인정될 때에는 동행하여 치료받게 하거나 입원시킬 수 있다.

1. 제1급감염병
2. 제2급감염병 중 결핵, 홍역, 폴리오, A형간염, 콜레라, 장티푸스, 파라티푸스, 세균성이질, 장출혈성대장균감염증, 성홍열, 수막구균감염증 또는 질병관리청장이 정하는 감염병
4. 제3급감염병 중 질병관리청장이 정하는 감염병
5. 세계보건기구 감시대상 감염병

② 질병관리청장, 시 · 도지사 또는 시장 · 군수 · 구청장은 제1급감염병이 발생한 경우 해당 공무원으로 하여금 감염병의심자에게 다음 각 호의 조치를 하게 할 수 있다. 이 경우 해당 공무원은 감염병 증상 유무를 확인하기 위하여 필요한 조사나 진찰을 할 수 있다.

1. 자가(自家) 또는 시설에 격리

1의2. 제1호에 따른 격리에 필요한 이동수단의 제한

2. 유선 · 무선 통신, 정보통신기술을 활용한 기기 등을 이용한 감염병의 증상 유무 확인이나 위치정보의 수집. 이 경우 위치정보의 수집은 제1호에 따라 격리된 사람으로 한정한다.
3. 감염 여부 검사

③ 질병관리청장, 시 · 도지사 또는 시장 · 군수 · 구청장은 제2항에 따른 조사나 진찰 결과 감염병환자등으로 인정된 사람에 대해서는 해당 공무원과 동행하여 치료받게 하거나 입원시킬 수 있다.

④ 질병관리청장, 시 · 도지사 또는 시장 · 군수 ·

구청장은 제1항 · 제2항에 따른 조사 · 진찰이나 제13조제2항에 따른 검사를 거부하는 사람(이하 이 조에서 "조사거부자"라 한다)에 대해서는 해당 공무원으로 하여금 감염병관리기관에 동행하여 필요한 조사나 진찰을 받게 하여야 한다.

⑤ 제1항부터 제4항까지에 따라 조사 · 진찰 · 격리 · 치료 또는 입원 조치를 하거나 동행하는 공무원은 그 권한을 증명하는 증표를 지니고 이를 관계인에게 보여주어야 한다.

⑥ 질병관리청장, 시 · 도지사 또는 시장 · 군수 · 구청장은 제2항부터 제4항까지 및 제7항에 따른 조사 · 진찰 · 격리 · 치료 또는 입원 조치를 위하여 필요한 경우에는 관할 경찰서장에게 협조를 요청할 수 있다. 이 경우 요청을 받은 관할 경찰서장은 정당한 사유가 없으면 이에 따라야 한다.

⑦ 질병관리청장, 시 · 도지사 또는 시장 · 군수 · 구청장은 조사거부자를 자가 또는 감염병관리시설에 격리할 수 있으며, 제4항에 따른 조사 · 진찰 결과 감염병환자등으로 인정될 때에는 감염병관리시설에서 치료받게 하거나 입원시켜야 한다.

제45조【업무 종사의 일시 제한】

① 감염병환자등은 보건복지부령으로 정하는 바에 따라 업무의 성질상 일반인과 접촉하는 일이 많은 직업에 종사할 수 없고, 누구든지 감염병환자등을 그러한 직업에 고용할 수 없다.

② 제19조에 따른 성매개감염병에 관한 건강진단을 받아야 할 자가 건강진단을 받지 아니한 때에는 같은 조에 따른 직업에 종사할 수 없으며 해당 영업을 영위하는 자는 건강진단을 받지 아니한 자를 그 영업에 종사하게 하여서는 아니 된다.

제46조【건강진단 및 예방접종 등의 조치】 질병관리청장, 시 · 도지사 또는 시장 · 군수 · 구청장은 보건복지부령으로 정하는 바에 따라 다음 각 호의 어느 하나에 해당하는 사람에게 건강진단을 받거나 감염병 예방에 필요한 예방접종을 받게 하는 등의 조치를 할 수 있다.

1. 감염병환자등의 가족 또는 그 동거인
2. 감염병 발생지역에 거주하는 사람 또는 그 지역에 출입하는 사람으로서 감염병에 감염되었을 것으로 의심되는 사람
3. 감염병환자등과 접촉하여 감염병에 감염되었을 것으로 의심되는 사람

제47조【감염병 유행에 대한 방역조치】 질병관리청장, 시 · 도지사 또는 시장 · 군수 · 구청장은 감염병이 유행하면 감염병 전파를 막기 위하여 다음 각 호에 해당하는 모든 조치를 하거나 그에 필요한 일부 조치를 하여야 한다.

1. 감염병환자등이 있는 장소나 감염병병원체에 오염되었다고 인정되는 장소에 대한 다음 각 목의 조치
   가. 일시적 폐쇄
   나. 일반 공중의 출입금지
   다. 해당 장소 내 이동제한
   라. 그 밖에 통행차단을 위하여 필요한 조치
2. 의료기관에 대한 업무 정지
3. 감염병의심자를 적당한 장소에 일정한 기간 입원 또는 격리시키는 것
4. 감염병병원체에 오염되었거나 오염되었다고 의심되는 물건을 사용 · 접수 · 이동하거나 버리는 행위 또는 해당 물건의 세척을 금지하거나 태우거나 폐기처분하는 것
5. 감염병병원체에 오염된 장소에 대한 소독이나 그 밖에 필요한 조치를 명하는 것
6. 일정한 장소에서 세탁하는 것을 막거나 오물을 일정한 장소에서 처리하도록 명하는 것

제48조【오염장소 등의 소독 조치】

① **육군·해군·공군 소속 부대의 장, 국방부직할 부대의 장** 및 **제12조제1항 각 호**의 어느 하나에 **해당**하는 **사람**은 **감염병환자**등이 **발생한 장소**나 감염병병원체에 오염되었다고 의심되는 장소에 대하여 의사, 한의사 또는 관계 공무원의 지시에 따라 **소독**이나 그 밖에 **필요한 조치**를 하여야 한다.

② 제1항에 따른 소독 등의 조치에 관하여 필요한 사항은 보건복지부령으로 정한다.

제8장 예방 조치

제49조【감염병의 예방 조치】

① **질병관리청장, 시·도지사 또는 시장·군수·구청장**은 감염병을 예방하기 위하여 다음 각 호에 해당하는 모든 조치를 하거나 그에 필요한 일부 조치를 하여야 하며, **보건복지부장관**은 감염병을 예방하기 위하여 **제2호,** 제2호의2부터 **제2호의4까지, 제12호** 및 제12호의2에 해당하는 조치를 할 수 있다.

1. **관할 지역**에 대한 **교통의 전부 또는 일부를 차단**하는 것
2. **흥행, 집회, 제례** 또는 그 밖의 여러 사람의 **집합을 제한하거나 금지**하는 것

2의2. 감**염병 전파의 위험성이 있는 장소** 또는 시설의 관리자·운영자 및 이용자 등에 대하여 출**입자 명단 작성, 마스크 착용 등 방역지침의 준수**를 명하는 것

2의3. **버스·열차·선박·항공기** 등 감염병 전파가 우려되는 **운송수단의 이용자에 대하여 마스크 착용 등 방역지침의 준수**를 명하는 것

2의4. 감염병 전파가 우려되어 **지역 및 기간을 정하여 마스크 착용** 등 방역지침 준수를 명하는 것

3. **건강진단, 시체 검안** 또는 **해부를 실시**하는 것
4. 감염병 전파의 위험성이 있는 **음식물의 판매·수령을 금지**하거나 그 음식물의 **폐기**나 그 밖에 필요한 **처분을 명하는 것**
5. **인수공통감염병 예방**을 위하여 **살처분(殺處分)에 참여한 사람** 또는 인수공통감염병에 드러난 사람 등에 대한 **예방조치를 명**하는 것
6. 감염병 **전파의 매개가 되는 물건의 소지·이동을 제한·금지**하거나 그 물건에 대하여 **폐기, 소각** 또는 그 밖에 필요한 처분을 명하는 것
7. 선박·항공기·열차 등 운송 수단, 사업장 또는 그 밖에 여러 사람이 모이는 장소에 의사를 배치하거나 감염병 예방에 필요한 시설의 설치를 명하는 것
8. 공중위생에 관계있는 시설 또는 **장소에 대한 소독**이나 그 밖에 필요한 조치를 명하거나 **상수도·하수도·우물·쓰레기장·화장실의 신설·개조·변경·폐지 또는 사용을 금지**하는 것
9. 쥐, 위생해충 또는 그 밖의 감염병 **매개동물의 구제**(驅除) 또는 구제시설의 설치를 명하는 것
10. 일정한 장소에서의 **어로(漁撈)·수영 또는 일정한 우물의 사용을 제한하거나 금지**하는 것
11. 감염병 매개의 중간 숙주가 되는 동물류의 포획 또는 생식을 금지하는 것

12. 감염병 유행기간 중 의료인 · 의료업자 및 그 밖에 필요한 의료관계요원을 동원하는 것

12의2. 감염병 유행기간 중 **의료기관 병상, 연수원 · 숙박시설 등 시설을 동원**하는 것

13. 감염병병원체에 **오염되었거나 오염되었을 것으로 의심되는 시설 또는 장소에 대한 소독**이나 그 밖에 필요한 조치를 명하는 것

14. 감염병의심자를 적당한 장소에 일정한 기간 입원 또는 격리시키는 것

② **시 · 도지사 또는 시장 · 군수 · 구청장**은 제1항제8호 및 제10호에 따라 식수를 사용하지 못하게 하려면 그 **사용금지기간 동안 별도로 식수를 공급**하여야 하며, 제1항제1호 · 제2호 · 제6호 · 제8호 · 제10호 및 제11호에 따른 조치를 하려면 그 사실을 주민에게 미리 알려야 한다.

제49조의2 【감염취약계층의 보호 조치】

① **보건복지부장관, 시 · 도지사 또는 시장 · 군수 · 구청장**은 호흡기와 관련된 **감염병으로부터 저소득층**과 사회복지시설을 이용하는 **어린이, 노인, 장애인 및 기타 보건복지부령으로 정하는 대상(이하** "감염취약계층"이라 한다)을 보호하기 위하여 「재난 및 안전관리 기본법」 제38조제2항에 따른 주의 이상의 위기경보가 발령된 경우 감염취약계층에게 **의료 · 방역 물품**(「약사법」에 따른 의약외품으로 한정한다) 지급 등 필요한 조치를 취할 수 있다.

② 제1항에 따른 감염병의 종류, 감염취약계층의 범위 및 지급절차 등에 관하여 필요한 사항은 보건복지부령으로 정한다.

제51조 【소독 의무】

① **특별자치시장 · 특별자치도지사** 또는 **시장 · 군수 · 구청장**은 감염병을 예방하기 위하여 **청소나 소독**을 실시하거나 쥐, 위생해충 등의 **구제조치**(이하 "소독"이라 한다)를 하여야 한다. 이 경우 **소독**은 **사람의 건강과 자연**에 유해한 **영향을 최소**화하여 안전하게 실시하여야 한다.

② 제1항에 다른 소독의 기준과 방법은 보건복지부령으로 정한다.

③ **공동주택, 숙박업소 등 여러 사람이 거주하거나 이용하는 시설** 중 대통령령으로 정하는 시설을 관리 · 운영하는 자는 보건복지부령으로 정하는 바에 따라 감염병 예방에 필요한 **소독**을 하여야 한다.

제52조 【소독업의 신고 등】

① **소독을 업**으로 하려는 자(제51조제4항 단서에 따른 주택관리업자는 제외한다)는 **보건복지부령**으로 정하는 시설 · 장비 및 인력을 갖추어 **특별자치시장 · 특별자치도지사** 또는 **시장 · 군수 · 구청장**에게 **신고**하여야 한다. 신고한 사항을 변경하려는 경우에도 또한 같다.

③ **특별자치시장 · 특별자치도지사** 또는 **시장 · 군수 · 구청장**은 제1항에 따라 소독업의 신고를 한 자(이하 "소독업자"라 한다)가 다음 각 호의 어느 하나에 해당하면 **소독업 신고가 취소**된 것으로 본다.

1. 「부가가치세법」 제8조제7항에 따라 **관할 세무서장에게 폐업 신고**를 한 경우
2. 「부가가치세법」 제8조제8항에 따라 관할 세무서장이 **사업자등록을 말소**한 경우
3. 제53조에 따른 휴업이나 폐업 신고를 하지 아니하고 **소독업에 필요한 시설** 등이 **없어진 상태**가 **6개월 이상 계속**된 경우

제53조【소독업의 휴업 등의 신고】

① 소독업자가 그 영업을 30일 **이상 휴업하거나 폐업**하려면 보건복지부령으로 정하는 바에 따라 **특별자치시장 · 특별자치도지사** 또는 시장 · 군수 · 구청장에게 신고하여야 한다.

제54조【소독의 실시 등】

② 소독업자가 소독하였을 때에는 보건복지부령으로 정하는 바에 따라 그 소독에 관한 사항을 기록 · 보존하여야 한다.

제55조【소독업자 등에 대한 교육】

① 소독업자(법인인 경우에는 그 대표자를 말한다. 이하 이 조에서 같다)는 소독에 관한 교육을 받아야 한다.

② 소독업자는 소독업무 종사자에게 소독에 관한 교육을 받게 하여야 한다.

제56조【소독업무의 대행】 특별자치시장 · 특별자치도지사 또는 시장 · 군수 · 구청장은 제47조제5호, 제48조제1항, 제49조제1항제8호 · 제9호 · 제13호, 제50조 및 제5조제1항 · 제3항에 따라 소독을 실시하여야 할 경우에는 그 소독업무를 소독업자가 대행하게 할 수 있다.

제58조【시정명령】 **특별자치시장 · 특별자치도지사 또는 시장 · 군수 · 구청장**은 소독업자가 다음 각 호의 어느 하나에 해당하면 1개월 이상의 기간을 정하여 그 위반 사항을 시정하도록 명하여야 한다.

1. 제52조제1항에 따른 시설 · 장비 및 인력 기준을 갖추지 못한 경우
2. 제55조제1항에 따른 교육을 받지 아니하거나 소독업무 종사자에게 같은 조 제2항에 따른 교육을 받게 하지 아니한 경우

제59조【영업정지 등】

① **특별자치시장 · 특별자치도지사 또는 시장 · 군수 · 구청장**은 소독업자가 다음 각 호의 어느 하나에 해당하면 영업소의 폐쇄를 명하거나 6개월 이내의 기간을 정하여 영업의 정지를 명할 수 있다. 다만, **제5호에 해당**하는 경우에는 영업소의 **폐쇄를 명**하여야 한다.

1. 제52조제1항 후단에 따른 변경 **신고를 하지 아니**하거나 제53조 제1항 및 제2항에 따른 **휴업, 폐업 또는 재개업 신고를 하지 아니**한 경우
2. 제54조제1항에 따른 소독의 기준과 방법에 따르지 아니하고 소독을 실시하거나 같은 조 제2항을 위반하여 소독실시 사항을 기록 · 보존하지 아니한 경우
3. 제57조에 따른 관계 서류의 제출 요구에 따르지 아니하거나 소속 공무원의 검사 및 질문을 거부 · 방해 또는 기피한 경우
4. 제58조에 따른 시정명령에 따르지 아니한 경우
5. **영업정지기간 중에 소독**업을 한 경우

② 특별자치시장 · 특별자치도지사 · 시장 · 군수 · 구청장은 제1항에 따른 영업소의 폐쇄명령을 받고도 계속하여 영업을 하거나 제52조제1항에 따른 신고를 하지 아니하고 소독업을 하는 경우에는 관계 공무원에게 해당 영업소를 폐쇄하기 위한 다음 각 호의 조치를 하게 할 수 있다.

1. 해당 영업소의 간판이나 그 밖의 영업표지 등의 제거 · 삭제
2. 해당 영업소가 적법한 영업소가 아님을 알리는 게시물 등의 부착

제9장 방역관, 역학조사관, 검역위원 및 예방위원 등

제60조【방역관 등】

① 질병관리청장 및 시·도지사는 감염병예방 및 방역에 관한업무를 담당하는 방역관을 소속 공무원 중에서 임명한다. 다만, 감염병예방 및 방역에 관한업무를 처리하기 위하여 필요한 경우에는 시장·군수·구청장이 방역관을 소속 공무원 중에서 임명할 수 있다.

② 방역관은 제4조제2항제1호부터 제7호까지의 업무를 담당한다. 다만, 질병관리청 소속 방역관은 같은 항 제8호의 업무도 담당한다.

③ 방역관은 감염병의 국내 유입 또는 유행이 예견되어 긴급한 대처가 필요한 경우 제4조제2항제1호 및 제2호에 따른 업무를 수행하기 위하여 통행의 제한 및 주민의 대피, 감염병의 매개가 되는 음식물·물건 등의 폐기·소각, 의료인 등 감염병 관리인력에 대한 임무부여 및 방역물자의 배치 등 감염병 발생지역의 현장에 대한 조치권한을 가진다.

④ 감염병 발생지역을 관할하는「경찰법」제2조에 따른 경찰관서 및「소방기본법」제3조에 따른 소방관서의 장,「지역보건법」제10조에 따른 보건소의 장 등 관계공무원 및 그 지역 내의 법인·단체·개인은 정당한 사유가 없으면 제3항에 따른 방역관의 조치에 협조하여야 한다.

제60조의2【역학조사관】

① 감염병 역학조사에 관한 사무를 처리하기 위하여 질병관리청 소속 공무원으로 100명 이상, 시·도 소속 공무원으로 각각 2명 이상의 역학조사관을 두어야 한다. 이 경우 시·도 역학조사관 중 1명 이상은「의료법」제2조제1항에 따른 의료인 중 의사로 임명하여야 한다.

② 시장·군수·구청장은 역학조사에 관한 사무를 처리하기 위하여 필요한 경우 소속 공무원으로 역학조사관을 둘 수 있다. 다만, 인구수 등을 고려하여 보건복지부령으로 정하는 기준을 충족하는 시·군·구의 장은 소속 공무원으로 1명 이상의 역학조사관을 두어야 한다.

제61조【검역위원】

① 시·도지사는 감염병을 예방하기 위하여 필요하면 검역위원을 두고 검역에 관한 사무를 담당하게 하며, 특별히 필요하면 운송수단 등을 검역하게 할 수 있다.

② 검역위원은 제1항에 따른 사무나 검역을 수행하기 위하여 운송수단 등에 무상으로 승선하거나 승차할 수 있다.

③ 제1항에 따른 검역위원의 임명 및 직무 등에 관하여 필요한 사항은 보건복지부령으로 정한다.

제62조【예방위원】

① 특별자치시장·특별자치도지사 또는 시장·군수·구청장은 감염병이 유행하거나 유행할 우려가 있으면 특별자치시·특별자치도 또는 시·군·구(자치구를 말한다. 이하 같다)에 감염병 예방 사무를 담당하는 예방위원을 둘 수 있다.

② 제1항에 따른 예방위원은 무보수로 한다. 다만, 특별자치시·특별자치도 또는 시·군·구의 인구 2만명당 1명의 비율로 유급위원을 둘 수 있다.

③ 제1항에 따른 예방위원의 임명 및 직무 등에 관하여 필요한 사항은 보건복지부령으로 정한다.

제10장 경비

제64조 【특별자치시 · 특별자치도 · 시 · 군 · 구가 부담할 경비】 다음 각 호의 경비는 특별자치시 · 특별자치도와 시 · 군 · 구가 부담한다.

1. 제4조제2항제13호에 따른 **한센병의 예방 및 진료 업무를 수행**하는 법인 또는 단체에 대한 지원 경비의 일부
2. 제24조제1항 및 제25조제1항에 따른 **예방접종**에 드는 **경비**
3. 제24조제2항 및 제25조제2항에 따라 **의료기관이 예방접종**을 하는 데 드는 경비의 전부 또는 일부
4. 제36조에 따라 **특별자치시장 · 특별자치도지사** 또는 **시장 · 군수 · 구청장**이 지정한 **감염병관리기관의 감염병관리시설의 설치 · 운영**에 드는 경비
5. 제37조에 따라 특별자치시장 · 특별자치도지사 또는 시장 · 군수 · 구청장이 설치한 **격리소 · 요양소 또는 진료소** 및 같은 조에 따라 지정된 감염병관리기관의 감염병관리시설 설치 · 운영에 드는 경비
6. 제47조제1호 및 제3호에 따른 **교통 차단** 또는 **입원**으로 인하여 **생업이 어려운 사람**에 대한 「국민기초생활 보장법」 제2조6호에 따른 **최저생계비** 지원
7. 제47조, 제48조, 제49조제1항제8호 · 제9호 · 제13호 및 제51조제1항에 따라 **특별자치시 · 특별자치도 · 시 · 군 · 구**에서 실시하는 **소독**이나 그 밖의 조치에 드는 경비
8. 제49조제1항제7호 및 제12호에 따라 특별자치시장 · 특별자치도지사 또는 시장 · 군수 · 구청장이 **의사를 배치**하거나 **의료인 · 의료업자 · 의료관계요원** 등을 동원하는 데 드는 **수당 · 치료비 또는 조제료**
9. 제49조제2항에 따른 **식수 공급**에 드는 경비
10. 제62조에 따른 **예방위원**의 배치에 드는 경비

10의2. 제70조의6제1항에 따라 **특별자치시장 · 특별자치도지사 또는 시장 · 군수 · 구청장이 실시**하는 **심리지원에 드는 경비**

10의3. 제70조의6제2항에 따라 **특별자치시장 · 특별자치도지사 또는 시장 · 군수 · 구청장**이 **위탁하여** 관계 전문기관이 **심리지원을 실시하는 데 드는 경비**

11. 그 밖에 이 법에 따라 특별자치시장 · 특별자치도 · 시 · 군 · 구가 실시하는 **감염병 예방 사무**에 필요한 경비

제65조 【시 · 도가 부담할 경비】 다음 각 호의 경비는 시 · 도가 부담한다.

1. 제4조제2항제13호에 따른 한센병의 예방 및 진료 업무를 수행하는 법인 또는 단체에 대한 지원 경비의 일부

1의2. 제35조제2항에 따른 시 · 도의 위기대응 훈련에 드는 경비

2. 제36조에 따라 시 · 도지사가 지정한 감염병관리기관의 감염병관리시설의 설치 · 운영에 드는 경비
3. 제37조에 따른 시 · 도지사가 설치한 격리소 · 요양소 또는 진료소 및 같은 조에 따라 지정된 감염병관리기관의 감염병관리시설 설치 · 운영에 드는 경비
4. 제41조 및 제42조에 따라 내국인 감염병 환자등의 입원치료, 조사, 진찰 등에 드는 경비
5. 제46조에 따른 건강진단, 예방접종 등에 드는 경비

6. 제49조제1항제1호에 따른 교통 차단으로 생업이 어려운 자에 대한 「국민기초생활 보장법」 제2조제6호에 따른 최저생계비 지원
6의2. 제49조제1항제12호에 따라 시·도지사가 의료인·의료업자·의료관계요원 등을 동원하는 데 드는 수당·치료비 또는 조제료
7. 제49조제2항에 따른 식수 공급에 드는 경비
7의2. 제60조의3제1항 및 제3항에 따라 시·도지사가 의료인 등을 방역업무에 종사하게 하는 데 드는 수당 등 경비
8. 제61조에 따른 검역위원의 배치에 드는 경비
8의2. 제70조의6제1항에 따라 시·도지사가 실시하는 심리지원에 드는 경비
8의3. 제70조의6제2항에 따라 시·도지사가 위탁하여 관계 전문기관이 심리지원을 실시하는 데 드는 경비
9. 그 밖에 이 법에 따라 시·도가 실시하는 감염병 예방 사무에 필요한 경비

제66조【시·도가 보조할 경비】 시·도(특별자치시·특별자치도는 제외한다)는 제64조에 따라 시·군·구가 부담할 경비에 관하여 대통령령으로 정하는 바에 따라 보조하여야 한다.

제67조【국고 부담 경비】 다음 각 호의 경비는 국가가 부담한다.
1. 제4조제2항제2호에 따른 감염병환자등의 진료 및 보호에 드는 경비
2. 제4조제2항제4호에 따른 감염병 교육 및 홍보를 위한 경비
3. 제4조제2항제8호에 따른 감염병 예방을 위한 전문인력의 양성에 드는 경비
4. 제16조제4항에 따른 표본감시활동에 드는 경비
4의2. 제18조의3에 따른 교육·훈련에 드는 경비
5. 제20조에 따른 해부에 필요한 시체의 운송과 해부 후 처리에 드는 경비
5의2. 제20조의2에 따라 시신의 장사를 치르는 데 드는 경비
6. 제33조에 따른 예방접종약품의 생산 및 연구 등에 드는 경비
6의2. 제33조의2제1항에 따른 필수예방접종약품등의 비축에 드는 경비
6의3. 제34조제2항제5호에 따른 국가의 위기대응 훈련에 드는 경비
6의4. 제36조제1항에 따라 보건복지부장관 또는 질병관리청장이 지정한 감염병관리기관의 감염병관리시설의 설치·운영에 드는 경비
7. 제37조에 따라 보건복지부장관 및 질병관리청장이 설치한 격리소·요양소 또는 진료소 및 같은 조에 따라 지정된 감염병관리기관의감염병관리시설 설치·운영에 드는 경비
8. 제40조제1항에 따라 위원회의 심의를 거친 품목의 비축 또는 장기구매를 위한 계약에 드는 경비
9의2. 제49조제1항제12호에 따라 국가가 의료인·의료업자·의료관계요원 등을 동원하는 데 드는 수당·치료비 또는 조제료
9의4. 제60조의3제1항부터 제3항까지에 따라 국가가 의료인 등을 방역업무에 종사하게 하는 데 드는 수당 등 경비
9의5. 제70조의6제1항에 따라 국가가 실시하는 심리지원에 드는 경비

9의6. 제70조의6제2항에 따라 **국가가 위탁하여 관계 전문기관이 심리지원을 실시**하는 데 드는 경비

10. 제71조에 따른 **예방접종** 등으로 인한 **피해보상을 위한 경비**

제68조【국가가 보조할 경비】 국가는 다음 각 호의 경비를 보조하여야 한다.

1. 제4조제2항제13호에 따른 한센병의 예방 및 진료 업무를 수행하는 법인 또는 단체에 대한 지원 경비의 일부
2. 제65조 및 제66조에 따라 시 · 도가 부담할 경비의 2분의 1 이상

제69조【본인으로부터 징수할 수 있는 경비】 특별자치시장 · 특별자치도지사 또는 시장 · 군수 · 구청장은 보건복지부령으로 정하는 바에 따라 제41조 및 제42조에 따른 입원치료비 외에 본인의 지병이나 본인에게 새로 발병한 질환 등으로 입원, 진찰, 검사 및 치료등에 드는 경비를 본인이나 그 보호자로부터 징수할 수 있다.

제71조【예방접종 등에 따른 피해의 국가보상】

① 국가는 제24조 및 제25조에 따라 예방접종을 받은 사람 또는 제40조제2항에 따라 생산된 예방 · 치료 의약품을 투여받은 사람이 그 예방접종 또는 예방 · 치료 의약품으로 인하여 질병에 걸리거나 장애인이 되거나 사망하였을 때에는 대통령령으로 정하는 기준과 절차에 따라 다음 각 호의 구분에 따른 보상을 하여야 한다.

1. 질병으로 진료를 받은 사람 : 진료비 전액 및 정액 간병비
2. 장애인이 된 사람 : 일시보상금
3. 사망한 사람 : 대통령령으로 정하는 유족에 대한 일시보상금 및 장제비

② 제1항에 따라 보상받을 수 있는 질병, 장애 또는 사망은 예방접종약품의 이상이나 예방접종 행위자 및 예방 · 치료 의약품 투여자 등의 과실 유무에 관계없이 해당 예방접종 또는 예방 · 치료 의약품을 투여받은 것으로 인하여 발생한 피해로서 질병관리청장이 인정하는 경우로 한다.

제11장 보칙

제74조【비밀누설의 금지】 이 법에 따라 건강진단, 입원치료, 진단 등 **감염병 관련 업무에 종사하는 자** 또는 종사하였던 자는 그 **업무상** 알게 된 비밀을 **다른 사람에게 누설하거나 업무목적 외의 용도로 사용**하여서는 **아니 된**다.

제76조【위임 및 위탁】

① 이 법에 따른 **보건복지부장관의 권한 또는 업무는** 대통령령으로 정하는 바에 따라 그 일부를 **질병관리청장 또는 시 · 도지사**에게 위임하거나 관련 기관 또는 관련 단체에 위탁할 수 있다.

제12장 벌칙

제77조【벌칙】 다음 각 호의 어느 하나에 해당하는 자는 **5년 이하의 징역** 또는 **5천만원** 이하의 **벌금**에 처한다.

1. 제22조제1항 또는 제2항을 위반하여 **고위험병원체의 반입 허가**를 **받지 아니**하고 **반입한 자**
2. 제23조의3제1항을 **위반하여 보유허가를 받지 아니**하고 **생물테러감염병병원체**를 보유한 자
3. 제40조의3제1항을 위반하여 **의료 · 방역 물품을 수출하거나 국외로 반출한 자**

제78조 【벌칙】 다음 각 호의 어느 하나에 해당하는 자는 **3년 이하의 징역** 또는 **3천만원** 이하의 **벌금**에 처한다.

1. **제23조제2항**에 따른 **허가를 받지 아니**하거나 같은 조 제3항 본문에 따른 **변경허가를 받지 아니**하고 **고위험병원체 취급시설을 설치·운영**한 자
2. 제23조의3제3항에 따른 **변경허가를 받지 아니**한 자
3. 제74조를 위반하여 업무상 알게 된 **비밀을 누설하거나 업무목적 외의 용도로 사용**한 자

제80조 【벌칙】 다음 각 호의 어느 하나에 해당하는 자는 **300만원 이하의 벌금**에 처한다.

1. 제3급감염병 및 제4급감염병에 대하여 **제11조에 따**른 **보고 또는 신고 의무를 위반**하거나 **거짓으로 보고** 또는 **신고한 의사, 치과의사, 한의사, 군의관, 의료기관의 장, 감염병병원체 확인기관의 장 또는 감염병 표본감시기관**
2. 제3급감염병 및 제4급감염병에 대하여 제11조에 따른 의사, 치과의사, 한의사, 군의관, 의료기관의 장, 감염병병원체 확인기관의 장 또는 감염병 표본감시기관의 **보고 또는 신고를 방해한 자**

2의2. 제13조제2항에 따른 **감염병병원체 검사를 거부한 자**

3. 제37조제4항을 위반하여 감염병관리시설을 설치하지 아니한 자
5. 제42조에 따른 **강제처분에 따르지 아니한 자**(제42조제1항·제2항제1호·제3항 및 제7항에 따른 **입원 또는 격리 조치를 거부한 자는 제외**한다)
6. 제45조를 **위반하여** 일반인과 접촉하는 일이 많은 **직업에 종사한 자** 또는 **감염병환자등**을 그러한 **직업에 고용한 자**
7. 제47조(같은 조 제3호는 제외한다) 또는 제49조제1항(같은 항 제2호의2부터 제2호의4까지 및 제3호 중 건강진단에 관한 사항과 같은 항 제14호는 제외한다)에 따른 **조치에 위반한 자**
8. 제52조제1항에 따른 **소독업 신고를 하지 아니**하거나 거짓이나 그 밖의 **부정한 방법으로 신고**하고 소독업을 영위한 자
9. 제54조제1항에 따른 **기준과 방법에 따라 소독하지 아니**한 자

제81조 【벌칙】 다음 각 호의 어느 하나에 해당하는 자는 **200만원 이하의 벌금**에 처한다.

3. **제12조제1항**에 따른 **신고를 게을리한 자**
4. **세대주, 관리인** 등으로 하여금 제12조제1항에 따른 **신고를 하지 아니**하도록 한 자
6. 제20조에 따른 해부명령을 거부한 자
7. 제27조에 따른 **예방접종증명서를 거짓으로 발급**한 자
8. 제29조를 위반하여 **역학조사를 거부·방해 또는 기피한 자**

8의2. 제32조제2항을 위반하여 **거짓이나 그 밖의 부정한 방법으로 예방접종**을 받은 사람

9. 제45조제2항을 위반하여 **성매개감염병**에 관한 **건강진단을 받지 아니한 자**를 **영업에 종사**하게 **한 자**
10. 제46조 또는 제49조제1항제3호에 따른 **건강진단을 거부하거나 기피**한 자
11. 정당한 사유 없이 제74조의2제1항에 따른 **자료제공 요청에 따르지 아니**하거나 **거짓 자료를 제공한 자**, 검사나 **질문을 거부·방해 또는 기피**한 자

02 감염병의 예방 및 관리에 관한 법률 시행령

제1조 【목적】 이 영은 「감염병의 예방 및 관리에 관한 법률」에서 위임된 사항과 그 시행에 필요한 사항을 규정함을 목적으로 한다.

제2조 【감염병관리위원회 위원의 임무 및 임기】

① 법 제9조제1항에 따른 감염병관리위원회(이하 "위원회"라 한다) 위원장은 위원회를 대표하고 위원회의 사무를 총괄한다.

② 위원회 부위원장은 위원장을 보좌하며 위원장이 부득이한 사유로 직무를 수행할 수 없을 때에는 그 직무를 대행한다.

③ 위원회 위원 중 위촉위원의 **임기는 2년**으로 한다.

제7조 【전문위원회의 구성】

① 법 제10조제3항에 따라 **위원회**에 다음 각 호의 분야별 전문위원회를 둔다.

1. **예방접종** 전문위원회
2. **예방접종피해보상** 전문위원회
3. **후천성면역결핍증** 전문위원회
4. **결핵** 전문위원회
5. **역학조사** 전문위원회
6. **인수(人獸)공통감염** 전문위원회

6의2. **의료관련감염** 전문위원회

7. **감염병 위기관리** 전문위원회
8. **감염병 연구기획** 전문위원회
9. **항생제 내성** 전문위원회
10. **검역전문위원회**

제9조 【그 밖의 인수공통감염병】 법 제14조제1항제4호에서 "대통령령으로 정하는 **인수공통감염병**"이란 **동물인플루엔자**를 말한다.

제12조 【역학조사의 내용】

① 법 제18조제1항에 따른 **역학조사**에 포함되어야 하는 내용은 다음 각 호와 같다.

1. 감염병환자등 및 감염병의심자의 **인적 사항**
2. 감염병환자등의 **발병일 및 발병 장소**
3. 감염병의 **감염원인 및 감염경로**
4. 감염병환자등 및 감염병의심자에 관한 진료기록
5. 그 밖에 감염병의 **원인 규명과 관련된 사항**

② 법 제29조에 따른 역학조사에 포함되어야 하는 내용은 다음 각 호와 같다.

1. 예방접종 후 이상반응자의 인적 사항
2. **예방접종기관, 접종일시 및 접종내용**
3. 예방접종 후 **이상반응에 관한 진료기록**
4. 예방접종약에 관한 사항
5. 그 밖에 예방접종 후 이상반응의 원인 규명과 관련된 사항

제13조 【역학조사의 시기】 법 제18조제1항 및 제29조에 따른 역학조사는 다음 각 호의 구분에 따라 해당 사유가 발생하면 실시한다.

1. **질병관리청장이 역학조사**를 하여야 하는 경우
   가. 2 이상의 시 · 도에서 역학조사가 동시에 필요한 경우
   나. 감염병 발생 및 유행 여부 또는 예방접종 후 이상반응에 관한 조사가 긴급히 필요한 경우
   다. 시 · 도지사의 역학조사가 불충분하였거나 불가능하다고 판단되는 경우
2. 시 · 도지사 또는 시장 · 군수 · 구청장(자치구의 구청장을 말한다. 이하 같다)이 역학조사를 하여야 하는 경우
   가. 관할 지역에서 감염병이 발생하여 유행할 우려가 있는 경우
   나. 관할 지역 밖에서 감염병이 발생하여 유행할 우려가 있는 경우로서 그 감염병이 관할구역과 역학적 연관성이 있다고 의심되는 경우

다. 관할 지역에서 예방접종 후 이상반응 사례가 발생하여 그 원인 규명을 위한 조사가 필요한 경우

제15조【역학조사반의 구성】

① 법 제18조제1항 및 제29조에 따른 역학조사를 하기 위하여 **질병관리청**에 **중앙역학조사반**을 두고, **시 · 도에** 시 · 도**역학조사반**을 두며, **시 · 군 · 구**(자치구를 말한다. 이하 같다)에 시 · 군 · 구**역학조사반**을 둔다.

② **중앙역학조사반은 30명 이상**, 시 · 도역학조사반 및 시 · 군 · 구역학조사반은 각각 20명 이내의 반원으로 구성하고, 각 **역학조사반의 반장**은 법 제60조에 따른 **방역관** 또는 법 제60조의2에 따른 **역학조사관**으로 한다.

제16조【역학조사반의 임무 등】

① 역학조사반의 임무는 다음 각 호와 같다.

1. 중앙역학조사반
   가. 역학조사 계획의 수립, 시행 및 평가
   나. 역학조사의 실시 기준 및 방법의 개발
   다. 시 · 도역학조사반 및 시 · 군 · 구역학조사반에 대한 교육 · 훈련
   라. 감염병에 대한 역학적인 연구
   마. 감염병의 발생 · 유행 사례 및 예방접종 후 이상반응의 발생 사례 수집, 분석 및 제공
   바. 시 · 도역학조사반에 대한 기술지도 및 평가
2. 시 · 도 역학조사반
   가. 관할 지역 역학조사 계획의 수립, 시행 및 평가
   나. 관할 지역 역학조사의 세부 실시 기준 및 방법의 개발
   다 중앙역학조사반에 관할 지역 역학조사 결과 보고
   라. 관할 지역 감염병의 발생 · 유행 사례 및 예방접종 후 이상반응의 발생 사례 수집, 분석 및 제공
   마. 시 · 군 · 구역학조사반에 대한 기술지도 및 평가
3. 시 · 군 · 구 역학조사반
   가. 관할 지역 역학조사 계획의 수립 및 시행
   나. 시 · 도역학조사반에 관할 지역 역학조사 결과 보고
   다. 관할 지역 감염병의 발생 · 유행 사례 및 예방접종 후 이상반응의 발생 사례 수집, 분석 및 제공

제20조【예방접종업무의 위탁】

① 특별자치시장 · 특별자치도지사 또는 시장 · 군수 · 구청장은 법 제24조제2항 및 제25조제2항에 따라 **보건소**에서 시행하기 어렵거나 **보건소**를 이용하기 불편한 주민 등에 대한 예방접종업무를 다음 각 호에 해당하는 의료기관 중에서 특별자치시장 · 특별자치도지사 또는 시장 · 군수 · 구청장이 지정하는 의료기관에 **위탁**할 수 있다. 이 경우 특별자치시장 · 특별자치도지사 또는 시장 · 군수 · 구청장은 위탁한 기관을 공고해야 한다.

1. 「의료법」 제3조제2항제1호가목에 따른 **의원**
2. 「의료법」 제3조제2항제3호에 따른 **병원급 의료기관(치과병원 및 한방병원은 같은** 법 제43조제2항에 따라 **의사를 두어 의과 진료 과목**을 추가로 설치 · 운영하는 경우로 한정한다)

제21조【예방접종피해조사반의 구성 등】

② **예방접종피해조사반**(이하 "**피해조사반**"이라 한다)은 10명 이내의 반원으로 구성한다.

제23조 【치료 및 격리의 방법 및 절차 등】
법 제41조제1항 및 제2항에 따른 입원치료, 자가(自家)치료 및 시설치료, 법 제42조제2항에 따른 자가격리 및 시설격리의 방법 및 절차 등은 별표 2와 같다.

제24조 【소독을 해야 하는 시설】 법 제51조제3항에 따라 감염병 예방에 필요한 소독을 해야 하는 시설은 다음 각 호와 같다.

1. 「공중위생관리법」에 따른 숙박업소(객실 수 20실 이상인 경우만 해당한다), 「관광진흥법」에 따른 관광숙박업소
2. 「식품위생법 시행령」에 따른 연면적 300제곱미터 이상의 식품접객업소
3. 「여객자동차 운수사업법」에 따른 시내버스 · 농어촌버스 · 마을버스 · 시외버스 · 전세버스 · 장의자동차, 「항공안전법」에 따른 항공기 및 「항공시설법」에 따른 공항시설, 「해운법」에 따른 여객선, 「항만법」에 따른 연면적 300제곱미터 이상의 대합실, 「철도사업법」 및 「도시철도법」에 따른 여객운송 철도차량과 역사(驛舍) 및 역시설
4. 「유통산업발전법」에 따른 대형마트, 전문점, 백화점, 쇼핑센터, 복합쇼핑몰, 그 밖의 대규모 점포와 「전통시장 및 상점가 육성을 위한 특별법」에 따른 전통시장
5. 「의료법」 제3조제2항제3호에 따른 병원급 의료기관
6. 한 번에 100명 이상에게 계속적으로 식사를 공급하는 집단급식소

6의2. 위탁급식영업을 하는 식품접객업소 중 연면적 300제곱미터 이상의 업소

7. 「건축법 시행령」에 따른 기숙사

7의2. 「소방시설 설치 및 관리에 관한 법률 시행령」 별표2 제8호 가목에 따른 합숙소(50명 이상을 수용할 수 있는 경우만 해당한다)

8. 「공연법」에 따른 공연장(객석 수 300석 이상인 경우만 해당한다)
9. 「초 · 중등교육법」 제2조 및 「고등교육법」 제2조에 따른 학교
10. 「학원의 설립 · 운영 및 과외교습에 관한 법률」에 따른 연면적 1천제곱미터 이상의 학원
11. 연면적 2천제곱미터 이상의 사무실용 건축물 및 복합용도의 건축물
12. 「영유아보육법」에 따른 어린이집 및 「유아교육법」에 따른 유치원(50명 이상을 수용하는 어린이집 및 유치원만 해당한다)
13. 「공동주택관리법」에 따른 공동주택(300세대 이상인 경우만 해당한다)

제27조 【시 · 도의 보조 비율】 법 제66조에 따른 시 · 도[특별자치시 및 특별자치도(관할 구역 안에 지방자치단체인 시 · 군이 없는 특별자치도를 말한다)는 제외한다]의 경비 보조액은 시 · 군 · 구가 부담하는 금액의 3분의 2로 한다.

[별표 2] 치료 및 격리의 방법 및 절차 등

(제23조 관련)

1. 입원치료

가. 입원치료의 방법

1) 호흡기를 통한 감염의 우려가 있는 감염병(이하 **"호흡기 감염병"**이라 한다) 및 **제1급감염병의 경우**에는 **입원치료 기간 동안** 감염병관리기관등 또는 감염병관리기관등이 아닌 의료기관(이하 "의료기관등"이라 한다)의 **1인 병실**(**세면대와 화장실을 갖춘 것**을 말한다. 이하 같다)에 입원시키되, 그 **1인 병실은**

전실(前室) 및 음압시설(陰壓施設)을 갖춘 병실(이하 "음압병실"이라 한다)이어야 한다.

다만, 음압시설이 갖추어지지 않은 경우 또는 방역관이 음압격리가 필수적이지 않다고 판단하는 경우에는 음압병실이 아닌 1인 병실에 입원시켜야 하고, 음압병실이 아닌 1인 병실에도 입원시키기 곤란할 경우에는 옆 병상의 환자에게 감염병이 전파되지 않도록 차단 조치를 한 상태에서 공동 격리한다.

2) 호흡기 감염병 및 제1급감염병을 제외한 감염병의 경우에는 입원치료 기간 동안 의료기관등의 1인 병실에 입원시켜야 한다. 다만, 1인 병실에 입원시키기 곤란할 경우에는 같은 질환을 앓는 사람이나 재감염의 우려가 적은 환자와 공동 격리한다.

3) 입원치료 중인 사람에 대하여 입원치료 기간 동안 치료를 위한 감염관리가 가능한 병원 내 구역을 제외하고는 병실 이탈 및 이동을 제한해야 한다.

4) 입원치료 중인 사람의 분비물 및 배설물 등은 위생적으로 철저히 관리해야 하고, 화장실 및 오염된 물품은 소독해야 한다.

5) 의료진, 관계 공무원 등으로 출입자를 최소화하고, 출입자에 대해서는 1회용 장갑, 마스크 등의 개인보호구를 착용하게 해야 하며, 손 씻기 등 감염병 전파를 차단하기 위한 적절한 조치를 하게 해야 한다.

6) 환자의 진료 시에는 1회용 의료기구를 사용한 후 폐기처분해야 하고, 1회용으로 사용하는 것이 적합하지 않은 체온계 등의 물품은 환자 전용으로 사용한 후 소독해야 한다.

나. 입원치료의 절차 등

1) 입원치료 대상 감염병환자등을 진찰 또는 진단한 의료인이나 의료기관등의 장은 그 감염병환자등을 입원시키고, 지체 없이 관할 보건소장에게 신고해야한다.

2) 신고를 받은 관할 보건소장은 입원치료 여부를 지체 없이 확인하고, 대상자와 그 보호자에게 통지해야 한다.

3) 입원치료 기간은 감염병환자등으로 밝혀진 시점부터 감염력이 소멸된 시점까지로 한다.

4) 의료기관등의 장 및 해당 의료기관등에 종사하는 의료인은 치료가 끝나 입원치료의 해제가 가능하다고 판단되는 사람에 대해 입원치료를 해제하고, 그 내용을 관할 보건소장에게 지체 없이 신고해야 하며, 관할 보건소장은 지체 없이 입원치료의 해제 여부를 확인해야 한다.

2. 자가치료

가. 자가치료의 방법

1) 자가치료 기간 동안 샤워실과 화장실이 구비된 독립된 공간에 격리되어 치료받는 것을 원칙으로 하되, 대상자가 장애인·영유아인 경우 등 불가피한 경우에는 함께 거주하는 사람 등과 공동 격리할 수 있다.

2) 자가치료 중인 사람은 자가치료 장소를 이탈하거나 이동하지 않아야 한다. 다만, 조사나 진찰 등 외출이 불가피한 경우에는 미리 관할 보건소에 연락하고, 그 지시에 따라야 한다.

3) 자가치료 중인 사람은 가능하면 다른 사람과 별도의 화장실을 사용해야 하고, 분비물 및 배설물 등은 위생적으로 철저히 관리해야 하며, 화장실 및 오염된 물품은 소독해야 한다.

4) 의료진, 관계 공무원 등으로 출입자를 최소화하고, 출입자에 대해서는 일회용 장갑, 마스크 등의 개인보호구를 착용하게 해야 하며, 손 씻기 등 감염병 전파를 차단하기 위한 적절한 조치를 하게 해야 한다.

5) 자가치료 중인 사람이 사용한 일회용 물품은 폐기물 용기에 넣어 용기 외부 전체를 소독하여 폐기처분하고, 체온계 등의 물품은 자가치료 중인 사람 전용으로 사용한 후 소독해야 한다.

나. 자가치료 절차 등

1) 관할 보건소장은 자가치료가 가능한 감염병환자등을 결정한 경우에는 대상자와 그 보호자에게 통지하고, 자가치료 중인 사람의 상태를 정기적으로 확인해야 한다.

2) 자가치료 기간은 감염병환자등으로 밝혀진 시점부터 감염력이 소멸된 시점까지로 한다.

3) 관할 보건소장은 자가치료 기간이 끝난 사람 중 자가치료의 해제가 가능하다고 판단되는 사람에 대하여 자가치료를 해제해야 한다.

3. 시설치료

가. 시설치료의 방법

1) 시설치료 기간동안 독립된 건물 내 샤워실과 화장실이 구비된 독립된 공간에 격리되어 치료받는 것을 원칙으로 하되, 불가피한 경우에는 공동격리 할 수 있다.

2) 시설치료 중인 사람은 시설치료 장소를 이탈하거나 지정된 공간 밖으로 이동하지 않아야 한다. 다만, 조사나 진찰 등 외출이 불가피한 경우에는 미리 관할 보건소에 연락하고, 그 지시에 따라야 한다.

3) 의료진, 관계 공무원 등으로 출입자를 최소화하고, 출입자에 대해서는 일회용 장갑, 마스크 등의 개인보호구를 착용하게 해야 하며, 손씻기 등 감염병 전파를 차단하기 위한 적절한 조치를 하게 해야 한다.

4) 격리치료 중인 사람이 사용한 일회용 물품은 폐기물 용기에 넣어 용기 외부 전체를 소독하여 폐기처분하고, 체온계 등의 물품은 시설치료 중인 사람 전용으로 사용한 후 소독해야 한다.

나. 시설치료의 절차 등

1) 관할 보건소장은 시설치료가 필요한 사람을 결정한 경우 대상자와 그 보호자에게 통지한 후 시설로 이송하고, 시설치료 중인 사람의 상태를 정기적으로 확인해야 한다.

2) 시설치료 기간은 감염병환자등으로 밝혀진 시점부터 감염력이 소멸된 시점까지로 한다.

3) 관할 보건소장은 시설치료의 해제가 가능하다고 판단되는 사람에 대하여 시설치료를 해제해야 한다.

4. 자가격리

가. 자가격리의 방법

1) 자가격리 기간 동안 샤워실과 화장실이

구비된 독립된 공간에 격리하는 것을 원칙으로 하되, 대상자가 장애인·영유아인 경우 등 불가피한 경우에는 함께 거주하는 사람 등과 공동 격리할 수 있다.

2) 자가격리 중인 사람은 **자가격리 장소를 이탈하거나 이동하지 않**아야 한다. 다만, 조사나 진찰 등 외출이 불가피한 경우에는 미리 관할 보건소에 연락하고, 그 지시에 따라야 한다.

3) 자가격리 중인 사람은 가능하면 다른 사람과 별도의 화장실을 사용해야 하고, 분비물 및 배설물 등은 위생적으로 철저히 관리해야 하며, 화장실 및 오염된 물품은 소독해야 한다.

4) 의료진, 관계 공무원 등으로 출입자를 최소화하고, 출입자에 대해서는 일회용 장갑, 마스크 등의 개인보호구를 착용하게 해야 하며, 손 씻기 등 감염병 전파를 차단하기 위한 적절한 조치를 하게 해야 한다.

5) 자가격리 중인 사람이 사용한 일회용 물품은 폐기물 용기에 넣어 용기 외부 전체를 소독하여 폐기처분하고, 체온계 등의 물품은 자가격리 중인 사람 전용으로 사용한 후 소독해야 한다.

나. **자가격리의 절차 등**

1) 관할 보건소장은 자가격리가 필요한 감염병의심자를 결정한 경우 대상자와 그 보호자에게 통지하고, 자가격리 중인 사람의 상태를 정기적으로 확인해야 한다.

2) 자가격리 기간은 감염병환자등과 마지막으로 접촉한 날, 「검역법」 제2조제7호 및 제8호에 따른 검역관리지역 및 중점검역관리지역에서 입국한 날 또는 감염병병원체등 위험요인에 마지막으로 노출된 날부터 해당 감염병의 최대 잠복기가 끝나는 날까지로 한다.

3) 관할 보건소장은 자가격리의 기간이 끝난 사람 중 자가격리의 해제가 가능하다고 판단되는 사람에 대하여 자가격리를 해제해야 한다.

5. **시설격리**

가. **시설격리의 방법**

1) 시설격리 기간 동안 샤워실과 화장실이 구비된 **독립된 공간에 격리하는 것을 원칙으로 하되, 불가피한 경우에는 공동 격리**할 수 있다.

2) 시설격리 중인 사람은 시설격리 장소를 이탈하거나 이동하지 않아야 한다. 다만, 조사나 진찰 등 외출이 불가피한 경우에는 미리 관할 보건소에 연락하고 그 지시에 따라야 한다.

3) 시설격리 중인 사람은 가능하면 다른 사람과 별도의 화장실을 사용해야 하고, 분비물 및 배설물 등은 위생적으로 철저히 관리해야 하며, 화장실 및 오염된 물품은 소독해야 한다.

4) 의료진, 관계 공무원 등으로 출입자를 최소화하고, 출입자에 대해서는 1회용 장갑, 마스크 등의 개인보호구를 착용하게 해야 하며, 손 씻기 등 감염병 전파를 차단하기 위한 적절한 조치를 하게 해야 한다.

5) 시설격리 중인 사람이 사용한 1회용 물품은 폐기물 용기에 넣어 용기 외부 전체를 소독하여 폐기처분하고, 체온계 등의 물품은 시설격리 중인 사람 전용으로 사용한 후 소독해야 한다.

나. 시설격리의 절차 등

1) 관할 보건소장은 감염병의심자 중 시설격리가 필요한 사람을 결정한 경우에는 대상자와 그 보호자에게 통지한 후 시설에 격리시킬 수 있으며, 시설격리 중인 사람의 상태를 정기적으로 확인해야 한다.

2) 시설격리 기간은 감염병환자등과 마지막으로 접촉한 날, 「검역법」 제2조제7호 및 제8호에 따른 검역관리지역 및 중점검역관리지역에서 입국한 날 또는 감염병병원체등 위험요인에 마지막으로 노출된 날부터 해당 감염병의 최대 잠복기가 끝나는 날까지로 한다.

3) 관할 보건소장은 시설격리 기간이 끝난 사람 중 시설격리의 해제가 가능하다고 판단되는 사람에 대하여 시설격리를 해제해야 한다.

03 감염병의 예방 및 관리에 관한 법률 시행규칙

제1조【목적】 이 규칙은 「감염병의 예방 및 관리에 관한 법률」 및 같은 법 시행령에서 위임된 사항과 그 시행에 필요한 사항을 규정함을 목적으로 한다.

제5조【고위험병원체의 종류】 법 제2조제19호에 따른 고위험병원체의 종류는 별표 1과 같다.

제7조【의사 등의 예방접종 후 이상반응 신고】

① 법 제11조제1항 각 호 외의 부분 단서, 제3항 및 제4항에 따라 같은 조 제1항제2호에 해당하는 사실을 신고하려는 의사, 치과의사, 한의사, 의료기관의 장 또는 소속 부대장은 별지 제2호서식의 예방접종 후 이상반응 발생신고서(전자문서로 된 신고서를 포함한다)를 질병관리청장에게 정보시스템을 이용하여 제출하거나 이상반응자의 소재지를 관할하는 보건소장에게 정보시스템 또는 팩스를 이용하여 제출해야 한다.

제8조【그 밖의 신고대상 감염병】

① 법 제12조제1항 각 호 외의 부분 중에서 "보건복지부령으로 정하는 감염병"이란 다음 각 호의 감염병을 말한다.

1. 결핵
2. 홍역
3. A형간염
4. 콜레라
5. 장티푸스
6. 파라티푸스
7. 세균성이질
8. 장출혈성대장균감염증

② 법 제12조제1항제2호에서 "보건복지부령으로 정하는 장소"란 다음 각 호의 장소를 말한다.

1. 「모자보건법」 제2조제10호에 따른 산후조리원
2. 「공중위생관리법」 제2조에 따른 목욕장업소, 이용업소, 미용업소

제9조【그 밖의 신고의무자의 신고】 법12조제1항 및 제2항에 따라 그 밖의 신고의무자는 다음 각 호의 사항을 서면, 구두(口頭), 전보, 전화 또는 컴퓨터통신의 방법으로 보건소장에게 지체없이 신고하거나 알려야 한다.

1. 신고인의 성명, 주소와 감염병환자등 또는 사망자와의 관계
2. 감염병환자등 또는 사망자의 성명, 주소 및 직업
3. 감염병환자등 또는 사망자의 주요 증상 및 발병일

제10조【보건소장 등의 보고】 법 제13조제1항에 따라 보고하려는 **보건소장**은 다음 각 호의 구분에 따른 시기에 별지 제1호의3서식의 감염병 발생·사망(검안) 신고서, 별지 제1호의5서식의 병원체 검사결과 신고서(전자문서로 된 신고서를 포함한다) 또는 별지 제2호서식의 예방접종 후 이상반응 발생보고서(전자문서로 된 보고서를 포함한다)를 **특별자치시장·특별자치도지사 또는 시장·군수·구청장**(자치구의 구청장을 말한다. 이하 같다)에게 **정보시스템을 이용하여 제출**해야 하고, 보고를 받은 특별자치시장·특별자치도지사 또는 시장·군수·구청장은 해당 신고서 또는 발생보고서를 **질병관리청장 및 특별시장·광역시장·도지사**에게 **정보시스템을 이용하여 각각 제출**해야 한다.

1. **제1급감염병**의 **발생, 사망, 병원체 검사결과의 보고** : 법 제11조 및 제12조에 따라 신고를 받은 후 **즉시**
2. **제2급감염병 및 제3급**감염병의 발생, 사망 및 병원체 검사결과의 보고 : 법 제11조 및 제12조에 따라 신고를 받은 후 **24시간 이내**
3. **제4급감염병**의 발생 및 사망의 보고 : 법 제11조 및 제12조에 따라 신고를 받은 후 **7일 이내**
4. **예방접종 후 이상반응**의 보고 : 법 제11조에 따라 신고를 받은 후 **즉시**

제12조【감염병환자등의 명부 작성 및 관리】

① **보건소장**은 법 제15조에 따라 별지 제4호서식의 **감염병환자등의 명부를 작성**하고 이를 **3년간 보관**하여야 한다.

② **보건소장**은 법 제15조에 따라 별지 제5호서식의 **예방접종 후 이상반응자의 명부를 작성**하고 이를 **10년간 보관**하여야 한다.

제14조【감염병 표본감시기관의 지정 등】

① 법 제16조제1항에 따라 **질병관리청장**은 표본감시 대상 감염병별로 다음 각 호의 구분에 따른 기관·시설·단체 또는 법인 중에서 특별시장·광역시장·특별자치시장·도지사·특별자치도지사(**시·도지사**)의 추천을 받아 감염병 **표본감시기관**(이하 "표본감시기관"이라 한다)을 **지정**할 수 있다.

1. **인플루엔자** : 다음 각 목의 기관·시설·단체 또는 법인
   가. 「지역보건법」 제10조에 따른 보건소 중 **보건의료원**
   나. 법제16조의2 제1항 제3호·제5호 및 제9호에 따른 기관
   다. 의료기관 중 **소아과·내과·가정의학과·이비인후과** 진료과목이 있는 의료기관
2. **제4급감염병** 중 **기생충감염병**에 해당하는 감염병 : 다음 각 목의 기관·시설·단체 또는 법인
   가. 「지역보건법」 제10조에 따른 **보건소**
   나. 법제16조의2 제1항 제3호·제5호 및 제9호에 따른 기관
   다. 의료기관 중 **의원·병원 및 종합병원**
   라. 지정감염병에 관한 연구 및 학술발표 등을 목적으로 결성된 학회
   마. **기생충감염병**의 예방 및 관리를 목적으로 설립된 비영리법인
3. **제4급감염병**(인플루엔자 및 기생충감염병은 **제외**한다. 이하 이 호에서 같다) : 다음 각 목의 기관·시설·단체 또는 법인
   가. 「지역보건법」 제10조에 따른 **보건소**
   나. 법제16조의2 제1항 제3호·제5호 및 제9호에 따른 기관

다. 의료기관 중 의원 · 병원 및 종합병원
라. 제4급감염병에 관한 연구 및 학술발표 등을 목적으로 결성된 학회
마. 제4급감염병의 예방 및 관리를 목적으로 설립된 비영리법인

제15조【실태조사의 방법 및 절차 등】

① 법 제17조제1항에 따른 실태조사(이하 "실태조사"라 한다)에 포함되어야 할 사항은 다음 각 호와 같다.
1. 의료기관 감염관리 실태조사
가. 「의료법」 제47조에 따라 의료기관에 두는 감염관리위원회와 감염관리실의 설치 · 운영 등에 관한 사항
나. 의료기관의 감염관리 인력 · 장비 및 시설 등에 관한 사항
다. 의료기관의 감염관리체계에 관한 사항
라. 의료기관의 감염관리 교육 및 감염예방에 관한 사항
마. 그 밖에 의료기관의 감염관리에 관하여 질병관리청장이 특히 필요하다고 인정하는 사항
2. 감염병 실태조사
가. 감염병환자등의 연령별 · 성별 · 지역별 분포 등에 관한 사항
나. 감염병환자등의 임상적 증상 및 경과 등에 관한 사항
다. 감염병환자등의 진단 · 검사 · 처방 등 진료정보에 관한 사항
라. 감염병의 진료 및 연구와 관련된 인력 · 시설 및 장비 등에 관한 사항
마. 감염병에 대한 각종 문헌 및 자료 등의 조사에 관한 사항
바. 그 밖에 감염병의 관리를 위하여 질병관리청장이 특히 필요하다고 인정하는 사항
3. 내성균 실태조사
가. 항생제 사용 실태에 관한 사항
나. 내성균의 유형 및 발생 경로 등에 관한 사항
다. 내성균의 연구와 관련된 인력 · 시설 및 장비 등에 관한 사항
라. 내성균에 대한 각종 문헌 및 자료 등의 조사에 관한 사항
마. 그 밖에 내성균의 관리를 위하여 질병관리청장이 특히 필요하다고 인정하는 사항

② 실태조사의 실시 주기는 다음 각 호의 구분에 따른다. 다만, 질병관리청장 또는 시 · 도지사가 필요하다고 인정하는 경우에는 제1호 및 제2호에 해당하는 실태조사를 수시로 실시할 수 있다.
1. 의료기관의 감염관리 실태조사 : 3년
2. 감염병 실태조사 : 3년
3. 내성균 실태조사 : 매년

③ 실태조사의 방법은 다음 각 호와 같다.
1. 감염병환자등 또는 내성균과 관련된 환자에 대한 설문조사 및 검체(檢體) 검사
2. 의료기관의 진료기록부 등에 대한 자료조사
3. 국민건강보험 및 의료급여 청구 명세 등에 대한 자료조사
4. 일반 국민에 대한 표본 설문조사 및 검체 검사

④ 질병관리청장 또는 시 · 도지사는 실태조사를 전문연구기관 · 단체나 관계 전문가에게 의뢰하여 실시할 수 있다.

⑤ 질병관리청장 또는 시 · 도지사는 법 제17조제1항에 따라 실태조사의 결과를 질병관리청

또는 시 · 도의 인터넷 홈페이지 등에 공표해야 한다.

⑥ 제1항부터 제5항까지의 규정에서 정한 사항 외에 실태조사에 필요한 사항은 질병관리청장이 정한다.

제23조【예방접종에 관한 기록의 작성 및 보고】

① 법 제28조제1항에 따라 **특별자치시장 특별자치시장 · 특별자치도지사 또는 시장 · 군수 · 구청장**은 필수예방접종 및 임시예방접종을 한 경우 별지 제17호서식의 **예방접종 실시 기록 및 보고서**(전자문서로 된 대장을 포함한다. 이하 이 조에서 같다)에 **예방접종에 관한 기록을 작성**하여야 한다.

③ **특별자치시장 · 특별자치도지사 또는 시장 · 군수 · 구청장**은 제1항에 따라 예방접종에 관한 기록을 작성하거나 제2항에 따라 제출 받은 예방접종 실시 기록 및 보고서를 **시 · 도지사 및 질병관리청장에게 각각 제출**하여야 한다.

제27조【예방접종약품의 계획 생산】

① 법 제33조제1항에 따라 **질병관리청장**이 의약품 제조업자로 하여금 예방접종약품을 미리 생산하게 할 수 있는 경우는 다음 각 호와 같다.

1. 예방접종약품의 원료를 **외국으로부터 수입**하여야 하는 경우
2. **시범접종에 사용할 목적**으로 생산하게 하는 경우
3. 예방접종약품의 **생산기간이 6개월 이상** 걸릴 경우
4. 예방접종약품의 **국내 공급이 부족**하다고 판단될 경우

② 질병관리청장은 법 제33조제2항에 따라 예방접종약품의 생산에 드는 비용을 다음 각 호의 구분에 따라 의약품 제조업자에게 미리 지급할 수 있다.

1. 제1항제1호에 따른 원료의 수입에 드는 금액의 **전액**
2. 제1항제2호에 따른 예방접종약품의 제조에 드는 금액의 **전액**
3. 제1항제3호에 따른 예방접종약품의 제조에 드는 금액의 **2분의 1**

제28조【감염병관리기관의 지정】

① 법 제36조제1항 및 제2항에 따른 감염병관리기관은 「의료법」 제3조제2항제3호 가목 및 바목에 따른 병원 및 종합병원 중에서 지정할 수 있다.

제31조【감염병관리시설 등의 설치 기준 등】

① 법 제36조제3항 후단 및 법 제39조에 따른 감염병관리시설, 격리소 · 요양소 또는 진료소의 설치 기준은 다음 각 호와 같으며, 그 밖의 세부 사항은 질병관리청장이 정한다.

1. **감염병관리시설** : 다음 각 목의 구분에 따른다.
   가. **300개 이상의 병상**을 갖춘 감염병관리기관 : 별표 4의2의 기준에 적합한 **음압병실을 1개 이상** 설치할 것
   나. **300개 미만의 병상**을 갖춘 감염병관리기관 : **외부와 격리된 진료실** 또는 **격리된 병실을 1개 이상** 설치할 것
2. **격리소 · 요양소** : 「의료법 시행규칙」 제34조에 따른 의료기관의 시설 기준 중 의원에 해당하는 시설을 갖추거나 임시숙박시설 및 간이진료시설을 갖출 것
3. **진료소** : 「의료법 시행규칙」 제34조에 따른 의료기관의 시설 기준 중 의원에 해당하는 시설을 갖추거나 「지역보건법」 제13조에 따른 보건지소일 것

제31조의3【접촉자 격리시설 지정 기준 등】

① 법 제39조의3제1항 및 제2항에 따른 감염병의심자를 격리하기 위한 시설(이하 "**감염병의심자**"이라 한다)의 지정 기준은 다음 각 호와 같다.

1. **독립된 건물로**서 **여러 개의 방으로 구획**되어 있을 것
2. 구획된 각 **방마다 샤워시설과 화장실이 모두 구비**되어 있을 것
3. **음압병상을 보유**한 「의료법」에 따른 의료기관에 근접하여, **감염병의심자의 이송이 가능한 거리에 위치**할 것
4. 감염병의심자 격리시설의 규모는 해당 특별시 · 광역시 · 도 · 특별자치도의 **인구, 지리적 여건, 교통 등을 고려**하여 정할 것

② **시 · 도지사**는 감염병 확산을 방지하기 위하여 **감염병의심자와 다른 사람과의 접촉을 차단**하여야 하며, 격리기간 동안 감염병의심자의 생활에 불편함이 없도록 필요한 조치를 하여야 한다.

제31조의4【수출금지 등】 법 제40조의3제1항에서 "**의료 · 방역물품** 중 보건복지부령으로 정하는 물품"이란 다음 각 호의 어느 하나에 해당하는 물품을 말한다.

1. 「약사법」제2조제7호에 따른 의약외품에 해당하는 **마스크**
2. 「약사법」제2조제7호에 따른 의약외품에 해당하는 **손 소독용 외용 소독제**
3. **감염병 예방을 위**하여 **착용하는 보호장비**
4. 그 밖에 **제1급감염병의 예방 · 방역 및 치료**에 **필요한 물품**으로서 **보건복지부장관**이 정하여 **고시하는 물품**

제33조【업무종사의 일시제한】

① 법 제45조제1항에 따라 **일시적으로** 업무 종사의 **제한을 받는 감염병환자등**은 다음 각 호의 감염병에 해당하는 감염병환자등으로 하고, 그 **제한 기간**은 **감염력이 소멸되는 날까지**로 한다.

1. **콜레라**
2. **장티푸스**
3. **파라티푸스**
4 **세균성이질**
5. **장출혈성대장균감염증**
6. **A형간염**

② 법 제45조제1항에 따라 업무 종사의 제한을 받는 업종은 다음 각 호와 같다.

1. 「식품위생법」 제2조제12호에 따른 **집단급식소**
2. 「식품위생법」 제36제1항제3호 따른 **식품접객업**

제34조【건강진단 등의 조치】

법 제46조에 따라 **질병관리청장, 시 · 도지사 또는 시장 · 군수 · 구청장**이 **건강진단**을 받거나 감염병 예방에 필요한 **예방접종**을 받게 하는 등의 **조치**를 할 때에는 별지 제23호서식의 **건강진단(예방접종) 명령서**를 발급하여야 한다.

제35조【소독의 기준 및 방법】

① 법 제48조제2항에 따른 **소독 등 조치의 대상은 별표** 5와 같다.

제36조【방역기동반의 운영 및 소독의 기준 등】

① 법 제51조제1항에 따라 특별자치시장 · 특별자치도지사 또는 시장 · 군수 · 구청장은 청소나 소독을 실시하거나 쥐, 위생해충 등의 구제조치(이하 "소독"이라 한다)를 실시하기 위하

여 관할 보건소마다 방역기동반을 편성 · 운영할 수 있다.

제37조 【소독업의 신고】

② 법 제52조제1항에 따라 소독을 업으로 하려는 자는 별지 제24호서식의 소독업 신고서에 시설 · 장비 및 인력 명세서를 첨부하여 특별자치시장 · 특별자치도지사 또는 시장 · 군수 · 구청장에게 제출하여야 한다.

제40조 【소독의 기준 및 소독에 관한 사항의 기록 등】

① 법 제54조제1항에 따른 소독의 기준과 방법은 각각 별표 5 및 별표 6과 같다.

③ 소독업자는 법 제54조제2항에 따라 별지 제29호 서식의 소독실시대장에 소독에 관한 사항을 기록하고, 이를 2년간 보존하여야 한다.

제41조 【소독업자 등에 대한 교육】

① 법 제55조제1항에 따라 소독업자는 소독업의 신고를 한 날부터 6개월 이내에 별표 9의 교육과정에 따른 소독에 관한 교육을 받아야 한다.

② 법 제55조제2항에 따라 소독업자는 소독업무 종사자에게 소독업무에 종사한 날부터 6개월 이내에 별표 9의 교육과정에 따른 소독에 관한 교육을 받게 해야 하고, 그 후 직원의 교육이 종료된 날부터 3년이 되는 날이 속하는 달의 말일까지 1회 이상 보수교육을 받게 해야 한다.

제43조 【검역위원의 임명 및 직무】

① 법 제61조제1항에 따라 시 · 도지사는 보건 · 위생 분야에 종사하는 소속 공무원 중에서 검역위원을 임명할 수 있다.

② 검역위원의 직무는 다음 각 호와 같다.

1. 역학조사에 관한 사항
2. 감염병병원체에 오염된 장소의 소독에 관한 사항
3. 감염병환자등의 추적, 입원치료 및 감시에 관한 사항
4. 감염병병원체에 오염되거나 오염이 의심되는 물건 및 장소에 대한 수거, 파기, 매몰 또는 폐쇄에 관한 사항
5. 검역의 공고에 관한 사항

제44조 【예방위원의 임명 및 직무】

① 법 제62조제1항에 따라 특별자치시장 · 특별자치도지사 또는 시장 · 군수 · 구청장은 다음 각 호의 어느 하나에 해당하는 사람 중에서 예방위원을 임명 또는 위촉할 수 있다.

1. 의사, 한의사, 수의사, 약사 또는 간호사
2. 「고등교육법」 제2조에 따른 학교에서 공중보건 분야 학과를 졸업한 사람
3. 공중보건 분야에 근무하고 있는 소속 공무원
4. 그 밖에 공중보건 분야에 관한 학식과 경험이 풍부하다고 인정하는 사람

② 예방위원의 직무는 다음 각 호와 같다.

1. 역학조사에 관한 사항
2. 감염병 발생의 정보 수집 및 판단에 관한 사항
3. 위생교육에 관한 사항
4. 감염병환자등의 관리 및 치료에 관한 기술자문에 관한 사항
5. 그 밖에 감염병 예방을 위하여 필요한 사항

제45조 【본인으로부터 징수할 수 있는 경비】

법 제69조에 따라 본인이나 그 보호자로부터 징수할 수 있는 경비는 다음 각 호와 같다.

1. 진찰비, 치료비, 검사료
2. 수술비
3. 입원료
4. 그 밖에 진료에 든 경비

[별표 1] 고위험병원체의 종류(제5조 관련)

1. 세균 및 진균
   가. **페스트균**(Yersinia pestis)
   나. **탄저균**(Bacillus anthracis)
   다. **브루셀라균**(Brucella melitensis, Brucella suis)
   라. 비저균(Burkholderia mallei)
   마. 멜리오이도시스균(Burkholderia pseudomallei)
   바. **보툴리눔균**(Clostridium botulinum)
   사. **이질균**(Shigella dysenteriae Type 1)
   아. 클라미디아 프시타키(Chlamydia psittaci)
   자. **큐열균**(Coxiella burnetii)
   차. **야토균**(Francisella tularensis)
   카. 발진티푸스균(Rickettsia prowazekii)
   타. **홍반열 리케치아균**(Rickettsia rickettsii)
   파. 콕시디오이데스균(Coccidioides immitis, Coccidioides posadasii)
   하. **콜레라균**(Vibrio cholerae O1 · O139)

2. **바이러스 및 프리온**
   가. **헤르페스 B 바이러스**(Cercopithecine herpesvirus 1, Herpes B virus)
   나. 크리미안 콩고 출혈열 바이러스(Crimean-Congo haemorrhagic fever virus)
   다. 이스턴 이콰인 뇌염 바이러스(Eastern Equine Encephalitis virus)
   라. **에볼라 바이러스**(Ebola virus)
   마. 헨드라 바이러스(Hendra viruses)
   바. **라싸 바이러스**(Lassa virus)
   사. **마버그 바이러스**(Marbug virus)
   아. **원숭이폭스 바이러스**(Monkeypox virus)
   자. 니파 바이러스(Nipah viruse)
   차. 리프트 벨리열 바이러스(Rift Valley fever virus)
   카. 남아메리카 출혈열 바이러스(South American haemorrhagic fever; Flexal, Guanarito, Junin, machupo, Sabia)
   타. **황열 바이러스**(Yellow fever virus)
   파. 서부 마 뇌염 바이러스(Western equine encephalitis virus)
   하. 진드기 매개뇌염 바이러스(Tick-borne encephalitis complex virus; Central European Tick-born encephalitis virus, Far Eastern Tick-born encephalitis virus, Siberian Tick-born encephalitis virus, Kyasanur Forest disease virus, Omsk haemorrhagic fever virus)
   거. **두창 바이러스**(Variola virus)
   너. 소두창 바이러스(Variola minor virus, Alastrim)
   더. 베네주엘라 이콰인 뇌염 바이러스(Venezuelan Equine Encephalitis virus)
   러. **중증 급성호흡기 증후군 코로나 바이러스**
   머. **조류 인플루엔자 인체감염증 바이러스(인체유해 H5N1, H7N7, H7N9)**
   버. 고위험 인플루엔자 바이러스(1918 influenza virus의 8개 병원성 유전자중 하나 이상의 유전자를 포함하는 influenza virus)
   서. 전염성 해면상 뇌병증 병원체(Transmission of spongiform encephalopathy agent; Bovine spongiform encephalopathy prion, variant Creutzfeldt-Jakob disease prion)
   어. 중동 호흡기 증후군 코로나바이러스(MERS CoV)

[별표 6] 소독의 방법(제35조제2항, 제36조제3항 및 제40조제1항 관련)

1. 청소

오물 또는 오염되었거나 오염이 의심되는 물건을 수집하여 「폐기물관리법」에 따라 **위생적인 방법**으로 안전하게 처리해야 한다.

2. 소독

가. 소각

오염되었거나 오염이 의심되는 소독대상 물건 중 소각해야 할 물건을 불에 완전히 태워야 한다.

나. 증기소독

유통증기(流通蒸氣)를 사용하여 소독기 안의 공기를 빼고 1시간 이상 섭씨 100도 이상의 습열소독을 해야 한다. 다만, 증기소독을 할 경우 더럽혀지고 손상될 우려가 있는 물건은 다른 방법으로 소독을 해야 한다.

다. 끓는 물 소독

소독할 물건을 **30분 이상 섭씨 100도** 이상의 물속에 넣어 **살균**해야 한다.

라. 약물소독

다음의 약품을 소독대상 물건에 뿌려야 한다.

1) **석탄산수(석탄산 3% 수용액)**
2) **크레졸수(크레졸액 3% 수용액)**
3) **승홍수(승홍 0.1%**, 식염수 0.1%, 물 99.8% 혼합액)
4) **생석회(대한약전 규격품)**
5) **크롤칼키수(크롤칼키 5% 수용액)**
6) **포르마린(대한약전 규격품)**
7) 그 밖의 소독약을 사용하려는 경우에는 석탄산 3% 수용액에 해당하는 소독력이 있는 약제를 사용해야 한다.

마. 일광소독

의류, 침구, 용구, 도서, 서류나 그 밖의 물건으로서 **가목부터 라목**까지의 규정에 따른 **소독방법을 따를 수 없는 경우**에는 일광소독을 해야 한다.

3. 질병매개곤충 방제(防除)

가. 물리적 · 환경적 방법

1) **서식 장소를 완전히 제거**하여 질병매개곤충이 서식하지 못하게 한다.
2) 질병매개곤충의 발생이나 유입을 막기 위한 시설을 설치해야 한다.
3) 질병매개곤충의 종류에 따른 적절한 덫을 사용하여 밀도를 낮추어야 한다.

나. 화학적 방법

1) 질병매개곤충에 맞는 곤충 성장 억제제 또는 **살충제를 사용**하여 유충과 성충을 제거해야 한다.
2) 잔류성 살충제를 사용하여 추가적인 유입을 막아야 한다.
3) 살충제 처리가 된 창문스크린이나 모기장을 사용해야 한다.

다. 생물학적 방법

1) 모기 방제를 위하여 유충을 잡아먹는 **천적(미꾸라지, 송사리, 잠자리 유충 등)을 이용**한다.
2) 모기유충 서식처에 미생물 살충제를 사용한다.

4. 쥐의 방제

가. 위생적 처리

1) 음식 찌꺼기통이나 **쓰레기통의 용기는 밀폐하거나 뚜껑을 덮어 먹이 제공**을 방지해야 한다.

2) 쓰레기 더미, 퇴비장, 풀이 우거진 담장 등의 쥐가 숨어있는 곳을 사전에 제거함으로써 서식처를 제거한다.

나. 건물의 출입문, 환기통, 배관, 외벽, 외벽과 창문 및 전선 등을 통하여 쥐가 침입하지 못하도록 방서처리를 해야 한다.

다. 살서제를 적당량 사용하여 쥐를 방제한다.

5. **소독약품의 사용**

살균·살충·구서 등의 소독에 사용하는 상품화된 약품은 「전염병 예방용 살균·살충제 등의 허가(신고)에 관한 규정」에 따라 식품의약품안전처장의 허가를 받은 제품을 용법·용량에 따라 안전하게 사용해야 한다.

> **참고**
> ① "식품위생·먹는물·폐기물·하수도"의 "법과 그 하위법령"은 page 관계상 문제의 해설에 없는 중요한 부분만 이론 부분에 수록하였음
> ② 법의 내용은 2025년 6월 현재 기준임(2025년 11월 30일까지 시행예정되는 법의 내용도 포함된 것임)
> ③ 2025년 시행하는 위생관계법령은 "위생사시험일" 기준으로 출제됨
> ④ 변경된 내용은 크라운출판사 홈페이지(www.crownbook.co.kr) → 학습자료실을 참고하기 바람

3 식품위생법

01 식품위생법

제1조 【목적】 이 법은 식품으로 인하여 생기는 위생상의 **위해를 방지**하고 식품영양의 **질적 향상**을 도모하며 식품에 관한 올바른 정보를 제공함으로써 국민 건강의 보호·증진에 이바지함을 목적으로 한다.

제2조 【정의】

이 법에서 사용하는 용어의 뜻은 다음과 같다.

1. "**식품**"이란 **모든 음식물(의약으로 섭취**하는 것은 **제외**한다)을 말한다.
2. "**식품첨가물**"이란 식품을 **제조·가공·조리 또는 보존**하는 과정에서 **감미, 착색, 표백** 또는 **산화 방지** 등을 **목적**으로 식품에 사용되는 물질을 말한다.
3. "**화학적 합성품**"이란 화학적 수단으로 원소 또는 화합물에 **분해 반응 외**의 화학 반응을 일으켜서 얻은 물질을 말한다.
4. "**기구**"란 다음 각 목의 어느 하나에 해당하는 것으로서 식품 또는 식품첨가물에 직접 닿는 기계·기구나 그 밖의 물건(**농업과 수산업**에서 식품을 채취하는 데에 쓰는 기계·기구나 그 밖의 **물건** 및 **위생용품**은 **제외**한다)을 말한다.
   가. 음식을 먹을 때 **사용하거나 담는 것**
   나. 식품 또는 식품첨가물을 **채취·제조·가공·조리·저장·소분**[(소분): 완제품을 나누어 유통을 목적으로 재포장하는 것을 말한다. 이하 같다]·**운반·진열**할 때 사용하는 것
5. "**용기·포장**"이란 식품 또는 식품첨가물을 넣거나 싸는 것으로서 식품 또는 식품첨가물을 주고받을 때 함께 건네는 물품을 말한다.

5의 2. "**공유주방**"이란 **식품의 제조·가공·조리·저장·소분·운반에 필요한 시설 또는 기계·기구 등**을 여러 **영업자가 함께 사용**하거나, 동일한 영업자가 여러 종류의 영업에 사용할 수 있는 시설 또는 기계·기구 등이 갖춰진 **장소를 말한**다.

6. "**위해**"란 식품, 식품첨가물, 기구 또는 용기·포장에 존재하는 **위험요소**로서 **인체의 건강을 해치거나 해칠 우려**가 있는 것을 말한다.
9. "**영업**"이란 **식품** 또는 **식품첨가물을 채**

취·제조·가공·조리·저장·소분·운반 또는 판매하거나 기구 또는 용기·포장을 제조·운반·판매하는 업(농업과 수산업에 속하는 식품 채취업은 제외한다. 이하 이 호에서 "식품제조업등"이라 한다.)을 말한다. 이 경우 공유주방을 운영하는 업과 공유주방에서 식품제조업등을 영위하는 업을 포함한다.

10. "영업자"란 제37조제1항에 따라 영업허가를 받은 자나 같은 조 제4항에 따라 영업신고를 한 자를 말한다.

11. "식품위생"이란 식품, 식품첨가물, 기구 또는 용기·포장을 대상으로 하는 음식에 관한 위생을 말한다.

12. "집단급식소"란 영리를 목적으로 하지 아니하면서 특정 다수인에게 계속하여 음식물을 공급하는 다음 각 목의 어느 하나에 해당하는 곳의 급식시설로서 대통령령으로 정하는 시설을 말한다.
    가. 기숙사
    나. 학교, 유치원, 어린이집
    다. 병원
    라. 사회복지시설
    마. 산업체
    바. 국가, 지방자치단체 및 공공기관
    사. 그 밖의 후생기관 등

13. "식품이력추적관리"란 식품을 제조·가공단계부터 판매단계까지 각 단계별로 정보를 기록·관리하여 그 식품의 안전성 등에 문제가 발생할 경우 그 식품을 추적하여 원인을 규명하고 필요한 조치를 할 수 있도록 관리하는 것을 말한다.

14. "식중독"이란 식품 섭취로 인하여 인체에 유해한 미생물 또는 유독물질에 의하여 발생하였거나 발생한 것으로 판단되는 감염성 질환 또는 독소형 질환을 말한다.

제3조 【식품 등의 취급】

① 누구든지 판매(판매 외의 불특정 다수인에 대한 제공을 포함한다. 이하 같다)를 목적으로 식품 또는 식품첨가물을 채취·제조·가공·사용·조리·저장·소분·운반 또는 진열을 할 때에는 깨끗하고 위생적으로 하여야 한다.

② 영업에 사용하는 기구 및 용기·포장은 깨끗하고 위생적으로 다루어야 한다.

제4조 【위해식품 등의 판매 등 금지】 누구든지 다음 각 호의 어느 하나에 해당하는 식품 등을 판매하거나 판매할 목적으로 채취·제조·수입·가공·사용·조리·저장·소분·운반 또는 진열하여서는 아니 된다.

1. 썩거나 상하거나 설익어서 인체의 건강을 해칠 우려가 있는 것
2. 유독·유해물질이 들어 있거나 묻어 있는 것 또는 그러할 염려가 있는 것. 다만, 식품의약품안전처장이 인체의 건강을 해칠 우려가 없다고 인정하는 것은 제외한다.
3. 병을 일으키는 미생물에 오염되었거나 그러할 염려가 있어 인체의 건강을 해칠 우려가 있는 것
4. 불결하거나 다른 물질이 섞이거나 첨가된 것 또는 그 밖의 사유로 인체의 건강을 해칠 우려가 있는 것
5. 제18조에 따른 안전성 심사 대상인 농·축·수산물 등 가운데 안전성 심사를 받지 아니하였거나 안전성 심사에서 식용으로 부적합하다고 인정된 것
6. 수입이 금지된 것 또는 「수입식품안전관리 특별법」 제20조제1항에 따른 수입신고를 하지 아니하고 수입한 것
7. 영업자가 아닌 자가 제조·가공·소분한 것

제5조 【병든 동물 고기 등의 판매 등 금지】 누구든지 총리령으로 정하는 **질병에 걸렸**거나 걸렸을 염려가 있는 동물이나 그 **질병에 걸려 죽**은 동물의 **고기 · 뼈 · 젖 · 장기 또는 혈액**을 식품으로 판매하거나 판매할 목적으로 채취 · 수입 · 가공 · 사용 · 조리 · 저장 · 소분 또는 운반하거나 진열하여서는 **아니 된다**.

제6조 【기준 · 규격이 정하여지지 아니한 화학적 합성품 등의 판매 등 금지】 누구든지 **다음 각 호의 어느 하나에 해당**하는 행위를 하여서는 **아니 된다**. 다만, 식품의약품안전처장이 제57조에 따른 **식품위생심의위원회**(이하 "**심의위원회**"라 한다)의 심의를 거쳐 인체의 건강을 해칠 우려가 없다고 **인정하는 경우**에는 그러하지 **아니하다**.

1. 제7조제1항 및 제2항에 따라 **기준 · 규격이 정하여지지 아니**한 화학적 **합성품인 첨가물**과 이를 함유한 물질을 식품첨가물로 사용하는 행위
2. 제1호에 따른 식품첨가물이 함유된 식품을 판매하거나 판매할 목적으로 **제조 · 수입 · 가공 · 사용 · 조리 · 저장 · 소분 · 운반** 또는 진열하는 행위

제7조 【식품 또는 식품첨가물에 관한 기준 및 규격】

① **식품의약품안전처장**은 국민 건강을 보호 · 증진하기 위하여 필요하면 판매를 목적으로 하는 식품 또는 식품첨가물에 관한 **다음 각 호의 사항**을 정하여 **고시한다**.

1. **제조 · 가공 · 사용 · 조리 · 보존 방법**에 관한 **기준**
2. **성분에 관한 규격**

② **식품의약품안전처장**은 제1항에 따라 **기준과 규격이 고시되지 아니**한 식품 또는 식품첨가물의 **기준과 규격을 인정받으려는 자**에게 제1항 각 호의 사항을 제출하게 하여 「식품 · 의약품분야 시험 · 검사 등에 관한 법률」 제6조제3항제1호에 따라 식품의약품안전처장이 지정한 **식품전문 시험 · 검사기관** 또는 같은 조 제4항 단서에 따라 총리령으로 정하는 **시험 · 검사기관의 검토를 거쳐** 제1항에 따른 기준과 규격이 고시될 때까지 그 식품 또는 식품첨가물의 **기준과 규격으로 인정**할 수 있다.

③ **수출할 식품 또는 식품첨가물의 기준과 규격**은 제1항 및 제2항에도 불구하고 **수입자가 요구하는 기준**과 규격을 따를 수 있다.

④ 제1항 및 제2항에 따라 기준과 규격이 정하여진 식품 또는 식품첨가물은 그 기준에 따라 제조 · 수입 · 가공 · 사용 · 조리 · 보존하여야 하며, 그 **기준과 규격에 맞지 아니**하는 식품 또는 식품첨가물은 **판매하거나 판매할 목적**으로 제조 · 수입 · 가공 · 사용 · 조리 · 저장 · 소분 · 운반 · 보존 또는 **진열하여서는 아니** 된다.

제12조의2 【유전자변형식품등의 표시】

① 다음 각 호의 어느 하나에 해당하는 **생명공학기술을 활용**하여 재배 · 육성된 농산물 · 축산물 · 수산물 등을 원재료로 하여 **제조 · 가공한 식품 또는** 식품첨가물(이하 "**유전자변형식품등**"이라 한다)은 **유전자변형식품임을 표시**하여야 한다.
다만, **제조 · 가공 후**에 유전자변형 디엔에이(DNA, Deoxyribonucleic acid) 또는 **유전자변형 단백질이 남아 있는 유전자변형식품등에 한정**한다.

1. **인위적으로 유전자를 재조합**하거나 유전자를 구성하는 **핵산을 세포 또는 세포 내 소기관으로 직접 주입**하는 기술
2. 분류학에 따른 과(科)의 범위를 넘는 **세포융합기술**

② 제1항에 따라 표시하여야 하는 **유전자변형식품등**은 **표시가 없으면** 판매하거나 **판매할 목**

적으로 수입 · 진열 · 운반하거나 영업에 사용하여서는 아니 된다.

③ 제1항에 따른 표시의무자, 표시대상 및 표시방법 등에 필요한 사항은 식품의약품안전처장이 정한다.

제15조【위해평가】

① 식품의약품안전처장은 국내외에서 유해물질이 함유된 것으로 알려지는 등 위해의 우려가 제기되는 식품 등이 제4조 또는 제8조에 따른 식품 등에 해당한다고 의심되는 경우에는 그 식품 등의 위해요소를 신속히 평가하여 그것이 위해식품 등인지를 결정하여야 한다.

② 식품의약품안전처장은 제1항에 따른 위해평가가 끝나기 전까지 국민건강을 위하여 예방조치가 필요한 식품 등에 대하여는 판매하거나 판매할 목적으로 채취 · 제조 · 수입 · 가공 · 사용 · 조리 · 저장 · 소분 · 운반 또는 진열하는 것을 일시적으로 금지할 수 있다.

⑥ 제1항에 따른 위해평가의 대상, 방법 및 절차, 그 밖에 필요한 사항은 대통령령으로 정한다.

제18조【유전자변형식품등의 안전성 심사 등】

① 유전자변형식품등을 식용(食用)으로 수입 · 개발 · 생산하는 자는 최초로 유전자변형식품등을 수입하는 경우 등 대통령령으로 정하는 경우에는 식품의약품안전처장에게 해당 식품등에 대한 안전성 심사를 받아야 한다.

② 식품의약품안전처장은 제1항에 따른 유전자변형식품등의 안전성 심사를 위하여 식품의약품안전처에 유전자변형식품등 안전성심사위원회(이하 "안전성심사위원회"라 한다)를 둔다.

③ 안전성심사위원회는 위원장 1명을 포함한 20명 이내의 위원으로 구성한다. 이 경우 공무원이 아닌 위원이 전체 위원의 과반수가 되도록 하여야 한다.

⑤ 안전성심사위원회의 위원장은 위원 중에서 호선한다.

⑥ 위원의 임기는 2년으로 한다. 다만, 공무원인 위원의 임기는 해당 직(職)에 재직하는 기간으로 한다.

⑦ 그 밖에 안전성심사위원회의 구성 · 기능 · 운영에 필요한 사항은 대통령령으로 정한다.

⑧ 제1항에 따른 안전성 심사의 대상, 안전성 심사를 위한 자료 제출의 범위 및 심사 절차 등에 관하여는 식품의약품안전처장이 정하여 고시한다.

제19조의4【검사명령 등】

① 식품의약품안전처장은 다음 각 호의 어느 하나에 해당하는 식품등을 채취 · 제조 · 가공 · 사용 · 조리 · 저장 · 소분 · 운반 또는 진열하는 영업자에 대하여 「식품 · 의약품분야 시험 · 검사 등에 관한 법률」 제6조제3항제1호에 따른 식품전문시험 · 검사기관 또는 같은 법 제8조에 따른 국외시험 · 검사기관에서 검사를 받을 것을 명(이하 "검사명령"이라 한다)할 수 있다. 다만, 검사로써 위해성분을 확인할 수 없다고 식품의약품안전처장이 인정하는 경우에는 관계자료 등으로 갈음할 수 있다.

1. 국내외에서 유해물질이 검출된 식품등
3. 그 밖에 국내외에서 위해발생의 우려가 제기되었거나 제기된 식품등

제21조【특정 식품 등의 수입 · 판매 등 금지】

① 식품의약품안전처장은 특정 국가 또는 지역에서 채취 · 제조 · 가공 · 사용 · 조리 또는 저장된 식품 등이 그 특정 국가 또는 지역에서 위해한 것으로 밝혀졌거나 위해의 우려가 있다고 인정되는 경우에는 그 식품 등을 수입 · 판매하거나 판매할 목적으로 제조 · 가공 · 사용 · 조리 · 저장 · 소분 · 운반 또는 진열하는 것을 금지할 수 있다.

제22조【출입 · 검사 · 수거 등】

① 식품의약품안전처장(대통령령으로 정하는 그 소속 기관의 장을 포함한다. 이하 이 조에서 같다), 시 · 도지사 또는 시장 · 군수 · 구청장은 **식품 등의 위해방지 · 위생관리와 영업질서의 유지를 위하여** 필요하면 다음 각 호의 구분에 따른 조치를 할 수 있다.

1. 영업자나 그 밖의 **관계인에게 필요한 서류나 그 밖의 자료의 제출** 요구
2. 관계 공무원으로 하여금 다음 각 목에 해당하는 **출입 · 검사 · 수거** 등의 조치
   가. 영업소(**사무소, 창고, 제조소, 저장소, 판매소,** 그 밖에 이와 유사한 장소를 포함한다)에 출입하여 판매를 목적으로 하거나 영업에 사용하는 식품 등 또는 영업시설 등에 대하여 하는 **검사**
   나. 가목에 따른 **검사에 필요한** 최소량의 **식품 등의 무상 수거**
   다. 영업에 관계되는 **장부 또는 서류의 열람**

③ 제1항 및 제2항의 경우에 **출입 · 검사 · 수거** 또는 **열람하려는 공무원**은 그 **권한을 표시하는 증표** 및 조사기간, 조사범위, 조사담당자, 관계 법령 등 대통령령으로 정하는 사항이 기재된 서류를 지니고 이를 **관계인에게 내보여야** 한다.

제31조【자가품질검사 의무】

① 식품 등을 제조 · 가공하는 영업자는 총리령으로 정하는 바에 따라 제조 · 가공하는 식품 등이 제7조 또는 제9조에 따른 기준과 규격에 맞는지를 검사하여야 한다.

제32조【식품위생감시원】

① 제22조제1항에 따른 관계 공무원의 직무와 그 밖에 식품위생에 관한 지도 등을 하기 위하여 **식품의약품안전처**(대통령령으로 정하는 그 소속 기관을 포함한다), 특별시 · 광역시 · 특별자치시 · 도 · 특별자치도(이하 "시 · 도"라 한다) 또는 **시 · 군 · 구**(자치구를 말한다. 이하 같다)에 **식품위생감시원**을 둔다.

제33조【소비자식품위생감시원】

① **식품의약품안전처장**(대통령령으로 정하는 그 소속 기관의 장을 포함한다. 이하 이 조에서 같다), **시 · 도지사 또는 시장 · 군수 · 구청장**은 식품위생관리를 위하여 「소비자기본법」 제29조에 따라 등록한 소비자단체의 임직원 중 해당 단체의 장이 추천한 자나 식품위생에 관한 지식이 있는 자를 **소비자식품위생감시원으로 위촉할 수 있**다.

② 제1항에 따라 위촉된 소비자식품위생감시원(이하 "**소비자식품위생감시원**"이라 한다)의 직무는 다음 각 호와 같다.

1. 제36조제1항제3호에 따른 식품접객업을 하는 자(이하 "**식품접객영업자**"라 한다)**에 대한 위생관리 상태 점검**
2. **유통 중인 식품등이** 「식품등의 표시 · 광고에 관한 법률」 제4조부터 제7조까지에 따른 **표시 · 광고의 기준에 맞지 아니**하거나 같은 법 제8조에 따른 **부당한 표시 또는 광고행위의 금지 규정**을 위반한 경우 관할 **행정관청에 신고**하거나 **그에 관한 자료 제공**
3. 제32조에 따른 식품위생감시원이 하는 **식품등에 대한 수거 및 검사 지원**
4. 그 밖에 식품위생에 관한 사항으로서 대통령령으로 정하는 사항

제38조【영업허가 등의 제한】

① 다음 각 호의 어느 하나에 해당하면 제37조제1항에 따른 영업허가를 하여서는 아니 된다.

1. 해당 **영업 시설이** 제36조에 따른 **시설기준에 맞지 아니한 경우**
2. 제75조제1항 또는 제2항에 따라 **영업허가가 취소**(제44조제2항제1호를 위반하여 영

업허가가 취소된 경우와 제75조제1항제19호 및 제20호에 따라 영업허가가 취소된 경우는 제외한다)되거나 「식품등의 표시 · 광고에 관한 법률」 제16조제1항 · 제2항에 따라 영업허가가 취소되고 **6개월**이 지나기 **전에 같은 장소**에서 **같은 종류의 영업**을 하려는 경우. 다만, 영업시설 전부를 철거하여 영업허가가 취소된 경우에는 그러하지 아니하다.

3. 제44조제2항제1호를 위반하여 영업허가가 취소되거나 제75조제1항제19호 및 제20호에 따라 영업허가가 취소되고 **2년이 지나기 전에 같은 장소**에서 제36조제1항제3호에 따른 **식품접객업**을 하려는 경우
6. **제4조부터 제6조까지 또는 제8조를 위반**하여 영업**허가가 취소되고 5년이 지나기 전에 같은 자**(법인인 경우에는 그 대표자를 포함한다)가 취소된 영업과 **같은 종류의 영업**을 하려는 경우
7. 제36조제1항제3호에 따른 식품접객업 중 **국민의 보건위생을 위하여 허가를 제한**할 필요가 뚜렷하다고 인정되어 **시 · 도지사가 지정**하여 고시하는 영업에 해당하는 경우
8. 영업허가를 받으려는 자가 **피성년후견인이거나 파산선고**를 받고 **복권되지 아니한 자**인 경우

제41조 【식품위생교육】

① 대통령령으로 정하는 **영업자 및 유흥종사자**를 둘 수 있는 식품접객업 영업자의 종업원은 **매년 식품위생에 관한 교육**(이하 "**식품위생교육**"이라 한다)을 받아야 한다.

② 제36조제1항 각 호에 따른 영업을 하려는 자는 **미리 식품위생교육을 받아**야 한다. 다만, 부득이한 사유로 미리 식품위생교육을 받을 수 없는 경우에는 영업을 시작한 뒤에 식품의약품안전처장이 정하는 바에 따라 식품위생교육을 받을 수 있다.

④ 제2항에도 불구하고 다음 각 호의 어느 하나에 해당하는 면허를 받은 자가 제36조제1항제3호에 따른 식품접객업을 하려는 경우에는 식품위생교육을 받지 아니하여도 된다.

1. 제53조에 따른 **조리사 면허**
2. 「국민영양관리법」 제15조에 따른 **영양사 면허**
3. 「공중위생관리법」 제6조의2에 따른 **위생사면허**

제43조 【영업 제한】

① **특별자치시장 · 특별자치도지사 · 시장 · 군수 · 구청장은 영업 질서**와 선량한 풍속을 유지하는 데에 필요한 경우에는 영업자 중 **식품접객영업자와 그 종업원**에 대하여 **영업시간 및 영업행위를 제한**할 수 있다.

제44조 【영업자 등의 준수사항】

② 식품접객영업자는 「청소년보호법」 제2조에 따른 **청소년**(이하 이 항에서 "청소년"이라 한다)에게 **다음 각 호**의 어느 하나에 해당하는 행위를 하여서는 **아니** 된다.

1. 청소년을 **유흥접객원으로 고용하여 유흥행위**를 하게 하는 행위
2. 「청소년보호법」 제2조제5호가목3)에 따른 청소년출입 · 고용 금지업소에 **청소년을 출입시키거나 고용**하는 행위
3. 「청소년보호법」 제2조제5호나목3)에 따른 **청소년고용금지업소에 청소년을 고용**하는 행위
4. 청소년에게 **주류를 제공하는 행위**

③ **누구든지 영리를 목적으로** 제36조제1항제3호의 식품접객업을 하는 장소(유흥종사자를 둘 수 있도록 대통령령으로 정하는 영업을 하는 장소는 제외한다)에서 **손님과 함께 술을 마**

시거나 노래 또는 춤으로 손님의 유흥을 돋우는 접객행위(공연을 목적으로 하는 가수, 악사, 댄서, 무용수 등이 하는 행위는 제외한다)를 하거나 다른 사람에게 그 행위를 알선하여서는 **아니 된다**.

④ 제3항에 따른 식품접객영업자는 유흥종사자를 **고용·알선하거나 호객행위를 하여서는 아니 된다**.

제45조【위해식품 등의 회수】

① 판매의 목적으로 식품등을 제조·가공·소분·수입 또는 판매한 영업자(「수입식품안전관리 특별법」 제15조에 따라 등록한 수입식품등 수입·판매업자를 포함한다. 이하 이 조에서 같다)는 해당 식품 등이 제4조부터 제6조까지, 제7조제4항, 제8조, 제9조제4항, 제9조의3 또는 제12조의2제2항을 위반한 사실(식품 등의 위해와 관련이 없는 위반사항을 제외한다)을 알게 된 경우에는 지체 없이 유통 중인 해당 식품 등을 회수하거나 회수하는 데에 필요한 조치를 하여야 한다.

제47조【모범업소의 지정 등】

① **특별자치시장·특별자치도지사·시장·군수·구청장**은 총리령으로 정하는 위생등급 기준에 따라 위생관리 상태 등이 우수한 식품접객업소(공유주방에서 조리·판매하는 업소를 포함한다) 또는 집단급식소를 **모범업소**로 **지정**할 수 있다.

② 시·도지사 또는 시장·군수·구청장은 제1항에 따라 지정한 모범업소에 대하여 관계 공무원으로 하여금 총리령으로 정하는 일정 기간 동안 제22조에 따른 출입·검사·수거 등을 하지 아니하게 할 수 있으며, 제89조제3항제1호에 따른 영업자의 위생관리시설 및 위생설비시설 개선을 위한 융자 사업과 같은 항 제6호에 따른 음식문화 개선과 좋은 식단 실천을 위한 사업에 대하여 우선 지원 등을 할 수 있다.

③ 특별자치시장·특별자치도지사·시장·군수·구청장은 제1항에 따라 모범업소로 지정된 업소가 그 지정기준에 미치지 못하거나 영업정지 이상의 행정처분을 받게 되면 지체 없이 그 지정을 취소하여야 한다.

④ 제1항 및 제3항에 따른 모범업소의 지정 및 그 취소에 관한 사항은 총리령으로 정한다.

제47조의2【식품접객업소의 위생등급 지정 등】

① **식품의약품안전처장, 시·도지사** 또는 **시장·군수·구청장**은 식품접객업소의 **위생 수준을 높이**기 위하여 식품접객영업자의 신청을 받아 **식품접객업소**의 위생상태를 평가하여 **위생등급을 지정**할 수 있다.

② **식품의약품안전처장**은 제1항에 따른 식품접객업소의 **위생상태 평가 및 위생등급 지정**에 **필요한 기준** 및 **방법** 등을 정하여 **고시**하여야 한다.

⑤ **위생등급의 유효기간**은 위생등급을 지정한 날부터 **3년**으로 한다. 다만, 총리령으로 정하는 바에 따라 그 기간을 연장할 수 있다.

제48조【식품안전관리인증기준】

① **식품의약품안전처장은 식품의 원료관리 및 제조·가공·조리·소분·유통의 모든 과정**에서 **위해한 물질**이 식품에 섞이거나 식품이 **오염되는 것을 방지**하기 위하여 **각 과정의 위해요소**를 **확인·평가**하여 중점적으로 관리하는 기준(이하 "식품안전관리인증기준"이라 한다)을 식품별로 정하여 고시할 수 있다.

② 총리령으로 정하는 식품을 제조·가공·조리·소분·유통하는 영업자는 제1항에 따라 식품의약품안전처장이 식품별로 고시한 식품안전관리인증기준을 지켜야 한다.

③ **식품의약품안전처장**은 제2항에 따라 식품안전관리인증기준을 지켜야 하는 영업자와 그

밖에 식품안전관리인증기준을 지키기 원하는 영업자의 업소를 식품별 식품안전관리인증기준 적용업소(이하 "**식품안전관리인증기준적용업소**"라 한다)로 **지정**할 수 있다.

제48조의2 【인증 유효기간】

① 제48조제3항에 따른 인증의 **유효기간**은 인증을 받은 날부터 **3년으로 하며**, 같은 항 후단에 따른 변경 인증의 유효기간은 당초 인증 **유효기간의 남은 기간**으로 한다.

② 제1항에 따른 인증 유효기간을 연장하려는 자는 총리령으로 정하는 바에 따라 식품의약품안전처장에게 연장신청을 하여야 한다.

③ **식품의약품안전처장**은 제2항에 따른 연장신청을 받았을 때에는 안전관리인증기준에 적합하다고 인정하는 경우 **3년의 범위에서 그 기간을 연장**할 수 있다.

제49조 【식품이력추적관리 등록기준 등】

① 식품을 제조 · 가공 또는 판매하는 자 중 **식품이력추적관리를 하려는 자**는 총리령으로 정하는 등록기준을 갖추어 해당 **식품을 식품의약품안전처장에게 등록**할 수 있다. 다만, **영유아식 제조 · 가공업자, 일정 매출액 · 매장 면적 이상의 식품판매업자** 등 총리령으로 정하는 자는 **식품의약품안전처장에게 등록**하여야 한다.

② 제1항에 따라 등록한 식품을 제조 · 가공 또는 판매하는 자는 식품이력추적관리에 필요한 기록의 작성 · 보관 및 관리 등에 관하여 **식품의약품안전처장이 정하여 고시**하는 기준(이하 "**식품이력추적관리기준**"이라 한다)을 지켜야 한다.

③ 제1항에 따른 등록의 유효기간은 **등록한 날부터 3년**으로 한다. 다만, 그 품목의 특성상 달리 적용할 필요가 있는 경우에는 총리령으로 정하는 바에 따라 그 기간을 연장할 수 있다.

⑤ **식품의약품안전처장**은 제1항에 따라 등록한 제조 · 가공 또는 판매하는 자에 대하여 **식품이력추적관리기준**의 **준수 여부** 등을 **3년마다 조사 · 평가**한다. 다만, **제1항 단서**에 따라 등록한 식품을 제조 · 가공 또는 판매하는 자에 대하여는 **2년마다** 조사 · 평가하여야 한다.

⑥ **식품의약품안전처장은** 제1항에 따라 등록을 한 자에게 예산의 범위에서 **식품이력추적관리에 필요한 자금을 지원**할 수 있다.

제53조 【조리사의 면허】

① **조리사**가 되려는 자는 「국가기술자격법」에 따라 해당 기능분야의 자격을 얻은 후 **특별자치시장 · 특별자치도지사 · 시장 · 군수 · 구청장의 면허**를 받아야 한다.

제54조 【결격사유】 다음 각 호의 어느 하나에 해당하는 자는 **조리사 면허를 받을 수 없다**.

1. 「정신건강증진 및 정신질환자 복지서비스 지원에 관한 법률」 제3조제1호에 따른 **정신질환자**. 다만, **전문의가 조리사로서 적합**하다고 인정하는 자는 그러하지 **아니**하다.
2. 「감염병의 예방 및 관리에 관한 법률」 제2조제13호에 따른 **감염병환자**. 다만, 같은 조제4호아목에 따른 **B형간염환자는 제외**한다.
3. 「마약류관리에 관한 법률」 제2조제2호에 따른 **마약이나 그 밖의 약물 중독자**
4. **조리사 면허의 취소**처분을 받고 그 취소된 날부터 **1년이 지나지 아니한 자**

제67조 【식품안전정보원의 설립】

① 식품의약품안전처장의 위탁을 받아 제49조에 따른 **식품이력추적관리업무와 식품안전에 관한 업무** 중 제68조제1항 각 호에 관한 **업무를 효율적으로 수행**하기 위하여 **식품안전정보원**(이하 "**정보원**"이라 한다)를 둔다.

제68조【정보원의 사업】

① 정보원은 다음 각 호의 사업을 한다.

1. 국내외 식품안전정보의 수집 · 분석 · 정보제공 등

1의2. **식품안전정책 수립을 지원**하기 위한 **조사 · 연구** 등

2. 식품안전정보의 수집 · 분석 및 식품이력추적관리 등을 위한 정보시스템의 구축 · 운영 등

3. **식품이력추적관리**의 등록 · 관리 등

4. **식품이력추적관리**에 관한 **교육 및 홍보**

5. 식품사고가 발생한 때 사고의 신속한 원인규명과 해당 식품의 회수 · 폐기 등을 위한 정보제공

6. 식품위해정보의 공동활용 및 대응을 위한 기관 · 단체 · 소비자단체 등과의 협력 네트워크 구축 · 운영

7. 소비자 식품안전 관련 신고의 안내 · 접수 · 상담 등을 위한 지원

8. 그 밖에 식품안전정보 및 식품이력추적관리에 관한 사항으로서 식품의약품안전처장이 정하는 사업

제72조【폐기처분 등】

① **식품의약품안전처장, 시 · 도지사 또는 시장 · 군수 · 구청장**은 영업자(수입식품 등 수입 · 판매업자 포함)가 제4조부터 제6조까지, 제7조제4항, 제8조, 제9조제4항, 제9조의3, 제12조의2제2항 또는 제14조제1항제13호를 위반한 경우에는 관계 공무원에게 그 식품등을 **압류, 제12조의2제2항 또는 폐기**하게 하거나 **용도 · 처리방법 등을 정**하여 영업자에게 **위해를 없애는 조치**를 하도록 명하여야 한다.

② 식품의약품안전처장, 시 · 도지사 또는 시장 · 군수 · 구청장은 제37조제1항, 제4항 또는 제5항을 위반하여 **허가받지 아니하거나 신고하지 아니**하고 제조 · 가공 · 조리한 식품 또는 식품첨가물이나 여기에 사용한 기구 또는 용기 · 포장 등을 관계 공무원에게 **압류하거나 폐기**하게 할 수 있다.

④ 제1항 및 제2항에 따른 압류나 폐기를 하는 공무원은 그 권한을 표시하는 증표를 지니고 이를 관계인에게 내보여야 한다.

제73조【위해식품 등의 공표】

① **식품의약품안전처장, 시 · 도지사 또는 시장 · 군수 · 구청장**은 다음 각 호의 어느 하나에 해당되는 경우에는 해당 영업자에 대하여 그 사실의 공표를 명할 수 있다. 다만, 식품위생에 관한 위해가 발생한 경우에는 공표를 명하여야 한다.

1. 제4조부터 제6조까지, 제7조제4항, 제8조 또는 제9조제4항, 제9조의3 등을 위반하여 식품위생에 관한 **위해가 발생하였다고 인정**되는 때

2. 제45조제1항 또는 「식품등의 표시광고에 관한 법률」 제15조제2항에 따른 **회수계획을 보고**받은 때

제80조【면허취소 등】

① **식품의약품안전처장** 또는 **특별자치시장 · 특별자치도지사 · 시장 · 군수 · 구청장**은 조리사가 다음 각 호의 어느 하나에 해당하면 그 **면허를 취소**하거나 **6개월 이내**의 기간을 정하여 **업무정지**를 명할 수 있다. 다만, 조리사가 **제1호** 또는 **제5호**에 해당할 경우 **면허를 취소**하여야 한다.

1. **제54조(결격사유)** 각 호의 어느 하나에 **해당하게 된 경우**

2. 제56조에 따른 **교육을 받지 아니**한 경우

3. **식중독**이나 그 밖에 위생과 관련한 **중대한 사고 발생**에 **직무상의 책임**이 있는 경우

4. 면허를 타인에게 대여하여 사용하게 한 경우
5. 업무정지 기간 중에 조리사의 업무를 하는 경우

제81조【청문】 식품의약품안전처장, 시·도지사 또는 시장·군수·구청장은 다음 각 호의 어느 하나에 해당하는 처분을 하려면 청문을 하여야 한다.

2. 제48조제8항에 따른 식품안전관리인증기준 적용업소의 인증취소

2의2. 제48조의5제1항에 따른 교육훈련기관의 지정취소

3. 제75조제1항부터 제3항까지의 규정에 따른 영업허가 또는 등록의 취소나 영업소의 폐쇄명령
4. 제80조제1항에 따른 면허의 취소

제82조【영업정지 등의 처분에 갈음하여 부과하는 과징금 처분】

① 식품의약품안전처장, 시·도지사 또는 시장·군수·구청장은 영업자가 제75조제1항 각 호 또는 제76조제1항 각 호의 어느 하나에 해당하는 경우에는 대통령령으로 정하는 바에 따라 영업정지, 품목 제조정지 또는 품목류 제조정지 처분을 갈음하여 10억원 이하의 과징금을 부과할 수 있다.

제86조【식중독에 관한 조사 보고】

① 다음 각 호의 어느 하나에 해당하는 자는 지체 없이 관할 특별자치시장·시장(특별자치도지사 포함)·군수·구청장에게 보고하여야 한다. 이 경우 의사나 한의사는 대통령령으로 정하는 바에 따라 식중독 환자나 식중독이 의심되는 자의 혈액 또는 배설물을 보관하는 데에 필요한 조치를 하여야 한다.

1. 식중독 환자나 식중독이 의심되는 자를 진단하였거나 그 사체를 검안 의사 또는 한의사
2. 집단급식소에서 제공한 식품 등으로 인하여 식중독 환자나 식중독으로 의심되는 증세를 보이는 자를 발견한 집단급식소의 설치·운영자

② 특별자치시장·시장·군수·구청장은 제1항에 따른 보고를 받은 때에는 지체 없이 그 사실을 식품의약품안전처장 및 시·도지사(특별자치시장은 제외)에게 보고하고, 대통령령으로 정하는 바에 따라 원인을 조사하여 그 결과를 보고하여야 한다.

③ 식품의약품안전처장은 제2항에 따른 보고의 내용이 국민 건강상 중대하다고 인정하는 경우에는 해당 시·도지사 또는 시장·군수·구청장과 합동으로 원인을 조사할 수 있다.

제88조【집단급식소】

① 집단급식소를 설치·운영하려는 자는 총리령으로 정하는 바에 따라 특별자치시장·특별자치도지사·시장·군수·구청장에게 신고하여야 한다.

제94조【벌칙】 다음 각 호의 어느 하나에 해당하는 자는 10년 이하의 징역 또는 1억원 이하의 벌금에 처하거나 이를 병과할 수 있다.

1. 제4조부터 제6조까지(제88조에서 준용하는 경우를 포함하고, 제93조제1항 및 제3항에 해당하는 경우는 제외한다)를 위반한 자
2. 제8조를 위반한 자
3. 제37조제1항을 위반한 자

02 식품위생법 시행령

제2조【집단급식소의 범위】「식품위생법」제2조제12호에 따른 집단급식소는 1회 50인 이상에게 식사를 제공하는 급식소를 말한다.

제4조【위해평가의 대상 등】

① 법 제15조제1항에 따른 식품, 식품첨가물, 기구 또는 용기·포장(이하 "식품등"이라 한다)의 위해평가(이하 "위해평가"라 한다) 대상은 다음 각 호로 한다.

1. 국제식품규격위원회 등 국제기구 또는 외국정부가 인체의 건강을 해칠 우려가 있다고 인정하여 판매하거나 판매할 목적으로 채취·제조·수입·가공·사용·조리·저장·소분(小分: 완제품을 나누어 유통을 목적으로 재포장하는 것을 말한다. 이하 같다)·운반 또는 진열을 금지하거나 제한한 식품등
2. 국내외의연구·검사기관에서 인체의 건강을 해칠 우려가 있는 원료 또는 성분 등이 검출된 식품등
3. 「소비자기본법」 제29조에따라 등록한 소비자단체 또는 식품관련학회가 위해평가를 요청한 식품등으로서 법 제57조에 따른 식품위생심의위원회(이하 "심의위원회"라 한다)가 인체의 건강을 해칠 우려가 있다고 인정한 식품등
4. 새로운 원료·성분 또는 기술을 사용하여 생산·제조·조합되거나 안전성에 대한 기준 및 규격이 정하여지지 아니하여 인체의 건강을 해칠 우려가 있는 식품등

② 위해평가에서 평가하여야 할 위해요소는 다음 각 호의 요인으로 한다.

1. 잔류농약, 중금속, 식품첨가물, 잔류동물용의약품, 환경오염물질 및 제조·가공·조리과정에서 생성되는 물질 등 화학적 요인
2. 식품등의 형태 및 이물(異物) 등 물리적 요인
3. 식중독 유발 세균 등 미생물적 요인

③ 위해평가는 다음 각 호의 과정을 순서대로 거친다. 다만, 식품의약품안전처장이 현재의 기술 수준이나 위해요소의 특성에 따라 따로 방법을 정한 경우에는 그에 따를 수 있다.

1. 위해요소의 인체 내 독성을 확인하는 위험성 확인과정
2. 위해요소의 인체노출 허용량을 산출하는 위험성 결정과정
3. 위해요소가 인체에 노출된 양을 산출하는 노출평가과정
4. 위험성 확인과정, 위험성 결정과정 및 노출평가과정의 결과를 종합하여 해당 식품등이 건강에 미치는 영향을 판단하는 위해도(危害度) 결정과정

제10조【유전자변형식품등 안전성심사위원회의 구성·운영 등】

④ 법 제18조제2항에 따른 유전자변형식품등 안전성심사위원회(이하 "안전성심사위원회"라 한다)의 위원(공무원인 위원은 제외한다)이 궐위(闕位)된 경우 그 보궐위원의 임기는 전임위원 임기의 남은 기간으로 한다.

⑤ 위원장은 안전성심사위원회를 대표하며, 안전성심사위원회의 업무를 총괄한다.

제23조【허가를 받아야 하는 영업 및 허가관청】

허가를 받아야 하는 영업 및 해당 허가관청은 다음 각 호와 같다.

1. 식품조사처리업 : 식품의약품안전처장
2. 단란주점영업과 유흥주점영업 : 특별자치시장·특별자치도지사 또는 시장·군수·구청장

제25조【영업신고를 하여야 하는 업종】

① 특별자치시장·특별자치도지사 또는 시장·군수·구청장에게 신고를 하여야 하는 영업은 다음 각 호와 같다.

2. 즉석판매제조 · 가공업
4. 식품운반업
5. 식품소분 · 판매업
6. 식품냉동 · 냉장업
7. 용기 · 포장류제조업
8. 휴게음식점영업, 일반음식점영업, 위탁급식영업, 제과점영업

② 다음 각 호의 어느 하나에 해당하는 경우에는 신고하지 아니한다.

1. 「양곡관리법」에 따른 양곡가공업 중 도정업을 하는 경우
2. 「수산식품산업의 육성 및 지원에 관한 법률」 제16조에 따라 수산물가공업[수산동물유(水産動物油) 가공업, 냉동·냉장업 및 선상가공업만 해당한다]의 신고를 하고 해당 영업을 하는 경우
4. 「축산물위생관리법」에 따라 축산물가공업의 허가를 받아 해당 영업을 하거나 식육즉석판매가공업 신고를 하고 해당 영업을 하는 경우
5. 「건강기능식품에 관한 법률」에 따라 건강기능식품제조업 및 건강기능식품판매업의 영업허가를 받거나 영업신고를 하고 해당 영업을 하는 경우
6. 식품첨가물이나 다른 원료를 사용하지 아니하고 농산물 · 임산물 · 수산물을 단순히 자르거나, 껍질을 벗기거나, 말리거나, 소금에 절이거나, 숙성하거나, 가열하는 등의 가공과정 중 위생상 위해가 발생할 우려가 없고 식품의 상태를 관능검사(官能檢查)로 확인할 수 있도록 가공하는 경우
7. 「농어업 · 농어촌 및 식품산업 기본법」에 따른 농어업인 및 「농어업경영체 육성 및 지원에 관한 법률」에 따른 영농조합법인과 영어조합법인이 생산한 농산물 · 임산물 · 수산물을 집단급식소에 판매하는 경우.

제26조의2 【등록하여야 하는 영업】

① 법 제37조제5항 본문에 따라 특별자치시장 · 특별자치도지사 또는 시장 · 군수 · 구청장에게 등록하여야 하는 영업은 다음 각 호와 같다. 다만, 제1호에 따른 식품제조 · 가공업 중 「주세법」 제2조제1호의 주류를 제조하는 경우에는 식품의약품안전처장에게 등록하여야 한다.

1. 제21조제1호의 식품제조 · 가공업
2. 제21조제3호의 식품첨가물제조업
3. 제21조제9호의 공유주방운영업

제28조 【영업의 제한 등】 법 제43조제2항에 따라 특별자치시 · 특별자치도 · 시 · 군 · 구의 조례로 영업을 제한하는 경우 영업시간의 제한은 1일당 8시간 이너로 하여야 한다.

제36조 【조리사를 두어야 하는 식품접객업자】
법 제51조제1항 각 호 외의 부분 본문에서 "대통령령으로 정하는 식품접객업자"란 제21조제8호의 식품접객업 중 복어독 제거가 필요한 복어를 조리 · 판매하는 영업을 하는 자를 말한다. 이 경우 해당 식품접객업자는 「국가기술자격법」에 따른 복어 조리 자격을 취득한 조리사를 두어야 한다.

제59조 【식중독 원인의 조사】

① 식중독 환자나 식중독이 의심되는 자를 진단한 의사나 한의사는 다음 각 호의 어느 하나에 해당하는 경우 법 제86조제1항 각 호 외의 부분 후단에 따라 해당 식중독 환자나 식중독이 의심되는 자의 혈액 또는 배설물을 채취하여 법 제86조제2항에 따라 특별자치시장 · 시장(「제주특별자치도 설치 및 국제자유도시 조성을 위한 특별법」에 따른 행정시장을 포함한다.

이하 이 조에서 같다) · **군수 · 구청장**이 조사하기 위하여 **인수할 때까지** 변질되거나 오염되지 아니하도록 보관하여야 한다. 이 경우 보관용기에는 채취일, 식중독 환자나 식중독이 의심되는 자의 성명 및 채취자의 성명을 표시하여야 한다.

1. **구토 · 설사 등의 식중독 증세**를 보여 **의사** 또는 **한의사**가 **혈액** 또는 **배설물의 보관이 필요**하다고 인정한 경우
2. **식중독 환자**나 식중독이 의심되는 자 또는 그 **보호자가** 혈액 또는 배설물의 **보관을 요청**한 경우

② 법 제86조제2항에 따라 **특별자치시장 · 시장 · 군수 · 구청장**이 하여야 할 **조사**는 다음 각 호와 같다.

1. **식중독의 원인**이 된 식품등과 환자 간의 연관성을 확인하기 위해 실시하는 설문조사, 섭취음식 위험도 조사 및 **역학적(疫學的) 조사**
2. 식중독 환자나 식중독이 의심되는 자의 혈액 · 배설물 또는 식중독의 원인이라고 생각되는 식품등에 대한 **미생물학적 또는 이화학적(理化學的) 시험**에 의한 조사
3. 식중독의 원인이 된 식품등의 오염경로를 찾기 위하여 실시하는 **환경조사**

③ **특별자치시장 · 시장 · 군수 · 구청장**은 제2항 제2호에 따른 조사를 할 때에는 「식품 · 의약품분야 시험 · 검사 등에 관한 법률」 제24조제1항제1호에 따른 식품위생검사기관에 협조를 요청할 수 있다.

03 식품위생법 시행규칙

제38조 【식품소분업의 신고대상】

① 영 제21조제5호가목에서 "총리령으로 정하는 **식품 또는 식품첨가물**"이란 영 제21조제1호 및 제3호에 따른 영업의 대상이 되는 식품 또는 식품첨가물(수입되는 식품 또는 식품첨가물을 포함한다)과 **벌꿀**[영업자가 자가채취하여 직접 소분(小分) · 포장하는 경우를 제외한다]을 말한다. 다만, **다음 각 호**의 어느 하나에 해당하는 경우에는 **소분 · 판매해서는 안** 된다.

1. **어육 제품**
2. **특수용도식품(체중조절용 조제식품은 제외한다)**
3. **통 · 병조림 제품**
4. **레토르트식품**
5. **전분**
6. **장류 및 식초**(제품의 **내용물이 외부에 노출되지 않도록** **개별 포장되어 있어** 위해가 발생할 우려가 없는 경우는 **제외**한다)

제61조 【모범업소의 지정 등】

① **특별자치시장 · 특별자치도지사 · 시장 · 군수 · 구청장**은 법 제47조제1항에 따라 모범업소를 지정하는 경우에는 영 제2조의 집단급식소 및 영 제21조제8호나목의 **일반음식점영업을 대상**으로 별표 19의 **모범업소의 지정기준에 따라 지정**한다.

② **특별자치시장 · 특별자치도지사 · 시장 · 군수 · 구청장**은 법 제47조제1항에 따라 모범업소를 지정한 경우에는 해당 모범업소의 외부 또는 내부에 식품의약품안전처장이 정하는 규격에 따른 **모범업소 표지판을 붙이게 할 수** 있다.

③ 특별자치시장 · 특별자치도지사 · 시장 · 군수 · 구청장은 법 제47조제2항에 따라 모범업소의 영업자 또는 운영자가 다음 각 호의 어느 하나에 해당하는 경우를 제외하고는 모범업소로 지정된 날부터 **2년 동안** 법 제22조에 따른 **출입 · 검사를 하지 않을** 수 있다.

1. 법 제71조에 따른 시정명령을 받은 경우
2. 법 제74조에 따른 시설개수명령을 받은 경우
3. 법 제93조부터 법 제98조까지의 규정에 따른 징역 또는 벌금형이 확정된 경우
4. 법 제101조에 따른 과태료 처분을 받은 경우

제62조 【식품안전관리인증기준 대상 식품】

① 법 제48조제2항에서 "총리령으로 정하는 식품"이란 다음 각 호의 어느 하나에 해당하는 식품을 말한다.
1. 수산가공식품류의 어육가공품류 중 **어묵 · 어육소시지**
2. 기타수산물가공품 중 **냉동 어류 · 연체류 · 조미가공품**
3. **냉동식품** 중 **피자류 · 만두류 · 면류**
4. **과자류**, 빵류 또는 떡류 중 **과자 · 캔디류 · 빵류 · 떡류**
5. 빙과류 중 **빙과**
6. **음료류**[**다류**(茶類) 및 **커피류**는 **제외**한다]
7. **레토르트식품**
8. **절임류** 또는 **조림류의 김치류** 중 **김치**(배추를 주원료로 하여 절임, 양념혼합과정 등을 거쳐 이를 발효시킨 것이거나 발효시키지 아니한 것 또는 이를 가공한 것에 한한다)
9. 코코아가공품 또는 초콜릿류 중 **초콜릿류**
10. **면류** 중 **유탕면** 또는 곡분, 전분, 전분질원료 등을 주원료로 반죽하여 손이나 기계 따위로 면을 뽑아내거나 자른 국수로서 **생면 · 숙면 · 건면**
11. **특수용도식품**
12. 즉석섭취 · 편의식품류 중 **즉석섭취식품**
12의2. 즉석섭취 · 편의식품류의 즉석조리식품 중 **순대**
13. 식품제조 · 가공업의 영업소 중 전년도 총 매출액이 100억원 이상인 영업소에서 제조 · 가공하는 식품

제63조 【식품안전관리인증기준적용업소의 인증신청 등】

① 법 제48조제3항에 따라 식품안전관리인증기준 적용업소로 인증을 받으려는 자는 별지 제52호서식의 식품안전관리인증기준적용업소 인증신청서(전자문서로 된 신청서를 포함)에 법 제48조제1항에 따른 식품안전관리인증기준에 따라 작성한 적용대상 식품별 식품안전관리인증기준계획서(전자문서를 포함)를 첨부하여 업무를 **위탁받은 기관(인증기관)의 장**에게 제출하여야 한다.

② 제1항에 따라 **식품안전관리인증기준적용업소로 인증을 받으려는 자는 다음 각 호의 요건을 갖추**어야 한다.
1. **선행요건관리기준**(식품안전관리인증기준을 적용하기 위하여 미리 갖추어야 하는 **시설기준 및 위생관리기준**을 말한다)을 작성하여 운용할 것
2. **식품안전관리인증기준을 작성하여 운용할 것**

제64조 【식품안전관리인증기준적용업소의 영업자 및 종업원에 대한 교육훈련】

① 법 제48조제5항에 따라 식품안전관리인증기준 적용업소의 영업자 및 종업원이 받아야 하는 교육훈련의 종류는 다음 각 호와 같다.
1. 영업자 및 종업원에 대한 **신규 교육훈련**
2. 종업원에 대하여 **매년 1회(인증받은 연도는 제외한다) 이상 실시하는 정기교육훈련**
3. 그 밖에 식품의약품안전처장이 식품위해사고의 발생 및 확산이 우려되어 영업자 및 종업원에게 명하는 교육훈련

제66조【식품안전관리인증기준적용업소에 대한 조사 · 평가】

① **지방식품의약품안전처장은** 법 제48조제8항에 따라 식품안전관리인증기준적용업소로 인증받은 업소에 대하여 **식품안전관리인증기준의 준수 여부** 등에 관하여 **매년 1회 이상 조사 · 평가**할 수 있다.

제68조【식품안전관리인증기준적용업소에 대한 출입 · 검사 면제】 **지방식품의약품안전처장, 시 · 도지사 또는 시장 · 군수 · 구청장**은 법 제48조제11항에 따라 식품안전관리인증기준적용업소의 인증기간 동안 관계 공무원으로 하여금 **출입 · 검사를 하지 아니**하게 할 수 있다.

[별표 14] 업종별 시설기준(제36조 관련)

1. 식품제조가공업의 시설기준
   가. 식품의 제조시설과 원료 및 제품의 보관시설 등이 설비된 건축물의 위치 등
      1) 건물의 위치는 축산폐수 · 화학물질 그 밖에 오염물질의 발생시설로부터 식품에 나쁜 영향을 주지 아니하는 **거리를 두어**야 한다.
      2) 건물의 구조는 제조하고자 하는 식품의 특성에 따라 적정한 온도가 유지될 수 있고, 환기가 잘 될 수 있어야 한다.
      3) 건물의 자재는 식품에 나쁜 영향을 주지 아니하고 식품을 오염시키지 아니하는 것이어야 한다.
   나. 작업장
      1) 작업장은 독립된 건물이거나 식품제조 · 가공 외의 용도로 사용되는 시설과 분리되어야 한다.
      2) 작업장은 원료처리실 · 제조가공실 · 포장실 및 그 밖에 식품의 제조 · 가공에 필요한 작업실을 말하며, 각각의 시설은 분리 또는 구획되어야 한다.
      3) 작업장의 바닥 · 내벽 및 천장은 다음과 같은 구조로 설비되어야 한다.
         가) 바닥은 콘크리트 등으로 내수처리를 하여야 하며, 배수가 잘 되도록 하여야 한다.
         나) **내벽**은 바닥으로부터 **1.5미터까지 밝은 색**의 내수성으로 설비하거나 세균방지용페인트로 도색하여야 한다.
      4) 작업장 안에서 발생하는 악취 · 유해가스 · 매연 · 증기 등을 환기시키기에 충분한 환기시설을 갖추어야 한다.
      5) 작업장에는 쥐 · 바퀴 등 해충이 들어오지 못하도록 하여야 한다.
   다. 식품취급시설 등
      2) 식품취급시설 중 식품과 직접 접촉하는 부분은 위생적인 내수성 재질[**스테인리스 · 알루미늄 · 에프알피(FRP) · 강화플라스틱(PRP) · 테프론 등 물을 흡수하지 아니하는 것**을 말한다. 이하 같다]로서 씻기 쉬운 것이거나 위생적인 목재로서 씻는 것이 가능한 것이어야 하며, 열탕 · 증기 · 살균제 등으로 소독 · 살균이 가능한 것이어야 한다.
      3) 냉동 · 냉장시설 및 가열처리시설에는 온도계 또는 온도를 측정할 수 있는 계기를 설치하여야 한다.
   라. 급수시설
      1) 수돗물이나 「먹는물관리법」 제5조에 따른 먹는물의 수질기준에 적합한 지하수 등을 공급할 수 있는 시설을 갖추어야 한다.
      2) 지하수 등을 사용하는 경우 취수원은 화장실 · 폐기물처리시설 · 동물사육장

그 밖에 지하수가 오염될 우려가 있는 장소로부터 **영향을 받지 않는 곳**에 위치하여야 한다.

마. 화장실

1) 작업장에 영향을 미치지 아니하는 곳에 정화조를 갖춘 수세식화장실을 설치하여야 한다. 다만, 인근에 사용하기 편리한 화장실이 있는 경우에는 화장실을 따로 설치하지 아니 할 수 있다.

2) 화장실은 콘크리트 등으로 내수처리를 하여야 하고, 바닥과 내벽(바닥으로부터 **1.5미터까지**)에는 타일을 붙이거나 **방수페인트로 색칠**하여야 한다.

5. 식품소분 · 판매업의 시설기준

가. 공통시설기준

나. 업종별 시설기준

3) 식품자동판매기영업

가) 식품자동판매기(이하 "자판기"라 한다)는 위생적인 장소에 설치하여야 하며, 옥외에 설치하는 경우에는 비 · 눈 · 직사광선으로부터 보호되는 구조이어야 한다.

나) 더운 물을 필요로 하는 제품의 경우에는 제품의 **음용온도는 68℃ 이상**이 되도록 하여야 하고, 자판기 내부에는 살균등(더운물을 필요로 하는 경우를 제외한다)정수기 및 온도계가 부착되어야 한다.

8. 식품접객업의 시설기준

가. 공통시설기준

4) 화장실

가) 화장실은 콘크리트 등으로 내수처리를 하여야 한다. **다만**, 공중화장실이 설치되어 있는 역 · 터미널 · 유원지 등에 위치하는 업소, 공동화장실이 설치된 건물 내에 있는 업소 및 인근에 사용하기 편리한 화장실이 있는 경우에는 따로 화장실을 설치하지 아니 할 수 있다.

나. 업종별 시설기준

1) **휴게음식점영업 · 일반음식점영업 및 제과점영업**

가) 일반음식점의 객실(투명한 칸막이 또는 투명한 차단벽을 설치하여 내부가 전체적으로 보이는 경우는 제외한다)에는 잠금장치를 설치할 수 없다.

나) 휴게음식점 또는 제과점에는 객실(투명한 칸막이 또는 투명한 차단벽을 설치하여 내부가 전체적으로 보이는 경우는 제외한다)을 둘 수 없으며, 객석에는 **높이 1.5미터 미만의 칸**막이(이동식 또는 고정식)를 설치할 수 있다. 이 경우 **2면 이상을 완전**히 차단하지 아니하여야 하고, 다른 객석에서 내부가 서로 보이도록 하여야 한다.

2) **단란주점영업**

가) 영업장 안에 객실이나 칸막이를 설치하고자 하는 경우에는 다음 기준에 적합하여야 한다.

(1) 객실을 설치하는 경우 주된 객장의 중앙에서 객실 내부가 전체적으로 보일 수 있도록 하여야 하며, 통로형태 또는 복도형태로 설비하여서는 아니 된다.

(2) 객실로 설치할 수 있는 면적은 객석면적의 2분의 1을 초과할 수 없다.

(3) 주된 객장 안에는 **높이 1.5미**

터 미만의 칸막이(이동식 또는 고정식)를 설치할 수 있다. 이 경우 2면 이상을 완전히 차단하지 아니하여야 하고, 다른 객석에서 내부가 서로 보이도록 하여야 한다.

나) 객실에는 잠금장치를 설치할 수 없다.

[별표 17] 식품접객영업자 등의 준수사항

(제57조 관련)

2. 즉석판매제조 · 가공영업자와 그 종업원의 준수사항
   마. 「야생생물 보호 및 관리에 관한 법률」에 위반하여 포획한 야생동물은 이를 식품의 제조 · 가공에 사용하여서는 아니 된다.
7. 식품접객영업자(위탁급식영업자를 제외한다)와 그 종업원의 준수사항
   가. **물수건, 숟가락, 젓가락, 식기, 찬기, 도마, 칼, 행주, 그 밖의 주방용구**는 기구 등의 **살균 · 소독제, 열탕, 자외선살균** 또는 **전기살균**의 방법으로 소독한 것을 사용하여야 한다.
   다. **업소 내에서는 도박 기타 사행행위나 풍기문란행위를 방지**하여야 하며, 배달판매 등의 영업행위 중 종업원의 이러한 행위를 조장하거나 묵인하여서는 아니 된다.
   하. **손님을 꾀어서 끌어들이는 행위를 하여서는 아니** 된다.
8. 위탁급식영업자와 그 종업원의 준수사항
   가. **집단급식소**를 설치 · 운영하는 자와 위탁계약한 사항 외의 영업행위를 하여서는 아니 된다.
   나. **물수건, 숟가락, 젓가락, 식기, 찬기, 도마, 칼, 행주** 그 밖에 주방용구는 **기구 등**의 **살균 · 소독제, 열탕, 자외선살균 또는 전기살균의** 방법으로 **소독한 것을 사용**하여야 한다.
   사. **조리 · 제공한 식품**(법 제2조제12호다목에 따른 **병원의 경우**에는 **일반식만 해당**한다)**을 보관할 때**에는 **매회 1인분 분량을 섭씨 영하 18도 이하에서 144시간 이상 보관**하여야 한다. 이 경우 **완제품 형태**로 제공한 가공식품은 **유통기한 내**에서 해당 **식품의 제조업자가 정한 보관방법**에 따라 **보관**할 수 있다.

4 먹는물 관리법

01 먹는물 관리법

제1조 【목적】 이 법은 **먹는물의 수질과 위생을 합리적으로 관리**하여 **국민건강을 증진**하는데 이바지 하는 것을 목적으로 한다.

제2조 【책무】

① **국가와 지방자치단체**는 모든 국민이 질 좋은 먹는물을 공급받을 수 있도록 합리적인 시책을 마련하고, 먹는물관련영업자에 대하여 알맞은 지도와 관리를 하여야 한다.

제3조 【정의】 이 법에서 사용하는 용어의 뜻은 다음과 같다.

1. **"먹는물"**이란 먹는 데에 일반적으로 사용하는 자연 상태의 물, 자연 상태의 물을 먹기에 적합하도록 처리한 수돗물, 먹는샘물, 먹는염지하수, 먹는해양심층수 등을 말한다.
2. **"샘물"**이란 암반대수층 안의 지하수 또는 용천수 등 수질의 안전성을 계속 유지할

수 있는 자연 상태의 깨끗한 물을 먹는 용도로 사용할 원수를 말한다.

3. "**먹는샘물**"이란 **샘물**을 먹기에 적합하도록 물리적으로 처리하는 등의 방법으로 제조한 물을 말한다.

3의2. "**염지하수**"란 물속에 녹아있는 **염분(鹽分) 등의 함량(含量)이** 환경부령으로 정하는 기준 이상인 **암반대수층 안의 지하수**로서 수질의 안전성을 계속 유지할 수 있는 **자연 상태의 물을 먹는 용도로 사용할 원수**를 말한다.

3의3. "**먹는염지하수**"란 **염지하수를 먹기에 적합하도록 물리적으로 처리**하는 등의 방법으로 제조한 물을 말한다.

4. "**먹는해양심층수**"란 「해양심층수개발 및 관리에 관한 법률」 제2조제1호에 따른 해양심층수를 먹는 데 적합하도록 물리적으로 처리하는 등의 방법으로 제조한 물을 말한다.

5. "**수처리제**"란 자연 상태의 물을 **정수 또는 소독**하거나 먹는물 공급시설의 **산화 방지** 등을 위하여 **첨가하는 제제**를 말한다.

6. "**먹는물공동시설**"이란 **여러 사람에게 먹는 물을 공급할 목적**으로 개발했거나 **저절로 형성된 약수터, 샘터, 우물** 등을 말한다.

6의2. "냉·온수기"란 용기(容器)에 담긴 먹는샘물 또는 먹는염지하수를 냉수·온수로 변환시켜 취수(取水)꼭지를 통하여 공급하는 기능을 가진 것을 말한다.

6의3. "냉·온수기 설치·관리자"란 「실내공기질관리법」 제3조제1항에 따른 다중이용시설에서 다수인에게 먹는샘물 또는 먹는염지하수를 공급하기 위하여 냉·온수기를 설치·관리하는 자를 말한다.

7. "**정수기**"란 **물리적·화학적 또는 생물학적 과정**을 거치거나 이들을 결합한 과정을 거쳐 먹는물을 제5조제3항에 따른 먹는물의 수질기준에 맞게 취수 꼭지를 통하여 공급하도록 제조된 기구[해당 기구에 냉수·온수 장치, 제빙(製氷) 장치 등 환경부장관이 정하여 고시하는 장치가 결합되어 냉수·온수, 얼음 등을 함께 공급할 수 있도록 제조된 기구를 포함한다]로서, 유입수 중에 들어있는 오염물질을 감소시키는 기능을 가진 것을 말한다.

8. "**정수기품질검사**"란 정수기에 대한 구조, 재질, 정수 성능 등을 종합적으로 검사하는 것을 말한다.

9. "**먹는물관련영업**"이란 **먹는샘물·먹는염지하수의 제조업·수입판매업·유통전문판매업, 수처리제 제조업 및 정수기의 제조업·수입판매업**을 말한다.

9의2. "**유통전문판매업**"이란 제품을 스스로 제조하지 아니하고 타인에게 제조를 의뢰하여 자신의 상표로 유통·판매하는 영업을 말한다.

제5조【먹는물 등의 수질 관리】

① **환경부장관**은 먹는물, 샘물 및 염지하수의 수질 **기준을 정하여 보급**하는 등 먹는물, 샘물 및 염지하수의 수질 관리를 위하여 **필요한 시책을 마련**하여야 한다.

제8조【먹는물공동시설의 관리】

① 먹는물공동시설 소재지의 **특별자치시장·특별자치도지사·시장·군수 또는 구청장(자치구의 구청장**을 말한다. 이하 같다)은 국민들에게 양질의 먹는물을 공급하기 위하여 먹는물공동시설을 개선하고, 먹는물공동시설의 수질을 정기적으로 검사하며, 수질검사 결과 먹는

물공동시설로 이용하기에 부적합한 경우에는 사용금지 또는 폐쇄조치를 하는 등 먹는물공동시설의 알맞은 관리를 위하여 환경부령으로 정하는 바에 따라 필요한 조치를 하여야 한다.

② 누구든지 먹는물공동시설의 수질을 오염시키거나 시설을 훼손하는 행위를 하여서는 아니된다.

제8조의2【냉 · 온수기 또는 정수기의 설치 · 관리】

① **냉 · 온수기 설치 · 관리자** 또는 **정수기 설치 · 관리자**는 환경부령으로 정하는 바에 따라 냉 · 온수기 또는 정수기의 **설치 장소**, 설치 대수 등을 **시장 · 군수 · 구청장**에게 신고하여야 한다. 신고한 사항 중 환경부령으로 정하는 중요한 사항을 변경하려는 때에도 또한 같다.

제8조의3【샘물보전구역의 지정】

① **시 · 도지사**는 **샘물의 수질보전을 위하여 다음 각 호**의 어느 하나에 해당하는 지역 및 그 주변지역을 샘물보전구역(이하 "샘물보전구역"이라 한다)**으로 지정**할 수 있다.

1. **인체에 이로운 무기물질이 많이 들어**있어 먹는샘물의 원수(原水)로 **이용가치가 높은 샘물**이 부존(賦存)되어 있는 지역
2. 샘물의 **수량이 풍부하게** 부존되어 있는 지역
3. 그 밖에 샘물의 수질보전을 위하여 필요한 지역으로서 **대통령령으로 정하는 지역**

제9조【샘물 또는 염지하수의 개발허가 등】

① 대통령령으로 정하는 규모 이상의 샘물 또는 염지하수를 개발하려는 자는 **환경부령**으로 정하는 바에 따라 **시 · 도지사**의 **허가**를 받아야 한다. 허가 받은 사항 중 대령령으로 정하는 중요한 사항을 변경하려는 때에도 또한 같다.

제11조【샘물등의 개발허가의 제한 등】

① **시 · 도지사**는 제18조에 따른 환경영향심사 결과 다른 공공의 **지하수 자원 개발 또는 지표수의 수질 등에 영향을 미칠 우려가 있다고 인정하면** 제9조의 **샘물 개발허가**를 하지 **아니**할 수 있다.

② **시 · 도지사**는 제9조에 따라 샘물등의 개발을 허가할 때에는 제18조에 따른 조사서의 심사 결과에 따라 **1일 취수량**을 **제한**하는 등의 필요한 조건을 붙일 수 있다.

제12조【샘물등의 개발허가의 유효기간】

① 제9조의 샘물등의 개발허가의 **유효기간은 5년**으로 한다.

② **시 · 도지사**는 샘물등의 개발허가를 받은 자가 유효기간의 연장을 신청하면 허가할 수 있다. 이 경우 매 회의 **연장기간은 5년**으로 한다.

제19조【판매 등의 금지】 누구든지 먹는 데 제공할 목적으로 **다음 각 호**의 어느 하나에 해당하는 것을 **판매하거나 판매할** 목적으로 채취, 제조, 수입, 저장, 운반 또는 **진열하지 못**한다.

1. **먹는샘물등 외의 물이**나 그 물을 **용기에 넣**은 것
2. 제21조제1항에 따른 **허가를 받지 아니**한 먹는샘물등이나 그 물을 용기에 넣은 것
3. 제26조제1항에 따른 **수입신고를 하지 아니**한 먹는샘물등이나 그 물을 용기에 넣은 것

제27조【품질관리인】

① **먹는샘물등의 제조업자, 수처리제 제조업자, 정수기 제조업자**는 **품질관리인을 두**어야 한다.

② **품질관리인**은 **먹는샘물등, 수처리제 또는 정수기**를 제조하는 과정에서 **품질을 관리**하고, 제조 시설을 **위생적**으로 관리하여야 한다.

③ **먹는샘물 등의 제조업자, 수처리제 제조업자, 정수기 제조업자는** 제2항에 따른 품질관리인의 **업무를 방해**하여서는 **아니 되**며, 그로부터

업무수행에 필요한 요청을 받으면 **정당한 사유가 없**으면 요청에 따라야 한다.

④ 품질관리인의 자격 기준은 대통령령으로 정한다.

제36조【기준과 규격】

① **환경부장관**은 먹는샘물등, 수처리제, 정수기 또는 그 용기의 종류, 성능, 제조방법, 보존방법, 유통기한, 사후관리 등에 관한 기준과 성분에 관한 규격을 정하여 고시할 수 있다.

제42조【출입 · 검사 · 수거 등】

① **환경부장관, 시 · 도지사 또는 시장 · 군수 · 구청장**은 샘물등의 개발에 따른 환경영향 조사를 하거나 먹는물관련영업 또는 냉 · 온수기의 설치 · 관리로 인한 **국민건강상의 위해를 방지**하고 검사기관의 적정 운영 여부를 확인하기 위하여 필요하다고 인정되면 다음 각 호의 조치를 할 수 있다.

1. **샘물등의 개발허가를 받은 자, 먹는물관련영업자**, 냉 · 온수기 설치 · 관리자, 정수기 설치 · 관리자 및 제43조에 따라 지정된 **검사기관이나 그 밖의 관계인에게 필요한 보고를 명하는 것**
2. 관계 공무원에게 **영업장소 · 사무소 · 창고 · 제조소 · 저장소 · 판매소**(이하 "사업장"이라 한다) 또는 이와 유사한 장소에 출입하여 판매를 목적으로 하거나 영업상 사용하는 원재료 · 제품 · 용기 · 포장 또는 제조 · 영업시설 등이나 냉 · 온수기 또는 정수기를 검사하도록 하는 것
3. 제2호의 검사에 필요한 최소량의 원재료, 제품, 용기 · 포장 등을 **무상으로 수거**하는 것
4. 관계 공무원이 영업 관계의 장부, 서류, 검사와 관련된 자료를 열람하게 하는 것

② 제1항에 따라 출입, 검사, 수거 또는 열람을 하려는 공무원은 그 권한을 표시하는 증표를 지니고 관계인에게 내보여야 한다.

제57조【벌칙】 다음 각 호의 어느 하나에 해당하는 자는 **5년 이하의 징역**이나 **5천만원 이하의 벌금**에 처한다. 이 경우 **징역과 벌금을 병과**(倂科)할 수 있다.

1. 제19조제1호 또는 제2호를 **위반한 자**
2. 제21조제1항에 따른 **허가 또는 변경허가를 받지 아니**하고 **먹는샘물등의 제조업**을 하거나 **거짓**이나 그 밖의 **부정한 방법**으로 허가 또는 변경허가를 받은 자

02 먹는물 관리법 시행령

제2조【먹는물 수질 감시원】

① 먹는물관리법 제7조제1항의 규정에 의한 먹는물 수질감시원은 환경부장관, 특별시장 · 광역시장 · 특별자치시장 · 도지사 · 특별자치도지사(이하 "시 · 도지사"라 한다) 또는 시장 · 군수 · 구청장(자치구의 구청장을 말한다)이 다음 각 호의 어느 하나에 해당하는 소속 공무원 중에서 임명한다.

1. **수질환경기사 또는 위생사 · 위생시험사의 자격증이 있는 사람**
2. 대학에서 상수도공학 · 환경공학 · 화학 · 미생물학 · 위생학 또는 식품학 등 관련 분야의 학과 · 학부를 졸업한 사람이거나 법령에 따라 이와 같은 수준 이상의 학력이 있다고 인정되는 사람
3. **1년 이상 환경행정 또는 식품위생행정** 분야의 사무에 종사한 사람

② 먹는물 수질 감시원의 직무 범위는 다음 각 호와 같다.

1. 먹는물의 수질관리에 관한 조사 · 지도 및 감시
2. 먹는물 관련 영업에 대한 조사 · 지도 및 감시

제3조【샘물 또는 염지하수의 개발허가 대상】

① 법 제9조제1항에서 "대통령령이 정하는 **규모 이상의 샘물 또는 염지하수를 개발하고자 하는 자**"라 함은 **다음 각 호**의 자를 말한다.

1. 법 제21조제1항에 따라 **먹는샘물** 또는 **먹는염지하수**(이하 "먹는샘물등"이라 한다)의 제조업을 하려는 자[「식품위생법」 제7조제1항에 따라 식품의약품안전처장이 고시한 식품의 기준과 규격 중 음료류에 해당하는 식품(이하 "**음료류**"라 한다)을 제조하기 위하여 먹는샘물등의 제조설비를 사용하는 자를 **포함**한다]
2. **1일 취수능력 300톤 이상의 샘물등** "[원수(原水)의 일부를 음료류 · 주류 등의 원료로 사용하는 샘물을 말한다. 이하 "기타샘물"이라 한다]"을 개발하고자 하는 자

② 제1항제2호에 따라 취수능력을 산정할 때 샘물등을 이미 개발 · 이용하고 있는 자가 취수시설을 증설하는 경우에는 전체취수능력을 기준으로 한다.

③ 법 제9조제2항 후단에서 "대통령령으로 정하는 중요한 사항"이란 다음 각 호와 같다.

1. **샘물등의 개발의 위치 및 면적**
2. **취수계획량**
3. **샘물등의 용도**

03 먹는물 관리법 시행규칙

제8조【조사대행자의 등록】

① 법 제15조 전단에 따라 **환경영향조사 대행**자(이하 "조사대행자"라 한다)로 등록하려는 자는 별지 제6호서식의 환경영향조사 대행자 등록 신청서(전자문서를 포함한다)에 다음 각 호의 서류를 첨부하여 **시 · 도지사에게 제출**하여야 한다.

⑧ 다음 각 호의 어느 하나에 해당하는 기관은 제1항부터 제3항까지의 규정에도 불구하고 조사대행자로 등록한 것으로 본다.

1. 「한국농어촌공사 및 농지관리기금법」에 따른 **한국농어촌공사**
2. 「과학기술분야 정부출연연구기관 등의 설립 · 운영 및 육성에 관한 법률」 제8조제1항에 따라 설립된 **한국지질자원연구원**

제17조【품질관리 교육】

① 법 제28조제1항 및 제2항에 따른 품질관리교육은 다음 각 호의 구분에 따른다.

1. **신규교육** : 품질관리인의 업무를 수행하기 전에 1회. 다만, 특별한 사정 등 부득이한 사유로 미리 교육을 받을 수 없는 경우에는 다음 각 목의 구분에 따른 기간 내에 신규교육을 받아야 한다.
   가. **정수기** 제조업자가 **두는 품질관리인** : 품질관리인의 업무를 수행한 날부터 **2년 이내**
   나. **품질관리인을 두지 않는 개인인 정수기 제조업자** : 품질관리인의 업무를 수행한 날부터 **2년 이내**
   다. **가목 및 나목 외**의 경우: 품질관리인의 업무를 수행한 날부터 **1년 이내**
2. **정기교육** : 신규교육 또는 직전의 정기교육을 수료한 날(제2항에 따라 신규교육이 면제된 경우에는 해당 품질관리교육을 수료한 날)부터 3년이 되는 날이 속하는 해의 1월 1일부터 12월 31일까지

② 제1항에도 불구하고 **품질관리인이 퇴직 후** 같은 업종의 품질관리인으로 **다시 채용된 경우**로서 다시 채용된 날 이전 **2년 이내에 품질관리교육을 수료한 사람에 대해서**는 제1항제1호에 따른 신규교육을 면제한다.

④ 품질관리에 관한 **교육의 실시기관**은 **국립환경인력개발원 또는 먹는샘물등의 제조, 수처리제 제조 및 정수기 제조 관련단체 등 환경부장관이 지정하는 단체 및 기관**으로 한다.

제35조 【검사기관의 지정 등】

① 법 제43조제9항에 따라 먹는물 수질검사기관·수처리제 검사기관 및 정수기 성능검사기관(이하 **"먹는물 수질검사기관등"**이라 한다)의 지정을 받으려는 자가 갖추어야 하는 **기술인력 및 시설·장비 기준**은 별표 8과 같다.

⑥ 다음 각 호의 어느 하나에 해당하는 기관은 먹는물 수질검사기관(바이러스 및 원생동물검사 분야는 제외한다) 및 수처리제 검사기관으로 지정된 것으로 본다. 이 경우 법 제36조제2항에 따른 자가기준과 자가규격에 관한 검사는 제1호의 기관에서만 할 수 있다.

1. **국립환경과학원**
2. **유역환경청 또는 지방환경청**
3. **시·도 보건환경연구원**
4. **특별시·광역시의 상수도연구소·수질검사소**

⑦ **보건소**, 시·군·구의 **정수관리·수도관리 업무 담당기관**, 「국군조직법」 제15조제2항에 따라 육군에 설치되는 의무 담당 부대 및 「한국수자원공사법」 제3조제2항에 따른 **한국수자원공사의 지사는 먹는물 수질검사기관으로 지정**된 것으로 본다. 이 경우 **다음 각 호의 검사**만 할 수 있다.

1. 「수도법 시행규칙」 제23조에 따른 검사
2. 「먹는물 수질기준 및 검사 등에 관한 규칙」 제4조제1항제1호가목(1)·(2), 나목(1)·(2), 다목(총트리할로메탄은 제외한다) 및 같은 항 제2호가목 또는 같은 조 제2항제2호에 따른 검사
3. 「수도법 시행규칙」 제22조의3제4항에 따른 검사
4. 그 밖에 다른 법령에 따른 수질검사(제1호부터 제3호까지의 규정에 따른 검사항목으로 한정한다)

[별표6] 먹는샘물등 제조업자의 자가품질검사기준

(제33조제1호 관련)

구분	검사항목	검사 주기
먹는샘물·먹는염지하수	**냄새, 맛, 색도, 탁도, 수소이온농도**(5개 항목)	**매일 1회 이상**
	일반세균(저온균·중온균), **총대장균군**, 녹농균(4개 항목)	**매주 2회 이상** 3~4일 간격으로 실시
	분원성연쇄상구균, 아황산환원혐기성포자형성균, 살모넬라, 쉬겔라(4개 항목)	매월 1회 이상
	「먹는물수질기준 및 검사 등에 관한 규칙」별표 1에서 정하는 모든 항목	매반기 1회 이상
샘물·염지하수	**일반세균**(저온균·중온균), 총대장균군, 분원성연쇄상구균, 녹농균, 아황산환원혐기성포자형성균(6개 항목)	**매주 1회 이상**
	「먹는물수질기준 및 검사 등에 관한 규칙」 별표 1에서 정하는 모든 항목	매반기 1회 이상

04 먹는물수질기준및검사 등에 관한 규칙

제2조 【수질기준】 「**먹는물관리법**」 제5조제3항 및 「**수도법**」 제26조제2항에 따른 먹는물(「먹는물관리법」 제3조제1호에 따른 먹는물을 말하며, 같은 법 제3조제2호 및 제6호에 따른 샘물, 염지하수 및 먹는물공동시설의 물 등을 포함한다. 이하 같다)의 **수질기준은 별표** 1과 같다.

제4조 【수질검사 횟수】

① 「수도법」 제29조제1항 · 제53조 및 제55조제1항에 따라 일반수도사업자 · 전용상수도설치자 및 소규모급수시설을 관할하는 시장 · 군수 · 구청장(자치구의 구청장을 말한다. 이하 같다)는 다음 각 호 구분에 따라 수질검사를 실시하여야 한다.

1. **광역상수도 및 지방상수도의 경우**

가. **정수장**에서의 **검사**

(1) 별표 1 중 **냄새 · 맛 · 색도 · 탁도 · 수소이온농도 및 잔류염소**에 관한 검사 : **매일 1회 이상**

(2) 별표 1 중 **일반세균, 총대장균군, 대장균 또는 분원성대장균군, 암모니아성질소, 질산성질소, 과망간산칼륨소비량 및 증발잔류물**에 관한 검사 : **매주 1회 이상**

(3) 별표 1의 제1호부터 제3호까지 및 제5호에 관한 검사 : 매월 1회 이상

(4) 별표 1의 제4호에 관한 검사 : 매분기 1회 이상

2. **마을상수도 · 전용상수도 및 소규모급수시설의 경우**

별표 1 중 **일반세균, 총대장균군, 대장균 또는 분원성대장균군, 불소, 암모니아성질소, 질산성질소, 냄새, 맛, 색도, 망간, 탁도, 알루미늄, 잔류염소, 붕소 및 염소이온**에 관한 검사 : **매분기 1회** 이상

② 「먹는물관리법」 제8조에 따라 먹는물공동시설을 관리하는 **시장 · 군수 · 구청장**은 다음 각 호의 기준에 따라 **수질검사를 실시**하여야 한다.

1. **별표 1의 전항목 검사 : 매년 1회 이상**
2. 별표 1 중 일반세균, **총대장균군, 대장균 또는 분원성대장균군**, 암모니아성질소, 질산성질소, 과망간산칼륨소비량에 관한 검사 : 매분기 1회 이상

제5조 【건강진단】

① 「먹는물관리법」 제29조제1항 및 「수도법」 제32조제1항(같은 법 제53조에 따라 준용되는 경우를 포함한다)에 따라 건강진단을 받아야 하는 자는 다음 각 호의 구분에 따라 **장티푸스 · 파라티푸스 및 세균성이질 병원체의 감염 여부에 관하여** 다음 각 호의 구분에 따라 **건강진단을 받아야 한다**. 다만, 소화기계통 전염병이 먹는샘물 또는 먹는염지하수 제조공장 또는 수도의 취수장 · 배수지 부근에 발생하였거나 발생할 우려가 있는 때에는 발생된 전염병 또는 발생할 우려가 있는 전염병에 관하여 **즉시 건강진단**을 받아야 한다.

1. 「**먹는물관리법**」 제29조제1항에 따라 **먹는샘물등의 취수 · 제조 · 가공 · 저장 · 이송시설에서 종사하는 자**와 「**수도법**」 제32조제1항(같은 법 제53조에 따라 준용되는 경우를 포함한다)에 따라 **취수 · 정수** 또는 **배수시설에서 종사하는 자** 및 **그 시설 안에 거주하는 자** : **6개월마다 1회**
2. 「먹는물관리법」 제29조제1항에 따른 먹는샘물등의 제조업에 종사하는 자로서 **제1호 외의 자** : **환경부장관**이 전염병의 예방

등을 위하여 **필요하다고 인정**하는 경우

② 제1항에 따른 **건강진단**은 **관할 보건소** 또는 특별시장 · 광역시장 또는 도지사(이하 "시 · 도지"라 한다)가 지정하는 **지정의료기관**에서 실시한다.

③ 「먹는물관리법」 제29조제3항에 따라 영업에 종사하지 **못하는 질병**의 종류는 **장티푸스, 파라티푸스**, **세균성 이질 병원체의 감염** 및 **소화기계통 전염병**으로 한다.

5 폐기물 관리법

01 폐기물 관리법

제1조 【목적】 이 법은 폐기물의 발생을 최대한 억제하고 발생된 폐기물을 친환경적으로 처리함으로써 환경보전과 국민생활의 질적 향상에 이바지함을 목적으로 한다.

제2조 【정의】 이 법에서 사용하는 용어의 정의는 다음과 같다.

1. "폐기물"이라 함은 쓰레기, 연소재, 오니, 폐유, 폐산, 폐알칼리, 동물의 사체 등으로서 사람의 생활이나 사업활동에 필요하지 아니하게 된 물질을 말한다.
2. "**생활폐기물**"이라 함은 사업장폐기물 외의 폐기물을 말한다.
3. "**사업장폐기물**"이라 함은 「대기환경보전법」, 「물환경보전법」 또는 「소음 · 진동관리법」에 따라 배출시설을 설치 · 운영하는 사업장 기타 대통령령으로 정하는 사업장에서 발생되는 폐기물을 말한다.
4. "**지정폐기물**"이라 함은 **사업장폐기물 중 폐유 · 폐산** 등 **주변환경을 오염시킬 수 있거나 의료폐기물** 등 인체에 위해를 줄 수 있는 유해한 물질로서 대통령령으로 정하는 폐기물을 말한다.
5. "**의료폐기물**"이란 **보건 · 의료기관, 동물병원, 시험 · 검사기관** 등에서 **배출되는 폐기물** 중 **인체에 감염** 등 위해를 줄 우려가 있는 폐기물과 **인체 조직** 등 **적출물, 실험동물의 사체** 등 보건 · 환경보호상 **특별한 관리가 필요**하다고 인정되는 폐기물로서 대통령령으로 정하는 폐기물을 말한다.

5의2. "**의료폐기물 전용용기**"란 의료폐기물로 인한 **감염 등의 위해 방지를 위하여 의료폐기물**을 **넣어 수집 · 운반** 또는 **보관에 사용하는 용기**를 말한다.

5의3. "**처리**"란 폐기물의 **수집, 운반, 보관, 재활용, 처분**을 말한다.

6. "**처분**"이란 폐기물의 소각(燒却) · 중화(中和) · 파쇄(破碎) · 고형화(固形化) 등의 **중간처분과 매립하거나 해역**(海域)으로 배출하는 등의 **최종처분**을 말한다.
7. "**재활용**"이란 다음 각 목의 어느 하나에 해당하는 활동을 말한다.
   가. 폐기물을 **재사용 · 재생이용**하거나 재사용 · 재생이용할 수 있는 **상태**로 **만드는** 활동
   나. 폐기물로부터 「에너지법」에 따른 **에너지를 회수**하거나 회수할 수 있는 상태로 만들거나 폐기물을 **연료**로 **사용**하는 활동으로서 환경부령으로 정하는 활동
8. "**폐기물처리시설**"이란 폐기물의 **중간처분시설, 최종처분시설** 및 **재활용시설**로서 대통령령으로 정하는 시설을 말한다.
9. "**폐기물감량화시설**"이라 함은 생산공정에

서 발생되는 폐기물의 양을 줄이고, 사업장내 재활용을 통하여 폐기물 배출을 최소화하는 시설로서 대통령령으로 정하는 시설을 말한다.

제4조 【국가와 지방자치단체의 책무】

① **특별자치시장, 특별자치도지사, 시장 · 군수 · 구청장**(지방자치단체인 구의 구청장을 말한다. 이하 같다)은 관할구역 안의 폐기물의 배출 및 처리상황을 파악하여 폐기물이 적정처리될 수 있도록 폐기물처리시설을 설치 · 운영하여야 하며, 폐기물의 처리방법의 개선 및 관계인의 자질향상으로 폐기물처리사업을 능률적으로 수행하는 한편, 주민과 사업자의 청소의식 함양과 폐기물발생억제를 위하여 노력하여야 한다.

② **특별시장 · 광역시장 · 도지사는 시장 · 군수 · 구청장**이 제1항**에 따른** 책무를 충실하게 하도록 **기술적 · 재정적 지원**을 하고, 그 관할 구역의 폐기물 처리사업에 대한 조정을 하여야 한다.

③ **국가**는 지정폐기물의 배출 및 처리 상황을 파악하고 **지정폐기물이 적정하게 처리**되도록 필요한 조치를 마련하여야 한다.

④ **국가**는 폐기물 처리에 대한 기술을 연구 · 개발 · 지원하고, 특별시장 · 광역시장 · 특별자치시장 · 도지사 · **특별자치도지사(이하 "시 · 도지사"라 한다)** 및 시장 · 군수 · 구청장이 제1항과 제2항에 따른 책무를 충실하게 하도록 필요한 기술적 · 재정적 지원을 하며, 특별시 · 광역시 · 특별자치시 · 도 · 특별자치도("시 · 도") 간의 폐기물 처리사업에 대한 조정을 하여야 한다.

제14조의3 【음식물류 폐기물발생 억제계획의 수립 등】

① **특별자치시장, 특별자치도지사, 시장 · 군수 · 구청장**은 **관할 구역의 음식물류폐기물**(농산물류 · 수산물류 · 축산물류 폐기물을 포함한다. 이하 같다)의 발생을 최대한 줄이고 발생한 음식물류폐기물을 적정하게 처리하기 위하여 다음 각 호의 사항을 포함하는 **음식물류 폐기물 발생 억제계획을 수립 · 시행**하고, **매년** 그 추진성과를 **평가**하여야 한다.

1. 음식물류폐기물의 발생 및 처리현황
2. 음식물류폐기물의 향후 발생 예상량 및 적정처리 계획
3. 음식물류폐기물의 발생 억제 목표 및 목표 달성 방안
4. 음식물류폐기물 처리시설의 설치현황 및 향후설치계획
5. 음식물류폐기물의 발생억제 및 적정처리를 위한 기술적 · 재정적 지원 방안(재원의 확보계획을 포함한다)

② 제1항에 따른 계획의 수립주기, 평가방법 등 필요한 사항은 환경부령으로 정한다.

제17조의2 【폐기물분석전문기관의 지정】

① **환경부장관**은 폐기물에 관한 시험 · 분석 업무를 전문적으로 수행하기 위하여 다음 각 호의 기관을 폐기물 시험 · 분석 전문기관(이하 "**폐기물분석전문기관**"이라 한다)으로 **지정**할 수 있다.

1. 「한국환경공단법」에 따른 **한국환경공단**(이하 "한국환경공단"이라 한다)
2. 「수도권매립지관리공사의 설립 및 운영 등에 관한 법률」에 따른 **수도권매립지관리공사**
3. 「보건환경연구원법」에 따른 **보건환경연구원**
4. 그 밖에 환경부장관이 폐기물의 **시험 · 분석 능력이 있다고 인정하는 기관**

제25조 【폐기물처리업】

① **폐기물의 수집 · 운반, 재활용 또는 처분을 업**

(이하 "**폐기물처리업**"이라 한다)으로 하려는 자(**음식물류 폐기물을 제외**한 생활폐기물을 **재활용하려는** 자와 폐기물처리 신고자는 **제외**한다)는 환경부령으로 정하는 바에 따라 **지정폐기물을 대상**으로 하는 경우에는 폐기물 처리사업계획서를 **환경부장관에게 제출**하고, **그 밖**의 폐기물을 대상으로 하는 경우에는 **시 · 도지사에게 제출**하여야 한다. 환경부령으로 정하는 중요 사항을 변경하려는 때에도 또한 같다.

② **환경부장관이나 시 · 도지사**는 제1항에 따라 제출된 폐기물 처리사업계획서를 다음 각 호의 사항에 관하여 **검토한 후 그 적합 여부**를 폐기물처리사업계획서를 제출한 자에게 **통보하여야** 한다.

1. 폐기물처리업 허가를 받으려는 자(법인의 경우에는 임원을 포함한다)가 제26조에 따른 **결격사유에 해당**하는지 여부
2. 폐기물처리시설의 입지 등이 **다른 법률에 저촉**되는지 여부
3. 폐기물처리사업계획서상의 **시설 · 장비와 기술능력**이 제3항에 따른 **허가기준**에 맞는지 여부
4. 폐기물처리시설의 설치 · 운영으로 「수도법」 제7조에 따른 **상수원보호구역의 수질이 악화**되거나 「환경정책기본법」 제12조에 따른 **환경기준의 유지가 곤란**하게 되는 등 사람의 **건강이나 주변 환경에 영향**을 미치는지 여부

③ 제2항에 따라 적합통보를 받은 자는 그 **통보를 받은 날부터 2년**(제5항제1호에 따른 폐기물 수집 · 운반업의 경우에는 6개월, 폐기물처리업 중 소각시설과 매립시설의 설치가 필요한 경우에는 3년) 이내에 환경부령으로 정하는 기준에 따른 시설 · 장비 및 기술능력을 갖추어 업종, 영업대상 폐기물 및 처리분야별로 **지정폐기물을 대상**으로 하는 경우에는 **환경부장관**의, **그 밖의 폐기물을 대상**으로 하는 경우에는 **시 · 도 지사의 허가**를 받아야 한다.

⑤ 폐기물처리업의 **업종 구분과 영업 내용**은 다음과 같다.

1. 폐기물 **수집 · 운반업** : 폐기물을 수집하여 재활용 또는 처분 장소로 운반하거나 폐기물을 수출하기 위하여 수집 · 운반하는 영업
2. 폐기물 **중간처분업** : 폐기물 중간처분시설을 갖추고 폐기물을 소각 처분, 기계적 처분, 화학적 처분, 생물학적 처분, 그 밖에 환경부장관이 폐기물을 안전하게 중간처분할 수 있다고 인정하여 고시하는 방법으로 중간처분 하는 영업
3. 폐기물 **최종처분업** : 폐기물 최종처분시설을 갖추고 폐기물을 **매립** 등(**해역 배출**은 **제외**한다)의 방법으로 최종처분 하는 영업
4. 폐기물 **종합처분업** : 폐기물 중간처분시설 및 최종처분시설을 갖추고 폐기물의 중간처분과 최종처분을 함께 하는 영업
5. 폐기물 **중간재활용업** : 폐기물 **재활용시설**을 갖추고 **중간가공 폐기물**을 만드는 영업
6. 폐기물 **최종재활용업** : 폐기물 재활용시설을 갖추고 중간가공 폐기물을 제13조의2에 따른 폐기물의 재활용 원칙 및 준수사항에 따라 재활용하는 영업
7. 폐기물 **종합재활용업** : 폐기물 재활용시설을 갖추고 중간재활용업과 최종재활용업을 함께 하는 영업

⑨ 폐기물처리업자는 다음 각 호의 준수사항을 지켜야 한다.

1. 환경부령으로 정하는 바에 따라 **폐기물을 허가받은 사업장 내 보관**시설이나 승인받은 임시보관시설 등 **적정한 장소에 보관**할 것

2. 환경부령으로 정하는 양 또는 기간을 초과하여 폐기물을 보관하지 말 것
3. 자신의 처리시설에서 처리가 어렵거나 처리능력을 초과하는 경우에는 폐기물의 처리를 위탁받지 말 것
4. 보관 · 매립 중인 폐기물에 대하여 영상정보처리기기의 설치 · 관리 및 영상정보의 수집 · 보관 등 환경부령으로 정하는 화재 예방조치를 할 것(폐기물 수집 · 운반업을 하는 자는 제외한다)
5. 제39조의2, 제39조의3, 제40조제2항 · 제3항, 제47조의2 또는 제48조에 따른 처리명령, 반입정지명령 또는 조치명령 등 처분이 내려진 장소로 폐기물을 운반하지 아니 할 것
6. 그 밖에 폐기물 처리 계약 시 계약서 작성 · 보관 등 환경부령으로 정하는 준수사항을 지킬 것

제36조【장부 등의 기록과 보존】

① 다음 각 호의 어느 하나에 해당하는 자는 환경부령이 정하는 바에 따라 장부를 갖추어 두고, 폐기물의 발생 · 배출 · 처리상황 등(제1호 및 제2호에 해당하는 자의 경우에는 폐기물의 발생량 · 재활용상황 및 처리실적 등을, 제4호의 2에 해당하는 자의 경우에는 전용용기의 생산 · 판매량 · 품질검사 실적 등을, 제7호에 해당하는 자의 경우에는 제품과 용기 등의 생산 · 수입 · 판매량과 회수 · 처리량 등을 말한다)을 기록하고, 마지막으로 기록한 날부터 3년(제1호의 경우에는 2년)간 보존하여야 한다. 다만, 전자정보처리프로그램을 이용하는 경우에는 그러하지 아니하다.

1. 제15조의2제2항에 따라 음식물류 폐기물의 발생억제 및 처리계획을 신고하여야 하는 자

1의2. 제17조제2항에 따른 신고를 하여야 하는 자

2. 제18조제5항에 따라 사업장폐기물을 공동으로 수집, 운반, 재활용 또는 처분하는 공동운영기구의 대표자
4. 폐기물처리업자

4호의2. 전용용기 제조업자

5. 폐기물처리시설을 설치 · 운영하는 자
6. 폐기물처리신고자
7. 제47조제2항에 따른 제조업자나 수입업자

제40조【폐기물처리업자 등의 방치폐기물 처리】

① 사업장폐기물을 대상으로 하는 폐기물처리업자와 폐기물처리신고자는 폐기물의 방치를 방지하기 위하여 제25조제3항에 따른 허가를 받거나 제46조제1항에 따른 신고를 한 후 영업개시 전까지 다음 각 호의 어느 하나에 해당하는 조치를 취하여야 한다.

1. 제43조에 따른 폐기물처리공제조합에의 분담금 납부
2. 폐기물의 처리를 보증하는 보험 가입

② 환경부장관 또는 시 · 도지사는 제1항에 따른 폐기물처리업자나 폐기물처리 신고자가 대통령령으로 정하는 기간을 초과하여 휴업을 하거나 폐업 등으로 조업을 중단(제27조에 따른 허가취소 · 영업정지 또는 제46조제7항에 따른 폐쇄명령 · 처리금지명령에 따른 조업 중단은 제외한다)하면 기간을 정하여 그 폐기물처리업자나 폐기물처리 신고자에게 그가 보관하고 있는 폐기물의 처리를 명할 수 있다.

③ 환경부장관 또는 시 · 도지사는 제2항 또는 제39조의3에 따라 폐기물처리업자나 폐기물처리 신고자에게 처리명령을 하였음에도 불구하고 처리되지 아니한 폐기물이 있으면 제33조제1항부터 제3항까지에 따라 권리 · 의무를

승계한 자에게 기간을 정하여 폐기물의 처리를 명할 수 있다.

④ 환경부장관 또는 시·도지사는 제2항 또는 제3항에 따른 명령을 받은 자가 그 명령을 이행하지 아니하면 그가 보관하고 있는 폐기물(이하 "방치폐기물"이라 한다)의 처리에 관하여 다음 각 호의 조치를 할 수 있다.

1. 제1항제1호에 따른 **분담금을 낸 경우** : 제41조에 따른 **폐기물 처리 공제조합**에 대한 방치폐기물(放置廢棄物)의 처리 명령
2. 제1항제2호에 따른 **보험에 가입**한 경우 : 방치폐기물의 처리와 보험사업자에게서 보험금 수령

02 폐기물 관리법 시행령

제2조 【사업장의 범위】「폐기물관리법」(이하 "법"이라 한다) 제2조제3호에서 "그 밖에 대통령령으로 정하는 사업장"이란 다음 각 호의 어느 하나에 해당하는 사업장을 말한다.

1. 「물환경보전법」 제48조제1항에 따라 **공공폐수처리시설을 설치·운영하는 사업장**
2. 「하수도법」 제2조제9호에 따라 **공공하수처리시설**을 설치·운영하는 사업장
3. 「하수도법」 제2조제11호에 따른 **분뇨처리시설을 설치**·운영하는 사업장
4. 「가축분뇨의 관리 및 이용에 관한 법률」 제24조에 따른 **공공처리시설**
5. 법 제29조제2항에 따른 **폐기물처리시설**(법 제25조제3항에 따라 폐기물처리업의 허가를 받은 자가 설치하는 시설을 포함한다)을 **설치·운영**하는 사업장
6. 법 제2조제4호에 따른 **지정폐기물을 배출**하는 사업장
7. 폐기물을 **1일 평균 300킬로그램 이상 배출**하는 사업장
8. 「건설산업기본법」 제2조제4호에 따른 **건설공사로 폐기물을 5톤** 이상 배출하는 사업장
9. **일련의 공사**(제8호에 따른 건설공사는 제외한다) 또는 **작업으로 폐기물을 5톤 이상 배출**하는 사업장

[별표 1] 지정폐기물의 종류(제3조 관련)

1. **특정시설에서 발생되는 폐기물**
   가. **폐합성고분자화합물**
      1) 폐합성수지
      2) 폐합성고무
   나. **오니류**(수분함량이 95퍼센트 미만이거나 **고형물함량이 5퍼센트 이상**인 것에 한한다)
      (1) 폐수처리오니
      (2) 공정오니
   다. **폐농약**(농약의 제조·판매업소에서 발생되는 것에 한한다)
2. **부식성폐기물**
   가. **폐산**(액체상태의 폐기물로서 수소이온농도지수가 **2.0 이하**인 것에 한한다)
   나. **폐알칼리**(액체상태의 폐기물로서 수소이온농도지수가 **12.5 이상**인 것에 한하며, 수산화칼륨 및 수산화나트륨을 포함한다)
3. **유해물질함유 폐기물**
   가. 광재
   나. 분진(대기오염방지시설에서 포집된 것에 한하되, 소각시설에서 발생되는 것을 제외한다)
   다. 폐주물사 및 샌드블라스트 폐사
   라. 폐내화물 및 재벌구이 전에 유약을 바른 도자기조각

마. 소각재

바. 안정화 또는 고형화 처리물

사. 폐촉매

아. 폐흡착제 및 폐흡수제 : 광물유 · 동물유 및 식물유[**폐식용유**(식용을 목적으로 사용하는 과정 또는 **음식물 재활용**하는 과정에서 발생하는 기름)은 **제외**]

4. **폐유기용제**

가. 할로겐족

나. 그 밖의 폐유기용제(가목 외의 유기용제)

5. **폐페인트 및 폐래커**

6. **폐유**(기름성분을 **5퍼센트 이상** 함유한 것)

7. **폐석면**

8. **폴리클로리네이티드비페닐 함유 폐기물**

가. 액체상태의 것(1리터당 2밀리그램 이상 함유한 것에 한한다)

나. 액체상태 외의 것(용출액 1리터당 0.003 밀리그램 이상 함유한 것에 한한다)

9. **폐유독물**

10. **의료폐기물**(환경부령이 정하는 의료기관이나 시험 · 검사기관 등에서 발생되는 것에 한한다)

10의2. **천연방사성제품폐기물**[「생활주변방사선 안전관리법」에 따른 가공제품 중 안전기준에 적합하지 않은 제품으로서 **방사능 농도가 그램당 10베크렐 미만**인 폐기물을 말한다. 이 경우 가공제품으로부터 천연방사성핵종(天然放射性核種)을 포함하지 않은 부분을 분리할 수 있는 때에는 그 부분을 제외한다]

11. **수은폐기물**

[별표 2] 의료폐기물의 종류(제4조 관련)

1. **격리의료폐기물** : 「감염병의 예방 및 관리에 관한 법률」 제2조제1호의 **감염병으로부터 타인을 보호하기 위하여 격리된 사람에** 대한 의료행위에서 **발생한 일체의 폐기물**

2. **위해의료폐기물**

가. **조직물류폐기물** : **인체 또는 동물의 조직 · 장기 · 기관 · 신체의 일부**, 동물의 **사체, 혈액 · 고름 및 혈액생성물**(혈청, 혈장, 혈액제제)

나. **병리계폐기물** : 시험 · 검사 등에 사용된 배양액, 배양용기, 보관균주, 폐시험관, 슬라이드, 커버글라스, 폐배지, 폐장갑

다. **손상성폐기물** : **주사바늘, 봉합바늘, 수술용 칼날**, 한방침, 치과용침, 파손된 유리재질의 시험기구

라. **생물 · 화학폐기물** : **폐백신, 폐항암제**, 폐화학치료제

마. **혈액오염폐기물** : 폐혈액백, 혈액투석 시 사용된 폐기물, 그 밖에 혈액이 유출될 정도로 포함되어 있어 특별한 관리가 필요한 폐기물

3. **일반 의료폐기물**

가. **혈액이 함유되어 있는** 탈지면, 붕대, 거즈, 일회용 기저귀, 생리대, 일회용 주사기 또는 수액세트

나. **혈액이 함유되지 않은** 다음의 폐기물. 다만, 「국민건강보험법」 제52조제1항에 따른 건강검진 또는 환경부령으로 정하는 검진에서 발생한 것은 제외한다.

1) **체액**

2) **분비물**

3) **체액 · 분비물 · 배설물이** 함유되어 있는 **탈지면, 붕대, 거즈, 일회용 기저귀, 생리대, 일회용 주사기 또는 수액세트**

※ 비고

1. 의료폐기물이 아닌 폐기물로서 의료폐기물과 혼합되거나 접촉된 폐기물은 혼합되거나 접촉된 의료폐기물과 같은 폐기물로 본다.
2. 채혈진단에 사용된 혈액이 담긴 검사튜브, 용기 등은 제2호가목의 조직물류폐기물로 본다.
3. 제3호나목3)의 일회용 기저귀는 「감염병의 예방 및 관리에 관한 법률」 제2조제13호부터 제15호까지의 규정에 따른 감염병환자, 감염병의사환자 또는 병원체보유자(이하 "감염병환자등"이라 한다)가 사용한 일회용 기저귀로 한정한다. 다만, 일회용 기저귀를 매개로 한 전염 가능성이 낮다고 판단되는 감염병으로서 환경부장관이 고시하는 감염병 관련 감염병환자등이 사용한 일회용 기저귀는 제외한다.

[별표 3] 폐기물처리시설의 종류(제5조 관련)

1. 중간처분시설
   가. 소각시설
      1) 일반소각시설
      2) 고온소각시설
      3) 열분해시설(가스화시설을 포함한다)
      4) 고온용융시설
      5) 열처리조합시설[1)~4) 중 2 이상의 시설이 조합된 시설]
   나. 기계적 처분시설
      1) 압축시설
      2) 파쇄·분쇄시설
      3) 절단시설
      4) 용융시설
      5) 증발·농축시설
      6) 정제시설(분리·증류·추출·여과 등)
      7) 유수분리시설
      8) 탈수·건조시설
      9) 멸균·분쇄시설
   다. 화학적 처분시설
      1) 고형화·고화·안정화시설
      2) 반응시설(중화·산화·환원·중합·축합·치환 등)
      3) 응집·침전시설
   라. 생물학적 처분시설
      1) 소멸화시설(1일 처리능력 100킬로그램 이상인 시설로 한정한다)
      2) 호기성·혐기성 분해시설
2. 최종처분시설
   가. 매립시설
      1) 차단형 매립시설
      2) 관리형 매립시설(침출수처리시설, 가스소각·발전·연료화처리시설 등 부대시설을 포함한다)
3. 재활용시설
   가. 기계적 재활용시설
      1) 압축·압출·성형·주조시설
      2) 파쇄·분쇄·탈피 시설
      3) 절단시설 등
   나. 화학적 재활용시설
      1) 고형화·고화 시설
      2) 반응시설(중화·산화·환원 등)
      3) 응집·침전 시설
      4) 열분해 시설(가스화 시설을 포함한다)
   다. 생물학적 재활용시설
      1) 부숙 시설, 사료화·퇴비화 시설, 동어 등에분변토 생산시설, 부숙토 생산시설
      2) 호기성·혐기성 분해시설
      3) 버섯재배시설
   라. 시멘트 소성로
   자. 소각열회수시설 등

03 폐기물 관리법 시행규칙

제16조 【음식물류 폐기물발생 억제계획의 수립주기 및 평가방법 등】

① 법 제14조의3제1항에 따른 음식물류 폐기물 발생 억제계획의 수립주기는 5년으로 하되, 그 계획에는 연도별 세부추진계획을 포함하여야 한다.

제18조 【사업장폐기물배출자의 신고】

① 법 제17조제2항에서 "환경부령으로 정하는 사업장폐기물배출자"란 지정폐기물 외의 사업장폐기물[생활폐기물로 만든 중간가공 폐기물 외의 **중간가공 폐기물, 폐지, 고철**(비철금속을 포함한다. 이하 같다), 왕겨 및 쌀겨는 제외한다. 이하 이 조에서 같다]을 배출하는 자로서 다음 각 호의 어느 하나에 해당하는 자를 말한다.

1. **대기**환경보전법 · **물환경**보전법 또는 **소음 · 진동**관리법에 따른 배출시설(이하 "배출시설"이라 한다)을 설치 · 운영하는 자로서 **폐기물을 1일 평균 100킬로그램 이상** 배출하는 자
2. 영 제2조제1호부터 제5호까지 시설을 설치 · 운영하는 자로서 **폐기물을 1일 평균 100킬로그램 이상 배출하는 자**
3. 폐기물을 1일 평균 300킬로그램 이상 배출하는 자
4. 영 제2조제8호의 건설공사 및 영 제2조제9호의 일련의 공사 또는 작업 등으로 인하여 폐기물을 5톤 이상 배출하는 자
5. 사업장폐기물 공동처리 운영기구의 대표자

제20조 【사업장폐기물의 인계 · 인수】

① 법 제18조제3항 본문에서 "환경부령으로 정하는 사업장폐기물"이란 다음 각 호의 폐기물을 말한다. 다만, **폐지, 고철**, 왕겨, 쌀겨 및 그 밖에 환경부장관이 정하여 고시하는 폐기물은 **제외**한다.

1. 제18조제1항 각 호의 **사업장폐기물**(생활폐기물로 만든 중간가공 폐기물 외의 중간가공 폐기물 포함하되, **사업장 비배출 시설계 폐기물**은 **제외**한다)
2. 제18조의2제1항 각 호의 **지정폐기물**(생활폐기물로 만든 중간가공 폐기물 외의 중간가공 폐기물 포함)
3. 제21조제1항 각 호의 자가 **공동으로 처리하는 지정폐기물**(생활폐기물로 만든 중간가공 폐기물 외의 중간가공 폐기물을 포함한다)

제21조 【사업장폐기물의 공동처리 등】

① 법 제18조제5항 전단에서 "환경부령으로 정하는 둘 이상의 사업장폐기물배출자"란 다음 각 호의 자를 말한다.

1. 「자동차관리법」에 따른 **자동차정비업을 하는 자**와 같은 법 시행규칙 제132조 각 호의 작업을 업으로 하는 자
2. 「건설기계관리법」에 따른 **건설기계정비업을 하는 자**
3. 「여객자동차 운수사업법」에 따른 **여객자동차운송사업을 하는 자**
4. 「화물자동차 운수사업법」에 따른 **화물자동차운송사업을 하는 자**
5. 「공중위생관리법」에 따른 **세탁업을 하는 자**
6. 「인쇄문화산업 진흥법」에 따른 **인쇄사를 경영하는 자**
7. 같은 법인의 사업자 및 「독점규제 및 공정거래에 관한 법률」에 따른 **동일한 기업집단의 사업**

7의2. 같은 산업단지 등 사업장 밀집지역의 사업장을 운영하는 자

8. **의료폐기물을 배출하는 자**(「의료법」에 따

른 종합병원은 제외한다)

9. 사업장폐기물이 소량으로 발생하여 공동으로 수집 · 운반하는 것이 효율적이라고 시 · 도지사, 시장 · 군수 · 구청장 또는 지방환경관서의 장이 인정하는 사업장을 운영하는 자

제50조【폐기물처리담당자 등에 대한 교육】

① 법 제35조제1항에 따라 폐기물처리담당자 등은 최초 교육을 받을 후 3년마다 재교육을 받아야 한다.

제51조【교육과정 등】

① 법 제35조제1항에 따라 폐기물처리담당자 등이 이수하여야 할 교육과정은 다음 각 호와 같다.

1. **사업장폐기물배출자 과정**
2. **폐기물처리업 기술요원 과정**
3. **폐기물처리 신고자 과정**
4. 폐기물처분시설 또는 재활용시설 **기술담당자 과정**
5. 폐기물분석전문기관 기술요원 과정

6 하수도법

01 하수도법

제1장 총칙

제1조【목적】 이 법은 하수도의 계획, 설치, 운영 및 관리 등에 관한 사항을 정함으로써 **하수와 분뇨를 적정하게 처리하여 하수의 범람**으로 인한 **침수피해를 예방**하고 **지역사회의 지속가능한 발전과 공중위생의 향상**에 기여하며 **공공수역의 물환경을 보전함을 목적**으로 한다.

제2조【정의】 이 법에서 사용하는 **용어의 정의**는 다음과 같다.

1. **"하수"**라 함은 **사람의 생활이나 경제활동**으로 인하여 **액체성 또는 고체성의 물질**이 **섞이어 오염된 물**(이하 "**오수**"라 한다)과 **건물 · 도로 그 밖의 시설물**의 부지로부터 하수도로 **유입되는 빗물 · 지하수**를 말한다. 다만, **농작물의 경작**으로 인한 것은 **제외**한다.
2. **"분뇨"**라 함은 **수거식 화장실**에서 수거되는 **액체성 또는 고체성의 오염물질**(개인하수처리시설의 청소과정에서 발생하는 찌꺼기를 포함한다)을 말한다.
3. **"하수도"**라 함은 **하수와 분뇨를 유출** 또는 **처리하기 위하여 설치**되는 **하수관로 · 공공하수처리시설 · 하수저류시설 · 분뇨처리시설 · 배수설비 · 개인하수처리시설** 그 밖의 공작물 · 시설의 총체를 말한다.
4. **"공공하수도"**라 함은 **지방자치단체가 설치** 또는 **관리하는 하수도**를 말한다. 다만, **개인**하수도는 **제외**한다.
5. **"개인하수도"**라 함은 건물 · 시설 등의 설치자 또는 소유자가 해당 건물 · 시설 등에서 발생하는 하수를 유출 또는 처리하기 위하여 설치하는 **배수설비 · 개인하수처리시설**과 그 부대시설을 말한다.
6. **"하수관로"**라 함은 하수를 **공공하수처리시설로 이송**하거나 **하천 · 바다 그 밖의 공유수면으로 유출시키기 위하여 지방자치단체가 설치 또는 관리하는 관로**와 그 부속시설을 말한다.
7. **"합류식하수관로"**라 함은 **오수와 하수도**로 유입되는 **빗물 · 지하수**가 **함께 흐르도록** 하기 위한 **하수관로**를 말한다.
8. **"분류식하수관로"**라 함은 **오수와 하수도**로 유입되는 **빗물 · 지하수**가 **각각 구분**되어

흐르도록 하기 위한 하수관로를 말한다.

9. "공공하수처리시설"이라 함은 하수를 처리하여 하천 · 바다 그 밖의 공유수면에 방류하기 위하여 지방자치단체가 설치 또는 관리하는 처리시설과 이를 보완하는 시설을 말한다.

9의2. "간이공공하수처리시설"이란 강우(降雨)로 인하여 공공하수처리시설에 유입되는 하수가 일시적으로 늘어날 경우 하수를 신속히 처리하여 하천 · 바다, 그 밖의 공유수면에 방류하기 위하여 지방자치단체가 설치 또는 관리하는 처리시설과 이를 보완하는 시설을 말한다.

10. "하수저류시설"이란 하수관로로 유입된 하수에 포함된 오염물질이 하천 · 바다, 그 밖의 공유수면으로 방류되는 것을 줄이고 하수가 원활하게 유출될 수 있도록 하수를 일시적으로 저장하거나 오염물질을 제거 또는 감소하게 하는 시설을 말한다.

11. "분뇨처리시설"이라 함은 분뇨를 침전 · 분해 등의 방법으로 처리하는 시설을 말한다.

12. "배수설비"라 함은 건물 · 시설 등에서 발생하는 하수를 공공하수도에 유입시키기 위하여 설치하는 배수관과 그 밖의 배수시설을 말한다.

13. "개인하수처리시설"이라 함은 건물 · 시설 등에서 발생하는 오수를 침전 · 분해 등의 방법으로 처리하는 시설을 말한다.

14. "배수구역"이라 함은 공공하수도에 의하여 하수를 유출시킬 수 있는 지역으로서 제15조의 규정에 따라 공고된 구역을 말한다.

15. "하수처리구역"이라 함은 하수를 공공하수처리시설에 유입하여 처리할 수 있는 지역으로서 제15조의 규정에 따라 공고된 구역을 말한다.

제3조 【국가 및 지방자치단체의 책무】

① 국가는 하수도의 설치 · 관리 및 관련 기술개발 등에 관한 기본정책을 수립하고, 지방자치단체가 제2항의 규정에 따른 책무를 성실하게 수행할 수 있도록 필요한 기술적 · 재정적 지원을 할 책무를 진다.

제4조 【국가하수도종합계획의 수립】

① 환경부장관은 국가 하수도정책의 체계적 발전을 위하여 10년 단위의 국가하수도종합계획(이하 "종합계획"이라 한다)을 수립하여야 한다.

② 종합계획에는 다음 각 호의 사항이 포함되어야 한다.

1. 하수처리의 여건에 관한 사항
2. 하수처리의 목표에 관한 사항
3. 하수처리의 추진전략 · 세부시행계획 등 정책방향에 관한 사항
4. 광역적인 하수도사업의 추진에 관한 사항
5. 공공하수도의 확충 및 정비에 관한 사항
6. 개인하수도의 정비 및 보급에 관한 사항
7. 하수도의 연구 및 기술개발에 관한 사항
8. 하수도 경영체계의 개선에 관한 사항
9. 하수도 관련 인력의 확보 및 교육훈련에 관한 사항
10. 하수도 관련 사업의 시행에 소요되는 비용의 산정 및 재원 조달에 관한 사항

⑤ 환경부장관은 종합계획이 수립된 날부터 5년이 지난 때에는 그 타당성을 검토하여 필요한 경우에는 이를 변경하여야 한다.

제5조 【하수도정비기본계획의 수립권자 등】

① 특별시장 · 광역시장 · 특별자치시장 · 특별자치도지사 · 시장 또는 군수(광역시의 군수를 제외한다)는 사람의 건강을 보호함에 필요한 공중위생 및 생활환경의 개선과 「환경정책기

본법」에서 정한 수질환경기준을 유지하고, 관할구역의 침수를 예방하기 위하여 종합계획 및 유역하수도정비계획을 바탕으로 관할구역 안의 유역별로 **하수도의 정비에 관한 20년 단위의 기본계획**(이하 "**하수도정비기본계획**"이라 한다)을 **수립**하여야 한다.

제2장 공공하수도의 설치 및 관리

제19조【공공하수도의 운영 · 관리 및 손괴 · 방해행위 금지 등】

① **공공하수도를 운영 · 관리하는 자는** 대통령령으로 정하는 기준에 따라 **공공하수도를 유지 · 관리하기 위한 기준을 마련**하여야 한다.

② 공공하수처리시설, 간이공공하수처리시설 또는 분뇨처리시설을 운영 · 관리하는 자는 **강우 · 사고 또는 처리공법상** 필요한 경우 등 환경부령이 **정하는 정당한 사유 없이 다음 각 호**의 어느 하나에 해당하는 행위를 하여서는 **아니 된**다.

1. 제7조에 따른 **방류수수질기준**을 **초과하여 배출**하는 행위
2. 제15조의 규정에 따라 공고된 하수처리구역 안의 **하수를 공공하수처리시설에 유입시키지 아니하고 배출**하거나 **공공하수처리시설에 유입시키지 아니**하고 **배출할 수 있는 시설**을 설치하는 행위
3. 공공하수처리시설, 간이공공하수처리시설 또는 분뇨처리시설에 유입된 **하수** 또는 **분뇨를 최종방류구를 거치**지 **아니하고 배출**하거나 **최종방류구를 거치지 아니하고 배출할 수 있는 시설을 설치**하는 행위
4. **분뇨에 물을 섞어 처리하거나 물을 섞어 배출**하는 행위

④ **공공하수처리시설, 간이공공하수처리시설 또는 분뇨처리시설을 운영 · 관리하는 자**는 대통령령이 정하는 바에 따라 **방류수의 수질검사, 찌꺼기의 성분검사**를 실시하고 그 검사에 관한 **기록을 5년간 보존**하여야 한다.

제20조【기술진단 등】

① 공공하수도관리청은 **5년마다** 소관 공공하수도에 대한 기술진단을 실시하여 **공공하수도**의 **관리상태를 점검**하여야 한다.

제3장 개인하수도의 설치 및 관리

제1절 배수설비 등

제33조【특정공산품의 사용제한 등】

① **환경부장관**은 **하수의 수질 악화를 방지**하기 위하여 대통령령으로 정하는 특정공산품을 사용함으로 인하여 하수의 수질을 현저히 악화시키는 것으로 판단되는 때에는 관계중앙행정기관의 장과 협의하여 해당 **특정공산품의 제조 · 수입 · 판매나 사용의 금지 또는 제한을 명**할 수 있다. 다만, 환경부장관의 승인을 받아 연구 또는 시험을 위하여 **환경부령으로 정하는 용도로 제조 · 수입 · 판매하거나 사용**하는 경우에는 **그러하지 아니**하다.

② 환경부장관은 제1항에 따라 **특정공산품의 제조 · 수입 · 판매 또는 사용을 금지**하거나 제한하려면 금지 또는 제한하는 대상과 내용 등을 고시하여야 한다.

제2절 개인하수처리시설

제34조【개인하수처리시설의 설치】

① 오수를 배출하는 건물 · 시설 등(이하 "건물등"이라 한다)을 설치하는 자는 **단독 또는 공동으로 개인하수처리시설**을 설치하여야 한다. 다만, **다음 각 호의 어느 하나**에 해당하는 경우에는 **그러하지 아니**하다.

1. 「물환경보전법」에 따른 **공공폐수처리시설로 오수를 유입시켜 처리**하는 경우
2. **오수를 흐르도록 하기** 위한 **분류식하수관로로 배수설비를 연결하여 오수를 공공하수처리시설에 유입**시켜 처리하는 경우
3. **공공하수도관리청**이 **환경부령**으로 정하는 기준·절차에 따라 **하수관로정비구역으로 공고한 지역에서 합류식하수관로**로 배수설비를 연결하여 **공공하수처리시설에 오수를 유입**시켜 처리하는 경우
4. 그 밖에 **환경부령**으로 정하는 요건에 해당하는 경우

② 제1항에 따라 **개인하수처리시설을 설치**하거나 그 시설의 규모·처리방법 등 **대통령령**으로 정하는 중요한 사항을 변경하려는 자는 환경부령으로 정하는 바에 따라 미리 **특별자치시장·특별자치도지사·시장·군수·구청장에게 신고**하여야 한다.

제39조【개인하수처리시설의 운영·관리】

① **개인하수처리시설의 소유자** 또는 **관리자**는 개인하수처리시설을 운영·관리할 때에는 **다음 각 호**의 어느 하나에 해당하는 행위를 하여서는 **아니 된다**.

1. **건물 등에서 발생하는 오수를** 개인하수처리시설에 **유입시키지 아니하고 배출**하거나 개인하수처리시설에 **유입시키지 아니하고 배출할 수 있는 시설**을 설치하는 행위
2. 개인하수처리시설에 유입되는 오수를 **최종 방류구를 거치지 아니**하고 **중간배출**하거나 **중간배출할 수 있는 시설**을 설치하는 행위
3. 건물등에서 발생하는 **오수에 물을 섞어 처리**하거나 **물을 섞어 배출**하는 행위
4. **정당한 사유 없이** 개인하수처리시설을 **정상적으로 가동하지 아니**하여 **방류수수질 기준을 초과**하여 배출하는 행위

② **개인하수처리시설의 소유자** 또는 **관리자**는 방류수의 **수질자가측정** 및 **내부청소** 등에 관하여 **환경부령**으로 정하는 기준에 따라 그 **시설을 유지·관리**하여야 한다.

③ 개인하수처리시설의 소유자 또는 관리자는 **대통령령**으로 정하는 **부득이한 사유로 방류수수질 기준을 초과**하여 방류하게 되는 때에는 **특별자치시장·특별자치도지사·시장·군수·구청장**에게 **미리 신고**하여야 한다.

제4장 분뇨의 처리

제41조【분뇨처리 의무】

① **특별자치시장·특별자치도지사·시장·군수·구청장**은 관할구역 안에서 발생하는 **분뇨를 수집·운반 및 처리**하여야 한다.

② 특별자치시·특별자치도·시·군·구(자치구를 말한다. 이하 같다)는 **오지·벽지 등 분뇨의 수집·운반** 및 처리가 어려운 지역에 대하여 **환경부령**으로 정하는 기준에 따라 제1항의 규정을 적용하지 아니 할 수 있는 지역을 해당 지방자치단체의 조례로 정할 수 있다.

⑤ 분뇨처리시설을 설치하여 운영하는 **공공하수도관리청은** 제1항 및 제3항의 규정에 따라 수집·운반된 분뇨에 대하여 분뇨처리시설의 운영중단 등 **환경부령**으로 정하는 사유가 발생한 경우를 **제외**하고는 그 처리를 **거부**하여서는 **아니** 된다.

제42조【분뇨의 광역관리 등】

① **지방자치단체의 장**은 **둘 이상의 지방자치단체에서 발생**하는 **분뇨**를 광역적으로 처리할 필요가 있다고 인정되는 경우에는 **분뇨처리시설을 공동으로 설치·운영**할 수 있다.

제44조【분뇨의 재활용】

① 환경부령으로 정하는 양 이상의 분뇨를 재활용하려는 자는 특별자치시장 · 특별자치도지사 · 시장 · 군수 · 구청장에게 신고하여야 한다.

제5장 하수 · 분뇨 관련 영업

제45조【분뇨수집 · 운반업】

① 분뇨를 수집 · 운반하는 영업(이하 "분뇨수집 · 운반업"이라 한다)을 하고자 하는 자는 대통령령으로 정하는 기준에 따른 시설 · 장비 및 기술인력 등의 요건을 갖추어 특별자치시장 · 특별자치도지사 · 시장 · 군수 · 구청장의 허가를 받아야 하며, 허가받은 사항 중 환경부령이 정하는 중요한 사항을 변경하고자 하는 때에는 특별자치시장 · 특별자치도지사 · 시장 · 군수 · 구청장에게 변경신고를 하여야 한다.

제47조【분뇨수집 · 운반업자의 준수사항】

① 분뇨수집 · 운반업자는 해당 지방자치단체의 조례로 정하는 기준을 초과하여 수수료를 받아서는 아니 된다.

제48조【결격사유】 다음 각 호의 어느 하나에 해당하는 자는 분뇨수집 · 운반업의 허가를 받을 수 없다.

1. 피성년후견인 또는 피한정후견인
2. 파산선고를 받고 복권되지 아니한 자
3. 이 법, 「물환경보전법」 또는 「폐기물관리법」을 위반하여 징역 이상의 실형을 선고받고 그 집행이 종료(종료된 것으로 보는 경우를 포함한다)되거나 집행을 받지 아니하기로 확정된 날부터 2년이 지나지 아니한 자
4. 이 법에 따라 분뇨수집 · 운반업의 허가가 취소된 자로서 그 허가가 취소(이 조 제1호 또는 제2호에 해당하여 허가가 취소된 경우는 제외한다)된 날부터 2년이 지나지 아니한 자
5. 임원 중에 제1호부터 제4호까지의 어느 하나에 해당하는 사람이 있는 법인

제50조【과징금】

③ 특별자치시장 · 특별자치도지사 · 시장 · 군수 · 구청장은 분뇨수집 · 운반업자가 제49조 제1항에 해당하여 영업정지처분을 하여야 할 경우로서 그 영업정지가 해당 사업의 이용자 등에게 심한 불편을 주거나 그 밖에 공익을 해할 우려가 있는 때에는 그 영업정지를 갈음하여 3천만원 이하의 과징금을 부과할 수 있다.

제7장 보칙

제68조【장부의 기록 · 보존】

② 제44조의 규정에 따라 분뇨를 재활용하는 자 또는 분뇨수집 · 운반업자는 환경부령으로 정하는 바에 따라 장부를 비치하고, 분뇨의 수집장소 · 수집량 및 처리상황을 기록하여야 하며, 장부의 보존기간은 최종 기재를 한 날부터 3년으로 한다.

02 하수도법 시행령

제2장 공공하수도의 설치 및 관리

제15조【공공하수도의 운영 · 관리 기준 등】

① 법 제19조제1항에서 "대통령령으로 정하는 기준"이란 다음 각 호의 기준을 말한다.

1. 공공하수처리시설 · 간이공공하수처리시설 및 분뇨처리시설 : 시설별로 시설규모, 처리능력, 처리방법, 유입하수 및 방류수의 수질과 강우 등 기후조건 등에 적합할 것

2. 하수관로 : 처리구역별로 유입하수와 강우 등 기후조건 등에 적합할 것
3. 하수저류시설 : 시설별로 설치 목적, 시설 규모, 유입 · 방류 시기와 방법 및 하수저류시설에 유입된 하수의 처리방법과 방류 시 하천 수위 등 주변 여건에 적합할 것

③ 법 제19조제4항에 따른 공공하수처리시설 · 간이공공하수처리시설 또는 분뇨처리시설의 방류수 수질검사는 다음 각 호의 주기로 실시해야 한다. 다만, 공공하수처리시설 방류수 수질검사의 항목 중 생태독성에 대한 검사는 월 1회 이상 실시해야 한다.

1. 1일 처리용량이 **500세제곱미터 이상**인 공공하수처리시설 또는 **100세제곱미터 이상**인 **분뇨처리시설** : **매일 1회 이상**
2. 1일 처리용량이 **50세제곱미터 이상 500세제곱미터 미만인 공공하수처리시설** 또는 **50세제곱미터 이상 100세제곱미터 미만인 분뇨처리시설** : **주 1회 이상**
3. 1일 처리용량이 **50세제곱미터 미만인 공공하수처리시설 또는 분뇨처리시설** : **월 1회 이상**
4. **간이공공하수처리시설** : **가동시 마다 1회 이상**

제3장 개인하수도의 설치 및 관리

제1절 배수설비

제23조【특정공산품의 종류】 법 제33조제1항 본문에서 "대통령령이 정하는 **특정공산품**"이란 주방에서 발생하는 음식물 찌꺼기 등을 분쇄하여 오수와 함께 배출하는 **주방용 오물분쇄기**를 말한다.

제2절 개인하수처리시설

제26조【개인하수처리시설의 운영 · 관리】

① 법 제39조제3항에서 "대통령령으로 정하는 부득이한 사유"란 다음 각 호의 어느 하나에 해당하는 경우를 말한다.

1. 개인하수처리시설을 **개선, 변경 또는 보수**하기 위하여 필요한 경우
2. 개인하수처리시설의 **주요 기계장치 등의 사고로 인하여 정상 운영할 수 없**는 경우
3. **단전**이나 **단수**로 개인하수처리시설을 **정상적**으로 운영할 수 없는 경우
4. **기후의 변동 또는 이상물질의 유입** 등으로 인하여 개인하수처리시설을 정상 운영할 수 없는 경우
5. **천재지변, 화재, 그 밖의 부득이한 사유**로 인하여 개인하수처리시설을 정상 운영할 수 없는 경우

제4장 분뇨의 처리

제28조【분뇨의 재활용시설에 대한 개선명령】

① **특별자치시장 · 특별자치도지사 · 시장 · 군수 · 구청장**은 법 제44조제5항에 따라 분뇨의 재활용시설에 대한 개선명령을 하는 경우 그 개선에 필요한 조치 및 기계 · 시설의 종류 등을 고려하여 **3개월의 범위**에서 개선기간을 정해야 한다.

제5장 하수 · 분뇨관련 영업

제30조【과징금의 부과 등】

③ 제2항에 따른 통지를 받은 자는 **환경부장관 또는 특별자치시장 · 특별자치도지사 · 시장 · 군수 · 구청장**이 정하는 수납기관에 납부통지일

부터 30일 이내에 과징금을 내야 한다. 다만, 천재지변이나 그 밖의 부득이한 사유로 인하여 그 기간 내에 과징금을 낼 수 없는 경우에는 그 사유가 없어진 날부터 **7일 이내**에 내야 한다.

03 하수도법 시행규칙

제2장 공공하수도의 설치 및 관리

제10조【공공하수도의 운영 · 관리기준 준수의 예외 등】 법 제19조제2항에서 "환경부령이 정하는 정당한 사유"란 **다음 각 호**의 어느 하나에 해당하는 경우를 말한다.

1. **공공하수처리시설 · 간이공공하수처리시설설치계획**에 따라 공공하수처리시설 · 간이공공하수처리시설에 **유입시키지 아니하고** 하수를 **배출**할 수 있는 **시설을 설치**하거나 하수를 배출하는 경우
2. **분뇨처리시설**의 처리공법에 필요한 범위에서 **물을 섞어 처리**하는 경우
3. **강우, 재해, 사고** 등으로 부득이하게 **처리과정의 일부 또는 전부를 거치지 아니하**고 하수나 분뇨를 **배출하**는 경우
4. **시설의 증설, 개축, 보수 등을** 위하여 부득이하게 처리과정의 일부 또는 전부를 거치지 아니하고 하수나 분뇨를 배출하는 경우로서 관계 **지방환경관서의 장과** 미리 **협의한** 경우
5. 방류수수질기준 강화 등으로 공공하수처리시설의 **처리공법상** 부득이하게 **방류수 수질기준을 준수할 수 없는 경우**로서 관계 **지방환경관서의 장과 미리 협의**한 경우

제3장 개인하수도의 설치 및 관리

제2절 개인하수처리시설

제26조【개인하수처리시설의 설치 면제 대상 등】

① 법 제34조제1항제4호에서 "그 밖에 환경부령이 정하는 요건에 해당하는 경우"란 다음 각 호의 어느 하나에 해당하는 경우를 말한다.

1. 건물등을 설치하는 자가 오수를 법 제45조에 다른 **분뇨수집 · 운반업자에게 위탁**하여 **공공하수처리시설 · 공공폐수처리시설** 또는 자기의 오수처리시설로 운반하여 처리하는 경우
2. 건물등을 설치하는 자가 **오수를 같은 사업장에 설치된 오수처리시설로 운반하여 처리**하는 경우

제33조【개인하수처리시설의 관리기준】

① 법 제39조제2항에 따른 **개인하수처리시설의 관리기준**은 다음 각 호와 같다. **다만**, 공공하수처리시설 또는 「물환경보전법」 제48조에 따른 공공폐수처리시설로 오수를 유입시켜 처리하는 지역에 설치된 **개인하수처리**시설에는 제1호와 제4호를 적용하지 아니하고, **해당 지역**에 설치된 **오수처리시설은** 제3호에 따른 **내부청소를 연 1회 이상** 하여야 한다.

1. 다음 각 목의 구분에 따른 **기간마다** 그 시설로부터 배출되는 **방류수의 수질을 자가측정하거나** 「환경분야 시험 · 검사 등에 관한 법률」에 따른 **측정대행업자가 측정하게 하**고, 그 결과를 기록하여 **3년 동안 보관**할 것
   가. **1일 처리**용량이 **200㎥ 이상**인 **오수처리시설**과 **1일** 처리대상 **인원이 2천명 이상인 정화조** : **6개월마다 1회** 이상

나. 1일 처리용량이 **50㎥ 이상 200㎥ 미만**인 오수처리시설과 1일 처리대상 인원이 1천명 이상 **2천명 미만인 정화조 : 연 1회 이상**

2. **정화조는 연 1회 이상 내부청소**를 할 것. 다만, 영 제4조제1호부터 제5호까지와 제10호에 따른 구역 또는 지역에서 다음 각 목의 어느 하나에 해당하는 영업을 하는 건물 등에 설치된 정화조는 **6개월마다 1회 이상 내부청소**를 하여야 한다.

가. 「관광진흥법」에 따른 **관광숙박업 또는 관광객 이용시설업**(관광유람선업과 외국인전용 관광기념품판매업은 제외)

나. 「식품위생법」에 따른 **식품접객업**{제과점영업과 다방영업(주로 차종류를 조리 · 판매하는 영업을 말한다)은 제외}

다. 「공중위생관리법」에 따른 **숙박업**

3. **오수처리시설**은 그 기능이 **정상적으로 유지될 수** 있도록 **침전 찌꺼기와 부유 물질 제거 등 내부청소**를 하여야 하며, 청소과정에서 발생된 찌꺼기를 **탈수하여 처리**하거나 법 제45조제1항에 따른 분뇨수집 · 운반업자에게 **위탁하여 처리**할 것

4. 1일 처리대상 인원이 **500명 이상**인 정화조에서 배출되는 방류수는 **염소** 등으로 **소독할 것**

③ **개인하수처리시설의 소유자**나 관리자는 개인하수처리시설을 운영할 때에 **다음 각 호의 행위를 하여서는 아니** 된다.

1. **정화조의 경우에 수세식변기**에서 나오는 **오수가 아닌 그 밖의 오수를 유입**시키는 행위

2. 전기 설비가 되어 있는 개인하수처리시설의 경우에 **전원을 끄는 행위**

제4장 분뇨의 처리

제37조【분뇨수집 등의 의무제외 지역】 법 제41조제2항에 따라 **특별자치시 · 특별자치도 · 시 · 군 · 구의 조례**로 분뇨의 **수집 · 운반 및 처리가 어려운 지역**으로 정할 수 있는 지역은 **다음 각 호**의 어느 하나에 해당하는 지역으로 한다. 다만, **국립공원** 등 많은 사람이 모이는 관광지로서 **청결을 유지**할 필요가 있는 **지역은 제외**한다.

1. **오지나 벽지 등**에 위치한 마을로서 가구수가 **50호 미만인 지역**

2. **차량 출입이 어려워** 분뇨의 **수집 · 운반이 어려**운 지역

제38조【분뇨처리 거부사유】 법 제41조제5항에 따라 분뇨처리시설을 설치하여 운영하는 공공하수도 관리청은 **분뇨처리시설의 사고** 등으로 그 **시설을 운영하지 못하는 경우**에는 그 처리를 **거부할 수 있**다.

제40조【재활용의 신고 등】

① 법 제44조제1항 본문에서 "환경부령이 정하는 양 이상의 분뇨를 재활용하고자 하는 자"란 분뇨를 재활용할 목적으로 **1일 10킬로그램 이상** 처리하려는 자를 말한다.

② 제1항에 해당하는 자는 **재활용 시작 7일 전까지** 재활용 사업장을 관할하는 **특별자치시장 · 특별자치도지사 · 시장 · 군수 · 구청장**에게 별지 제22호서식의 신고서에 서류를 첨부하여 제출하여야 한다.

제5장 하수 · 분뇨관련 영업

제45조 【분뇨수집 · 운반업 변경신고】

① 법 제45조제1항에서 "환경부령이 정하는 중요한 사항"이란 다음 각 호의 어느 하나에 해당하는 사항을 말한다.

1. **상호**
2. **운반차량**
3. **기술인력**
4. **대표자**
5. **사무실 소재지**

② 제1항 각 호의 사항을 변경하려는 자는 변경된 날부터 **30일 이내**에 별지 제25호서식의 변경신고서에 변경내용을 증명할 수 있는 서류와 허가증을 첨부하여 **특별자치시장 · 특별자치도지사 · 시장 · 군수 · 구청장**에게 제출하여야 한다.

제66조 【휴업 · 폐업 · 재개업의 신고】

① 법 제56조에 따라 휴업 · 폐업 또는 재개업신고를 하려는 자는 휴업 · 폐업 또는 재개업을 한 날부터 **10일 이내**에 별지 제39호서식의 신고서에 허가증 또는 등록증을 첨부하여 허가관청 또는 **등록관청에 제출**하여야 한다.

제6장 보칙

제68조 【기술관리인의 준수사항】

① 법 제66조제2항에 따른 **기술관리인의 준수사항**은 다음 각 호와 같다.

1. 개인하수처리시설을 **정상가동**하여야 하며, **방류수수질기준을 초과**하는 등 시설의 개선이 필요한 경우에는 지체 없이 시설의 소유자나 관리자에게 **개선하도록 조치**할 것
2. 개인하수처리시설의 **운영에 관한 사항을 매일 사실대로** 별지 제39호의2서식의 개인하수처리시설 운영관리대장(전자문서를 포함한다)에 **기록**하고, 기록한 날부터 **3년간 이를 보존**할 것
3. **방류수수질검사**를 정확히 하고 이를 **사실대로 기록**할 것

> **참고**
> 이 책의 내용변경과 개정법령은 홈페이지(www.crownbook.com) 학습자료실을 참고하기 바람

제5장 출제 및 예상문제

※ 별표(★)한 문제는 자주 반복 출제되는 유형이므로 반드시 숙지하기 바람

1 공중위생관리법

01 「공중위생관리법」이 적용되지 않는 영업은? 중요도 ★★

① 숙박업 ② 목욕장업
③ 이용업 · 미용업 ④ 세탁업 · 건물위생관리업
⑤ 소독업

해설 법 제2조(정의) "공중위생영업"이라 함은 다수인을 대상으로 위생관리서비스를 제공하는 영업으로서 숙박업 · 목욕장업 · 이용업 · 미용업 · 세탁업 · 건물위생관리업을 말한다.

02 위생사가 되려는 사람은 위생사 국가시험에 합격한 후 누구의 면허를 받는가? 중요도 ★★★

① 국가고시연구원장 ② 행정안전부장관
③ 보건복지부장관 ④ 국시원장
⑤ 국립보건원장

해설 법 제6조의2(위생사의 면허 등)

03 다음 중 위생사 국가시험에 응시할 수 있는 사람은? 중요도 ★★

> ㉮ 전문대학이나 이와 같은 수준 이상에 해당된다고 교육부장관이 인정하는 학교에서 보건 또는 위생에 관한 교육과정을 이수한 사람
> ㉯ 「학점인정 등에 관한 법률」에 따라 전문대학을 졸업한 사람과 같은 수준 이상의 학력이 있는 것으로 인정되어 같은 법에 따라 보건 또는 위생에 관한 학위를 취득한 사람
> ㉰ 보건복지부장관이 인정하는 외국의 위생사 면허 또는 자격을 가진 사람
> ㉱ 보건복지부장관이 인정하는 외국에서 위생시험사 자격을 취득한 자

① ㉮, ㉯, ㉰ ② ㉮, ㉰
③ ㉯, ㉱ ④ ㉱
⑤ ㉮, ㉯, ㉰, ㉱

해설 법 제6조의2(위생사의 면허 등)

1 공중위생관리법 01. ⑤ 02. ③ 03. ① 정답

04 위생사 국가시험은 누가 실시하는가?

중요도 ★★★

① 국무총리
② 보건복지부장관
③ 교육부장관
④ 고용노동부장관
⑤ 국립보건원장

해설 법 제6조의2(위생사의 면허 등)

05 위생사 국가시험 실시 기간으로 옳은 것은?

중요도 ★

① 매년 1회 이상
② 매년 2회 이상
③ 6개월 1회 이상
④ 2년에 1회 이상
⑤ 3년에 1회 이상

해설 법 제6조의2(위생사의 면허 등)

06 보건복지부장관이 위생사 국가시험의 실시에 관한 업무를 위탁할 수 있는 기관은?

① 한국보건의료인국가시험원
② 질병관리청
③ 대학교
④ 정부기관
⑤ 교육부

해설 법 제6조의2(위생사의 면허 등)

07 위생사 국가시험에 응시한 자가 부정행위를 한 경우 처벌은 어떻게 되는가?

중요도 ★★

① 그 시험을 정지시키거나 합격을 무효로 한다.
② 그 시험 후 5회 동안 응시할 수 없다.
③ 해당 시험만 무효로 한다.
④ 영원히 위생사 시험에 응시할 수 없다.
⑤ 그 후 10회 동안 모든 국가시험에 응시할 수 없다.

해설 법 제6조의2(위생사의 면허 등)

08 위생사 국가시험에 응시한 자가 부정행위를 한 경우 처벌은 어떻게 되는가?

중요도 ★★★

① 시험이 정지되거나 합격이 무효로 된 자는 그 후에 치러지는 위생사 국가시험에 2회 응시할 수 없다.
② 그 시험 후 5회 동안 응시할 수 없다.
③ 해당 시험만 무효로 한다.
④ 영원히 위생사 시험에 응시할 수 없다.
⑤ 그 후 10회 동안 모든 국가시험에 응시할 수 없다.

해설 법 제6조의2(위생사의 면허 등)

정답 04. ② 05. ① 06. ① 07. ① 08. ①

09 다음 중 위생사 면허를 받을 수 있는 사람은 누구인가? 중요도 ★★★

① 정신질환자
② 마약류 중독자
③ 공중위생관리법을 위반하여 금고 이상의 실형을 선고받고 그 집행이 끝나지 아니한 사람
④ 「감염병의 예방 및 관리에 관한 법률」, 「검역법」, 「식품위생법」, 「의료법」, 「약사법」, 「마약류 관리에 관한 법률」 또는 「보건범죄 단속에 관한 특별조치법」을 위반하여 금고 이상의 실형을 선고받고 그 집행이 끝나지 아니하거나 그 집행을 받지 아니하기로 확정되지 아니한 사람
⑤ 지체장애인, 미성년자, 알코올중독자

해설 법 제6조의2(위생사의 면허 등)

10 위생사 면허의 취소 사유에 해당하지 않는 사람은? 중요도 ★★

① 음주자, 알코올중독자
② 정신질환자
③ 마약류 중독자
④ 「마약류 관리에 관한 법률」 을 위반하여 금고 이상의 실형을 선고받고 그 집행이 끝나지 아니하거나 그 집행을 받지 아니하기로 확정되지 아니한 사람
⑤ 면허증을 대여한 경우

해설 법 제7조의2(위생사 면허의 취소 등)

11 다음 중 "위생사 면허의 취소"에 해당하지 않는 것은? 중요도 ★★★

① 정신질환자
② 마약류 중독자
③ 「보건범죄 단속에 관한 특별조치법」을 위반하여 금고 이상의 실형을 선고받고 그 집행이 끝나지 아니하거나 그 집행을 받지 아니하기로 확정되지 아니한 사람
④ 보건직공무원이 법을 위반하여 감옥에 갔을 때
⑤ 면허증을 대여한 경우

해설 법 제7조의2(위생사 면허의 취소 등), 법 제6조의2(위생사의 면허 등)

12 위생사 면허의 취소는 누가 하는가? 중요도 ★

① 보건복지부장관
② 시 · 도지사
③ 시장
④ 국시원장
⑤ 군수

해설 법 제7조의2(위생사 면허의 취소 등)

09. ⑤ 10. ① 11. ④ 12. ① 정답

13 "위생사의 업무범위"에 포함되지 않는 것은?

중요도 ★★

① 공중위생영업소, 공중이용시설 및 위생용품의 위생관리
② 음료수의 처리 및 위생관리
③ 쓰레기, 분뇨, 하수, 그 밖의 폐기물의 처리
④ 식품·식품첨가물과 이에 관련된 기구·용기 및 포장의 제조와 가공에 관한 위생관리
⑤ 기타 환경인자와 관련되어 보건에 영향을 미치는 것으로 대통령령이 정한 업무

해설 법 제8조의2(위생사의 업무범위) : ①·②·③·④번 외
5. 유해곤충·설치류 및 매개체 관리
6. 그 밖에 보건위생에 영향을 미치는 것으로서 대통령령으로 정하는 업무

14 위생사의 위생업무 중 "그 밖에 보건위생에 영향을 미치는 것으로서"란 어디서(무슨 영) 정하는 업무를 말하는가?

① 총리령
② 대통령령
③ 환경부령
④ 보건복지부령
⑤ 고용노동부령

해설 법 제8조의2(위생사의 업무범위)

15 위생사의 업무범위에 해당하는 것은?

중요도 ★★

㉮ 음료수의 처리 및 위생관리 ㉯ 유해곤충·설치류 및 매개체 관리 ㉰ 그 밖에 보건위생에 영향을 미치는 것으로서 대통령령으로 정하는 업무 ㉱ 소독업무, 보건관리업무

① ㉮, ㉯, ㉰
② ㉮, ㉰
③ ㉯, ㉱
④ ㉱
⑤ ㉮, ㉯, ㉰, ㉱

해설 법 제8조의2(위생사의 업무범위)
영 제6조의3(위생사의 업무) 법 제8조의2제6호에서 "대통령령으로 정하는 업무"란 다음 각 호의 업무를 말한다.
1. 소독업무
2. 보건관리업무

16 위생사의 업무범위 중 "대통령령으로 정하는 업무"라 함은 어떤 업무를 말하는가?

중요도 ★

① 소독업무와 보건관리업무
② 근로자 관리 업무
③ 실험측정업무
④ 생물학적 기술분야 업무
⑤ 시료채취업무

해설 영 제6조의3(위생사의 업무)

정답 13. ⑤ 14. ② 15. ⑤ 16. ①

17 위생사 면허의 취소시 청문은 누가 실시하는가? 중요도 ★★

① 보건복지부장관 또는 시장 · 군수 · 구청장
② 시 · 도지사 ③ 질병관리청장
④ 국시원장 ⑤ 국립보건원장

해설 법 제12조(청문) 보건복지부장관 또는 시장 · 군수 · 구청장은 "위생사의 면허취소"에 해당하는 처분을 하려면 청문을 하여야 한다.

18 위생사 면허를 보건복지부장관이 취소하고자 할 때 취하여야 하는 절차는? 중요도 ★★

① 청문 ② 과태료 ③ 벌금
④ 징역 ⑤ 신고

해설 법 제12조(청문)

19 "같은 명칭의 사용금지" 규정에 위반하여 위생사라는 명칭을 사용한 자에 대한 벌칙으로 옳은 것은? 중요도 ★

① 100만원 이하의 벌금 ② 100만원 이하의 과태료
③ 10만원 이하의 벌금 ④ 10만원 이하의 과태료
⑤ 1년 이하의 징역

해설 법 제22조(과태료)

20 "같은 명칭의 사용금지" 규정에 위반하여 위생사라는 명칭을 사용한 자에 대해 과태료를 부과 · 징수 할 수 있는 자는?

㉮ 보건복지부장관	㉯ 시 · 도지사
㉰ 시장 · 군수 · 구청장	㉱ 질병관리청장

① ㉮, ㉯, ㉰ ② ㉮, ㉰ ③ ㉯, ㉱
④ ㉱ ⑤ ㉮, ㉯, ㉰, ㉱

해설 법 제 22조(과태료)

21 보건복지부장관 또는 시장 · 군수 · 구청장은 "위반행위가 사소한 부주의나 오류로 발생한 것으로 인정되는 경우, 위반의 내용 · 정도가 경미하다고 인정되는 경우"에 해당할 때에는 "개별기준"에 따른 과태료금액의 2분의1 범위에서 그 금액을 줄일 수 있고, "위반의 내용 및 정도가 중대하여 이로 인한 피해가 크다고 인정되는 경우, 법 위반상태의 기간이 6개월 이상인 경우"에 해당하는 경우에는 개별기준에 따른 과태료금액의 2분의1 범위에서 그 금액을 늘려 부과할 수 있다. 여기서 위생사가 아니면서 위생사 명칭을 사용 시 "개별기준에 따른 과태료금액"은 얼마를 말하는가? 중요도 ★★

17. ① 18. ① 19. ② 20. ② 21. ① 정답

① 50만원　　② 40만원　　③ 30만원
④ 20만원　　⑤ 10만원

해설 영 제11조(과태료의 부과) [별표 2]

과태료의 부과기준(제11조 관련)

1. 일반기준
가. 보건복지부장관 또는 시장 · 군수 · 구청장은 다음의 어느 하나에 해당하는 경우에는 제2호의 개별기준에 따른 과태료 금액의 2분의 1 범위에서 그 금액을 줄일 수 있다.
다만, 과태료를 체납하고 있는 위반행위자에 대해서는 그렇지 않다.
1) 위반행위자가 「질서위반행위규제법 시행령」 제2조의2제1항 각 호의 어느 하나에 해당하는 경우
2) 위반행위가 사소한 부주의나 오류로 발생한 것으로 인정되는 경우
3) 위반의 내용 · 정도가 경미하다고 인정되는 경우
4) 위반행위자가 법 위반상태를 시정하거나 해소하기 위해 노력한 것이 인정되는 경우
5) 그 밖에 위반행위의 정도, 위반행위의 동기와 그 결과 등을 고려하여 과태료 금액을 줄일 필요가 있다고 인정되는 경우
나. 보건복지부장관 또는 시장 · 군수 · 구청장은 다음의 어느 하나에 해당하는 경우에는 제2호의 개별기준에 따른 과태료 금액의 2분의 1 범위에서 그 금액을 늘려 부과할 수 있다. 다만, 늘려 부과하는 경우에도 법 제22조제1항부터 제3항까지에 따른 과태료 금액의 상한을 넘을 수 없다.
1) 위반의 내용 및 정도가 중대하여 이로 인한 피해가 크다고 인정되는 경우
2) 법 위반상태의 기간이 6개월 이상인 경우
3) 그 밖에 위반행위의 정도, 위반행위의 동기와 그 결과 등을 고려하여 가중할 필요가 있다고 인정되는 경우

2. 개별기준

하. 법 제19조의3을 위반하여 위생사의 명칭을 사용한 경우	법 제22조제3항	50만 원

22 보건복지부장관이 위생사국가시험을 실시하려는 경우 90일 전까지 공고하여야 하는 사항으로 옳은 것은?

㉮ 시험일시	㉯ 시험장소
㉰ 시험과목	㉱ 응시원서 제출기간, 시험범위

① ㉮, ㉯, ㉰　　② ㉮, ㉰
③ ㉯, ㉱　　④ ㉱
⑤ ㉮, ㉯, ㉰, ㉱

해설 영 제6조의2(위생사 국가시험의 시험방법 등) ① 보건복지부장관은 법 제6조의2제1항에 따른 위생사 국가시험(이하 "위생사 국가시험"이라 한다)을 실시하려는 경우에는 시험일시, 시험장소 및 시험과목 등 위생사 국가시험 시행계획을 시험실시 90일 전까지 공고하여야 한다. 다만, 시험장소의 경우에는 시험실시 30일 전까지 공고할 수 있다.

23 위생사 시험실시는 며칠 전에 공고해야 하는가?　　중요도 ★★★

① 10일　　② 20일　　③ 90일
④ 100일　　⑤ 120일

해설 영 제6조의2(위생사 국가시험의 시험방법 등)

정답 22. ①　23. ③

24 **위생사 국가시험 중 필기시험 과목이 아닌 것은?** 중요도 ★

① 공중보건학 ② 환경위생학 ③ 식품위생학
④ 위생곤충학 ⑤ 수질오염개론

해설 영 제6조의2(위생사 국가시험의 시험방법 등)

25 **위생사 필기시험 중 "위생관계법령"과목에 포함되지 않는 것은?**

① 공중위생관리법, 식품위생법 ② 감염병의 예방 및 관리에 관한 법률
③ 먹는물관리법 ④ 폐기물관리법, 하수도법
⑤ 위생사에 관한 법률

해설 영 제6조의2(위생사 국가시험의 시험방법 등)
※ "위생사에 관한 법률"은 2016년 8월 4일로 "폐지"되었음

26 **민감정보 및 고유식별정보의 처리(건강에 관한 정보, 주민등록번호 또는 외국인등록번호가 포함된 자료를 처리)를 할 수 있는 자는?**

① 보건복지부장관(보건복지부장관의 업무를 위탁받은 자 포함)
② 시 · 도지사 ③ 시장
④ 군수 ⑤ 보건소장

해설 영 제10조의3(민감정보 및 고유식별정보의 처리) ① 보건복지부장관(보건복지부장관의 업무를 위탁받은 자를 포함)은 다음 각 호의 사무를 수행하기 위하여 불가피한 경우 건강에 관한 정보, 주민등록번호 또는 외국인등록번호가 포함된 자료를 처리할 수 있다.
1. 법 제6조의2에 따른 위생사 면허 및 위생사 국가시험에 관한 사무
2. 법 제7조의2에 따른 위생사 면허의 취소 및 면허 재부여에 관한 사무
3. 법 제12조제3호에 따른 청문에 관한 사무

27 **공중위생시설이 아닌 것은?** 중요도 ★

① 이용업 ② 미용업 ③ 제과점
④ 세탁업 ⑤ 건물위생관리업

해설 법 제2조(정의) : "공중위생영업"이라 함은 다수인을 대상으로 위생관리서비스를 제공하는 영업으로서 숙박업 · 목욕장업 · 이용업 · 미용업 · 세탁업 · 건물위생관리업을 말한다.

28 **다음 보기 중 "위생사 국가시험의 부정행위"에 해당하는 것은?** 중요도 ★

㉮ 시험 중 다른 수험자와 시험과 관련된 대화를 하거나, 답안지를 교환하는 행위
㉯ 시험 중 시험문제 내용과 관련된 물건을 휴대하여 사용하거나 이를 주고받는 행위
㉰ 시험장 내외의 자료부터 도움을 받고 답안지를 작성하는 행위
㉱ 미리 시험문제를 알고 시험을 치른 행위, 다른 수험자와 성명 또는 수험번호를 바꾸어 제출하는 행위

① ㉮, ㉯, ㉰ ② ㉮, ㉰ ③ ㉯, ㉱
④ ㉱ ⑤ ㉮, ㉯, ㉰, ㉱

해설 규칙 제11조(위생사 국가시험의 부정행위)

24. ⑤ 25. ⑤ 26. ① 27. ③ 28. ⑤ 정답

29 **위생사 면허를 받으려는 사람이 보건복지부장관에게 제출하여야 하는 서류가 아닌 것은?**

① 보건 또는 위생에 관한 이수증명서
② 신원보증서
③ 위생업무에 종사한 경력증명서
④ 의사의 진단서
⑤ 사진 2장

해설 규칙 제11조의2(위생사 면허증의 발급)

30 **위생사 면허대장에 기재하지 않아도 되는 것은?**

① 면허의 종별
② 면허번호 및 면허연월일
③ 성명 · 주소 및 주민등록번호
④ 위생사 국가시험 합격연월일
⑤ 면허취소 사유 및 취소연월일

해설 규칙 제11조의2(위생사 면허증의 발급)

31 **위생사면허증 재발급을 받을 수 있는 사유에 해당하는 것은?** 중요도 ★★

> ㉮ 면허증을 잃어버렸을 때
> ㉯ 위생사 면허증의 기재사항에 변경이 있을 때
> ㉰ 위생사 면허증을 못쓰게 된 경우
> ㉱ 위생사 시험에 합격했을 때

① ㉮, ㉯, ㉰
② ㉮, ㉰
③ ㉯, ㉱
④ ㉱
⑤ ㉮, ㉯, ㉰, ㉱

해설 규칙 제11조의3(위생사 면허증 재발급)
※ "위생사 면허증의 기재사항에 변경이 있을 때"는 → "삭제"된 내용임

32 **위생사 면허증을 잃어버리거나 못쓰게 된 경우 위생사면허증 재발급 신청서를 누구에게 제출하여야 하는가?** 중요도 ★★

① 국무총리
② 보건복지부장관
③ 과학기술부장관
④ 고용노동부장관
⑤ 국립보건원장

해설 규칙 제11조의3(위생사 면허증 재발급)

33 **위생사 면허가 취소된 사람이 다시 면허를 받으려는 경우 위생사 면허증재부여 신청서에 서류를 첨부하여 누구에게 제출하여야 하는가?**

① 국무총리
② 보건복지부장관
③ 과학기술부장관
④ 고용노동부장관
⑤ 국립보건원장

해설 규칙 제12조의2(위생사 면허의 재부여) 위생사 면허가 취소된 사람이 다시 면허를 받으려는 경우에는 위생사 면허증 재부여 신청서를 첨부하여 보건복지부장관에게 제출하여야 한다.

정답 29. ② 30. ① 31. ② 32. ② 33. ②

34 위생관리등급의 구분 중 우수업소 등급 색깔은? 중요도 ★

① 녹색 ② 황색 ③ 백색
④ 적색 ⑤ 청색

해설 법 제13조(위생서비스수준의 평가), 규칙 제21조(위생관리등급의 구분 등)

35 「공중위생관리법」 상 공중위생영업자의 위생교육 시간은? 중요도 ★

① 1시간 ② 2시간 ③ 3시간
④ 6시간 ⑤ 8시간

해설 (1) 법 제17조(위생교육) : 공중위생영업자는 매년 위생교육을 받아야 한다.
(2) 규칙 제23조(위생교육)
① 법 제17조에 따른 위생교육은 3시간으로 한다.
② 영업신고 전에 위생교육을 받아야 하는 자 중 "천재지변, 본인의 질병 · 사고, 업무상 국외출장 등의 사유로 교육을 받을 수 없는 경우 등"에 해당하는 자는 영업신고를 한 후 6개월 이내에 위생교육을 받을 수 있다.
⑩ 위생교육 실시단체의 장은 위생교육을 수료한 자에게 수료증을 교부하고, 교육실시 결과를 교육 후 1개월 이내에 시장 · 군수 · 구청장에게 통보하여야 하며, 수료증 교부대장 등 교육에 관한 기록을 2년 이상 보관 · 관리하여야 한다.

36 건물위생관리원이(건물위생관리업자가) 지녀야 할 도구가 아닌 것은? 중요도 ★

① 지름 25cm 이상의 마루광택기를 2대 이상
② 진공청소기(집수 및 집진용)를 2대 이상
③ 안전벨트 · 안전모 및 로프
④ 먼지, 일산화탄소, 이산화탄소를 측정하는 측정장비
⑤ 자외선소독기

해설 (1) 법 제2조(정의) : "건물위생관리업"이라 함은 공중이 이용하는 건축물 · 시설물등의 청결유지와 실내공기정화를 위한 청소등을 대행하는 영업을 말한다.
(2) 시행규칙 [별표 1] 공중위생영업의 종류별 시설 및 설비기준 : "건물위생관리업"의 "시설 및 설비기준"은 다음과 같다.
① 건축물 바닥을 닦고 광택을 내는 지름 25cm 이상의 마루광택기를 2대 이상 비치하여야 한다.
② 진공청소기(집수 및 집진용)를 2대 이상 비치하여야 한다.
③ 업무수행에 필요한 안전벨트 · 안전모 및 로프를 갖추어야 한다.
④ 먼지, 일산화탄소, 이산화탄소를 측정하는 측정장비를 갖추어야 한다. 다만, 「건축법」 제2조제2항에 따른 업무시설 용도의 건축물로서 연면적 3천제곱미터 미만의 건축물 또는 같은 조 같은 항에 따른 20이상의 용도에 사용되는 건축물로서 연면적 2천제곱미터 미만의 건축물을 청소하는 경우에는 그러하지 아니하다.

37 「공중위생관리법」상 공중위생영업자가 준수하여야 하는 위생 관리 기준 등으로 옳은 것은? 중요도 ★

① 목욕장의 목욕물은 매년 1회 이상 수질검사를 하여야 한다.
② 숙박업장의 객실 조명도는 50럭스 이상이 되도록 유지하여야 한다.
③ 목욕장의 발한실 · 휴게실 · 탈의실의 조명도는 20럭스 이상이 되도록 유지하여야 한다.
④ 피부미용을 위하여 「약사법」에 따른 의약품 사용하여야 한다.
⑤ 이용업자의 영업장 안의 조명도는 70럭스 이상이 되도록 유지하여야 한다.

34. ② 35. ③ 36. ⑤ 37. ① 정답

해설 규칙 [별표 4]

① 숙박업자 : 객실 · 접객대 및 로비시설의 조명도는 75럭스(lux) 이상이 되도록 유지하여야 하며, 복도 · 계단 · 욕실 · 샤워시설 · 세면시설 및 화장실의 조명도는 20럭스(복도 및 계단의 경우 심야에서 10럭스) 이상이 되도록 유지하여야 한다.

② 목욕장업자

㉮ 목욕실은 해충이 발생되지 아니 하도록 매월 1회 이상 소독을 하여야 한다.

㉯ 탈의실 · 옷장 · 목욕실 · 발한실 · 물통 · 깔판 · 휴게실 · 휴식실 · 현관 및 화장실 등은 매일 1회 이상, 배수시설 및 오수조는 수시로 청소하여야 한다.

㉰ 목욕물은 매년 1회 이상 수질검사를 하여야 한다. 다만, 수돗물을 사용하는 경우에는 원수에 대한 수질검사를 하지 않을 수 있다.

㉱ 조도

㉠ 발한실 · 휴게실 · 탈의실 · 접객대 · 복도 · 계단 · 현관 및 화장실 그 밖에 입욕자가 직접 이용하는 장소의 조명도는 75럭스 이상이 유지되도록 하여야 한다.

㉡ 휴식실 · 목욕실 및 세면시설의 조명도는 40럭스 이상이 유지되도록 하여야 한다.

③ 미용업자

㉮ 피부미용을 위하여 「약사법」에 따른 의약품 또는 「의료기기법」에 따른 의료기기를 사용하여서는 아니 된다.

㉯ 조도 : 영업장안의 조명도는 75럭스 이상이 되도록 유지하여야 한다.

④ 이용업자 : 영업장안의 조명도는 75럭스 이상이 되도록 유지하여야 한다.

38 **「공중위생관리법」상 공중이 이용하는 건축물 · 시설물등의 청결유지와 실내공기정화를 위한 청소등을 대행하는 영업을 정의하는 용어는?** 중요도 ★

① 목욕장업 ② 미용업
③ 세탁업 ④ 숙박업
⑤ 건물위생관리업

해설 법 제2조(정의)

39 **다음 중 "공중위생관리법"상 위생관리등급을 공중위생영업자에게 통보하고 이를 공표하여야 하는 사람으로 옳은 것은?** 중요도 ★

① 보건복지부장관
② 식품의약품안전처장
③ 질병관리정장
④ 시 · 도지사
⑤ 시장 · 군수 · 구청장

해설 공중위생관리법 제14조(위생관리등급 공표등)

40 **다음 중 「공중위생관리법」상 "공중위생감시원의 업무범위"로 옳지 않은 것은?** 중요도 ★

① 공중위생영업의 종류별 시설 및 설비의 확인
② 공중위생영업 관련시설 및 설비의 위생상태 확인 · 검사,
③ 공중위생영업자의 위생관리의무 및 영업자준수사항 이행여부의 확인
④ 공중위생관리법의 위반행위에 대한 신고 및 자료 제공, 검사대상물의 수거 지원
⑤ 위생지도 및 개선명령 이행여부의 확인, 위생교육 이행여부의 확인

정답 38. ⑤ 39. ⑤ 40. ④

해설 공중위생관리법

법 제3조(공중위생영업의 신고 및 폐업신고)

법 제15조의2(명예공중위생감시원) ① 시 · 도지사는 공중위생의 관리를 위한 지도 · 계몽 등을 행하게 하기 위하여 명예공중위생감시원을 둘 수 있다.

영 제9조(공중위생감시원의 업무범위) 법 제15조에 따른 공중위생감시원의 업무는 다음 각호와 같다.

1. 법 제3조제1항의 규정에 의한 시설 및 설비의 확인
2. 법 제4조의 규정에 의한 공중위생영업 관련 시설 및 설비의 위생상태 확인 · 검사, 공중위생영업자의 위생관리의무 및 영업자준수사항 이행여부의 확인
4. 법 제10조의 규정에 의한 위생지도 및 개선명령 이행여부의 확인
5. 법 제11조의 규정에 의한 공중위생영업소의 영업의 정지, 일부 시설의 사용중지 또는 영업소 폐쇄명령 이행여부의 확인
6. 법 제17조의 규정에 의한 위생교육 이행여부의 확인

영 제9조의2(명예공중위생감시원의 자격 등) ② 명예감시원의 업무는 다음 각호와 같다.

1. 공중위생감시원이 행하는 검사대상물의 수거 지원
2. 법령 위반행위에 대한 신고 및 자료 제공
3. 그 밖에 공중위생에 관한 홍보 · 계몽 등 공중위생관리업무와 관련하여 시 · 도지사가 따로 정하여 부여하는 업무

2 감염병의 예방 및 관리에 관한 법률(약칭 : 감염병예방법)

01 "감염병의 예방 및 관리에 관한 법률"은 국민 건강에 위해가 되는 (　　)과 (　　)하고, 그 (　　)를 위하여 필요한 사항을 규정함으로써 (　　)에 이바지함을 목적으로 한다. (　　) 안의 내용으로 맞게 연결된 것은?

① 감염병의 발생－유행을 방지－예방 및 관리－국민 건강의 증진 및 유지
② 감염병의 발생－예방 및 관리－예방－국민 건강의 증진 및 유지
③ 질병의 발생－유행을 방지－관리－국민 건강의 증진 및 유지
④ 국민 건강의 증진 및 유지－감염병의 발생－유행을 방지－예방 및 관리
⑤ 예방－유행을 방지－예방 및 관리－국민 건강의 증진 및 유지

해설 법 제1조(목적) : 이 법은 국민 건강에 위해(危害)가 되는 감염병의 발생과 유행을 방지하고, 그 예방 및 관리를 위하여 필요한 사항을 규정함으로써 국민 건강의 증진 및 유지에 이바지함을 목적으로 한다.

02 「감염병예방법」상 "생물테러감염병 또는 치명률이 높거나 집단 발생의 우려가 커서 발생 또는 유행 즉시 신고하여야 하고, 음압격리와 같은 높은 수준의 격리가 필요한 감염병" 연결이 옳은 것은?

중요도 ★

① 결핵, 한센병, 성홍열, 수막구균 감염증
② 디프테리아, 탄저, 두창, 보툴리눔독소증, 페스트
③ 파상풍, B형간염, C형간염, 일본뇌염, 말라리아, 매독
④ 인플루엔자, 임질, 회충증, 요충증, 편충증
⑤ 간흡충증, 폐흡충증, 장흡충증

2 감염병의 예방 및 관리에 관한 법률 1. ① 2. ② 정답

해설 법 제2조(정의) : 제1급감염병의 종류

① 디프테리아 ② 탄저 ③ 두창 ④ 보툴리눔독소증
⑤ 야토병 ⑥ 신종감염병증후군 ⑦ 페스트
⑧ 중증급성호흡기증후군(SARS) ⑨ 동물인플루엔자 인체감염증
⑩ 신종인플루엔자 ⑪ 중동호흡기증후군(MERS) ⑫ 마버그열
⑬ 에볼라바이러스병 ⑭ 라싸열 ⑮ 크리미안콩고출혈열
⑯ 남아메리카출혈열 ⑰ 리프트밸리열

03 **다음중 제1급감염병인 것은?** 중요도 ★★

① 디프테리아 ② 홍역, 백일해 ③ 매독
④ 파상열 ⑤ A형간염

해설 법 제2조(정의)

① 디프테리아 : 제1급감염병 ② 홍역, 백일해, A형간염 : 제2급감염병
③ 파상열(브루셀라증) : 제3급감염병 ④ 매독 : 제4급감염병

04 **다음 중 제1급감염병인 것은?** 중요도 ★★

① A형간염/황열 ② B형간염/뎅기열
③ C형간염/페스트 ④ 일본뇌염/인플루엔자
⑤ 중증급성호흡기증후군(SARS)/중동호흡기증후군(MERS)

해설 법 제2조(정의)

① 페스트, 중증급성호흡기증후군(SARS), 중동호흡기증후군(MERS) : 제1급감염병
② A형간염 : 제2급감염병
③ 황열, 뎅기열, 일본뇌염, 말라리아, B형간염, C형간염 : 제3급감염병
④ 인플루엔자 : 제4급감염병

05 **다음 중 "제2급감염병"의 정의로 옳은 것은?** 중요도 ★

① 생물테러감염병 또는 치명률이 높거나 집단 발생의 우려가 커서 발생 또는 유행 즉시 신고하여야 하고, 음압격리와 같은 높은 수준의 격리가 필요한 감염병을 말한다.
② 전파가능성을 고려하여 발생 또는 유행 시 24시간 이내에 신고하여야 하고, 격리가 필요한 감염병을 말한다.
③ 그 발생을 계속 감시할 필요가 있어 발생 또는 유행 시 24시간 이내에 신고하여야 하는 감염병을 말한다.
④ 고의 또는 테러 등을 목적으로 이용된 병원체에 의하여 발생된 감염병 중 질병관리청장이 고시하는 감염병을 말한다.
⑤ 생물테러의 목적으로 이용되거나 사고 등에 의하여 외부에 유출될 경우 국민건강에 심각한 위험을 초래할 수 있는 감염병병원체로서 보건복지부령으로 정하는 것을 말 한다.

해설 법 제2조(정의) : ①번-제1급감염병 ②번-제2급감염병 ③번-제3급감염병 ④번-생물테러감염병 ⑤번-고위험병원체

정답 3. ① 4. ⑤ 5. ②

06 제2급감염병이 아닌 것은?

중요도 ★★

① 콜레라 ② 세균성이질 ③ A형간염
④ 장출혈성대장균감염증 ⑤ 아메바성이질

해설 법 제2조(정의) : 제2급감염병의 종류

① 백일해 ② 홍역 ③ 폴리오 ④ 풍진
⑤ 수두 ⑥ 유행성이하선염 ⑦ b형헤모필루스인플루엔자
⑧ 폐렴구균 감염증 ⑨ A형간염 ⑩ 콜레라 ⑪ 장티푸스
⑫ 파라티푸스 ⑬ 세균성이질 ⑭ 장출혈성대장균감염증
⑮ 결핵 ⑯ 한센병 ⑰ 성홍열 ⑱ 수막구균 감염증
⑲ 반코마이신내성황색포도알균(VRSA) 감염증 ⑳ 카바페넴내성장내세균속균종(CRE) 감염증
㉑ E형간염

07 다음 중 제2급감염병인 것은?

중요도 ★★

① 결핵, 한센병, E형간염 ② 파상풍 ③ 발진티푸스
④ 크로이츠펠트-야콥병 ⑤ 후천성면역결핍증(AIDS)

해설 법 제2조(정의)

① 결핵 : 제2급감염병
② 파상풍, 발진티푸스, 크로이츠펠트-야콥병, 후천성면역결핍증(AIDS) : 제3급감염병

08 다음 보기 중 제2급감염병이 아닌 것은?

㉮ 홍역, 백일해, 유행성이하선염, 수두
㉯ SARS, MERS
㉰ b형헤모필루스인플루엔자, 폐렴구균
㉱ 파상풍, SFTS, 크로이츠펠트-야콥병(CJD) 및 변종크로이츠펠트-야콥병(vCJD)

① ㉮, ㉯, ㉰ ② ㉮, ㉰ ③ ㉯, ㉱
④ ㉱ ⑤ ㉮, ㉯, ㉰, ㉱

해설 법 제2조(정의)

① 제1급감염병 : SARS, MERS
② 제3급감염병 : 파상풍, 중증열성혈소판감소증후군(SFTS), 지카바이러스 감염증

09 제1급감염병과 제2급감염병이 아닌 것은?

중요도 ★★

① 디프테리아 ② 홍역, 백일해 ③ 후천성면역결핍증
④ 콜레라, 세균성이질 ⑤ A형간염, 장출혈성대장균감염증

해설 법 제2조(정의)

① 디프테리아 : 제1급감염병
② 홍역, 백일해 콜레라, 세균성이질, A형간염, 장출혈성대장균감염증 : 제2급감염병
③ 후천성면역결핍증 : 제3급감염병

10 다음 중 제2급 · 제3급감염병이 아닌 것은?

① 발진티푸스, 발진열 ② 백일해, 콜레라 ③ A형간염, E형간염
④ B형간염, C형간염 ⑤ 디프테리아

6. ⑤ 7. ① 8. ③ 9. ③ 10. ⑤ 정답

해설 법 제2조(정의)
① 발진티푸스, 발진열, B형간염, C형간염 : 제3급감염병
② 백일해, 콜레라, A형간염, E형간염 : 제2급감염병
③ 디프테리아 : 제1급감염병

11 **"발생을 계속 감시할 필요가 있어 발생 또는 유행 시 24시간 이내에 신고하여야 하는 감염병"은 몇 급 감염병인가?** 중요도 ★

① 제1급감염병 ② 제2급감염병 ③ 제3급감염병
④ 제4급감염병 ⑤ 제5급감염병

해설 법 제2조(정의)

12 **다음 보기에서 제3급감염병으로 조합된 것은?** 중요도 ★★

㉮ 말라리아 ㉯ 렙토스피라증 ㉰ 신증후군출혈열 ㉱ 브루셀라증

① ㉮, ㉯, ㉰ ② ㉮, ㉰ ③ ㉯, ㉱
④ ㉱ ⑤ ㉮, ㉯, ㉰, ㉱

해설 법 제2조(정의) : 제3급감염병의 종류

① 파상풍	② B형간염	③ C형간염	④ 일본뇌염
⑤ 말라리아	⑥ 레지오넬라증	⑦ 비브리오패혈증	⑧ 발진티푸스
⑨ 발진열	⑩ 쯔쯔가무시증	⑪ 렙토스피라증	⑫ 신증후군출혈열
⑬ 공수병	⑭ 브루셀라증	⑮ 후천성면역결핍증(AIDS)	
⑯ 크로이츠펠트-야콥병(CJD) 및 변종크로이츠펠트-야콥병(vCJD)			
⑰ 황열	⑱ 뎅기열	⑲ 큐열(Q熱)	⑳ 웨스트나일열
㉑ 라임병	㉒ 진드기매개뇌염	㉓ 유비저(類鼻疽)	㉔ 치쿤구니야열
㉕ 중증열성혈소판감소증후군(SFTS)		㉖ 지카바이러스감염증	㉗ 매독

13 **다음 보기에서 제3급감염병으로 조합된 것은?**

㉮ 페스트
㉯ 결핵, 한센병, 성홍열, 수막구균성수막염
㉰ 발진티푸스, 매독, 임질
㉱ C형간염, AIDS, 크로이츠펠트-야콥병(CJD) 및 변종크로이츠펠트-야콥병(vCJD)

① ㉮, ㉯, ㉰ ② ㉮, ㉰ ③ ㉯, ㉱
④ ㉱ ⑤ ㉮, ㉯, ㉰, ㉱

해설 법 제2조(정의)

정답 11. ③ 12. ⑤ 13. ④

14 다음 보기 중 제3급감염병에 해당하지 않는 것은?

> ㉮ B형간염, 매독
> ㉯ 반코마이신내성황색포도알균(VRSA) 감염증
> ㉰ 뎅기열
> ㉱ 카바페넴내성장내세균속균종(CRE) 감염증

① ㉮, ㉯, ㉰　② ㉮, ㉰　③ ㉯, ㉱
④ ㉱　⑤ ㉮, ㉯, ㉰, ㉱

해설 법 제2조(정의)
① C형간염, 뎅기열 – 제3급감염병
③ 반코마이신내성황색포도알균(VRSA) 감염증, 카바페넴내성장내세균속균종(CRE)감염증 – 제2급감염병

15 「감염병예방법」상 "제4급감염병"에 관한 내용으로 옳지 않은 것은?

① "제4급감염병"이란 제1급감염병부터 제3급감염병까지의 감염병 외에 유행여부를 조사하기 위하여 표본감시 활동이 필요한 감염병을 말한다.
② 종류 : 인플루엔자, 임질 등
③ 종류 : 회충증, 요충증, 편충증, 간흡충증, 폐흡충증, 장흡충증 등
④ 종류 : 수족구병, 임질, 급성호흡기감염증, 사람유두종바이러스 감염증 등
⑤ 종류 : 두창, 보툴리눔독소증, 신종감염병증후군, 동물인플루엔자 인체감염증, 신종인플루엔자, 페스트, SARS, MERS 등

해설 법 제2조(정의) : 제4급감염병의 종류
① 인플루엔자　② 사람유두종바이러스감염증　③ 회충증　④ 요충증
⑤ 편충증　⑥ 간흡충증　⑦ 폐흡충증　⑧ 장흡충증
⑨ 수족구병　⑩ 임질　⑪ 클라미디아감염증　⑫ 연성하감
⑬ 성기단순포진　⑭ 첨규콘딜롬　⑮ 반코마이신내성장알균(VRE)감염증
⑯ 메티실린내성황색포도알균(MRSA)감염증　⑰ 다제내성녹농균(MRPA)감염증
⑱ 다제내성아시네토박터바우마니균(MRAB)감염증　⑲ 장관감염증
⑳ 급성호흡기감염증　㉑ 해외유입기생충감염증　㉒ 엔테로바이러스감염증

16 다음 중 표본감시감염병(제4급감염병)에 해당 하는 것은?　중요도 ★

① 황열. 뎅기열
② 일본뇌염
③ 페스트
④ 중증급성호흡기증후군(SARS)
⑤ 인플루엔자, 매독, 임질, 사람유두종바이러스감염증

해설 제2조(정의)
① 황열, 뎅기열, 일본뇌염 – 제3급감염병
③ 페스트, 중증급성호흡기증후군(SARS) – 제1급감염병

14. ③　15. ⑤　16. ⑤ 정답

17 제4급감염병으로 옳은 것은?

㉮ 인플루엔자, 임질, 수족구병 ㉯ b형헤모필루스인플루엔자, B형간염 ㉰ 급성호흡기감염증 ㉱ 페스트, 황열, 뎅기열, 동물인플루엔자인체감염증, 중증급성호흡기증후군(SARS)

① ㉮, ㉯, ㉰ ② ㉮, ㉰ ③ ㉯, ㉱
④ ㉱ ⑤ ㉮, ㉯, ㉰, ㉱

해설 법 제2조(정의)

18 다음 중 「감염병예방법」상 분류가 옳지 않은 것은? 중요도 ★★

① 결핵, 한센병 – 제2급감염병
② 파상풍 – 제2급감염병
③ 사람유두종바이러스감염증 – 제4급감염병
④ 크로이츠펠트–야콥병, 발진티푸스 – 제3급감염병
⑤ 후천성면역결핍증(AIDS) – 제3급감염병

해설 법 제2조(정의)
① 결핵, 한센병 : 제2급감염병
② 파상풍, 발진티푸스, 크로이츠펠트–야콥병, 후천성면역결핍증(AIDS) : 제3급감염병
③ 사람유두종바이러스감염증 : 제4급감염병

19 「감염병의 예방 및 관리에 관한 법률」이 규정한 감염병의 분류로 옳지 않은 것은? 중요도 ★★

① 백일해, 수두 – 제2급감염병
② 유행성이하선염 – 제2급감염병
③ 디프테리아 – 제1급감염병
④ B형간염, 후천성면역결핍증(AIDS) – 제3급감염병
⑤ 후천성면역결핍증(AIDS) – 제2급감염병

해설 법 제2조(정의)
① 백일해, 수두, 유행성이하선염 : 제2급감염병
③ 디프테리아 : 제1급감염병
④ B형간염, 후천성 면역결핍증(AIDS) : 제3급감염병

20 감염병의 연결이 옳은 것은?

㉮ 신종인플루엔자 – 제1급감염병 ㉯ 결핵, 한센병 – 제2급감염병 ㉰ 파상풍, B형간염, C형간염, 발진티푸스, 매독 – 제3급감염병 ㉱ 임질 – 제4급감염병

① ㉮, ㉯, ㉰ ② ㉮, ㉰ ③ ㉯, ㉱
④ ㉱ ⑤ ㉮, ㉯, ㉰, ㉱

해설 법 제2조(정의)

정답 17. ② 18. ② 19. ⑤ 20. ⑤

21 법정 감염병의 종류가 옳게 연결된 것은?

㉮ 제2급감염병 : A형간염, 콜레라, 폴리오 등 ㉯ 제3급감염병 : 웨스트나일열, 중증열성혈소판감소증후군(SFTS), B형간염 등 ㉰ 제1급감염병 : 보툴리눔독소증, MERS 등 ㉱ 제3급감염병 : 일본뇌염, 말라리아, B형간염, 결핵, 풍진, 유행성이하선염 등

① ㉮, ㉯, ㉰　② ㉮, ㉰　③ ㉯, ㉱
④ ㉱　⑤ ㉮, ㉯, ㉰, ㉱

해설 법 제2조(정의) : B형간염－제3급감염병, 결핵－제2급감염병

22 「감염병예방법」 상 감염병의 종류와 질병이 옳게 연결된 것은?

㉮ 제1급감염병 : A형간염, 페스트 등 ㉯ 인수공통감염병 : 결핵, 탄저, 에볼라열, 구제역 등 ㉰ 생물테러감염병 : 에볼라열, 콜레라 등 ㉱ 제2급감염병 : b형헤모필루스인플루엔자, 성홍열 등

① ㉮, ㉯, ㉰　② ㉮, ㉰　③ ㉯, ㉱
④ ㉱　⑤ ㉮, ㉯, ㉰, ㉱

해설 법 제2조(정의) : 구제역은 인수가 아님.

23 「감염병예방법」에서 정의한 제1급 · 제2급 · 제3급 · 제4급감염병 전부를 포함하여 옳게 연결한 것은?

제1급 － 제2급 － 제3급－ 제4급

① 페스트, MERS－백일해, A형간염－레지오넬라증, SFTS－인플루엔자, 회충증
② 콜레라－성홍열－신증후군출혈열－뎅기열
③ 장티푸스－결핵－한센병－황열
④ 파라티푸스－일본뇌염－공수병－탄저
⑤ 세균성이질－홍역－공수병－유행성이하선염

해설 법 제2조(정의)

24 다음 보기는 법정 감염병 종류를 연결한 것이다. 옳지 않은 것은?

① 제2급감염병 : A형간염, 콜레라, 장티푸스, 파라티푸스, 세균성이질, 장출혈성대장균감염증 등
② 제2급감염병 : 풍진, 유행성이하선염, 백일해, 결핵 등
③ 제3급감염병 : B형간염, 레지오넬라증, 말라리아, 일본뇌염 등
④ 생물테러감염병 : 탄저, 페스트, 야토병, 두창, 보툴리눔독소증 등
⑤ 제4급감염병 : 웨스트나일열, 보툴리눔독소증, MERS, SARS, SFTS(중증열성혈소판감소증후군) 등

해설 법 제2조(정의)

21. ①　22. ④　23. ①　24. ⑤ 정답

25 생물테러의 목적으로 이용되거나 사고 등에 의하여 외부에 유출될 경우 국민건강에 심각한 위험을 초래할 수 있는 것은?

① 세계보건기구 감시대상 감염병
② 생물테러감염병
③ 고위험병원체
④ 관리대상 해외 신종감염병
⑤ 표본감시 감염병

해설 법 제2조(정의)

① "고위험병원체"란 : 생물테러의 목적으로 이용되거나 사고 등에 의하여 외부에 유출될 경우 국민건강에 심각한 위험을 초래할 수 있는 감염병병원체로서 보건복지부령으로 정하는 것을 말한다.

② "관리대상 해외 신종감염병"이란 : 기존 감염병의 변이 및 변종 또는 기존에 알려지지 아니한 새로운 병원체에 의해 발생하여 국제적으로 보건문제를 야기하고 국내 유입에 대비하여야 하는 감염병으로서 질병관리청장이 지정하는 것을 말한다.

26 "세계보건기구 감시대상 감염병"의 설명으로 옳은 것은?

중요도 ★

㉮ 세계보건기구가 국제공중보건의 비상사태에 대비하기 위하여 감시대상으로 정한 질환
㉯ 질병관리청장이 고시하는 감염병
㉰ 폴리오, 두창, 콜레라, 폐렴형 페스트, 황열, SARS, 신종인플루엔자 등
㉱ 장티푸스, B형간염

① ㉮, ㉯, ㉰
② ㉮, ㉰
③ ㉯, ㉱
④ ㉱
⑤ ㉮, ㉯, ㉰, ㉱

해설 법 제2조(정의) 세계보건기구 감시대상 감염병 : 세계보건기구가 국제공중보건의 비상사태에 대비하기 위하여 감시대상으로 정한 질환으로서 질병관리청장이 고시하는 감염병을 말한다(콜레라, 폐렴형 페스트, 황열, 신종인플루엔자, 중증급성호흡기증후군(SARS), 두창, 폴리오, 바이러스성 출혈열, 웨스트나일열).

27 "생물테러감염병", "인수공통감염병", "고위험병원체"의 정의가 맞게 설명된 것은?

㉮ 생물테러감염병 : 고의 또는 테러 등을 목적으로 이용된 병원체에 의하여 발생된 감염병 중 질병관리청장이 고시하는 감염병
㉯ 생물테러감염병 : 탄저, 페스트, 두창, 보툴리눔독소증, 야토병, 마버그열, 에볼라열, 라싸열
㉰ 인수공통감염병 : 동물과 사람 간에 서로 전파되는 병원체에 의하여 발생되는 감염병 중 질병관리청장이 고시하는 감염병
㉱ 인수공통감염병 : 장출혈성대장균감염증, 일본뇌염, 결핵, 브루셀라증, 탄저, 공수병, 큐열, 변종크로이츠펠트 – 야콥병(vCJD), 동물인플루엔자 인체감염증, SARS, SFTS 등

① ㉮, ㉯, ㉰
② ㉮, ㉰
③ ㉯, ㉱
④ ㉱
⑤ ㉮, ㉯, ㉰, ㉱

해설 법 제2조(정의) 인수공통감염병 : 동물과 사람 간에 서로 전파되는 병원체에 의하여 발생되는 감염병 중 질병관리청장이 고시하는 감염병을 말한다.

① 장출혈성대장균감염증 ② 일본뇌염 ③ 결핵 ④ 브루셀라증
⑤ 탄저 ⑥ 공수병 ⑦ 큐열

정답 25. ③ 26. ① 27. ⑤

⑧ 변종크로이츠펠트-야콥병(vCJD) ⑨ 동물인플루엔자 인체감염증
⑩ 중증급성호흡기증후군(SARS) ⑪ 중증열성혈소판 감소증후군(SFTS)
⑫ 장관감염병(살모넬라균감염증, 캄필로박터균감염증)

28 **생물테러감염병이 아닌 것은?** 중요도 ★

① 에볼라열, 라싸열 ② 뎅기열, 보튤리눔독소증
③ 페스트, 마버그열 ④ 탄저
⑤ 두창, 보튤리눔독소증

해설 법 제2조(정의) 생물테러감염병의 종류는 다음과 같다.
① 탄저 ② 페스트 ③ 야토병 ④ 두창
⑤ 보튤리눔독소증 ⑥ 마버그열 ⑦ 에볼라열 ⑧ 라싸열

29 **「감염병예방법」상 "감염병의심자"에 해당하는 사람은?**

㉮ 감염병환자, 감염병의사환자 및 병원체보유자("감염병환자등")와 접촉하거나 접촉이 의심되는 사람 ㉯ 감염병병원체 등 위험요인에 노출되어 감염이 우려되는 사람 ㉰ 「검역법」에 따른 검역관리지역 또는 중점검역관리지역에 체류하거나 그 지역을 경유한 사람으로서 감염이 우려되는 사람 ㉱ 「검역법」에 따른 검역관리지역 또는 중점검역관리지역에 체류하거나 그 지역을 경유한 사람으로서 감염이 우려되는 사람은 제외한다.

① ㉮, ㉯, ㉰ ② ㉮, ㉰ ③ ㉯, ㉱
④ ㉱ ⑤ ㉮, ㉯, ㉰, ㉱

해설 법 제2조(정의)

30 **국가 및 지방자치단체가 감염병의 예방 및 관리를 위하여 해야 할 사업내용이 아닌 것은?**

① 감염병 예방을 위한 예방접종계획의 수립 및 시행
② 기후변화, 저출산 · 고령화 등 인구변동요인에 따른 감염병 발생조사 · 연구 및 예방대책 수립
③ 감염병에 관한 교육 및 홍보
④ 감염병에 관한 정보의 수집 · 분석 및 제공
⑤ 감염병 환자격리

해설 법 제4조(국가 및 지방자치단체의 책무) : ① · ② · ③ · ④번 외
① 감염병의 예방 및 방역대책 ② 감염병환자등의 진료 및 보호
③ 감염병에 관한 조사 · 연구
④ 감염병병원체(감염병병원체 확인을 위한 혈액, 체액 및 조직 등 검체를 포함한다) 수집 · 검사 · 보존 · 관리 및 약제내성 감시
⑤ 감염병 예방 및 관리 등을 위한 전문인력의 양성
⑥ 감염병 관리정보 교류 등을 위한 국제협력
⑦ 감염병의 치료 및 예방을 위한 의료 · 방역 물품의 비축
⑧ 감염병 예방 및 관리사업의 평가
⑨ 한센병의 예방 및 진료 업무를 수행하는 법인 또는 단체에 대한 지원 등

28. ② 29. ① 30. ⑤ 정답

31 질병관리청장은 감염병의 예방 및 관리에 관한 "기본계획"을 몇 년 마다 수립 · 시행하여야 하는가?

중요도 ★

① 1년 ② 2년 ③ 3년
④ 4년 ⑤ 5년

해설 법 제7조(감염병 예방 및 관리 계획의 수립 등) : 기본계획을 5년마다 수립 · 시행하여야 한다.

32 보건복지부장관은 내성균발생 예방 및 확산방지 등을 위하여 감염병관리위원회의 심의를 거쳐 내성균 관리대책을 몇 년마다 수립 · 추진하여야 하는가?

중요도 ★

① 2년 ② 3년 ③ 4년
④ 5년 ⑤ 10년

해설 법 제8조의3(내성균 관리대책)

33 감염병의 예방 및 관리에 관한 주요 시책을 심의하기 위하여 감염병관리위원회(위원회)를 둘 수 있는 곳은?

중요도 ★

① 질병관리청 ② 보건복지부 ③ 시 · 도
④ 보건연구원 ⑤ 보건소

해설 법 제9조(감염병관리위원회) : 감염병의 예방 및 관리에 관한 주요 시책을 심의하기 위하여 질병관리청에 감염병관리위원회(위원회)를 둔다.

34 감염병관리위원회가 심의하는 내용이 아닌 것은?

중요도 ★

① 기본계획의 수립, 예방접종의 실시기준과 방법에 관한 사항
② 감염병 관련 의료 제공, 감염병에 관한 조사 및 연구
③ 감염병 유행시 역학조사
④ 예방접종 등으로 인한 피해에 대한 국가보상에 관한 사항
⑤ 감염병의 예방 · 관리 등에 관한 지식 보급 및 감염병환자등의 인권 증진

해설 법 제9조(감염병관리위원회) : 감염병관리위원회가 심의하는 내용은 ① · ② · ④ · ⑤번 외
① 해부명령에 관한 사항
② 감염병 위기관리대책의 수립 및 시행
③ 예방 · 치료 의료 · 방역물품 및 장비 등의 사전 비축, 장기 구매 및 생산에 관한 사항
④ 의약품 공급의 우선순위 등 분배기준, 그 밖에 필요한 사항의 결정
⑤ 필수예방접종 및 임시예방접종에 사용되는 의약품(이하 "필수예방접종약품등"이라 한다)의 사전 비축 및 장기 구매에 관한 사항
⑥ 필수예방접종약품등의 공급의 우선순위 등 분배기준, 그 밖에 필요한 사항의 결정
⑦ 내성균 관리대책에 관한 사항
⑧ 그 밖에 감염병의 예방 및 관리에 관한 사항으로서 위원장이 위원회의 회의에 부치는 사항

정답 31. ⑤ 32. ④ 33. ① 34. ③

35 **의료기관에 소속된 의사, 치과의사 또는 한의사가 감염병환자등을 진단하거나 그 사체를 검안한 경우 누구에게 보고를 하여야 하는가?**

① 관할 보건소장 ② 소속 의료기관의 장
③ 관할 경찰서 ④ 보건복지부

해설 법 제11조(의사 등의 신고)
① 의사, 치과의사 또는 한의사는 다음에 해당하는 사실(표본감시 대상이 되는 제4급감염병으로 인한 경우는 제외함)이 있으면 소속 의료기관의 장에게 보고하여야 하고, 해당 환자와 그 동거인에게 질병관리청장이 정하는 감염 방지 방법 등을 지도하여야 한다. 다만, 의료기관에 소속되지 아니한 의사, 치과의사 또는 한의사는 그 사실을 관할 보건소장에게 신고하여야 한다.
㉮ 감염병환자등을 진단하거나 그 사체를 검안한 경우
㉯ 예방접종 후 이상반응자를 진단하거나 그 사체를 검안한 경우
㉰ 감염병환자등이 제1급감염병부터 제3급감염병까지에 해당하는 감염병으로 사망한 경우
㉱ 감염병환자로 의심되는 사람이 감염병병원체 검사를 거부하는 경우
② 보고를 받은 의료기관의 장은 다음의 시간에 따라 질병관리청장 또는 관할 보건소장에게 신고하여야 한다.
㉮ 제1급감염병의 경우에는 즉시
㉯ 제2급감염병 및 제3급감염병 24시간 이내
㉰ 제4급감염병의 경우에는 7일 이내

36 **「감염병예방법」상 의료기관에 소속된 의사, 치과의사 또는 한의사로부터 제1급감염병 환자 발견 사실을 보고 받은 의료기관의장은 즉시 누구에게 신고하여야 하는가?**

① 질병관리청장 또는 관할 보건소장 ② 시 · 도지사
③ 보건소장을 거쳐 시 · 도지사 ④ 시장
⑤ 질병관리청장

해설 법 제11조(의사 등의 신고)

37 **의료기관에 소속되지 아니한 의사, 치과의사 또는 한의사는 감염병환자등이 제1급감염병으로 사망한 경우 즉시 누구에게 신고하여야 하는가?** 중요도 ★★

① 보건소장을 거쳐 질병관리청장 ② 시 · 도지사
③ 보건소장을 거쳐 시 · 도지사 ④ 질병관리청장
⑤ 관할 보건소장

해설 법 제11조(의사 등의 신고)

38 **의사, 치과의사 또는 한의사가 제1급감염병인 탄저병 환자를 진단하였을 때의 신고는?** 중요도 ★★

① 즉시 ② 5일 이내 ③ 6일 이내
④ 7일 이내 ⑤ 8일 이내

해설 법 제11조(의사 등의 신고)

35. ② 36. ① 37. ⑤ 38. ① 정답

39 **제1급감염병에 의한 사망이 발생한 경우 의사나 의료기관의 장이 취하여야 할 조치는?**

① 즉시 질병관리청장 또는 관할 보건소장에게 신고하여야 한다.
② 7일 이내에 관할 보건소장에게 신고한다.
③ 7일 이내에 시장, 군수, 구청장에게 신고한다.
④ 지체 없이 질병관리청장에게 신고한다.
⑤ 즉시 치료하여야하나, 법적 신고의 의무는 없다.

해설 법 제11조(의사 등의 신고)

40 **의료기관에 소속된 의사, 치과의사 또는 한의사로부터 제3급감염병 환자등의 진단 보고를 받은 소속 의료기관의장이 취하여야 할 조치로 옳은 것은?**

① 지체 없이, 질병관리청장 또는 관할 보건소장에게 신고하여야 한다.
② 24시간 이내, 질병관리청장 또는 관할 보건소장에게 신고하여야 한다.
③ 지체 없이, 질병관리청장에게 신고하여야 한다.
④ 즉시 질병관리청장 또는 관할 보건소장에게 신고하여야 한다.
⑤ 7일 이내, 관할 보건소장에게 신고하여야 한다.

해설 법 제11조(의사 등의 신고)

41 **제1급감염병부터 제3급감염병까지에 해당하는 감염병 중 보건복지부령으로 정하는 감염병이 발생한 경우 "그 밖의 신고의무자"는 어떻게 하여야 하는가?** 중요도 ★★

㉮ 의사, 치과의사 또는 한의사의 진단이나 검안을 요구한다.
㉯ 시장에게 신고한다.
㉰ 해당 주소지를 관할하는 보건소장에게 신고하여야 한다.
㉱ 보건복지부에 신고한다.

① ㉮, ㉯, ㉰　② ㉮, ㉰　③ ㉯, ㉱
④ ㉱　⑤ ㉮, ㉯, ㉰, ㉱

해설 법 제12조(그 밖의 신고의무자)

42 **제1급감염병부터 제3급감염병까지에 해당하는 감염병 중 보건복지부령으로 정하는 감염병이 발생한 경우에는 의사, 치과의사 또는 한의사의 진단이나 검안을 요구하거나 해당 주소지를 관할하는 보건소장에게 신고하여야 하는 "그 밖의 신고의무자"에 해당하지 않는 자는?** 중요도 ★★

① 세대주　② 학교장　③ 보건교사(양호교사)
④ 회사 대표자　⑤ 병원의 관리인

해설 법 제12조(그 밖의 신고의무자)
① 일반가정 : 세대주
② 학교, 사회복지시설, 병원, 관공서, 회사, 공연장, 예배장소, 선박 · 항공기 · 열차 등 운송수단, 각종 사무소 · 사업소, 음식점, 숙박업소 : 관리인, 경영자 또는 대표자

정답 39. ① 40. ② 41. ② 42. ③

43 **신고를 받은 보건소장이 그 내용을 "보건소장등의 보고"에 따라 보고하는 순서가 맞게 나열된 것은?**

① 보건소장 → 특별자치시장 · 특별자치도지사 또는 시장 · 군수 · 구청장 → 질병관리청장 및 시 · 도지사
② 질병관리청장 → 보건소장 → 시장 · 군수 · 구청장 → 특별시장 · 광역시장(도지사)
③ 보건소장 → 시장 · 군수 · 구청장 → 특별시장 · 광역시장(도지사) → 대통령
④ 시장 · 군수 · 구청장 → 특별시장 · 광역시장(도지사) → 대통령
⑤ 보건소장 → 시장 · 군수 · 구청장 → 질병관리청장 → 국무총리

해설 법 제13조(보건소장 등의 보고) : 신고를 받은 **보건소장**은 그 내용을 관할 **특별자치시장 · 특별자치도지사** 또는 **시장 · 군수 · 구청장**에게 보고하여야 하며, 보고를 받은 특별자치시장 · 특별자치도지사 또는 시장 · 군수 · 구청장은 **질병관리청장** 및 **시 · 도지사**에게 이를 각각 보고하여야 한다.

44 **「가축전염병예방법」에 따라 신고를 받은 국립가축방역기관장, 신고대상 가축의 소재지를 관할하는 시장 · 군수 · 구청장 또는 시 · 도 가축방역기관의 장이 즉시 질병관리청장에게 통보하여야 하는 인수공통감염병은?**

㉮ 탄저	㉯ 고병원성조류인플루엔자	㉰ 광견병	㉱ 동물인플루엔자

① ㉮, ㉯, ㉰
② ㉮, ㉰
③ ㉯, ㉱
④ ㉱
⑤ ㉮, ㉯, ㉰, ㉱

해설 법 제14조(인수공통감염병의 통보), 영 제9조(그 밖의 인수공통감염병) : 신고를 받은 **국립가축방역기관장**, 신고대상 가축의 소재지를 관할하는 **시장 · 군수 · 구청장 또는 시 · 도 가축방역기관의 장**이 즉시 **질병관리청장**에게 통보하여야 하는 인수공통감염병은 ⑤번이다.

45 **보건소장은 관할구역에 거주하는 감염병환자등에 관하여 신고를 받았을 때에는 어디(무슨령)서 정하는 바에 따라 기록하고 그 명부를 관리하여야 하는가?**

① 대통령령
② 총리령
③ 보건복지부령
④ 지방자치단체법
⑤ 지역보건법

해설 법 제15조(감염병환자등의 파악 및 관리) : 신고를 받은 **보건소장**은 **보건복지부령**으로 정하는 바에 따라 기록하고 그 명부를 관리하여야 한다.

46 **감염병병원체 확인기관이 아닌 곳은?** 중요도 ★

① 질병관리청
② 보건환경연구원
③ 질병대응센터
④ 보건소
⑤ 국립환경연구원, 보건진료소

해설 법 16조의2(감염병병원체 확인기관)

43. ① 44. ⑤ 45. ③ 46. ⑤ 정답

47 **감염병의 관리 및 감염실태와 내성균 실태를 파악하기 위하여 누가 실태조사를 실시할 수 있는가?**

① 보건소장
② 시장 · 군수 · 구청장
③ 질병관리청장 및 시 · 도지사
④ 식품의약품안전처장
⑤ 보건지소장

해설 법 제17조(실태조사)

48 **감염병이 발생하여 유행할 우려가 있거나, 감염병 여부가 불분명하다고 인정되면 지체 없이 역학조사를 실시할 수 있는 자는?** 중요도 ★★★

㉮ 질병관리청장	㉯ 시 · 도지사	㉰ 시장 · 군수 · 구청장	㉱ 보건소장

① ㉮, ㉯, ㉰
② ㉮, ㉰
③ ㉯, ㉱
④ ㉱
⑤ ㉮, ㉯, ㉰, ㉱

해설 법 제18조(역학조사) : 질병관리청장, 시 · 도지사 또는 시장 · 군수 · 구청장은 감염병이 발생하여 유행할 우려가 있거나, 감염병 여부가 불분명하나 발병원인을 조사할 필요가 인정하면 지체 없이 역학조사를 하여야 한다.

49 **고위험병원체의 분리 및 이동시 누구에게 어떻게 하여야 하는가?** 중요도 ★★

① 질병관리청장 – 허가
② 질병관리청장 – 신고
③ 시 · 도지사 – 신고
④ 시장, 군수 – 허가
⑤ 보건소장 – 허가

해설 법 제21조(고위험병원체의 분리, 분양 · 이동 및 이동신고)
① 감염병환자, 식품, 동식물, 그 밖의 환경 등으로부터 고위험병원체를 분리한 자는 지체 없이 고위험병원체의 명칭, 분리된 검체명, 분리 일자 등을 질병관리청장에게 신고하여야 한다.
② 고위험병원체를 분양 · 이동 받으려는 자는 사전에 고위험병원체의 명칭, 분양 및 이동계획 등을 질병관리청장에게 신고하여야 한다.

50 **고위험병원체를 국내로 반입하려는 자는 누구에게 어떻게 하여야 하는가?**

① 질병관리청장 – 허가
② 질병관리청장 – 신고
③ 시 · 도지사 – 신고
④ 시장, 군수 – 허가
⑤ 보건소장 – 허가

해설 법 제22조(고위험병원체의 반입 허가 등) ① 감염병의 진단 및 학술 연구 등을 목적으로 고위험병원체를 국내로 반입하려는 자는 요건을 갖추어 질병관리청장의 허가를 받아야 한다.

정답 47. ③ 48. ① 49. ② 50. ①

51 필수예방접종은 누가 실시하는가? 중요도 ★★★★

① 시 · 도지사 ② 보건소장 ③ 읍장 · 면장 · 동장
④ 국립검역소장 ⑤ 특별자치시장 · 특별자치도지사 또는 시장 · 군수 · 구청장

해설 법 제24조(필수예방접종) : 특별자치시장 · 특별자치도지사 또는 시장 · 군수 · 구청장은 관할 보건소를 통하여 실시한다.

52 필수예방접종을 실시하여야 하는 질병이 아닌 것은? 중요도 ★★★

① 디프테리아 ② 유행성이하선염, b형헤모필루스인플루엔자
③ 풍진, 일본뇌염 ④ 파상풍, 폐렴구균, 인플루엔자
⑤ 아메바성이질

해설 법 제24조(필수예방접종) : 디프테리아, 백일해, 파상풍, 홍역, 폴리오(소아마비), 풍진, 유행성이하선염(볼거리), B형간염, 수두, 일본뇌염, b형헤모필루스인플루엔자, 폐렴구균, 결핵, A형간염, 인플루엔자, 사람유두종바이러스감염증, 그룹 A형 로타바이러스 감염증

53 필수예방접종(정기예방접종)을 실시하여야 하는 감염병이 아닌 것은? 중요도 ★

① 백일해, 인플루엔자 ② 성홍열 ③ 풍진
④ B형간염 ⑤ 폴리오, 그룹 A형 로타바이러스 감염증

54 임시예방접종을 할 경우 예방접종의 공고에 관한 사항이 아닌 것은? 중요도 ★

① 일시 ② 장소 ③ 예방접종의 종류
④ 예방접종을 받을 사람의 범위 ⑤ 예방접종 약의 양

해설 법 제26조(예방접종의 공고) : 특별자치시장 · 특별자치도지사 또는 시장 · 군수 · 구청장은 임시예방접종을 할 경우에는 예방접종의 일시 및 장소, 예방접종의 종류, 예방접종을 받을 사람의 범위를 정하여 인터넷 홈페이지에 미리 공고하여야 한다.

55 예방접종을 받은 자에게 예방접종증명서를 발급하여야 하는 자는? 중요도 ★★★★★

① 보건소장 ② 시 · 도지사 ③ 보건복지부
④ 질병관리청장, 특별자치시장 · 특별자치도지사 또는 시장 · 군수 · 구청장
⑤ 검역소장

해설 법 제27조(예방접종증명서)

56 예방접종에 관한 기록은 어디서 정하는 바에 의하여 작성 · 보관하여야 하는가?

① 대통령령 ② 보건복지부령 ③ 공중보건법
④ 위생사 등의 법률 ⑤ 검역법

해설 법 제28조(예방접종 기록의 보존 및 보고 등) : 특별자치시장 · 특별자치도지사 또는 시장 · 군수 · 구청장은 보건복지부령으로 정하는 바에 따라 예방접종에 관한 기록을 작성 · 보관하여야 한다.

51. ⑤ 52. ⑤ 53. ② 54. ⑤ 55. ④ 56. ② 정답

57 "예방접종에 관한 역학조사"에 관한 내용이 맞는 것은?

중요도 ★★

㉮ 보건복지부장관 : 예방접종의 효과 및 예방접종 후 이상반응에 관한 조사 ㉯ 질병관리청장 : 예방접종의 효과 및 예방접종 후 이상반응에 관한 조사 ㉰ 보건소장 : 예방접종 후 이상반응에 관한 조사 ㉱ 시 · 도지사 또는 시장 · 군수 · 구청장 : 예방접종 후 이상반응에 관한 조사

① ㉮, ㉯, ㉰　② ㉮, ㉰　③ ㉯, ㉱
④ ㉱　⑤ ㉮, ㉯, ㉰, ㉱

해설 법 제29조(예방접종에 관한 역학조사)

58 예방접종으로 인한 질병 · 장애 · 사망의 원인규명 및 피해보상 등을 조사하고, 제3자의 고의 또는 과실유무를 조사하기 위하여 예방접종피해조사반을 두는 곳은?

① 보건복지부　② 질병관리청　③ 보건소
④ 시, 군, 구　⑤ 도

해설 법 제30조(예방접종피해조사반) : 예방접종피해조사반은 질병관리청에 둔다.
법 제9조(감염병관리위원회)
영 제7조(전문위원회의 구성) : 예방접종피해보상 전문위원회는 질병관리청에 둔다.

59 예방접종의 실시기준과 방법 등에 관하여 필요한 사항은 어디(무슨령)서 정하는가?

① 총리령　② 대통령령　③ 환경부령
④ 보건복지부령　⑤ 식품의약품안전처장

해설 법 제32조(예방접종의 실시주간 및 실시기준 등) : 예방접종의 실시기준과 방법 등에 관하여 필요한 사항은 보건복지부령으로 정한다.

60 예방접종약품의 국내 공급이 부족하다고 판단되는 경우 예산의 범위에서 감염병의 예방접종에 필요한 수량의 예방접종약품을 미리 계산하여 의약품제조업자에게 생산하게 할 수 있는 자는 누구인가?

중요도 ★★

① 질병관리청장　② 시 · 도지사　③ 시장 · 군수
④ 국립검역소장　⑤ 국립보건원장

해설 법 제33조(예방접종약품의 계획 생산)

61 예방접종업무에 필요한 각종 자료 또는 정보의 효율적 처리와 기록 · 관리업무의 전산화를 위하여 예방접종통합관리시스템(통합관리시스템)을 구축 · 운영하여야 하는 사람은?

① 보건소장　② 시장 · 군수 · 구청장　③ 질병관리청장
④ 식품의약품안전처장　⑤ 시 · 도지사

해설 법 제33조의4(예방접종통합관리시스템의 구축 · 운영 등)

정답 57. ③　58. ②　59. ④　60. ①　61. ③

62 **보건복지부장관 및 질병관리청장은 감염병의 확산 또는 신종감염병의 국내유입으로 인한 재난상황에 대처하기 위하여 위원회의 심의를 거쳐 "감염병 위기관리대책"을 수립 · 시행하여야 한다. "감염병 위기관리대책에 포함"되어야 하는 내용은?**

> ㉮ 재난상황 발생 및 해외 신종감염병 유입에 대한 대응체계 및 기관별 역할
> ㉯ 재난 및 위기상황의 판단, 위기경보 결정 및 관리체계
> ㉰ 의료 · 방역용품의 비축방안 및 조달방안
> ㉱ 재난 및 위기상황별 국민행동요령, 동원 대상 인력, 시설, 기관에 대한 교육 및 도상연습, 제1급 감염병 등 긴급한 대처가 필요한 감염병에 대한 위기대응 등 실제 상황 대비 훈련

① ㉮, ㉯, ㉰　② ㉮, ㉰
③ ㉯, ㉱　④ ㉱
⑤ ㉮, ㉯, ㉰, ㉱

해설 법 제34조(감염병 위기관리대책의 수립 · 시행) : ⑤번 외, 감염병위기 시 동원하여야 할 의료인 등 전문인력, 시설, 의료기관의 명부 작성 등

63 **생물테러감염병 및 그 밖의 감염병의 대유행이 우려되면 위원회의 심의를 거쳐 예방 · 치료 의료 · 방역 물품의 품목을 정하여 미리 비축할 수 있는 자는?** 중요도 ★★★

① 시 · 도지사　② 시장, 군수
③ 구청장　④ 질병관리청장
⑤ 보건소장

해설 법 제40조(생물테러감염병 등에 대비한 의약품 및 장비의 비축)

64 **질병관리청장, 시 · 도지사 또는 시장 · 군수 · 구청장은 해당 공무원으로 하여금 감염병환자등이 있다고 인정되는 주거시설, 선박 · 항공기 · 열차 등의 장소에 들어가 필요한 조사나 진찰을 하게 할 수 있으며, 그 진찰 결과 감염병환자등으로 인정될 때에는 동행하여 치료받게 하거나 입원시킬 수 있는 질병이 아닌 것은?**

① 제1급감염병
② 제2급감염병 중 결핵, 홍역, 폴리오, 성홍열, 수막구균 감염증 또는 질병관리청장이 정하는 감염병
③ 제2급감염병 중 A형간염, 콜레라, 장티푸스, 파라티푸스, 세균성이질, 장출혈성대장균감염증
④ 제3급감염병 중 질병관리청장이 정하는 감염병, 세계보건기구 감시대상 감염병
⑤ 디프테리아, 홍역, 폴리오, 사람유두종바이러스 감염증

해설 법 제42조(감염병에 관한 강제처분) : 사람유두종바이러스 감염증 – 제4급감염병

62. ⑤　63. ④　64. ⑤ 정답

65 **질병관리청장, 시 · 도지사 또는 시장 · 군수 · 구청장은 제1급감염병이 발생한 경우 해당 공무원으로 하여금 감염병의심자에게 취할 수 있는 조치로 옳은 것은?**

㉮ "자가(自家) 또는 시설에 격리"시킬 수 있다. ㉯ "유선 · 무선 통신, 정보통신기술을 활용한 기기 등을 이용한 감염병의 증상 유무 확인"을 할 수 있다. ㉰ 해당 공무원은 감염병 증상 유무를 확인하기 위하여 필요한 조사나 진찰을 할 수 있다. ㉱ 해당 공무원은 감염병 증상 유무를 확인하기 위하여 필요한 조사나 진찰을 할 수 없다.

① ㉮, ㉯, ㉰　　② ㉮, ㉰　　③ ㉯, ㉱
④ ㉱　　⑤ ㉮, ㉯, ㉰, ㉱

해설 법 제42조(감염병에 관한 강제처분) ① 질병관리청장, 시 · 도지사 또는 시장 · 군수 · 구청장은 해당 공무원으로 하여금 다음 각 호의 어느 하나에 해당하는 감염병환자등이 있다고 인정되는 주거시설, 선박 · 항공기 · 열차 등 운송수단 또는 그 밖의 장소에 들어가 필요한 조사나 진찰을 하게 할 수 있으며, 그 진찰 결과 감염병환자등으로 인정될 때에는 동행하여 치료받게 하거나 입원시킬 수 있다.

1. 제1급감염병
2. 제2급감염병 중 결핵, 홍역, 폴리오,
   A형간염, 콜레라, 장티푸스, 파라티푸스, 세균성이질, 장출혈성대장균감염증,
   성홍열, 수막구균감염증 또는 질병관리청장이 정하는 감염병
4. 제3급감염병 중 질병관리청장이 정하는 감염병
5. 세계보건기구 감시대상 감염병

66 **제1급감염병이 발생한 경우 해당 공무원으로 하여금 감염병의심자에게 "자가 또는 시설에 격리" 조치를 취할 수 있는 사람은?**

㉮ 질병관리청장　㉯ 시 · 도지사　㉰ 시장 · 군수 · 구청장　㉱ 의료기관장

① ㉮, ㉯, ㉰　　② ㉮, ㉰　　③ ㉯, ㉱
④ ㉱　　⑤ ㉮, ㉯, ㉰, ㉱

해설 법 제42조(감염병에 관한 강제처분)

67 **질병관리청장, 시 · 도지사 또는 시장 · 군수 · 구청장이 건강진단을 받거나 감염병예방에 필요한 예방접종을 받게 하는 등의 조치를 할 수 있는 범위에 속하는 자는?**

㉮ 감염병환자등의 가족 또는 그 동거인 ㉯ 감염병 발생지역에 거주하는 사람 ㉰ 감염병 발생지역에 출입하는 사람으로서 감염병에 감염되었을 것으로 의심되는 사람 ㉱ 감염병환자등과 접촉하여 감염병에 감염되었을 것으로 의심되는 사람

① ㉮, ㉯, ㉰　　② ㉮, ㉰　　③ ㉯, ㉱
④ ㉱　　⑤ ㉮, ㉯, ㉰, ㉱

해설 법 제46조(건강진단 및 예방접종 등의 조치) : 질병관리청장, 시 · 도지사 또는 시장 · 군수 · 구청장이 건강진단을 받거나 예방접종을 받게 하는 등의 조치를 할 수 있는 범위에 속하는 자는 ⑤번이다.

정답 65. ① 66. ① 67. ⑤

68 **감염병에 감염되었을 것으로 의심되는 충분한 이유가 있는 자에게 누가 건강진단을 받거나 예방접종을 받게 하는 등의 조치를 할 수 있는가?** 중요도 ★★

① 식품의약품안전처장 ② 질병관리청장 ③ 국립검역소장
④ 질병관리청장, 시 · 도지사 또는 시장 · 군수 · 구청장 ⑤ 보건소장

해설 법 제46조(건강진단 및 예방접종 등의 조치)

69 **"감염병 유행에 대한 방역 조치"상 감염병이 유행하면 감염병 전파를 막기 위하여 감염병환자 등이 있는 장소나 감염병병원체에 오염되었다고 인정되는 장소에 대한 조치(일시적 폐쇄, 일반 공중의 출입금지, 해당 장소 내 이동제한, 통행차단), 감염병의심자를 적당한 장소에 일정한 기간 입원 또는 격리시키는 것, 감염병병원체에 오염된 장소에 대한 소독 등의 필요한 조치를 하여야 하는 자는?** 중요도 ★

① 보건소장 ② 면장
③ 식품의약품안전처장 ④ 검역소장
⑤ 질병관리청장, 시 · 도지사 또는 시장 · 군수 · 구청장

해설 법 제47조(감염병 유행에 대한 방역 조치) : 질병관리청장, 시 · 도지사 또는 시장 · 군수 · 구청장이 한다.

70 **감염병환자등이 발생한 장소나 감염병병원체에 오염되었다고 의심되는 장소에 소독이나 그 밖에 필요한 조치를 하여야 하는 자는?**

㉮ 육군 · 해군 · 공군 소속 부대의 장, 국방부직할부대의 장	㉯ 세대주
㉰ 학교장	㉱ 회사 대표자

① ㉮, ㉯, ㉰ ② ㉮, ㉰ ③ ㉯, ㉱
④ ㉱ ⑤ ㉮, ㉯, ㉰, ㉱

해설 법 제48조(오염장소 등의 소독 조치)

71 **"감염병의 예방조치"상 교통을 차단, 여러 사람의 집합을 제한, 건강진단실시, 시체 검안 또는 해부를 실시, 감염병 매개동물의 구제, 인수공통감염병 예방을 위하여 살처분에 참여한 사람 등에 대한 예방조치 등의 필요한 조치를 하여야 하는 자는?**

㉮ 시 · 도지사	㉯ 질병관리청장	㉰ 시장 · 군수 · 구청장	㉱ 보건소장

① ㉮, ㉯, ㉰ ② ㉮, ㉰ ③ ㉯, ㉱
④ ㉱ ⑤ ㉮, ㉯, ㉰, ㉱

해설 법 제49조(감염병의 예방조치) : 질병관리청장, 시 · 도지사 또는 시장 · 군수 · 구청장이 한다.

68. ④ 69. ⑤ 70. ⑤ 71. ① 정답

72 호흡기와 관련된 감염병으로부터 저소득층과 사회복지시설을 이용하는 어린이, 노인, 장애인 등 ("감염취약계층")을 보호하기 위하여 「재난 및 안전관리 기본법」에 따른 주의 이상의 위기경보가 발령된 경우 감염취약계층에게 의료 · 방역 물품 지급 등 필요한 조치를 취할 수 있는 사람은?

㉮ 보건복지부장관	㉯ 시 · 도지사
㉰ 시장 · 군수 · 구청장	㉱ 의료기관장

① ㉮, ㉯, ㉰　② ㉮, ㉰　③ ㉯, ㉱
④ ㉱　⑤ ㉮, ㉯, ㉰, ㉱

해설 법 제49조의2(감염취약계층의 보호 조치)

73 감염병을 예방하기 위하여 보건복지부령으로 정하는 바에 따라 청소나 소독을 실시하거나 쥐, 위생해충 등의 구제조치를 하여야 하는 자는?

① 보건복지부장관　② 환경부장관
③ 질병관리청장　④ 보건소장
⑤ 특별자치시장 · 특별자치도지사 또는 시장 · 군수 · 구청장

해설 법 제51조(소독 의무) : 특별자치시장 · 특별자치도지사 또는 시장 군수 · 구청장이 한다.

74 소독업을 하고자 하는 자는 어디(무슨령)서 정하는 시설 · 장비 및 인력을 갖추어 어떻게 하여야 하는가?

중요도 ★★

① 보건복지부령 – 특별자치시장 · 특별자치도지사 또는 시장 · 군수 · 구청장 – 신고
② 보건복지부령 – 특별자치시장 · 특별자치도지사 또는 시장 · 군수 · 구청장 – 허가
③ 보건소령 – 보건소장 – 신고
④ 환경부령 – 시 · 도지사 – 신고
⑤ 보건복지부령 – 보건복지부장관 – 등록

해설 법 제52조(소독업의 신고 등)

75 특별자치시장 · 특별자치도지사 또는 시장 · 군수 · 구청장이 소독업자의 소독업 신고가 취소된 것으로 보는 경우에 해당하는 것은?

㉮ 관할 세무서장에게 폐업 신고를 한 경우
㉯ 사업자등록을 말소한 경우
㉰ 휴업이나 폐업 신고를 하지 아니하고 소독업에 필요한 시설 등이 없어진 상태가 6개월 이상 계속된 경우
㉱ 휴업이나 폐업 신고를 하지 아니하고 소독업에 필요한 시설 등이 없어진 상태가 3개월 이상 계속된 경우

정답 72. ① 73. ⑤ 74. ① 75. ①

① ㉮, ㉯, ㉰ ② ㉮, ㉰ ③ ㉯, ㉱
④ ㉱ ⑤ ㉮, ㉯, ㉰, ㉱

해설 법 제52조(소독업의 신고 등)

76 **소독업자가 그 영업을 30일 이상 휴업하거나 폐업하려면 보건복지부령으로 정하는 바에 따라 누구에게 어떻게 하여야 하는가?** 중요도 ★

① 환경부장관에게 신고
② 보건소장에게 신고
③ 보건복지부장관에게 허가
④ 특별자치시장 · 특별자치도지사 또는 시장 · 군수 · 구청장에게 등록
⑤ 특별자치시장 · 특별자치도지사 또는 시장 · 군수 · 구청장에게 신고

해설 법 제53조(소독업의 휴업 등의 신고)

77 **감염병예방 및 방역에 관한 업무를 담당하는 방역관을 임명할 수 있는 자는?**

① 보건소장 ② 식품의약품안전처장
③ 보건복지부장관 ④ 시장 · 군수 · 구청장
⑤ 질병관리청장 및 시 · 도지사

해설 제60조(방역관) : **질병관리청장 및 시 · 도지사**는 감염병예방 및 방역에 관한 업무를 **담당**하는 **방역관**을 소속 공무원 중에서 **임명**한다.

78 **감염병 예방 사무를 담당하기 위하여 예방위원을 둘 수 있는 곳은?**

① 특별시 ② 광역시
③ 시 · 도 ④ 특별자치시 · 특별자치도 또는 시 · 군 · 구
⑤ 읍 · 면 · 동

해설 법 제62조(예방위원) : 특별자치시장 · 특별자치도지사 또는 시장 · 군수 · 구청장은 감염병이 유행하거나 유행할 우려가 있으면 **특별자치시 · 특별자치도 또는 시 · 군 · 구**에 감염병 예방 사무를 담당하는 **예방위원**을 둘 수 있다.

79 **예방위원을 유급위원으로 둘 수 있는 인구비율이 맞게 된 것은?**

① 인구 1만명당 1인 비율 ② 인구 1만명당 2인 비율
③ 인구 2만명당 1명의 비율 ④ 인구 2만명당 2인 비율
⑤ 인구 3만명당 1인 비율

해설 법 제62조(예방위원) : 예방위원은 **무보수**로 한다. 다만, **특별자치시 · 특별자치도** 또는 시 · 군 · **구**의 인구 2만명당 1명의 비율로 유급위원을 둘 수 있다.

76. ⑤ 77. ⑤ 78. ④ 79. ③ 정답

80 특별자치시 · 특별자치도 · 시 · 군 · 구가 부담할 경비가 아닌 것은?

① 예방위원의 배치에 드는 경비
② 예방접종에 드는 경비
③ 감염병의 예방조치상 식수공급에 드는 경비
④ 감염병 유행에 대한 방역조치상 교통차단 또는 입원으로 인하여 생업이 어려운 사람에 따른 최저생계비 지원
⑤ 감염병 교육 및 홍보를 위한 경비

해설 법 제64조(특별자치시 · 특별자치도 · 시 · 군 · 구가 부담할 경비) : ⑤번은 국고가 부담하는 경비이다.

81 다음 중 국고가 부담할 경비가 아닌 것은?

① 감염병환자등의 진료 및 보호에 드는 경비
② 감염병 교육 및 홍보를 위한 경비
③ 표본감시활동에 드는 경비
④ 감염병 예방을 위한 전문인력의 양성에 드는 경비
⑤ 개인요양소에서 소요되는 경비

해설 법 제67조(국고 부담 경비)

82 국가가 보조해야 할 경비는?

중요도 ★

① 질병관리청장이 해부를 명할 경우 해부에 필요한 시체의 운송과 해부 후 처리에 드는 경비
② 예방접종약품의 계획 생산에 따른 예방접종약품의 생산 및 연구 등에 드는 경비
③ 보건복지부장관 및 질병관리청장이 설치한 격리소 · 요양소 또는 진료소 및 같은 조에 따라 지정된 감염병관리기관의 감염병관리시설 설치 · 운영에 드는 경비
④ 예방접종 등으로 인한 피해보상을 위한 경비
⑤ 시 · 도가 부담할 경비의 2분의 1 이상

해설 법 제68조(국가가 보조할 경비) : ① · ② · ③ · ④번은 국고 부담 경비이다.

83 질병관리청장에게 고위험병원체의 반입 허가를 받지 아니하고 반입한 자의 벌칙은?

① 300만원 이하의 벌금
② 2년 이하의 징역 또는 3천만원 이하의 벌금
③ 3년 이하의 징역 또는 1천만원 이하의 벌금
④ 3년 이하의 징역 또는 3천만원 이하의 벌금
⑤ 5년 이하의 징역 또는 5천만원 이하의 벌금

해설 법 제77조(벌칙)

정답 80. ⑤ 81. ⑤ 82. ⑤ 83. ⑤

84 보건복지부장관이 제1급감염병의 유행으로 예방 · 방역 및 치료에 필요한 의료 · 방역 물품 중 보건복지부령으로 정하는 물품의 급격한 가격상승 또는 공급부족으로 국민건강을 현저하게 저해할 우려가 있어 수출을 금지한 물품을 수출하거나 국외로 반출한 자에 대한 벌칙은?

① 5년 이하의 징역 또는 5천만원 이하의 벌금
② 3년 이하의 징역 또는 1천만원 이하의 벌금
③ 2년 이하의 징역 또는 2천만원 이하의 벌금
④ 300만원 이하의 벌금
⑤ 200만원 이하의 과태료

해설 법 제77조(벌칙)

85 감염병 관련 업무에 종사하는 자 또는 종사하였던 자가 그 업무상 알게 된 비밀을 다른 사람에게 누설하였을 때의 벌칙은?

중요도 ★

① 3년 이하의 징역 또는 3천만원 이하의 벌금
② 3년 이하의 징역 또는 1천만원 이하의 벌금
③ 2년 이하의 징역 또는 2천만원 이하의 벌금
④ 300만원 이하의 벌금
⑤ 200만원 이하의 과태료

해설 법 제78조(벌칙), 법 제74조(비밀누설의 금지)

86 「감염병예방법」상 1년 이하의 징역 또는 1천만원 이하의 벌금에 해당하는 것은?

㉮ "전파위험이 높은 감염병으로서 제1급감염병 및 질병관리청장이 고시한 감염병에 걸린 감염병환자 등이 감염병관리기관에서 입원치료를 받지 아니한 자
㉯ 자가 또는 감염병관리시설에서 치료를 거부한 자
㉰ 입원 또는 격리 조치를 거부한 자
㉱ 입원 또는 격리 조치를 위반한 자

① ㉮, ㉯, ㉰　② ㉮, ㉰　③ ㉯, ㉱
④ ㉱　⑤ ㉮, ㉯, ㉰, ㉱

해설 법 제79조의3(벌칙), 법 제41조(감염병환자등의 관리)

87 「감염병예방법」상 질병관리청장, 시 · 도지사 또는 시장 · 군수 · 구청장이 제1급감염병 환자로 의심되어 법의 규정에 따라 검사를 하게 하였으나 검사를 거부하였다. "감염병병원체 검사를 거부한 자"에 대한 벌칙은?

① 50만원 이하의 벌금　② 100만원 이하의 벌금　③ 200만원 이하의 벌금
④ 300만원 이하의 벌금　⑤ 500만원 이하의 벌금

해설 법 제80조(벌칙), 법 제13조(보건소장 등의 보고 등)

84. ①　85. ①　86. ⑤　87. ④　정답

88 소독업 신고를 하지 아니하거나 거짓이나 그 밖의 부정한 방법으로 신고하고 소독업을 영위한 자의 벌칙은?

① 50만원 이하의 벌금　② 100만원 이하의 벌금　③ 200만원 이하의 벌금
④ 300만원 이하의 벌금　⑤ 3년 이하의 징역

해설 법 제80조(벌칙)

89 예방접종을 실시하지 않고 예방접종증명서를 거짓으로 발급한 자의 벌칙은?

① 200만원 이하의 벌금　② 100만원 이하의 벌금　③ 50만원 이하의 벌금
④ 1년 이하의 징역　⑤ 3년 이하의 징역

해설 법 제81조(벌칙)

90 감염병의 예방 및 관리에 관한 주요 시책을 심의하기 위하여 보건복지부에 감염병관리위원회(위원회)를 두며, 위원회의 업무를 효율적으로 수행하기 위하여 분야별 전문위원회가 구성되는데, 전문위원회의 명칭이 아닌 것은?

① 예방접종 · 예방접종피해보상 전문위원회
② 결핵 · 후천성면역결핍증 전문위원회
③ 역학조사 · 감염병위기관리대책 전문위원회
④ 인수공통감염 전문위원회
⑤ 사스 전문위원회

해설 영 제7조(전문위원회의 구성) : 분야별 전문위원회는 ① · ② · ③ · ④번 외, 감염병연구기획전문위원회 등

91 역학조사의 내용 중 옳지 않은 것은? 중요도 ★

① 감염병환자등 및 감염병의심자의 인적 사항　② 감염병환자등의 발병일 및 발병 장소
③ 감염병의 감염원인 및 감염경로　④ 예방접종 후 이상반응자의 인적 사항
⑤ 감염병환자등에 관한 예방방법

해설 영 12조(역학조사의 내용)

92 특별자치시장 · 특별자치도지사 또는 시장 · 군수 · 구청장이 보건소를 이용하기 불편한 주민 등에 대한 예방접종업무를 위탁할 수 있는 의료기관으로 연결된 것은? 중요도 ★★

㉮ 종합병원, 병원, 의원	㉯ 한방병원	㉰ 요양병원	㉱ 한의원

① ㉮, ㉯, ㉰　② ㉮, ㉰　③ ㉯, ㉱
④ ㉱　⑤ ㉮, ㉯, ㉰, ㉱

해설 영 제20조(예방접종업무의 위탁)

정답 88. ④ 89. ① 90. ⑤ 91. ⑤ 92. ②

93 필수예방접종을 실시할 수 없는 곳은? 중요도 ★

㉮ 종합병원 · 병원 · 의원	㉯ 한방병원	㉰ 요양병원, 보건소	㉱ 한의원

① ㉮, ㉯, ㉰ ② ㉮, ㉰ ③ ㉯, ㉱
④ ㉱ ⑤ ㉮, ㉯, ㉰, ㉱

해설 영 제20조(예방접종업무의 위탁)

94 감염병 예방에 필요한 소독을 해야 하는 소독의무대상 시설이 아닌 곳은? 중요도 ★

① 300세대 이상의 공동주택 ② 객실 수 20실 이상인 숙박업소
③ 연면적 300제곱미터 이상의 식품접객업소 ④ 객석 수 300석 이상의 공연장
⑤ 200세대 이상의 공동주택

해설 영 제24조(소독을 해야 하는 시설)

95 고위험병원체의 종류 중 세균 및 진균에 해당하지 않는 것은?

① 페스트균(Yersinia pestis)
② 탄저균(Bacillus anthracis)
③ 브루셀라균(Brucella melitensis, Brucella suis)
④ 보툴리눔균(Clostridium botulinum)
⑤ 장티푸스균

해설 규칙 제5조(고위험병원체의 종류)[별표 1]
① 세균 및 진균 : ① · ② · ③ · ④번 외, 이질균, 큐열균, 콜레라균, 야토균 등
② 바이러스 및 프리온 : 헤르페스 B 바이러스, 에볼라 바이러스, 마버그 바이러스, 황열 바이러스, 두창 바이러스, 중증급성호흡기증후군 코로나 바이러스, 조류 인플루엔자 인체감염증 바이러스, 중동호흡기증후군 코로나 바이러스 등

96 "그 밖의 신고의무자"가 신고하여야 하는 "그 밖의 신고대상 감염병"으로 조합된 것은? 중요도 ★

㉮ 결핵
㉯ 홍역
㉰ A형간염, 콜레라, 장티푸스, 파라티푸스, 세균성이질, 장출혈성대장균감염증)
㉱ 디프테리아, 백일해

① ㉮, ㉯, ㉰ ② ㉮, ㉰ ③ ㉯, ㉱
④ ㉱ ⑤ ㉮, ㉯, ㉰, ㉱

해설 규칙 제8조(그 밖의 신고대상 감염병) : "보건복지부령으로 정하는 감염병"이란 다음 감염병을 말한다.
① 결핵 ② 홍역
③ A형간염 ④ 콜레라 ⑤ 장티푸스 ⑥ 파라티푸스
⑦ 세균성이질 ⑧ 장출혈성대장균감염증

93. ③ 94. ⑤ 95. ⑤ 96. ① 정답

97 **제1급감염병부터 제3급감염병까지에 해당하는 감염병 중 보건복지부령으로 정하는 감염병이 발생한 경우 "그 밖의 신고의무자"가 보건소장에게 지체 없이 신고하거나 알려야 하는 방법으로 옳은 것은?**

㉮ 서면	㉯ 구두	㉰ 전보, 전화	㉱ 컴퓨터통신

① ㉮, ㉯, ㉰　　② ㉮, ㉰　　③ ㉯, ㉱
④ ㉱　　⑤ ㉮, ㉯, ㉰, ㉱

해설 규칙 제9조(그 밖의 신고의무자의 신고)

98 **신고를 받은 보건소장이 "보건소장 등의 보고"의 규정에 따라 보고하는 기간은?**

㉮ 제1급감염병의 발생, 사망, 병원체 검사결과의 보고 : 신고를 받은 후 즉시
㉯ 제2급감염병 및 제3급감염병의 발생, 사망 및 병원체 검사결과의 보고 : 신고를 받은 후 24시간 이내
㉰ 제4급감염병의 발생 및 사망의 보고 : 신고를 받은 후 7일 이내
㉱ 예방접종 후 이상반응의 보고 : 신고를 받은 후 즉시

① ㉮, ㉯, ㉰　　② ㉮, ㉰　　③ ㉯, ㉱
④ ㉱　　⑤ ㉮, ㉯, ㉰, ㉱

해설 (1) 법 제11조(의사 등의 신고) : 보고를 받은 의료기관의 장은 다음의 기간에 따라 질병관리청장 또는 관할 보건소장에게 신고하여야 한다.
① 제1급감염병의 경우에는 : 즉시
② 제2급감염병 및 제3급감염병 : 24시간 이내
③ 제4급감염병의 경우 : 7일 이내
(2) 규칙 제10조(보건소장 등의 보고) : 보건소장 → 특별자치시장 · 특별자치도지사 또는 시장 · 군수 · 구청장 → 질병관리청장 및 특별시장 · 광역시장 · 도지사(시 · 도지사)
① 제1급감염병의 발생, 사망, 병원체 검사결과의 보고 : 신고를 받은 후 : 즉시
② 제2급감염병 및 제3급감염병의 발생, 사망 및 병원체 검사결과의 보고 : 신고를 받은 후 : 24시간 이내
③ 제4급감염병의 발생 및 사망의 보고 : 신고를 받은 후 : 7일 이내
④ 예방접종 후 이상반응의 보고 : 신고를 받은 후 : 즉시

99 **보건소장은 "의사 등의 신고"와 "그 밖의 신고의무자"로부터 신고를 받았을 때 명부를 작성하고 보관하여야 한다. 보관기간이 맞는 것으로 연결된 것은?** 중요도 ★★

㉮ 감염병환자등의 명부를 작성하고 이를 1년간 보관
㉯ 감염병환자등의 명부를 작성하고 이를 3년간 보관
㉰ 예방접종 후 이상반응자의 명부를 작성하고 이를 3년간 보관
㉱ 예방접종 후 이상반응자의 명부를 작성하고 이를 10년간 보관

① ㉮, ㉯, ㉰　　② ㉮, ㉰　　③ ㉯, ㉱
④ ㉱　　⑤ ㉮, ㉯, ㉰, ㉱

정답 97. ⑤　98. ⑤　99. ③

해설 규칙 제12조(감염병환자등의 명부 작성 및 관리)
① 감염병환자등의 명부를 작성하고 3년간 보관
② 예방접종 후 이상반응자의 명부를 작성하고 10년간 보관

100 **질병관리청장이 의약품 제조업자로 하여금 예방접종약품을 미리 생산하게 할 수 있는 경우에 해당하지 않는 경우는?**

① 예방접종약품의 원료를 외국으로부터 수입하여야 하는 경우
② 시범접종에 사용할 목적으로 생산하게 하는 경우
③ 예방접종약품의 생산기간이 6개월 이상 걸릴 경우
④ 예방접종약품의 국내 공급이 부족하다고 판단될 경우
⑤ 의료기관이 요구할 때

해설 규칙 제27조(예방접종약품의 계획 생산)

101 **보건복지부장관은 제1급감염병의 유행으로 그 예방 · 방역 및 치료에 필요한 의료 · 방역 물품 중 보건복지부령으로 정하는 물품의 급격한 가격상승 또는 공급부족으로 국민건강을 현저하게 저해할 우려가 있을 때에는 그 물품의 수출이나 국외 반출을 금지할 수 있다. 다음 "보기" 중 보건복지부장관이 제1급감염병의 유행시 수출을 금지할 수 있는 물품으로 조합된 것은?**

㉮ 「약사법」에 따른 의약외품에 해당하는 마스크
㉯ 「약사법」에 따른 의약외품에 해당하는 손 소독용 외용 소독제
㉰ 감염병 예방을 위하여 착용하는 보호장비
㉱ 그 밖에 제1급감염병의 예방 · 방역 및 치료에 필요한 물품으로서 보건복지부장관이 정하여 고시하는 물품

① ㉮, ㉯, ㉰　② ㉮, ㉰　③ ㉯, ㉱
④ ㉱　⑤ ㉮, ㉯, ㉰, ㉱

해설 법 제40조의3(수출금지 등), 규칙 제31조의4(수출금지 등)

102 **「감염병예방법」상 감염시 업무종사자를 일시적으로 제한하는 감염병에 해당하지 않는 것은?**

중요도 ★

① A형간염　② 콜레라
③ 장티푸스, 파라티푸스　④ 세균성이질, 장출혈성대장균감염증
⑤ B형간염

해설 규칙 제33조(업무 종사의 일시 제한)

100. ⑤　101. ⑤　102. ⑤ 정답

103 일반인과 접촉하는 일이 많은 집단급식소 또는 식품접객업에 일시적으로 업무종사의 제한을 받는 기간은 언제까지인가?

① 3일 ② 3일 ③ 5일
④ 10일 ⑤ 감염력이 소멸되는 날까지

해설 규칙 제33조(업무종사의 일시제한), 법 제45조(업무종사의 일시제한)

104 소독의 방법이 아닌 것은? 중요도 ★★

① 소각 ② 증기소독 ③ 끓는 물 소독
④ 약물소독 ⑤ 살균소독

해설 규칙 제35조(소독의 기준 및 방법) [별표 6] : 소독의 방법은 ①·②·③·④번 외, 일광소독

105 소독업자가 소독을 하였을 때에는 소독에 관한 사항을 기록하고 몇 년간 보존하여야 하는가? 중요도 ★★★★

① 1년 ② 2년 ③ 3년
④ 5년 ⑤ 10년

해설 규칙 제40조(소독의 기준 및 소독에 관한 사항의 기록 등) : 2년간 보존

106 소독업자는 소독업의 신고를 한 날부터 며칠 이내에 소독에 관한 교육을 받아야 하는가? 중요도 ★★

① 3개월(90일) ② 6개월(180일) ③ 1년(365일)
④ 2년(730일) ⑤ 5년(1,095일)

해설 규칙 제41조(소독업자 등에 대한 교육) : 6개월 이내에 교육을 받아야 하며, 교육시간은 16시간이다.

107 소독업무 종사자의 보수교육은 몇 년마다 받아야 하는가?

① 1년마다 2회 이상 ② 2년마다 1회 이상
③ 3년이 되는 날이 속하는 달의 말일까지 1회 이상 ④ 4년마다 1회 이상
⑤ 5년마다 1회 이상

해설 규칙 제41조(소독업자 등에 대한 교육) : 3년이 되는 날이 속하는 달의 말일까지 1회 이상 보수교육을 받아야하며, 보수교육시간은 8시간이다.

108 소독업무 종사자의 "보수교육"은 몇 시간 받아야 하는가? 중요도 ★

① 8시간 ② 12시간 ③ 15시간
④ 16시간 ⑤ 20시간

해설 규칙 제41조(소독업자 등에 대한 교육) [별표 9]
① 소독업자는 소독업의 신고를 한 날부터 6개월 이내에 소독에 관한 교육을 받아야 한다. 소독업자 및 소독업무 종사자의 교육시간은 16시간이다.
② 3년마다 1회 이상 보수교육을 받게 하여야하며, 소독업무 종사자의 보수교육시간은 8시간이다.

정답 103. ⑤ 104. ⑤ 105. ② 106. ② 107. ③ 108. ①

109 시 · 도지사가 임명한 "검역위원의 직무"에 해당하지 않는 것은? 중요도 ★

① 역학조사에 관한 사항
② 감염병병원체에 오염된 장소의 소독에 관한 사항
③ 감염병환자등의 추적, 입원치료 및 감시에 관한 사항
④ 감염병병원체에 오염되거나 오염이 의심되는 물건 및 장소에 대한 수거, 파기, 매몰 또는 폐쇄에 관한 사항
⑤ 위생교육에 관한 사항

해설 규칙 제43조(검역위원의 임명 및 직무) : 검역위원의 직무는 ① · ② · ③ · ④번 외, 검역의 공고에 관한 사항

110 특별자치시장 · 특별자치도지사 또는 시장 · 군수 · 구청장이 임명한 "예방위원의 직무"가 아닌 것은?

① 역학조사에 관한 사항
② 감염병 발생의 정보 수집 및 판단에 관한 사항
③ 위생교육에 관한 사항
④ 감염병환자 등의 관리 및 치료에 관한 기술자문에 관한 사항
⑤ 감염병병원체에 오염된 장소의 소독에 관한 사항

해설 규칙 제44조(예방위원의 임명 및 직무) : 예방위원의 직무는 ① · ② · ③ · ④번 외, 그 밖에 감염병 예방을 위하여 필요한 사항

3 식품위생법

01 식품위생법의 목적은? 중요도 ★★★

① 위생상의 위해방지
② 식품영양의 질적 향상을 도모하는 것
③ 국민 건강의 보호 · 증진
④ ① · ② · ③번이다.
⑤ ① · ②번이다.

해설 법 제1조(목적) : 식품으로 인하여 생기는 위생상의 위해를 방지하고 식품영양의 질적 향상을 도모하며 식품에 관한 올바른 정보를 제공함으로써 국민 건강의 보호 · 증진에 이바지함을 목적으로 한다.

02 식품위생법에서 정의하는 "식품"이란 무엇인가? 중요도 ★

① 모든 음식물을 말한다.
② 음식물을 넣는 것을 말한다.
③ 의약품으로서 섭취하는 것을 제외한 모든 음식물을 말한다.
④ 음식물, 기구, 용기를 포함한 모든 것을 말한다.
⑤ 음식물과 합성품을 말한다.

해설 법 제2조(정의) : "식품"이란 모든 음식물을 말한다.(의약품으로서 섭취하는 것은 제외)

109. ⑤ 110. ⑤ 3 식품위생법 1. ④ 2. ③ 정답

03 식품위생법 상 "식품첨가물"의 정의로 옳은 것은?

① 식품을 제조 · 가공 · 조리 또는 보존하는 과정에서 감미(甘味), 착색(着色), 표백(漂白) 또는 산화 방지 등을 목적으로 식품에 사용되는 물질을 말한다.
② 식품을 제조 · 가공 · 조리 또는 보존하는 과정에서 첨가하는 물질을 말한다.
③ 식품을 제조 · 가공 · 조리 또는 보존하는 과정에서 혼합하는 물질을 말한다.
④ 식품을 제조 · 가공 · 조리 또는 보존하는 과정에서 섞는 물질을 말한다.
⑤ 식품을 제조 · 가공 · 조리 또는 보존하는 과정에서 적시는 물질을 말한다.

해설 법 제2조(정의) : "식품첨가물"이란 식품을 제조 · 가공 · 조리 또는 보존하는 과정에서 감미(甘味), 착색(着色), 표백(漂白) 또는 산화 방지 등을 목적으로 식품에 사용되는 물질을 말한다.

04 식품위생법에서 정의하는 "화학적 합성품"을 얻는 방법이 아닌 것은?

중요도 ★

① 분해반응 ② 중화반응 ③ 추출반응
④ 혼합반응 ⑤ 발효반응

해설 법 제2조(정의) 3호 : "화학적 합성품"이란 화학적 수단으로 원소 또는 화합물에 분해반응 외에 화학반응을 일으켜 얻은 물질을 말한다.

05 다음 보기는 50명이상 다수인에게 계속하여 음식물을 공급하는 곳이다. 집단급식소로 옳지 않은 것은?

① 기숙사, 학교, 병원 ② 사회복지시설, 산업체
③ 국가, 지방자치단체, 공공기관 ④ 그 밖의 후생기관
⑤ 대형 식당

해설 법 제2조(정의)

06 다음 중 식품위생법에서 정의하는 "영업"에 해당되지 않는 것은?

㉮ 식품 또는 식품첨가물을 채취 · 제조 · 가공 · 조리 · 저장 · 소분 · 운반하는 업 ㉯ 식품 또는 식품첨가물을 판매하거나 기구 또는 용기 · 포장을 제조하는 업 ㉰ 식품 또는 식품첨가물의 용기 · 포장을 제조 · 운반 · 판매하는 업 ㉱ 농업 및 수산업에 속하는 식품의 채취업

① ㉮, ㉯, ㉰ ② ㉮, ㉰ ③ ㉯, ㉱
④ ㉱ ⑤ ㉮, ㉯, ㉰, ㉱

해설 법 제2조(정의) 9호 : "영업"이란 식품 또는 식품첨가물을 채취 · 제조 · 가공 · 조리 · 저장 · 소분 · 운반 또는 판매하거나 기구 또는 용기 · 포장을 제조 · 운반 · 판매하는 업을 말한다(농업 및 수산업에 속하는 식품의 채취업은 제외한다).
※ "영업"의 정의 중 "수입"은 2016년 2월 4일부터 삭제되었음

정답 3. ① 4. ① 5. ⑤ 6. ④

07 **다음 중 식품위생법에서 정의하는 "식품위생"에 해당되지 않는 것은?** 중요도 ★

① 식품 ② 식품첨가물 ③ 기구 또는 용기
④ 포장 ⑤ 치료를 목적으로 섭취하는 식품

해설 법 제2조(정의) 11호 : "식품위생"이란 식품 · 식품첨가물 · 기구 또는 용기 · 포장을 대상으로 하는 식품에 관한 위생을 말한다.

08 **「식품위생법」 상 "기구"의 정의로 옳은 것은?**

① 식품 또는 농업과 수산업에서 식품을 채취하는 데에 쓰는 기계 · 기구를 말한다.
② 어류를 채취하는 데에 쓰는 기구를 말한다.
③ "기구"란 다음 각 목의 어느 하나에 해당하는 것으로서 식품 또는 식품첨가물에 직접 닿는 기계 · 기구나 그 밖의 물건(농업과 수산업에서 식품을 채취하는 데에 쓰는 기계 · 기구나 그 밖의 물건은 포함한다)을 말한다.
④ "기구"란 음식을 먹을 때 사용하거나 담는 것으로서 식품 또는 식품첨가물에 직접 닿는 기계 · 기구나 그 밖의 물건(농업과 수산업에서 식품을 채취하는 데에 쓰는 기계 · 기구나 그 밖의 물건 및 위생용품은 제외한다)을 말한다.
⑤ 곡물을 채취하는 데에 쓰는 기계를 말한다.

해설 법 제2조(정의) : "기구"란 다음에 해당하는 것으로서 식품 또는 식품첨가물에 직접 닿는 기계 · 기구나 그 밖의 물건(농업과 수산업에서 식품을 채취하는 데에 쓰는 기계 · 기구나 그 밖의 물건 및 위생용품은 제외한다)을 말한다.
① 음식을 먹을 때 사용하거나 담는 것
② 식품 또는 식품첨가물을 채취 · 제조 · 가공 · 조리 · 저장 · 소분 · 운반 · 진열할 때 사용하는 것

09 **식품위생법에서 정의하는 "집단급식소"에 관한 설명으로 적절하지 않은 것은?**

① 영리를 목적으로 한다.
② 기숙사, 학교, 병원 등의 시설을 말한다.
③ 특정 다수인에게 계속하여 음식물을 공급하는 곳을 말한다.
④ 1회 50인 이상에게 식사를 제공하는 급식소를 말한다.
⑤ 대통령령으로 정한 급식시설을 말한다.

해설 법 제2조(정의) : "집단급식소"란 영리를 목적으로 하지 아니하면서 특정 다수인(기숙사, 학교, 병원, 사회복지시설, 산업체, 국가, 지방자치단체 및 공공기관)에게 계속하여 음식물을 공급하는 곳의 급식시설로서 대통령령으로 정하는 시설을 말한다.

10 **「식품위생법」상 "식품을 제조 · 가공단계부터 판매단계까지 각 단계별로 정보를 기록 · 관리하여 그 식품의 안전성 등에 문제가 발생할 경우 그 식품을 추적하여 원인을 규명하고 필요한 조치를 할 수 있도록 관리하는 것"의 용어로 옳은 것은?** 중요도 ★

① 식품이력추적관리 ② 식품 ③ HACCP
④ 영양표시 ⑤ 식품위생

해설 법 제2조(정의) : "식품이력추적관리"란 식품을 제조 · 가공단계부터 판매단계까지 각 단계별로 정보를 기록 · 관리하여 그 식품의 안전성 등에 문제가 발생할 경우 그 식품을 추적하여 원인을 규명하고 필요한 조치를 할 수 있도록 관리하는 것을 말한다.

7. ⑤ 8. ④ 9. ① 10. ① 정답

11 **위해식품으로 판매가 금지된 식품이 아닌 것은 어느 것인가?** 중요도 ★★

① 썩거나 상하거나 설익어서 인체의 건강을 해칠 우려가 없는 것
② 유독 · 유해물질이 들어 있거나 묻어 있는 것 또는 그러할 염려가 있는 것
③ 병을 일으키는 미생물에 오염되었거나 그러할 염려가 있어 인체의 건강을 해칠 우려가 있는 것
④ 불결하거나 다른 물질이 섞이거나 첨가된 것
⑤ 영업자가 아닌 자가 제조 · 가공 · 소분한 것

해설 법 제4조(위해식품 등의 판매 등 금지) : ② · ③ · ④ · ⑤번 외
① 썩거나 상하거나 설익어서 인체의 건강을 해칠 우려가 있는 것
② 안전성 심사 대상인 농 · 축 · 수산물 등 가운데 안전성 심사를 받지 아니하였거나 안전성 심사에서 식용으로 부적합하다고 인정된 것
③ 수입이 금지된 것 또는 수입신고를 하지 아니하고 수입한 것

12 **위해식품으로 판매가 금지된 식품이 아닌 것은?** 중요도 ★

① 식품의약품안전처장이 인체의 건강을 해칠 우려가 없다고 인정하는 것
② 유독 · 유해물질이 들어 있거나 묻어 있는 것 또는 그러할 염려가 있는 것
③ 병을 일으키는 미생물에 오염되었거나 그러할 염려가 있어 인체의 건강을 해칠 우려가 있는 것
④ 안전성 심사 대상인 농 · 축 · 수산물 등 가운데 안전성 심사를 받지 아니한 것
⑤ 수입신고를 하지 아니하고 수입한 것

해설 법 제4조(위해식품등의 판매 등 금지)

13 **질병에 걸렸거나 또는 질병에 걸려 죽은 동물에 있어서 판매할 수 있는 것은?** 중요도 ★★★

① 고기 ② 장기 ③ 뼈
④ 혈액 ⑤ 가죽

해설 법 제5조(병든 동물 고기 등의 판매 등 금지) : ① · ② · ③ · ④번 외, 젖은 판매할 수 없다.

14 **수출할 식품 또는 식품첨가물의 기준과 규격은 누구의 요구에 의해 정할 수 있는가?** 중요도 ★★

① 식품의약품안전처장 ② 시장 · 군수 · 구청장
③ 보건복지부장관 ④ 수입자
⑤ 수출진흥공단협회장

해설 법 제7조(식품 또는 식품첨가물에 관한 기준 및 규격) : 수출할 식품 또는 식품첨가물의 기준과 규격은 수입자가 요구하는 기준과 규격에 의할 수 있다.

15 **식품에 잔류하는 농약의 잔류허용기준 설정이 필요한 자는 누구에게 신청하여야 하는가?**

① 식품의약품안전처장 ② 보건복지부장관 ③ 국립보건원장
④ 시 · 도지사 ⑤ 시장 · 군수 · 구청장

해설 법 제7조의3(농약 등의 잔류허용기준 설정 요청 등) ① 식품에 잔류하는 「농약관리법」에 따른 농약, 「약사법」에 따른 동물용 의약품의 잔류허용기준 설정이 필요한 자는 식품의약품안전처장에게 신청하여야 한다.

정답 11. ① 12. ① 13. ⑤ 14. ④ 15. ①

16 특정 국가 또는 지역에서 채취 · 제조 · 가공 · 사용 · 조리 또는 저장된 식품등이 위해한 것으로 밝혀진 경우, 누가 그 식품등의 수입 · 판매를 금지할 수 있는가?

① 질병관리청장
② 보건복지부장관
③ 식품의약품안전처장
④ 시 · 도지사
⑤ 시장 · 군수 · 구청장

해설 법 제21조(특정 식품등의 수입 · 판매 등 금지) ①

17 다음 "보기"의 ( )에 들어갈 것으로 내용으로 옳은 것은? 중요도 ★

> 식품의약품안전처장은 관계 중앙행정기관의 장과의 협의 및 심의위원회의 심의를 거쳐 식품등의 기준 및 규격 관리 기본계획을 ( )년마다 수립 · 추진할 수 있다.

① 2
② 3
③ 4
④ 5
⑤ 10

해설 법 제7조의4(식품등의 기준 및 규격 관리계획 등) ① 식품의약품안전처장은 관계 중앙행정기관의 장과의 협의 및 심의위원회의 심의를 거쳐 식품등의 기준 및 규격 관리 기본계획(이하 "관리계획"이라 한다)을 5년마다 수립 · 추진할 수 있다.

18 "유전자변형식품등의 표시"는 누가 정하는가?

① 시 · 도지사
② 시장 · 군수 · 구청장
③ 보건복지부장관
④ 식품의약품안전처장
⑤ 질병관리청장

해설 법 제12조의2(유전자변형식품등의 표시)

19 식품위생법에서 식품 등의 공전 작성에 있어 수록한 내용과 관계가 먼 것은? 중요도 ★

① 식품 또는 식품첨가물의 기준과 규격
② 첨가물의 기준과 규격
③ 용기 · 포장의 기준과 규격
④ 식품첨가물의 자가기준과 규격
⑤ 기구 및 용기 · 포장의 기준과 규격

해설 법 제14조(식품등의 공전) : 식품의약품안전처장은 ① · ② · ③ · ⑤번 등을 수록한 식품 등의 공전을 작성 · 보급하여야 한다.

20 식품위생법에서 식품 등의 공전은 누가 작성 · 보급하여야 하는가?

① 보건복지부장관
② 식품의약품안전처장
③ 국립보건원장
④ 시 · 도지사
⑤ 시장 · 군수 · 구청장

해설 법 제14조(식품 등의 공전)

16. ③ 17. ④ 18. ④ 19. ④ 20. ② 정답

21 **다음 중 식품위생감시원을 두지 않아도 되는 곳은?** 중요도 ★

① 보건복지부 ② 서울특별시 ③ 시 · 도
④ 시 · 군 · 구 ⑤ 식품의약품안전처

해설 법 제32조(식품위생감시원) : 식품의약품안전처, 특별시 · 광역시 · 특별자치시 · 도 · 특별자치도(이하 "시 · 도라 한다") 또는 시 · 군 · 구에 식품위생감시원을 둔다.

22 **다음 중 영업의 허가를 받을 수 없는 사항이 아닌 것은?**

① 영업 시설이 시설기준에 맞지 아니한 경우
② 허가가 취소된 후 6월이 경과한 경우에 그 영업장소에서 같은 종류의 영업을 하고자 하는 때
③ 영업허가가 취소되고 2년이 지나기 전에 같은 자가 취소된 영업과 같은 종류의 영업을 하려는 경우
④ 식품접객업 중 국민의 보건위생을 위하여 허가를 제한할 필요가 뚜렷하다고 인정되어 시 · 도지사가 지정하여 고시하는 영업에 해당하는 경우
⑤ 영업허가를 받으려는 자가 피성년후견인이거나 파산선고를 받고 복권되지 아니한 자인 경우

해설 법 제38조(영업허가 등의 제한) : ① · ③ · ④ · ⑤번 외
영업허가가 취소되고 6개월이 지나기 전에 같은 장소에서 같은 종류의 영업을 하려는 경우

23 **다음 중 영업의 허가를 받을 수 있는 자는?**

① 영업의 시설기준에 적합하지 아니 할 때
② 영업의 허가가 취소된 후 6월이 경과하지 아니한 경우에 그 영업장소에서 같은 종류의 영업을 하고자 하는 때
③ 청소년을 유흥접객원으로 고용하다 영업의 허가가 취소된 후 3년이 경과한 자가 식품접객업을 하고자 할 때
④ 청소년을 유흥접객원으로 고용하다 영업의 허가가 취소된 후 1년이 경과하지 아니한 경우 그 영업장소에서 식품접객업을 하고자 하는 때
⑤ 영업의 허가를 받고자 하는 자가 파산선고를 받았을 때

해설 법 제38조(영업허가 등의 제한) : 청소년을 유흥접객원으로 고용하다 영업의 허가가 취소된 후 3년이 경과하지 아니한 자가 식품접객업을 하고자 할 때 영업의 허가를 받을 수 없다.

24 **식품영업자 및 그 종업원의 건강진단은 어디에서(무슨 영) 정하는가?**

① 보건복지부령 ② 대통령령 ③ 환경부령
④ 총리령 ⑤ 식품의약품안전처장

해설 법 제40조(건강진단) : 총리령이 정하는 영업자 및 그 종업원은 건강진단을 받아야 한다.

정답 21. ① 22. ② 23. ③ 24. ④

25 영업질서와 선량한 풍속을 유지하기 위하여 식품접객영업자에 대하여 영업시간을 제한할 수 있는 사람은 누구인가?

중요도 ★★★

① 환경부장관
② 국무총리
③ 특별자치시장 · 특별자치도지사 · 시장 · 군수 · 구청장
④ 동장
⑤ 보건복지부장관

해설 법 제43조(영업 제한) : 특별자치시장 · 특별자치도지사 · 시장 · 군수 · 구청장은 영업질서와 선량한 풍속을 유지하는 데에 필요한 경우에는 영업자 중 식품접객영업자와 그 종업원에 대하여 영업시간 및 영업행위를 제한할 수 있다.

26 모범업소를 지정할 수 있는 자는?

중요도 ★

㉮ 시장 · 군수 · 구청장	㉯ 시 · 도지사
㉰ 특별자치시장 · 특별자치도지사 · 시장 · 군수 · 구청장	㉱ 식품의약품안전처장

① ㉮, ㉯, ㉰　② ㉮, ㉰　③ ㉯, ㉱
④ ㉱　⑤ ㉮, ㉯, ㉰, ㉱

해설 법 제47조(모범업소의 지정 등) : 특별자치시장 · 특별자치도지사 · 시장 · 군수 · 구청장은 총리령이 정하는 위생등급기준에 따라 위생관리상태 등이 우수한 식품접객업소(공유주방에서 조리 · 판매하는 업소를 포함한다) 또는 집단급식소를 모범업소로 지정할 수 있다.

27 식품접객업소의 위생등급 지정은 누가하는가?

㉮ 식품의약품안전처장	㉯ 시 · 도지사
㉰ 시장 · 군수 · 구청장	㉱ 질병관리청장

① ㉮, ㉯, ㉰　② ㉮, ㉰　③ ㉯, ㉱
④ ㉱　⑤ ㉮, ㉯, ㉰, ㉱

해설 법 제47조의2(식품접객업소의 위생등급 지정 등)

28 식품접객업소의 위생등급의 유효기간은 위생등급을 지정한 날부터 몇 년인가?

① 1년　② 2년　③ 3년
④ 4년　⑤ 5년

해설 법 제47조의2(식품접객업소의 위생등급 지정 등)

25. ③　26. ②　27. ①　28. ② 정답

29 다음 보기의 내용 중 "식품안전관리인증기준"의 관리과정에 해당하는 것은?

중요도 ★★★★

㉮ 식품의 원료관리	㉯ 식품의 제조 · 가공과정
㉰ 식품의 조리과정	㉱ 식품의 소분 · 유통의 모든 과정

① ㉮, ㉯, ㉰　② ㉮, ㉰
③ ㉯, ㉱　④ ㉱
⑤ ㉮, ㉯, ㉰, ㉱

해설 법 제48조(식품안전관리인증기준) : 식품의약품안전처장은 식품의 원료관리 및 제조 · 가공 · 조리 · 소분 · 유통의 모든 과정에서 위해한 물질이 식품에 섞이거나 식품이 오염되는 것을 방지하기 위하여 각 과정의 위해요소를 확인 · 평가하여 중점적으로 관리하는 기준(식품안전관리인증기준)을 식품별로 정하여 고시할 수 있다.

30 다음 "보기"의 내용이 의미하는 것으로 옳은 것은?

중요도 ★★

"식품의 원료관리 및 제조 · 가공 · 조리 · 소분 · 유통의 모든 과정에서 위해한 물질이 식품에 섞이거나 식품이 오염되는 것을 방지하기 위하여 각 과정의 위해요소를 확인 · 평가하여 중점적으로 관리하는 기준

① HACCP　② THM　③ 식품기준
④ 식품고시　⑤ 원료관리

31 "식품안전관리인증기준"은 누가 정하는가?

① 시장 · 군수 또는 구청장　② 행정안전부장관　③ 보건복지부장관
④ 환경부장관　⑤ 식품의약품안전처장

해설 법 제48조(식품안전관리인증기준)

32 집단급식소 운영자 중 조리사를 두지 않아도 되는 경우는?

중요도 ★

① 학교, 기숙사　② 병원, 사회복지시설, 그 밖의 후생기관
③ 국가, 지방자치단체 및 공공기관　④ 1회 급식인원 100명 이상의 산업체인 경우
⑤ 1회 급식인원 100명 미만의 산업체인 경우

해설 법 제51조(조리사) ① 집단급식소 운영자 중 다음에 해당하는 경우에는 조리사를 두지 아니하여도 된다.
1. 집단급식소 운영자 또는 식품접객영업자 자신이 조리사로서 직접 음식물을 조리하는 경우
2. 1회 급식인원 100명 미만의 산업체인 경우
3. 영양사가 조리사의 면허를 받은 경우. 다만, 총리령으로 정하는 규모 이하의 집단급식소에 한정한다.

33 조리사는 누구의 면허를 받는가?

중요도 ★

① 식품의약품안전처장　② 보건복지부장관　③ 행정안전부
④ 국립보건원장　⑤ 특별자치시장 · 특별자치도지사 · 시장 · 군수 · 구청장

해설 법 제53조(조리사의 면허)

정답 29. ⑤　30. ①　31. ⑤　32. ⑤　33. ⑤

34 조리사 면허를 받을 수 없는 경우에 해당하는 것은?

> ㉮ 정신질환자
> ㉯ 감염병환자(B형간염환자는 제외)
> ㉰ 마약이나 그 밖의 약물 중독자
> ㉱ 조리사 면허의 취소처분을 받고 그 취소된 날부터 1년이 지나지 아니한 자

① ㉮, ㉯, ㉰　② ㉮, ㉰　③ ㉯, ㉱
④ ㉱　⑤ ㉮, ㉯, ㉰, ㉱

해설 법 제54조(결격사유)

35 식품위생심의위원회에서 조사 · 심의하는 사항이 아닌 것은?

중요도 ★

① 식중독 방지에 관한 사항　② 그 밖에 식품위생에 관한 중요사항
③ 식품 등의 기준과 규격에 관한 사항　④ 식품 등의 시험 · 검사
⑤ 농약 · 중금속 등 유독 · 유해물질의 잔류허용기준에 관한 사항

해설 법 제57조(식품위생심의위원회의 설치 등)
식품위생심의위원회에서 조사 · 심의하는 사항 : ① · ② · ③ · ⑤번이다.

36 다음 중 동업자조합이 행하여야 하는 사업내용이 아닌 것은?

① 영업의 건전한 발전과 조합원 공동의 이익을 도모하는 사업
② 조합원의 영업시설의 개선에 관한 지도
③ 조합원을 위한 경영지도
④ 조합원의 신규채용에 관한 임무
⑤ 조합원과 그 종업원의 복지증진을 위한 사업

해설 법 제60조(조합의 사업)
동업자조합이 행하여야 하는 사업내용 : ① · ② · ③ · ⑤번 외, 조합원과 그 종업원의 교육훈련, 식품의약품 안전처장관이 위탁하는 조사 · 연구사업, 조합원의 생활안정과 복지증진을 위한 공제사업

37 조합원의 영업시설 개선과 경영에 관한 지도 사업 등을 효율적으로 수행하기 위하여 자율지도원을 두는 곳은 어느 곳인가?

① 대위원회　② 영업소　③ 동업자조합(조합)
④ 식품공업협회　⑤ 식품위생연구원

해설 법 제63조(자율지도원 등) : 조합은 조합원의 영업시설 개선과 경영에 관한 지도사업 등을 효율적으로 수행하기 위하여 자율지도원을 둘 수 있다.

34. ⑤　35. ④　36. ④　37. ③ 정답

38 **식품공업협회가 행하는 사업내용이 아닌 것은?**

① 식품공업에 관한 조사 · 연구
② 식품위생관리인의 교육회원을 위한 경영지도
③ 식품 및 식품첨가물과 그 원재료에 대한 시험 · 검사업무
④ 식품업소의 허가업무
⑤ 영업자 중 식품 또는 첨가물을 제조 · 가공 · 운반 · 판매 및 보존하는 자의 영업시설의 개선에 관한 지도

해설 법 제65조(협회의 사업) : ① · ② · ③ · ⑤번 외, 식품안전과 식품산업 진흥 및 지원 · 육성에 관한 사업

39 **식품위생에 관한 위해가 발생하였다고 인정되는 때에는 영업자에 대하여 그 사실의 공표를 명할 수 있는 자는?**

중요도 ★★

㉮ 식품의약품안전처장	㉯ 시 · 도지사
㉰ 시장 · 군수 · 구청장	㉱ 보건복지부장관

① ㉮, ㉯, ㉰
② ㉮, ㉰
③ ㉯, ㉱
④ ㉱
⑤ ㉮, ㉯, ㉰, ㉱

해설 법 제73조(위해식품 등의 공표) : 식품의약품안전처장, 시 · 도지사 또는 시장 · 군수 · 구청장은 다음의 사항에 해당되는 때에는 해당 영업자에 대하여 그 사실의 공표를 명할 수 있다.
① 식품위생에 관한 위해가 발생하였다고 인정되는 때
② 위해식품 등의 회수규정에 의한 회수계획을 보고 받은 때

40 **영업정지, 품목제조정지 또는 품목류 제조 정지처분에 갈음하여 10억원 이하의 과징금을 부과할 수 있는 자는?**

㉮ 식품의약품안전처장	㉯ 시 · 도지사
㉰ 시장 · 군수 · 구청장	㉱ 보건복지부장관

① ㉮, ㉯, ㉰
② ㉮, ㉰
③ ㉯, ㉱
④ ㉱
⑤ ㉮, ㉯, ㉰, ㉱

해설 법 제82조(영업정지 등의 처분에 갈음하여 부과하는 과징금 처분) : 식품의약품안전처장, 시 · 도지사, 시장 · 군수 또는 구청장은 대통령령이 정하는 바에 의하여 영업정지, 품목제조정지 또는 품목류 제조 정지처분에 갈음하여 10억원 이하의 과징금을 부과할 수 있다.

41 **식중독을 일으킨 환자 또는 의심이 있는 자를 진단한 의사 또는 한의사는 누구에게 보고를 하여야 하는가?**

중요도 ★★★

① 보건복지부장관
② 시 · 도지사
③ 국무총리
④ 식품의약품안전처장
⑤ 특별자치시장 · 시장(특별자치도지사 포함) · 군수 · 구청장

해설 법 제86조(식중독에 관한 조사보고)

정답 38. ④ 39. ① 40. ① 41. ⑤

42 **집단급식소를 설치 · 운영하고자 하는 자는 누구에게 신고하여야 하는가?** 중요도 ★★

① 특별자치시장 · 특별자치도지사 · 시장 · 군수 · 구청장
② 행정안전부장관 ③ 보건복지부장관
④ 환경부장관 ⑤ 식품의약품안전처장

해설 법 제88조(집단급식소)

43 **식품진흥기금을 사용할 수 없는 사업에 해당하는 것은?**

① 영업자(건강기능식품에 관한 법률에 의한 영업자 포함)의 위생관리시설 개선을 위한 융자사업
② 식품위생에 관한 교육 · 홍보사업과 소비자식품위생감시원의 교육 · 활동지원
③ 식품위생 교육 · 연구기관의 육성 및 지원
④ 식품위생과 「국민영양관리법」에 따른 영양관리에 관한 조사 · 연구사업
⑤ 식중독 예방 및 치료에 관한 사업

해설 법 제89조(식품진흥기금)
식품진흥기금을 사용 : ① · ② · ③ · ④번 외, 음식문화의 개선 및 좋은 식단 실천을 위한 사업 지원, 포상금 지급 지원, 집단 급식소(위탁에 의하여 운행되는 집단 급식소에 한한다)의 급식시설 개수 · 보수를 위한 융자사업 · 식품위생 · 국민영양 · 식품산업진흥 및 건강기능식품에 관한 사업으로서 대통령령이 정하는 사업

44 **"병든 동물 고기 등의 판매 등 금지"를 위반하여 병육을 판매한 자의 벌칙이 맞게 된 것은?** 중요도 ★★

① 10년 이하의 징역 또는 1억원 이하의 벌금
② 3년 이하의 징역 또는 2,000만원 이하의 벌금
③ 2년 이하의 징역 또는 1,000만원 이하의 벌금
④ 2,000만원 이하의 벌금
⑤ 500만원 이하의 벌금

해설 법 제94조(벌칙)

45 **10년 이하의 징역 또는 1억원 이하의 벌금에 처하는 경우가 아닌 것은?** 중요도 ★

① 위해식품 등의 판매 등 금지를 위반하고 위해식품을 판매한 자
② 병든 동물 고기 등의 판매 금지를 위반하여 병육을 판매한 자
③ 기준 · 규격이 고시되지 아니한 화학적 합성품 등의 판매금지를 위반하여 판매를 한 자
④ 영업허가를 받아야 하는 업체가 영업허가를 받지 않고 영업을 한 경우
⑤ 영업시간 제한을 위반한 자

해설 법 제94조(벌칙)
10년 이하의 징역 또는 1억원 이하의 벌금에 처하는 경우 : ① · ② · ③ · ④번이다.
⑤번 : 5년 이하 또는 5천만원 벌금에 처한다.

46 **식품위생법에서 정의하는 "집단급식소" 설치기준으로 옳은 것은?** 중요도 ★

① 1회 10인 이상 ② 1회 20인 이상 ③ 1회 30인 이상
④ 1회 40인 이상 ⑤ 1회 50인 이상

해설 영 제2조(정의)

42. ① 43. ⑤ 44. ① 45. ⑤ 46. ⑤ 정답

47 식품위생감시원을 임명할 수 있는 자는?

중요도 ★

㉮ 식품의약품안전처장(지방식품의약품안전청장을 포함)	㉯ 시 · 도지사
㉰ 시장 · 군수 · 구청장	㉱ 보건복지부장관

① ㉮, ㉯, ㉰　　② ㉮, ㉰　　③ ㉯, ㉱
④ ㉱　　⑤ ㉮, ㉯, ㉰, ㉱

해설 영 제16조(식품위생감시원의 자격 및 임명)
① 법 제32조제1항에서 "대통령령으로 정하는 그 소속 기관"이란 지방식품의약품안전청을 말한다.
② 법 제32조제1항에 따른 식품위생감시원은 식품의약품안전처장(지방식품의약품안전청장을 포함), 시 · 도지사 또는 시장 · 군수 · 구청장이 다음 각 호의 어느 하나에 해당하는 소속 공무원 중에서 임명한다.
1. 위생사, 식품기술사 · 식품기사 · 식품산업기사 · 수산제조기술사 · 수산제조기사 · 수산제조산업기사 또는 영양사 등

48 다음 중 식품위생감시원의 자격에 해당되지 않는 것은?

중요도 ★

① 위생사　　② 의사
③ 수의사　　④ 식품기사, 식품산업기사
⑤ 환경관리기사

해설 영 제16조(식품위생감시원의 자격 및 임명)
식품위생감시원의 자격 : ① · ② · ③ · ④번 외
① 1년 이상 식품위생행정에 관한 사무에 종사한 경험이 있는 자
② 전문대학에서 의학, 한의학, 약학, 수의학 등을 졸업한 자
③ 외국에서 위생사 또는 식품제조기사의 면허를 받은 자
④ 수산제조기사 또는 영양사 등

49 식품위생감시원의 직무가 아닌 것은?

중요도 ★★★★★

① 시설기준의 적합여부의 확인 · 검사
② 행정처분의 이행여부에 관한 사항
③ 식품첨가물의 영업허가
④ 영업자 및 종업원의 위생교육의 이행여부의 확인 · 지도
⑤ 표시 또는 광고 기준의 위반여부에 관한 단속

해설 영 제17조(식품위생감시원의 직무) : ① · ② · ④ · ⑤번 외
① 수입 · 판매 또는 사용 등이 금지된 식품 등의 취급여부에 관한 단속
② 식품 등의 위생적 취급기준의 이행지도
③ 출입 · 검사 및 검사에 필요한 식품 등의 수거
④ 식품 등의 압류 · 폐기 등
⑤ 영업소의 폐쇄를 위한 간판제거 등의 조치
⑥ 조리사 및 영양사의 법령 준수 사항 이행 여부의 확인 · 지도
⑦ 그 밖에 영업자의 법령 이행 여부에 관한 확인 · 지도

정답 47. ① 48. ⑤ 49. ③

50 식품위생법에서 정한 유흥종사자에 해당되지 않는 사람은 누구인가?

① 손님과 함께 술을 마시는 자
② 손님과 함께 노래를 부르는 자
③ 경리담당자
④ 춤으로 손님의 유흥을 돋우는 부녀자
⑤ 유흥접객원

해설 영 제22조(유흥종사자의 범위)
① 유흥종사자의 범위 : 유흥접객원
② 유흥접객원은 손님과 함께 술을 마시거나 노래 또는 춤으로 손님의 유흥을 돋우는 부녀자를 말한다.

51 식품위생법에서 영업허가를 받아야 하는 업종으로 옳은 것은? 중요도 ★★★

① 식품조사처리업
② 단란주점 영업
③ 식품운반업
④ 유흥주점 영업
⑤ ①·②·④번

해설 영 제23조(허가를 받아야 하는 영업 및 허가 관청)

52 다음 내용은 영업의 허가관청에 관한 사항이다. 특별자치시장·특별자치도지사 또는 시장·군수·구청장이 허가를 하는 업종은? 중요도 ★

① 식품조사처리업
② 식품소분업
③ 식품보존업
④ 식품운반업
⑤ 단란주점 영업, 유흥주점 영업

해설 영 제23조(허가를 받아야 하는 영업 및 허가 관청)

53 식품조사처리업의 허가권자는 누구인가? 중요도 ★★★

① 시·도지사
② 시장·군수·구청장
③ 식품의약품안전처장
④ 보건복지부장관
⑤ 보건지소장

해설 영 제23조(허가를 받아야 하는 영업 및 허가 관청)

54 다음 중 특별자치시장·특별자치도지사 또는 시장·군수·구청장에게 신고를 하여야 할 영업이 아닌 것은?

① 용기·포장류 제조업
② 식품운반업
③ 식품소분·판매업
④ 식품조사처리업
⑤ 즉석판매제조·가공업, 식품냉동·냉장업, 휴게음식점 영업, 일반음식점 영업 및 위탁급식 영업

해설 영 제25조(영업의 신고를 하여야 할 업종) : ①·②·③·⑤번이다.
영 제23조 : ④번은 허가대상업이다.

50. ③ 51. ⑤ 52. ⑤ 53. ③ 54. ④ 정답

55 신고를 하여야 하는 변경사항이 아닌 것은?

① 영업자의 성명
② 영업소의 명칭 또는 상호
③ 영업소의 소재지
④ 영업장 면적
⑤ 시 · 도에서 식품자동판매기의 설치대수를 증감하고자 하는 경우

해설 영 제26조(신고를 하여야 하는 변경사항) : ① · ② · ③ · ④번 외
① 식품자동판매기영업을 하는 자가 같은 시 · 군 · 구에서 식품자동판매기의 설치대수를 증감하고자 하는 경우
② 즉석판매제조 · 가공업을 하는 자가 새로운 식품을 제조 · 가공하고자 하는 경우
③ 냉장 · 냉동차량을 증감하고자 하는 경우

56 특별자치시장 · 특별자치도지사 또는 시장 · 군수 · 구청장에게 등록하여야 하는 영업은?

㉮ 식품조사처리업	㉯ 단란주점 영업
㉰ 유흥주점 영업	㉱ 식품제조 · 가공업, 식품첨가물제조업, 공유주방운영업

① ㉮, ㉯, ㉰
② ㉮, ㉰
③ ㉯, ㉱
④ ㉱
⑤ ㉮, ㉯, ㉰, ㉱

해설 영 제26조의2(등록하여야 하는 영업)
특별자치시장 · 특별자치도지사 또는 시장 · 군수 · 구청장에게 등록하여야 하는 영업 : 식품제조 · 가공업, 식품첨가물제조업, 공유주방운영업

57 특별자치시장 · 특별자치도지사 · 시장 · 군수 · 구청장은 영업질서와 선량한 풍속을 유지하는 데에 필요한 경우 영업시간의 제한을 1일당 몇 시간 이내로 하는가?

① 4시간
② 5시간
③ 6시간
④ 8시간
⑤ 10시간

해설 영 제28조(영업의 제한 등) : 영업시간의 제한은 1일당 8시간 이내로 하여야 한다.

58 조리사를 두어야 하는 식품접객업자는?

① 특별법에 의하여 설립된 법인
② 국가 · 지방자치단체
③ ① · ② · ④ · ⑤번이다.
④ 학교 · 병원 · 사회복지시설
⑤ 식품접객업 중 복어독 제거가 필요한 복어를 조리 · 판매하는 영업을 하는 자

해설 영 제36조(조리사를 두어야 하는 식품접객업자) : 조리사를 두어야 하는 식품접객업자는 식품접객업 중 복어독 제거가 필요한 복어를 조리판매하는영업자이다.
① · ② · ④번 : "집단급식소 운영자"로 법 제51조에 따라 "조리사"를 두어야 하는 경우이다.

정답 55. ⑤ 56. ④ 57. ④ 58. ⑤

59 식품의약품안전처장, 시 · 도지사 또는 시장 · 군수 · 구청장으로부터 위해식품등의 공표명령을 받은 영업자는 지체 없이 위해 발생사실 또는 식품등을 회수한다는 내용의 표제, 제품명, 회수사유, 회수 방법, 회수하는 영업자의 명칭, 영업자의 전화번호 · 주소 등의 사항이 포함된 위해식품등의 긴급 회수문을 어디에 게재하여야 하는가?

① 식품의약품안전처의 인터넷 홈페이지　② 시 · 도지사 게시판
③ 서울특별시 게시판　④ 군청 게시판
⑤ 동사무소 게시판

해설 영 제51조(위해식품등의 공표방법), 법 제73조(위해식품등의 공표) : ①번 외, 전국을 보급지역으로 하는 1개 이상의 일반일간신문에 식품등을 회수한다는 내용의 표제, 제품명, 회수사유, 회수방법, 회수하는 영업자의 명칭, 회수하는 영업자의 전화번호, 주소 등을 공표한다.

60 식중독의 원인물질을 찾아내기 위하여 역학적 조사나 식중독 환자에 대한 세균학적 또는 이화학적인 시험에 의한 조사는 누가 하는가? 중요도 ★

① 의사 및 한의사　② 보건소장 또는 보건지소장
③ 시 · 도지사　④ 식품의약품안전처장
⑤ 특별자치시장 · 시장(특별자치도지사 포함) · 군수 · 구청장

해설 영 제59조(식중독 원인의 조사) : 식중독 역학조사는 특별자치시장 · 시장(특별자치도지사 포함) · 군수 · 구청장이 한다.

61 판매 등이 금지되는 동물의 질병이 <u>아닌</u> 것은? 중요도 ★★

① 리스테리아병　② 살모넬라병　③ 방선균증, 유구조충
④ 선모충증　⑤ 파스튜렐라병

해설 규칙 제4조(판매 등이 금지되는 병든 동물고기 등) : ① · ② · ④ · ⑤번 외, 도축이 금지되는 가축전염병

62 식품안전관리인증기준 대상 식품이 <u>아닌</u> 것은? 중요도 ★

① 육류, 커피
② 수산가공식품류의 어육가공품 중 어묵 · 어육소시지
③ 기타 수산물가공품 중 냉동 어류 · 연체류 · 조미가공품
④ 냉동식품 중 피자류 · 만두류 · 면류
⑤ 빙과류 중 빙과

해설 규칙 제62조(식품안전관리인증기준 대상 식품)

63 식품 등을 수거할 때 그 수거한 식품에 대한 봉인은 누가 하는가? 중요도 ★★

① 소속 공무원　② 수거자
③ 시장 · 군수　④ 식품위생관리인
⑤ 관계공무원과 피수거자가 함께 한다.

해설 규칙 제20조(수거량 및 검사의뢰 등) : 식품 등을 수거한 관계공무원은 그 수거한 식품 등을 수거장소에서 봉인하고 관계공무원 및 피수거자의 인장 등으로 봉인하여야 한다.

59. ①　60. ⑤　61. ③　62. ①　63. ⑤ 정답

64 **식품 등을 제조 · 가공하는 영업을 하는 자는 자가품질검사를 실시하여야 한다. 이때 자가품질검사에 관한 기록서 보관기간은?** 중요도 ★★★

① 1년 ② 2년 ③ 5년
④ 10년 ⑤ 15년

해설 규칙 제31조(자가품질검사)

65 **다음 중 식품소분업의 신고대상 품목이 아닌 것은?**

㉮ 식품	㉯ 벌꿀	㉰ 식품첨가물	㉱ 장류, 식초, 통조림

① ㉮, ㉯, ㉰ ② ㉮, ㉰ ③ ㉯, ㉱
④ ㉱ ⑤ ㉮, ㉯, ㉰, ㉱

해설 규칙 제38조(식품소분업의 신고대상) : **식품 또는 식품첨가물**과 **벌꿀**(영업자가 자가 채취하여 직접 소분 · 포장하는 경우를 제외한다)을 말한다. 다만, 어육제품, 특수용도식품(체중조절용 조제식품은 제외), 통 · **병조림 제품**, 레토르트식품, 전분, **장류 및 식초는 소분 · 판매하여서는 아니 된다.**

66 **식품 및 첨가물의 채취, 제조, 가공, 조리, 저장 또는 판매하는 영업에 종사하는 사람은 건강진단을 받아야 한다. 건강진단을 받지 않아도 되는 사람은 누구인가?**

① 식품제조를 하는 사람 ② 식품가공을 하는 사람
③ 식품저장을 하는 사람 ④ 식품을 조리하는 사람
⑤ 완전 포장된 식품을 운전하는 사람

해설 규칙 제49조(건강진단 대상자)

건강진단 항목 및 횟수

대 상	건강진단 항목	횟 수
식품 또는 식품첨가물(화학적 합성품 또는 기구 등의 살균 · 소독제는 제외한다)을 채취 · 제조 · 가공 · 조리 · 저장 · 운반 또는 판매하는 데 직접 종사하는 사람. 다만, 영업자 또는 종업원 중 완전 포장된 식품 또는 식품첨가물을 운반하거나 판매하는 데 종사하는 사람은 제외한다.	1. 장티푸스 2. 파라티푸스 3. 폐결핵	매년 1회

67 **채취 · 제조 · 가공 · 조리에 직접 종사하는 자의 건강진단 기준은?** 중요도 ★★

① 1회/년(매년 1회) ② 1회/6개월 ③ 1회/3개월
④ 1회/2개월 ⑤ 1회/1개월

해설 규칙 제49조(건강진단 대상자)

정답 64. ② 65. ④ 66. ⑤ 67. ①

68 「식품위생법」의 규정에 의해 조리에 참여할 수 있는 질병은?

중요도 ★

① 장티푸스 ② 세균성이질 ③ 비전염성 결핵
④ 콜레라 ⑤ 피부병 또는 그 밖의 고름형성(화농성)질환

해설 규칙 제50조(영업에 종사하지 못하는 질병의 종류)
법 제40조제4항에 따라 영업에 종사하지 못하는 사람은 다음의 질병에 걸린 사람으로 한다.
1. 「감염병의 예방 및 관리에 관한 법률」 제33조 제1항에 해당하는 : A형 간염, 콜레라, 장티푸스, 파라티푸스, 세균성이질, 장출혈성대장균감염증
2. 「감염병의 예방 및 관리에 관한 법률」 제2조에 따른 : 결핵(비감염성인 경우는 제외한다)
3. 피부병 또는 그 밖의 고름형성(화농성)질환
4. 후천성면역결핍증(「감염병의 예방 및 관리에 관한 법률」 제19조에 따라 성매개 감염병에 관한 건강진단을 받아야 하는 영업에 종사하는 사람만 해당한다)

69 식품위생법의 규정에 의해 영업에 종사하지 못하는 질병의 종류가 아닌 것은?

중요도 ★★★

① 피부병 또는 그 밖의 고름형성(화농성)질환
② A형간염
③ B형간염, 기생충증
④ 결핵(비감염성은 제외)
⑤ 후천성면역결핍증(AIDS)(성매개 감염병에 관한 건강진단을 받아야 하는 영업에 종사하는 자에 한함)

해설 규칙 제50조(영업에 종사하지 못하는 질병의 종류)
영업에 종사하지 못하는 질병 : ①·②·④·⑤번이다.
[“B형간염”은 2001. 7. 31 삭제되었음]

70 식품접객영업자의 준수사항이 아닌 것은?

중요도 ★

① 가두 유객행위를 할 것
② 손님을 꾀어서 끌어들이는 행위를 해서는 아니 된다.
③ 「야생생물 보호 및 관리에 관한 법률」을 위반하여 포획한 야생동물은 이를 식품의 제조·가공에 사용하여서는 아니 된다.
④ 지정된 영업시간을 준수할 것
⑤ 업소 내의 풍기문란 행위를 방지하여야 한다.

해설 규칙 제57조(식품접객업자 등의 준수사항) [별표 17]

71 식품접객영업자의 준수사항 중 물수건에 대한 준수사항은?

중요도 ★

① 알코올 소독한다. ② 약품 처리한다.
③ 건조시킨다. ④ 석탄산수로 처리한다.
⑤ 살균·소독제, 열탕, 자외선살균 또는 전기살균의 방법으로 소독한다.

해설 규칙 제57조(식품접객업자 등의 준수사항) [별표 17] : 물수건, 숟가락, 젓가락, 식기, 찬기, 도마, 칼, 행주, 그 밖의 주방용구는 기구 등의 살균·소독제, 열탕, 자외선살균 또는 전기살균의 방법으로 소독한 것을 사용해야 한다.

68. ③ 69. ③ 70. ① 71. ⑤ 정답

72 "식품위생교육기관 등"이 실시하여야 하는 식품위생교육 및 위생관리책임자에 대한 교육의 내용으로 옳지 않은 것은?

중요도 ★

① 식품위생　② 학교위생관리　③ 식품위생시책
④ 식품의 품질관리　⑤ 개인위생

해설 규칙 제51조(식품위생교육기관 등)

① 법 제41조제1항 및 제41조의2제8항에 따른 식품위생교육 및 위생관리책임자에 대한 교육을 실시하는 기관은 식품의약품안전처장이 지정 · 고시하는 식품위생교육전문기관, 법 제59조제1항에 따른 동업자조합 또는 법 제64조제1항에 따른 한국식품산업협회로 한다.
② 식품위생교육 및 위생관리책임자에 대한 교육의 내용은 식품위생, 개인위생, 식품위생시책, 식품의 품질관리 등으로 한다.
③ 식품위생교육전문기관의 운영과 식품위생교육 및 위생관리책임자에 대한 교육 내용에 관한 세부 사항은 식품의약품안전처장이 정한다.

73 모범업소를 지정할 수 있는 자는?

㉮ 식품의약품안전처장	㉯ 시 · 도지사
㉰ 보건복지부장관	㉱ 특별자치시장 · 특별자치도지사 · 시장 · 군수 · 구청장

① ㉮, ㉯, ㉰　② ㉮, ㉰　③ ㉯, ㉱
④ ㉱　⑤ ㉮, ㉯, ㉰, ㉱

해설 규칙 제61조(모범업소의 지정 등)

74 HACCP(식품안전관리인증기준) 적용 식품 전부를 고른 것은?

중요도 ★★★★

㉮ 어묵	㉯ 냉동어류 · 연체류 · 조미가공품
㉰ 냉동식품 중 피자류 · 만두류 · 면류	㉱ 음료류

① ㉮, ㉯, ㉰　② ㉮, ㉰　③ ㉯, ㉱
④ ㉱　⑤ ㉮, ㉯, ㉰, ㉱

해설 규칙 제62조(식품안전관리인증기준 대상 식품)

75 조리사를 청문하는 경우에 해당하는 것은?

중요도 ★

① 식중독 사고 발생에 직무상의 책임이 있는 경우
② 교육을 받지 아니한 경우
③ 면허를 타인에게 대여하여 사용하게 한 경우
④ 면허의 취소
⑤ 위생과 관련한 중대한 사고 발생에 직무상의 책임이 있는 경우

해설 법 제80조(면허취소 등) : ① · ② · ③ · ⑤번은 면허를 취소하거나 6개월 이내의 기간을 정하여 업무정지를 명할 수 있다.
법 제81조(청문) : 조리사의 면허의 취소시 식품의약품안전처장, 시 · 도지사 또는 시장 · 군수 · 구청장은 청문을 하여야 한다.

정답 72. ② 73. ④ 74. ⑤ 75. ④

76 **식품 등의 위해평가를 하여야 하는 위해요소가 아닌 것은?** 중요도 ★

① 잔류농약, 잔류 동물용 의약품
② 중금속, 식품첨가물
③ 트랜스지방
④ 식품등의 형태 및 이물
⑤ 식중독 유발 세균

해설 영 제4조(위해평가의 대상 등)
② 위해평가에서 평가하여야 할 위해요소는 다음 각 호의 요인으로 한다.
1. 잔류농약, 중금속, 식품첨가물, 잔류 동물용 의약품, 환경오염물질 및 제조 · 가공 · 조리과정에서 생성되는 물질 등 화학적 요인
2. 식품등의 형태 및 이물(異物) 등 물리적 요인
3. 식중독 유발 세균 등 미생물적 요인

77 **「식품위생법」상 식품등의 기준 및 규격 관리 기본계획에 포함되는 노출량 평가 · 관리의 대상이 되는 유해물질의 종류가 아닌 것은?** 중요도 ★

① 중금속
② 곰팡이 독소
③ 유기성오염물질
④ 제조 · 가공 과정에서 생성되는 오염물질
⑤ 질병관리청장이 노출량 평가 · 관리가 필요하다고 인정한 유해물질

해설 법 제7조의4(식품등의 기준 및 규격 관리계획 등)
① 식품의약품안전처장은 관계 중앙행정기관의 장과의 협의 및 심의위원회의 심의를 거쳐 식품등의 기준 및 규격 관리 기본계획(이하 "관리계획"이라 한다)을 5년마다 수립 · 추진할 수 있다.
규칙 제5조의4(식품등의 기준 및 규격 관리 기본계획 등의 수립 · 시행)
① 법 제7조의4제1항에 따른 식품등의 기준 및 규격 관리 기본계획(이하 "관리계획"이라 한다)에 포함되는 노출량 평가 · 관리의 대상이 되는 유해물질의 종류는 다음 각 호와 같다.
1. 중금속
2. 곰팡이 독소
3. 유기성오염물질
4. 제조 · 가공 과정에서 생성되는 오염물질
5. 그 밖에 식품등의 안전관리를 위하여 식품의약품안전처장이 노출량 평가 · 관리가 필요하다고 인정한 유해물질

78 **「식품위생법」상 "소비자식품위생감시원"의 직무로 옳은 것은?** 중요도 ★

① 시설기준의 적합 여부의 확인 · 검사
② 행정처분의 이행 여부의 확인 · 검사
③ 식품등의 압류 · 폐기 등
④ 영업소의 폐쇄를 위한 간판제거 등의 조치
⑤ 식품접객영업자에 대한 위생관리 상태 점검

해설 법 제33조(소비자식품위생감시원)
영 제17조(식품위생감시원의 직무) ①~④번 : 식품위생감시원의 직무이다.

76. ③ 77. ⑤ 78. ⑤ 정답

79 「식품위생법」상 식품안전관리인증기준적용업소로 받은 인증의 유효기간은 인증을 받은 날부터 몇 년인가? 중요도 ★

① 1년 ② 2년 ③ 3년
④ 4년 ⑤ 5년

해설 법 제48조의2(인증 유효기간)

80 집단급식소가 조리 · 제공한 식품(병원의 경우에는 일반식만 해당)을 보관할 때에는 매회 1인분 분량을 섭씨 몇 도에서 144시간 이상 보관하여야 하는가? 중요도 ★

① 영상 18도 이하 ② 영상 10도 이하 ③ 영하 18도 이하
④ 영하 18도 미만 ⑤ 영하 1도 이하

해설 규칙 제57조 [별표 17] : 조리 · 제공한 식품(병원의 경우에는 일반식만 해당한다)을 보관할 때에는 매회 1인분 분량을 섭씨 영하 18도 이하에서 144시간 이상 보관하여야 한다. 이 경우 완제품 형태로 제공한 가공식품은 유통기한 내에서 해당 식품의 제조업자가 정한 보관방법에 따라 보관할 수 있다.
법 제95조(집단급식소의 설치 · 운영 준수사항)

81 식품등을 채취 · 제조 · 가공 · 사용 · 조리 · 저장 · 소분 · 운반 또는 진열하는 영업자에 대하여 식품전문시험 · 검사기관 또는 국외시험 · 검사기관에서 검사를 받을 것을 명할 수 있는 사람은? 중요도 ★

① 보건복지부장관 ② 시 · 도지사 ③ 질병관리청장
④ 식품의약품안전처장 ⑤ 시장 · 군수 · 구청장

해설 법 제19조의4(검사명령 등)
① 식품의약품안전처장은 다음 각 호의 어느 하나에 해당하는 식품등을 채취 · 제조 · 가공 · 사용 · 조리 · 저장 · 소분 · 운반 또는 진열하는 영업자에 대하여 「식품 · 의약품분야 시험 · 검사 등에 관한 법률」 제6조제3항제1호에 따른 식품전문시험 · 검사기관 또는 같은 법 제8조에 따른 국외시험 · 검사기관에서 검사를 받을 것을 명(이하 "검사명령"이라 한다)할 수 있다. 다만, 검사로써 위해성분을 확인할 수 없다고 식품의약품안전처장이 인정하는 경우에는 관계자료 등으로 갈음할 수 있다.
1. 국내외에서 유해물질이 검출된 식품등
3. 그 밖에 국내외에서 위해발생의 우려가 제기되었거나 제기된 식품등

82 「식품위생법」상 "소해면상뇌증, 탄저병, 가금 인플루엔자"의 질병에 걸린 동물을 사용하여 판매할 목적으로 제조 · 가공 · 수입 조리한자에 대한 벌칙은? 중요도 ★

① 1년 이상의 징역 ② 2년 이상의 징역 ③ 3년 이상의 징역
④ 5년 이상의 징역 ⑤ 10년 이상의 징역

해설 법 제93조(벌칙) ① 다음 각 호의 어느 하나에 해당하는 질병에 걸린 동물을 사용하여 판매할 목적으로 식품 또는 식품첨가물을 제조 · 가공 · 수입 또는 조리한 자는 3년 이상의 징역에 처한다.
1. 소해면상뇌증(狂牛病)
2. 탄저병
3. 가금 인플루엔자

정답 79. ③ 80. ③ 81. ④ 82. ③

4 먹는물 관리법

01 **먹는물 관리법의 목적에 관한 내용이다. (　　) 안에 들어갈 말은?**

먹는물 관리법은 (　　)을 (　　)하여 (　　)을 (　　)하는 것을 목적으로 한다. ㉮ 먹는물의 수질과 위생　　㉯ 합리적으로 관리 ㉰ 국민건강　　㉱ 증진하는 데 이바지

① ㉮, ㉯, ㉰　　② ㉮, ㉰　　③ ㉯, ㉱
④ ㉱　　⑤ ㉮, ㉯, ㉰, ㉱

해설 법 제1조(목적) : 먹는물 관리법은 먹는물의 수질과 위생을 합리적으로 관리하여 국민건강을 증진하는데 이바지하는 것을 목적으로 한다.

02 **모든 국민이 질 좋은 먹는물을 공급받을 수 있도록 합리적인 시책을 마련하여 먹는물 관련 영업자에게 지도 및 관리를 하여야 하는 곳은?** 중요도 ★

① 국가 및 지방자치단체　　② 국무총리　　③ 보건복지부
④ 환경부　　⑤ 국토교통부

해설 법 제2조(책무)

03 **다음 내용 중 먹는물 정의로 맞는 것은 어느 것인가?**

① 먹는물이란 자연상태의 물, 자연상태의 물을 먹기에 적합하도록 처리한 수돗물, 먹는샘물, 먹는염지하수, 먹는해양심층수 등을 말한다.
② 먹는물이란 먹는물을 제조한 것을 말한다.
③ 먹는물이란 생물학적 과정을 거친 물을 말한다.
④ 먹는물이란 자연상태의 물을 말한다.
⑤ 먹는물이란 지하수의 물을 말한다.

해설 법 제3조(정의)

04 **먹는샘물의 정의로 맞는 것은?** 중요도 ★★★★

① 먹는샘물이란 자연상태의 물을 말한다.
② 먹는샘물이란 암반대수층 안의 지하수 또는 용천수 등 수질의 안정성을 계속 유지할 수 있는 자연상태의 깨끗한 물을 먹는 데 적합하도록 물리적 처리 등의 방법으로 제조한 물을 말한다.
③ 먹는샘물이란 생물학적 과정을 거친 물을 말한다.
④ 먹는샘물이란 먹는물을 제조한 것을 말한다.
⑤ 먹는샘물이란 암반대수층의 물을 말한다.

4 먹는물 관리법　01. ⑤　02. ①　03. ①　04. ②　정답

해설 법 제3조(정의)

① 샘물 : 샘물이란 암반대수층안의 지하수 또는 용천수 등 수질의 안정성을 계속 유지할 수 있는 자연상태의 깨끗한 물을 먹는 용도로 사용할 원수를 말한다.
② 먹는샘물 : 먹는샘물이란 샘물을 먹는 데 적합하도록 물리적 처리 등의 방법으로 제조한 물을 말한다.
③ 먹는해양심층수 : 먹는해양심층수란 해양심층수를 먹는 데 적합하도록 물리적 처리 등의 방법으로 제조한 물을 말한다.
④ 먹는물공동시설 : 여러 사람에게 먹는물을 공급할 목적으로 개발했거나 저절로 형성된 약수터, 샘터, 우물 등을 말한다.

05 다음 내용 중 수처리제의 정의로 맞는 것은? 중요도 ★

① 수처리제란 생물학적 처리에 첨부하는 약품을 말한다.
② 수처리제란 먹는물을 제조할 때 사용하는 약품을 말한다.
③ 수처리제란 자연상태의 물을 정수 또는 소독하거나 먹는물 공급시설의 산화 방지를 위하여 첨가하는 제제를 말한다.
④ 수처리제란 수질기준에 적합한 약품을 말한다.
⑤ 수처리제란 수중에 넣는 약품을 말한다.

해설 법 제3조(정의)

06 다음 내용 중 정수기의 정의로 맞는 것은?

① 정수기란 먹는물의 수질기준에 적합하게 하는 기구를 말한다.
② 정수기란 먹는물을 만드는 기구를 말한다.
③ 정수기란 먹는물을 제조하는 기구를 말한다.
④ 정수기란 물리적 · 화학적 또는 생물학적 과정을 거쳐 먹는물의 수질기준에 맞게 하는 기구를 말한다.
⑤ 정수기란 먹는물에 적합하게 하는 기구를 말한다.

해설 법 제3조(정의)

07 다음 내용 중 먹는물 관련영업의 정의로 맞는 것은 어느 것인가? 중요도 ★

① 먹는물 관련 영업이란 먹는샘물 · 먹는 염지하수의 제조업 · 수입판매업 · 유통전문판매업, 수처리제제조업 및 정수기의 제조업 · 수입판매업을 말한다.
② 먹는물 관련 영업이란 먹는샘물을 판매하는 것을 말한다.
③ 먹는물 관련 영업이란 먹는샘물을 제조해서 판매하는 것을 말한다.
④ 먹는물 관련 영업이란 먹는샘물을 수입해서 판매하는 것을 말한다.
⑤ 먹는물 관련 영업이란 먹는샘물을 수출하는 것을 말한다.

해설 법 제3조(정의)

정답 05. ③ 06. ④ 07. ①

08 **먹는물 공동시설이란?** 중요도 ★

① 다수인이 먹는물을 말한다.

② 공동우물을 말한다.

③ 여러 사람에게 먹는물을 공급할 목적으로 개발하였거나 저절로 형성된 약수터 · 샘터 및 우물등을 말한다.

④ 환경부장관이 정한 물을 말한다.

⑤ 나라에서 정한 물을 말한다.

해설 법 제3조(정의)

09 **먹는물 등의 수질기준을 정하여 보급하고 먹는물의 수질관리를 위하여 필요한 시책을 마련하는 자는 누구인가?** 중요도 ★★★

① 대통령 ② 국무총리 ③ 환경부장관

④ 보건복지부장관 ⑤ 시 · 도지사

해설 법 제5조(먹는물 등의 수질관리)

10 **먹는물 등의 수질기준 및 검사횟수는 어디서 정하는가?** 중요도 ★

① 대통령 ② 총리령 ③ 환경부령

④ 보건복지부령 ⑤ 노동부령

해설 법 제5조(먹는물 등의 수질관리)

11 **먹는물 공동시설의 알맞은 관리를 위하여 필요한 조치를 하여야 하는 사람은 누구인가?** 중요도 ★★

① 보건복지부장관

② 특별자치시장 · 특별자치도지사 · 시장 · 군수 또는 구청장

③ 시 · 도지사

④ 환경부장관

⑤ 국토교통부장관

해설 법 제8조(먹는물 공동시설의 관리) : 먹는물 공동시설 소재지의 특별자치시장 · 특별자치도지사 · 시장 · 군수 · 구청장(자치구의 구청장)이 한다.

12 **샘물등의 개발허가의 유효기간과 연장기간은?** 중요도 ★★★★

① 유효기간 1년, 연장기간 6개월 ② 유효기간 1년, 연장기간 1년

③ 유효기간 2년, 연장기간 1년 ④ 유효기간 3년, 연장기간 3년

⑤ 유효기간 5년, 연장기간 5년

해설 법 제12조(샘물등의 개발허가의 유효기간)

① 샘물등의 개발허가의 유효기간은 5년으로 한다.

② 시 · 도지사는 샘물등의 개발허가를 받은 자의 신청에 의하여 유효기간의 연장을 허가할 수 있다. 이 경우 매회의 연장기간은 5년으로 한다.

08. ③ 09. ③ 10. ③ 11. ② 12. ⑤ 정답

13 **샘물개발 허가의 연장기간은?** 중요도 ★★

① 6개월 ② 1년 ③ 2년
④ 3년 ⑤ 5년

해설 법 제12조(샘물등의 개발허가 유효기간)

14 **샘물등의 개발허가를 받으려는 자 중 먹는샘물등의 제조업을 하려는 자와 그 밖의 1일 취수능력이 대통령령으로 정하는 기준에 해당하는 규모의 샘물등을 개발하려는 자는 샘물등의 개발로 주변환경에 미치는 영향과 주변환경으로부터 발생하는 해로운 영향을 예측 · 분석하여 이를 줄일 수 있는 방안에 대하여 조사하여야 한다. 이러한 조사를 무엇이라 하는가?** 중요도 ★★★

① 환경영향조사 ② 환경영향평가 ③ 환경영향심사
④ 환경조사 ⑤ 수질관리

해설 법 제13조(환경영향조사)

15 **환경영향조사의 실시를 대행하려는 자는 누구에게 등록하는가?** 중요도 ★

① 대통령 ② 국무총리
③ 군수 ④ 국토교통부장관
⑤ 시 · 도지사

해설 법 제15조(환경영향 조사대행자의 등록)

16 **먹는샘물등의 제조업을 하려는 자는 누구에게 무엇을 받아야 하는가?** 중요도 ★★★

① 대통령 – 허가 ② 보건복지부장관 – 허가
③ 국토교통부장관 – 신고 ④ 시 · 도지사 – 허가
⑤ 환경부장관 – 신고

해설 법 제21조(영업의 허가 등)

17 **정수기 제조업을 하고자 하는 자는 누구에게 무엇을 받아야 하는가?** 중요도 ★★

① 대통령 – 허가 ② 환경부장관 – 신고
③ 보건복지부장관 – 등록 ④ 환경부장관 – 허가
⑤ 시 · 도지사 – 신고

해설 법 제21조(영업의 허가 등)

18 **수처리제 제조업을 하고자 하는 자는 어떻게 하여야 하는가?** 중요도 ★★★★

① 대통령 – 허가 ② 환경부장관 – 신고
③ 보건복지부장관 – 등록 ④ 환경부장관 – 등록
⑤ 시 · 도지사 – 등록

해설 법 제21조(영업의 허가 등)

정답 13. ⑤ 14. ① 15. ⑤ 16. ④ 17. ⑤ 18. ⑤

19 **먹는샘물등의 수입판매업을 하고자 하는 자는 누구에게 등록하여야 하는가?** 중요도 ★★★★

① 시장 · 군수
② 보건복지부장관
③ 국토교통부장관
④ 시 · 도지사
⑤ 식품의약품안전처장

해설 법 제21조(영업의 허가 등)

20 **「먹는물관리법」상 "품질관리인"을 두어야 되는 곳은?** 중요도 ★

① 먹는샘물등의 제조업자
② 먹는샘물 판매업자
③ 수처리제 판매업자
④ 정수기 판매업자
⑤ 먹는샘물 수입업자

해설 먹는물관리법 제27조(품질관리인)

21 **용어의 정의 중 "먹는물관련영업"이 아닌 것은?** 중요도 ★

① 지표수 제조업, 수돗물 제조업
② 먹는샘물제조업, 수처리제 제조업
③ 먹는염지하수의 제조업
④ 먹는샘물의 유통전문판매업
⑤ 정수기의 제조업 · 수입판매업

해설 법 제3조(정의)

22 **먹는샘물등, 수처리제, 정수기 또는 그 용기의 종류, 성능, 제조방법, 보존방법, 유통기한, 사후 관리 등에 관한 기준과 규격을 정하여 고시할 수 있는 자는?** 중요도 ★★★

① 대통령
② 도지사
③ 환경부장관
④ 식품의약품안전처장
⑤ 국토교통부장관

해설 법 제36조(기준과 규격)

23 **먹는샘물등, 수처리제, 정수기의 용기나 포장의 표시, 제품명의 사용에 필요한 기준을 정할 수 있는 자는 누구인가?** 중요도 ★★★

① 식품의약품안전처장
② 보건복지부장관
③ 환경부장관
④ 시 · 도지사
⑤ 보건원장

해설 법 제37조(표시기준)

19. ④ 20. ① 21. ① 22. ③ 23. ③ 정답

24 환경부장관, 시 · 도지사 또는 시장 · 군수 · 구청장은 먹는물관련영업장 또는 냉 · 온수기의 설치 · 관리로 인한 국민건강상의 위해를 방지하고 검사기관의 적정 운영 여부를 확인하기 위하여 사업장에 관계공무원으로 하여금 출입 · 검사 · 수거 또는 장부열람 등을 하게 할 수 있다. 출입 · 검사 · 수거 · 장부열람 등을 할 수 있는 장소가 아닌 곳은 어디인가?

① 영업장소 ② 사무소 ③ 창고
④ 제조소 ⑤ 운반소

해설 법 제42조(출입 · 검사 · 수거 등) : ① · ② · ③ · ④번 외, 저장소, 판매소

25 환경보전 또는 국민보건에 중대한 위해를 끼치거나 끼칠 우려가 있다고 인정하면 먹는물관련영업자, 냉 · 온수기 설치 · 관리자 또는 정수기 설치 · 관리자에게 필요한 지도와 명령을 할 수 없는 자는 누구인가?

중요도 ★

① 환경부장관 ② 시 · 도지사 ③ 광역시장
④ 시장 · 군수 · 구청장 ⑤ 면장

해설 법 제45조(지도와 개선명령)

26 환경부장관 또는 시 · 도지사는 먹는물관련영업자에게 업무정지 또는 영업정지에 갈음하여 얼마 이하의 과징금을 부과할 수 있는가?

중요도 ★★★

① 2억원 ② 4천만원 ③ 3천만원
④ 2천만원 ⑤ 천만원

해설 법 제51조(과징금 처분) : 2억원

27 환경부장관이 국고로 경비의 일부 또는 전부를 보조할 수 있는 경비가 아닌 것은?

① 먹는물 수질감사원의 운영에 드는 경비 ② 검사기관에서 검사에 소요되는 경비
③ 먹는샘물 등의 수거에 소요되는 경비 ④ 먹는물 개발에 필요한 경비
⑤ 먹는샘물등, 수처리제, 정수기 또는 용기와 포장 등을 폐기하는 데 소요되는 경비

해설 법 제52조(국고보조)

28 먹는물 수질감시원은 자격을 갖춘 공무원 중에서 임용한다. 이에 해당하는 자격이 아닌 것은?

중요도 ★

① 위생시험사 ② 위생사
③ 수질환경기사 ④ 대기환경기사, 산업위생기사
⑤ 1년 이상 환경행정 또는 식품위생행정 분야의 사무에 종사한 자

해설 영 제2조(먹는 물 수질감시원)

정답 24. ⑤ 25. ⑤ 26. ① 27. ④ 28. ④

29 **다음 중 먹는물 수질감시원의 직무범위에 해당하는 것은?** 중요도 ★

① 먹는물의 수질관리에 관한 조사 · 지도 및 감시
② 오수의 수질관리에 관한 조사 · 지도 및 감시
③ 하수의 수질관리에 관한 조사 · 지도 및 감시
④ 폐수의 수질관리에 관한 조사 · 지도 및 감시
⑤ 오니의 수질관리에 관한 조사 · 지도 및 감시

해설 영 제2조(먹는물 수질 감시원)

30 **샘물 또는 염지하수의 개발허가와 관련한 대통령령이 정하는 규모의 샘물등이란 1일 취수 능력 얼마 이상을 말하는가?** 중요도 ★

① 1일 취수 능력 500톤 이상
② 1일 취수 능력 400톤 이상
③ 1일 취수 능력 300톤 이상
④ 1일 취수 능력 200톤 이상
⑤ 1일 취수 능력 100톤 이상

해설 영 제3조(샘물 또는 염지하수의 개발허가대상) : "대통령령이 정하는 규모 이상의 샘물 또는 염지하수를 개발하고자 하는 자"라 함은 다음의 자를 말한다.
① 먹는샘물 또는 염지하수의 제조업을 하고자 하는 자
② 1일 취수능력 300톤 이상의 샘물등을 개발하고자 하는 자 : 취수능력을 산정함에 있어서 전체취수능력을 기준으로 한다.

31 **먹는샘물등의 광고를 금지 또는 제한할 수 있는 사람은 누구인가?**

① 식품의약품안전처장
② 시장
③ 보건복지부장관
④ 환경부장관
⑤ 군수

해설 영 제17조(광고의 제한 등) : 먹는샘물등의 광고가 국민건강 의식을 잘못 이끌 우려가 있거나 수돗물 공급사업에 지장을 줄 우려가 있는 경우 환경부장관은 광고를 금지 또는 제한할 수 있다.

32 **다음 중 먹는물공동시설의 관리대상에 해당하는 것은?** 중요도 ★★

① 상시 이용인구가 50인 이상인 것으로 먹는물공동시설 소재지의 특별자치시장 · 특별자치도지사 · 시장 · 군수 또는 구청이 지정한 시설
② 상시 이용인구가 40인 이상인 것으로 먹는물공동시설 소재지의 특별자치시장 · 특별자치도지사 · 시장 · 군수 또는 구청이 지정한 시설
③ 상시 이용인구가 30인 이상인 것으로 먹는물공동시설 소재지의 특별자치시장 · 특별자치도지사 · 시장 · 군수 또는 구청이 지정한 시설
④ 상시 이용인구가 50인 이상인 것으로 특별시장이 지정한 시설
⑤ 상시 이용인구가 50인 이상인 것으로 먹는물공동시설 소재지의 시 · 도지사가 지정한 시설

해설 규칙 제2조(먹는물공동시설의 관리)

29. ① 30. ③ 31. ④ 32. ① 정답

33 먹는물 "공정도"의 순서로 옳은 것은?

중요도 ★

① 취수－원수저장－정수－자외선살균－처리수저장－충전－검사－포장
② 원수저장－취수－정수－자외선살균－처리수저장－충전－검사－포장
③ 취수－원수저장－자외선살균－처리수저장－정수－충전－검사－포장
④ 취수－원수저장－정수－자외선살균－충전－처리수저장－검사－포장
⑤ 취수－원수저장－자외선살균－처리수저장－충전－검사－정수－포장

해설 규칙 제9조(시설기준) [별표 3]

취수 → 원수저장 → 정수 → 자외선살균 →
처리수저장 → 충전(청정실 설치) → 검사 → 포장

34 먹는샘물등의 수입신고를 받을 때의 검사방법을 설명하고 있다. 잘못 설명한 것은?

① 서류검사 : 수출용 원자재를 수입하는 경우에는 제출된 신고서와 첨부서류의 내용을 검토한다.
② 관능검사 : 성상, 색깔, 맛, 냄새 등에 의하여 판단한다.
③ 정밀검사 : 서류검사 또는 관능검사에 해당하지 않는 것은 정밀검사를 실시한다.
④ 정밀검사 : 세균학적인 검사에 한하여 한다.
⑤ 정밀검사 : 국내에서 유통 중 검사에서 부적합 판정을 받은 것은 정밀검사를 실시한다.

해설 규칙 제16조(수입신고) [별표 4] : 먹는샘물 등의 수입 신고시 검사의 종류와 방법은 다음과 같다.
① 서류검사 : 수출용 원자재를 수입하는 경우에는 제출된 신고서와 첨부서류의 내용을 검토한다.
② 관능검사(사람의 오감에 의하여 품질을 평가하는 일) : 성상, 색깔, 맛, 냄새 등에 의하여 판단한다.
③ 정밀검사 : 다음의 것은 물리적 · 화학적 · 세균학적 방법에 의하여 판단한다.
㉮ 서류검사 또는 관능검사에 해당하지 않는 것
㉯ 국내에서 유통 중 검사에서 부적합 판정을 받은 것
㉰ 수송 중 위생상 안전성에 영향을 줄 수 있는 사고가 발생한 것
㉱ 그 밖에 시 · 도지사가 필요하다고 인정하는 것

35 먹는샘물등의 제조업자의 경우 생산 및 작업일지를 작성하고 그 기록서류를 최종 기재한 날부터 몇 년간 보존하여야 하는가?

중요도 ★★★★

① 1개월 ② 1년 ③ 3년
④ 5년 ⑤ 7년

해설 규칙 제20조(먹는물관련영업자 준수사항) [별표 5]
① 먹는샘물등의 제조업자 : 3년 보존
② 수처리제 제조업자 : 1년 보존
③ 먹는샘물등의 수입판매업자, 유통전문판매업자 : 1년 보존
④ 정수기 제조업자 및 수입판매업자 : 1년 보존

정답 33. ① 34. ④ 35. ③

36 **먹는샘물등 제조업자는 자가품질검사를 실시하도록 되어 있다. 다음 내용이 잘못된 것은?** 중요도 ★★

① 먹는샘물 · 먹는염지하수에 대한 일반세균 : 매주 2회 이상 실시
② 먹는샘물 · 먹는염지하수에 대한 총대장균군 : 매주 2회 이상 실시
③ 먹는샘물 · 먹는염지하수에 대한 수소이온농도 : 매일 1회 이상 실시
④ 먹는샘물 · 먹는염지하수에 대한 냄새와 맛 : 매일 1회 이상 실시
⑤ 먹는샘물 · 먹는염지하수에 대한 탁도와 색도 : 매주 1회 이상 실시

해설 규칙 제33조(자가품질검사) [별표 6] : 먹는샘물 · 먹는염지하수에 대한 냄새, 맛, 색도, 탁도, 수소이온농도에 관한 검사는 매일 1회 이상 실시하여야 한다.

37 **먹는샘물등 제조업자의 자가품질검사 기준에 관한 내용이다. 먹는샘물 · 먹는염지하수에 대한 기준 중 매일 1회 이상 측정하여야 하는 항목은?** 중요도 ★★★

① 냄새, 맛, 색도, 탁도, 수소이온농도
② 냄새, 맛, 탁도, 대장균군
③ 냄새, 맛, 탁도, 일반세균
④ 맛, 탁도, 색도, 수소이온농도, 대장균군
⑤ 맛, 탁도, 색도, 수소이온농도, 일반세균

해설 규칙 제33조(자가품질검사) [별표 6] : 자가품질검사 성적서는 2년간 보관한다.

38 **먹는샘물등 제조업자의 자가품질검사 기준으로 옳은 것은?** 중요도 ★

① 매일 1회 : 냄새, 맛, 색도, 탁도, 수소이온농도
② 매주 2회 : 일반세균, 총대장균군, 녹농균, 냄새, 맛
③ 매월 1회 : 살모넬라, 쉬겔라, 총대장균군
④ 매반기 1회 : 냄새, 맛, 색도, 탁도, 수소이온농도
⑤ 매반기 1회 : 냄새, 맛, 색도, 탁도, 수소이온농도

해설 규칙 제33조(자가 품질검사) [별표 6]

① 먹는샘물 · 먹는염지하수
　㉮ 냄새, 맛, 색도, 탁도, 수소이온농도(pH)(5개 항목) : 매일 1회 이상 실시
　㉯ 일반세균(저온균 · 중온균), 총대장균군, 녹농균(4개 항목) : 매주 2회 이상 측정
② 샘물 · 염지하수 : 일반세균(저온균 · 중온균), 총대장균군, 분원성연쇄상구균, 녹농균, 아황산환원혐기성포자형성균(6개 항목) : 매주 1회 이상

> **참고**
> 광역상수도 및 지방상수도의 경우
> 냄새, 맛, 색도, 탁도, 수소이온 농도 및 잔류염소(6개 항목) : 매일 1회 이상

36. ⑤ 37. ① 38. ① 정답

39 **먹는샘물 제조업자의 자가품질검사 기준 중 총대장균군과 일반세균 등을 검사하는 기간은?**

중요도 ★★

① 매일 1회 이상 ② 매일 2회 이상 ③ 매주 1회 이상
④ 매주 2회 이상 ⑤ 매월 2회 이상

해설 먹는물관리법 시행규칙 제33조(자가 품질검사) [별표 6]

40 **먹는샘물 제조업자의 자가품질검사 기준에 관한 내용이다. 먹는샘물 · 먹는염지하수에 대한 기준 중 매주 2회 이상 측정하여야 하는 항목은?**

중요도 ★

① 냄새, 맛 ② 색도, 탁드
③ 탁도, 일반세균 ④ pH, 대장균군
⑤ 일반세균, 총대장균군

해설 규칙 제33조(자가 품질검사) [별표 6]

41 **다음 중 먹는물 수질검사기관이 아닌 것은?**

중요도 ★

① 국립환경과학원
② 유역환경청 또는 지방환경청
③ 시 · 도 보건환경연구원
④ 보건복지부, 지방식약처
⑤ 특별시 · 광역시의 상수도연구소 · 수질검사소

해설 규칙 제35조(검사기관의 지정 등) : 먹는물 수질검사기관은 ① · ② · ③ · ⑤번이다.

42 **먹는물 관련영업의 시설개선 명령기간은?**

중요도 ★

① 1개월 ② 3개월 ③ 5개월
④ 1년 ⑤ 3년

해설 규칙 제38조(개선기간) : 개선기간 1년, 연장기간 1년

43 **먹는물 관련 영업자가 영업정지 처분을 받았을 때 사업장명, 처분내용, 처분기간 등이 기록된 게시문은 사업장의 출입구나 다수인이 잘 보이는 곳에 부착하여야 한다. 이 게시문을 부착할 수 있는 사람은 누구인가?**

① 식품의약품안전처장 ② 보건복지부장관
③ 환경부장관 ④ 시 · 도지사
⑤ 군수

해설 규칙 제40조(사업장의 영업정지 처분의 게시)

정답 39. ④ 40. ⑤ 41. ④ 42. ④ 43. ④

먹는물 수질기준 및 검사 등에 관한 규칙

44 먹는물의 수질기준 중 일반세균 기준은?

① 1ml 중 10CFU을 넘지 아니 할 것
② 1ml 중 50CFU을 넘지 아니 할 것
③ 1ml 중 100CFU을 넘지 아니 할 것
④ 1ml 중 150CFU을 넘지 아니 할 것
⑤ 1ml 중 300CFU을 넘지 아니 할 것

해설 규칙 제2조(수질기준) [별표 1] 먹는물의 수질기준

① 미생물에 관한 기준

㉮ 일반세균은 1ml 중 100CFU(Colony Forming Unit)를 넘지 아니 할 것. 다만, 샘물 및 염지하수의 경우에는 저온일반세균은 20CFU/ml, 중온일반세균은 5CFU/ml를 넘지 아니하여야 하며, 먹는샘물, 먹는염지하수 및 먹는해양심층수의 경우에는 병에 넣은 후 4℃를 유지한 상태에서 12시간 이내에 검사하여 저온일반세균은 100CFU/ml, 중온일반세균은 20CFU/ml를 넘지 아니 할 것

㉯ 총대장균군은 100ml(샘물 · 먹는샘물, 염지하수 · 먹는염지하수 및 먹는해양심층수의 경우에는 250ml)에서 검출되지 아니 할 것. 다만, 제4조제1항제1호나목 및 다목에 따라 매월 또는 매 분기 실시하는 총대장균군의 수질검사 시료(試料) 수가 20개 이상인 정수시설의 경우에는 검출된 시료 수가 5퍼센트를 초과하지 아니하여야 한다.

㉰ 대장균 · 분원성 대장균군은 100ml에서 검출되지 아니 할 것. 다만, 샘물 · 먹는샘물, 염지하수 · 먹는염지하수 및 먹는해양심층수의 경우에는 적용하지 아니한다.

㉱ 분원성 연쇄상구균 · 녹농균 · 살모넬라 및 쉬겔라는 250ml에서 검출되지 아니 할 것(샘물 · 먹는샘물, 염지하수 · 먹는염지하수 및 먹는해양심층수의 경우에만 적용한다)

㉲ 아황산환원혐기성포자형성균은 50ml에서 검출되지 아니 할 것(샘물 · 먹는샘물, 염지하수 · 먹는염지하수 및 먹는해양심층수의 경우에만 적용한다)

㉳ 여시니아균은 2l에서 검출되지 아니 할 것(먹는물공동시설의 물의 경우에만 적용한다)

② 건강상 유해영향 무기물질에 관한 기준

㉮ 납은 0.01mg/l를 넘지 아니 할 것
㉯ 불소는 1.5mg/l(샘물 · 먹는샘물 및 염지하수 · 먹는염지하수의 경우에는 2.0mg/l)를 넘지 아니 할 것
㉰ 비소는 0.01mg/l(샘물 · 염지하수의 경우에는 0.05mg/l)를 넘지 아니 할 것
㉱ 셀레늄은 0.01mg/l(염지하수의 경우에는 0.05mg/l)를 넘지 아니 할 것
㉲ 수은은 0.001mg/l를 넘지 아니 할 것
㉳ 시안은 0.01mg/l를 넘지 아니 할 것
㉴ 크롬은 0.05mg/l를 넘지 아니 할 것
㉵ 암모니아성 질소는 0.5mg/l를 넘지 아니 할 것
㉶ 질산성 질소는 10mg/l를 넘지 아니 할 것
㉷ 카드뮴은 0.005mg/l를 넘지 아니 할 것
㉸ 붕소는 1.0mg/l를 넘지 아니 할 것(염지하수의 경우에는 적용하지 아니한다)
㉹ 브롬산염은 0.01mg/l를 넘지 아니 할 것(먹는샘물, 염지하수 · 먹는염지하수, 먹는해양심층수 및 오존으로 살균 · 소독 또는 세척 등을 하여 음용수로 이용하는 지하수만 적용한다)
㉺ 스트론튬은 4mg/l를 넘지 아니 할 것(먹는염지하수 및 먹는해양심층수의 경우에만 적용한다)

③ 건강상 유해영향 유기물질에 관한 기준

㉮ 페놀은 0.005mg/l를 넘지 아니 할 것
㉯ 다이아지논은 0.02mg/l를 넘지 아니 할 것
㉰ 파라티온은 0.06mg/l를 넘지 아니 할 것
㉱ 페니트로티온은 0.04mg/l를 넘지 아니 할 것
㉲ 카바릴은 0.07mg/l를 넘지 아니 할 것
㉳ 1,1,1-트리클로로에탄은 0.1mg/l를 넘지 아니 할 것
㉴ 테트라클로로에틸렌은 0.01mg/l를 넘지 아니 할 것

먹는물 수질기준 및 검사 등에 관한 규칙 44. ③ 정답

㉵ 트리클로로에틸렌은 0.03㎎/l를 넘지 아니 할 것
㉶ 디클로로메탄은 0.02㎎/l를 넘지 아니 할 것
㉷ 벤젠은 0.01㎎/l를 넘지 아니 할 것
㉸ 톨루엔은 0.7㎎/l를 넘지 아니 할 것
㉹ 에틸벤젠은 0.3㎎/l를 넘지 아니 할 것
㉺ 크실렌은 0.5㎎/l를 넘지 아니 할 것
㉻ 1,1-디클로로에틸렌은 0.03㎎/l를 넘지 아니 할 것
㉠ 사염화탄소는 0.002㎎/l를 넘지 아니 할 것
㉡ 1,2-디브로모-3-클로로프로판은 0.003㎎/l를 넘지 아니 할 것
㉢ 1,4-다이옥산은 0.05㎎/l를 넘지 아니 할 것

④ 소독제 및 소독부산물질에 관한 기준(샘물 · 먹는샘물 · 염지하수 · 먹는염지하수 · 먹는해양심층수 및 먹는물공동시설의 물의 경우에는 적용하지 아니한다)
㉮ 잔류염소(유리잔류염소를 말한다)는 4.0㎎/l를 넘지 아니 할 것
㉯ 총트리할로메탄은 0.1㎎/l를 넘지 아니 할 것
㉰ 클로로포름은 0.08㎎/l를 넘지 아니 할 것
㉱ 브로모디클로로메탄은 0.03㎎/l를 넘지 아니 할 것
㉲ 디브로모클로로메탄은 0.1㎎/l를 넘지 아니 할 것
㉳ 클로랄하이드레이트는 0.03㎎/l를 넘지 아니 할 것
㉴ 디브로모아세토니트릴은 0.1㎎/l를 넘지 아니 할 것
㉵ 디클로로아세토니트릴은 0.09㎎/l를 넘지 아니 할 것
㉶ 트리클로로아세토니트릴은 0.004㎎/l를 넘지 아니 할 것
㉷ 할로아세틱에시드(디클로로아세틱에시드, 트리클로로아세틱에시드 및 디브로모아세틱에시드의 합으로 한다)는 0.1㎎/l를 넘지 아니 할 것
㉸ 포름알데히드는 0.5㎎/l를 넘지 아니 할 것

⑤ 심미적 영향물질에 관한 기준
㉮ 경도(硬度)는 1,000㎎/l(수돗물의 경우 300㎎/l, 먹는염지하수 및 먹는해양심층수의 경우 1,200㎎/l)를 넘지 아니 할 것. 다만, 샘물 및 염지하수의 경우에는 적용하지 아니한다.
㉯ 과망간산칼륨 소비량은 10㎎/l를 넘지 아니 할 것
㉰ 냄새와 맛은 소독으로 인한 냄새와 맛 이외의 냄새와 맛이 있어서는 아니될 것(다만, 맛의 경우는 샘물, 염지하수, 먹는샘물 및 먹는물공동시설의 물에는 적용하지 아니한다)
㉱ 동은 1㎎/l를 넘지 아니 할 것
㉲ 색도는 5도를 넘지 아니 할 것
㉳ 세제(음이온 계면활성제)는 0.5㎎/l를 넘지 아니 할 것. 다만, 샘물 · 먹는샘물, 염지하수 · 먹는염지하수 및 먹는해양심층수의 경우에는 검출되지 아니하여야 한다.
㉴ 수소이온 농도는 pH 5.8 이상 pH 8.5 이하이어야 할 것. 다만, 샘물, 먹는샘물 및 먹는샘물공동시설의 물의 경우에는 pH 4.5 이상 pH 9.5 이하이어야만 한다.
㉵ 아연은 3㎎/l를 넘지 아니 할 것
㉶ 염소이온은 250㎎/l를 넘지 아니 할 것(염지하수의 경우에는 적용하지 아니한다)
㉷ 증발잔류물은 수돗물의 경우에는 500㎎/l, 먹는샘물, 먹는염지하수 및 먹는해양심층수의 경우에는 미네랄 등 무해성분을 제외한 증발잔류물이 500㎎/l를 넘지 아니 할 것
㉸ 철은 0.3㎎/l를 넘지 아니 할 것. 다만, 샘물 및 염지하수의 경우에는 적용하지 아니한다.
㉹ 망간은 0.3㎎/l(수돗물의 경우 0.05㎎/l)를 넘지 아니 할 것. 다만, 샘물 및 염지하수의 경우에는 적용하지 아니한다.
㉺ 탁도는 1NTU(Nephelometric Turbidity Unit)를 넘지 아니 할 것. 다만, 지하수를 원수로 사용하는 마을상수도, 소규모급수시설 및 전용상수도를 제외한 수돗물의 경우에는 0.5NTU를 넘지 아니하여야 한다.
㉻ 황산이온은 200㎎/l를 넘지 아니 할 것.(다만, 샘물, 먹는샘물 및 먹는물공동시설의 물은 250㎎/l를 넘지 아니하여야 하며, 염지하수의 경우에는 적용하지 아니한다)
㉠ 알루미늄은 0.2㎎/l를 넘지 아니 할 것

⑥ 방사능에 관한 기준(염지하수의 경우에만 적용한다)
㉮ 스트론튬(Sr−90)은 3.0mBq/l를 넘지 아니 할 것
㉯ 세슘(Cs−137)은 4.0mBq/l를 넘지 아니 할 것
㉰ 삼중수소는 6.0Bq/l를 넘지 아니 할 것

45 먹는물의 수질기준에 포함되지 않는 것은 어느 것인가?

① 시안 ② 수소이온농도 ③ PM−2.5
④ 잔류염소 ⑤ 탁도, 스트론튬

46 먹는물 수질기준에 관한 내용 중 틀린 것은?

① 먹는물 수질기준 항목 : 미생물, 유해영향 무기물질, 유해영향 유기물질, 소독제 및 소독부산물, 심미적 영향물질, 방사능
② 방사능에 관한기준(염지하수에만 적용) : 스트론튬(Sr−90)은 3.0mBq/l, 세슘(Cs−137)은 4.0mBq/l, 삼중수소는 6.0Bq/l를 넘지 아니 할 것
③ 불소 : 1.0mg/l를 넘지 아니 할 것
④ 일반세균 : 1ml 중 100CFU를 넘지 아니 할 것
⑤ 건강상 유해영향 무기물질 : 불소, 수은, 시안, 비소 등

47 먹는물의 수질기준의 설명 중 잘못된 것은 어느 것인가? 중요도 ★

① 질산성질소는 10mg/l를 넘지 아니 할 것 ② 염소이온은 150mg/l를 넘지 아니 할 것
③ 색도는 5도를 넘지 아니 할 것 ④ 동(구리)은 1mg/l를 넘지 아니 할 것
⑤ 과망간산칼륨 소비량은 10mg/l를 넘지 아니 할 것

해설 규칙 제2조(수질기준) [별표 1] : 염소이온은 250mg/l를 넘지 아니 할 것

48 먹는물의 수질기준의 설명 중 잘못된 것은 어느 것인가? 중요도 ★

① 시안, 수은 : 검출되지 아니 할 것 ② 대장균 : 100ml에서 검출되지 아니 할 것
③ 염소 : 250mg/l를 넘지 아니 할 것 ④ 탁도 : 1NTU
⑤ 수은 : 0.001mg/l를 넘지 아니 할 것

해설 규칙 제2조(수질기준) [별표 1] : 시안 0.01mg/l, 수은 0.001mg/l를 넘지 아니 할 것

49 먹는물의 수질기준의 설명 중 잘못된 것은 어느 것인가? 중요도 ★

① 납은 0.01mg/l를 넘지 아니 할 것 ② 불소는 1.5mg/l를 넘지 아니 할 것
③ 벤젠은 0.05mg/l를 넘지 아니 할 것 ④ 톨루엔은 0.7mg/l를 넘지 아니 할 것
⑤ 크롬은 0.05mg/l를 넘지 아니 할 것

해설 규칙 제2조(수질기준) [별표 1] : 벤젠은 0.01mg/l를 넘지 아니 할 것

45. ③ 46. ③ 47. ② 48. ① 49. ③ 정답

50 먹는물의 수질기준의 설명 중 잘못된 것은 어느 것인가? 중요도 ★

① 페놀은 0.005mg/*l*를 넘지 아니 할 것 ② 카드뮴은 0.005mg/*l*를 넘지 아니 할 것
③ 시안은 0.01mg/*l*를 넘지 아니 할 것 ④ 질산성질소는 10mg/*l*를 넘지 아니 할 것
⑤ 비소는 0.05mg/*l*를 넘지 아니 할 것

해설 규칙 제2조(수질기준) [별표 1] : 비소는 0.01mg/*l*를 넘지 아니 할 것

51 먹는물의 수질기준 중 옳은 것은? 중요도 ★

① 납은 0.1mg/*l*를 넘지 아니 할 것
② 불소는 15mg/*l*를 넘지 아니 할 것
③ 벤젠은 0.05mg/*l*를 넘지 아니 할 것
④ 톨루엔은 0.07mg/*l*를 넘지 아니 할 것
⑤ 대장균 · 분원성대장균군은 100m*l*에서 검출되지 아니 할 것

52 먹는물의 수질기준의 설명 중 옳은 것은? 중요도 ★

① 질산성질소 : 0.5mg/*l*를 넘지 아니 할 것
② 염소이온 : 150mg/*l*를 넘지 아니 할 것
③ 과망간산칼륨 소비량 : 20mg/*l*를 넘지 아니 할 것
④ 세제(음이온계면활성제) : 0.5mg/*l*를 넘지 아니 할 것
⑤ 탁도 : 2NTU를 넘지 아니 할 것

53 먹는물의 수질기준의 설명 중 옳지 않은 것은? 중요도 ★

① 알루미늄 : 0.2mg/*l*를 넘지 아니 할 것 ② 시안 : 0.01mg/*l*를 넘지 아니 할 것
③ 염소이온 : 250mg/*l*를 넘지 아니 할 것 ④ 납 : 0.01mg/*l*를 넘지 아니 할 것
⑤ 수은 : 0.01mg/*l*를 넘지 아니 할 것

해설 규칙 제2조(수질기준) [별표 1]
수은은 0.001mg/*l*를 넘지 아니 할 것

54 먹는물 수질기준 중 페놀의 기준은? 중요도 ★

① 0.005mg/*l* ② 0.05mg/*l* ③ 0.01mg/*l*
④ 0.1mg/*l* ⑤ 10mg/*l*

55 먹는물의 수질기준 중 동(구리)의 기준으로 옳은 것은? 중요도 ★

① 5mg/*l*를 넘지 아니 할 것 ② 4mg/*l*를 넘지 아니 할 것
③ 3mg/*l*를 넘지 아니 할 것 ④ 2mg/*l*를 넘지 아니 할 것
⑤ 1mg/*l*를 넘지 아니 할 것

정답 50. ⑤ 51. ⑤ 52. ④ 53. ⑤ 54. ① 55. ⑤

56 **먹는물의 수질기준 중 색도의 기준으로 옳은 것은?** 중요도 ★

① 1도를 넘지 아니 할 것 ② 2도를 넘지 아니 할 것 ③ 3도를 넘지 아니 할 것
④ 4도를 넘지 아니 할 것 ⑤ 5도를 넘지 아니 할 것

해설 규칙 제2조(수질기준) [별표 1]

57 **샘물에서 과망간산칼륨의 허용 기준은?** 중요도 ★

① 검출되지 아니 할 것 ② 300mg/l ③ 25mg/l
④ 15mg/l ⑤ 10mg/l

58 **먹는물 수질기준에 관한 내용 중 틀린 것은?**

① 유해 영양 유기물질에 관한 기준 : 페놀, 다이아지논, 파라티온은, 페니트로티온, 카바릴, 벤젠 등
② 소독제 및 소독부산물질에 관한 기준 : 총트리할로메탄, 클로로포름 등
③ 심미적 영향물질에 관한 기준 : 경도, 염소이온, 과망간산칼륨소비량, 철 등
④ 방사능에 관한 기준 : 스트론튬, 세슘(Cs), 삼중수소
⑤ 미생물에 관한 기준 : 일반세균, 총대장균, 대장균 · 분원성대장균군, 비브리오균 등

해설 규칙 제2조(수질기준) [별표 1] : 비브리오균은 3~4%에서 잘 자라는 호염균이다.

59 **먹는물의 수질기준 중 건강상 유해영향 무기물질의 기준이 아닌 것은?** 중요도 ★★

① 납 ② 비소 ③ 크롬
④ 카드뮴 ⑤ 동, 과망간산칼륨

해설 규칙 제2조(수질기준) [별표 1]
심미적 영향물질에 관한 기준 : 동(구리), 과망간산칼륨, pH, 염소이온농도, 탁도, 색도, 냄새, 음이온계면활성제 등

60 **먹는물의 수질기준 중 건강상 유해영향 무기물질의 기준이 아닌 것은?** 중요도 ★

① 시안 ② 암모니아성질소 ③ 카드뮴
④ 수은 ⑤ 과망간산칼륨

61 **먹는물 기준 중 심미적 영향물질에 관한 기준항목이 아닌 것은?** 중요도 ★★

㉮ 수은	㉯ 염소이온, 경도, 냄새	㉰ 불소	㉱ 철, 망간, 과망간산칼륨 소비량

① ㉮, ㉯, ㉰ ② ㉮, ㉰ ③ ㉯, ㉱
④ ㉱ ⑤ ㉮, ㉯, ㉰, ㉱

해설 규칙 제2조(수질기준) [별표 1]

56. ⑤ 57. ⑤ 58. ⑤ 59. ⑤ 60. ⑤ 61. ② 정답

62 다음은 광역상수도 및 지방상수도의 경우, 정수장에서의 수질검사를 설명한 것이다. 매일 1회 이상 측정하여야 하는 항목이 아닌 것은? 중요도 ★★★

① 냄새 ② 맛 ③ 색도
④ 탁도 ⑤ 질산성질소

해설 규칙 제4조(수질검사의 횟수) : 매일 1회 이상 측정은 ①·②·③·④번 외, 수소이온농도(pH), 잔류염소

63 광역상수도 및 지방상수도의 경우 정수장에서의 수질검사 중 매일 1회 이상 검사하여야 할 항목이 아닌 것은? 중요도 ★

① 냄새 ② 경도 ③ 색도
④ 맛 ⑤ 잔류염소

해설 규칙 제4조(수질검사의 횟수) : 매일 1회 이상 측정해야 하는 항독은 ①·③·④·⑤번 외, pH, 탁도

64 다음은 광역상수도 및 지방상수도의 경우, 정수장에서의 수질검사를 설명한 것이다. 매주 1회 이상 측정하여야 하는 항목이 아닌 것은? 중요도 ★★

① 일반세균 ② 총대장균군 ③ 증발잔류물
④ 암모니아성질소 ⑤ 잔류염소

해설 규칙 제4조(수질검사의 횟수) : 매주 1회 이상 측정해야 하는 항목은 ①·②·③·④번 외, 질산성질소, 과망간산칼륨 소비량, 대장균 또는 분원성 대장균군

65 광역상수도 및 지방상수도의 경우 일반세균, 대장균 등의 정수장에서의 수질검사 실시기간은? 중요도 ★

① 매일 1회 이상 ② 매일 2회 이상
③ 매주 1회 이상 ④ 매주 2회 이상
⑤ 매월 2회 이상

해설 규칙 제4조(수질검사의 횟수)

66 마을상수도 및 전용상수도의 경우, 매 분기 1회 이상 측정하여야 하는 항목이 아닌 것은?

① 질산성질소 ② 암모니아성질소
③ 일반세균 ④ 총대장균군
⑤ 과망간산칼륨 소비량

해설 규칙 제4조(수질검사의 횟수)
매 분기 1회 이상 측정 : ①·②·③·④번 외, 대장균 또는 분원성대장균군, 냄새, 맛, 색도, 탁도, 잔류염소, 불소, 망간, 알루미늄, 보론 및 염소이온

정답 62. ⑤ 63. ② 64. ⑤ 65. ③ 66. ⑤

67 **먹는물관리법과 수도법에 규정한 자는 건강진단을 받는데 건강진단을 받는 이유는 어떤 질병에 대한 감염여부를 판단하기 위한 것인가?** 중요도 ★★

① 장티푸스, 파라티푸스, 세균성이질
② 장티푸스, 파라티푸스, 파상풍
③ 장티푸스, 파라티푸스, 유행성이하선염
④ 파라티푸스, 세균성이질, 홍역
⑤ 파라티푸스, 세균성이질, 페스트

해설 규칙 제5조(건강진단) : 먹는물관리법과 수도법에서 규정한 자는 장티푸스, 파라티푸스, 세균성이질 병원체의 감염여부에 관하여 건강진단을 받는다.

68 **먹는물관리법 규정에 의한 영업에 종사하지 못하는 질병만으로 연결된 것은?** 중요도 ★★

① 장티푸스, 파라티푸스, 세균성이질
② 장티푸스, 파라티푸스, 파상풍
③ 장티푸스, 파라티푸스, 풍진
④ 파라티푸스, 세균성이질, 홍역
⑤ 파라티푸스, 세균성이질, 페스트

69 **먹는샘물등의 취수, 제조, 가공, 저장, 이송시설에 종사하는 자에 대한 건강진단 기간은?**

① 1개월마다 1회
② 3개월마다 1회
③ 6개월마다 1회
④ 9개월마다 1회
⑤ 1년마다 1회

해설 규칙 제5조(건강진단)

70 **장티푸스, 파라티푸스, 세균성이질에 관한 건강진단은 어느 기관에서 실시하는가?**

① 병원
② 종합병원
③ 관할 보건소
④ 의원
⑤ 준종합병원

해설 규칙 제5조(건강진단) : 관할 보건소 외, 시 · 도지사가 지정하는 지정 의료기관에서 실시한다.

71 **일반 수도사업자를 관리하는 지방자치단체장은 수질검사 결과를 몇 년간 보존하여야 하는가?** 중요도 ★

① 1년
② 2년
③ 3년
④ 5년
⑤ 10년

해설 규칙 제7조(수질검사성적 등의 보존) : 일반 수도사업자, 전용 상수도 설치자를 관할하는 시장 · 군수 또는 먹는물공동시설을 관리하는 일반 수도사업자를 관리하는 지방자치단체장은 수질검사 결과를 3년간 보존하여야 한다.

67. ① 68. ① 69. ③ 70. ③ 71. ③ 정답

72 냉 · 온수기설치 및 장소, 설치 대수는 누구에게 신고하는가? 중요도 ★

① 시장 · 군수 · 구청장 ② 보건복지부장관 ③ 해양수산부장관
④ 시 · 도지사 ⑤ 환경부장관

해설 법 제8조의2(냉 · 온수기 또는 정수기의 설치 · 관리)

73 1일 취수능력 300톤 이상의 샘물등을 개발하려는 자는 누구에게 허가를 받아야하는가? 중요도 ★

① 시장 · 군수 · 구청장 ② 보건복지부장관 ③ 해양수산부장관
④ 시 · 도지사 ⑤ 환경부장관

해설 법 제9조(샘물 또는 염지하수의 개발허가 등), 영 제3조(샘물 또는 염지하수의 개발허가 대상)

74 대통령령으로 정하는 규모 이상의 샘물 또는 염지하수("샘물등")를 개발하려는 자는 환경부령으로 정하는 바에 따라 누구의 허가를 받아야 하는가? 중요도 ★

① 시장 · 군수 · 구청장 ② 환경부장관
③ 지방환경청장 ④ 보건복지부장관
⑤ 시 · 도지사

해설 법 제9조(샘물 또는 염지하수의 개발허가 등)

75 환경부장관이나 시 · 도지사가 "청문"을 하여야할 처분으로 옳지 않은 것은? 중요도 ★

① 샘물등의 개발허가의 취소
② 환경영향조사 대행자의 등록취소
③ 먹는물 검사기관의 지정취소
④ 영업허가나 등록의 취소 또는 영업장의 폐쇄
⑤ 품질관리인 자격취소

해설 법 제50조(청문) : ①~④번은 환경부장관이나 시 · 도지사가 청문을 한다.

76 먹는샘물등, 수처리제, 정수기 또는 그 용기의 제조업자의 자가품질 검사성적서 보존기간은? 중요도 ★

① 1년 ② 2년 ③ 3년
④ 4년 ⑤ 5년

해설 규칙 제33조(자가 품질 검사) : 검사성적서는 2년간 보존하여야 한다.

77 먹는물 분석기관이 아닌 것은? 중요도 ★

① 국립환경과학원 ② 유역환경청 또는 지방환경청
③ 시 · 도 보건환경연구원 ④ 특별시 · 광역시의 상수도연구소 · 수질검사소
⑤ 농어촌공사

해설 규칙 : 제35조(검사기관의 지정 등), 제8조(조사대행자의 등록)

정답 72. ① 73. ④ 74. ⑤ 75. ⑤ 76. ② 77. ⑤

78 다음 보기 중 샘물보전구역의 지정자로 옳은 것은? 중요도 ★

① 시장 · 군수 · 구청장 ② 보건복지부장관 ③ 해양수산부장관
④ 시 · 도지사 ⑤ 환경부장관

해설 먹는물관리법 제8조의3(샘물보전구역의 지정)

79 "먹는 샘물 등, 수처리제, 정수기 제조업자의 "자가품질검사 성적서" 보존기간으로 옳은 것은? 중요도 ★

① 1년 ② 2년 ③ 3년
④ 4년 ⑤ 5년

해설 먹는물관리법 규칙 제33조(자가품질검사)

5 폐기물 관리법

01 폐기물관리법의 궁극적인 목적은? 중요도 ★

① 폐기물의 발생을 최대한 억제하고 발생된 폐기물을 친환경적으로 처리함으로써 환경보전과 국민생활의 질적 향상에 이바지함에 있다.
② 자연환경 및 생활환경을 청결히 함에 있다.
③ 국민보건의 향상과 환경보전에 이바지함에 있다.
④ 모든 국민이 건강하고 쾌적한 환경에서 생활할 수 있게 함에 있다.
⑤ 자연환경을 청결히 하여 국민보건의 증진에 이바지함에 있다.

해설 법 제1조(목적)

02 용어의 정의가 맞게 된 것은? 중요도 ★

㉮ "폐기물"이라 함은 쓰레기 · 연소재 · 오니 · 폐유 · 폐산 · 폐알칼리 · 동물의 사체 등으로서 사람의 생활이나 사업활동에 필요하지 아니하게 된 물질을 말한다.
㉯ "지정폐기물"이라 함은 사업장폐기물 중 폐유 · 폐산 등 주변환경을 오염시킬 수 있거나 의료폐기물 등 인체에 위해를 줄 수 있는 유해한 물질로서 대통령령으로 정하는 폐기물을 말한다.
㉰ "의료폐기물"이란 보건 · 의료기관, 동물병원, 시험 · 검사기관 등에서 배출되는 폐기물 중 인체에 감염등 위해를 줄 우려가 있는 폐기물과 인체 조직 등 적출물, 실험동물의 사체 등 보건 · 환경보호상 특별한 관리가 필요하다고 인정되는 폐기물로서 대통령령으로 정하는 폐기물을 말한다.
㉱ "의료폐기물"이라 함은 환경부령으로 정하는 폐기물을 말한다.

① ㉮, ㉯, ㉰ ② ㉮, ㉰ ③ ㉯, ㉱
④ ㉱ ⑤ ㉮, ㉯, ㉰, ㉱

78. ④ 79. ② 5 폐기물 관리법 01. ① 02. ① 정답

해설 법 제2조(정의) : 용어의 정의가 맞게 된 것은 ①번이다.

의료폐기물 : 보건 · 의료기관, 동물병원, 시험 · 검사기관 등에서 배출되는 폐기물 중 인체에 감염 등 위해를 줄 우려가 있는 폐기물과 인체 조직 등 적출물, 실험 동물의 사체 등 보건 · 환경보호상 특별한 관리가 필요하다고 인정되는 폐기물로서 대통령령으로 정하는 폐기물을 말한다.

03 폐기물의 정의에 포함되는 것은? 중요도 ★

㉮ 연소재	㉯ 오니	㉰ 폐유	㉱ 폐산, 폐알칼리

① ㉮, ㉯, ㉰　② ㉮, ㉰　③ ㉯, ㉱
④ ㉱　⑤ ㉮, ㉯, ㉰, ㉱

해설 법 제2조(정의)

04 「폐기물관리법」 상 "사업장폐기물 외의 폐기물" 용어의 정의로 옳은 것은? 중요도 ★

① 폐기물　② 생활폐기물　③ 지정폐기물
④ 의료폐기물　⑤ 사업장폐기물

해설 법 제2조(정의) : "생활폐기물"이란 사업장폐기물 외의 폐기물을 말한다.

05 「폐기물관리법」 상 "사업장폐기물 중 폐유 · 폐산 등 주변 환경을 오염시킬 수 있거나 의료폐기물 등 인체에 위해를 줄 수 있는 해로운 물질의 폐기물"의 용어로 옳은 것은? 중요도 ★

① 폐기물　② 생활폐기물　③ 지정폐기물
④ 의료폐기물　⑤ 사업장폐기물

해설 법 제2조(정의)

"지정폐기물"이란 : 사업장폐기물 중 폐유 · 폐산 등 주변 환경을 오염시킬 수 있거나 의료폐기물 등 인체에 위해(危害)를 줄 수 있는 해로운 물질로서 대통령령으로 정하는 폐기물을 말한다.

06 「폐기물관리법」 상 "보건 · 의료기관, 동물병원, 시험 · 검사기관 등에서 배출되는 폐기물 중 인체에 감염 등 위해를 줄 우려가 있는 폐기물과 인체조직등 적출물, 실험동물의 사체등 보건 · 환경보호상 특별한 관리가 필요하다고 인정되는 폐기물"의 용어로 옳은 것은? 중요도 ★

① 폐기물　② 생활폐기물　③ 지정폐기물
④ 의료폐기물　⑤ 사업장폐기물

해설 법 제2조(정의)

07 지정폐기물의 배출 및 처리상황 등에 관한 필요한 조치를 강구하여야 하는 자는?

① 시장　② 구청장　③ 특별시장
④ 도지사　⑤ 국가

해설 법 제4조(국가와 지방자치단체의 책무)

정답 03. ⑤　04. ②　05. ③　06. ④　07. ⑤

08 폐기물의 투기금지 지역이 아닌 곳은? 중요도 ★★

① 특별자치시장, 특별자치도지사, 시장 · 군수 · 구청장이 폐기물의 수집을 위하여 마련한 곳
② 공원 · 도로 등 시설의 관리자가 폐기물의 수집을 위하여 마련한 곳
③ ① · ②번
④ 해안
⑤ 해수욕장, 항만, 어항

해설 법 제8조(폐기물의 투기금지 등) : 누구든지 특별자치시장, 특별자치도지사, 시장 · 군수 · 구청장이나 공원 · 도로 등 시설의 관리자가 폐기물의 수집을 위하여 마련한 장소 또는 설비 외의 곳에 폐기물을 버려서는 안 된다.

09 관할구역에서 배출되는 생활폐기물을 처리하여야 하는 사람은? 중요도 ★★★

① 특별자치시장, 특별자치도지사, 시장 · 군수 · 구청장
② 시 · 도지사
③ 환경부장관
④ 도지사
⑤ 광역시장

해설 법 제14조(생활폐기물의 처리 등)
① 특별자치시장, 특별자치도지사, 시장 · 군수 · 구청장은 관할 구역 안에서 배출되는 생활폐기물을 처리하여야 한다.
② 특별자치시장, 특별자치도지사, 시장 · 군수 · 구청장은 제1항에 따라 생활폐기물을 처리할 때에는 배출되는 생활폐기물의 종류, 양 등에 따라 수수료를 징수할 수 있다. 이 경우 수수료는 해당 지방자치단체의 조례로 정하는 바에 따라 폐기물 종량제(從量制) 봉투 또는 폐기물임을 표시하는 표지 등(이하 "종량제 봉투등"으로 한다)을 판매하는 방법으로 징수하되, 음식물류 폐기물의 경우에는 배출량에 따라 산출한 금액을 부과하는 방법으로 징수할 수 있다.

10 지방자치단체에서 생활폐기물의 처리 수수료를 정할 수 있는 사람은? 중요도 ★

① 광역시장
② 시 · 도지사
③ 환경부장관
④ 도지사
⑤ 특별자치시장, 특별자치도지사, 시장 · 군수 · 구청장

해설 법 제14조(생활폐기물의 처리 등)

11 관할 구역의 음식물류폐기물의 발생을 최대한 줄이고 발생한 음식물류폐기물을 적정하게 처리하기 위하여 음식물류폐기물 발생 억제계획은 누가 몇 년마다 수립 · 시행하여야 하는가?

① 환경부장관－10년
② 도지사－10년
③ 도지사－5년
④ 시장 · 군수 · 구청장－10년
⑤ 특별자치시장, 특별자치도지사, 시장 · 군수 · 구청장－5년

해설 법 제14조의3(음식물류폐기물 발생 억제계획의 수립 등) ① 특별자치시장, 특별자치도지사, 시장 · 군수 · 구청장은 관할 구역의 음식물류폐기물의 발생을 최대한 줄이고 발생한 음식물류 폐기물을 적정하게 처리하기 위하여 음식물류폐기물 발생 억제계획을 수립 · 시행하고, 매년 그 추진성과를 평가하여야 한다.
규칙 제16조(음식물류폐기물 발생 억제계획의 수립주기 및 평가방법 등) : 음식물류폐기물 발생 억제계획의 수립주기는 5년으로 한다.

08. ③ 09. ① 10. ⑤ 11. ⑤ 정답

12 **폐기물분석 전문기관이 아닌 곳은?** 중요도 ★

① 한국환경공단
② 수도권매립지관리공사
③ 보건환경연구원
④ 환경부장관이 폐기물의 시험ㆍ분석 능력이 있다고 인정하는 기관
⑤ 수질검사소

해설 법 제17조의2(폐기물분석전문기관의 지정) ① 환경부장관은 폐기물에 관한 시험ㆍ분석 업무를 전문적으로 수행하기 위하여 다음 각 호의 기관을 폐기물 시험ㆍ분석 전문기관(이하 "폐기물분석전문기관"이라 한다)으로 지정할 수 있다.

1.「한국환경공단법」에 따른 한국환경공단
2.「수도권매립지관리공사의 설립 및 운영 등에 관한 법률」에 따른 수도권매립지관리공사
3.「보건환경연구원법」에 따른 보건환경연구원
4. 그 밖에 환경부장관이 폐기물의 시험 · 분석 능력이 있다고 인정하는 기관

13 **지정폐기물을 수집, 운반, 재활용 또는 처분을 업(폐기물처리업)으로 하고자 하는 자는 누구에게 허가를 받아야 하는가?**

① 군수 ② 구청장 ③ 시장
④ 보건복지부장관 ⑤ 환경부장관

해설 법 제25조(폐기물처리업)

14 **의료폐기물의 이동은 누구에게 허가를 받아야 하는가?** 중요도 ★★

① 군수 ② 구청장 ③ 시장
④ 보건복지부장관 ⑤ 환경부장관

해설 법 제25조(폐기물처리업)

15 **폐기물처리업의 업종구분상 잘못된 것은?** 중요도 ★★★★

① 폐기물 수집 · 운반법 ② 폐기물 중간처분업 ③ 폐기물 계획처분업
④ 폐기물 최종처분업 ⑤ 폐기물 종합처분업

해설 법 제25조(폐기물처리업) : 폐기물처리업의 업종 구분은 ① · ② · ④ · ⑤번 외, 폐기물 중간재활용업, 폐기물 최종재활용업, 폐기물 종합재활용업

16 **지정폐기물외의 자가 수집, 운반 또는 처리(폐기물처리업)를 업으로 하고자 하는 자는 누구에게 허가를 받아야 하는가?** 중요도 ★

① 군수 ② 구청장 ③ 시장
④ 시 · 도지사 ⑤ 환경부장관

해설 법 제25조 (폐기물처리업)

정답 12. ⑤ 13. ⑤ 14. ⑤ 15. ③ 16. ④

17 **다음 중 폐기물처리업 허가의 결격사유에 해달하지 않은 것은?**

① 미성년자, 피성년후견인 또는 피한정후견인
② 파산선고를 받고 복권되지 아니한 자
③ 폐기물관리법을 위반하여 금고 이상의 실형을 선고받고 그 형의 집행이 끝나거나 집행을 받지 아니하기로 확정된 후 10년이 지나지 아니한 자
④ 폐기물관리법을 위반하여 금고 이상의 형의 집행유예를 선고받고 그 집행유예 기간이 끝난 날부터 5년이 지나지 아니한 자
⑤ 폐기물처리업의 허가가 취소되거나 전용용기 제조업의 등록이 취소된 자(허가취소자등)로서 그 허가 또는 등록이 취소된 날부터 5년이 지나지 아니한 자

해설 법 제26조(결격 사유) : ① · ② · ③ · ④번외
① 폐기물관리법을 위반하여 대통령령으로 정하는 **벌금형 이상**을 선고받고 그 형이 확정된 날부터 **5년**이 지나지 아니한 자
② 폐기물처리업의 허가가 취소되거나 전용용기 제조업의 등록이 취소된 자(**허가취소자등**)로서 그 허가 또는 등록이 취소된 날부터 **10년**이 지나지 아니한 자

18 **폐기물처리시설의 유지 · 관리 등 기술업무는 누가 맡아야 하는가?** 중요도 ★

① 기술관리인 ② 폐기물처리업자 ③ 시장
④ 시 · 도지사 ⑤ 군수

해설 법 제34조(기술관리인) : **폐기물처리시설을 설치 · 운영하는 자**는 당해 시설의 유지 · 관리에 관한 **기술업무를 담당**하게 하기 위하여 **기술관리인을 임명**하거나 기술관리능력이 있다고 정하는 자와 기술관리대행계약을 체결하여야 한다.

19 **폐기물의 발생 · 배출 · 처리상황 등을 기록(사업장폐기물 배출신고를 한 사업자, 폐기물처리업자, 폐기물처리시설을 설치 · 운영하는 자, 폐기물처리 신고자 전용용기 제조업자 등)하고 마지막으로 기록한 날부터 몇 년간 보존하여야 하는가?** 중요도 ★

① 3년 ② 2년 ③ 1년
④ 6개월 ⑤ 1개월

해설 **법 제36조 (장부 등의 기록과 보존) : 3년간 보존하여야 한다.** 단, "음식물류 폐기물의 발생억제 및 처리계획을 신고하여야 하는 자"의 경우는 2년간 보존하여야 한다. 다만, 전자정보처리프로그램을 이용하는 경우에는 그러하지 아니한다.

20 **사업장폐기물을 대상으로 하는 폐기물처리업자 및 폐기물처리신고자는 폐기물의 방치를 방지하기 위하여 허가를 받거나 신고를 한 후 영업개시 전까지 어떠한 조치를 취하여야 하는가?**

① 폐기물 처리공제조합에의 분담금 납부 ② 폐기물의 처리를 보증하는 보험가입
③ 폐기물 처리이행 보증금의 예치 ④ ① · ②번의 조치를 취하여야 한다.
⑤ 지정폐기물 보험에 가입

해설 법 제40조(폐기물처리업자 등의 방치 폐기물처리) : ③번은 "삭제"되었음

17. ⑤ 18. ① 19. ① 20. ④ 정답

21 사후관리 대상인 폐기물을 매립한 후 일정기간 동안 토지의 이용을 제한할 수가 있다. 이 제한기간에 포함되는 용도는 어느 것인가?

중요도 ★★

① 공장부지 조성 ② 공원시설 ③ 수목의 식재
④ 초지의 조성 ⑤ 체육시설

해설 법 제54조(사용종료 또는 폐쇄 후의 토지이용제한 등) : 사후관리 대상인 폐기물을 매립하는 시설의 사용이 끝나거나 시설이 폐쇄된 후 침출수의 누출, 제방의 유실 등으로 인하여 주민의 건강 또는 재산이나 주변환경에 심각한 위해를 가져올 우려가 있다고 인정되면 대통령령으로 정하는 기간 동안 그 토지의 이용을 수목의 식재, 초지의 조성, 공원시설, 체육시설, 문화시설, 신·재생에너지 설비의 설치에 한정할 수 있다.

22 지정폐기물이 아닌 것은?

중요도 ★★★★

① 수소이온농도가 12 이상인 폐알칼리 ② 기름성분이 5% 이상인 폐유
③ 폐페인트 및 폐래커(폐락카) ④ 폐합성수지, 폐석면
⑤ 2mg/l 이상의 PCB를 함유한 액체상태 폐기물

해설 영 제3조(지정 폐기물의 종류) [별표 1] : 수소이온농도가 12.5 이상인 폐알칼리, 오니류(고형물함량이 5% 이상인 것)

23 다음 중 지정폐기물이 아닌 것은?

중요도 ★

① 폐산(pH 2.0 이상) ② 폐알칼리(pH 12.5 이상)
③ 폐석면, 수은폐기물 ④ 오니류(고형물함량이 5% 이상)
⑤ 폐유(기름성분이 5% 이상)

해설 시행령 제3조(지정 폐기물의 종류) [별표 1] : 폐산 pH 2.0 이하

24 의료폐기물 분류에 속하는 것은?

중요도 ★★★

㉮ 인체조직 등의 적출물류	㉯ 실험동물의 사체류
㉰ 배설물이 묻은 탈지면류	㉱ 손상성 폐기물(주사바늘 등)

① ㉮, ㉯, ㉰ ② ㉮, ㉰ ③ ㉯, ㉱
④ ㉱ ⑤ ㉮, ㉯, ㉰, ㉱

해설 시행령 제4조 [별표 2], 법 제2조(정의)

25 주사바늘은 폐기물 분류 중 어느 폐기물에 속하는가?

중요도 ★★

① 격리의료 폐기물 ② 조직물류 폐기물 ③ 병리계 폐기물
④ 손상성 폐기물 ⑤ 혈액오염 폐기물

해설 영 제4조(의료폐기물의 종류) [별표 2]
1. 격리의료폐기물 : 「감염병의 예방 및 관리에 관한 법률」 제2조제1호의 감염병으로부터 타인을 보호하기 위하여 격리된 사람에 대한 의료행위에서 발생한 일체의 폐기물
2. 위해의료폐기물
가. 조직물류폐기물 : 인체 또는 동물의 조직·장기·기관·신체의 일부, 동물의 사체, 혈액·고름 및 혈액생성물(혈청, 혈장, 혈액제제)

정답 21. ① 22. ① 23. ① 24. ⑤ 25. ④

나. 병리계폐기물 : 시험 · 검사 등에 사용된 배양액, 배양용기, 보관균주, 폐시험관, 슬라이드, 커버글라스, 폐배지, 폐장갑

다. 손상성폐기물 : 주사바늘, 봉합바늘, 수술용 칼날, 한방침, 치과용침, 파손된 유리재질의 시험기구

라. 생물 · 화학폐기물 : 폐백신, 폐항암제, 폐화학치료제

마. 혈액오염폐기물 : 폐혈액백, 혈액투석 시 사용된 폐기물, 그 밖에 혈액이 유출될 정도로 포함되어 있어 특별한 관리가 필요한 폐기물

3. 일반 의료폐기물

가. 혈액이 함유되어 있는 탈지면, 붕대, 거즈, 일회용 기저귀, 생리대, 일회용 주사기 또는 수액세트

나. 혈액이 함유되지 않은 다음의 폐기물. 다만, 「국민건강보험법」 제52조제1항에 따른 건강검진 또는 환경부령으로 정하는 검진에서 발생한 것은 제외한다.

1) 체액

2) 분비물

3) 체액 · 분비물 · 배설물이 함유되어 있는 탈지면, 붕대, 거즈, 일회용 기저귀, 생리대, 일회용 주사기 또는 수액세트

26 **배양용기, 폐시험관은 어떤 폐기물에 속하는가?** 중요도 ★★

① 격리의료폐기물 ② 조직물류폐기물 ③ 병리계폐기물
④ 손상성폐기물 ⑤ 혈액오염폐기물

해설 영 제4조(의료폐기물의 종류) [별표 2]

27 **다음 의료폐기물 중 종류가 다른 것은?** 중요도 ★

① 주사바늘 ② 봉합바늘 ③ 수술용 칼날
④ 한방침 ⑤ 폐항암제

해설 영 제4조(의료폐기물의 종류) [별표 2]

28 **폐기물처리시설의 종류 중 최종처분시설에 해당하는 것은?** 중요도 ★

① 소각시설 ② 고형화 · 고형 · 안정화시설
③ 사료화 · 퇴비화 · 소멸화시설 ④ 호기성 · 혐기성 분해시설
⑤ 매립시설

해설 영 제5조(폐기물처리시설) [별표 3] : 매립(관리형 매립, 차단형 매립)시설은 최종처분시설이다.

29 **폐기물처리시설의 종류 중 중간처분시설에 해당하지 않는 것은?** 중요도 ★★★

① 소각시설 ② 고형화 · 안정화시설 ③ 소멸화시설
④ 호기성 · 혐기성 분해시설 ⑤ 매립시설

해설 영 제5조(폐기물처리시설) [별표 3] : 매립(관리형 매립, 차단형 매립)시설은 최종처분시설이다.
영 제1조의2(정의) : 폐기물처분시설이란 폐기물처리시설 중 중간처분시설 및 최종처분시설을 말한다.

26. ③ 27. ⑤ 28. ⑤ 29. ⑤ 정답

30 "위해의료폐기물"의 종류가 아닌 것은? 중요도 ★★★

① 조직물류폐기물
② 병리계폐기물, 혈액오염폐기물
③ 손상성폐기물
④ 생물 · 화학폐기물
⑤ 일반의료폐기물

해설 영 제4조(의료폐기물의 종류) [별표 2]

31 사후관리 대상인 폐기물을 매립하는 시설이 사용 종료되거나 폐쇄된 날로부터 몇 년 이내로 토지이용을 제한하는가? 중요도 ★★

① 1년
② 5년
③ 10년
④ 15년
⑤ 30년

해설 영 제35조(토지이용 제한 등) : 30년 이내로 한다.

32 특별자치시장, 특별자치도지사, 시장 · 군수 · 구청장은 음식물류폐기물 발생 억제계획을 몇 년마다 수립하여야 하는가?

① 1년
② 2년
③ 3년
④ 4년
⑤ 5년

해설 규칙 제16조(음식물류폐기물 발생 억제계획의 수립주기 및 평가방법 등) : 음식물류폐기물 발생 억제계획의 수립주기는 5년으로 한다.

33 유기성 오니는 수분함량이 몇 % 이하로 탈수 건조한 후 매립하여야 하는가? 중요도 ★

① 90%
② 15%
③ 10%
④ 85%
⑤ 80%

해설 규칙 제14조 [별표 5] (폐기물의 처리에 관한 구체적 기준 및 방법)

34 폐기물처리 기준을 나열한 것이다. 잘못된 것은 어느 것인가?

① 사업장 일반폐기물배출자는 그의 사업장에서 발생하는 폐기물을 보관 개시일로부터 90일을 초과하여 보관해서는 안 된다.
② 지정폐기물 수집 · 운반 차량의 차체는 노란색으로 도색하고 글자의 색은 검은 색깔로 한다.
③ 석면을 수집 · 운반하는 차량은 적재함 양측에 가로 100선티미터 이상, 세로 50센티미터 이상의 크기로 붉은색바탕에 흰색글자로 폐석면 운반차량을 표시하거나 표지를 부착하여야 한다.
④ 석면을 수집 · 운반하는 차량은 적재함 양측에 가로 100선티미터 이상, 세로 50센티미터 이상의 크기로 흰색바탕에 붉은색글자로 폐석면 운반차량을 표시하거나 표지를 부착하여야 한다.
⑤ 폐합성고분자화합물질은 소각하여야 한다. 다만 소각이 곤란한 경우에는 최대지름 15cm 이하의 크기로 파쇄 · 절단 또는 용융한 후 관리형 매립시설에 매립하여야 한다.

해설 규칙 제14조 [별표 5] (폐기물의 처리에 관한 구체적 기준 및 방법)

정답 30. ⑤ 31. ⑤ 32. ⑤ 33. ④ 34. ③

35 **의료폐기물의 수집 · 운반차량의 차체의 색상과 글자의 색깔은?** 중요도 ★★★★★

㉮ 차체는 녹색	㉯ 차체는 흰색	㉰ 글자의 색깔은 흰색	㉱ 글자의 색깔은 녹색

① ㉮, ㉯, ㉰
② ㉮, ㉰
③ ㉯, ㉱
④ ㉱
⑤ ㉮, ㉯, ㉰, ㉱

해설 규칙 제14조 [별표 5] (폐기물의 처리에 관한 구체적 기준 및 방법)
① 의료폐기물의 수집 · 운반차량의 차체는 흰색으로 도색하여야 한다.
② 의료폐기물의 수집 · 운반차량의 적재함의 양쪽 옆면에는 의료폐기물의 도형, 업소명 및 전화번호를, 뒷면에는 의료폐기물의 도형을 부착 또는 표기하되, 그 크기는 가로 100센티미터 이상, 세로 50센티미터 이상(뒷면의 경우 가로 · 세로 각각 50센티미터 이상)이어야 하며, 글자의 색깔은 녹색으로 하여야 한다.
③ 지정폐기물 수집 · 운반차량의 차체 : 노란색으로 색칠하여야 한다.
④ 지정폐기물의 수집 · 운반차량 : 적재함의 양쪽 옆면에는 지정폐기물 수집 · 운반차량, 회사명 및 전화번호를 잘 알아볼 수 있도록 붙이거나 표기하여야 한다. 이 경우 그 크기는 가로 100센티미터 이상, 세로 50센티미터 이상으로 하고, 검은색 글자로 하여 붙이거나 표기하되, 폐기물 수집 · 운반증을 발급하는 기관의 장이 인정하면 차량의 크기에 따라 붙이거나 표기하는 크기를 조정할 수 있다.
⑤ 폐석면을 수집 · 운반하는 차량 : "④번의 지정폐기물의 수집 · 운반차량 표시" 외에 적재함 양측에 가로 100센티미터 이상, 세로 50센티미터 이상의 크기로 흰색 바탕에 붉은색 글자로 폐석면 운반차량을 표시하거나 표지를 부착하여야 한다.

36 **의료폐기물의 종류별 전용용기의 색상은 흰색으로 하고 그 용기에 표시하는 도형의 색상 중 붉은색으로 하는 폐기물은?** 중요도 ★★

① 의료폐기물
② 일반의료폐기물
③ 위해의료폐기물
④ 격리의료폐기물
⑤ 재활용하는 태반

해설 규칙 제14조 [별표 5] (폐기물의 처리에 관한 구체적 기준 및 방법) : 의료폐기물 전용용기 포장의 바깥쪽에는 의료폐기물임을 나타내는 다음의 도형을 표시하여야 한다.

의료폐기물의 종류	도형색상	
격리의료폐기물	붉은색	
위해의료폐기물(재활용하는 태반 제외) 및 일반의료폐기물	봉투형 용기	검정색
	상자형 용기	노란색
재활용하는 태반	녹색	

37 **의료폐기물 중 재활용하는 태반의 용기에 표시하는 도형의 색상은?** 중요도 ★★

① 녹색
② 붉은색
③ 노란색
④ 검정색
⑤ 청색

35. ③ 36. ④ 37. ① 정답

38 **격리의료폐기물 도형의 색상은?** 중요도 ★★★

① 노란색 ② 녹색 ③ 검정색
④ 황색 ⑤ 붉은색

39 **의료폐기물 전용용기 사용의 경우 기준 및 방법이 옳지 않은 것은?** 중요도 ★

① 한번 사용한 전용용기는 다시 사용하여서는 아니 된다.
② 의료폐기물은 발생한 때부터 전용용기에 넣어 내용물이 새어 나오지 아니하도록 보관하여야 하며, 의료폐기물의 투입이 끝난 전용용기는 밀폐 포장하여야 한다.
③ 전용용기는 봉투형 용기 및 상자형 용기로 구분하되, 봉투형 용기의 재질은 합성수지류로 하고, 상자형 용기의 재질은 골판지류 또는 합성수지류로 한다.
④ 봉투형 용기–검정색, 상자형 용기–노란색
⑤ 봉투형 용기–붉은색, 상자형 용기–녹색

해설 규칙 제14조(폐기물 처리 등의 구체적인 기준 · 방법) [별표 5]

40 **의료폐기물을 위탁처리 하는 배출자가 "발치한 치아"를 보관할 수 있는 기간은?** 중요도 ★

① 10일 ② 20일 ③ 30일
④ 40일 ⑤ 60일

해설 규칙 제14조(폐기물 처리 등의 구체적인 기준 · 방법) [별표 5]
의료폐기물을 위탁처리하는 배출자는 의료폐기물의 종류별로 다음의 구분에 따른 보관기간을 초과하여 보관하여서는 아니 된다.
① 격리의료폐기물 : 7일
② 위해의료폐기물 중 조직물류폐기물(치아는 제외한다), 병리계폐기물, 생물 · 화학폐기물 및 혈액오염폐기물과 바)를 제외한 일반의료폐기물 : 15일
③ 위해의료폐기물 중 손상성폐기물 : 30일
④ 위해의료폐기물 중 조직물류폐기물(치아만 해당한다) : 60일

참고
폐기물관리법 시행규칙 제31조(폐기물처리업자의 폐기물 보관량 및 처리기한)
① 법 제25조제9항제2호에서 "환경부령으로 정하는 양 또는 기간"이란 다음 각호와 같다.
1. 폐기물 수집 · 운반업자가 임시보관장소에 폐기물을 보관하는 경우
가. 의료폐기물 : 냉장 보관할 수 있는 섭씨 4도 이하의 전용보관시설에서 보관하는 경우 5일 이내, 그 밖의 보관시설에서 보관하는 경우에는 2일 이내. 다만, 영 별표 2 제1호의 격리의료폐기물(이하 "격리의료폐기물"이라 한다)의 경우에는 보관시설과 무관하게 2일 이내로 한다.

41 **생활폐기물관리 제외지역은 누가 지정하는가?**

① 특별자치시장, 특별자치도지사, 시장 · 군수 · 구청장
② 보건복지부 ③ 특별시장 · 광역시장
④ 도지사 ⑤ 환경부장관

해설 규칙 제15조(생활폐기물관리 제외지역의 지정) : 특별자치시장, 특별자치도지사, 시장 · 군수 · 구청장이 지정한다.

정답 38. ⑤ 39. ⑤ 40. ⑤ 41. ①

42 **생활폐기물관리 제외지역으로 지정할 수 있는 지역은?** 중요도 ★★

① 가구수가 50호 미만 지역
② 가구수가 100호 미만 지역
③ 가구수가 150호 미만 지역
④ 가구수가 300호 미만 지역
⑤ 가구수가 500호 미만 지역

해설 규칙 제15조(생활폐기물관리 제외지역의 지정) : ①번 외, 산간 · 오지 · 섬지역 등으로서 차량의 출입 등이 어려워 생활폐기물을 수집 · 운반하는 것이 사실상 불가능한 지역

43 **"사업장폐기물배출자의 신고" 규정에 따라 특별자치시장, 특별자치도지사, 시장 · 군수 · 구청장에게 신고하지 않아도 되는 폐기물은?**

㉮ 폐지 ㉯ 폐기물을 1일 평균 300킬로그램 이상 배출하는 자 ㉰ 고철, 왕겨, 쌀겨 ㉱ 대기환경보전법, 물환경보전법, 소음 · 진동관리법에 따른 배출시설을 설치 · 운영하는 자로서 폐기물을 1일 평균 100킬로그램 이상 배출하는 자

① ㉮, ㉯, ㉰
② ㉮, ㉰
③ ㉯, ㉱
④ ㉱
⑤ ㉮, ㉯, ㉰, ㉱

해설 규칙 제18조(사업장폐기물배출자의 신고) : 폐지, 고철, 왕겨 및 쌀겨는 신고하지 않아도 된다.

44 **사업장폐기물을 배출 · 운반 또는 처분하는 자는 그 폐기물을 배출 · 운반 또는 처분할 때마다 폐기물의 인계 · 인수에 관한 내용을 전자정보처리프로그램에 입력해야 한다. 폐기물의 인계 · 인수에 관한 내용을 입력하지 않아도 되는 항목은?**

① 신고대상 사업장폐기물
② PCB 함유 폐기물 배출 사업자
③ 공동으로 처리하는 지정폐기물
④ 의료폐기물을 배출하는 사업자
⑤ 종이(폐지), 고철, 왕겨, 쌀겨

해설 규칙 제20조(사업장폐기물의 인계 · 인수), 제18조의2(지정폐기물처리계획의 확인)
폐기물간이인계서 제외 항목 : 폐지, 고철

45 **사업장폐기물을 공동(2 이상의 사업장 폐기물 배출자)으로 수집, 운반, 보관, 처리할 수 있는 사업장 폐기물배출자의 범위에 속하지 않는 것은?**

① 의료폐기물을 배출하는 자(종합병원 제외)
② 건설기계관리법에 따른 건설기계 정비업을 하는 자
③ 공중위생법에 따른 세탁업을 하는 자
④ 식품위생법에 따른 식품 또는 첨가물의 제조업을 하는 자
⑤ 동일한 기업집단의 사업자, 같은 산업단지 등 사업장 밀집지역의 사업장을 운영하는 자

42. ① 43. ② 44. ⑤ 45. ④ 정답

해설 규칙 제21조(사업장폐기물의 공동처리 등) : 사업장 폐기물을 공동(2 이상의 사업장 폐기물배출자)으로 수집, 운반 및 처리할 수 있는 사업장폐기물배출자의 범위에 속하는 사업장은 ①·②·③·⑤번 외
① 자동차관리법에 따른 **자동차정비업**을 하는 자, 인쇄사를 경영하는 자, 화물자동차 운송사업을 하는 자
② 사업장 폐기물이 **소량으로 발생**하여 공동으로 수집·운반하는 것이 효율적이라고 시·도지사, 시장·군수·구청장 또는 지방환경관리청장이 인정하는 사업장을 운영하는 자

46 의료폐기물처리업자는 인수한 의료폐기물을 며칠 이내에 처리하여야 하는가?

중요도 ★★★★

① 5일 ② 10일 ③ 20일
④ 30일 ⑤ 60일

해설 규칙 제28조 [별표 7] (폐기물처리업의 시설·장비·기술능력의 기준)
지정폐기물 중 의료폐기물을 중간처분하는 경우 보관창고 및 냉동시설 : 1일 처리능력의 **3일분 이상 5일분 이하**의 폐기물을 보관할 수 있는 보관창고 및 냉동시설을 갖추어야 한다.
규칙 제31조(폐기물처리업자의 폐기물 보관량 및 처리기간) : 의료폐기물은 **냉장보관**할 수 있는 섭씨 **4도 이하** 전용보관시설에서 보관하는 경우 **5일 이내**에 처리한다. 다만, 격리 **의료폐기물**의 경우에는 **2일 이내**로 한다.

47 지정폐기물 중 의료폐기물을 중간처분하는 경우 최대 며칠분의 폐기물을 보관할 수 있는 보관창고를 갖추어야 하는가?

중요도 ★★

① 5일 ② 10일 ③ 20일
④ 30일 ⑤ 60일

해설 규칙 제28조 [별표 7] (폐기물처리업의 시설·장비·기술능력의 기준)

48 지정폐기물 중 의료폐기물을 중간처분하는 경우 기술관리인의 자격에 해당하는 자는?

㉮ 폐기물처리산업기사	㉯ 임상병리사
㉰ 위생사	㉱ 수질환경관리기사

① ㉮, ㉯, ㉰ ② ㉮, ㉰
③ ㉯, ㉱ ④ ㉱
⑤ ㉮, ㉯, ㉰, ㉱

해설 규칙 제28조 [별표 7] (폐기물처리업의 시설·장비·기술능력의 기준)
지정폐기물 중 의료폐기물을 중간처분하는 경우의 기술능력 : **폐기물처리산업기사, 임상병리사 또는 위생사** 중 1명 이상을 두어야 한다.

49 의료폐기물은 최대 며칠까지 처리하여야 하는가?

중요도 ★

① 3일 ② 5일 ③ 10일
④ 15일 ⑤ 30일

해설 규칙 제31조(폐기물처리업자의 폐기물 보관량 및 처리기한)

정답 46. ① 47. ① 48. ① 49. ②

50 혈액오염폐기물에 해당하는 것은? 중요도 ★

① 폐혈액백 ② 폐백신 ③ 폐항암제
④ 폐화학치료제 ⑤ 폐시험관

해설 폐기물관리법 시행령 [별표 2]

① 혈액오염폐기물 : 폐혈액백, 혈액투석 시 사용된 폐기물, 그 밖에 혈액이 유출될 정도로 포함되어 있어 특별한 관리가 필요한 폐기물

② 생물 · 화학폐기물 : 폐백신, 폐항암제, 폐화학치료제

51 폐기물처리시설의 설치자는 시설의 사용개시일 며칠 전까지 사용개시 신고서를 제출해야 하나? 중요도 ★

① 7일 전 ② 10일 전 ③ 15일 전
④ 30일 전 ⑤ 45일 전

해설 규칙 제41조(폐기물처리시설의 사용신고 및 검사) : 폐기물처리시설의 설치자(폐기물처리업의 변경허가를 받은 자 포함)는 당해 시설의 사용개시일 10일 전까지 사용개시 신고서를 시 · 도지사 또는 지방환경관리서의 장에게 제출해야 한다.

52 폐기물처리시설 중 관리형 매립시설의 관리기준으로 잘못된 내용은?

① 유기성 폐기물을 매립하여 가스가 발생되는 경우에는 매립시설에서 발생하는 가스를 포집하여 소각 등의 처리를 하거나 발전 · 연료화 등에 재활용하여야 하며, 가스포집이 쉽도록 수평 및 수직의 가스 배제관을 설치하여야 한다.
② 식생대층은 식물심기와 생장이 가능한 양질의 토양으로 30cm 이상 두께로 복토한다.
③ 매립작업 종료 후에는 15cm 이상 두께로 일일복토를 한다.
④ 매립작업이 7일 이상 중단시는 30cm 이상 두께로 중간복토를 한다.
⑤ 매립시설의 사용이 종료 후 식생대층은 60cm 이상 두께로 복토를 한다.

해설 규칙 제42조(폐기물처리시설의 관리기준) [별표 11]

① 일일복토 : 매립작업이 끝난 후 투수성이 낮은 흙, 고화처리물 또는 건설폐재류를 재활용한 토사 등을 사용하여 15cm 이상의 두께로 다져 일일복토를 하여야 한다.

② 중간복토 : 매립작업이 7일 이상 중단되는 때에는 노출된 매립층의 표면부분에 30cm 이상의 두께로 다져 기울기가 2% 이상이 되도록 중간복토를 하여야 한다.
소각재 · 도자기조각 · 광재재 · 폐석고 · 폐석회나 폐각류 등 악취의 발생이나 흩날릴 우려가 없는 폐기물은 일일복토와 중간복토를 하지 아니 할 수 있다.

③ 최종복토 : 매립시설의 사용이 끝났을 때에는 최종복토층을 기울기가 2% 이상이 되도록 설치하여야 한다.
㉮ 가스배제층 : 두께 30cm 이상
㉯ 배수층 : 모래, 재생골재 등으로 두께 30cm 이상
㉰ 차단층 : 점토 · 점토광물혼합토 등으로 두께 45cm 이상
㉱ 식생대층 : 식물심기와 생장이 가능한 양질의 토양으로 두께 60cm 이상 설치

53 매립시설이 끝난 후 최종복토층의 기울기가 몇 % 이상이(이하가) 되도록 설치하여야 하는가?

① 0.1% 이상 ② 1% 이하 ③ 1% 이상
④ 2% 이하 ⑤ 2% 이상

50. ① 51. ② 52. ② 53. ⑤ 정답

54 매립시설의 사용이 끝났을 때에는 식물심기와 생장이 가능한 양질의 토양으로 몇 cm 이상 복토를 하여야 하는가?

① 15cm 이상　② 30cm 이상　③ 45cm 이상
④ 60cm 미만　⑤ 60cm 이상

해설 규칙 제42조(폐기물처리시설의 관리기준) [별표 11] : 식생대층은 식물심기와 생장이 가능한 양질의 토양으로 두께 60센티미터 이상 설치하여야 한다.

55 폐기물처리법등의 권리 · 의무를 승계시에는 승계신고사유가 발생한 날로부터 며칠 이내에 신고서류를 시 · 도지사 또는 지방환경관서의 장에게 제출하여야 하는가?

① 7일　② 14일　③ 21일
④ 30일　⑤ 40일

해설 규칙 제47조(권리 · 의무의 승계신고) : 폐기물처리법등의 허가 · 승인 · 등록 또는 신고에 따른 권리 · 의무를 승계한 자는 승계신고사유가 발생한 날로부터 30일 이내에 신고서류를 시 · 도지사 또는 지방환경관서의 장에게 제출하여야 한다.

56 폐기물처리 담당자 등은 최초 교육을 받을 후 몇 년마다 재교육을 받아야 하는가?

① 3년마다　② 6년마다　③ 9년마다
④ 10년마다　⑤ 12년마다

해설 규칙 제50조(폐기물처리 담당자 등에 대한 교육)

57 환경부령이 정하는 재활용폐기물을 수집 · 운반하는 자가 시 · 도지사에게 신고하여야 하는 재활용 폐기물은?

중요도 ★★

㉮ 폐지, 고철	㉯ 음식물류 폐기물	㉰ 동 · 식물성 잔재물	㉱ 폐포장재, 폐전선

① ㉮, ㉯, ㉰　② ㉮, ㉰　③ ㉯, ㉱
④ ㉱　⑤ ㉮, ㉯, ㉰, ㉱

해설 규칙 제66조(폐기물처리 신고대상)
법 제46조(폐기물처리 신고) : 다음에 해당하는 자는 환경부령으로 정하는 기준에 따른 시설 · 장비를 갖추어 시 · 도지사에게 신고하여야 한다.
① 동 · 식물성 잔재물 등의 폐기물을 자신의 농경지에 퇴비로 사용하는 등의 방법으로 재활용하는 자로서 환경부령으로 정하는 자(환경부령으로 정하는 폐기물을 재활용하는 자 : 음식물류 폐기물, 동 · 식물성 잔재물, 유기성 오니, 왕겨 또는 쌀겨를 자신의 농경지의 퇴비나 자신의 가축의 먹이로 재활용하는 자, 폐의류 또는 폐섬유를 재활용하는 자) – 규칙 제66조 [별표 16]
② 폐지, 고철 등 환경부령으로 정하는 폐기물을 수집 · 운반하거나 환경부령으로 정하는 방법으로 재활용하는 자로서 사업장 규모 등이 환경부령으로 정하는 기준에 해당하는 자(환경부령으로 정하는 폐기물 : 폐지, 고철, 폐포장재(종이팩 · 유리병 · 금속캔 및 합성수지 재질의 포장재 및 1회용 봉투 · 쇼핑백), 폐전선, 1회용 컵(재활용의 경우만 해당)) – 규칙 제66조
③ 폐타이어, 폐가전제품 등 환경부령으로 정하는 폐기물을 수집 · 운반하는 자(환경부령으로 정하는 폐기물 : 폐축전지 및 폐변압기, 폐타이어, 폐가전제품, 폐드럼, 폐식용유, 폐섬유, 농업용 폐플라스틱필름 · 시트류와 폐농약용기 등 폐농약포장재), 폐의류(생활폐기물로 배출된 것)) – 규칙 제66조

정답 54. ⑤　55. ④　56. ①　57. ⑤

58 폐기물회수 등의 조치대상이 되는 제품에 함유된 수질오염물질 등이 아닌 것은?

① 크롬 또는 그 화합물
② 비소 또는 그 화합물
③ 수은 또는 그 화합물
④ 카드뮴 또는 그 화합물
⑤ 납 또는 그 화합물

해설 규칙 제68조(당해 물질함유 제품이 폐기물의 회수 등의 조치대상이 되는 수질오염물질 등) [별표 18] : ②·③·④·⑤번 외, 6가 크롬 또는 그 화합물, 시안화물, 폴리크로리네이티드비페닐

59 액상 폐기물의 수분함량 기준은?

중요도 ★

① 수분함량이 5퍼센트를 초과
② 수분함량이 15퍼센트를 초과
③ 수분함량이 50퍼센트를 초과
④ 수분함량이 75퍼센트를 초과
⑤ 수분함량이 85퍼센트를 초과

해설 규칙 제10조(폐기물처리시설 외의 장소에서의 폐기물 처리) "환경부령으로 정하는 바에 따라 폐기물을 생활환경 보전상 지장이 없는 방법으로 적정하게 처리하는 경우"란 다음 각 호의 경우를 말한다.

1. 폐산 · 폐알칼리 등 **수분함량이 85퍼센트를 초과**하거나 **고형물함량이 15퍼센트 미만**인 **액체상태("액상")**의 폐기물을 수질오염방지시설에 직접 유입하여 처리하는 경우로서 그 배출시설의 설치허가권자 또는 신고수리권자가 그 처리를 인정하는 경우

6 하수도법

01 하수도법의 목적으로 볼 수 있는 것은?

㉮ 하수와 분뇨를 적정하게 처리하여 하수의 범람으로 인한 침수피해를 예방한다. ㉯ 지역사회의 지속가능한 발전과 공중위생의 향상에 기여한다. ㉰ 공공수역의 물환경을 보전함을 목적으로 한다. ㉱ 개인수역의 수질을 보전함을 목적으로 한다.

① ㉮, ㉯, ㉰
② ㉮, ㉰
③ ㉯, ㉱
④ ㉱
⑤ ㉮, ㉯, ㉰, ㉱

해설 법 제1조(목적)

02 하수도법상 용어의 정의가 잘못 기술된 것은?

① 하수 : 사람의 생활이나 경제활동으로 인하여 액체성 또는 고체성 물질이 섞여 오염된 물(오수)과 건물 · 도로, 그 밖의 시설물의 부지로부터 하수도로 유입되는 빗물 · 지하수를 말한다(농작물의 경작으로 인한 것은 제외).

② "분뇨"라 함은 수거식 화장실에서 수거되는 액체성 또는 고체성의 오염물질(개인하수처리시설의 청소 과정에서 발생하는 찌꺼기를 포함한다)을 말한다.

58. ① 59. ⑤ 6 하수도법 1. ① 2. ⑤ 정답

③ 하수도 : 하수와 분뇨를 유출 또는 처리하기 위하여 설치하는 하수관로 · 공공하수처리시설 · 하수저류시설 · 분뇨처리시설 · 배수설비 · 개인하수처리시설 그 밖의 공작물 · 시설의 총체를 말한다.
④ 공공하수도 : 지방자치단체가 설치 또는 관리하는 하수도를 말한다(개인하수도는 제외).
⑤ 분뇨처리시설 : 분뇨를 산화 · 환원 등의 방법으로 처리하는 시설을 말한다.

해설 법 제2조(정의) : ① · ② · ③ · ④번 외

① **배수설비** : 건물 · 시설 등에서 발생하는 하수를 **공공하수도**에 **유입시키기 위하여 설치하는 배수관**과 그 밖의 **배수시설**을 말한다.
② **배수구역** : **공공하수도**에 의하여 **하수를 유출시킬 수 있는 지역**을 말한다.
③ 하수처리구역 : 하수를 공공하수처리시설에 유입하여 처리할 수 있는 지역을 말한다.
④ **개인하수처리시설** : 건물 · 시설 등에서 발생하는 **오수를 침전 · 분해** 등의 방법으로 처리하는 시설을 말한다.
⑤ 분뇨처리시설 : 분뇨를 **침전 · 분해** 등의 방법으로 처리하는 시설을 말한다.

03 하수도법상 용어의 정의가 맞게 기술된 것은?

㉮ 하수관로 : 하수를 공공하수처리시설로 이송하거나 하천 · 바다, 그 밖의 공유수면으로 유출시키기 위하여 지방자치단체가 설치 또는 관리하는 관로와 그 부속시설을 말한다. ㉯ 합류식하수관로 : 오수와 하수도로 유입되는 빗물 · 지하수가 함께 흐르도록 하기 위한 하수관로를 말한다. ㉰ 분류식하수관로 : 오수와 하수도로 유입되는 빗물 · 지하수가 각각 구분되어 흐르도록 하기 위한 하수관로를 말한다. ㉱ 공공하수처리시설 : 하수를 처리하여 하천 · 바다, 그 밖의 공유수면에 방류하기 위하여 지방자치단체가 설치 또는 관리하는 처리시설과 이를 보완하는 시설을 말한다.

① ㉮, ㉯, ㉰ ② ㉮, ㉰ ③ ㉯, ㉱
④ ㉱ ⑤ ㉮, ㉯, ㉰, ㉱

해설 법 제2조(정의)

04 하수를 하천 · 바다 그 밖의 공유수면으로 유출시키기 위하여 지방자치단체가 설치 또는 관리하는 관로와 그 부속시설을 무엇이라 하는가?
중요도 ★

① 하수관로 ② 합류식하수관로 ③ 분류식하수관로
④ 공공하수도 ⑤ 하수저류시설

해설 법 제2조(정의)

05 환경부장관은 국가하수도정책의 체계적 발전을 위하여 몇 년마다 국가하수도종합계획(종합계획)을 수립하여야 하는가?
중요도 ★★★

① 1년 ② 2년 ③ 5년
④ 10년 ⑤ 20년

해설 법 제4조(국가하수도종합계획의 수립) : **환경부장관은 10년 단위의 국가하수도종합계획을 수립하여야 한다.**

정답 03. ⑤ 04. ① 05. ④

06 특별시장 · 광역시장 · 특별자치시장 · 특별자치도지사 · 시장 또는 군수는 사람의 건강을 보호함에 필요한 공중위생 및 생활환경의 개선과 수질환경기준을 유지하고, 관할 구역의 침수를 예방하기 위하여 종합계획 및 유역하수도정비계획을 바탕으로 관할구역 안의 유역별로 하수도의 정비에 관한 기본계획(하수도정비기본계획)을 몇 년 단위로 수립하여야 하는가?

① 20년 ② 15년 ③ 10년
④ 5년 ⑤ 1년

해설 법 제5조(하수도정비기본계획의 수립권자 등) : 특별시장 · 광역시장 · 특별자치시장 · 특별자치도지사 · 시장 또는 군수는 하수도의 정비에 관한 20년 단위의 기본계획을 수립하여야 한다.

07 "하수도정비기본계획"수립권자는?

㉮ 특별시장	㉯ 광역시장
㉰ 특별자치시장, 특별자치도지사	㉱ 시장 · 군수

① ㉮, ㉯, ㉰ ② ㉮, ㉰ ③ ㉯, ㉱
④ ㉱ ⑤ ㉮, ㉯, ㉰, ㉱

해설 법 제5조(하수도정비기본계획의 수립권자 등)

08 공공하수처리시설, 간이공공하수처리시설 또는 분뇨처리시설을 운영 · 관리하는 자가 정당한 사유 없이 해서는 안 되는 행위는?

㉮ 방류수수질기준을 초과하여 배출하는 행위
㉯ 하수처리구역 안의 하수를 공공하수처리시설에 유입시키지 아니하고 배출하는 행위
㉰ 유입된 하수 또는 분뇨를 최종 방류구를 거치지 아니하고 배출하는 행위
㉱ 분뇨에 물을 섞어 처리하거나 물을 섞어 배출하는 행위

① ㉮, ㉯, ㉰ ② ㉮, ㉰ ③ ㉯, ㉱
④ ㉱ ⑤ ㉮, ㉯, ㉰, ㉱

해설 법 제19조(공공하수도의 운영 · 관리 및 손괴 · 방해행위 금지 등)

09 특정공산품의 제조 · 수입 · 판매나 사용의 금지 또는 제한을 명할 수 있는 자는?

① 시장 · 군수 · 구청장 ② 시 · 도지사 ③ 공공하수도관리청
④ 보건복지부장관 ⑤ 환경부장관

해설 법 제33조(특정공산품의 사용제한 등)

06. ① 07. ⑤ 08. ⑤ 09. ⑤ 정답

10 오수를 배출하는 건물 · 시설 등을 설치하는 자는 단독 또는 공동으로 개인하수처리시설을 설치하여야 한다. 다음 중 개인하수처리시설을 하지 않아도 되는 경우는? 중요도 ★★

> ㉮ 공공폐수처리시설로 오수를 유입시켜 처리하는 경우
> ㉯ 분류식 하수관로로 배수설비를 연결하여 오수를 공공하수처리시설에 유입시켜 처리하는 경우
> ㉰ 공공하수도관리청이 하수관로정비구역으로 공고한 지역에서 합류식하수관로로 배수설비를 연결하여 공공하수처리시설에 오수를 유입시켜 처리하는 경우
> ㉱ 분뇨수집 · 운반업자에게 위탁하여 공공하수처리시설 · 폐수종말처리시설 또는 자기의 오수처리시설로 운반하여 처리하는 경우

① ㉮, ㉯, ㉰ ② ㉮, ㉰ ③ ㉯, ㉱
④ ㉱ ⑤ ㉮, ㉯, ㉰, ㉱

해설 법 제34조(개인하수처리시설의 설치), 규칙 제26조(개인하수처리시설의 설치 면제 대상 등)

11 개인하수처리시설을 설치하거나 변경하고자 하는 자는 누구에게 어떻게 하여야 하는가? 중요도 ★★★

① 특별자치시장 · 특별자치도지사 · 시장 · 군수 · 구청장－신고
② 특별자치시장 · 특별자치도지사 · 시장 · 군수 · 구청장－허가
③ 시 · 도지사－신고 ④ 시 · 도지사－허가 ⑤ 환경부장관－허가

해설 법 제34조(개인하수처리시설의 설치) : 개인하수처리시설을 설치하거나 변경하려는 자는 특별자치시장 · 특별자치도지사 · 시장 · 군수 · 구청장에게 신고하여야 한다.

12 개인하수처리시설을 운영 · 관리자가 해서는 안 되는 행위는?

> ㉮ 건물 등에서 발생하는 오수를 개인하수처리시설에 유입시키지 아니하고 배출하는 행위
> ㉯ 개인하수처리시설에 유입되는 오수를 최종방류구를 거치지 아니하고 중간배출하는 행위
> ㉰ 건물 등에서 발생하는 오수에 물을 섞어 처리하거나 물을 섞어 배출하는 행위
> ㉱ 정당한 사유 없이 개인하수처리시설을 정상적으로 가동하지 아니하여 방류수수질기준을 초과하여 배출하는 행위

① ㉮, ㉯, ㉰ ② ㉮, ㉰ ③ ㉯, ㉱
④ ㉱ ⑤ ㉮, ㉯, ㉰, ㉱

해설 법 제39조(개인하수처리시설의 운영 · 관리)

13 개인하수처리시설의 소유자 또는 관리자는 대통령령으로 정하는 부득이한 사유로 방류수수질기준을 초과하여 방류하게 되는 때에는 누구에게 미리 신고하여야 하는가?

① 공공하수도관리청장 ② 환경부장관
③ 시 · 도지사 ④ 지방환경청장
⑤ 특별자치시장 · 특별자치도지사 · 시장 · 군수 · 구청장

해설 법 제39조(개인하수처리시설의 운영 · 관리) : 특별자치시장 · 특별자치도지사 · 시장 · 군수 · 구청장에게 미리 신고하여야 한다.

정답 10. ⑤ 11. ① 12. ⑤ 13. ⑤

14 방류수수질검사 결과 방류수수질기준을 초과하는 경우 개인하수처리시설에 대한 개선명령을 내리는 자는?

① 공공하수도관리청장
② 환경부장관
③ 시 · 도지사
④ 지방환경청장
⑤ 특별자치시장 · 특별자치도지사 · 시장 · 군수 · 구청장

해설 법 제40조(개인하수처리시설에 대한 개선명령) : **특별자치시장 · 특별자치도지사 · 시장 · 군수 · 구청장**이 개선명령을 명할 수 있다.

15 관할구역 안에서 발생하는 분뇨의 수집 · 운반 및 처리는 누가 하는가?

중요도 ★★

① 공공하수도관리청장
② 환경부장관
③ 시 · 도지사
④ 지방환경관서의 장
⑤ 특별자치시장 · 특별자치도지사 · 시장 · 군수 · 구청장

해설 법 제41조(분뇨처리 의무) : **특별자치시장 · 특별자치도지사 · 시장 · 군수 · 구청장**은 관할구역 안에서 발생하는 분뇨를 수집 · 운반 및 처리하여야 한다.

16 분뇨를 재활용하려는 자는 누구에게 신고하여야 하는가?

① 특별자치시장 · 특별자치도지사 · 시장 · 군수 · 구청장
② 환경부장관
③ 시 · 도지사
④ 지방환경청장
⑤ 공공하수도관리청장

해설 법 제44조(분뇨의 재활용) : **특별자치시장 · 특별자치도지사 · 시장 · 군수 · 구청장**에게 신고하여야 한다.

17 분뇨를 수집 · 운반하는 영업(분뇨수집 · 운반업)을 하려는 자는 시설 · 장비 및 기술인력 등의 요건을 갖추어 누구에게 어떻게 하여야 하는가?

중요도 ★★★★

① 특별자치시장 · 특별자치도지사 · 시장 · 군수 · 구청장－신고
② 특별자치시장 · 특별자치도지사 · 시장 · 군수 · 구청장－허가
③ 시 · 도지사－신고
④ 시 · 도지사－허가
⑤ 환경부장관－허가

해설 법 제45조(분뇨수집 · 운반업) : **특별자치시장 · 특별자치도지사 · 시장 · 군수 · 구청장**의 허가를 받아야 한다.

18 분뇨수집 · 운반업의 허가를 받을 수 없는 자는?

> ㉮ 피성년후견인 또는 피한정후견인
> ㉯ 파산선고를 받고 복권되지 아니한 자
> ㉰ 「하수도법」, 「물환경보전법」 또는 「폐기물관리법」을 위반하여 징역 이상의 실형의 선고를 받고 그 집행이 종료되거나 집행을 받지 아니하기로 확정된 날부터 2년이 경과되지 아니한 자
> ㉱ 분뇨수집 · 운반업의 허가가 취소된 자로서 그 허가가 취소된 날부터 2년이 지나지 아니한 자

① ㉮, ㉯, ㉰
② ㉮, ㉰
③ ㉯, ㉱
④ ㉱
⑤ ㉮, ㉯, ㉰, ㉱

해설 법 제48조(결격사유) : 분뇨수집 · 운반업의 허가를 받을 수 없는 자는 ⑤번이다.

14. ⑤ 15. ⑤ 16. ① 17. ② 18. ⑤ 정답

19 **분뇨수집 · 운반업자가 거짓 그 밖의 부정한 방법으로 허가를 받은 경우 허가 취소를 명할 수 있는 자는?**

① 시 · 도지사
② 특별시장
③ 특별자치시장 · 특별자치도지사 · 시장 · 군수 · 구청장
④ 지방환경청장
⑤ 공공하수도관리청장

해설 법 제49조(허가의 취소 등) : 특별자치시장 · 특별자치도지사 · 시장 · 군수 · 구청장은 분뇨수집 · 운반업자가 거짓 그 밖의 부정한 방법으로 허가를 받은 경우 허가를 취소한다.

20 **특별자치시장 · 특별자치도지사 · 시장 · 군수 · 구청장은 분뇨수집 · 운반업자에게 영업정지처분을 하여야 할 경우 그 영업정지가 당해 사업의 이용자 등에게 심한 불편을 주거나 그 밖에 공익을 해할 우려가 있는 때에는 그 영업정지에 갈음하여 얼마의 과징금을 부과할 수 있는가?**

① 1천만원 이하 ② 2천만원 이하 ③ 3천만원 이하
④ 4천만원 이하 ⑤ 5천만원 이하

해설 법 제50조(과징금) : 특별자치시장 · 특별자치도지사 · 시장 · 군수 · 구청장은 영업정지에 갈음하여 3천만원 이하의 과징금을 부과할 수 있다.

21 **분뇨를 재활용하는 자 또는 분뇨수집 · 운반업자는 분뇨의 수집장소 · 수집량 및 처리상황을 기록하여야 하며, 기록한 장부는 최종기재를 한 날부터 몇 년간 보존하여야 하는가?** 중요도 ★★

① 1년 ② 2년 ③ 3년
④ 5년 ⑤ 10년

해설 법 제68조(장부의 기록 · 보존) : 최종 기재를 한 날부터 3년으로 한다.

22 **특정공산품이란 무엇을 말하는가?**

① 합성세제 ② 세척제
③ 살균제 ④ 소독제
⑤ 주방에서 발생하는 음식물 찌꺼기 등을 분쇄하여 오수와 함께 배출하는 주방용 오물분쇄기를 말한다.

해설 영 제23조(특정공산품의 종류)

정답 19. ③ 20. ③ 21. ③ 22. ⑤

23 **개인하수처리시설의 소유자 또는 관리자가 부득이한 사유로 방류수수질기준을 초과하여 방류하게 되는 때에는 특별자치시장 · 특별자치도지사 · 시장 · 군수 · 구청장에게 미리 신고하여야 한다. 부득이한 사유로 방류수수질기준을 초과하는 경우에 해당하지 않는 경우는?**

① 개선, 변경 또는 보수하기 위하여 필요한 경우
② 주요 기계장치 등의 사고로 인하여 정상 운영할 수 없는 경우
③ 단전이나 단수로 개인하수처리시설을 정상적으로 운영할 수 없는 경우
④ 관리자의 기술부족으로 인하여 정상운영이 안 되는 경우
⑤ 기후의 변동 또는 이상물질의 유입, 천재지변, 화재, 그 밖의 부득이한 사유로 인하여 개인하수처리시설을 정상 운영할 수 없는 경우

해설 영 제26조(개인하수처리시설의 운영 · 관리) : 부득이한 사유로 방류수수질기준을 초과하는 경우는 ① · ② · ③ · ⑤번이다.
법 제39조(개인하수처리시설의 운영 · 관리)

24 **분뇨의 재활용시설에 개선명령을 할 수 있는 자와 개선기간은?**

① 공공하수도관리청－1년 ② 시 · 도지사－1년
③ 환경부장관－1년 ④ 특별자치시장 · 특별자치도지사 · 시장 · 군수 · 구청장－3개월
⑤ 특별시장－6개월

해설 영 제28조(분뇨의 재활용시설에 대한 개선명령) : 특별자치시장 · 특별자치도지사 · 시장 · 군수 · 구청장은 분뇨의 재활용시설에 대한 개선명령을 하는 경우 3개월의 범위에서 개선기간을 정하여야 한다.

25 **분뇨수집 · 운반업의 허가를 받으려는 자가 갖추어야 할 기술인력은?**

㉮ 수질환경산업기사, 위생사, 환경기능사 이상의 자격을 가진 자 1명 이상 ㉯ 대기환경산업기사, 위생사, 환경기능사 이상의 자격을 가진 자 1명 이상 ㉰ 해당 영업에서 2년 이상 실무에 종사한 자 1명 이상 ㉱ 해당 영업에서 1년 이상 실무에 종사한 자 1명 이상

① ㉮, ㉯, ㉰ ② ㉮, ㉰ ③ ㉯, ㉱
④ ㉱ ⑤ ㉮, ㉯, ㉰, ㉱

해설 영 제29조(분뇨수집 · 운반업) [별표 2] : 기술인력은 ②번에 해당하는 자이다.

26 **과징금 부과 통지를 받은 자는 환경부장관 또는 특별자치도지사 · 시장 · 군수 · 구청장이 정하는 수납기관에 납부통지일부터 ( ) 이내에 과징금을 내야 하며, 천재지변이나 그 밖의 부득이한 사유로 인하여 그 기간 내에 과징금을 낼 수 없는 경우에는 그 사유가 없어진 날부터 ( ) 이내에 내야 한다. ( ) 안에 들어갈 기간은?**

① 10일 － 5일 ② 20일 － 7일 ③ 30일 － 10일
④ 30일 － 7일 ⑤ 30일 － 5일

해설 영 제30조(과징금의 부과 등)

23. ④ 24. ④ 25. ② 26. ④ 정답

27 공공하수처리시설 · 간이공공하수처리시설의 방류수수질기준의 항목을 바르게 연결한 것은?

① BOD, TOC, SS
② BOD, TOC, SS, 총질소(T-N)
③ BOD, TOC, SS, 총질소, 총인, 총대장균군수, 생태독성
④ BOD, TOC, SS, 총인(T-P), 총대장균군수
⑤ BOD, 총질소, 총인, 총대장균군수

해설 규칙 제3조(방류수의 수질기준 등) [별표 1]

공공하수처리시설 · 간이공공하수처리시설의 방류수수질기준

구 분		생물화학적 산소요구량 (BOD)(mg/l)	총유기탄소 (TOC) (mg/l)	부유물질 (SS) (mg/l)	총질소 (T- N) (mg/l)	총인 (T- P) (mg/l)	총대장균 군수 (개/ml)	생태독성 (TU)
1일 하수처리 용량 500㎥ 이상	Ⅰ 지역	5 이하	15 이하	10 이하	20 이하	0.2 이하	1,000 이하	1 이하
	Ⅱ 지역	5 이하	15 이하	10 이하	20 이하	0.3 이하	3,000 이하	
1일 하수처리용량 500㎥ 미만 50㎥ 이상		10 이하	25 이하	10 이하	20 이하	2 이하		
1일 하수처리용량 50㎥ 미만		10 이하	25 이하	10 이하	40 이하	4 이하		

※ TU(독성단위 = 독성값) : 물벼룩에 대한 급성독성시험기준을 말함
2021. 1. 1.부터 "COD" 기준이 "TOC"로 개정되었음

28 1일 하수처리 용량이 50m³ 미만 일 때 총질소(T-N)의 방류수수질기준은?

중요도 ★

① 10mg/l ② 20mg/l ③ 30mg/l
④ 40mg/l ⑤ 50mg/l

29 분뇨처리시설의 방류수수질기준의 항목과 BOD기준을 바르게 연결한 것은?

중요도 ★★

① BOD(10mg/l), TOC, SS
② BOD(20mg/l), TOC, SS, 총질소(T-N)
③ BOD(30mg/l), TOC, SS, 총질소, 총인, 총대장균군수
④ BOD(10mg/l), TOC, SS, 총 인(T-P), 총대장균군수
⑤ BOD(10mg/l), 총질소, 총인, 총대장균군수

해설 규칙 제3조(방류수의 수질기준 등) [별표 2]

분뇨처리시설의 방류수수질기준

구 분 / 항 목	생물화학적 산소요구량 (BOD) (mg/l)	총유기탄소 (TOC)(mg/l)	부유물질 (SS) (mg/l)	총질소 (T- N) (mg/l)	총인 (T- P) (mg/l)	총대장균 군수 (개수/ml)
분뇨처리시설	30 이하	30 이하	30 이하	60 이하	8 이하	3,000 이하

정답 27. ③ 28. ④ 29. ③

30 다음 중 생물화학적 산소요구량 제거율(%) 산정방법은?

① $\frac{\text{유입수의 BOD}(mg/l) - \text{유출수의 BOD}(mg/l)}{\text{유입수의 BOD}(mg/l)} \times 100$

② $\frac{\text{유출수의 BOD}(mg/l) - \text{유입수의 BOD}(mg/l)}{\text{유출수의 BOD}(mg/l)} \times 100$

③ $\frac{\text{생분뇨의 염소이온농도}}{\text{유출수의 염소이온농도} - \text{세정수의 염소이온농도}}$

④ $\frac{\text{생분뇨의 BOD}(mg/l)}{\text{희석배율}}$ ⑤ 생분뇨의 BOD(mg/l) ÷ 희석배율 × 100

해설 규칙 제3조(방류수의 수질기준 등) [별표 4]

① 생물화학적 산소요구량 제거율(%) 산정방법

$$\text{BOD 제거율}(\%) = \frac{\text{유입수의 BOD}(mg/l) - \text{유출수의 BOD}(mg/l)}{\text{유입수의 BOD}(mg/l)} \times 100$$

② 유입수의 생물화학적 산소요구량(mg/l) 산정방법

$$\text{유입수의 BOD}(mg/l) = \frac{\text{생분뇨의 BOD}(mg/l)}{\text{희석배율}} \times 100$$

※ 이 경우 생분뇨의 BOD는 20,000mg/l로 한다.

③ 희석배율 산정방법 : $\text{희석배율} = \frac{\text{생분뇨의 염소이온농도}}{\text{유출수의 염소이온농도} - \text{세정수의 염소이온농도}}$

※ 이 경우 생분뇨의 염소이온농도는 5,500mg/l로 한다.

31 공공하수처리시설, 간이공공하수처리시설 또는 분뇨처리시설을 운영 · 관리하는 자는 강우 · 사고 또는 처리공법상 필요한 경우 등 "환경부령이 정하는 정당한 사유 없이" "다음에 해당하는 행위"를 해서는 안 된다. 여기서 "환경부령이 정하는 정당한 사유 (공공하수도의 유지 · 관리기준 준수의 예외)"란 어떤 행위에 해당하는 경우인가?

> ㉮ 공공하수처리시설 · 간이공공하수처리시설 설치계획에 따라 공공하수처리시설 · 간이공공하수처리시설에 유입시키지 아니하고 하수를 배출할 수 있는 시설을 설치하거나 하수를 배출하는 경우
> ㉯ 분뇨처리시설의 처리공법에 필요한 범위에서 물을 섞어 처리하는 경우
> ㉰ 강우, 재해, 사고 등으로 부득이하게 처리과정의 일부 또는 전부를 거치지 아니하고 하수나 분뇨를 배출하는 경우
> ㉱ 시설의 증설, 개축, 보수 등을 위하여 부득이하게 처리과정의 일부 전부를 거치지 아니하고 하수나 분뇨를 배출하는 경우로서 관계 지방환경관서의 장과 미리 협의한 경우

① ㉮, ㉯, ㉰ ② ㉮, ㉰ ③ ㉯, ㉱
④ ㉱ ⑤ ㉮, ㉯, ㉰, ㉱

해설 규칙 제10조(공공하수도의 운영 · 관리기준 준수의 예외 등)
법 제19조(공공하수도의 운영 · 관리 및 손괴 · 방해행위 금지 등)

30. ① 31. ⑤ 정답

32 **개인하수처리시설의 관리기준이 아닌 것은?**

① 오수처리시설의 내부청소 : 연 1회 이상
② 정화조 내부청소 : 연 1회 이상(다만, 관광숙박업, 관광객 이용시설업, 식품접객업, 숙박업의 정화조 내부청소는 6개월마다 1회 이상)
③ 방류수의 수질측정 : 연 1회 이상(1일 처리용량이 50㎥ 이상 200㎥ 미만인 오수처리시설과 1일 처리대상 인원이 1,000명 이상 2,000명 미만인 정화조)
④ 방류수의 수질측정 : 6개월마다 1회 이상(처리용량이 200㎥/1day 이상인 오수처리시설과 1일 처리대상 인원이 2천명 이상인 정화조)
⑤ 1일 처리대상 인원이 100명 이상인 정화조에서 배출되는 방류수는 불소 등으로 소독할 것

해설 규칙 제33조(개인하수처리시설의 관리기준) : ①·②·③·④번 외, 1일 처리대상 인원이 **500명** 이상인 정화조에서 배출되는 방류수는 **염소** 등으로 소독할 것

33 **개인하수처리시설의 관리기준이 아닌 것은?**

① 오수처리시설은 그 기능이 정상적으로 유지될 수 있도록 침전 찌꺼기와 부유물질 제거 등 내부 청소를 하여야 한다.
② 청소과정에서 발생된 찌꺼기를 탈수하여 처리하거나 분뇨수집·운반업자에게 위탁하여 처리 하여야 한다.
③ 정화조의 경우에 수세식변기에서 나오는 오수가 아닌 그 밖의 오수를 유입시키는 행위를 하여서는 아니 된다.
④ 전기설비가 되어 있는 개인하수처리시설의 경우에 전원을 끄는 행위를 하여서는 아니 된다.
⑤ 방류수의 수질을 자가측정하거나 측정대행업자가 측정하게 하고, 그 결과를 1년간 보관한다.

해설 규칙 제33조(개인하수처리시설의 관리기준) : ①·②·③·④번 외, 방류수의 수질측정 결과는 **3년간** 보관한다.

34 **개인하수처리시설의 관리기준 중 방류수의 수질을 자가측정하거나 측정대행업자가 측정하게 하고, 그 결과는 몇 년간 보관하여야 하는가?**

① 1년 ② 2년 ③ 3년
④ 4년 ⑤ 5년

해설 규칙 제33조(개인하수처리시설의 관리기준)

35 **특별자치시·특별자치도·시·군·구의 조례로 분뇨의 수집·운반 및 처리가 어려운 지역으로 정할 수 있는 지역은?**

㉮ 오지나 벽지 등에 위치한 마을로서 가구 수가 50호 미만인 지역 ㉯ 오지나 벽지 등에 위치한 마을로서 가구 수가 100호 미만인 지역 ㉰ 차량 출입이 어려워 분뇨의 수집·운반이 어려운 지역 ㉱ 차량 출입이 가능하여 분뇨의 수집·운반이 쉬운 지역

① ㉮, ㉯, ㉰ ② ㉮, ㉰ ③ ㉯, ㉱
④ ㉱ ⑤ ㉮, ㉯, ㉰, ㉱

해설 규칙 제37조(분뇨수집 등의 의무제외 지역)

정답 32. ⑤ 33. ⑤ 34. ③ 35. ②

36 **분뇨처리시설을 설치하여 운영하는 공공하수도관리청이 분뇨처리를 거부할 수 있는 사유에 해당하는 경우는?**

① 방류수 기준을 초과할 때　　　② 공휴일일 때
③ 부득이한 사유가 발생하였을 때　　　④ 구청장이 필요하다고 인정할 때
⑤ 분뇨처리시설의 사고 등으로 그 시설을 운영하지 못하는 경우

해설 규칙 제38조(분뇨처리 거부사유) : 분뇨처리시설을 설치하여 운영하는 공공하수도관리청은 분뇨처리시설의 사고 등으로 그 시설을 운영하지 못하는 경우에는 그 처리를 거부할 수 있다.

37 **1일 몇 kg 이상의 분뇨를 재활용하고자 하는 자는 특별자치도지사 · 시장 · 군수 · 구청장에게 신고하여야 하는가?**

① 1kg　　② 2kg　　③ 3kg
④ 5kg　　⑤ 10kg

해설 규칙 제40조(재활용의 신고 등) : 분뇨를 재활용할 목적으로 1일 10킬로그램 이상 처리하려는 자는 특별자치도지사 · 시장 · 군수 · 구청장에게 신고를 하여야 한다.

38 **분뇨의 재활용을 위한 장비 및 시설의 설치기준이 잘못된 것은?**

① 수집장비는 흡인식 장비여야 하며, 수집량을 측정할 수 있는 계기(計器) 등을 갖추어야 한다.
② 수집장비는 분뇨에 의하여 부식되지 아니하고, 운반 도중에 분뇨가 흘러나오거나 악취가 나지 아니하는 구조여야 한다.
③ 저장시설은 분뇨에 의하여 부식 · 손괴(損壞)되지 아니하는 재질이어야 하며, 분뇨가 흘러나오거나 악취가 나지 아니하는 안전한 구조여야 한다.
④ 저장시설의 바닥 및 벽은 빗물 · 토사 · 지표수 등이 유입되지 아니하도록 방수재료로 만들거나 방수재를 사용하여야 한다.
⑤ 퇴비화 시설에는 반입되는 분뇨를 1일 이상 건조 · 발효시킬 수 있는 시설을 설치하여야 하며, 발효시설 등은 수분의 증발이 쉬운 구조로 설치하여야 한다.

해설 규칙 제42조(재활용시설의 설치 · 관리기준) [별표 8] : ① · ② · ③ · ④번 외, 퇴비화 시설에는 반입되는 분뇨를 1개월 이상(톱밥 등 수분 조절재를 사용 시는 2개월 이상) 건조 · 발효시킬 수 있는 시설을 설치하여야 하며, 발효시설 등은 수분의 증발이 쉬운 구조로 설치하여야 한다.

39 **"분뇨수집 · 운반업"을 하는 자의 상호, 운반차량, 기술인력, 대표자, 사무실 소재지를 변경하려는 경우 변경된 날부터 며칠 이내에 변경신고서를 특별자치시장 · 특별자치도지사 · 시장 · 군수 · 구청장에게 제출하여야 하는가?**

① 5일　　② 10일　　③ 20일
④ 30일　　⑤ 60일

해설 규칙 제45조(분뇨수집 · 운반업 변경신고)

36. ⑤　37. ⑤　38. ⑤　39. ④ 정답

40 분뇨수집 · 운반업자, 처리시설설계 · 시공업자, 처리시설제조업자 또는 처리시설관리업자는 그 영업을 휴업 · 폐업 또는 재개업하는 때에는 며칠 이내에 신고서에 허가증 또는 등록증을 첨부하여 허가관청 또는 등록관청에 제출하여야 하는가?

① 5일 이내 ② 10일 이내 ③ 15일 이내
④ 20일 이내 ⑤ 30일 이내

해설 규칙 제66조(휴업 · 폐업 · 재개업의 신고), 법 제56조(휴업 · 폐업 등의 신고)

41 기술관리인(개인하수처리시설을 설치 · 운영하는 자의 시설의 유지 · 관리에 관한 기술업무를 담당하는 자)의 준수사항이 아닌 것은?

중요도 ★★

① 개인하수처리시설을 정상가동하여야 할 것
② 방류수수질기준을 초과하는 등 시설의 개선이 필요한 경우에는 지체 없이 시설의 소유자나 관리자에게 개선하도록 조치할 것
③ 개인하수처리시설의 운영에 관한 사항을 매일 사실대로 개인하수처리시설 운영관리대장(전자 문서를 포함)에 기록하고, 기록한 날부터 3년간 이를 보존할 것
④ 방류수수질검사를 정확히 하고 이를 사실대로 기록할 것
⑤ 방류수수질검사를 정확히 하고 이를 임의적으로 기록할 것

해설 규칙 제68조(기술관리인의 준수사항) : ① · ② · ③ · ④번이다.

42 공공하수처리시설, 분뇨처리시설 및 간이공공하수처리시설의 방류수 수질검사 횟수가 맞게 연결된 것은?

중요도 ★

> ㉮ 1일 처리용량이 50m³ 미만인 공공하수처리시설 또는 분뇨처리시설 : 월 1회 이상
> ㉯ 1일 처리용량이 50m³ 이상~500m³ 미만인 공공하수처리시설, 50m³ 이상 100m³ 미만인 분뇨처리시설 : 주 1회 이상
> ㉰ 1일 처리용량이 500m³ 이상인 공공하수처리시설, 100m³ 이상인 분뇨처리시설 : 매일 1회 이상
> ㉱ 간이공공하수처리시설 : 가동시 마다 1회 이상

① ㉮, ㉯, ㉰ ② ㉮, ㉰ ③ ㉯, ㉱
④ ㉱ ⑤ ㉮, ㉯, ㉰, ㉱

해설 영 제15조(공공하수도의 운영 · 관리 기준 등) : ⑤번외, 공공하수처리시설 방류수 수질검사의 항목 중 생태독성에 대한 검사는 월 1회 이상 실시하여야 한다.

정답 40. ② 41. ⑤ 42. ⑤

43 「하수도법」상 (   )에 들어갈 것으로 옳은 것은? 중요도 ★

> 공공하수도관리청은 (   )마다 소관 공공하수도에 대한 기술 진단을 실시하여 공공하수도의 관리 상태를 점검하여야 한다.

① 1년 ② 2년 ③ 3년
④ 4년 ⑤ 5년

해설 하수도법 제20조(기술 진단 등) ① 공공하수도관리청은 5년마다 소관 공공하수도에 대한 기술 진단을 실시하여 공공하수도의 관리 상태를 점검하여야 한다.

44 「하수도법」상 수거식 화장실에서 수거되는 액체성 또는 고체성의 오염물질은? 중요도 ★

① 하수 ② 분뇨 ③ 중수도
④ 축산폐수 ⑤ 생활폐기물

해설 법 제2조(정의)

45 「하수도법」상 대통령령으로 정하는 "엄격한 방류수수질기준 적용 지역"이 아닌 곳은? 중요도 ★

① 상수원보호구역, 지하수보전구역
② 해양보호구역, 수산자원보호구역
③ 산림보전지역, 산림지역
④ 습지보호지역, 습지주변관리지역, 습지개선지역
⑤ 수변구역, 자연공원

해설 하수도법

법 제7조(방류수수질기준) ① 공공하수처리시설·간이공공하수처리시설·분뇨처리시설 및 개인하수처리시설의 방류수수질기준은 환경부령으로 정한다. 다만, 다음 각 호에 해당하는 지역에 대하여는 그 기준을 달리 정할 수 있다.

1. 「환경정책기본법」 제38조에 따른 특별대책지역이나 상수원의 수질보전 또는 생활환경보전을 위하여 엄격한 기준이 필요한 지역으로서 대통령령으로 정하는 지역

영 제4조(엄격한 방류수수질기준 적용지역) 법 제7조제1항제1호에서 "대통령령으로 정하는 지역"이란 다음 각 호의 어느 하나에 해당하는 구역 또는 지역을 말한다.

1. 「수도법」제3조제17호에 따른 수도시설 중 취수시설로부터 유하거리(流下距離) 4킬로미터 이내의 상류지역과 같은 법 제7조에 따른 상수원보호구역
2. 「환경정책기본법」제38조제1항에 따른 특별대책지역
3. 「한강수계 상수원수질개선 및 주민지원 등에 관한 법률」 제4조제1항, 「낙동강수계물관리및주민지원등에관한법률」 제4조제1항, 「금강수계물관리및주민지원등에관한법률」제4조제1항 및 「영산강·섬진강수계물관리및주민지원등에관한법률」제4조제1항에 따른 수변구역
4. 「자연공원법」제2조제1호에 따른 자연공원
5. 「지하수법」제12조에 따른 지하수보전구역
6. 「습지보전법」제8조에 따른 습지보호지역, 습지주변관리지역 및 습지개선지역
7. 「해양생태계의 보전 및 관리에 관한 법률」 제25조에 따른 해양보호구역
8. 「해양환경관리법」제15조제1항에 따른 환경보전해역 및 특별관리해역
9. 「국토의 계획 및 이용에 관한 법률」제40조에 따른 수산자원보호구역
10. 그 밖에「환경정책기본법 시행령」별표 제3호에 따른 수질 및 수생태계의 환경기준을 등급 Ⅰa로 보전하여야 할 필요성이 인정되는 수역의 수질에 영향을 미치는 지역으로서 환경부장관이 정하여 고시하는 지역

43. ⑤ 44. ② 45. ③ 정답

제6장

실전모의고사

제1회 실전모의고사

① "**출제 및 예상문제**"와 "**실전모의고사**"가 **중복**되는 경우 "**실전모의고사**" 문제의 **해설은 생략**하였음

1 공중보건학

01 레벨과 클라크(Leavell & Clark)의 질병의 자연사 중 2차 예방에 해당하는 것은?

① 재활 및 사회복귀
② 조기진단과 조기치료
③ 규칙적인 운동
④ 예방접종
⑤ 환경위생 개선

02 WHO가 1978년 제1차 보건의료를 채택한 국제회의는?

① 애들레이드선언
② 라론드 보고서
③ 오타와 헌장
④ 알마아타 선언
⑤ 케냐 나이로비선언

03 어떤 질병의 원인과 관련이 있다고 생각되는 인구집단과 그렇지 않은 인구집단을 추적조사 하여, 위험요인에의 노출과 질병발생의 연관성을 규명하는 전향성연구에 해당하는 것은?

① 기술역학
② 단면연구
③ 분석역학
④ 이론역학
⑤ 코호트 연구

04 질병발생이나 유행현상을 수리적으로 분석하여 수식화하는 3단계 역학은?

① 기술역학
② 분석역학
③ 이론역학
④ 실험역학
⑤ 작전역학

05 실험역학(임상역학)에서 심리적작용으로 발생하는 편견을 없애고 정확한 결과를 얻기 위한 방법은?

① 무작위할당법
② 이중맹검법
③ 표본추출법
④ 위약투여법
⑤ 주관적할당법

06 **질병의 병원체가 리케치아인 것은?**

① 세균성이질 ② 홍역 ③ 일본뇌염
④ 장티푸스 ⑤ 쯔쯔가무시증

07 **다음 중 접촉지수(감수성지수)가 가장 높은 것은?**

① 폴리오 ② 디프테리아 ③ 백일해
④ 두창 ⑤ 성홍열

08 **사균백신, 순화독소(toxoid) 등을 사용하여 얻어지는 면역은?**

① 자연능동면역 ② 인공능동면역 ③ 자연수동면역
④ 인공수동면역 ⑤ 선천적 면역

09 **감염병의 유행현상 중 수십년을 주기로 유행하는 현상은?**

① 불규칙 변화 ② 수년변화 ③ 단기변화
④ 추세변화 ⑤ 계절변화

10 **다음 〈보기〉에서 설명하는 감염병으로 옳은 것은?**

- 소화기계 감염병이며, 병원체는 Salmonella typhi이다.
- 급성질병이며, 발열, 오한, 두통 등의 열성질환으로 제2급감염병에 속한다.
- 잠복기는 1~3주이다.
- 호산구 감소가 특징적이다.

① 세균성이질 ② 파상열 ③ 장티푸스
④ 페스트 ⑤ 말라리아

해설 호산구 : 과립백혈구의 한 종류를 말한다.

11 **다음 중 경련성 기침이 주 증상인 세균성 감염병은?**

① 홍역 ② 폴리오 ③ 백일해
④ 성홍열 ⑤ 수막구균성수막염

12 **다음 중 수인성감염병에 해당하는 것은?**

① 홍역 ② 페스트 ③ 백일해
④ 세균성이질 ⑤ 성홍열

13 **임신초기에 감염될 경우 태아에게 선천성기형을 유발할 수 있는 2급감염병은?**

① 풍진 ② B형간염 ③ 파상풍
④ 수두 ⑤ 홍역

14 **「감염병예법」상 고의 또는 테러 등을 목적으로 이용된 병원체에 의하여 발생되는 감염병 중 질병관리청장이 고시하는 감염병은?**

① 결핵 ② 공수병 ③ 야토병
④ 홍역 ⑤ A형간염

해설 제5장 위생관계법령 "생물테러감염병" 참고

15 **다음 중 결핍 시 각기병을 유발하는 영양소는?**

① 비타민 A ② 비타민 B1 ③ 비타민 C
④ 비타민 D ⑤ 비타민 E

16 **다음 중 만성질병에 해당하는 것은?**

① 뇌졸중 ② 성홍열 ③ A형간염
④ 홍역 ⑤ 장출혈성대장균감염증

17 **다음 중 정상혈압의 기준으로 옳은 것은?**

① 120/80mmHg 미만 ② 130/900mmHg 미만
③ 140/90mmHg 이상 ④ 160/95mmHg 이상
⑤ 100/60mmHg 이하

18 **다음 중 심장의 자극전도에 이상이 생겨 심장박동이 불규칙한 질병으로 옳은 것은?**

① 뇌졸중 ② 부정맥 ③ 협심증
④ 당뇨병 ⑤ 심근경색

19 **다음은 노화현상에 관한 설명이다. 옳은 것은?**

① 폐활량이 증가한다.
② 면역력이 증가하므로 순환기계 질환이 감소한다.
③ 인지능력이 향상된다.
④ 만성질환의 유병률이 감소한다.
⑤ 소화기능이 저하된다.

20 다음 〈보기〉에서 설명하는 보건행정의 특성은?

> "국가는 국민의 행복과 복지를 위해 직접 개입하고, 국민의 건강향상과 증진을 위해 적극적인 서비스를 제공하는 행정이다."

① 과학성과 기술성 ② 조장성 및 교육성 ③ 봉사성
④ 양면성 ⑤ 상충성

21 다음 〈보기〉에서 설명하는 조직의 원리는?

> "조직에서 1인은 오직 1가지(동일한) 업무만 반복수행하는 것으로, 흥미가 상실되거나 할거주의가 발생할 수 있지만, 개인의 작업능률을 향상한다."

① 계층제의 원리 ② 통솔범위의 원리 ③ 전문화의 원리
④ 조정의 원리 ⑤ 명령통일의 원리

22 다음 중 비공식 조직의 특징으로 옳은 것은?

① 인위적, 외면적 조직이다.
② 이성적 원리, 전제적인 질서를 강조한다.
③ 제도적으로 명문화된 조직이다.
④ 능률의 논리와 과학적 합리성을 중시한다.
⑤ 자연 발생적인 조직이다.

해설 ①~④번 : 공식 조직의 특징이다.

23 다음 중 국제적인 보건사업을 지휘, 조정하는 국제기구는?

① UNICEF ② ILO ③ WHO
④ UNESCO ⑤ UNFPA

24 사회보장제도 중에서 공공부조에 해당하는 것은?

① 국민건강보험 ② 국민연금보험 ③ 고용보험
④ 산업재해보상보험 ⑤ 의료급여

25 진찰료, 검사료, 처치료 등 제공되는 서비스의 내용과 양에 따라 진료비를 계산하는 방식으로 진료를 많이 할수록 비용이 커지는 지불제도는?

① 포괄수가제 ② 인두제 ③ 봉급제
④ 총액제 ⑤ 행위별수가제

26 **보건교육 방법 중 노인에게 가장 효과적인 방법은?**

① 강의 ② 배심토의 ③ 역할극
④ 개인상담 ⑤ 매스컴 이용

27 **보건교육의 평가를 시기에 따라 구분할 때 계획평가에 해당하는 것은?**

① 사후평가 ② 진단평가 ③ 형성평가
④ 효율평가 ⑤ 영향평가

해설 보건사업 평가
① 사전평가(계획평가, 진단평가) : 대안선택 전 사전예측으로 악영향을 최소화하기 위한 평가이다.
② 과정평가(중간평가) : 평가결과를 진행과정에 즉시 반영할 수 있는 장점이 있다.
③ 사후평가(총괄평가) : 산출평가, 결과평가, 영향평가

28 **다음 〈보기〉에서 설명하는 보건통계의 지표는?**

- 표준편차를 산술평균에 대한 비 또는 백분율로 나타낸다.
- 주로 2개 이상의 산포도를 비교하려고 할 때 측정치의 크기가 매우 차이가 나거나 단위가 서로 다를 때 사용한다.

① 중위수 ② 표준편차 ③ 변이계수
④ 평균편차 ⑤ 분산

29 **생명표 중에서 x세의 사람이 앞으로 몇 년을 더 살 수 있는가의 기대되는 평균연수는?**

① 생존수 ② 생존률 ③ 총생존연수
④ 사망률 ⑤ 평균여명

30 **보건통계 중에서 "생산연령인구"에 대한 "유소년인구와 고령인구의 합"을 백분율로 나타내는 것은?**

① 부양비 ② 총재생산율 ③ 순재생산율
④ 유아인구지수 ⑤ 노령지수

31 **연간출생아 1,000명당 당해 연도 1세 미만의 사망아수로 나타내는 보건지표로 옳은 것은?**

① 신생아사망률 ② 영아사망률 ③ 유아사망률
④ 주산기사망률 ⑤ 모성사망률

32 「지역보건법」상 다음 〈보기〉에서 설명하는 지역보건의료기관은?

> • 보건소의 업무수행을 위하여 필요하다고 인정하는 경우에는 대통령령으로 정하는 기준에 따라 해당 지방자치단체의 조례로 설치할 수 있다.
> • 읍 · 면(보건소가 설치된 읍 · 면은 제외한다)마다 1개씩 설치할 수 있다.
> • 다만, 지역주민의 보건의료를 위하여 특별히 필요하다고 인정되는 경우에는 필요한 지역에 설치 · 운영하거나 여러 개를 통합하여 설치 · 운영할 수 있다.

① 보건소 ② 보건의료원 ③ 보건지소
④ 건강생활지원센터 ⑤ 보건진료소

해설 지역보건법 제13조(보건지소의 설치)

33 「모자보건법」상 임신 28주까지의 임산부 정기건강진단 실시기준으로 옳은 것은?

① 1주마다 1회 ② 2주마다 1회 ③ 3주마다 1회
④ 4주마다 1회 ⑤ 5주마다 2회

해설 모자보건법 : 임산부의 정기건강진단 실시기준은 다음과 같다.
① 임신 28주까지 : 4주마다 1회
② 임신 29주에서 36주까지 : 2주마다 1회
③ 임신 37주 이후 : 1주마다 1회

34 다음 〈보기〉의 ( ) 안에 들어갈 내용으로 옳은 것은?

> 「교육환경법」상 절대보호구역은 학교출입문으로부터 직선거리 ( )까지인 지역을 말한다.

① 10m ② 20m ③ 50m
④ 100m ⑤ 200m

35 「정신건강복지법」상 정신의료기관에 속하는 것은?

① 정신건강복지센터 ② 정신병원 ③ 정신재활시설
④ 정신요양시설 ⑤ 요양병원

해설 정신건강증진 및 정신질환자 복지서비스 지원에 관한 법률(약칭 : 정신건강복지법)
법 제3조(정의) 이 법에서 사용하는 용어의 뜻은 다음과 같다.
5. "정신의료기관"이란 주로 정신질환자를 치료할 목적으로 설치된 다음 각 목의 어느 하나에 해당하는 기관을 말한다.
 가. 「의료법」에 따른 의료기관 중 제19조제1항 후단에 따른 기준에 적합하게 설치된 병원(이하 "정신병원"이라 한다) 또는 의원
 나. 「의료법」에 따른 병원급 의료기관에 설치된 정신건강의학과로서 제19조제1항 후단에 따른 기준에 적합한 기관
6. "정신요양시설"이란 제22조에 따라 설치된 시설로서 정신질환자를 입소시켜 요양 서비스를 제공하는 시설을 말한다.
7. "정신재활시설"이란 제26조에 따라 설치된 시설로서 정신질환자 또는 정신건강상 문제가 있는 사람 중 대통령령으로 정하는 사람(이하 "정신질환자등"이라 한다)의 사회적응을 위한 각종 훈련과 생활지도를 하는 시설을 말한다.

2 환경위생학

01 다수인이 밀폐된 공간에 있을 때 시간이 경과된 후 발생할 수 있는 공기의 이화학적 변화로 옳은 것은?

① 기온하강, 습도상승, O_2감소, CO_2감소
② 기온상승, 습도상승, O_2감소, CO_2증가
③ 기온상승, 습도하강, O_2증가, CO_2감소
④ 기온하강, 습도하강, O_2증가, CO_2감소
⑤ 기온하강, 습도상승, O_2증가, CO_2증가

02 다음 중 "감각온도"의 종합작용을 설명하는 "온열인자"는?

① 기온, 기류, 기압
② 기온, 기습, 기류
③ 기온, 기류, 복사열
④ 냉각력, 기습, 복사열
⑤ 냉각력, 기압, 자외선

03 인체의 열 생산이 가장 많은 부위는?

① 피부에서의 복사 및 전
② 대소변
③ 심장
④ 호흡
⑤ 골격근

04 온열인자 중 흑구온도계로 측정할 수 있는 것은?

① 기온
② 기류
③ 기습
④ 복사열
⑤ 냉각력

05 태양광선 중 체내 비타민D를 형성하는 데 기여하는 파장은?

① 자외선
② 가시광선
③ 적외선
④ 알파선
⑤ X선

06 대류권에서 고도로 올라갈수록 기온이 높아지는 기상현상은?

① 엘니뇨현상
② 기온역전
③ 기후순화
④ 온실효과
⑤ 기후변화

07 공기의 자정작용 중 자외선에 의한 작용은?

① 희석작용
② 살균작용
③ 세정작용
④ 침강작용
⑤ 확산작용

08 자동차에서 1차적으로 배출된 후 대기 중에서 광화학스모그를 일으키는 원인물질은?

① 일산화탄소　② 아황산가스　③ 질소산화물
④ 메탄　⑤ 이산화탄소

09 대기 중에서 생성되는 2자 오염물질은?

① O_3　② CH_4　③ NO
④ H_2S　⑤ CO_2

10 다음 〈보기〉에서 ㉠, ㉡에 들어갈 내용으로 옳게 짝지어진 것은?

> • "온난화지수"란 각 온실가스의 온실효과를 상대적으로 환산함으로써 비용적 접근이 가능하도록 하는 지수를 말하는 것으로 대상기체 1kg의 적외선흡수능력을 (㉠)와(과) 비교하는 값이다.
> • 이 온난화지수가 가장 높은 물질은 (㉡)이다.

㉠ – ㉡
① 메탄 – 육불화황　② 메탄 – 과불화탄소
③ 이산화탄소 – 육불화황　④ 이산화탄소 – 과불화탄소
⑤ 수소불화 탄소 – 메탄

해설 온난화지수
① 온난화지수 = 개별온실가스 1kg의 태양에너지흡수능력 ÷ CO_2 1kg이 가지는 태양에너지흡수능력
② CO_2(1), CH_4(21), N_2O(310), HFC(1,300), SF_6(23,900) : 교토의정서 계산에 준한 것임.

11 다음 중 성층권에서 오존층을 파괴하는 물질은?

① O_3　② CH_4　③ CFCs
④ H_2S　⑤ CO_2

12 다음 〈보기〉에서 설명하는 대기오염사건은?

> • 기상상태 : 기온역전이다.
> • 원인물질 : 공장에서 황화수소(H_2S) 가스가 대량으로 누출되었다.
> • 증상 : 가스누출로 인근마을 주민 다수가 급성중독으로 사망하고, 대부분의 주민에서는 기침과 호흡곤란 증상이 발생하였다.

① 미국의 로스앤젤레스사건　② 일본의 요까이찌 천식사건
③ 벨기에 뮤즈벨리사건　④ 멕시코의 포자리카사건
⑤ 영국의 런던스모그사건

13 「실내공기질관리법」상 실내공기질 유지기준 중 "의료기관"에 대한 이산화탄소의 기준은?

① 100ppm 이하 ② 1,000ppm 미만 ③ 1,000ppm 이하
④ 1,000ppm 이상 ⑤ 10,000ppm 이하

14 다중이용시설의 "실내공기질 유지기준"에서 총부유세균의 단위로 옳은 것은?

① μg/m^3 ② mg/l ③ ppm
④ 개/m^3 ⑤ CFU/m^3

15 실내공기오염물질 중 "벤젠, 톨루엔, 자일렌"과 같은 물질을 총칭하는 용어로 옳은 것은?

① 아민류물질 ② 황산화물 ③ 질소산화물
④ 오존류 ⑤ 탄화수소화합물

16 건축자재에 사용되었을 경우 방출되어 새집증후군과 아토피피부염의 원인물질이 되는 휘발성유기물질은?

① NO ② SO_2 ③ CO_2
④ 라돈(Rn) ⑤ 포름알데히드(HCHO)

17 지표수, 해수 등에서 증발한 수증기가 응축하여 떨어지는 눈, 비, 우박 등을 표현하는 용어의 정의로 옳은 것은?

① 천수(우수) ② 지하수 ③ 지표수
④ 해수 ⑤ 증발수

18 상수처리 과정에서 불쾌한 맛 · 냄새를 제거하는 데 가장 효과적인 흡착제는?

① 황산알루미늄 ② 황산제1철 ③ 황산제2철
④ 입상활성탄(GAC) ⑤ 염화제2철

해설 GAC(입상활성탄)
① 흡착공정에 많이 사용하는 흡착제는 활성탄이다.
② 활성탄 중 크기가 비교적 큰 활성탄을 입상활성탄(GAC)이라 한다.

19 유체상태의 오염물질을 고체표면에 부착하여 제거하는 방법의 원리는?

① 중화 ② 흡착 ③ 산화
④ 환원 ⑤ 침강

20 **다음 중 호수나 저수지에 영양염류의 증가로 발생하는 수질오염 현상은?**

① 순환현상 ② 부영양화 ③ 성층화 현상
④ 석회화 ⑤ 안정화

21 **물의 자정작용 중 호기성미생물이 유기물을 분해하는 원리는?**

① 산화 ② 침강 ③ 중화
④ 침전 ⑤ 흡착

해설 **호기성미생물**에 의해 유기물이 처리되는 원리 : 유기물을 미생물에 의해 **산화분해**시킨다.

22 **물의 특성에 관한 설명으로 옳은 것은?**

① 물의 밀도는 4℃에서 $1g/cm^3$으로 가장 크다.
② 물은 수온이 낮아지면 점도가 감소한다.
③ 물이 액체에서 고제로 변하면 부피가 감소한다.
④ 물은 물분자 사이의 수소결합으로 표면장력이 작다.
⑤ 분자량이 유사한 다른 화합물에 비해 비열이 작다.

해설 물의 특성

① 물의 밀도는 **4℃에서 $1g/cm^3$으로 가장 크다.**
② 물이 **얼게** 되면 액체상태보다 **밀도가 작아**진다.
③ 물의 여러 가지 **특성은 물분자의 수소결합 때문**에 나타나는 것이다.
④ 물은 물분자 사이의 수소결합으로 매우 **큰 표면장력**을 갖게 된다.
※ 표면장력 : 액체표면의 분자가 액체 내부의 당기는 힘에 의해 액체표면에 움츠리는 힘이 생기는 것으로 온도가 상승함에 따라 감소한다.

23 **물속의 수소이온농도(pH)가 6에서 5로 되었을 때 pH의 변화는?**

① 0.1배 감소 ② 0.1배 증가 ③ 5배 감소
④ 10배 증가 ⑤ 10배 감소

24 **생물학적오탁지표 중 현미경적인 생물을 대상으로 "전생물수"에 대한 "무색생물수"의 비(%)로서 나타내는 오염지표는?**

① BOD ② COD ③ pH
④ SS ⑤ BIP

해설 **생물학적오탁지표**로서 BIP와 BI 등을 사용한다.

(1) BIP(Biological Index of Pollution, 생물학적 오염지표)
① **현미경적인 생물을 대상**으로 한다.
② **BIP**가 **클수록 오염**이 심하다.(**깨끗한** 지역 : 0~2, 오염된 하천 : 10~20, **매우 오염된** 지역 : 70~100)
③ **BIP**는 **전생물수**에 대한 **동물수(무색생물수)**의 비(%)로서 나타낸다.
④ BIP 산정식 = $\frac{\text{무색생물수}}{\text{전생물수}}$

25 **다음 중 수질오염의 척도가 되는 지표생물의 선정조건으로 옳은 것은?**

① 생식의 제한인자가 수질의 영향이 없을 것
② 샘플링이 곤란해 수질판정이 어려울 것
③ 서식의 밀도가 낮을 것
④ 이동성이 커서 정착하지 아니할 것
⑤ 분류가 쉽고 육안구별이 용이할 것

해설 지표생물의 선정조건 : ①~④번의 반대임.

26 **다음 중 수질 오염도를 판단하는 생물등급(약간나쁨~매우나쁨)의 생물지표 종으로 가장 옳은 것은?**

① 새우 ② 송사리 ③ 실지렁이
④ 가재 ⑤ 쇠우렁

27 **하 · 폐수의 처리방법 중 혐기성처리는?**

① 활성슬러지법 ② 임호포조법 ③ 살수여상법
④ 회전원판법 ⑤ 산화지법

28 **다음 중 "하수종말처리시설"에서 처리할 수 있는 것은?**

① 오수, 하수, 우수 ② 오수, 폐수, 우수
③ 살충제 공장에서 배출된 폐수 ④ 화학약품 공장에서 배출된 폐수
⑤ 실험과정에서 발생한 물

29 **다음 중 산업폐수에 대한 설명으로 옳은 것은?**

① 생산 공정에 따라 중금속이 함유되어 있을 수가 있다.
② 생활용수로 사용된 물이다.
③ 농업용수로 사용된 물이다.
④ 목욕, 세탁할 때 배출되는 물이다.
⑤ 분뇨 등 화장실에서 배출되는 물이다.

30 **다음 중 하 · 폐수의 화학적 성분분석 항목으로 옳은 것은?**

① 색도 ② 투과도 ③ 온도
④ 밀도 ⑤ 알칼리도

31 **다음 중 침전지에서 "스토크법칙" 적용 시 입자의 침강속도를 감소시키는 요인은?**

① 중력가속도 증가
② 물의 점도 증가
③ 입자의 밀도 증가
④ 입자의 밀도와 물의 밀도차이 증가
⑤ 입자의 직경 증가

해설 Stokes법칙 : $V_s = \frac{g(\rho_s+\rho_w)d^2}{18\mu}$

32 **하 · 폐수 중에 있는 SS(부유물질)를 침강시킬 때 Floc을 형성시켜 처리효과를 높이는 방법으로 옳은 것은?**

① 중화처리
② 부상분리
③ 응집침전
④ 산화처리
⑤ 탈수처리

33 **현재 우리나라의 사업장폐기물 관리의 기본원칙으로 옳은 것은?**

① 매립
② 소각
③ 해양투기
④ 재활용
⑤ 퇴비화 및 동물사료

34 **폐기물을 퇴비화시킬 때 미생물이 잘 자랄 수 있는 C/N비는?**

① 5
② 10
③ 15
④ 20
⑤ 30

35 **다음 중 호기성미생물에 의해 유기물이 분해되면서 가스와 열이 발생하는 처리방법은?**

① 파쇄
② 소각
③ 열분해
④ 압축
⑤ 퇴비화

36 **다음 중 지정폐기물의 종류에 해당하는 것은?**

① 폐산은 pH가 2.0 미만인 것
② 폐알칼리는 pH가 12.0 이하인 것
③ 폐유는 기름성분이 5% 미만 함유한 것
④ 오니류는 수분함량이 95% 미만이거나 고형물함량이 5% 이상인 것
⑤ 페인트는 페인트제조업 용적 $2m^3$ 이상의 도장시설에서 발생되는 것

해설 ① 폐산 : 액체상태의 폐기물로서 pH가 2.0 이하인 것
② 폐알칼리 : 액체상태의 폐기물로서 pH가 12.5 이상인 것
③ 오니류 : 수분함량이 95퍼센트 미만이거나 고형물함량이 5퍼센트 이상인 것
④ 폐유 : 기름성분을 5퍼센트 이상
⑤ 페인트 및 래커와 유기용제가 혼합된 것으로서 페인트 및 래커 제조업, 용적 $5m^3$ 이상 또는 동력 3마력 이상의 도장(塗裝)시설, 폐기물을 재활용하는 시설에서 발생되는 것

37 **위해의료폐기물 중에서 주삿바늘, 봉합바늘, 치과용침의 분류는?**

① 조직물류 폐기물　　② 병리계 폐기물
③ 손상성 폐기물　　④ 생물 · 화학 폐기물
⑤ 혈액오염 폐기물

38 **위해의료폐기물 중에서 배양액, 배양용기, 보관균주의 분류는?**

① 조직물류 폐기물　　② 병리계 폐기물
③ 손상성 폐기물　　④ 생물 · 화학 폐기물
⑤ 혈액오염 폐기물

39 **실내 환기 방법 중 인공환기에 대한 설명으로 옳은 것은?**

① 실내 · 외의 온도차에 의해 발생하는 환기이다.
② 비용이 들지 않는다.
③ 기계적인 힘을 이용하는 환기이다.
④ 중력환기가 있다.
⑤ 창문을 열어 환기이다.

40 **주택의 자연조명 시 가장 좋은 개각과 입사각은?**

① 0~2°, 10°　　② 2~3°, 15°　　③ 3~4°, 20°
④ 2~5°, 25°　　⑤ 4~5°, 28°

41 **다음 중 인공조명을 사용 시 고려해야 할 사항으로 옳은 것은?**

① 조명의 색은 녹색이 되도록 할 것　　② 조명도는 균등하지 않을 것
③ 유해가스가 발생하지 않을 것　　④ 직접조명이 되도록 할 것
⑤ 조도가 낮을 것

42 **산업재해로 인한 근로손실 정도를 나타내며 재해발생의 심각성을 나타내는 지표는?**

① 건수율　　② 도수율　　③ 강도율
④ 천인율　　⑤ 발생률

해설

① 강도율 = $\frac{\text{손실작업일수}}{\text{연근로시간수}} \times 10^3$

② 천인율 = (재해자수/근로자수) × 1,000

43 **국소적인 진동에 노출되었을 때 나타나는 대표적인 직업병은?**

① 참호족 ② 일사병 ③ 열쇠약
④ VDT증후군 ⑤ 레이노병

44 **4기압 이상의 고압환경에서 정상기압의 환경으로 갑자기 복귀할 때 발생할 수 있는 질병은?**

① 참호족 ② 고산병 ③ 잠함병
④ 일사병 ⑤ 항공병

45 **다음 중 이따이이따이병의 원인이 되는 물질은?**

① As ② Cr ③ 벤젠(C_6H_6)
④ Cd ⑤ 니켈

46 **다음 중 유기용제에 의한 주 증상으로 옳은 것은?**

① 규폐증 ② 골다공증 ③ 신경장해
④ 농부폐증 ⑤ 비중격천공증

47 **멸균의 개념으로 옳은 것은?**

① 미생물의 증식을 방지 ② 미생물에 대해 정균작용
③ 병원 미생물의 방지 ④ 미생물의 사멸 및 아포형성균의 멸균
⑤ 병원미생물의 감염력을 증가

48 **소독방법 중 습열을 이용하여 처리하는 것은?**

① 일광소독 ② 화염멸균법 ③ 자외선살균법
④ 건열멸균법 ⑤ 유통증기멸균법(간헐멸균법)

49 **다음 중 100℃의 끓는 물에서 15~20분간 처리하는 소독방법은?**

① 증기소독 ② 자비소독 ③ 고온살균
④ 화염소독 ⑤ 방사선 멸균법

50 **다음 중 석탄산계수 산정에 사용되는 시험균주는?**

① 세균성이질 ② 디프테리아 ③ 파라티푸스
④ 장티푸스균 ⑤ 페스트균

3 식품위생학

01 「식품위생법」상 식품위생의 정의로 옳은 것은?

① 식품, 식품첨가물, 기구 또는 용기 · 포장을 대상으로 하는 음식에 관한 위생을 말한다.
② 농업, 수산업을 대상으로 하는 음식에 관한 위생을 말한다.
③ 식품접객업, 집단급식소를 대상으로 하는 음식에 관한 위생을 말한다.
④ 식품첨가물, 합성세제를 대상으로 하는 위생을 말한다.
⑤ 식품에 첨가되는 화학적합성품을 대상으로 하는 위생을 말한다.

02 "HACCP을 적용하여 식품의 위해요소를 예방 · 제거하거나, 허용수준 이하로 감소시켜 당해 식품의 안전성을 확보할 수 있는 중요한 단계 · 과정 또는 공정을 말한다."와 관련된 용어의 정의로 옳은 것은?

① 위해요소 ② 한계기준 ③ 감시방식
④ 중요관리점 ⑤ 개선조치

03 다음 중 1일 섭취허용량(ADI)을 구하기 위한 식품안전성평가시험으로 옳은 것은?

① 급성독성 시험 ② 만성독성 시험
③ 면역독성시험 ④ 발암성 시험
⑤ 유전독성시험

04 「식품의 기준 및 규격」상 일반세균수 집락 측정 시험방법은?

① Howard법(하워드법) ② Breed법
③ 표준평판법(표준한천평판배양법) ④ 현미경관찰법
⑤ 정성시험법

05 「식품의 기준 및 규격」상 유크림류를 초고온순간처리법으로 살균할 때의 온도와 시간은?

① 65~68℃, 30분 ② 74~76℃, 15~20초
③ 74~76℃, 15~20분 ④ 130~150℃, 0.5~5초
⑤ 130~150℃, 0.5~5분

해설 식품의 기준 및 규격 : **유크림류**(축산물가공품)
① **정의** : 유크림류라 함은 원유 또는 우유류에서 분리한 유지방분이거나 이에 식품 또는 식품첨가물을 가한 것을 말한다.
② **제조 · 가공기준** : 유크림류는 살균 또는 멸균처리를 하여야 하며, 살균 또는 멸균공정은 저온장시간살균법(65~68℃에서 30분간), 고온단시간살균법(74~76℃에서 15초 내지 20초간), **초고온순간처리법(130~150℃에서 0.5초 내지 5초간)** 또는 이와 동등 이상의 효력을 가지는 방법으로 실시하여야 한다.

06 **다음 중 소독약이 갖추어야 할 조건으로 옳은 것은?**

① 침투력이 약할 것
② 침투력이 약할 것
③ 용해성이 낮을 것
④ 부식력이 강할 것
⑤ 석탄산계수가 높을 것

07 **histamine(히스타민)을 생성하여 알레르기성 식중독 유발하는 균주는?**

① Staphylococcus aureus
② Morganella morgami
③ Claviceps purpurea
④ Bacillus cereus
⑤ Clostridium botulinum

08 **다음에서 설명하는 미생물속은?**

> • Gram양성 균이다.
> • 냉동식품의 오염지표로 이용되는 미생물이다.
> • 저온에서 대장균보다 오래 산다.

① Bacius속
② Clostridium속
③ Enterococcus속
④ Micrococcus속
⑤ Pseudomonas속

해설 장구균

① Gram양성 균이다.
② 장구균(장내구균, Enterococcus속, 에테로코크스속) 검출은 분변오염과 관계가 깊다.
③ 냉동식품, 건조식품, 가열식품 등의 오염지표균으로 이용된다.

09 **대장균군에 대한 설명으로 옳은 것은?**

① 그람양성이다.
② 포자를 생성한다.
③ 구균이다.
④ 유당을 분해한다.
⑤ 편성혐기성균이다.

해설 대장균 : Gram음성, 무아포, 간균, 주모성의 편모, 유당을 분해하여 산과가스를 생성하는 호기성 또는 통성 혐기성균이다.

10 **살모넬라 식중독균에 대한 설명으로 옳은 것은?**

① 구균이다.
② 편모가 없다.
③ 그람양성이다.
④ 통성혐기성이다.
⑤ 포자를 생성한다.

해설 살모넬라(Salmonella) 식중독균의 외부형태 : Gram음성, 무포자, 간균, 주모균이다.

11 **세균성 식중독균에 의해 생성되는 독소는?**

① 솔라린(solanine)
② 아미고다린(amygdaline)
③ 시구아톡신(ciguatoxn)
④ 무스카린(muscarine)
⑤ 엔테로톡신(enterotoxin)

12 **다음 중 보툴리누스 식중독에 대한 설명으로 옳은 것은?**

① 포자를 생성하지 않는다.
② 그람음성이다.
③ 호기성이다.
④ 신경독소인 neurotoxin에 의하여 식중독이 유발된다.
⑤ 세균성식중독 중 치사율이 가장 낮다.

13 **다음 〈보기〉에서 설명하는 식중독균은?**

• 그람양성, 간균, 주모성 편모가 있다. • 호기성, 내열성의 포자를 생성한다. • 구토형과 설사형의 식중독을 유발한다.

① Bacillus cereus
② Escherichia coli
③ Vibrio parahaemolyticus
④ Campylobacter jejuni
⑤ Staphylococcus aureus

해설 셀레우스(Bacillus Cereus) 식중독은 식품과 같이 섭취된 cereus균이 장관 내에서 증식하여 생성된 엔테로톡신(enterotoxin)에 의해서 일어난다.
① 식중독 원인균 : 독소형과 설사형이 있다.
② 형태 : 그람양성, 간균, 주모성 편모가 있다.
③ 호기성, 내열성의 아포를 형성한다.

14 **다음 중 청매에 들어 있는 시안배당체 물질은?**

① 아프라톡신(aflatoxin)
② 씨큐독신(cicutoxin)
③ 고시폴(gossypol)
④ 아미그달린(amygdalin)
⑤ 프타퀼로시드(Ptaquiloside)

15 **다음 중 피마자에 들어 있는 독소는?**

① 리신(ricin)
② 베네루핀(venerupin)
③ 듀린(dhurrin)
④ 루테오스카이린(luteoskyrin)
⑤ 썹신(Sepsin)

16 모시조개, 바지락, 굴 등에 들어 있는 독소는?

① 테트로도톡신(tetrodotoxin)
② 베네루핀(venerupin)
③ 아미고다린(amygdaline)
④ 삭시톡신(saxitoxin)
⑤ 프타퀼로시드(Ptaquiloside)

17 곰팡이 독소 중 맥각독인 것은?

① 아이슬란디톡신(islanditoxin)
② 에르고톡신(ergotoxin)
③ 시트레오비리딘(citreoviridin)
④ 루테오스키린(luteoskyrin)
⑤ 아플라톡신(aflatoxin)

18 다음 〈보기〉에서 설명하는 곰팡의 독소로 옳은 것은?

> • 이 독소는 사과에서 가장 흔히 발견되며, 상한 배나 포도 등에서도 발견된다.
> • 사과주스와 사과주스 농축액에는 기준치가 설정되어 있다.
> • 푸른곰팡이가 생산하는 독소이다.

① 파튤린(patulin)
② 아플라톡신(aflatoxin)
③ 베네루핀(venerupin)
④ 푸모니신(fumoni sin)
⑤ 아미고다린(amygdaline)

19 자연독과 식품의 연결이 옳게 연결된 것은?

① 썹신(Sepsin) – 면실유
② 프타퀼로시드(ptaquiloside) – 버섯
③ 듀린(dhurrin) – 고사리
④ 베네루핀(venerupin) – 복어
⑤ 씨큐독신(cicutoxin) – 독미나리

20 다음 감염병 중 병원체가 바이러스인 것은?

① 발진티푸스
② 성홍열
③ 폴리오
④ 장티푸스
⑤ 파상풍

21 소화기계감염병 중 파라티푸스 병원체의 속명으로 옳은 것은?

① Shigella속
② vibrio속
③ Salmonella속
④ Mycobacterium속
⑤ Rhizopus속

22 **콜레라균에 대한 설명으로 옳은 것은?**

① 포자를 생성하여 독소를 분비한다.
② 구균, 편모가 없다.
③ 그람양성균이다.
④ 열에 강하다.
⑤ 통성혐기성균이다.

23 **다음 〈보기〉에서 설명하는 인수공통감염병은?**

> • 병원체 : Bacillus anthracis
> • 증상 : 악성농포를 만들며, 발열과 패혈증 등의 증상을 일으킨다.
> • 감염경로 : 감염된 고기를 섭취할 때 감염되며, 상처 및 호흡기로도 감염된다.

① 리스테리아
② 탄저
③ 파상열
④ 광견병
⑤ 돈단독

24 **다음 〈보기〉에서 설명하는 인수공통감염병은?**

> • 병원체 : Coxiella burnetii(리케치아)
> • 제3급감염병이다.
> • 증상 : 오한, 두통, 쇠약, 불쾌감을 일으킨다.
> • 병원소 : 진드기, 야생동물, 소, 양, 염소
> • 전파방식 : 감염동물의 태반에 오염된 공기, 소독하지 않은 우유 등

① 큐열(Q-fever)
② 결핵
③ 디프테리아
④ 리스테리아증
⑤ 살모넬라

25 **다음 중 제1급 감염병에 해당하는 것은?**

① 말라리아
② B형간염
③ 일본뇌염
④ 디프테리아
⑤ 풍진

26 **다음 〈보기〉에서 설명하는 기생충으로 옳은 것은?**

> • 채소를 통해 경구감염 된다.
> • 항문 주위에 산란하여 소양감을 일으킨다.
> • scotch tape로 검사한다.

① 요충
② 회충
③ 간디스토마
④ 폐디스토마
⑤ 광절열두조충

27 **다음 중 "제1중간숙주가 왜우렁, 제2중간숙주가 담수어"인 기생충은?**

① 간흡충 ② 폐디스토마 ③ 선모충
④ 무구조충 ⑤ 유구조충

28 **돼지고기에 의해 감염될 수 있는 기생충은?**

① 회충 ② 동양모양선충 ③ 간디스토마
④ 유구조충 ⑤ 무구조충

29 **다음 중 화학적 위해 인자인 것은?**

① 세균 ② 유리조각 ③ 잔류농약
④ 식중독균 ⑤ 바이러스

30 **다음 중 유인성 위해요소가 있는 식품은?**

① 가열 산화된 유지 ② 유해 착색료로 착색된 단무지
③ 곰팡이 독에 오염된 쌀 ④ 살모넬라균에 오염된 돼지고기
⑤ 농약이 잔류하는 복숭아

31 **다음 중 유기염소계 농약은?**

① 다이아티온 ② 디디티(DDT) ③ 피레스린
④ 카바릴 ⑤ 파라티온

32 **다음 중 아코니타아제(aconitase)를 저해하는 농약은?**

① 유기염소제 ② 유기불소제 ③ 유기비소제
④ 유기인제 ⑤ 피레스로이드계

해설 아코니타아제
① 동식물에 널리 존재하고 특히 간장, 신장 등에 많다.
② 철(Ⅱ)이온, 시스테인에 의해 활성화된다.
③ 시안이온, 황화물, 구리(Ⅱ)이온, 플루오시트르산 등에 의해 저해된다.

33 **숯불에 탄 고기에서 발생할 수 있는 발암성 물질은?**

① 벤조피렌 ② 벤젠 ③ THM
④ nitroaniline ⑤ 사염화탄소

34 **유해 첨가물 중 유해 보존료는?**

① 시클라메이트 ② 둘신 ③ 아우라민
④ 페릴라르틴 ⑤ 포름알데히드

해설 유해 첨가물
① 유해 감미료 : Dulcin, Cyclamate, ρ-nitro-toluidin 등
② 유해 착색료 : Auramine, Rhodamin, Silk scarlet 등
③ 유해 보존료 : 붕사, Formaldehyde, β-naphtol, 승홍 등
④ 유해 표백제 : Rongalite, 삼염화질소 등

35 **다음 중 허용된 감미료는?**

① ρ-nitro-toluidin ② D-소비톨 ③ 삼염화질소
④ 에틸렌글리콜 ⑤ 붕산

해설 éthylene glýcol(에틸렌 글리콜) : 부동액에 쓰임.

36 **「식품첨가물의 기준 및 규격」상 산화방지제인 것은?**

① 안식향산나트륨 ② D-소르비톨 ③ 부틸히드록시아니졸
④ 데히드로초산나트륨 ⑤ 프로피온산 칼슘

해설 「식품첨가물공전」과 「식품첨가물의 기준 및 규격」의 내용은 동일한 것임.
(식품첨가물공전 = 식품첨가물의 기준 및 규격)

37 **「식품첨가물의 기준 및 규격」상 물과 기름 등 섞이지 않는 두 가지 또는 그 이상의 상(phases)을 균질하게 섞어주거나 유지시키는 식품첨가물은?**

① 사카린나트륨 ② 몰식자산프로필
③ 탄산수소나트륨 ④ 파라옥시안식향산에틸
⑤ 글리세린지방산에스테르

해설 식품첨가물의 기준 및 규격
① "유화제"란 물과 기름 등 섞이지 않는 두 가지 또는 그 이상의 상(phases)을 균질하게 섞어주거나 유지시키는 식품첨가물을 말한다.
② 유화제 종류 : 글리세린지방산에스테르, 소르빈산지방탄에스테르 등

38 **「식품첨가물의 기준 및 규격」상 두 가지 또는 그 이상의 성분을 일정한 분산 형태로 유지시키는 식품첨가물로 옳은 것은?**

① 소포제 ② 안정제 ③ 소포제
④ 개량제 ⑤ 이형제

해설 식품첨가물의 기준 및 규격 : "안정제"란 두 가지 또는 그 이상의 성분을 일정한 분산 형태로 유지시키는 식품첨가물을 말한다.

39 「식품첨가물의 기준 및 규격」상 주 용도가 추출용제인 것은?

① 헥산 ② 호박산 ③ 과산화벤조일
④ 황산제일철 ⑤ 황산망간

해설 식품첨가물의 기준 및 규격
(1) "추출용제"란 : 유용한 성분 등을 추출하거나 용해시키는 식품첨가물을 말한다.
(2) 추출용제 종류 : 헥산 등
헥산은 아래의 식품 또는 용도에 한하여 사용하여야 한다.
① 유지성분의 추출, 분리, 정제의 목적 : 0.005g/kg 이하(헥산으로서 잔류량)
② 건강기능식품의 기능성원료 추출 또는 분리 등의 목적 : 0.005g/kg 이하(헥산으로서 잔류량)

40 식품에 방사선조사 시 흡수선량에 사용되는 단위로 옳은 것은?

① 큐리(Ci) ② 렘(Rem) ③ 베크렐(Bq)
④ 시버트(Sv) ⑤ 킬로그레이(KGy)

4 위생곤충학

01 뉴슨스(불쾌곤충)에 대한 설명으로 옳은 것은?

① 매월 방제를 해야 한다. ② 발진티푸스를 전파한다.
③ 혐오감을 준다. ④ 질병을 매개한다.
⑤ 객관적이다.

02 매개곤충의 방제방법 중 물리적 방법은?

① 불임수컷을 방산한다. ② 독먹이통을 이용한다.
③ 발육억제제를 이용한다. ④ 끈끈이줄을 이용한다.
⑤ 포식동물(천적) 이용한다.

03 살충제의 분류 중 Fenthion(펜티온)이 속하는 것은?

① 유기염계 살충제 ② 카바메이트계 살충제
③ 유기인계 살충제 ④ 피레스로이드계 살충제
⑤ 효력증강제

04 살충제의 분류 중 카바메이트계 살충제로 옳은 것은?

① DDT ② 알드린(Aldrin) ③ HCH
④ 파라티온 ⑤ 벤디오카브(Bendiocarb)

05 다음 중 효력증강제와 혼용해서 사용하는 살충제는?

① 유기염소계 ② 무기살충제 ③ 파라치온
④ 카바메이트계 ⑤ 피레스로이드계

06 제제 중 흡수력이 약한 실내 타일벽에 잔류살포 하는 제제는?

① 수화제 ② 분제 ③ 유제
④ 용제 ⑤ 수용제

07 다음 중 살충제의 용기표지에 "주의(CAUTION)"란 단어의 의미로 옳은 것은?

① 무독성 ② 저독성 ③ 중독성
④ 고독성 ⑤ 경미독성

08 다음 중 공시곤충의 50%를 치사시킬 수 있는 농도로 옳은 것은?

① THM ② AID ③ TLm
④ LD_{50} ⑤ LC_{50}

09 곤충의 발육 중 불완전변태를 하는 위생곤충은?

① 모기 ② 파리 ③ 등에
④ 나방 ⑤ 빈대

10 소화기계 및 배설계 중에서 말피기관이 속하는 기관은?

① 순환기관 ② 생식기관 ③ 호흡기관
④ 소화기관 ⑤ 배설기관

11 절지동물의 분류 중 지네강에 속하는 것은?

① 파리목(쌍시목) ② 바퀴목 ③ 노린재목(반시목)
④ 이목 ⑤ 왕지네목

12 파리목의 촉각 중 장각아목에 속하는 위생곤충은?

① 집파리과 ② 검정파리과 ③ 쉬파리과
④ 체체파리과 ⑤ 나방파리과

해설

	장각아목(긴뿔파리아목)	단각아목	환상아목
촉각	길고 다수절	① 촉각은 짧고 ② 기부(基部)의 3절만 잘 발달되어 대형이고 나머지는 작다.	① 촉각은 짧고 3절로 되어 있다. ② 1절과 2절은 작다. ③ 3절에는 촉각극모를 갖고 있다.
촉수	4~5절	2절	1절
종류	모기과, 등에모기과, 나방파리과, 먹파리과(곱추파리), 깔따구과	등에과, 노랑등에과	집파리과, 검정파리과, 쉬파리과, 체체파리과, 초파리과 등

13 전국에 서식하는 바퀴이며, 전흉배판에 흑색종대가 두 줄로 있는 바퀴는?

① 독일바퀴 ② 이질바퀴 ③ 먹바퀴
④ 집바퀴 ⑤ 일본바퀴

14 위생곤충인 "몸이"에 대한 설명으로 옳은 것은?

① 자충만 흡혈한다.
② 번데기 과정을 거치는 완전변태를 한다.
③ 알은 황백색이고 타원형이다.
④ 일생 동안 30개 이하의 알을 낳으며, 평균수명은 1년 정도이다.
⑤ 자충 기간이 13~17일이 걸린다.

15 모기의 산란방식 중 난괴를 형성하는 것은?

① 중국얼룩날개모기 ② 빨간집모기 ③ 왕모기
④ 토고 숲모기 ⑤ 이집트 숲모기

16 지카바이러스는 신생아소두증을 유발한다. 다음 중 지카바이러스를 매개하는 모기로 옳은 것은?

① 흰줄숲모기 ② 작은빨간집모기 ③ 중국얼룩날개모기
④ 왕모기 ⑤ 늪모기

해설 "소두증신생아" 출산을 유발하는 "지카바이러스(Zika virus)"는 뎅기열을 유발하는 바이러스와 동일한 Flavivirus이다.
① 이집트 숲모기(Aedes aegypti)
② 흰줄 숲모기(Aedes albopictus)

17 **다음 중 모기가 매개하는 질병으로 옳은 것은?**

① 쯔쯔가무시증　② 파상열　③ 일본뇌염
④ 유행성출혈열　⑤ Q열

18 **다음 중 질병의 병원체가 바이러스인 것으로 옳은 것은?**

① 뎅기열　② 렙토스피라증　③ 로키산홍반열
④ 발진티푸스　⑤ 참호열

19 **다음 중 질병의 연결이 옳은 것은?**

① 모기 – 장티푸스　② 모래파리 – 재귀열　③ 진드기 – 페스트
④ 체체파리 – 수면병　⑤ 빈대 – 황열병

20 **다음 중 파리 성충의 구기(口器)에 속하는 것은?**

① 촉각　② 촉수　③ 단안
④ 복안　⑤ 상순

해설 상순은 안쪽으로 깊게 홈이 파여져 있어서 칼날모양의 하인두와 접하면 관(管)을 형성하게 되어 식도가 된다.

21 **다음 중 중흉배판에 4개의 검은 종선(縱線)이 있는 파리는?**

① 집파리과의 집파리
② 집파리과의 침파리
③ 쉬파리과의 쉬파리
④ 검정파리과의 검정금파리
⑤ 체체파리과의 체체파리

해설 ① 집파리 : 흉부는 진한회색에 4개의 검은종선(縱線)을 중흉배판에 가지고 있다.
② 침파리 : 집파리와 같은 크기의 흑회색 파리이며, 흉부에 4개의 흑색종대(縱帶)가 있다.
③ 쉬파리 : 중형 내지 대형(8~15mm)의 회색 파리로서, 중흉배판(中胸背板)에 3개의 흑색종대(縱帶)가 있으며, 복부엔 바둑판 모양의 무늬를 갖고 있다.

22 **다음 중 먹파리가 매개하는 질병으로 옳은 것은?**

① 수면병　② 뎅기열　③ 말라리아
④ 회선사상충증　⑤ 페스트

23 흡혈노린재에 관한 설명으로 옳은 것은?

① 수컷만 흡혈한다.
② 자충만 흡혈한다.
③ 주간에만 흡혈한다.
④ 흡혈시 병원체가 배설물과 함께 배출된다.
⑤ 구기를 고정한 채 수일간 간헐적으로 흡혈한다.

해설 흡혈노린재(트리아토민노린재)

① 불완전변태를 한다.
② 자충(약충)은 제5령기를 거치는데, 각 령기마다 충분한 양의 피를 섭취해야 탈피할 수 있다.
③ 암·수 모두 흡혈하는데, 흡혈시간은 주로 야간이다.
④ 구기 : 형태와 기능은 빈대와 비슷하다.
※ 빈대의 구기 : 긴 구기는 사용하지 않을 때 두부와 흉부의 복면에 붙여둔다.

24 다음은 벼룩의 습성에 대한 설명이다. 옳은 것은?

① 벼룩의 수명은 15℃ 이하의 저온에서 1년이다.
② 불완전변태를 한다.
③ 성충은 암수 모두 흡혈한다.
④ 벼룩은 숙주 선택성이 엄격하다.
⑤ 유충은 직장에서 수분을 완전히 재흡수하므로 건조에 강하다.

해설 벼룩

① 수명 : 벼룩의 생존기간은 환경조건과 벼룩의 종에 따라 다르다. 일반적으로 23℃ 이하에서는 6개월 이상 살 수 있다. 흑사병에 감염된 벼룩은 5~7일밖에 살지 못하지만 15℃ 이하의 기온에서는 1개월 정도까지도 생존한다.
② 성충은 직장세포가 발달하여 배설물의 수분을 완전히 재흡수할 수 있어서 건조에 견딜 수 있다.
③ 유충은 건조상태에서는 생존할 수 없지만 과다한 습기도 해롭다.

25 다음 중 진드기에 대한 설명으로 옳은 것은?

① 진드기는 불완전변태를 한다.
② 진드기의 몸의 털은 길고 수가 많다.
③ 진드기 외피는 막질과 각질로 되어 있다.
④ 진드기는 완전변태를 한다.
⑤ 좀진드기 크기는 대형(3mm 이상)이다.

26 다음 중 쯔쯔가무시병을 매개하는 진드기는?

① 참진드기　② 털진드기　③ 물렁진드기
④ 집먼지진드기　⑤ 생쥐진드기

27 다음의 내용은 독나방에 대한 설명이다. 옳은 것은?

① 성충의 발생 시기는 3~10월 내 발생한다.
② 구기가 퇴화되어 있고, 촉각은 곤봉상이다.
③ 국내에서 가장 문제되는 독나방은 노랑쐐기나방과 솔나방이다.
④ 유충시기에 발생한 독모는 인체에 피부염을 일으킨다.
⑤ 독나방이 실내에 들어왔을 때 맨손으로 잡아 죽인다.

해설 독나방
① 구기가 퇴화되어 있으며, 촉각은 익모상이다.
② 우리나라에서 문제가 되는 독나방은 성충과 유충이 모두 피해를 주는 독나방과의 독나방과 차독나방이고, 유충만이 피해를 주는 쐐기나방과의 노랑쐐기나방 및 솔나방과의 솔나방이다.

28 다음은 벌의 종류에 따른 독성작용의 강도를 나열한 것이다. 옳게 나열된 것은?

① 말벌 〈 꿀벌 〈 호박벌
② 꿀벌 〈 호박벌 〈 말벌
③ 꿀벌 〈 말벌 〈 호박벌
④ 호박벌 〈 꿀벌 〈 말벌
⑤ 호박벌 〈 말벌 〈 꿀벌

29 다음 중 쥐가 전파하는 질병에 대한 설명으로 옳은 것은?

① 집쥐는 신증후군출혈열을 전파한다.
② 대부분의 가주성 쥐는 아메리카수면병(샤가스병)을 전파한다.
③ 렙토스피라증은 리케차성 질병이며 생쥐가 주 병원소이다.
④ 1976년 경기도 북부 등줄쥐에서 분리된 바이러스는 SFTS이다.
⑤ 감염된 쥐의 피를 통해 옮겨지는 질병은 서교열이다.

해설 ① 신증후군출혈열, 렙토스피라증은 들쥐가 전파한다.
② 서교열의 감염경로는 구강, 코 등에 병원체를 갖고 있는 감염된 쥐(주로 가주성 쥐)에 물렸을 때 인체 내에 주입된다. 간혹 감염된 쥐의 피를 통해서 감염된 예도 있고, 원인 모르게 감염되는 경우도 있다.
③ 흡혈노린재(트리아토민노린재)는 샤가스병 일명 아메리카수면병을 옮긴다.
④ 1976년 경기도 북부 등줄쥐에서 분리된 바이러스는 신증후군출혈열이다.

30 급성살서제를 사용 시 쥐가 기피하는 현상을 줄이는 방법으로 옳은 것은?

① 쥐가 서식하는 장소에 끈끈이를 설치한다.
② 사전미끼(미끼먹이)를 설치한다.
③ 쥐가 서식하는 장소에 물통을 설치한다.
④ 저 독성의 살서제를 사전미끼로 이용한다.
⑤ 쥐가 서식하는 장소를 청결히 한다.

5 위생관계법령

01 **「공중위생관리법」상 "공중위생영업"이라 함은 다수인을 대상으로 위생관리서비스를 제공하는 영업으로서 ( ) · ( ) · ( ) · 미용업 · ( ) · ( )을 말한다. "( ) 안에 들어갈 용어의 정의로 옳은 것은?**

① 숙박업 – 목욕장업 – 세탁업 – 이용업 – 소독업
② 숙박업 – 이용업 – 세탁업 – 식품운반업 – 건물위생관리업
③ 숙박업 – 목욕장업 – 이용업 – 세탁업 – 건물위생관리업
④ 목욕장업 – 이용업 – 숙박업 – 방역업 – 건물위생관리업
⑤ 식품영업 – 숙박업 – 목욕장업 – 이용업 – 세탁업

해설 공중위생관리법 제2조(정의)

02 **다음 중「공중위생관리법」상 "공중위생감시원의 업무범위"로 옳지 않은 것은?**

① 공중위생영업의 종류별 시설 및 설비의 확인
② 공중위생영업 관련시설 및 설비의 위생상태 확인 · 검사
③ 공중위생영업자의 위생관리의무 및 영업자준수사항 이행여부의 확인
④ 공중위생관리법의 위반행위에 대한 신고 및 자료 제공, 검사대상물의 수거 지원
⑤ 위생지도 및 개선명령 이행여부의 확인, 위생교육 이행여부의 확인

해설 공중위생관리법 시행령 제9조(공중위생감시원의 업무범위)

03 **다음 중 "공중위생관리법"상 위생관리등급을 공중위생영업자에게 통보하고 이를 공표하여야 하는 사람으로 옳은 것은?**

① 보건복지부장관
② 식품의약품안전저장
③ 질병관리정장
④ 시 · 도지사
⑤ 시장 · 군수 · 구청장

해설 공중위생관리법 제14조(위생관리등급 공표등)

04 **위생사가 면허증을 대여한 경우 보건복지부장관이 할 수 있는 행정저분으로 옳은 것은?**

① 과태료를 부과
② 면허를 취소
③ 벌금을 부과
④ 과징금을 부과
⑤ 등록을 취소

해설 공중위생관리법 제7조의2(위생사 면허의 취소 등)

05 **목욕장 목욕물의 수질기준 중 원수의 총대장균군은 몇 ml에서 검출되지 아니하여야 하는가?**

① 100 ② 150 ③ 200
④ 250 ⑤ 300

해설 공중위생관리법 규칙 제4조(목욕장 목욕물의 수질기준 등)
※ 위생사 필기 중 "환경위생학" 참고

06 **다음 중 제2급감염병에 해당하는 것은?**

① 중증급성호흡기증후군(SARS), 중동호흡기증후군(MERS)
② 브루셀라증, 발진티푸스
③ 신증후군출혈열, 비브리오패혈증
④ 일본뇌염, 말라리아
⑤ b형헤모필루스인플루엔자, 폐렴구균감염증

해설 감염병예방법 제2조(정의)

07 **다음 중 제3급감염병에 해당하는 것은?**

① 디프테리아 ② 백일해 ③ 홍역
④ 콜레라 ⑤ 후천성면역결핍증(ADIS)

해설 감염병예방법 제2조(정의)

08 **다음 중 "표본감시"의 대상이 되는 감염병으로 옳은 것은?**

① 제1급감염병 ② 제2급감염병 ③ 제3급감염병
④ 제4급감염병 ⑤ 인수공통감염병

해설 감염병예방법 제2조(정의)

09 **내성균발생 예방 및 확산방지 등을 위하여 내성균 관리대책은 누가 몇 년마다 수립 · 추진하는가?**

① 보건복지부장관 – 10년 ② 보건복지부장관 – 5년
③ 질병관리청장 – 10년 ④ 질병관리청장 – 5년

해설 감염병예방법 제8조의3(내성균 관리대책)

10 다음 〈보기〉 중에서 감염병이 발생하여 유행할 우려가 있다고 인정되면 지체 없이 역학조사를 실시할 수 있는 자는?

㉮ 질병관리본부장	㉯ 시 · 도지사
㉰ 시장 · 군수 · 구청장	㉱ 보건소장

① ㉮, ㉯, ㉰ ② ㉮, ㉰ ③ ㉯, ㉱
④ ㉱ ⑤ ㉮, ㉯, ㉰, ㉱

해설 감염병예방법 제18조(역학조사)

11 「감염병예방법 시행규칙」상 다음 ( ) 안에 들어갈 내용으로 옳은 것은?

> "그 밖의 신고의무자"가 신고하여야 하는 "그 밖의 신고대상 감염병" 중에서 보건복지부령으로 정하는 감염병 이란 다음의 감염병을 말한다.
> ( ), 홍역, ( ), 장티푸스, ( ), 장출혈성대장균감염증, A형간염

① 황열, 일본뇌염, 공수병, 세균성이질
② ADIS, 한센병, 성홍열, 세균성이질
③ 말라리아, 파상풍, 요충, 세균성이질
④ 결핵, 콜레라, 파라티푸스, 세균성이질
⑤ 매독, 페스트, 신종인플루엔자, 세균성이질

해설 감염병예방법 시행규칙 제8조(그 밖의 신고대상 감염병)

12 식품등을 채취 · 제조 · 가공 · 사용 · 조리 · 저장 · 소분 · 운반 또는 진열하는 영업자에 대하여 식품전문시험 · 검사기관 또는 국외시험 · 검사기관에서 검사를 받을 것을 명할 수 있는 사람은?

① 보건복지부장관 ② 시 · 도지사
③ 질병관리청장 ④ 식품의약품안전처장
⑤ 시장 · 군수 · 구청장

해설 식품위생법 제19조의4(검사명령 등)

13 「식품위생법」상 "소해면상뇌증, 탄저병, 가금 인플루엔자"의 질병에 걸린 동물을 사용하여 판매할 목적으로 제조 · 가공 · 수입 조리한 자에 대한 벌칙은?

① 1년 이상의 징역 ② 2년 이상의 징역
③ 3년 이상의 징역 ④ 5년 이상의 징역
⑤ 10년 이상의 징역

해설 식품위생법 제93조(벌칙)

14 **다음 중 식품위생감시원의 자격에 해당되지 않는 것은?**

① 위생사, 영양사
② 의사, 수의사
③ 환경관리기사, 수질환경기사
④ 식품기사, 식품산업기사
⑤ 수산제조기사, 수산제조산업기사

해설 식품위생법 시행령 제16조(식품위생감시원의 자격 및 임명)

15 **식품조사처리업의 허가권자는 누구인가?**

① 시 · 도지사
② 시장 · 군수 · 구청장
③ 식품의약품안전처장
④ 보건복지부장관
⑤ 보건지소장

해설 식품위생법 시행령 제23조(허가를 받아야 하는 영업 및 허가관청)

16 **판매 등이 금지되는 동물의 질병이 아닌 것은?**

① 리스테리아병
② 유구조충증
③ 살모넬라증
④ 선모충증
⑤ 파스튜릴라병

해설 식품위생법 시행규칙 제3조(판매 등이 금지되는 병든 동물고기)

17 **식품등을 제조 · 가공하는 영업자는 자가품질검사를 실시하여야 한다. 이때 자가품질검사에 관한 기록서 보관기간은?**

① 1년
② 2년
③ 5년
④ 10년
⑤ 15년

해설 식품위생법 시행규칙 제31조(자가품질검사)

18 **"식품위생교육기관 등"이 실시하여야 하는 식품위생교육 및 위생관리책임자에 대한 교육의 내용으로 옳지 않은 것은?**

① 식품위생
② 개인위생
③ 식품위생시책
④ 식품의 품질관리
⑤ 학교위생관리

해설 식품위생법 시행규칙 제51조(식품위생교육기관 등)

19 다음 〈보기〉의 용어 정의로 옳은 것은?

> "먹는물공동시설"이란 여러 사람에게 먹는물을 공급할 목적으로 개발했거나 저절로 형성된 약수터, 샘터, 우물 등을 말한다.

① 먹는물 ② 샘물 ③ 먹는샘물
④ 염지하수 ⑤ 먹는물공동시설

해설 먹는물관리법 제3조(정의)

20 「먹는물관리법」상 품질관리인을 두어야 하는 영업자는?

① 먹는샘물등의 제조업자 ② 먹는샘물 판매업자
③ 수처리제 판매업자 ④ 정수기 판개업자
⑤ 먹는샘물 수입업자

해설 먹는물관리법 제27조(품질관리인)

21 다음 중 수질감시원의 자격요건에 해당하지 않는 자는?

① 위생사
② 1년 이상 환경행정 분야의 사무에 종사한 사람
③ 영양사
④ 1년 이상 식품위생행정분야의 사무에 종사한 사람
⑤ 수질환경기사

해설 먹는물관리법 시행령 제2조(먹는물 수질 감시원)

22 다음 중 먹는물 수질감시원의 직무범위에 해당하는 것은?

① 먹는물의 수질관리에 관한 조사 · 지도 및 감시
② 오수의 수질관리에 관한 조사 · 지도 및 감시
③ 하수의 수질관리에 관한 조사 · 지도 및 감시
④ 폐수의 수질관리에 관한 조사 · 지도 및 감시
⑤ 오니의 수질관리에 관한 조사 · 지도 및 감시

해설 먹는물관리법 시행령 제2조(먹는물 수질 감시원)

23 먹는샘물등, 수처리제, 정수기 제조업자의 "자가품질검사 성적서" 보존기간으로 옳은 것은?

① 1년 ② 2년 ③ 3년
④ 4년 ⑤ 5년

해설 먹는물관리법 시행규칙 제33조(자가품질검사)

24 **위해의료폐기물 중 조직물류폐기물에 해당하는 것은?**

① 배양용기 ② 일회용 주사기
③ 동물의 사체 ④ 커버글라스
⑤ 배설물이 함유되어 있는 탈지면

해설 폐기물관리법 시행령 제4조 [별표 2]

25 **「하수도법」상 대통령령으로 정하는 "엄격한 방류수수질기준 적용 지역"이 아닌 곳은?**

① 상수원보호구역, 지하수보전구역
② 해양보호구역, 수산자원보호구역
③ 산림보전지역, 산림지역
④ 습지보호지역, 습지주변관리지역, 습지개선지역
⑤ 수변구역, 자연공원

해설 하수도법
법 제7조(방류수수질기준)
영 제4조(엄격한 방류수수질기준 적용지역)

제1회 실전모의고사 정답

1 공중보건학

1. ② 2. ④ 3. ⑤ 4. ③ 5. ④ 6. ⑤ 7. ④ 8. ② 9. ④ 10. ③
11. ③ 12. ④ 13. ① 14. ③ 15. ② 16. ① 17. ① 18. ② 19. ⑤ 20. ③
21. ③ 22. ⑤ 23. ③ 24. ⑤ 25. ⑤ 26. ④ 27. ② 28. ③ 29. ⑤ 30. ①
31. ② 32. ③ 33. ④ 34. ③ 35. ②

2 환경위생학

1. ② 2. ② 3. ⑤ 4. ④ 5. ① 6. ② 7. ② 8. ③ 9. ① 10. ③
11. ③ 12. ④ 13. ③ 14. ⑤ 15. ⑤ 16. ⑤ 17. ① 18. ④ 19. ② 20. ②
21. ① 22. ① 23. ④ 24. ⑤ 25. ⑤ 26. ③ 27. ② 28. ① 29. ① 30. ⑤
31. ② 32. ③ 33. ④ 34. ⑤ 35. ⑤ 36. ④ 37. ③ 38. ② 39. ③ 40. ⑤
41. ③ 42. ③ 43. ⑤ 44. ③ 45. ④ 46. ③ 47. ④ 48. ⑤ 49. ② 50. ④

3 식품위생학

1. ① 2. ④ 3. ② 4. ③ 5. ④ 6. ⑤ 7. ② 8. ③ 9. ④ 10. ④
11. ⑤ 12. ④ 13. ① 14. ④ 15. ① 16. ② 17. ② 18. ① 19. ⑤ 20. ③
21. ③ 22. ⑤ 23. ② 24. ① 25. ④ 26. ① 27. ① 28. ④ 29. ③ 30. ①
31. ② 32. ② 33. ① 34. ⑤ 35. ② 36. ③ 37. ⑤ 38. ② 39. ① 40. ⑤

4 위생곤충학

1. ③ 2. ④ 3. ③ 4. ⑤ 5. ⑤ 6. ③ 7. ② 8. ⑤ 9. ⑤ 10. ⑤
11. ⑤ 12. ⑤ 13. ① 14. ③ 15. ② 16. ① 17. ③ 18. ① 19. ④ 20. ⑤
21. ① 22. ④ 23. ④ 24. ③ 25. ① 26. ② 27. ④ 28. ② 29. ⑤ 30. ②

5 위생관계법령

1. ③ 2. ④ 3. ⑤ 4. ② 5. ① 6 ⑤ 7. ⑤ 8. ④ 9. ② 10. ①
11. ④ 12. ④ 13. ③ 14. ③ 15. ③ 16 ② 17. ② 18. ⑤ 19. ⑤ 20. ①
21. ③ 22. ① 23. ② 24. ③ 25. ③

제2회 실전모의고사

① "출제 및 예상문제"와 "실전모의고사"가 중복되는 경우 "실전모의고사" 문제의 해설은 생략하였음

1 공중보건학

01 다음 중 2차예방에 해당하는 정신보건은?

① 예방접종
② 재활을 통한 사회생활 복귀훈련
③ 지역사회 지원체계의 구축
④ 조기진단 및 신속한 치료
⑤ 개인습관의 변화

02 다음 중 건강개념의 변천사를 바르게 연결한 것은?

① 생활개념 → 신체개념 → 심신개념
② 심신개념 → 신체개념 → 생활개념
③ 심신개념 → 생활개념 → 신체개념
④ 신체개념 → 심신개념 → 생활개념
⑤ 신체개념 → 생활개념 → 심신개념

03 건강증진의 3대 원칙과, 건강증진이 무엇이라는 개념을 정립하였고, 그 개념을 실천하기 위해 5가지 전략을 제시한 제1차 국제건강증진 회의와 관련 있는 것은?

① 애들레이드헌장
② 오타와헌장
③ 멕시코헌장
④ 자카르타선언
⑤ 선즈볼헌장

해설 오타와헌장 : 1986년 11월 캐나다 오타와에서 최초로 세계건강증진 대회가 개최되었으며, 여기에서 건강증진을 개인의 생활개선에 한정시키지 않고, 사회적 환경개선을 포함하는 "오타와헌장"이 채택되었다.

04 질병은 나쁜 공기로 인하여 발생한다는 질병발생설로 옳은 것은?

① 종교설(신벌설)
② 점성설
③ 장기설
④ 감염설(접촉설)
⑤ 세균설

05 **다음의 감염병 발생에 관한 수레바퀴모형에서 숙주요인의 핵심에 해당하는 것은?**

① 물리적 요인
② 사회 · 경제적 요인
③ 생물학적 요인
④ 화학적 환경요인
⑤ 유전적 요인

06 **다음 중 이론역학에 관한 설명으로 옳은 것은?**

① 질병의 자연사를 알 수 있다.
② 원인을 규명한다.
③ 보건사업의 효과를 판정한다.
④ 환자–대조군 조사이다.
⑤ 질병발생 양상에 관한 수학적 · 통계적으로 규명하는 것이다.

07 **신약을 개발한 후 해당 질병이 있는 집단을 2개의 군으로 나누고, 한 군에는 신약을 투여하고 다른 군에는 위약을 투여한 후, 신약의 효과를 알아보는 역학으로 옳은 것은?**

① 기술역학
② 분석역학
③ 이론역학
④ 실험역학
⑤ 작전역학

08 **다음 감염병 중 공기로 전파되는 것은?**

① 콜레라, 세균성이질
② 말라리아, 일본뇌염
③ 매독, 임질
④ 장티푸스, 파라티푸스
⑤ 유행성이하선염(볼거리), 백일해

09 **비활성 전파체(무생물 전파체) 중에서 개달물(fomites)에 해당하는 것은?**

① 토양
② 수건
③ 공기
④ 식품
⑤ 물

10 **다음 감염병 중 병원체가 리케차인 것은?**

① 일본뇌염
② 말라리아
③ 장티푸스
④ 유행성출혈열
⑤ 쯔쯔가무시병

11 다음 〈보기〉의 설명에 해당하는 생물테러감염병은?

> • 병원체 : 바이러스
> • 감염성지수 : 95%
> • 증상 : 발진, 수포, 농포성의 병적인 피부 변화가 나타남
> • WHO는 이 감염병이 근절된 것으로 선언하였음

① 두창(천연두) ② 황열 ③ 백일해
④ 탄저 ⑤ 홍역

12 COVID-19(코로나-19)와 같이 다수의 국가에서 유행하는 감염병 유행현상과 관계있는 것은?

① 세계적 유행(pandemic) ② 지방병적(endemics)
③ 유행병적(epidemics) ④ 산발적(sporadic)
⑤ 계절적(seasonal)

13 다음 〈보기〉의 설명에 해당하는 것은?

> 어떤 지역사회에 특정질병에 대한 면역을 획득한 인구의 비율이 어느 정도 되면, 마치 해당 질병에 면역된 것처럼 지역사회에 질병유행이 발생하지 않게 된다.

① 집단면역(herd immunity) ② 감수성 ③ 역학적 이행
④ 공동매개 전파 ⑤ 인공능동면역

14 병원체가 감염된 숙주에게 현성질환을 일으키는 능력을 무엇이라 하는가?

① 감염력 ② 병원력 ③ 독력
④ 감수성 ⑤ 발생률

15 "검역 감염병 중 신종인플루엔자의 감시 또는 격리기간은 ( )을 초과할 수 없다." 다음 중 ( ) 안에 들어갈 내용으로 옳은 것은?

① 5일 ② 6일 ③ 10일
④ 14일 ⑤ 최대잠복기

16 펠라그라(pellagra)는 어떤 비타민의 결핍으로 발생하는 것인가?

① 니아신(niacin) ② 비타민 D ③ 비타민 K
④ 비타민 B1 ⑤ 비타민 A

17 다음 질병 중 뇌혈관의 국소적인 기능부전으로 신경학적 결손을 수반하는 것은?

① 뇌졸중 ② 고혈압 ③ 당뇨병
④ 협심증 ⑤ 부정맥

18 2020년 기준 우리나라 암 사망률 1위에 해당하는 것은?

① 폐암 ② 간암 ③ 위암
④ 대장암 ⑤ 후두암

19 다음 중 암 발생과 관련 있는 숙주인자로 옳은 것은?

① 가족력 ② 방사선 및 전자파 ③ 세균 및 바이러스
④ 자외선 ⑤ 석면

20 보건행정의 특징 중 지역사회 주민의 자발적인 참여를 강조하는 것은?

① 과학성과 기술성 ② 조장성 ③ 봉사성
④ 공공성 ⑤ 사회성

21 다음 조직의 원리 중 조직의 공동목표를 달성하고, 조직원들 간의 행동의 통일을 위한 집단적인 노력에 의미하는 것은?

① 계층 ② 통솔 ③ 분업
④ 지휘 ⑤ 조정

22 조직의 원리 중 조직원의 업무 내용을 직무 특성별로 분류를 하고 한 사람에게 동일한 업무를 분담시키는 원리는?

① 조정의 원리 ② 계층화의 원리 ③ 통합의 원리
④ 일치의 원리 ⑤ 분업화(전문화)의 원리

23 사회보험 중 1977년 500인 이상의 사업장 근로자를 대상으로 시행한 것은?

① 산업재해보상보험 ② 의료급여 ③ 고용보험
④ 국민건강보험 ⑤ 국민연금

24 우리나라에서 11월 1일 시행하는 인구주택총조사는 몇 년마다 실시하는가?

① 1년 ② 3년 ③ 5년
④ 10년 ⑤ 20년

25 다음 중 출생률과 사망률이 모두 낮은 인구정지형은?

① 피라미드형 ② 종형 ③ 항아리형
④ 별형 ⑤ 기타형

26 임신 37주 미만의 출생아 또는 출생 시 체중이 2,500g 미만인 자로서 보건소장 또는 의료기관의 장이 임신 37주 이상인 출생아 등과는 다른 특별한 의료적 관리와 보호가 필요하다고 인정하는 영유아는?

① 초생아 ② 신생아 ③ 영아
④ 유아 ⑤ 미숙아

해설 모자보건법 시행령 제1조의2(미숙아 및 선천성이상아의 기준)

27 한 여성이 일생동안 낳은 평균 출생아수를 나타내는 지표는?

① 조출생률 ② 합계출산율 ③ 순재생산율율
④ 총재생산율 ⑤ 재생산율

28 앤더슨의 공중보건사업의 3대 수단 중 가장 중요한 요소로 제시한 것은?

① 보건교육 ② 보건법규 ③ 행정서비스
④ 보건봉사 ⑤ 보건통계

해설 앤더슨의 공중보건사업의 3대 수단 : 보건의료서비스, 보건의료법규, 보건교육
이 중에서 보건교육이 가장 중요하다.

29 어떤 주제에 대해 서로 다른 견해를 가지고 있는 몇 명의 전문가들이 사회자의 안내에 따라 토의를 진행하는 교육방법으로 옳은 것은?

① 델파이기법 ② 분단토의(buzz session, 버즈세션)
③ 역할극 ④ 패널토의(배심토의)
⑤ 심포지엄(symposium)

30 다음 중 보건교사의 직무로 옳은 것은?

① 학교보건계획의 수립
② 학교에서 사용하는 의약품 및 독극물의 실험 · 검사
③ 학생과 교직원의 건강진단과 건강평가
④ 학생과 교직원의 건강 상담
⑤ 식생활 지도 및 영양상담

해설 학교보건법 시행령 제23조(학교에 두는 의료인 · 약사 및 보건교사)

31 **방역 · 검역 등 감염병에 관한 사무 및 각종 질병에 관한 조사 · 시험 · 연구에 관한 사무를 관장하고, 만성질환관리, 보건의료연구개발 역량을 확보하기 위하여 설립한 보건복지부소속 중앙행정기관으로 옳은 것은?**

① 국립정신건강센터 ② 질병관리청 ③ 건강보험심사평가원
④ 식품의약품안전처 ⑤ 국민건강보험공단

해설 질병관리청
① "질병관리본부(보건복지부 소속기관)"에서 2020. 9. 12.부터 "질병관리청(보건복지부 소속 중앙행정기관으로 독립됨)"으로 승격되었다.
② 직무 : 질병관리청은 방역 · 검역 등 감염병에 관한 사무 및 각종 질병에 관한 조사 · 시험 · 연구에 관한 사무를 관장한다.

32 **다음 중 제2차 세계대전 직후 전쟁 피해국의 어린이 및 전쟁고아들을 돕기 위해 설립한 국제기구로 옳은 것은?**

① UNFPA ② UNICEF ③ UNDP
④ UNEP ⑤ WHO

33 **의사가 배치되어 있지 아니하고 계속하여 의사를 배치하기 어려울 것으로 예상되는 의료 취약지역에서 보건진료 전담공무원으로 하여금 의료행위를 하게 하기 위하여 시장 · 군수가 설치 · 운영하는 보건의료시설을 해당하는 것은?**

① 보건의료원 ② 보건소 ③ 보건지소
④ 보건진료소 ⑤ 건강생활지원센터

해설 ① 지역보건법 : "지역보건의료기관"이란 지역주민의 건강을 증진하고 질병을 예방 · 관리하기 위하여 이 법에 따라 설치 · 운영하는 보건소, 보건의료원, 보건지소 및 건강생활지원센터를 말한다.
② 농어촌의료법 : "보건진료소"란 의사가 배치되어 있지 아니하고 계속하여 의사를 배치하기 어려울 것으로 예상되는 의료 취약지역에서 보건진료 전담공무원으로 하여금 의료행위를 하게 하기 위하여 시장 · 군수가 설치 · 운영하는 보건의료시설을 말한다.

34 **치매 · 중풍 등 노인성질환 등으로 심신에 상당한 장애가 발생하여 도움을 필요로 하는 노인을 입소시켜 급식 · 요양과 그 밖에 일상생활에 필요한 편의를 제공함을 목적으로 하는 노인의료복지시설에 해당하는 것은?**

① 노인요양공동생활가정 ② 노인실버타워 ③ 노인요양시설
④ 노인요양병원 ⑤ 노인전문기관

해설 노인복지법 : 노인의료복지시설은 다음의 시설로 한다.
① 노인요양시설 : 치매 · 중풍 등 노인성질환 등으로 심신에 상당한 장애가 발생하여 도움을 필요로 하는 노인을 입소시켜 급식 · 요양과 그 밖에 일상생활에 필요한 편의를 제공함을 목적으로 하는 시설
② 노인요양공동생활가정 : 치매 · 중풍 등 노인성질환 등으로 심신에 상당한 장애가 발생하여 도움을 필요로 하는 노인에게 가정과 같은 주거여건과 급식 · 요양, 그 밖에 일상생활에 필요한 편의를 제공함을 목적으로 하는 시설

35 다음 〈보기〉의 측정값에서 "8"에 해당하는 것은?

3, 12, 10, 3, 8

① 중앙치(중앙값) ② 산술평균 ③ 조화평균
④ 최빈치(최빈값) ⑤ 범위

2 환경위생학

01 다음 중 표준상태에서 아르곤(Ar) 등 기타 미량원소를 제외하고 "O_2 : N_2"의 부피백분율로 옳은 것은?

① 21 : 78 ② 23 : 76 ③ 30 : 50
④ 78 : 21 ⑤ 78 : 25

02 다수인이 밀폐된 공간에 있을 때 실내공기의 변화되는 현상으로 옳은 것은?

① 실온상승, 습도하강, CO_2감소, O_2감소
② 실온하강, 습도하강, CO_2증가, O_2감소
③ 실온상승, 습도상승, CO_2감소, O_2감가
④ 실온상승, 습도상승, CO_2증가, O_2증가
⑤ 실온상승, 습도상승, CO_2증가, O_2감소

03 다음 중 실내온도가 18~20℃일 때 가장 쾌적한 습도의 범위는?

① 10~19% ② 20~24% ③ 25~39%
④ 55~65% ⑤ 80~95%

04 다음 중 온열인자의 요소로 옳은 것은?

① 기온, 기압, 복사량 ② 기온, 기압, 일광 ③ 기온, 기습, 기류
④ 기온, 기류, 지형 ⑤ 기온, 습도, 기압

05 섭씨 30℃를 화씨온도로 환산하면 몇 ℉인가?

① 48 ② 68 ③ 76
④ 86 ⑤ 98

해설 30℃=5/9(℉−32) ∴ ℉=86

06 "실내공기질 유지기준" 중 CO_2의 기준으로 옳은 것은?

① 0.01% 이하 ② 0.05% 이하 ③ 0.1% 이하
④ 7% 이하 ⑤ 10% 이하

07 「실내공기질관리법」상 "실내공기질 유지기준" 중 지하역사, 도서관, 영화상영관의 CO 기준은?

① 10ppm 이하 ② 15ppm 이하 ③ 25ppm 이하
④ 30ppm 이하 ⑤ 50ppm 이하

08 대기오염물질의 분류 중 자연적 행위에 의한 발생원은?

① 가솔린자동차 ② 원자력발전소 ③ 활화산
④ 시안공장 ⑤ 소각장

09 공기(바람)에 의한 희석작용, 강우 · 강설에 의한 세정작용, 자외선에 의한 살균작용으로 설명할 수 있는 현상은?

① 열섬효과 ② 온실효과 ③ 복사성 역전
④ 광합성 작용 ⑤ 공기의 자정작용

10 다음 대기 오염물질 중 2차 오염물질인 것은?

① PAN ② 메탄 ③ 아황산가스
④ 일산화탄소 ⑤ 탄화수소

11 다음 대기 오염물질 중 입자상물질인 것은?

① 퓸(fume) ② 이산화탄소 ③ 메탄
④ 황산화물 ⑤ NH_3

12 다음 중 식물에 독성피해를 주는 물질은?

① 질소(N_2) ② 산소(O_2) ③ 아르곤(Ar)
④ 불화수소(HF) ⑤ 이산화탄소(CO_2)

13 다음 중 오존층을 파괴하는 물질에 해당하는 것은?

① 이산화탄소(CO_2) ② 프레온(CFCs) ③ 암모니아(NH_3)
④ 아황산가스(SO_2) ⑤ 이황화탄소(CS_2)

14 다음 중 온실가스로 가장 옳은 것은?

① 질소(N_2) ② 산소(O_2) ③ 아르곤(Ar)
④ 메탄(CH_4) ⑤ 수소(H_2)

15 대기 환경기준 중 PM-2.5의 24시간 기준으로 옳은 것은?

① 35μg/m^3 이하 ② 50μg/m^3 이하 ③ 55μg/m^3 이하
④ 60μg/m^3 이하 ⑤ 100μg/m^3 이하

16 「악취방지법」상 지정악취물질에 해당하는 것은?

① 암모니아(NH_3) ② 일산화탄소(CO) ③ 메탄(CH_4)
④ 일산화질소(NO) ⑤ 아산화질소($_2NO$)

17 다음 중 지표수의 특성으로 옳은 것은?

① 경도가 높다. ② 경도가 낮다. ③ 수온의 변화가 적다.
④ 유기물이 적다. ⑤ 탁도가 낮다.

18 상수처리 과정에서 철(Fe)의 제거방법으로 옳은 것은?

① 스크린 ② 포기 ③ 침전
④ 여과 ⑤ 산화

19 다음 〈보기〉는 상수처리 계통도이다. ( ) 안에 들어갈 내용으로 옳은 것은?

수원 – 취수 – 도수 – (㉠) – 송수 – (㉡) – 급수

㉠ – ㉡
① 소독 – 침전 ② 정수 – 배수
③ 침사 – 여과 ④ 여과 – 침전
⑤ 여과 – 소독

20 상수처리 과정 중 약품침전에 사용되는 응집제로 옳은 것은?

① 암모니아(NH_3l) ② 오존(O_3)
③ 수산화칼슘($Ca(OH_2)$) ④ 과망간산칼륨($KMnO_4$)
⑤ 황산알루미늄($Al_2(SO_4)_3$)

21 **원수의 처리과정 중 SS(부유물질) 처리공정으로 옳은 것은?**

① 침전 ② 산화 ③ 응집
④ 환원 ⑤ 이온교환

22 **수질오염 발생원 중 비점오염원에 해당하는 것은?**

① 폐광 ② 화력발전소 ③ 축사
④ 농경지 ⑤ 하수처리장

23 **다음 중 하 · 폐수의 특성에 관한 설명으로 옳은 것은?**

① COD의 농도가 높다는 것은 수질이 매우 좋다는 것이다.
② 유기물의 농도가 높아지면 BOD가 상승한다.
③ 용존산소의 농도가가 높다는 것은 수질이 나쁘다는 것이다.
④ algae(조류)의 개체수가 많아질수록 수질은 좋아진다.
⑤ 부영양화가 발생하면 수질은 좋아진다.

24 **다음 중 부영양화를 발생시키는 원인물질로 옳은 것은?**

① 질소, 인 ② 암모니아, 염소 ③ 크롬, 벤젠
④ 불소, 질소 ⑤ 염소, 나트륨

25 **영유아에게 메트헤모글로빈혈증(methemoglobinemia, 청색아)을 일으키는 수질오염 물질은?**

① 총트리할로메탄(THMs) ② 암모니아성질소(NH_3−N)
③ 질산성질소(NO_3−N) ④ 클로로포름
⑤ 아질산성질소(NO_2−N)

26 **다음 중 경도를 유발하는 물질은?**

① 질소(N) ② 칼슘(Ca) ③ 불소(F)
④ 카드뮴(Cd) ⑤ 크롬(Cr)

27 **저수지나 호소에서 성층화를 일으키는 인자에 해당하는 것은?**

① 색도 ② 수온 ③ 압력
④ 경도 ⑤ 부영양화

28 **하 · 폐수 처리과정 중 스크린과 침사지 다음에 설치하는 것은?**

① 소화조 ② 침전조 ③ 폭기조
④ 소독조 ⑤ 안정조

29 하 · 폐수 처리과정에서 유지류(기름) 성분을 처리하는 방법으로 옳은 것은?

① 침전법 ② 부상분리법 ③ 활성오니법
④ 3차 처리법 ⑤ 고도의 처리법

30 다음 하수처리 중 활성슬러지 처리의 원리에 해당하는 것은?

① 물리적 ② 화학적 ③ 임의성
④ 혐기성 ⑤ 호기성

31 다음 중 공기(산소)가 없는 상태에서 환원반응으로 진행되는 슬러지처리 공정으로 옳은 것은?

① 소화 ② 개량 ③ 탈수
④ 농축 ⑤ 건조

32 다음 중 혐기성처리 과정에서 가장 많이 발생하는 물질은?

① C_4H_{10} ② CH ③ C_2H_5
④ CH_4 ⑤ C_3H_8

33 생활폐기물을 소각할 때의 단점으로 옳은 것은?

① 폐열을 이용할 수 있다. ② 위생적이다.
③ 건설비가 많이 든다. ④ 설치 면적이 적다.
⑤ 매립보다 처리기간이 짧다.

34 폐기물관리에서 자원생산성의 향상을 위해 우선적으로 하는 방법은?

① 매립 ② 퇴비화 ③ 소각
④ 재활용 ⑤ 연료화

35 사업장폐기물 중에서 고형물함량이 5% 이상이고, 수분함량이 95% 미만인 지정폐기물은?

① 오니류 ② 고상폐기물 ③ 폐기물
④ 흡착제 ⑤ 액상폐기물

36 다음 중 가연성 폐기물에 해당하는 것은?

① 유리 ② 금속 ③ 도지기
④ 초자기구 ⑤ 폐지

37 「폐기물관리법」상 의료폐기물 중 인체 또는 동물의 장기 · 기관 · 신체의 일부는 어떤 폐기물에 분류에 속하는가?

① 손상 폐기물　② 병리계 폐기물　③ 조직물류 폐기물
④ 격리의료 폐기물　⑤ 생물 · 화학 폐기물

해설 위생사 필기, 위생관계법령 중 "폐기물관리법" 참고

38 「폐기물관리법」상 지정폐기물 중 특정시설에서 발생되는 폐기물은?

① 폐산　② 폐알칼리　③ 폐촉매
④ 석면　⑤ 폐합성고분자화합물

해설 ① 특정시설에서 발생되는 폐기물 : 폐합성고분자화합물, 오니류, 폐농약
② 부식성폐기물 : 폐산, 폐알칼리
※ 위생사 필기, 위생관계법령 중 "폐기물관리법" 참고

39 다음 중 근로자의 육체적 작업강도를 나타내는 데 사용되는 지표는?

① 기초대사량　② 안정시 에너지량　③ 작업강도
④ 재해율　⑤ 에너지대사율

40 손가락의 혈관이 수축하고 혈액순환이 잘 안되어 손가락이 창백해지는 질병의 원인으로 옳은 것은?

① 기온　② 진동　③ 전자파
④ 기압　⑤ 방사선

41 다음 중 벤젠을 사용하는 근로자에게 나타날 수 있는 직업병으로 옳은 것은?

① 사지의 색소침착　② 골연화　③ 백혈병
④ 단백뇨　⑤ 폐기종

해설 벤젠
① **빈혈**(조혈기능장애를 유발), **백혈병**을 유발한다.
② 국제암연구소(IARC)에서는 **벤젠**을 "**사람에게 암을 일으키는 물질**"인 **발암성 1군**로 **분류**하고 있다.

42 다음 중 비중격천공을 일으키는 물질로 옳은 것은?

① 아연(Zn)　② 카트뮴(Cd)　③ 크롬(Cr)
④ 비소(As)　⑤ 석면

43 **다음 중 라돈에 관한 내용으로 옳은 것은?**

① 원소기호: Ra ② 색상 : 노란색
③ 취기 : 자극성 ④ 성상 : 비활성 기체
⑤ 인체의 영향 : 비발암성

해설 라돈(Rn)
① 무색, 무취, 무미
② 성상 : 비활성(불활성) 기체
③ 인체 영향 : 폐암을 유발하는 발암성물질이다.

44 **다음 중 오염된 실내공기를 관리하는 방법으로 옳은 것은?**

① 난방 ② 환기 ③ 휘도
④ 조명 ⑤ 차광

45 **주택 창문의 채광조건 중 입사각은 몇 도로 하는 것이 좋은가?**

① 10° ② 15° ③ 20°
④ 24° ⑤ 28°

46 **다음 중 아포(포자)를 포함한 모든 미생물을 파괴할 수 있는 것은?**

① 멸균 ② 부패 ③ 소독
④ 정균 ⑤ 산패

47 **다음의 소독방법 중 습열멸균법에 해당하는 것은?**

① 일광소독 ② 건열멸균법 ③ 화염멸균법
④ 방사선 살균법 ⑤ 고압증기 멸균법

48 **다음 중 소독제로 사용되는 크레졸의 농도는?**

① 3% ② 7% ③ 10%
④ 15% ⑤ 20%

49 **다음 중 살균력이 강하여 약 1,000배로 희석하여 사용하는 소독제는?**

① 승홍 ② 과산화수소 ③ 알코올
④ 크레졸 ⑤ 크레졸수

50 기체 소독제 중 균체의 단백질이나 핵산의 알킬화작용으로 강한 살균력을 나타내는 소독제는?

① 알코올　② 과산화수소　③ 생석회
④ 붕산　⑤ 에틸렌옥사이드

3 식품위생학

01 식품오염 여부를 측정하는 데 이용되는 미생물 중 분변오염지표로 이용되는 것은?

① 대장균군　② 이질균　③ 일반세균
④ 비브리오균　⑤ 살모넬라균

02 토양에 분포하고 있는 미생물 중 아포를 형성하는 세균은?

① 시겔라(Shigella)속　② 바실루스(Bacillus)속　③ 살모넬라(Salmonella)속
④ 프로테우스(Proteus)속　⑤ 비브리오(Vibrio)속

03 식품을 변질시키는 미생물 중 곰팡이(fungi)속은?

① Penicillium　② Salmonella　③ Pseudomonas
④ Micrococcus　⑤ Lactobacillus

04 다음 중 독성시험 시 공시동물에 시험물질을 1회만 투여하여 독성의 영향을 관찰하는 시험방법으로 옳은 것은?

① 아급성독성 시험　② 급성독성 시험　③ 만성독성 시험
④ 교차형 시험　⑤ 발암성 시험

해설 ① 급성독성 시험
급성독성을 밝히기 위한 시험방법의 하나이며, 동물에게 대량의 검체를 1회 **투여하여 치사량**을 구한다. 투여한 동물의 반수가 사망하는 양을 LD_{50}(**50% 치사량**)이라고 하며 체중 1kg당 mg으로 나타낸다.

② 아급성독성 시험
아급성독성은 14일, 90일, 6개월 동안 실험해서 나타난 **무관찰작용량**(No Observed Effect Level, "NOEL")을 이용한다.

③ 만성독성 시험
시험동물에게 **6개월간** 또는 그 이상 연속적으로 **투여**하여, 그때 나타나는 동물의 장애를 규명하는 시험이다.

④ 발암성 시험
시험물질을 실험동물에게 **장기간**(24개월 이상~30개월 이내)**투여**하여 **암**(종양)의 유발 유무를 질적 · 양적으로 검사하는 시험을 말한다.

05 **식품의 변질 중 단백질이 부패될 때 생성되는 물은?**

① 아민(amine) ② 과산화물(peroxide) ③ 케톤(ketone)
④ 알코올(alcohol) ⑤ 알데히드(aldehyde)

06 **다음 중 식용유지의 산패를 확인하기 위해 이용되는 지표로 옳은 것은?**

① 아민(amine) ② 카르보닐가(Carbonyl value)
③ 비누화가(Saponification value) ④ 헤너가(Hener value)
⑤ 휘발성 염기질소량

07 **다음은 Vibrio parahaemolyticus에 대한 설명이다. 옳은 것은?**

① 그람양성의 간균이다. ② 포자를 형성하는 독소형이다.
③ 편모는 주모성이다. ④ 담수에서 잘 자란다.
⑤ 60℃, 30분 가열하면 사멸된다.

08 **다음 <보기>의 내용과 관련된 식중독균으로 옳은 것은?**

- 원인식품은 우유 및 유제품, 식육제품, 도시락(김밥) 등이다.
- 잠복기는 짧다(1~6시간, 평균 3시간).
- 증상은 구토가 나타나며, 발열이 거의 없다.

① Clostridium botulinum ② Vibrio parahaemolyticus
③ Staphylococcus aureus ④ Salmonella typhi
⑤ Campylobacter jejuni

09 **식중독의 원인균인 Clostridium botulinum이 생산하는 독소는?**

① 엔테로톡신(enterotoxin) ② 솔라닌(solanine) ③ 아미고다린(amygdaline)
④ 뉴로톡신(neurotoxin) ⑤ 고시폴(gossypol)

10 **다음 <보기>의 내용과 관련된 식중독균으로 옳은 것은?**

- 이 식중독은 식품과 같이 섭취된 균이 장관 내에서 증식하여 생성된 엔테로톡신(enterotoxin)에 의해서 일어난다.
- 원인식품 : 동·식물성 단백질 및 전분질 식품, 쌀밥류(쌀밥, 볶음밥), 국수류 등의 전분을 주체로 발생한다.
- 증상 : 설사형과 구토형이 있다.

① Bacillus cereus
② Yersinia enterocolitica
③ Salmonella typhi
④ Campylobacter coli
⑤ Listeria monocytogenes

해설 셀레우스(Bacillus Cereus) 식중독

Bacillus cereus 식중독은 식품과 같이 섭취된 cereus균이 장관 내에서 증식하여 생성된 엔테로톡신(enterotoxin)에 의해서 일어난다.

① 식중독 원인균 : 독소형과 설사형이 있고 그람양성, 간균, 주모성 편모가 있다.
② 원인식품 : 동 · 식물성 단백질 및 전분질 식품, 쌀밥류(쌀밥, 볶음밥), 국수류 등의 전분을 주체로 발생한다.
③ 잠복기 : 설사형(8~16시간, 평균 10~12시간), 구토형(1~5시간, 평균 2~3시간)
④ 증상 : 설사형과 구토형이 있다.
⑤ 호기성, 내열성의 아포를 형성하기 때문에, 가열식품에도 잔존하며 증식하며 부패의 원인이 된다.

11 다음 〈보기〉의 식중독균으로 옳은 것은?

> • 4℃ 이하의 온도에서도 증식이 가능하므로 냉장보관이라도 주의를 요한다.
> • 돈육의 냉장, 냉동, 유통과정에서 주의를 요한다.
> • 장내세균과에 속하며, 원래 돼지의 장염균으로 알려져 있다.

① Staphylococcus aureus
② Yersinia enterocolitica
③ Clostridium botulinum
④ Bacillus cereus
⑤ Salmonella typhi

12 histamine(히스타민)을 생성하여 "알레르기성" 식중독을 일으키는 세균은?

① Vibrio parahaemolyticus
② Morganella morganii
③ Clostridium perfringens
④ Clostridium botulinum
⑤ Staphylococcus aureus

13 세균에 의한 식중독 중에서 감염독소형(생체 내 독소형) 균은?

① Vibrio parahaemolyticus
② Salmonella typhi
③ Clostridium perfringens
④ Clostridium botulinum
⑤ Campylobacter jejuni

14 덜 익은 청매 및 청매실의 독성분으로 옳은 것은?

① 솔라닌(solanine)
② 무스카린(muscarine)
③ 고시폴(gossypol)
④ 베네루핀(venerupin)
⑤ 아미그달린(amygdalin)

15 다음 중 황변미 중독을 유발하는 독소는?

① 베네루핀(venerupin) ② 에고타민(ergotamine) ③ 아플라톡신(aflatoxin)
④ 이슬란디톡신(islanditoxin) ⑤ 에르고톡신(ergotoxin)

16 다음 중 맥각독이 생산하는 곰팡이의 독소는?

① 시트리닌(citrinin) ② 이슬란디톡신(islanditoxin)
③ 에르고톡신(ergotoxin) ④ 리신(ricin)
⑤ 무스카리(muscarine)

17 다음 중 유해 인공감미료에 해당하는 것은?

① 아우라민(Auramine) ② 로다민(Rhodamin) ③ 사카린나트륨
④ 시클라메이트(Cyclamate) ⑤ 수단 III(Sudan III)

18 열경화성수지 중 포름알데히드가 용출될 수 있는 것은?

① 멜라민 수지 ② 폴리 에틸렌수지
③ 폴리 프로필 수지 ④ 열가소성 수지
⑤ 폴리 스틸렌 수지

19 다음 식중독의 원인물질 중 외인성 위해 요인으로 옳은 것은?

① 산패된 유지 ② 방사성물질 ③ 복어독
④ 시안배당체 ⑤ 알칼로이드배당체

20 경구감염병 중 병원체가 바이러스인 것은?

① 디프테리아 ② 백일해 ③ 콜레라
④ A형간염 ⑤ 파라티푸스

21 미생물 분류상 장티푸스균의 속명으로 옳은 것은?

① Clostridium ② Escherichia ③ Salmonella
④ Proteus ⑤ Vibrio

22 다음 중 결핵의 병원체로 옳은 것은?

① Brucella suis ② Coxiella Burnetii
③ Pasteurella tularensis ④ Bacillus anthracis
⑤ Mycobacterium tuberculosis

23 다음 〈보기〉에서 설명하는 경구감염병은?

> • 잠복기는 수시간~5일이다.
> • 구토, 복통, 쌀뜨물 같은 수양변(水樣便)을 배설한다.
> • 탈수증상, 체온이 하강한다.

① 백일해 ② 콜레라 ③ 장티푸스
④ 디프테리아 ⑤ A형간염

24 분변에 오염된 음식을 통하여 감염되며, 증상은 주로 불현성 감염으로 나타나는 바이러스성 질병은?

① 파라티푸스 ② 파상열 ③ 폴리오
④ 장티푸스 ⑤ 디프테리아

25 원인균은 O-157이며 "용혈요독증후군"을 유발하는 병원성대장균은?

① 장관 변패성 대장균 ② 장관 독소원성 대장균 ③ 장관 출혈성 대장균
④ 장관 침투성 대장균 ⑤ 장관 병원성 대장균

26 다음 질병 중 인수공통감염병은?

① A형간염 ② 야토병 ③ 세균성이질
④ 콜레라 ⑤ 파라티푸스

27 다음 중 채소류로부터 감염되는 기생충은?

① 선모충 ② 무구조충 ③ 십이지장충
④ 간흡충 ⑤ 톡소플라스마증

28 오징어, 고등어 등 바다 생선회의 생식에 의해 감염될 수 있는 기생충은?

① 무구조충 ② 아니사키스 ③ 광절열두조충
④ 선모충 ⑤ 톡소플라스마

29 미생물의 증식에 의해 일어나는 식품의 부패나 변질을 방지하기 위하여 사용되는 식품첨가물은?

① 소포제 ② 보존료 ③ 살균제
④ 피막제 ⑤ 착향료

30 다음 중 육류의 발색제로 사용하는 것은?

① 아질산나트륨 ② 차아황산나트륨 ③ 안식향산나트륨
④ 아황산나트륨 ⑤ 프로피온산나트륨

31 인체에 독성이 심하여 사용이 금지된 표백제이다. 그러나 식품의 최종완성 전에 분해 또는 제거하는 조건으로는 사용이 가능한 표백제는?

① 과산화수소 ② 메타중아황산칼륨 ③ 무수아황산
④ 차아황산나트륨 ⑤ 산성아황산나트륨

32 식품첨가물 중 물과 기름을 잘 혼합시켜 분리되지 않도록 하는 물질은?

① 이형제 ② 살균제 ③ 유화제
④ 산화방지제 ⑤ 추출제

33 다음 농약 중 체내에서 대사되어 아코니타아제(aconitase)의 활성을 저해하여 독성을 유발하는 것은?

① 유기염소제 ② 유기인제 ③ 유기불소제
④ 피레스로이제 ⑤ 카바메이트제

해설 아코니타아제(aconitase)
① 동식물계에 널리 존재하고 특히 근육, 간장, 신장 등에 많다. 철(Ⅱ) 이온을 보조효소로 한다.
② 철(Ⅱ)이온 또는 시스테인에 의해 활성화되고 시안이온, 황화물, 구리(Ⅱ)이온, 플루오로시트르산, trans-아코니트산 등에 의해 저해된다.

34 염소를 함유하고 있는 플라스틱을 태울 때 생성될 수 있는 물질은?

① 다이옥신 ② 암모니아 ③ 오존
④ 비스페놀 A ⑤ 페놀

35 다음 중 이타이이타이병의 특징에 대한 설명으로 옳은 것은?

① 재생 불량성 빈혈을 유발한다. ② 검은 반점이 나타난다.
③ 질식을 유발한다. ④ 골연화증을 일으킨다.
⑤ 비중격천공증을 유발한다.

36 다음 중 HACCP 적용을 위한 12절차 중 예비(준비) 단계에 해당하는 것은?

① 위해요소 분석 ② 공정흐름도 작성 ③ 중요관리점 결정
④ 한계기준 설정 ⑤ 개선조치방법 설정

37 "HACCP을 적용하여 식품의 위해요소를 예방 · 제거하거나, 허용수준 이하로 감소시켜 당해 식품의 안전성을 확보할 수 있는 중요한 단계 · 과정 또는 공정을 말한다."와 관련된 용어의 정의로 옳은 것은?

① 위해요소 ② 한계기준 ③ 감시방식
④ 중요관리점 ⑤ 개선조치

38 살균제 및 소독제의 살균력을 평가할 때 이용되는 것은?

① 석탄산 ② 과산화수소 ③ 오존
④ 염소 ⑤ 알코올

39 다음 중 자외선 살균법에 관한 설명으로 옳은 것은?

① 잔류성이 크다.
② 살균등과의 거리는 멀수록 살균효과가 좋다.
③ 살균등의 파장은 253.7nm이고, 물이나 공기의 소독에 좋다.
④ 투과력이 강하다.
⑤ 유기물이 존재하면 살균력이 높아진다.

40 다음 중 식품살균에 사용하는 방사선원으로 옳은 것은?

① ^{17}Cl ② ^{6}C ③ ^{131}I
④ ^{60}Co ⑤ ^{8}O

해설 방사선 살균에는 ^{60}Co, ^{137}CS를 사용한다.

4 위생곤충학

01 자충과 성충의 서식처 및 먹이가 같은 위생곤충은?

① 모기 ② 파리 ③ 빈대
④ 벼룩 ⑤ 나방

해설 ① 불완전변태의 종류 : 이, 바퀴, 빈대, 진딧물 등
② 완전변태의 종류 : 모기, 파리, 벼룩, 나방, 등에 등

02 다음의 위생곤충 중에서 구기는 퇴화되었으며 알레르기원이 되는 곤충은?

① 진드기 ② 말벌 ③ 모기
④ 깔따구 ⑤ 벼룩

해설 **깔따구**와 보건 : 깔따구는 **불쾌곤충(뉴슨스)**의 대표적인 해충이며, 질병을 매개하지는 않으나 뉴슨스 또는 알레르기 질환의 **알레르기원**으로 방제 대상이 되고 있다.

03 다음 중 뉴슨스로 분류되는 위생곤충은?

① 집파리　② 참진드기　③ 하루살이
④ 벼룩　⑤ 숲모기

해설 뉴슨스의 종류 : 깔따구, 노린재, 나방파리(모래파리), 하루살이, 귀뚜라미, 지하집모기 등

04 매개곤충과 질병의 연결이 옳은 것은?

① 벼룩 – 사상충　② 이 – 일본뇌염
③ 모기 – 페스트　④ 등에 – 발진티푸스
⑤ 참진드기 – 라임병

해설 참진드기과의 매개 질병 : 라임병, Q열, 진드기매개 뇌염, 진드기매개 티푸스(일명 록키산홍반열) 등

05 절지동물의 분류상 곤충강에 속하는 것은?

① 돌지네　② 거미　③ 털진드기
④ 파리　⑤ 전갈

06 다음은 말라리아모기에 대한 설명이다. 옳은 것은?

① 성충은 날개에 무늬가 없다.
② 암컷의 촉수는 주둥이보다 짧다.
③ 알에 부낭이 없다.
④ 유충은 장상모가 있어 수면에 수평으로 뜬다.
⑤ 알은 난괴의 형태로 산란한다.

해설 말라리아모기(학질모기)의 특징은 : ①~③번 내용의 반대이며, 알은 낱개로 산란한다.

07 바닷가 바위의 염분기가 있는 고인 물에서 산란하는 모기는?

① 중국얼룩날개모기(Anopheles sinensis)
② 빨간집모기
③ 작은빨간집모기(Culex tritaeniorhynchus)
④ 토고숲모기(Aedes togoi)
⑤ 지하집모기

08 다음 중 모기의 구기 형태로 옳은 것은?

① 스폰지형　② 저작흡혈형　③ 저작흡수형
④ 저작형　⑤ 천공흡수형

09 **파리목 중 성충은 자궁 속에서 유충을 발육시켜 배출하고 1세대에 1개체를 생산하는 파리는?**

① 큰집파리 ② 침파리 ③ 딸집파리
④ 쉬파리 ⑤ 체체파리

해설 체체파리는 파리목의 다른 종류와는 달리 1개의 알이 자궁에서 부화하고 유충은 자궁 속에서 모체로부터 영양공급을 받으며 발육을 마친 후 밖으로 나온다.

10 **절지동물의 분류상 파리목 중 환봉아목에 속하는 곤충은?**

① 깔따구 ② 모기 ③ 바퀴
④ 검정파리 ⑤ 진드기

해설 환봉아목의 종류 : 집파리과, 검정파리과, 쉬파리과, 체체파리과 등

11 **다음 중 사면발이(음부이)의 형태적 특징으로 옳은 것은?**

① 구기는 길고 대악이 잘 발달되어 있다.
② 두부는 흉부보다 아주 넓다.
③ 몸의 형태는 두흉부와 복부로 되어 있다.
④ 복부는 타원형이고 좁고 길다.
⑤ 체형은 원형이고 게(crab) 모양이다.

12 **페스트를 매개하며, 형태는 사람벼룩과 유사하나 중흉측판에 중흉측선이 있어 사람벼룩과 구분이 되는 벼룩은?**

① 장님벼룩 ② 고양이벼룩 ③ 유럽쥐벼룩
④ 열대쥐벼룩 ⑤ 개벼룩

해설 "위생사 실기시험문제", 벼룩의 분류 참고

13 **다음 중 털진드기가 흡혈하는 시기는?**

① 알 ② 번데기 ③ 자충
④ 유충 ⑤ 성충

14 **일명 공주진드기라고도 하며, 수명은 10~20년으로 "진드기매개재귀열과 아프리카돈열"을 매개하는 진드기의 명칭은?**

① 참진드기 ② 집먼지진드기 ③ 생쥐진드기
④ 여드름진드기 ⑤ 물렁진드기

15 빈대의 베레제기관의 기능으로 옳은 것은?

① 생식기관　② 배설기관　③ 감각기관
④ 호흡기관　⑤ 순환기관

16 독나방의 생활사 중 독모가 생성되는 발육단계로 옳은 것은?

① 알　② 유충　③ 성충
④ 번데기　⑤ 자충

17 다음 곤충 중에서 독침으로 피해를 주는 것은?

① 집모기　② 땅벌　③ 빈대
④ 왕모기　⑤ 깔따구

18 바퀴를 방제하기 위하여 흡수력이 약한 "타일벽, 니스나 페인트를 칠한 벽, 금속표면"에 잔류분무 시 사용되는 제제로 옳은 것은?

① 유제　② 수화제　③ 분제
④ 용제　⑤ 증강제

해설 ① 수화제(WP, w.d.p.)
㉮ 잔류분무에 적합하다
㉯ 흡수력이 강한 벽면(흙벽, 시멘트벽, 석회벽 등)에 적합하다.
② 유제(emulsifiable concentrate, EC)
㉮ 공간 및 잔류분무용으로 사용된다.
㉯ 흡수력이 약한 벽면(타일벽, 니스나 페인트칠을 한 벽, 벽지 바른 벽 등)에 적합하다.
③ 용제(solution, S) : 공간살포용으로 쓰인다.

19 연못에 서식하고 있는 모기 유충을 방제하려고 한다. 다음 중 가장 적합한 방제방법은?

① 살문등을 이용한다.　② 연못에 잔류분무제를 뿌린다.
③ 공중살포를 한다.　④ 가열연무를 한다.
⑤ B. t. i. 입제를 살포한다.

20 다음 중 마이크로캡슐제의 특징으로 옳은 것은?

① 살포 후 냄새가 난다.
② 잔류기간이 짧다.
③ 독먹이로 사용시 약제의 기피성이 증가한다.
④ 수서 해충방제 시 사용한다.
⑤ 인체에 대한 안전성이 높다.

21 **공간살포 및 잔류분무 시 분사되는 살충제 입자의 크기가 50~100μm로 분무하는 방법은?**

① 에어로솔　② 가열연무(가열연막)　③ 미스트
④ 극미량연무　⑤ 훈증법

22 **가열연무(가열연막) 작업에 관한 내용으로 옳은 것은?**

① 바람의 방향을 고려하지 않는다.
② 분사구(노즐)는 하향하여 연무한다.
③ 살포폭을 조정할 필요가 없다.
④ 풍속은 무풍 또는 10km/hr 이상일 때 살포하는 것이 좋다.
⑤ 연무작업은 정오에 살포하는 것이 좋다.

23 **다음 중 모기나 진드기에 사용하는 기피제로 옳은 것은?**

① DEET(디트)　② dizainon(다이아지논)　③ sulfoxide(쎌폭사이드)
④ DDVP　⑤ HCH(에치씨에치)

해설 diethyltoluomide(Deet 또는 Autan) 기피제는 모기, 흡혈성 파리류, 진드기의 기피제로 사용된다.

24 **매개곤충의 화학적 방법 중 발육억제제로 사용되는 약제는?**

① DDVP　② DDT　③ 카바닐
④ 피레스린　⑤ 메소프렌

해설 발육억제제의 종류 : 디프루벤즈론(Diflubenzuron), 하이드로프렌(Hydroprene), 카노프레(Kinoprene), 메소프렌(Methoprene), 피리프록시휀(Pyriproxyfen)

25 **살충제의 적용방법 중 독먹이법으로 방제할 수 있는 곤충은?**

① 벼룩　② 바퀴　③ 참진드기
④ 빈대　⑤ 모기

26 **A 약제에 대해 저항성이 생기면 화학구조가 유사한 A-1 약제에 대해서도 저항성이 나타나는 현상은?**

① 저항성　② 내성　③ 교차저항성
④ 생태적 저항성　⑤ 생리적 저항성

27 **다리를 비비는 습성을 갖고 있는 집파리를 방제하려고 한다. 다음 중 방제효과를 상승시킬 수 있는 방법으로 옳은 것은?**

① 천적인 기생벌이용　② 가열연막법　③ 잔류분무법
④ 훈연법　⑤ 공간살포법

28 위생곤충 방제시 기생벌을 이용하여 방제할 수 있는 곤충은?

① 벌 ② 개미 ③ 등에
④ 벼룩 ⑤ 집파리

29 다음 중 만성살서제에 대한 설명으로 옳은 것은?

① 방제효과를 높이기 위해 반듯이 사전미끼가 필요하다.
② 냄새가 나므로 독먹이에 대한 기피성이 생긴다.
③ 혈액응고를 방해하고 출혈을 일으켜 치사시킨다.
④ 사람 및 가축에 맹독성을 나타낸다.
⑤ 독성이 강하므로 독성작용은 1~2시간 이내에 나타난다.

30 회색의 결정분말이고 물에 불용(不溶)이며 특히 곰쥐에 효과적인 살서제이다. 마늘냄새가 나며 수분이 있는 상태에서 먹이와 섞으면 독성이 강한 인화수소(phosphine, PH_3) 가스를 방출하는 살서제로 옳은 것은?

① warfarin(왈파린) ② red squil(레드스킬)
③ zinc phosphide(인화아연) ④ aresenious oxide(아비산)
⑤ sodium fluroacetate(1080, 소듐플루로아세테이트)

5 위생관계법령

01 「공중위생관리법」상 용어의 정의 중 "공중위생영업"에 해당하지 않는 것은?

① 숙박업 · 목욕장업 ② 이용업 · 미용업 ③ 세탁업
④ 건물위생관리업 ⑤ 소독업

해설 공중위생관리법 제2조(정의)

02 다음 중 대통령령으로 정하는 "위생사의 업무범위"에 해당하는 것은?

① 공중위생영업소, 공중이용시설 및 위생용품의 위생관리
② 음료수의 처리 및 위생관리
③ 쓰레기, 분뇨, 하수, 그 밖의 폐기물의 처리
④ 유해곤충 · 설치류 및 매개체 관리
⑤ 보건관리 업무

해설 공중위생관리법
법제8조의2(위생사의 업무범위), 시행령 제6조의3(위생사의 업무)

03 **"해수를 목욕물로 사용할 때 총대장균군수는 100ml당 ( ) 이하가 되어야 한다." ( )안에 들어갈 내용으로 옳은 것은?**

① 10 ② 100 ③ 200
④ 1,000 ⑤ 2,000

해설 공중위생관리법 시행규칙 [별표 2]
※ 환경위생학, 이론, 집합소의 위생 중 "해수를 목욕물로 하는 경우" 참고

04 **「공중위생관리법」상 미용기구 및 이용기구의 소독기준 및 방법으로 옳지 않은 것은?**

① 자외선소독 : 1cm² 당 70μW 이상의 자외선을 20분 이상 쬐어준다.
② 열탕소독 : 섭씨 100℃ 이상의 물속에 10분 이상 끓여준다.
③ 증기소독 : 섭씨 100℃ 이상의 습한 열에 20분 이상 쐬어 준다.
④ 건열멸균소독 : 섭씨 100℃ 이상의 건조한 열에 20분 이상 쐬어준다.
⑤ 에탄올소독 : 에탄올수용액(에탄올 70%인 수용액)에 10분 이상 가둔다.

해설 공중위생관리법 시행규칙 [별표 3] 이용기구 및 미용기구의 소독기준 및 방법 : ②~⑤번 외
① 자외선소독 : 1cm²당 85μW 이상의 자외선을 20분 이상 쬐어준다.
② 석탄산수소독 : 석탄산수(석탄산 3%, 물 97%의 수용액을 말한다)에 10분 이상 담가둔다.
③ 크레졸소독 : 크레졸수(크레졸 3%, 물 97%의 수용액을 말한다)에 10분 이상 담가둔다.

05 **"공중위생영업자가 준수하여야 하는 위생관리기준 등"의 내용으로 옳은 것은?**

① 목욕장의 목욕물은 매년 1회 이상 수질검사를 하여야 한다.
② 숙박업장의 객실조명도는 50럭스 이상이 되도록 유지하여야 한다.
③ 목욕장의 발한실 · 휴게실 · 탈의실의 조명도는 20럭스 이상이 되도록 유지하여야 한다.
④ 피부미용을 위하여 「약사법」에 따른 의약품 사용하여야 한다.
⑤ 이용업자의 영업장 안의 조명도는 70럭스 이상이 되도록 유지하여야 한다.

해설 공중위생관리법 시행규칙 제7조(공중위생영업자가 준수하여야 하는 위생관리기준 등) [별표 4]

06 **제3급감염병으로 옳은 것은?**

① A형간염, E형간염 ② 일본뇌염, 말라리아
③ 인플루엔자, 임질 ④ 볼거리(유행성이하선염), 풍진
⑤ 중동호흡기증후군(MERS), 중증급성호흡기증후군(SARS)

해설 감염병예방법 제2조(정의)

07 **국립가축방역기관장, 시장 · 군수 · 구청장, 시 · 도 가축방역기관의 장이 발병 신고를 받으면 그 즉시 발병 사실을 질병관리청장에게 통보하여야 하는 가축전염병으로 옳은 것은?**

① 장출혈성대장균 ② 탄저 ③ 돼지단독
④ 파상열 ⑤ 일본뇌염

해설 감염병예방법 제14조(인수공통감염병의 통보) : 탄저, 광견병, 고병원성조류인플루엔자, 동물인플루엔자

08 감염병환자, 식품, 동식물 등으로부터 고위험병원체를 분리한 자는 지체 없이 누구에게 신고하여야 하는가?

① 시 · 도지사　② 보건복지부장관　③ 질병관리청장
④ 시장, 군수, 구청장　⑤ 보건소장

해설 감염병예방법 제21조(고위험병원체의 분리, 분양 · 이동 및 이동 신고)

09 「감염병예방법」상 일시적으로 집단급식소 및 식품접객업의 업무 종사의 제한을 받는 감염병으로 옳은 것은?

① 백일해　② A형간염
③ 동물인플루엔자　④ 중증급성호흡기증후군(SARS)
⑤ 중동호흡기증후군(MERS)

해설 감염병예방법 제33조(업무 종사의 일시 제한)

10 「감염병예방법」상 장출혈성대장균 역학조사의 환경검체 대상으로 옳은 것은?

① 상수도　② 지하수　③ 공중시설의 물
④ 보존식　⑤ 냉 · 온수기의 물

해설 감염병예방법 시행령 [별표 1의3] 역학조사의 방법

〈환경검체(環境檢體) 채취 및 시험〉

시험 종류	검체 대상
레지오넬라균 검출 시험	상수도, 지하수, 공중시설의 물
장출혈성대장균 검출 시험	수영장, 냉 · 온수기의 물
노로바이러스 검출 시험	상수도, 지하수, 보존식(保存食)
「먹는 물 관리법」에 따른 먹는물 검사	상수도, 지하수, 냉 · 온수기의 물
식품공전에 따른 식품 규격 시험	장관감염증 집단발생 시 보존식
식품공전에 따른 조리기구 규격 시험	장관감염증 집단발생 시 조리도구(도마, 칼, 행주, 식기, 수족관 물 등을 말한다)
수인성 원충 검출 시험	상수도, 지하수, 수영장

11 「감염병예방법」상 약물소독에 사용되는 약품으로 옳지 않은 것은?

① 크롤칼키수(크롤칼키 5% 수용액)
② 석탄산 3% 수용액
③ 생석회(대한약전 규격품)
④ 포르마린(대한약전 규격품)
⑤ 메탄올 70% 수용액

해설 감염병예방법 시행규칙 [별표 6] 약물소독 : ①~④번 외
① 크레졸수(크레졸액 3% 수용액)
② 승홍수(승홍 0.1%, 식염수 0.1%, 물 99.8% 혼합액)

12 식품위생법상 "식품의약품안전처장은 관계 중앙행정기관의 장과의 협의 및 심의위원회의 심의를 거쳐 식품등의 기준 및 규격 관리 기본계획(관리계획)을 ( )년마다 수립 · 추진할 수 있다." ( ) 안에 들어갈 내용으로 옳은 것은?

① 1 ② 3 ③ 4
④ 5 ⑤ 10

해설 식품위생법 제7조의4(식품등의 기준 및 규격 관리계획 등)

13 다음 중 "소비자식품위생감시원"의 직무로 옳은 것은?

① 식품등의 위생적인 취급에 관한 기준의 이행 지도
② 시설기준의 적합 여부의 확인 · 검사, 행정처분의 이행 여부 확인
③ 식품등의 압류 · 폐기 등
④ 영업소의 폐쇄를 위한 간판 제거 등의 조치
⑤ 식품접객영업자에 대한 위생관리 상태 점검

해설 ①~④번 : 영 제17조 식품위생감시원의 직무이다.
법 제33조(소비자식품위생감시원)

14 식품위생법상 "식품의약품안전처장은 식품이력추적관리기준에 따라 등록한 영유아 식품을 제조 · 가공 또는 판매하는 자에 대하여 식품이력추적관리기준의 준수 여부 등을 ( )년마다 조사 · 평가하여야 한다." ( ) 안에 들어갈 내용으로 옳은 것은?

① 1 ② 2 ③ 3
④ 5 ⑤ 15

해설 식품위생법 법 제49조(식품이력추적관리 등록기준 등)

15 「식품위생법」상 "식품안전정보원의 사업"으로 옳은 것은?

① 식품등의 기준과 규격에 관한 사항
② 식품산업에 관한 조사 · 연구
③ 식품이력추적관리의 등록 · 관리
④ 건강 위해가능 영양성분 함량 모니터링 및 정보제공
⑤ 식품위생에 관한 교육 · 홍보 사업

해설 ① 식품등의 기준과 규격에 관한 사항 : 제57조(식품위생심의위원회의 설치 등) – 식품위생심의위원회의 심의사항
② 식품산업에 관한 조사 · 연구 : 제65조(한국식품산업협회의 사업)
③ 식품이력추적관리의 등록 · 관리 : 제68조(식품안전정보원의 사업)
④ 건강 위해가능 영양성분 함량 모니터링 및 정보제공 : 제70조의8(건강 위해가능 영양성분 관리 주관기관 설립 · 지정) – 주관기관의 사업
⑤ 식품위생에 관한 교육 · 홍보 사업 : 제89조(식품진흥기금) – 식품진흥기금의 사용

【참고】
식품위생법
제67조(식품안전정보원의 설립) ① 식품의약품안전처장의 위탁을 받아 제49조에 따른 식품이력추적관리업무와 식품안전에 관한 업무 중 제68조제1항 각 호에 관한 업무를 효율적으로 수행하기 위하여 식품안전정보원(이하 "정보원"이라 한다)를 둔다.
제68조(정보원의 사업) ① 정보원은 다음 각 호의 사업을 한다.
1. 국내외 식품안전정보의 수집 · 분석 · 정보제공 등
1의2. 식품안전정책 수립을 지원하기 위한 조사 · 연구 등
2. 식품안전정보의 수집 · 분석 및 식품이력추적관리 등을 위한 정보시스템의 구축 · 운영 등
3. 식품이력추적관리의 등록 · 관리 등
4. 식품이력추적관리에 관한 교육 및 홍보
5. 식품사고가 발생한 때 사고의 신속한 원인규명과 해당 식품의 회수 · 폐기 등을 위한 정보제공
6. 식품위해정보의 공동활용 및 대응을 위한 기관 · 단체 · 소비자단체 등과의 협력 네트워크 구축 · 운영
7. 소비자 식품안전 관련 신고의 안내 · 접수 · 상담 등을 위한 지원
8. 그 밖에 식품안전정보 및 식품이력추적관리에 관한 사항으로서 식품의약품안전처장이 정하는 사업

16 **「식품위생법」상 "기준 · 규격이 정하여지지 아니한 화학적합성품인 첨가물과 이를 함유한 물질을 식품첨가물로 사용하여 식품을 판매한 자에 대해서는 (㉠)이하의 징역 또는 (㉡) 이하의 벌금에 처하거나 이를 병과할 수 있다." (㉡)안에 들어갈 벌칙으로 옳은 것은?**

㉠ – ㉡

① 1년 – 1천만원
② 2년 – 2천만원
③ 3년 – 3천만원
④ 10년 – 1억원
⑤ 10년 – 10억원

해설 식품위생법
법 제6조(기준 · 규격이 정하여지지 아니한 화학적 합성품 등의 판매 등 금지)
법 제94조(벌칙)

17 **식품 등의 위해평가를 위한 위해요소가 <u>아닌</u> 것은?**

① 잔류농약, 잔류 동물용 의약품
② 중금속, 식품첨가물
③ 트랜스지방
④ 식품등의 형태 및 이물
⑤ 식중독 유발 세균

해설 식품위생법 시행령 제4조(위해평가의 대상 등)

18 **식품조사처리업의 허가권자는 누구인가?**

① 시장 · 군수 · 구청장
② 시 · 도지사
③ 식품의약품안전처장
④ 농림축산식품부장관
⑤ 보건소장

해설 식품위생법 시행령 제23조(허가를 받아야 하는 영업 및 허가 관청)

19 「먹는물관리법」상 환경부장관이나 시 · 도지사가 "청문"을 하여야 할 처분으로 옳지 않은 것은?

① 샘물등의 개발허가의 취소
② 환경영향조사 대행자의 등록취소
③ 먹는물검사기관의 지정취소
④ 영업허가나 등록의 취소 또는 영업장의 폐쇄
⑤ 품질관리인 자격취소

해설 먹는물관리법 제50조(청문) : ①~④번은 환경부장관이나 시 · 도지사가 청문을 한다.

20 샘물 또는 먹는염지하수의 개발허가를 받아야 하는 자로 옳은 것은?

① 1일 취수능력 50톤 이상 개발하려는 자
② 1일 취수능력 100톤 이상 개발하려는 자
③ 1일 취수능력 150톤 이상 개발하려는 자
④ 1일 취수능력 200톤 이상 개발하려는 자
⑤ 1일 취수능력 300톤 이상 개발하려는 자

해설 먹는물관리법 시행령 제3조(샘물 또는 염지하수의 개발허가 대상)

21 특별자치시장 · 특별자치도지사 · 시장 · 군수 또는 구청장이 지정하는 관리 대상 먹는물공동시설의 상시 이용하는 인구수로 옳은 것은?

① 50명 이하
② 50명 이상
③ 100명 이상
④ 150명 이상
⑤ 1,000명 이상

해설 먹는물관리법 시행규칙 제2조(먹는물공동시설의 관리)

22 먹는샘물 제조업자가 실시하는 자가품질검사 중 매일 1회 이상 실시해야 하는 항목이 아닌 것은?

① 냄새, 맛
② 색도
③ 탁도
④ 일반세균
⑤ pH

해설 먹는물관리법 시행규칙 제33조(자가 품질검사) [별표 6]

23 먹는물의 수질기준 중 "건강상 유해영향 무기물질"에 관한 기준이 아닌 것은?

① 납
② 비소
③ 시안
④ 아연
⑤ 수은

해설 먹는물 수질기준 및 검사 등에 관한 규칙 제2조(수질기준) [별표 1]

24 **다음 중 의료폐기물의 종류 중 병리계폐기물에 해당하는 것은?**

① 혈청, 혈장
② 폐백신, 폐항암제
③ 폐혈액백
④ 인체 또는 동물의 장기
⑤ 시험에 사용된 배양액

해설 폐기물관리법 시행령 제4조(의료폐기물의 종류) [별표 2]

25 **다음 중 분뇨처리시설의 방류수수질기준으로 옳지 않은 것은?**

① BOD, 총유기탄소량(TOC), 부유물질(SS) : 30mg/l 이하
② 총질소(T-N) : 60mg/l 이하
③ 총인(T-P) : 8mg/l 이하
④ 총대장균군수(개수/ml) : 3,000 이하
⑤ BOD, 총유기탄소량(TOC), 부유물질(SS) : 40mg/l 이하

해설 하수도법 시행규칙 [별표 2]

제2회 실전모의고사 정답

1 공중보건학

1. ④	2. ④	3. ②	4. ③	5. ⑤	6. ⑤	7. ④	8. ⑤	9. ②	10. ⑤
11. ①	12. ①	13. ①	14. ②	15. ⑤	16. ①	17. ①	18. ①	19. ①	20. ②
21. ⑤	22. ⑤	23. ④	24. ③	25. ②	26. ⑤	27. ②	28. ①	29. ④	30. ①
31. ②	32. ②	33. ④	34. ③	35. ①					

2 환경위생학

1. ①	2. ⑤	3. ④	4. ③	5. ④	6. ③	7. ①	8. ③	9. ⑤	10. ①
11. ①	12. ④	13. ②	14. ④	15. ①	16. ①	17. ②	18. ②	19. ②	20. ⑤
21. ③	22. ④	23. ②	24. ①	25. ③	26. ②	27. ②	28. ②	29. ②	30. ⑤
31. ①	32. ④	33. ③	34. ④	35. ①	36. ⑤	37. ③	38. ⑤	39. ⑤	40. ②
41. ③	42. ③	43. ④	44. ②	45. ⑤	46. ①	47. ⑤	48. ①	49. ①	50. ⑤

3 식품위생학

1. ①	2. ②	3. ①	4. ②	5. ①	6. ②	7. ⑤	8. ③	9. ④	10. ①
11. ②	12. ②	13. ③	14. ⑤	15. ④	16. ③	17. ④	18. ①	19. ②	20. ④
21. ③	22. ⑤	23. ②	24. ③	25. ③	26. ②	27. ③	28. ②	29. ②	30. ①
31. ①	32. ③	33. ③	34. ①	35. ④	36. ②	37. ④	38. ①	39. ③	40. ④

4 위생곤충학

1. ③	2. ④	3. ③	4. ⑤	5. ④	6. ④	7. ④	8. ⑤	9. ⑤	10. ④
11. ⑤	12. ④	13. ④	14. ⑤	15. ①	16. ②	17. ②	18. ①	19. ⑤	20. ⑤
21. ③	22. ②	23. ①	24. ⑤	25. ②	26. ③	27. ③	28. ⑤	29. ③	30. ③

5 위생관계법령

1. ⑤	2. ⑤	3. ④	4. ①	5. ①	6. ②	7. ②	8. ③	9. ②	10. ⑤
11. ⑤	12. ④	13. ⑤	14. ②	15. ③	16. ④	17. ③	18. ③	19. ⑤	20. ⑤
21. ②	22. ④	23. ④	24. ⑤	25. ⑤					

제3회 실전모의고사

① "출제 및 예상문제"와 "실전모의고사"가 중복되는 경우 "실전모의고사" 문제의 해설은 생략하였음

1 공중보건학

01 다음 중 WHO에서 정한 건강의 정의로 옳은 것은?

① 정신적으로 질병이 없는 상태
② 신체적으로 질병이 없는 상태
③ 정신적으로 건전한 상태
④ 신체와 정신이 완전무결한 상태
⑤ 신체적, 정신적, 사회적으로 안녕한 상태

02 다음 중 감염병 발생의 변천 과정으로 옳은 것은?

① 장기설 → 접촉감염설 → 미생물병인설
② 장기설 → 미생물병인설 → 접촉감염설
③ 접촉감염설 → 미생물병인설 → 장기설
④ 접촉감염설 → 장기설 → 미생물병인설
⑤ 미생물병인설 → 장기설 → 접촉감염설

03 다음 〈보기〉에서 설명하는 역학으로 옳은 것은?

> • 일정한 인구집단을 대상으로 특정한 시점이나 기간 내에서 유병률을 산출하여 질병발생의 상호 관련성을 조사한다.
> • 시점조사로 끝나므로 전향성코트연구에 비해 시간과 경비가 절약된다.
> • 상관관계만을 알 수 있을 뿐 질병의 선후관계를 설명하기는 어렵다.

① 단면연구 ② 환자-대조군연구 ③ 코호트연구
④ 작전역학 ⑤ 임상연구

04 다음 중 분석역학에 대한 설명으로 옳은 것은?

① 환자의 인적, 지역적, 시간적 사실을 기술한다.
② 지역사회의 건강수준 및 질병양상을 기술한다.
③ 질병발생의 원인에 대한 가설을 검정한다.
④ 질병의 자연사를 기술한다.
⑤ 감염병의 발생이나 유행을 예측한다.

05 다음 중 전향성 코호트연구의 장점으로 옳은 것은?

① 비교적 비용이 적게 든다.
② 비교적 단시간 내에 결론을 얻을 수 있다.
③ 희귀한 질병조사에 적합하다
④ 적은 대상자를 필요로 한다.
⑤ 위험도 산출이 가능하다.

06 다음 중 윤리적인 문제가 발생될 수 있는 역학은?

① 작전역학 ② 실험역학 ③ 이론역학
④ 분석역학 ⑤ 기술역학

07 병원소로부터 병원체의 탈출 중 기계적 탈출과 관련이 있는 것은?

① 대변 ② 토물 ③ 재채기에 이한 객담
④ 주사기 ⑤ 농양

08 다음 소화기계 감염병 중에서 병원체가 바이러스인 것은?

① 홍역 ② 볼거리 ③ 디프테리아
④ 장티푸스 ⑤ 폴리오

09 특정한 강 유역에서 기생충질환인 간디스토마가 일정한 발병률을 유지하며 지속적으로 발생할 때의 역학현상으로 옳은 것은?

① 범발적(pandemic) ② 산발적(sporadic) ③ 토착적(endemic, 풍토병)
④ 유행적(epidemic) ⑤ 주기적(periodic)

10 감염성질환의 일반적 관리방법 중 숙주에 대한 대책으로 옳은 것은?

① 전파예방 ② 면역증강 ③ 감염경로
④ 식품관리 ⑤ 환경위생 관리

11 A질병에 이환된 사람 중에서 A질병으로 사망한 사람을 백분율로 표시한 것은?

① 치명률 ② 발생률 ③ 유병률
④ 2차 발병률 ⑤ 독력

12 다음 중 유병률을 산출할 때의 분자가 되는 것은?

① 위험에 노출된 모든 인구 수
② 조사 시점(기간)의 환자 수
③ 일정 기간에 새로 발생한 환자 수
④ 초발환자와 접촉한 감수성자 수
⑤ 질병에 감염되어 사망한 수

13 테러를 위해 사용되는 생물무기의 특징으로 옳은 것은?

① 시설이 커야 한다.
② 은닉이 용이하다.
③ 전파차단이 쉽다.
④ 운반이 어렵다.
⑤ 경비가 많이 든다.

14 다음 중 인수공통감염병인 것은?

① 결핵 ② 파상풍 ③ 볼거리
④ 디프테리아 ⑤ 장티푸스

15 주로 경구감염이 되지만 유충이 경피로 침입하여 발생할 수 있는 기생충질환은?

① 구충 ② 간디스토마 ③ 유구조충
④ 폐디스토마 ⑤ 회충

16 만성질병을 유발하는 인자 중 후천적으로 교정이 불가능한 것은?

① 운동부족 ② 불규칙한 식사 ③ 유전적 인자
④ 스트레스 ⑤ 생활행태

17 동맥경화증이나 당뇨병 등이 원인이 되어 2차적으로 발생하는 고혈압은?

① 본태성 고혈압 ② 속발성 고혈압 ③ 1차성 고혈압
④ 1형 고혈압 ⑤ 원발성 고혈압

18 다음 중 만성질병에 대한 예방대책으로 옳은 것은?

① 동물성지방 과다섭취 ② 흡연과 음주 ③ 적절한 체중관리
④ 콜레스테롤 과다섭취 ⑤ 고염식의 식사

19 다음 〈보기〉에서 설명하는 영양소는?

> • 신체의 조직구성에 16%, 열량을 공급한다.
> • 결핍 시 콰시오르코르(Kwashiorkor), 마라스무스(Marasmus, 소모증)을 유발한다.

① 탄수화물　② 지방　③ 단백질
④ 수분　⑤ 무기질

해설 영양소의 결핍에 의한 증상
① 단백질 : 발육지연, 지능발달장애, 면역결핍, kwashiorkor, 빈혈, 부종, 신체소모 등
② 탄수화물 : 단백질소모(과량섭취시 비만, 우리나라 사람 과량섭취) 등
③ 지방 : 거친 피부, 빈혈 등

20 조직의 특징 중 참모조직에 대한 설명으로 옳은 것은?

① 임무와 책임한계가 명확하다.
② 강력한 통제력을 발휘할 수 있다.
③ 일관된 정책을 수행할 수 있다.
④ 신속하게 의사결정을 할 수 있다.
⑤ 수평적인 업무의 조정과 협조가 가능하다.

해설 ①~④번 : 계선조직(계층제)의 특징이다.
(1) 계선조직 : 군대식 조직으로 명령복종 관계가 수직적 계층으로 이루어져 있고 조직의 목적을 직접적으로 운영하는 조직체이다.
(2) 참모조직(막료조직) : 계선조직이 원활히 수행할 수 있도록 지원하고 조정을 촉진하고 자문, 권고, 기획, 인사, 조사 연구 등을 수행하는 조직이다.

【참고】 계선조직의 특성
① 피라미드 구조이다.
② 최고 권리자를 정점으로 하는 수직적 권한 체계로 구성되었다.
③ 결정권, 집행권을 가지고 직접 의사결정을 한다.
④ 수직적으로 업무를 분담한다.

【참고】 계층제
(1) 계층제의 원리
① 계층제란 권한과 책임의 정도에 따라 직무를 등급화시킨 피라미드 구조이며, 상하계층간에 직무상 지휘·감독 관계에 서게 하는 것을 의미한다.
② 조직편성의 원리는 전반적으로 의사결정 권한이 집권화된 원리이기 때문에 새로운 정보와 기술 도입을 신속히 할 수 없다.
(2) 장점
① 지휘·감독을 통한 질서와 통일성을 확고할 수 있다.
② 조직의 통솔·통합·조정·갈등의 해결에 할 수 있다.
(3) 단점
① 상하간의 권력불균형이 오히려 근무의욕을 저하시킬 수 있다.
② 의사전달(상의하달)이 늦어지거나 왜곡될 수 있다.

21 **한일합방시대(일제강점기) 경찰국 산하에 설치하였던 보건행정 조직은?**

① 보건과 ② 보건사회부 ③ 보건복지부
④ 위생과 ⑤ 사회과

해설 한일합방시대(1910~1945년)
경찰국 산하에 위생과를 설치하여 공중위생 업무, 의사 · 약사 · 약제사의 면허업무, 병원 · 의약품 등의 관리업무를 수행함으로써 보건행정을 경찰이 담당하였다.

22 **전 인류의 건강을 목적으로 1948년 국제연합의 경제사회이사회전문기관의 하나로 발족한 기구의 명칭은?**

① UNEP(유엔환경계획) ② WHO(세계보건기구)
③ UNDP(유엔개발계획) ④ ILO(국제노동기구)
⑤ 유엔인구기금(UNFPA), UNICEF(유니세프)

23 **WHO의 6개 지역사무소 중 서태평양지역사무소의 본부가 있는 곳은?**

① 이집트의 알렉산드리아 ② 인도의 뉴델리 ③ 미국의 워싱턴
④ 콩고의 브로자빌 ⑤ 필리핀의 마닐라

24 **소비자(환자)에게 의료비용의 일부를 부담하게 함으로써 의료의 남용(도덕적 위해, moral hazard)을 방지하고 건강보험의 재정안정성을 도모하기 위한 것은?**

① 과태료 ② 대지급금 ③ 실비금
④ 과징금 ⑤ 본인일부부담금

해설 본인부담제도유형 : 일정비율로 보험자(또는 제3자 지불단체)와 의료이용자가 부담하는 것을 말한다. 즉 소비자의 의료의 남용(도덕적 위해, moral hazard)을 방지하고 보험재정 안정을 도모하기 위한 것이다.

25 **우리나라 전국민건강보험(의료보험)의 실시연도는?**

① 1977년 ② 1979년 ③ 1988년
④ 1989년 ⑤ 2003년

해설 국민건강보험(의료보험)의 역사
① 500인 이상 사업장 의료보험 - 1977. 7. 1. 실시
② 공무원 및 사립학교 교직원의료보험 - 1977. 7. 1.(법제정), 1979년(실시)
③ 농촌지역 의료보험 - 1988. 1. 1. 실시
④ 1989년 : 전국민국민건강보험(의료보험)의 실시
⑤ 2000년 : 직장조합과 지역조합의 통합, 의약분업 실시
⑥ 2003년 : 건강보험 재정통합
※ 산업재해보상보험(64년) → 건강보험(의료)보험(77년) → 국민연금(88년) → 고용보험(95년)

26 다음 중 인구정태의 지표로 옳은 것은?

① 출생 ② 성비 ③ 사망
④ 전입 ⑤ 전출

27 출생률이 높고, 사망률도 높은 후진국형 인구구조의 유형은?

① 종형 ② 항아리형 ③ 별형
④ 기타형(호로형) ⑤ 피라미드형

해설 피라미드형 인구구조의 유형에는 2가지 있다.
① 피라미드형 : 출생률이 높고, 사망률도 높은 후진국형 인구구조의 유형
② 피라미드형(정삼각형의 피라미드형) : 출생률은 높고, 사망률이 낮은 형, 14세 이하가 50세 이상 인구의 2배 이상, 인구증가형- 일반적으로 쓰임.

28 초고령사회란 전체인구 중 만65세 이상의 인구가 몇 %일 때를 의미하는가?

① 7% 이상 ② 14% 미만 ③ 14% 이상
④ 20% 미만 ⑤ 20% 이상

29 건강문제나 상황을 분석하여 해결방안을 모색하는 보건교육방법 중 대상자들이 직접 실제상황 중의 한 인물로 연기하면서 그 인물의 입장이나 처지를 이해하고자 하는 교육방법으로 옳은 것은?

① 역할극 ② 배심토의 ③ 심포지엄
④ 워크숍 ⑤ 버즈세션

30 보건교육방법 중에서 불특정 다수를 대상으로 교육하는 방법은?

① 전화 ② 가정방문 ③ 편지
④ 건강상담 ⑤ TV 방송

31 「학교보건법」상 학교에 보건교육과 학생들의 건강관리를 담당하는 인력은?

① 간호사 ② 위생사 ③ 영양사
④ 보건교사 ⑤ 체육교사

해설 학교보건법
법 제15조(학교에 두는 의료인 · 약사 및 보건교사) : 학교에 보건교육과 학생들의 건강관리를 담당하는 보건교사를 두어야 한다.
영 제23조(학교에 두는 의료인 · 약사 및 보건교사) : 보건교사의 직무는 다음과 같다.
① 학교보건계획의 수립
② 학교 환경위생의 유지 · 관리 및 개선에 관한 사항
③ 학생과 교직원에 대한 건강진단의 준비와 실시에 관한 협조
④ 각종 질병의 예방처치 및 보건지도 등

32 정신장애를 유발하는 인자 중 외부적 원인에 해당하는 것은?

① 체질 ② 유전 ③ 연령
④ 성별 ⑤ 스트레스

33 「지역보건법」상 보건소의 업무 중에서 특별히 지역주민의 만성질환 예방 및 건강한 생활습관 형성을 지원하기 위하여 읍 · 면 · 동을 기준으로 1개씩 설치할 수 있는 지역보건의료기관은?

① 보건소 ② 보건의료원 ③ 보건지소
④ 건강생활지원센터 ⑤ 보건진료소

해설 (1) 지역보건법

법 제10조(보건소의 설치) ① 지역주민의 건강을 증진하고 질병을 예방 · 관리하기 위하여 시 · 군 · 구에 1개소의 보건소(보건의료원을 포함한)를 설치한다.

법 제12조(보건의료원) 보건소 중 「의료법」 제3조제2항제3호가목에 따른 병원의 요건을 갖춘 보건소는 보건의료원이라는 명칭을 사용할 수 있다.

법 제13조(보건지소의 설치) 지방자치단체는 보건소의 업무수행을 위하여 필요하다고 인정하는 경우에는 대통령령으로 정하는 기준에 따라 해당 지방자치단체의 조례로 보건소의 지소(보건지소)를 설치할 수 있다.

영 제10조(보건지소의 설치) 법 제13조에 따른 보건지소는 읍 · 면(보건소가 설치된 읍 · 면은 제외한다)마다 1개씩 설치할 수 있다.

법 제14조(건강생활지원센터의 설치) 지방자치단체는 보건소의 업무 중에서 특별히 지역주민의 만성질환 예방 및 건강한 생활습관 형성을 지원하는 건강생활지원센터를 대통령령으로 정하는 기준에 따라 해당 지방자치단체의 조례로 설치할 수 있다.

(2) 농어촌의료법 제2조(정의) : "보건진료소"란 의사가 배치되어 있지 아니하고 계속하여 의사를 배치하기 어려울 것으로 예상되는 의료 취약지역에서 보건진료 전담공무원으로 하여금 의료행위를 하게 하기 위하여 시장 · 군수가 설치 · 운영하는 보건의료시설을 말한다.

34 「모자보건법」상 용어의 정의로 옳은 것은?

① "모성"이란 임산부와 가임기 여성을 말한다.
② "신생아"란 출생 후 28일 이상의 영유아를 말한다.
③ "영유아"란 출생 후 3세 미만의 사람을 말한다.
④ "선천성이상아"란 출생 시 체중이 2,500g 미만인 영유아를 말한다.
⑤ "임산부"란 임신 중이거나 분만 후 12개월 미만의 여성을 말한다.

해설 모자보건법 제2조(정의) 이 법에서 사용하는 용어의 뜻은 다음과 같다.

① "임산부"란 임신 중이거나 분만 후 6개월 미만인 여성을 말한다.
② "모성"이란 임산부와 가임기(可姙期) 여성을 말한다.
③ "영유아"란 출생 후 6년 미만인 사람을 말한다.
④ "신생아"란 출생 후 28일 이내의 영유아를 말한다.
⑤ "미숙아(未熟兒)"란 신체의 발육이 미숙한 채로 출생한 영유아로서 대통령령(체중이 2,500g 미만, 37주 미만 출생아)으로 정하는 기준에 해당하는 영유아를 말한다.
⑥ "선천성이상아"란 선천성 기형(奇形) 또는 변형(變形)이 있거나 염색체에 이상이 있는 영유아로서 대통령령으

로 정하는 기준에 해당하는 영유아를 말한다.
⑦ "모자보건사업"이란 모성과 영유아에게 전문적인 보건의료서비스 및 그와 관련된 정보를 제공하고, 모성의 생식건강(生殖健康) 관리와 임신 · 출산 · 양육 지원을 통하여 이들이 신체적 · 정신적 · 사회적으로 건강을 유지하게 하는 사업을 말한다.
⑧ "난임(難妊)"이란 부부가 피임을 하지 아니한 상태에서 부부간 정상적인 성생활을 하고 있음에도 불구하고 1년이 지나도 임신이 되지 아니하는 상태를 말한다.

35 「국민건강증진법」상 국민건강증진종합계획을 수립하여야 하는 자는 누구인가?

① 시장 · 군수 · 구청장　② 시 · 도지사　③ 질병관리청장
④ 보건복지부장관　⑤ 보건소장

해설 국민건강증진법
법 제4조(국민건강증진종합계획의 수립) ① 보건복지부장관은 제5조의 규정에 따른 국민건강증진정책심의위원회의 심의를 거쳐 국민건강증진종합계획(이하 "종합계획"이라 한다)을 5년마다 수립하여야 한다. 이 경우 미리 관계중앙행정기관의 장과 협의를 거쳐야 한다.
법 제4조의2(실행계획의 수립 등) ① 보건복지부장관, 관계중앙행정기관의 장, 특별시장 · 광역시장 · 특별자치시장 · 도지사 · 특별자치도지사(이하 "시 · 도지사"라 한다) 및 시장 · 군수 · 구청장(자치구의 구청장에 한한다. 이하 같다)은 종합계획을 기초로 하여 소관 주요시책의 실행계획(이하 "실행계획"이라 한다)을 매년 수립 · 시행하여야 한다.

2 환경위생학

01 흡기와 호기의 이산화탄소(CO_2)의 농도 차이는 약 몇 %인가?

① 0.1%　② 2%　③ 4%
④ 7%　⑤ 12%

해설 〈기와 흡기 및 혈중의 O_2와 CO_2의 조성비(%)〉

	흡기	호기(呼氣)	동맥혈	정맥혈
산소(O_2)	21%	17%	19	13
이산화탄소(CO_2)	0.03%	4%	47	52

02 대류권에서의 표준대기압은?

① 7.6mmHg　② 760mmHg　③ 7,600mmHg
④ 10.332mmH₂O　⑤ 103.32mmH₂O

03 난로 등 발열체가 주위에 있을 때 체온변화에 영향을 주는 온열인자는?

① 기온　② 감각온도　③ 기류
④ 복사열　⑤ 기습

04 다음 중 인체에서 열을 가장 많이 생산하는 부위는?

① 피부 ② 심장 ③ 신장
④ 간장 ⑤ 골격근

해설 ① 인체의 열 생산 : 골격근 59.5%, 간장 21.9%, 신장 4.4%, 심장 3.6%, 호흡 2.8%
② 인체에서의 열 손실 : 피부에서의 전도 및 복사(73%), 피부에서의 증발(15%), 호흡(3%), 대소변(2%)

05 포화습도가 $20g/m^3$이고, 절대습도가 $10g/m^3$일 때의 상대습도는?

① 10% ② 20% ③ 30%
④ 50% ⑤ 100%

해설 상대습도(비교습도) = (절대습도÷포화습도)×100 = ($10g/m^3 \div 20g/m^3$)×100 = 50%

06 일광(sun light) 중에서 파장이 가장 긴 것은?

① 자외선 ② 가시광선 ③ X-선
④ 적외선 ⑤ 알파선

07 다음 〈보기〉에서 설명하는 대기오염 사건으로 옳은 것은?

- 1954년 8월, 9월에 발생하였다.
- 낮 시간, 습도는 70% 이하, 자동차 배출가스가 주원인이다.
- 역전의 종류는 침강성역전이다.
- 질소산화물, 탄화수소가 원인이 되어 오존 등의 물질을 발생시켰다.
- 광화학반응에 의한 2차 오염물질이 발생되었다.

① 뮤즈계곡 사건 ② 도노라 사건 ③ 포자리카 사건
④ 런던 사건 ⑤ 로스앤젤레스 사건

08 CO_2 증가로 나타나는 대기오염 현상은?

① 오존층 파괴 ② 지구 온난화 ③ 기온 저하
④ 해수온도 저하 ⑤ 알칼리 비

09 산성비의 pH 기준으로 옳은 것은?

① 4.5 이하 ② 5.0 이하 ③ 5.6 이하
④ 6.5 이하 ⑤ 7.7 이하

10 **산성비가 환경에 미치는 영향으로 옳은 것은?**

① 라니냐 발생　② 기온 저하　③ 해수온도 저하
④ 토양 알칼리화　⑤ 식물의 성장 및 생육 방해

11 **「실내공기질관리법」상 다중이용시설의 "실내공기질 유지기준" 중 CO_2의 기준으로 옳은 것은?**

① 10ppm 이하　② 25ppm 이하　③ 100ppm 이하
④ 1,000ppm 이하　⑤ 10,000ppm 이하

12 **「실내공기질공정시험기준」상 다중이용시설의 미세먼지농도를 측정하는 주 시험방법으로 옳은 것은?**

① 중량법　② 화학발광법　③ 충돌법
④ 베타선흡수법　⑤ 자외선 광도법

해설 실내공기질공정시험기준
실내공기 중 미세먼지 측정법 : 중량법
실내공기 중 미세먼지 연속측정방법 : 베타선흡수법

13 **대기 중 입자상물질을 측정할 수 있는 기구는?**

① 강하분진법　② 핸디샘플러법
③ 광산란측정법　④ 밸런스분진계법
⑤ 앤더슨에어샘플러법

14 **입자상물질과 가스상물질을 동시에 제거할 수 있는 집진장치는?**

① 세정집진장치　② 중력집진장치　③ 관성력집진장치
④ 원심력집진장치　⑤ 여과집진장치

15 **해양심층수 대한 설명한 것으로 옳은 것은?**

① 수온의 변화가 크다.　② 무기영양물질이 적다.
③ 수질 변화가 심하다.　④ SS가 많다.
⑤ 분해성 유기물질이 적어 깨끗하다.

16 **수원(水原)의 종류 중 경도가 높은 물은?**

① 천수　② 지표수　③ 호소수
④ 지하수　⑤ 하천수

17 **완속여과에 대한 설명으로 옳은 것은?**

① 여과속도는 120m/m² · day 정도이다.
② 전처리로 응집침전을 한다.
③ 여과층의 청소는 역세척이다.
④ 색도, 탁도가 높은 물에 좋다.
⑤ 여과효과는 모래층 표면의 생물막에서 일어난다.

18 **먹는물의 수질기준 중 총대장균군은 100ml당 기준은?**

① 불검출 ② 15CFU 이하 ③ 30CFU 이하
④ 50CFU 이하 ⑤ 100CFU 이하

19 **"먹는물의 심미적 영향물질에 관한기준 중 색도는 ( )를 넘지 않아야 한다." ( )에 들어갈 내용으로 옳은 것은?**

① 1도 ② 2도 ③ 5도
④ 10도 ⑤ 15도

20 **정수과정에서 유기물질과 유리염소가 반응하여 생성되는 THM(트리할로메탄)은?**

① 페놀 ② 벤젠 ③ 파라치온
④ 톨루엔 ⑤ 클로로포름

해설 THMs(trihalomethanes)이란 : "클로로포름, 브로모디클로로메탄, 디브로모클로로메탄, 브로모포름" 4가지 화합물질을 지칭한다.

21 **먹는물에 있는 세균제거를 위한 소독방법으로 가장 효과적인 것은?**

① 염소법 ② 포기법 ③ 적외선법
④ 알코올법 ⑤ 과망간산칼륨법

22 **폐수의 방류수배출기준 중 pH의 허용범위는?**

① 2.8~3.6 ② 2.8~5.6 ③ 5.8~8.6
④ 6.8~9.6 ⑤ 9.8~10.6

해설 물환경보전법 규칙 [별표 13] : 폐수의 방류수배출기준 중 pH 5.8~8.6이다.

23 **호수의 부영양화에 대한 설명으로 옳은 것은?**

① 질소, 인의 농도가 낮다. ② 색도, 탁도 낮다.
③ 투시거리가 길다. ④ 플랑크톤 개체 수가 많다.
⑤ pH 낮아진다.

24 **다음 중 물의순환과 이용에 관한 설명으로 옳은 것은?**

① 우리나라의 수자원 이용에서 가장 큰 비중을 차지하는 것은 생활용수이다.
② 지구상의 수자원 총량 중 담수는 약 3%이다.
③ 식물에 흡수된 물이 식물 잎의 표면에서 빠져나가는 현상을 증발이라고 한다.
④ 바다에서는 강수량이 증발량보다 많다.
⑤ 지표면에서 흙속으로 물이 침입하는 현상을 표면유출이라고 한다.

해설 용수공급 현상 : **농업용수 53.4%** 〉 유지용수 20.3% 〉 **생활용수 17.3%** 〉 공업용수 9%

25 **하천의 자정작용 중 생물학적 작용은?**

① 분해 ② 침강 ③ 운반
④ 혼합 ⑤ 휘산

26 **하수에 함유된 입자에 기포를 부착하여 입자의 비중을 물의 비중보다 작게 하여 제거하는 단위공정은?**

① 부상 ② 침전 ③ 응집
④ 흡착 ⑤ 산화

27 **하·폐수 처리방법 중 물리적인 방법은?**

① 활성슬러지법 ② 역삼투법 ③ 메탄소화법
④ 산화지법 ⑤ 살수여상법

28 **하·폐수 처리에서 공기를 공급하는 시설은?**

① 침전시설 ② 응집시설 ③ 소독시설
④ 포기시설 ⑤ 침사시설

29 **호기성처리 시 주로 발생하는 가스는?**

① CH_4 ② NH_3 ③ CO_2
④ H_2S ⑤ SO_2

30 **슬러지처리 과정에서 개량에 해당하는 것은?**

① 건조 ② 탈수기로 수분제거
③ 슬러지 소각 ④ 유지류 농축
⑤ 약품 첨가로 탈수성 향상

31 「폐기물관리법」상 생활폐기물의 정의로 옳은 것은?

① 사업장폐기물 외의 폐기물을 말한다.
② 사업장에서 발생하는 폐기물을 말한다.
③ 보건 · 의료기관, 동물병원, 시험 · 검사기관 등에서 배출되는 폐기물을 말한다.
④ 「물환경보전법」 등에서 발생되는 폐기물을 말한다.
⑤ 인체에 위해를 줄 수 있는 해로운 폐기물을 말한다.

해설 "생활폐기물"이란 사업장폐기물 외의 폐기물을 말한다.

32 지정폐기물에 해당하는 것은?

① 쓰레기, 연소재
② 일회용기저귀
③ 생활폐기물
④ 폐산 · 폐알칼리
⑤ 사업장에서 배출되는 종이

33 의료폐기물 중 "손상성폐기물"에 해당하는 것은?

① 슬라이드
② 일회용 주사기
③ 폐시험관
④ 배양용기
⑤ 수술용 칼날

34 다음 중 "일반의료폐기물"에 해당하는 것은?

① 폐백신, 폐항암제, 폐화학치료제
② 주사바늘, 봉합바늘, 치과용침
③ 배양용기, 보관균주, 폐시험관
④ 혈액이 함유되어 있는 탈지면 · 일회용기저귀 · 일회용 주사기
⑤ 동물의 사체, 혈액 · 고름 및 혈액생성물

35 폐기물처리에서 비용이 가장 많이 드는 공정은?

① 차량운반
② 수거
③ 적환
④ 최종처리
⑤ 소각

36 폐기물을 감량화하기에 가장 효과적이고 위생적으로 처리가 가능한 방법은?

① 소각법
② 동물사료법
③ 매립법
④ 해상투기법
⑤ 퇴비화법

37 라돈에 의해 발병할 수 있는 질병은?

① 폐암
② 청색증
③ 미나마타병
④ 규폐증
⑤ 비중격천공

38 방사능오염과 관련한 감마(γ)선의 대표 핵종으로 옳은 것은?

① ^{60}Co ② ^{32}P ③ ^{35}Cl
④ ^{14}N ⑤ ^{51}Cr

39 다음 중 조혈기능 장애를 유발하는 것은?

① 석면 ② 카드뮴 ③ 라돈
④ 크롬 ⑤ 벤젠

40 다음 〈보기〉에서 설명하는 물질은?

> • 정의 : 항상성유지, 생식, 발달 또는 행동을 조절하는 생체호르몬의 합성, 분비, 이동, 대사, 결합작용 또는 분해 등을 간섭하는 체외물질이다.
> • 종류 : 비스페놀 A, 프탈레이트, PCB, DDT, 다이옥신 등이 있다.

① 환경오염물질 ② 내분비교란물질 ③ 석면
④ 호르몬 ⑤ 유기물질

해설 환경호르몬(내분비교란물질)

① 환경호르몬은 생체 내 호르몬의 합성, 방출, 수송, 수용체와의 결합, 수용체 결합 후의 신호전달 등 다양한 과정에 관여하여 각종 형태의 교란을 일으킴으로써 생태계 및 인간에게 영향을 주며, 다음 세대에서는 성장억제와 생식이상 등을 초래하기도 한다.
② 환경호르몬으로 불리기도 하는 내분비계장애물질은 환경으로 배출된 화학물질이 인체에 유입되어 내분비계의 정상적인 기능을 방해하는 것으로 알려져 있다.
③ 환경호르몬 물질 종류 : 음료수캔의 코팅물질 등에 사용되는 비스페놀 A, 플라스틱 가소제인 프탈레이트, PCB, DDT, 다이옥신 등

41 통조림용기, 음료수캔 및 수도관의 녹을 방지하기 위해 사용되는 코팅제에 포함된 물질은?

① 철 ② 납 ③ 크롬
④ 스틸렌 ⑤ 비스페놀 A

42 산업재해의 지표 중 도수율에 대한 설명으로 옳은 것은?

① 근로자 10,000인당 1년간 발생하는 사고건수
② 근로자 1,000인당 1년간 발생하는 손실작업일수
③ 연 근로시간 합계 1,000,000시간당 재해발생 건수
④ 연 근로시간 합계 100,000시간당 발생되는 재해자 수
⑤ 연 근로시간 1,000시간당 근로손실일수

43 소음성 난청이 발생하는 주파수 대역으로 옳은 것은?

① 500~1,000Hz
② 1,500~2,500Hz
③ 2,000~3,000Hz
④ 3,000~6,000Hz
⑤ 6,000~10,000Hz

44 실내 · 외의 온도차에 의해 발생하는 환기법은?

① 송기식환기법
② 평형식환기법
③ 중력환기법
④ 배기식환기법
⑤ 풍력환기법

45 광원으로부터 단위시간당 단위면적에서 나오는 빛의 양은?

① 광속(lumen)
② 광도(candela)
③ 조도(illumination)
④ 반사율(reflection)
⑤ 휘도(luminance)

해설 조명의 척도

① 광속 : 광원으로부터 단위시간에 나오는 빛의 에너지량으로 단위는 루멘(lumen)이다.
② 광도 : 광원의 밝기로 단위는 칸델라(candela)이다.
③ 조명도 : 비추는 면의 밝기이며, 단위는 룩스(Lux)이다.
④ 휘도 : 비추인 면이 새로운 광원이 되어 빛을 발하는 때의 밝기이며, 단위는 니트(nit=cd/m^2)이다.

46 의복의 방한력을 표시하는 단위는?

① Lux
② Rad
③ Sv
④ Ram
⑤ CLO

47 소독약의 희석배수가 140이고, 석탄산의 희석배수가 70일 때의 석탄산계수는?

① 0.2
② 1.5
③ 2.0
④ 3.0
⑤ 5.0

48 다음 〈보기〉의 내용과 관련된 살균법은?

- 파장은 265nm를 이용한다.
- 결핵균이나 디프테리아균은 2~3시간이면 살균된다.
- 균에 내성을 주지 않으며, 사용방법이 간단하다.
- 음식점, 무균실, 수술실 및 제약실 등의 소독에 적합하다.

① 자비멸균법
② 방사선멸균법
③ 자외선 살균법
④ 건열살균법
⑤ 화염멸균법

49 다음 중 3%(V/V) 크레졸용액 500ml를 제조할 경우, 사용되는 100%(V/V) 크레졸의 양(ml)은?

① 7 ② 10 ③ 15
④ 25 ⑤ 30

해설 $N_1V_1 = N_2V_2$ $100 \times X = 3 \times 500$ ∴ X=15ml

50 소독제 중 양이온이 활성화되어 살균작용이 강해지는 것은?

① 알코올 ② 역성비누 ③ 염소
④ 과산화수소 ⑤ 오존

3 식품위생학

01 HACCP에서 "식품 · 축산물 안전에 영향을 줄 수 있는 위해요소와 이를 유발할 수 있는 조건이 존재하는지 여부를 판별하기 위하여 필요한 정보를 수집하고 평가하는 일련의 과정을 말한다."라고 설명하는 것과 관련된 용어의 정의로 옳은 것은?

① 기록보존 ② 감시방식설정 ③ 위해요소 분석
④ 한계기준 설정 ⑤ 개선조치 방법 설정

02 HACCP의 과정에는 12절차가 있다. 그중 7가지를 떼어내어 7원칙이라고 부르고, 나머지 5가지는 준비단계로 한다. 다음 중 5가지 준비단계의 순서로 옳은 것은?

㉠ 공정흐름도 작성	㉡ 제품의 용도 확인	㉢ HACCP팀 구성
㉣ 공정흐름도 현장 확인	㉤ 제품 설명서 작성	

① ㉢ → ㉣ → ㉤ → ㉡ → ㉠ ② ㉢ → ㉡ → ㉠ → ㉣ → ㉤
③ ㉢ → ㉡ → ㉤ → ㉠ → ㉣ ④ ㉢ → ㉠ → ㉣ → ㉡ → ㉤
⑤ ㉢ → ㉤ → ㉡ → ㉠ → ㉣

해설 5가지의 준비단계 : HACCP팀구성(준비단계1) → 제품설명서작성(준비단계2) → 용도확인(준비단계3) → 공정흐름도작성(준비단계4) → 공정흐름도현장확인(준비단계5)

03 미생물의 생육에 필요한 물질 중 물리적인 인자는?

① CO_2 ② 온도 ③ pH
④ 영양소 ⑤ O_2

04 **식품을 보존하기 위한 방법 중 화학적인 처리방법은?**

① 건조 · 탈수 ② 냉동 ③ 자외선조사
④ 자비소독 ⑤ pH 조절

05 **다음의 소독방법 중 비가열살균법에 해당하는 것은?**

① 화염멸균법 ② 고압증기멸균법 ③ 건열멸균법
④ 자외선살균법 ⑤ 자비멸균법

06 **건강한 피부의 소독에 사용하는 에탄올의 농도는?**

① 20% ② 25% ③ 50%
④ 70% ⑤ 95%

07 **다음 설명은 방사선조사 처리에 관한 것이다. 옳은 것은?**

① 채소, 과일의 숙성을 촉진한다.
② 발아촉진을 목적으로 한다.
③ 식품의 온도를 상승시킨다.
④ 137Cs의 알파선을 사용한다.
⑤ 식품포장 후에도 살균처리가 가능하다.

해설 ①~③번 : 반대의 내용이다. 137Cs의 감마선(γ선)을 사용한다.

08 **다음 중 LD_{50}에 관한 설명으로 옳은 것은?**

① 만성독성 실험만 이용된다.
② LD_{50}값이 클수록 독성이 강하다.
③ 1일 허용량을 의미한다.
④ 공시동물의 체중 g당 mg으로 나타낸다.
⑤ 공시동물의 50%가 사망(치사)하는 투여량이다.

09 **식품에서 지방이 변질되는 현상은?**

① 발효 ② 변패 ③ 변질
④ 산패 ⑤ 부패

10 **다음의 미생물 중 세균에 속하는 것은?**

① Penicillium속 ② Rhizopus속 ③ Mucor속
④ Pseudomonas속 ⑤ Aspergillus속

11 **다음 중 수분활성도가 가장 낮은 미생물은?**

① Micrococcus속 ② Pseudomonas속 ③ Aspergillus속
④ Escherichia속 ⑤ Bacillus속

12 **Bacillus(바실러스) 속에 관한 설명으로 옳은 것은?**

① 그람음성, 간균이다. ② 포자를 형성한다.
③ 편모가 없다. ④ 단백질 분해력이 약하다.
⑤ 편성혐기성균 또는 혐기성균이다.

해설 셀레우스(Bacillus Cereus) 식중독
① 그람양성, 간균, 주모성 편모가 있다.
② 호기성, 내열성의 아포를 형성하기 때문에, 가열식품에도 잔존하며 증식하여 식품 부패의 원인으로 된다.
③ 원인식품 : 동 · 식물성 단백질 및 전분질식품, 쌀밥류(쌀밥, 볶음밥), 국수류 등의 전분을 주체로 발생한다.

13 **치사율이 가장 높은 세균성 식중독은?**

① 장염비브리오 ② 포도상구균 ③ 보툴리누스
④ 여시니아 ⑤ 살모넬라

14 **캠필로박터 식중독균에 관한 설명으로 옳은 것은?**

① 아포를 형성이다. ② 그람음성 균이다. ③ 편성혐기성 균이다.
④ 편모 없다. ⑤ 구균이다.

해설 캠필로박터 감염증(그람음성 막대균 감염증 또는 캠필로박터 위장염)은 세균 감염이다. 1~2주 동안 지속되는 위경련과 설사를 유발한다.

15 **다음 〈보기〉와 관련된 식중독균은?**

- 그람양성, 통성혐기성, 간균이다.
- 저온(5℃)과 고온(40℃)에서도 발육이 가능하며, 소금에 대한 저항성이 높아 5~6% 정도의 NaCl 농도에서도 발육이 가능하므로, 소금에 절인 음식도 안심할 수 없다.
- 감염될 경우 패혈증, 뇌수막염, 유산 등을 일으킨다.

① Salmonella typhimurium ② Vibrio parahaemolyticus
③ Listeria monocytogenes ④ Staphylccoccus aureus
⑤ Clostridium botulinum

16 **식물성식중독 중 독버섯의 독성분은?**

① 아플라톡신 ② 솔라닌 ③ 고시폴
④ 무스카린 ⑤ 아미그달린

17 다음 중 목화씨에 들어있는 독소는?

① 고시폴(gossypol) ② 셉신(Sepsin) ③ 리시닌(ricinine)
④ 프타퀼로시드(ptaquiloside) ⑤ 아미고다린(amygdaline)

18 동물성식중독 중 모시조개에 의한 간장독의 원인물질은?

① 베네루핀(venerupin) ② 프타퀼로시드(Ptaquiloside)
③ 아플라톡신(aflatoxin) ④ 삭시톡신(saxitoxin)
⑤ 테트로도톡신(tetrodotoxin)

19 동물성식중독 중 마비성 조개 독소는?

① 시구아테린(ciguaterin) ② 삭시톡신(saxitoxin)
③ 테트로도톡신(tetrodotoxin) ④ 팰리톡신(palytoxin)
⑤ 프타퀼로시드(Ptaquiloside)

20 식중독을 유발할 수 있는 식품과 독성분의 연결이 옳은 것은?

① 복어 – 테트라민(tetramine) ② 독미나리 – 고시폴(gossypol)
③ 청매 – 프타퀼로시드(ptaquiloside) ④ 독보리 – 테물린(temuline)
⑤ 고사리 – 듀린(dhurrin)

21 곰팡이의 독소 중에서 신장독을 일으키는 것은?

① 루테오스카이린(luteoskyrin) ② 시트리닌(citrinin)
③ 아이슬란디톡신(islanditoxin) ④ 시트레오비리딘(citreoviridin)
⑤ 파툴린(patulin)

해설 ① citrinin : 신장독을 유발한다.
② islanditoxin : 간장독으로서 간암, 간경변증을 유발한다.
③ citreoviridin(시트레오비리딘) : 신경독소이다.

22 다음 중 붉은곰팡이(Fusarium) 속이 생성하는 독소로 가축의 비정상적인 발정을 유발하는 물질은?

① 말토리진(maltoryzine) ② 루브라톡신(rubratoxin)
③ 제랄레논(zearalenone) ④ 트리코테센(trichothecene)
⑤ 푸모니신(fumonisin)

해설 제랄레논(zearalenone) : 붉은 곰팡이, 가축에게 비정상적인 발정을 유발, 돼지에게 불임증을 유발한다.

23 aflatoxin의 독성 중에서 가장 강한 독소는?

① B1 ② B2 ③ Gl
④ B2 ⑤ G2

해설 Aflatoxin의 특징
① 독성순서 : $B_1 > M_1 > G_1 > M_2 > B_2 > G_2$
② B_1, M_1 : 강한 발암성이고, 강산 · 강알칼리에서 분해되어 약한 유도체로 된다.

24 요코가와흡충의 제1중간숙주는?

① 왜우렁 ② 붕어 ③ 다슬기
④ 오징어 ⑤ 참게

25 어패류로부터 감염되는 기생충 중 "제1중간숙주는 물벼룩, 제2중간숙주는 민물어류"인 기생충은?

① 아니사키스(고래회충) ② 간디스토마 ③ 유구조충
④ 무구조충 ⑤ 유극악구충

해설 유극악구충(유구악구충) : 제1 중간숙주 → 물벼룩, 제2 중간숙주 → 민물고기(미꾸라지, 가물치, 뱀장어), 최종숙주 → 개, 고양이 등

26 장출혈과 용혈성요독증을 유발할 수 있는 "병원성대장균 O157 : H7"이 생성하는 독소는?

① 베로톡신(verotoxin) ② 에고톡신(ergotoxin)
③ 베네루핀(venerupin) ④ 뉴로톡신(neurotoxin)
⑤ 프타퀼로시드(Ptaquiloside)

27 다음 〈보기〉에서 설명하는 식중독은?

- 원인균은 그람음성 간균이고, 포자를 생성하지 않는다.
- 원인균은 유당을 분해하여 산과 가스를 생성한다.

① 바실러스 세레우스 ② 병원성대장균
③ 클로스트리듐 퍼프린젠스 ④ 리스테리아균
⑤ 황색포도상구균

해설 ① 셀레우스(Bacillus Cereus) 식중독 : 그람양성, 간균, 주모성 편모가 있다.
② 병원성대장균 : Gram음성, 주모균, 간균, 무아포성이다.
③ 가스괴저균(clostridium perfringens) : 그람양성, 혐기성의 간균으로 난원형의 아포를 형성한다.
④ 리스테리아균 : 그람양성 막대균, 산소성 또는 통성혐기성, 아프나 협막은 형성하지 않는다.
⑤ 포도상구균식중독 : Gram 양성, 구균, 무(無)아포성, 무편모로 비운동성이다.

28 다음 중 급성회백수염(소아마비)의 병원체로 옳은 것은?

① Salmonella typhi
② Salmonella paratyphi
③ Hepatitis viruse
④ Poliomyelitis virus
⑤ Shiglla dysenteria

29 경구감염병인 세균성이질에 대한 설명으로 옳은 것은?

① 주모균
② 그람음성
③ 포자 형성
④ 협막 형성
⑤ 편성혐기성균

해설 세균성이질(Bacillary dysentery)
① 병원체(원인균) : Shiglla dysenteria
② 특징 : Gram음성, 간균, 호기성이며 운동성이 없고, 아포와 협막을 갖지 않는다.

30 다음 〈보기〉에서 설명한 인수공통감염병은?

• 소에 감염되면 유산을 일으킬 수 있다. • 사람이 감면되면 발열(고열) 증상을 유발한다.

① 파상풍
② 장티푸스
③ 살모넬라
④ Q열
⑤ 브루셀라증(파상열)

31 경구감염병 중 용혈성연쇄상구균이 병원체인 것은?

① 성홍열
② A 간염
③ 세균성이질
④ 장티푸스
⑤ E 간염

32 우유가 매개체가 되어 감염되는 질병은?

① 결핵
② 장티푸스
③ 야토병
④ 디프테리아
⑤ 성홍열

33 다음 중 디프테리아의 원인균으로 옳은 것은?

① Salmonella typhi
② Mycobacterium tuberculosis
③ Corynebacterium diphtheriae
④ Shiglla dysenteria
⑤ Poliomyelitis virus

34 식품 위해물질 중 "유인성"인 것은?

① 솔라닌
② 아플라톡신
③ 잔류농약
④ 아크릴아마이드
⑤ 복어독

해설 아크릴아마이드 : 감자 튀김에 포함되어 있는 물질로 신경계통에 이상을 초래할 수 있다.

35 **다음 첨가물 중에서 유해 착색료는?**

① 삼염화질소(nitrogen trichloride) ② 붕산(boric acid)
③ 아우라민(auramine) ④ 롱갈리트(rongalite)
⑤ 에틸렌글리콜(ethylene glycol)

해설 유해 첨가물
① 유해 감미료 : Dulcin, Cyclamate, ρ-nitro-toluidin 등
② 유해 착색료 : Auramine, Rhodamin, Silk scarlet 등
③ 유해 보존료 : 붕사, Formaldehyde, β-naphtol, 승홍 등
④ 유해 표백제 : Rongalite, 삼염화질소 등
※ éthylene glýcol(에틸렌 글리콜) - 부동액에 쓰인다.

36 **다음 중 유기인계 농약으로 옳은 것은?**

① 디디티(DDT) ② BHC(HCH) ③ 엘드린(Aldrin)
④ 디엘드린(Dieldrin) ⑤ 마라티온(malathion)

37 **"차아염소산나트륨"을 식품에 첨가하는 목적은?**

① 살균작용 ② 증점제 ③ 산미료
④ 보존제용 ⑤ 개량제

38 **식품에 점착성을 증가시키고 유화안정성을 향상시키는 식품첨가물은?**

① 개량제 ② 증점제 ③ 소포제
④ 강화제 ⑤ 이형제

해설 호료(증점제) : 식품에 점착성을 증가시키고, 유화안정성을 좋게 하며, 미각에 대해서도 점활성을 줌으로써 촉감을 좋게 하기 위하여 식품에 첨가되는 것이 호료이며 증점제라고도 한다.

39 **빵이나 과자 등을 제조할 때 제품을 부풀게 하여 연하고 맛이 좋고 소화가 잘 되도록 할 목적으로 사용되는 첨가물은?**

① 보존제 ② 개량제 ③ 팽창제
④ 강화제 ⑤ 이형제

해설 팽창제는 빵이나 과자 등을 제조할 때 제품을 부풀게 하여 연하고 맛이 좋고 소화가 잘 되도록 하기 위해 첨가하는 물질을 말한다.

40 **식품제조공정 중에서 발생하는 거품을 없애기 위해 사용되는 식품첨가물은?**

① 발색제 ② 강화제 ③ 소포제
④ 표백제 ⑤ 추출용제

해설 식품제조공정 중에서 많은 거품이 발생하여 지장을 주는 경우에 거품을 없애기 위하여 사용되는 첨가물이 소포제이다.

4 위생곤충학

01 곤충의 발육 중 완전변태를 하는 위생곤충은?

① 진드기 ② 모기 ③ 바퀴
④ 빈대 ⑤ 이

02 개조충의 중간숙주가 되는 위생곤충은?

① 물렁진드기 ② 개벼룩 ③ 모기
④ 바퀴 ⑤ 빈대

03 쥐를 방제하기 위해 이용되는 물리적 방법으로 옳은 것은?

① 살서제 이용 ② 방서시설 설치 ③ 급성쥐약 사용
④ 발육억제제 이용 ⑤ 천적인 고양이나 족제비 이용

04 음식점에서 위생곤충을 방제하기 위해 실시하는 물리적 방법으로 옳은 것은?

① 출입구에 air curtain(에어커튼)을 설치한다.
② 파리를 방제하기 위해 벽이나 천장에 잔류분무를 한다.
③ 바퀴를 방제하기 위해 독먹이를 설치한다.
④ 식물에서 추출한 피레스로이드계 살충제를 주기적으로 주방에 살포한다.
⑤ 현관문 발판에 염소 소독제를 뿌린다.

05 다음의 내용 중 화학적 방제와 관련된 것은?

① 유기인계보다 카바메이트계의 중독 증상 발현이 현저히 느리다.
② 경구독성보다 경피독성에 의한 위험도가 낮다.
③ 살충제는 원체를 그대로 사용할 수 있다.
④ 한 살충제에서 농도가 같을 때 제제에 따른 위험도는 같다.
⑤ 경미한 중독증상을 보이면 중독여부를 측정하여 그 결과에 따라 적절한 조치를 취한다.

06 모기를 방제하기 위해 이용하는 생물학적 방제에 대한 설명으로 옳은 것은?

① 방충망에 발육억제제를 살포한다.
② 주택가 주변에 유문등을 설치한다.
③ 호수나 저수지에 송사리를 방사한다.
④ 정화조를 깨끗하게 청소한다.
⑤ 저수지 주변에 있는 잡초를 제거한다.

07 **"집합페로몬"을 분비함으로써 군거생활을 하는 곤충은?**

① 모기 ② 바퀴 ③ 빈대
④ 털진드기 ⑤ 이

08 **다음 중 기계적 전파에 의해 감염되는 질병은?**

① 말라리아 ② 일본뇌염 ③ 콜레라
④ 디프테리아 ⑤ 사상충

09 **동물의 배설물과 부식성 식물 등으로 퇴비화를 할 때 위생곤충을 방제하기 위해 섞어 쓰는 약제로 옳은 것은?**

① DDVP(디크로보스) ② 붕산(boric acid) ③ aldicarb(알디카브)
④ 린덴(lindane) ⑤ DDT

해설 ① 식독제 : 먹었을 때 소화기관에 들어가 살충작용을 하는 약제를 칭한다.
② 식독제로 사용되는 것 : 비소, 붕산, 비산동, 염화수은 등이 있다.

10 **위생곤충인 몸이를 집단 방제하려고 할 때 가장 적합한 제제(formulation)로 옳은 것은?**

① 분제 ② 수화제 ③ 용제
④ 수화제 ⑤ 입제 및 브리켓

11 **축사에 잔류분무시 가장 좋은 입자의 크기는?**

① 1~20μm ② 20~60μm ③ 60~80μm
④ 80~100μm ⑤ 100~400μm

12 **endrin(엔드린) 살충제에 저항성이 있는 곤충이 dieldrin(디엘드린) 살충제에도 자동적으로 저항성이 생기는 현상으로 옳은 것은?**

① 면역형성 ② 생리적저항성 ③ 교차저항성
④ 생태적저항성 ⑤ 내성

13 **다음의 내용 중 유기인제 살충제에 대한 설명으로 옳은 것은?**

① 치사되었던 곤충이 다시 살아난다.
② 기전은 출혈을 유발하여 곤충을 치사시킨다.
③ 용제로 사용할 수 없다.
④ 살충제는 안정적(잔류성)이 매우 크다.
⑤ 아세틸콜린에스터라아제(acetylcholinesterase) 효소를 억제한다.

14 **저독성 살충제 용기의 표지에 명시하여야 하는 규정단어로 옳은 것은?**

① 경고(warning) ② 독성(toxicity) ③ 주의(caution)
④ 독극물(poison) ⑤ 위험(danger)

15 **다음 살충제 중 인체독성의 위험도가 "극도위험"에 해당하는 살충제는?**

① DDT ② 피레스린 ③ 다이아티온
④ 파라티온 ⑤ 카바닐

16 **절지동물의 분류상 곤충강에 속하는 것은?**

① 노래기목 ② 갑각목 ③ 파리목
④ 지네목 ⑤ 전갈목

17 **다음 중 스펀지형 구기를 가지고 있는 위생곤충은?**

① 모기 ② 바퀴 ③ 깔따구
④ 빈대 ⑤ 집파리

18 **곤충의 흡혈하는 시기가 옳은 것은?**

① 모기 성충 ② 털진드기 자충 ③ 침파리 유충
④ 아기집파리 유충 ⑤ 큰집파리 유충

19 **파리목 곤충의 촉각 중 단각아목에 속하는 것은?**

① 등에과 ② 모기과 ③ 집파리과
④ 쉬파리과 ⑤ 깔따구과

20 **진드기를 아목으로 분류할 때의 기준으로 옳은 것은?**

① 기문의 위치 ② 구하체의 위치 ③ 악체부의 존재
④ 협각의 존재 ⑤ 두흉부의 모양

해설 진드기

(1) 진드기는 두흉부와 복부의 구별이 없고, 대신 구부와 동체부로 구분된다.
(2) 구부(口部)를 악체부(顎體部) 또는 의두(疑頭, capitulum, 두부)라고 부른다.
(3) 진드기목(Tick, Mites) : 진드기목의 위생상 중요한 아목은 다음 4아목이다.
① 후기문아목 : 구하체(口下體, hypostome)는 찌르는 데 사용하도록 잘 발달되어 있다.
② 중기문아목 : 구하체는 빈약하고 이(teeth)가 없다.
③ 전기문아목 : 구하체가 빈약하고, 협각(chelicera)은 찌르는 데 적합하도록 변형되었다.
④ 무기문아목 : 피부호흡을 하는 것으로 알려져 있으며, 촉수는 퇴화되어 있고, 협각은 피부를 찢는 데 적합하도록 되었다.

21 다음 모기 중 "무흡혈산란"이 가능한 것은?

① 말라리아모기 ② 작은빨간집모기 ③ 지하집모기
④ 숲모기 ⑤ 늪모기

해설 지하집모기는 대부분의 모기와는 달리 첫 산란은 **무흡혈산란**이 가능하며, 무흡혈산란을 할 경우 흡혈산란 때보다 산란량이 크게 줄어든다.

22 주택가 주변에 쌓아둔 폐기물에 고인 물에서 발생할 수 있는 모기는?

① 숲모기 ② 빨간집모기 ③ 작은빨간집모기
④ 말라리아모기 ⑤ 늪모기

23 아프리카나 중남미 등에서 발생하는 "회선사상충증"을 매개하는 곤충은?

① 집파리 ② 모기 ③ 먹파리(곱추파리)
④ 등에 ⑤ 깔따구

24 이 파리의 특징은 "몸체 표면에서 금속성 녹색 또는 청록색 광택이 나는 중형의 파리이다." 이 파리의 명칭은?

① 쉬파리 ② 집파리 ③ 딸집파리
④ 띠금파리 ⑤ 큰집파리

해설 **띠금파리속**의 특징은 **녹색** 내지 **청록색** 또는 **자청색**을 한 **중형**의 파리로, 금파리속과 유사하나 기편(基片, squama)의 배면에 잔털이 나 있고(금속파리속은 없음), 흉배판의 배중강모(背中剛毛, dorsocentral bristle)와 정중강모(正中剛毛, acrocentral bristle)의 수가 적다(금파리속은 많다).

25 다음 중 벼룩이 매개하는 질병으로 옳은 것은?

① 발진열 ② 발진티푸스 ③ 사상충
④ 말라리아 ⑤ 수면병

26 다음 내용 중 빈대의 특징에 관한 설명으로 옳은 것은?

① 완전변태를 하므로 유충과 성충의 서식지가 다르다.
② 수명은 실내 온도와 관계없다.
③ 주간활동성이므로 빛을 좋아한다.
④ 암컷은 일생에 한번 교미하며, 생식기인 베레제기관은 암컷이 정자를 일시 보관하는 장소이다.
⑤ 각 영기마다 흡혈해야 탈피가 가능하다.

27 다음 중 참진드기가 매개하는 질병으로 옳은 것은?

① 양충병 ② 수면병 ③ 일본뇌염
④ 로키산홍반열 ⑤ 진드기매개 재귀열

28 다음 〈보기〉의 내용으로 방제하는 곤충은?

> • 실내침입 시 젖은 휴지로 덮어서 잡거나, 실내의 등은 끄고 밖에 전등을 밝게 하여 옥외로 유인한다.
> • 잡목이나 풀숲에 대량으로 발생한 경우 미스트법으로 공간살포를 한다.

① 벼룩 ② 독나방 ③ 딸집파리
④ 새털이 ⑤ 바퀴

29 다음 내용 중 개미에 대한 설명으로 옳은 것은?

① 여왕개미가 수컷개미보다 작다.
② 완전변태를 한다.
③ 개체별로 독립생활을 한다.
④ 일개미는 숙주 선택성이 엄격하다.
⑤ 먹이의 습성은 편식성이 크다.

해설 개미의 특징
① 완전변태를 한다.
② 먹이의 습성은 잡식성이다.
③ 여왕개미가 수컷개미보다 크다.
④ 개미는 여왕개미를 중심으로 집단생활을 한다. 부식한 목재 같은 곳에 구멍을 뚫고 집단을 형성하는 "거지개미"도 우리나라에서는 흔히 볼 수 있다.
⑤ 물리면 심한 통증과 발적현상을 수반한다.

30 쥐를 방제하기 위해 사용되는 warfarin(와파린)에 대한 설명으로 옳은 것은?

① 혈액의 응고요인을 방해하는 항응혈성이다.
② 와파린을 사용하기 전에 미끼먹이를 설치해야 한다.
③ 와파린에 대한 기피현상이 생길 수 있다.
④ 신경마비로 쥐를 치사시킨다.
⑤ 맹독성이므로 2차독성이 크다.

5 위생관계법령

01 「공중위생관리법」상 〈보기〉의 내용에 해당하는 용어의 정의로 옳은 것은?

> 공중이 이용하는 건축물 · 시설물등의 청결유지와 실내공기정화를 위한 청소등을 대행하는 영업을 말한다.

① 목욕장업 ② 이용업 ③ 숙박업
④ 세탁업 ⑤ 건물위생관리업

해설 공중위생관리법 제2조(정의) ① 이 법에서 사용하는 용어의 정의는 다음과 같다.
1. "공중위생영업"이라 함은 : 다수인을 대상으로 위생관리서비스를 제공하는 영업으로서 숙박업 · 목욕장업 · 이용업 · 미용업 · 세탁업 · 건물위생관리업을 말한다.
7. "건물위생관리업"이라 함은 : 공중이 이용하는 건축물 · 시설물등의 청결유지와 실내공기정화를 위한 청소등을 대행하는 영업을 말한다.

02 위생사가 되려면 위생사 국가시험에 합격한 후 누구의 면허를 받아야 하는가?

① 시장 · 군수 · 구청장 ② 보건복지부장관
③ 시 · 도지사 ④ 한국보건의료인국가시험원장
⑤ 질병관리청장

해설 공중위생관리법 제6조의2(위생사의 면허 등)

03 다음 중 위생사의 업무범위가 아닌 것은?

① 음료수의 처리 및 위생관리
② 위생용품의 위생관리
③ 공중위생영업소의 위생관리
④ 유해 곤충 · 설치류 및 매개체 관리
⑤ 공중이용시설기준 적합 여부의 확인

해설 공중위생관리법 제8조의2(위생사의 업무범위)

04 보건복지부장관이 위생사의 면허를 취소하는 처분을 하려면 (　　)을 하여야 한다. (　　)안에 들어갈 내용으로 옳은 것은?

① 정지 ② 심문 ③ 청문
④ 재심 ⑤ 징계

해설 공중위생관리법 제12조(청문)

05 「공중위생관리법」상 〈보기〉의 (　)안에 들어갈 내용으로 옳은 것은?

> 위생교육 실시단체의 장은 위생교육을 수료한 자에게 수료증을 교부하고, 교육실시 결과를 교육 후 1개월 이내에 시장 · 군수 · 구청장에게 통보하여야 하며, 수료증 교부대장 등 교육에 관한 기록을 (　) 이상 보관 · 관리하여야 한다.

① 6개월　② 2년　③ 3년
④ 5년　⑤ 10년

해설 공중위생관리법 규칙 제23조(위생교육)

06 「감염병예방법」상 의료기관에 소속되지 아니한 의사, 치과의사 또는 한의사는 감염병환자등을 진단하거나 그 사체를 검안한 사실을 누구에게 신고하여야 하는가?

① 시장 · 군수 · 구청장　② 관할 보건소장　③ 특별자치시장
④ 시 · 도지사　⑤ 보건복지부장관

해설 감염병예방법 제11조(의사 등의 신고)

07 특별자치시장 · 특별자치도지사 또는 시장 · 군수 · 구청장이 임시예방접종을 할 경우 미리 공고하여야 하는 사항이 아닌 것은?

① 예방접종의 일시　② 예방접종의 장소
③ 예방접종의 종류　④ 예방접종약품의 수량
⑤ 예방접종을 받을 사람의 범위

해설 감염병예방법 제26조(예방접종의 공고)

08 필수예방접종 또는 임시예방접종을 받은 사람 본인 또는 법정대리인에게 예방접종증명서를 발급하여야 자는?

① 역학관　② 보건복지부장관
③ 식품의약품안전처장　④ 국민건강보험공단
⑤ 질병관리청장, 특별자치시장 · 특별자치도지사 또는 시장 · 군수 · 구청장

해설 감염병예방법 제27조(예방접종증명서)

09 「감염병예방법」상 일시적으로 식품접객업 및 집단급식소 업무 종사의 제한을 받는 감염병은?

① 폐디스토마　② 콜레라　③ 일본뇌염
④ 파상풍　⑤ 페스트

해설 감염병예방법 규칙 제33조(업무 종사의 일시 제한)

10 「감염병예방법」상 소독을 업으로 하려는 자는 보건복지부령으로 정하는 시설 · 장비 및 인력을 갖추어 누구에게 신고하여야 하는가?

① 보건소장 ② 질병관리청장
③ 보건복지부장관 ④ 식품의약품안전처장
⑤ 특별자치시장 · 특별자치도지사 또는 시장 · 군수 · 구청장

해설 감염병예방법 제52조(소독업의 신고 등)

11 그 밖의 신고의무자가 제1급감염병 중 보건복지부령으로 정하는 감염병이 발생한 경우 관할 보건소장에게 지체 없이 신고하거나 알려야 하는 사항으로 옳지 않은 것은?

① 신고인의 성명, 주소
② 신고인의 성명과 감염병환자와의 관계
③ 감염병환자의 성명, 주소, 직업
④ 감염병환자의 주요증상 및 발병일
⑤ 감염병환자가 입원한 병원의 주소

해설 감염병예방법 규칙 제9조(그 밖의 신고의무자의 신고)

12 「식품위생법」상 식품위생법의 목적이 아닌 것은?

① 식품생산의 합리적 관리
② 식품으로 인하여 생기는 위생상의 위해를 방지
③ 식품영양의 질적 향상을 도모
④ 식품에 관한 올바른 정보를 제공
⑤ 국민건강의 보호 · 증진에 이바지

해설 식품위생법 제1조(목적)

13 다음 내용은 「식품위생법」상 용어의 정의이다. 옳지 않은 것은?

① “식품”이란 : 의약으로 섭취하는 것을 포함한 모든 음식물을 말한다.
② “용기 · 포장”이란 : 식품 또는 식품첨가물을 넣거나 싸는 것으로서 식품 또는 식품첨가물을 주고받을 때 함께 건네는 물품을 말한다.
③ “화학적 합성품”이란 : 화학적 수단으로 원소 또는 화합물에 분해반응 외의 화학 반응을 일으켜서 얻은 물질을 말한다.
④ “위해”란 : 식품, 식품첨가물, 기구 또는 용기 · 포장에 존재하는 위험요소로서 인체의 건강을 해치거나 해칠 우려가 있는 것을 말한다.
⑤ “식중독”이란 : 식품섭취로 인하여 인체에 유해한 미생물 또는 유독물질에 의하여 발생하였거나 발생한 것으로 판단되는 감염성질환 또는 독소형질환을 말한다.

해설 식품위생법 제2조(정의)

14 「식품위생법」상 판매하거나 영업에 사용하는 기구 및 용기 · 포장에 관한 기준 및 규격을 정하여 고시하여야 하는 자는?

① 시장, 군, 구청장 ② 시 · 도지사 ③ 보건복지부장관
④ 질병관리청장 ⑤ 식품의약품안전처장

해설 식품위생법 제9조(기구 및 용기 · 포장에 관한 기준 및 규격) ① 식품의약품안전처장은 국민보건을 위하여 필요한 경우에는 판매하거나 영업에 사용하는 기구 및 용기 · 포장에 관하여 다음 각 호의 사항을 정하여 고시한다.
1. 제조 방법에 관한 기준
2. 기구 및 용기 · 포장과 그 원재료에 관한 규격

15 「식품위생법」상 식품의약품안전처장은 식품등의 기준 및 규격 관리 기본계획(관리계획)을 5년마다 수립 · 추진할 수 있다. 관리계획에 포함되는 노출량 평가 · 관리의 대상이 되는 유해물질의 종류가 아닌 것은?

① 중금속
② 곰팡이 독소
③ 유기성오염물질
④ 제조 · 가공 과정에서 생성되는 오염물질
⑤ 질병관리청장이 노출량 평가 · 관리가 필요하다고 인정한 유해물질

해설 식품위생법
법 제7조의4(식품등의 기준 및 규격 관리계획 등)
규칙 제5조의4(식품등의 기준 및 규격 관리 기본계획 등의 수립 · 시행) : ①~④번 외
5. 그 밖에 식품등의 안전관리를 위하여 식품의약품안전처장이 노출량 평가 · 관리가 필요하다고 인정한 유해물질

16 식품의약품안전처장은 "식품안전관리인증기준적용업소"로 인증할 수 있다. 인증의 유효기간은 인증을 받은 날부터 몇 년인가?

① 1년 ② 2년 ③ 3년
④ 4년 ⑤ 5년

해설 식품위생법 제48조(식품안전관리인증기준), 제48조의2(인증 유효기간)

17 식품의약품안전처에 두는 "식품위생심의위원회의 조사 · 심의" 사항으로 옳지 않은 것은?

① 식중독 방지에 관한 사항
② 농약 · 중금속 등 유독 · 유해물질 잔류 허용기준에 관한 사항
③ 감염병환자의 관리에 관한사항
④ 식품등의 기준과 규격에 관한 사항
⑤ 그밖에 식품위생에 관한 중요 사항

해설 식품위생법 제57조(식품위생심의위원회의 설치 등)

18 다음 중 식품위생감시원의 직무에 해당하지 않는 것은?

① 식품조리법에 대한 기술지도
② 식품등의 위생적인 취급에 관한 기준의 이행 지도
③ 수입 · 판매 또는 사용 등이 금지된 식품등의 취급 여부에 관한 단속
④ 영업자 및 종업원의 건강진단 및 위생교육의 이행 여부의 확인 · 지도
⑤ 조리사 및 영양사의 법령 준수사항 이행 여부의 확인 · 지도

해설 식품위생법 영 제17조(식품위생감시원의 직무)

19 「먹는물관리법」상 "암반대수층안의 지하수 또는 용천수 등 수질의 안전성을 계속 유지할 수 있는 자연 상태의 깨끗한 물을 먹는 용도로 사용할 원수를 말한다."로 정의하는 용어로 옳은 것은?

① 먹는물 ② 샘물 ③ 먹는샘물
④ 먹는염지하수 ⑤ 먹는해양심층수

해설 먹는물관리법 제3조(정의)

20 다음 중 샘물보전구역을 지정할 수 있는 자는?

① 시 · 도지사 ② 시장 · 군수 · 구청장 ③ 환경부장관
④ 보건복지부장관 ⑤ 관할 보건소장

해설 먹는물관리법 제8조의3(샘물보전구역의 지정)

21 대통령령으로 정하는 규모 이상의 샘물 또는 염지하수(샘물등)를 개발하려는 자는 누구의 허가를 받아야 하는가?

① 시 · 도지사 ② 환경부장관 ③ 질병관리청장
④ 보건소장 ⑤ 보건복지부장관

해설 먹는물관리법 제9조(샘물 또는 염지하수의 개발허가 등)

22 「먹는물관리법」상 시 · 도지사의 허가를 받아야 하는 업종으로 옳은 것은?

① 먹는샘물등의 수입판매업 ② 정수기의 제조업
③ 먹는샘물등의 제조업 ④ 수처리제 제조업
⑤ 먹는샘물등의 유통전문판매업

해설 먹는물관리법 제21조(영업의 허가 등)

23 다음 〈보기〉의 (　　) 안에 들어갈 내용으로 옳은 것은?

> 누구든지 먹는데 제공할 목적으로 먹는샘물등 외의 물이나 그 물을 용기에 넣은 것을 판매한 자는 (㉠) 이하의 징역이나 (㉡) 이하의 벌금에 처한다. 이 경우 징역과 벌금을 병과(併科)할 수 있다.

	㉠ – ㉡		㉠ – ㉡
①	1년 – 1천만원	②	2년 – 2천만원
③	3년 – 3천만원	④	4년 – 4천만원
⑤	5년 – 5천만원		

해설 먹는물관리법 : 제19조(판매 등의 금지), 제57조(벌칙)

24 「폐기물관리법」상 폐기물처리업자는 폐기물의 발생 · 배출 · 처리상황 등을 기록한 장부를 마지막으로 기록한 날부터 몇 년간 보존하여야 하는가? (단, 환경부장관이 구축 · 운영하는 전자정보처리프로그램을 이용하는 경우를 제외함)

① 1년　② 3년　③ 5년
④ 6년　⑤ 10년

해설 폐기물관리법 제36조(장부 등의 기록과 보존)

25 「하수도법」상 "공공하수도관리청은 (　　)마다 소관 공공하수도에 대한 기술진단을 실시하여 공공하수도의 관리 상태를 점검하여야 한다." (　　) 안에 들어갈 내용으로 옳은 것은?

① 1년　② 2년　③ 3년
④ 4년　⑤ 5년

해설 하수도법 제20조(기술진단 등)

제3회 실전모의고사 정답

1 공중보건학

1. ⑤	2. ①	3. ①	4. ③	5. ⑤	6. ②	7. ④	8. ⑤	9. ③	10. ②
11. ①	12. ②	13. ②	14. ①	15. ①	16. ③	17. ②	18. ③	19. ③	20. ⑤
21. ④	22. ②	23. ⑤	24. ⑤	25. ④	26. ②	27. ⑤	28. ⑤	29. ①	30. ⑤
31. ④	32. ⑤	33. ④	34. ①	35. ④					

2 환경위생학

1. ③	2. ②	3. ④	4. ⑤	5. ④	6. ④	7. ⑤	8. ②	9. ③	10. ⑤
11. ④	12. ①	13. ⑤	14. ①	15. ⑤	16. ④	17. ⑤	18. ①	19. ③	20. ⑤
21. ①	22. ③	23. ④	24. ②	25. ①	26. ①	27. ②	28. ④	29. ③	30. ⑤
31. ①	32. ④	33. ⑤	34. ④	35. ②	36. ①	37. ①	38. ①	39. ⑤	40. ②
41. ⑤	42. ③	43. ④	44. ③	45. ①	46. ⑤	47. ③	48. ③	49. ③	50. ②

3 식품위생학

1. ③	2. ⑤	3. ②	4. ⑤	5. ④	6. ④	7. ⑤	8. ⑤	9. ④	10. ④
11. ③	12. ②	13. ③	14. ②	15. ③	16. ④	17. ①	18. ①	19. ②	20. ④
21. ②	22. ③	23. ①	24. ③	25. ⑤	26. ①	27. ②	28. ④	29. ②	30. ⑤
31. ①	32. ①	33. ③	34. ④	35. ③	36. ⑤	37. ①	38. ②	39. ③	40. ③

4 위생곤충학

1. ②	2. ②	3. ②	4. ①	5. ⑤	6. ③	7. ②	8. ③	9. ②	10. ①
11. ⑤	12. ③	13. ⑤	14. ③	15. ④	16. ③	17. ⑤	18. ①	19. ①	20. ①
21. ③	22. ②	23. ③	24. ④	25. ①	26. ⑤	27. ④	28. ②	29. ②	30. ①

5 위생관계법령

1. ⑤	2. ②	3. ⑤	4. ③	5. ②	6. ②	7. ④	8. ⑤	9. ②	10. ⑤
11. ⑤	12. ①	13. ①	14. ⑤	15. ⑤	16. ③	17. ③	18. ①	19. ②	20. ①
21. ①	22. ③	23. ⑤	24. ②	25. ⑤					

제4회 실전모의고사

① "출제 및 예상문제"와 "실전모의고사"가 중복되는 경우 "실전모의고사" 문제의 해설은 생략하였음

1 공중보건학

01 다음 중 1차 보건의료와 관련된 것은?

① 재활 및 만성질환자의 관리
② 환자관리사업 및 의약품 개발
③ 급성질환의 관리사업
④ 회복기 환자관리
⑤ 주요 감염병에 대한 예방접종

02 다음 〈보기〉의 내용은 "건강과 질병"에 관한 것이다. 옳은 것은?

- 건강을 결정하는 요인은 생활양식(생활습관), 인체생리(생물학적요인), 환경적요인, 보건의료체계로 나누었다.
- 생활습관의 변화와 환경개선이 건강문제를 해결하기는 데 중요하다고 하며, 개인의 생활습관을 강조하였다.

① 알마아타 선언
② 오타와 헌장
③ 몬트리오 의정서
④ 라론드 보고서
⑤ 건강 협정

03 다음 중 인간집단에서 발생하는 질병의 자연사를 사실 그대로 기술하는 역학은?

① 기술역학
② 분석역학
③ 이론역학
④ 실헌역학
⑤ 작전역학

04 가설을 규명하기 위해 질병과의 인과관계를 분석하는 2단계 역학은?

① 기술역학
② 분석역학
③ 이론역학
④ 임상역학
⑤ 작전역학

05 잠복기가 긴 질병이나 희귀질환의 원인을 비교적 짧은 기간에 밝히는 데 적합한 역학은?

① 기술역학 ② 단면연구 ③ 임상연구
④ 코호트연구 ⑤ 환자－대조군 연구

06 처음으로 “Omran(옴란)”에 의해 소개된 것이며, 이 역학은 보건의료서비스를 포함한 지역사회서비스의 운영에 관한 계통적 연구를 의미하는 역학이다. 다음 중 옳은 것은?

① 기술역학 ② 분석역학 ③ 실험역학
④ 이론역학 ⑤ 작전역학

07 다음 질병의 병원체 중 원충인 것은?

① 매독 ② 발진열 ③ 페스트
④ 말라리아 ⑤ 홍역

08 다음 중 자연수동면역에 해당하는 것은?

① 질병 이환 후 ② 모유수유 ③ 면역혈청
④ 예방접종 ⑤ 항체주사

09 예방접종 대상 질병 중 생후 4주 이내에 실시하는 감염병은?

① 결핵 ② 디프테리아 ③ 백일해
④ 파상풍 ⑤ 폴리오

10 MMR 백신 중 발열과 전신에 홍반성 발진의 증상을 유발하는 질병을 예방하기 위해 접종하는 감염병은?

① 홍역 ② 이질 ③ 일본뇌염
④ 파라티푸스 ⑤ 백일해

11 감염병 발생이 3～4년을 주기로 반복되어 유행하는 역학적 현상으로 옳은 것은?

① 순환 변화 ② 추세 변화 ③ 장기 변화
④ 계절변화 ⑤ 불규칙 변화

12 다음 중 절지동물의 다리나 욕반에 묻은 병원체가 수적증식 없이 옮겨지는 방식은?

① 직접전파 ② 간접전파 ③ 기계적 전파
④ 무생물 전파 ⑤ 생물학적 전파

13 생물테러감염병 또는 치명률이 높거나 집단 발생의 우려가 커서 발생 또는 유행 즉시 신고하여야 하고, 음압격리와 같은 높은 수준의 격리가 필요한 감염병에 해당하는 것은?

① 콜레라 ② 장티푸스 ③ 보툴리눔독소증
④ 홍역 ⑤ 일본뇌염

14 다음 중 질병관리청장이 고시한 생물테러감염병은?

① 탄저 ② 파상풍 ③ 일본뇌염
④ 콜레라 ⑤ B형간염

15 다음 〈보기〉의 설명과 관련된 감염병으로 옳은 것은?

• 이 질병은 항원의 변이가 생기며, 면역력이 없는 노약자의 집단에서는 대규모 유행을 일으킬 수 있기 때문에 국제적인 감시가 필요하다. • 주로 동절기에 발병하는 급성호흡기계 감염병이다.

① 폴리오 ② B형간염 ③ 장티푸스
④ 인플루엔자 ⑤ 세균성이질

16 만성질환의 역학적 특성으로 옳은 것은?

① 잠재기간(잠복기)이 짧다. ② 직접적인 원인이 있다.
③ 원인 및 발생시기가 분명하다. ④ 질병발생과 발병시점이 일치한다.
⑤ 연령이 증가하면 유병률도 증가한다.

17 다음 〈보기〉의 내용과 관련이 있는 질병으로 옳은 것은?

• 뇌졸중, 동맥경화증, 망막장애의 증상을 유발한다. • 아무런 증상이 없다가 어느 날 갑자기 생명을 위협하기 때문에 “조용한 살인자”라고도 한다.

① 폐암 ② 고혈압 ③ 심장마비
④ 부정맥 ⑤ 비만

18 “도구적 일상생활 수행능력(IADL)”의 항목은 노인의 기능상태를 평가하기 위해 사용한다. IADL에 해당하는 것은?

① 옷 갈아입기 ② 식사하기 ③ 세수, 양치질하기
④ 화장실 이용하기 ⑤ 교통수단 이용하기

19 영양물질 중 부족시 야맹증, 안구건조증 등을 유발할 수 있는 비타민은?

① A ② B ③ C
④ D ⑤ E

20 뇌졸중증을 유발할 수 있는 위험인자 중 조절이 가능한 것은?

① 면역 ② 흡연 ③ 연령
④ 성별 ⑤ 경제상태

21 「정신건강복지법」상 기초정신건강복지센터를 설치 · 운영할 수 있는 자는?

① 보건복지부장관 ② 시 · 도지사 ③ 법무부장관
④ 시장 · 군수 · 구청장 ⑤ 특별자치도지사

해설 정신건강증진 및 정신질환자 복지서비스 지원에 관한 법률(약칭 : 정신건강복지법) 제15조(정신건강복지센터의 설치 및 운영)

① 보건복지부장관은 필요한 지역에서의 제12조제1항에 따른 소관 정신건강증진사업등의 제공 및 연계 사업을 전문적으로 수행하게 하기 위하여 정신건강복지센터를 설치 · 운영할 수 있다.
② 시 · 도지사는 관할 구역에서의 제12조제2항에 따른 소관 정신건강증진사업등의 제공 및 연계 사업을 전문적으로 수행하게 하기 위하여 광역정신건강복지센터를 설치 · 운영할 수 있다.
③ 시장 · 군수 · 구청장은 관할 구역에서의 제12조제3항에 따른 소관 정신건강증진사업등의 제공 및 연계 사업을 전문적으로 수행하게 하기 위하여 「지역보건법」에 따른 보건소(이하 "보건소"라 한다)에 기초정신건강복지센터를 설치 · 운영할 수 있다.

22 다음 중 3차 성비에 해당하는 것은?

① 태아성비 ② 출생전의 성비 ③ 출생 시 성비
④ 결혼정령기의 성비 ⑤ 현재 인구의 성비

23 보건지표 중 0~14세 인구에 대한 65세 이상 인구의 백분율로 산출할 수 있는 것은?

① 유소년부양비 ② 노년부양비 ③ 노령화지수
④ 부양비 ⑤ 알파지수

24 다음 중 감염병환자의 치료를 담당했던 조선시대의 보건기관으로 옳은 것은?

① 전향사 ② 활인서 ③ 내의원
④ 전의감 ⑤ 상약국

25 다음 〈보기〉는 「지역보건법」상 보건소 설치기준에 관한 것이다. (   )에 들어갈 내용으로 옳은 것은?

> 지역주민의 건강을 증진하고 질병을 예방 · 관리하기 위하여 (   )에 1개소의 보건소(보건의료원을 포함)를 설치한다.

① 특별시 ② 시 · 도 ③ 시 · 군 · 구
④ 읍 · 면 ⑤ 광역시

해설 지역보건법 제10조(보건소의 설치)

26 「지역보건법」상 병원의 요건을 갖춘 보건소가 사용할 수 있는 명칭으로 옳은 것은?

① 보건진료소 ② 건강생활지원센터 ③ 보건의료원
④ 보건소 ⑤ 보건지소

해설 지역보건법 제12조(보건의료원) 보건소 중 「의료법」에 따른 병원의 요건을 갖춘 보건소는 보건의료원이라는 명칭을 사용할 수 있다.

27 다음 중 사회보험에 해당하는 것은?

① 국민기초생활보장 ② 의료급여 ③ 국민건강보험
④ 재해구호 ⑤ 노인 · 아동복지서비스

28 다음 중 산업재해예방을 담당하는 중앙행정기관은?

① 행정안전부 ② 질병관리청 ③ 고용노동부
④ 교육부 ⑤ 보건복지부

29 환경관련 국제협력 및 조정, 지구환경의 감시 등의 역할을 수행하는 국제기구로 옳은 것은?

① UNICEF ② WTO ③ WHO
④ UNEP ⑤ ILO

30 보건의료서비스의 사회 · 경제적인 특징 중 의료인의 면허제도 도입과 관련 있는 것은?

① 공급의 독점성 ② 외부효과 ③ 수요의 불확실성
④ 노동집약적 ⑤ 소비적 요소와 투자적 요소의 혼재

31 "코로나-19"와 같은 급성 감염병이 유행시 국민들에게 신속하게 보건교육을 하기 위해 가장 좋은 대중교육방법으로 옳은 것은?

① 건강상담 ② 진찰 ③ 심포지엄
④ 가정방문 ⑤ TV 방송

32 가족에게 간접적 보건교육을 실현할 수 있으며, 지역사회에 미치는 효과가 크고 지속력이 높은 보건교육은?

① 가정교육 ② 지역사회교육 ③ 대중교육
④ 학교보건교육 ⑤ 주민교육

33 「교육환경 보호에 관한 법률」상 교육환경보호구역을 설정 · 고시하여야 하는 자는?

① 교육부장관 ② 교육감 ③ 학교장
④ 보건소장 ⑤ 시장, 군수

해설 교육환경 보호에 관한 법률 제8조(교육환경보호구역의 설정 등) 교육감은 학교설립예정지가 통보된 날부터 30일 이내에 교육환경보호구역을 설정 · 고시하여야 한다.

34 다음 보건통계 중 대푯값에 해당하는 것은?

① 표준편차 ② 평균편차 ③ 산술평균
④ 분산 ⑤ 변이계수

35 다음 중 보통사망률을 산출 할 때 "분자"에 해당하는 것은?

① 기앙인구 ② 50세 이상 생존수 ③ 영아사망자수
④ 연간 총 사망자수 ⑤ 총 인구수

2 환경위생학

01 다음 중 O_2보다 헤모글로빈과의 결합력이 250~300배 정도 높아 혈액의 산소운반 능력을 감소시키는 물질로 옳은 것은?

① SO_2 ② NO_2 ③ CO_2
④ CS_2 ⑤ CO

02 실내에서 0.5m/sec 이하의 기류를 측정할 수 있는 기구는?

① 알코올온도계 ② 건구온도계 ③ 흑구온도계
④ 카타온도계 ⑤ 전기온도계

03 **다음 중 카타(kata) 냉각력에 관한 설명으로 옳은 것은?**

① 기류가 없고, 습도 100%일 때의 온도이다.
② 복사열을 고려한 건구온도, 습구온도, 풍속 등을 사용한 개념이다.
③ 기습, 기류가 작용하여 인체가 느끼는 불쾌감을 의미한다.
④ 쾌적함이 느끼도록 냉각하는 데 요하는 시간을 의미한다.
⑤ 기온, 기습, 기류의 종합적인 작용에 의한 인체표면의 체열 발산량을 의미한다.

04 **다음 중 인체에서 열손실 가장 큰 것은?**

① 호흡 ② 피부에서의 증발 ③ 폐포에서의 증발
④ 대소변 ⑤ 피부에서의 복사 및 전도

05 **자외선에 관한 설명으로 옳은 것은?**

① 피부온도를 상승시킨다. ② 비타민D를 형성하는 데 관여한다.
③ 적외선보다 파장이 길다. ④ 열선이라 한다.
⑤ 일사병의 원인으로 작용한다.

06 **「실내공기질관리법」상 다중이용시설의 실내공기질 유지기준 항목으로 옳은 것은?**

① 라돈(Rn) ② 오존 ③ 곰팡이
④ NO ⑤ 포름알데히드

07 **지하수 및 암반을 통해 방출되며 환기량이 부족하면 지하에서 육상으로 올라온다. 지하공간의 실내 공기질 관리를 위하여 벽의 균열이나 지하수의 누수여부를 확인해야 하는 오염물질로 옳은 것은?**

① 라돈(Rn) ② 미세먼지(PM-10) ③ 초미세먼지(PM-2.5)
④ 이산화질소 ⑤ 곰팡이

08 **실내 환경의 오염물질 중 생물학적 유해인자에 해당하는 것은?**

① 소음 ② 가시광선 ③ 먼지
④ 집먼지진드기 ⑤ 전리선

09 **물과 공기의 자정작용 중 살균작용에 관여하는 태양광선은?**

① 알파선 ② 감마선 ③ 자외선
④ 적외선 ⑤ 가시광선

10 대류권에서 고도가 100m 상승함에 따라 기온은 낮아진다. 다음 중 "표준감율"에 해당하는 것은?

① 0.13℃ ② 0.65℃ ③ 1.65℃
④ 2.15℃ ⑤ 3.56℃

11 대기의 수직구조 중 인체에 유해한 자외선을 흡수하는 오존층이 있는 기층은?

① 대류권 ② 중간권 ③ 성층권
④ 열권 ⑤ 우주권

12 다음 중 광화학반응에 의해 생성되는 2차 오염물질은?

① 메탄 ② 이산화탄소 ③ 알데히드
④ 황화수소 ⑤ 일산화탄소

13 입자상물질 중 용접작업을 할 때 금속의 증기가 응축되어 발생한 고체상 물질로 옳은 것은?

① 훈연(fume) ② 매연(smoke, 연기) ③ 검댕(soot)
④ 연무질(aerosol) ⑤ 연무(mist)

14 연소시 탄소화합물이 불완전연소 될 때 발생하는 물질이며, 입자의 지름이 1μm 이상 되는 입자상 물질은?

① 훈연(fume) ② 검댕(soot) ③ 매연(smoke, 연기)
④ 연무질(aerosol) ⑤ 연무(mist)

해설 ① 매연(smoke, 연기) : 연소시 발생하는 유리탄소를 주로 하는 미세한(1μm 이하) 입자상물질을 말한다.
② 검댕(soot) : 연소시 발생하는 유리탄소가 응결하여 입자의 지름이 1μm 이상이 되는 입자상물질을 말한다.

15 대기오염 사건에서 공통적으로 나타나는 기상상태는?

① 저기압 ② 고기압 ③ 기온역전
④ 불감기류 ⑤ 무풍

16 다음 중 L. A. smog 사건에 대한 설명으로 옳은 것은?

① 80% 이상의 습도 ② 석유연소 ③ 겨울철, 새벽
④ 복사역전 ⑤ 황산화물, 매연

17 지구 온난화를 유발하는 대표적인 가스는?

① CO ② NH_3 ③ NO_2
④ CO_2 ⑤ CH_4

18 다음 중 대기오염 배출시설에서 황산화물의 처리방법으로 옳은 것은?

① 중력집진장치를 설치한다.
② 세정집진장치를 설치한다.
③ 관성력집진장치를 설치한다.
④ 전기집진장치를 설치한다.
⑤ 굴뚝의 높이를 낮춘다.

19 다음 중 정수처리 과정으로 옳은 것은?

① 침사 → 침전 → 소독 → 여과
② 침전 → 침사 → 여과 → 소독
③ 소독 → 여과 → 침전 → 침사
④ 침사 → 소독 → 침전→ 여과
⑤ 침사 → 침전 → 여과 → 소독

20 상수의 원수를 모래층에 통과시켜 부유물을 제거하는 공정을 무엇이라 하는가?

① 침강
② 살균
③ 여과
④ 응집
⑤ 정화

21 여과지 면적이 1,000m^2이고 하루 처리량이 25,000m^3일 때 여과속도는?

① 15m/day
② 25m/day
③ 35m/day
④ 55m/day
⑤ 100m/day

22 다음 중 살균력이 가장 강한 염소소독은?

① OCl^-
② $HOCl$
③ NH_2Cl
④ $NHCl_2$
⑤ NCl_3

23 염소소독을 할 때 발생하는 부산물 중 발암성 물질인 것은?

① 디디티
② 카바닐
③ 파라티온
④ 벤젠
⑤ 트리할로메탄

24 수질을 오염시키는 오염원은 크게 점오염원과 비점오염원으로 구분한다. 다음 중 점오염원에 해당하는 것은?

① 폭우
② 농경지
③ 축사
④ 도심지의 거리 청소
⑤ 산림지역

25 다음 중 물의 경도를 낮추기 위해 연수화 과정에서 제거해야 하는 물질은?

① 카드뮴
② 불소
③ 칼슘
④ 벤젠
⑤ 크롬

26 부영양화에 관한 설명으로 옳은 것은?

① 질소, 인 등의 영양물질이 부족할 때 발생한다.
② 수온이 낮을 때 주로 발생한다.
③ 일반적으로 투명도가 높아진다.
④ DO가 증가한다.
⑤ 식물성 플랑크톤의 수가 증가한다.

27 질소, 인 등의 영양물질이 다량 함유된 하수가 바다로 유입되어 나타나는 현상을 무엇이라 하는가?

① 와류현상 ② 전도현상 ③ 순환현상
④ 적조현상 ⑤ 성층현상

28 다음 중 미나마타병의 원인 물질로 옳은 것은?

① 페놀 ② 유기인 ③ 크롬
④ 카드뮴 ⑤ 유기수은

29 COD을 측정할 때 사용하는 산화제로 옳은 것은?

① H_2O_2 ② 황산 제1철
③ 과망간산칼륨($KMnO_4$) ④ 황산 제2철
⑤ 황산알루미늄(($Al_2(SO_4)_3$)

30 하천의 자정작용 중 물리적 작용에 해당하는 것은?

① 중화 ② 산화 ③ 환원
④ 침전 ⑤ 식균

31 하수 · 폐수 처리시 침사지 설치 목적으로 옳은 것은?

① 토사류 제거 ② 부유물 제거
③ 불용성 유기물 제거 ④ 용존성 무기물 제거
⑤ 미생물 제거

32 하수 · 폐수 처리시 생물학적 처리방법으로 옳은 것은?

① 중력 침전법 ② 살수여상법 ③ 약품응집법
④ 부상 분리법 ⑤ 흡착법

33 다음 중 하수 · 폐수의 슬러지 처리 순서로 옳은 것은?

① 농축 → 개량 → 탈수 → 소각 → 건조
② 농축 → 개량 → 소각 → 탈수 → 건조
③ 농축 → 개량 → 탈수 → 건조 → 소각
④ 건조 → 농축 → 소각 → 탈수 → 개량
⑤ 개량 → 탈수 → 건조 → 소각 → 농축

34 「폐기물관리법」상 지정폐기물에 해당하는 것은?

① 폐석면
② 폐철
③ 우유팩
④ 폐플라스틱
⑤ 알루미늄캔

35 「폐기물관리법」상 의료폐기물을 수집 · 운반하는 차량의 색상으로 옳은 것은?

① 흰색
② 녹색
③ 빨간색
④ 노란색
⑤ 검은색

36 「폐기물관리법」상 의료폐기물의 수집, 운반 및 보관 처리기준에 관한 설명으로 옳은 것은?

① 보관창고는 주 1회 이상 약물소독을 한다.
② 의료폐기물의 종류는 표기하지 않아도 된다.
③ 운반차량은 5~15℃의 냉장시설을 갖추어야 한다.
④ 전용용기는 식품의약품안전청장이 인정한 용기를 사용한다.
⑤ 보관창고의 구조는 밖에서 볼 수 있는 유리로 한다.

해설 폐기물관리법 시행규칙 [별표 5] : **의료폐기물 보관 창고, 보관장소 및 냉장시설은 주 1회 이상 약물소독의 방법으로 소독한다.**

37 다음 중 「폐기물관리법」상 폐기물관리 원칙의 우선순위로 옳은 것은?

① 발생억제 → 재사용 →재활용 → 매립 → 소각
② 발생억제 → 재사용 → 소각 → 매립 → 재활용
③ 재활용 → 소각 → 매립 → 발생억제 → 재사용
④ 발생억제 → 재사용 → 재활용 → 소각 → 매립
⑤ 발생억제 → 매립 → 재사용 → 재활용 → 소각

38 다음 중 폐기물 소각법의 장점으로 옳은 것은?

① 불완전연소 시 다이옥신이 발생할 수 있다.
② 건설비용과 유지비가 높다.
③ 소각장 운전 시 숙련기술이 요구된다.
④ 폐열을 회수하여 재이용이 가능하다.
⑤ 소각장 부지 선정에 어려움이 있다.

39 다음 중 폐기물 부피를 줄여 매립지의 사용기간을 늘리는 전처리 방법에 해당하는 것은?

① 분리 ② 응집 ③ 압축
④ 파쇄 ⑤ 선별

40 다음 중 비전리복사선(비전리방사선)에 해당하는 것은?

① α선 ② β선 ③ γ선
④ X선 ⑤ 가시광선

41 다음 인체부위 중 전리방사선에 대한 감수성이 가장 높은 신체부위는?

① 골수 ② 뼈 ③ 장기
④ 피부 ⑤ 근육

42 다음 중 레이노병이 발생하기 쉬운 신체부위는?

① 허리 ② 어깨 ③ 척추
④ 등뼈 ⑤ 손가락

43 고온 다습한 환경에서 작업하는 근로자에게 나타날 수 있는 질병은?

① 진폐증 ② 참호족 ③ 열중증
④ 잠수병 ⑤ 건초염

44 내분비교란물질의 작용기전 중 내분비장애물질이 호르몬 수용체의 결합부위를 봉쇄함으로써 정상 호르몬이 수용체에 접근하는 것을 막아 내분비계가 기능을 발휘하지 못하도록 하는 작용을 무엇이라 하는가?

① 모방작용 ② 봉쇄작용 ③ 유사작용
④ 방아쇠작용 ⑤ 간접작용

45 직업병 예방대책 중 물리적 장벽을 이용하여 작업자의 유해물질 노출량을 줄이는 방법으로 옳은 것은?

① 격리 ② 대치 ③ 격리
④ 환기 ⑤ 보호구 착용

46 주택의 자연조명을 고려 시 창의 면적은 거실 면적의 어느 정도로 하여야 하는가?

① 1~5% ② 5~7% ③ 7~10%
④ 10~13% ⑤ 14~20%

47 다음 중 실내에서 쾌적함을 느낄 수 있는 의복기후는?

① 0~10℃ ② 11~13℃ ③ 21~25℃
④ 31~33℃ ⑤ 41~45℃

해설 의복기후(clothing climate)

① 의복기후란 한서에서도 적당한 의복을 입음으로써 외부의 기온과 관계없이 언제나 일정하게 형성하게 되어 있는 기후를 말한다.
② 외부 기온이 25℃ 이하인 경우, 적당히 착용한 의복과 체표면과의 사이는 이른바 의복기후를 형성해 31~33℃, 습도 40~60%로 조절된다.

48 다음 중 미생물의 발육을 저지 또는 정지하는 방법을 무엇이라 하는가?

① 소독 ② 방부 ③ 분해
④ 정지 ⑤ 살균

49 다음 중 소독제가 갖추어야 할 조건으로 옳은 것은?

① 방취력이 없을 것 ② 침투력이 강하고, 부식성이 있을 것
③ 물에 잘 녹지 않을 것 ④ 석탄산계수가 높을 것
⑤ 안정성이 없을 것

50 다음 중 세균에 오염된 의복의 소독방법으로 옳은 것은?

① BHC로 살균한다.
② 적외선으로 살균한다.
③ 121℃에서 1분간 공기 소독한다.
④ DDT로 소독한다.
⑤ 100℃의 물에서 30분간 열탕소독 한다.

3 식품위생학

01 WHO는 "식품위생이란 식품의 생육, 생산, 제조에서부터 최종적으로 사람에게 섭취되기까지의 모든 단계에 있어서 식품의 ( ), 건전성 및 완전무결성을 확보하기 위한 모든 수단을 말한다."라고 정의하였다. ( ) 안에 들어갈 내용으로 옳은 것은?

① 안정성 ② 위생성 ③ 영양성
④ 안전성 ⑤ 잔류성

02 다음 중 부패의 정의로 옳은 것은?

① 지방이 산소에 의해 변질되는 것
② 지방이 pH의 변화에 의해서 변질되는 것
③ 단백질이 혐기적인 조건에서 미생물에 의해 변질되는 것
④ 단당과 지방이 미생물의 작용을 받아 알코올을 생성하는 것
⑤ 비타민이 분해되어 고분자의 물질이 되는 것

03 수분활성치(Aw)는 미생물이 이용할 수 있는 수분을 나타낸 것이다. Aw가 높은 순으로 연결된 것은?

① 세균 〉 곰팡이 〉 효모
② 세균 〉 효모 〉 곰팡이
③ 곰팡이 〉 효모 〉 세균
④ 효모 〉 세균 〉 곰팡이
⑤ 효모 〉 곰팡이 〉 세균

04 다음 중 3~5%의 식염에서 잘 발육하는 식중독균으로 옳은 것은?

① Listeria monocytogenes
② Staphylococcus aureus
③ Clostridium botulinum
④ Salmonella typhi
⑤ Vibrio parahaemolyticus

05 다음 〈보기〉의 내용에 해당하는 소독제는?

• 살균력은 강하나 세척력은 약하다. • 제4급 암모늄염의 유도체이며, 계면활성제의 일종이다.

① 역성비누
② 메틸알코올
③ 표백분
④ 중성비누
⑤ 크레졸

06 다음의 〈보기〉의 설명에 해당하는 소독법으로 옳은 것은?

• 표면에만 살균효과가 있으며, 잔류효과는 없다. • 열을 가하지 않는 비가열처리의 살균방법이다.

① 열탕소독
② 저온멸균
③ 고압증기멸균
④ 자외선조사
⑤ 고온소독

07 다음 〈보기〉의 설명에 해당하는 미생물 속으로 옳은 것은?

> • 내열성의 포자(아포)를 형성하며, 그람양성, 간균, 호기성 또는 통성혐기성균이다.
> • 전분과 단백질의 분해력이 강해 어육제품, 쌀밥, 국수류 등의 부패 원인균이다.

① Bacillus속 ② Clostridium속 ③ Salmonella속
④ Vibrio속 ⑤ Staphylococcus속

08 다음 설명에 해당하는 곰팡이 속으로 옳은 것은?

> 국균 또는 누룩곰팡이라고 하며, 간암과 관계가 있으며, 이 곰팡이 속에는 Aflatoxin을 생산하는 균주가 있다.

① Penicillium속 ② Mucor속 ③ Fusarium속
④ Rhizopus속 ⑤ Aspergillus속

09 다음 중 Allergy(알레르기)성 식중독을 유발하는 물질은?

① 뉴로톡신(neurotoxin) ② 히스타민(histamine) ③ 고시폴(gossypol)
④ 엔터로톡신(enterotoxin) ⑤ 솔라닌(solanine)

10 다음 〈보기〉의 설명에 해당하는 식중독균은?

> • 이 균은 그람양성, 무아포, 비운동성, 통성혐기성균이다.
> • 이 균은 화농과 관계있으며, 내열성 독소인 엔터로톡신(enterotoxin)을 생성한다.

① Salmonella typhi ② Vibrio parahaemolyticus
③ Clostridium botulinum ④ Salmonella paratyphi
⑤ Staphylococcus aureus

11 다음 〈보기〉의 설명에 해당하는 식중독균은?

> • 이 균은 나선형 간균이며, 소량의 균수(수백정도)로도 식중독을 유발할 수 있다.
> • 증상으로는 신경조직과 말초신경계를 손상시켜서 Guilain-Barré syndrome(길랑바레증후군)이 나타나기도 한다.

① Morganella morganii ② Salmonella Enteritidis
③ Campylobacter jejuni ④ Cronobacter sakazakii
⑤ Pathogenic Escherichia coli

해설 캄필로박터제주니(Campylobacter jejuni)식중독

① 원인균 : Campylobacter jejuni, C. coli이며, 이 균은 인축공통 질환의 원인균이다.
② 원인식품 : 식육, 우유, 햄버거, 닭고기
③ 증상 : 캄필로박터 제주니 균에 감염된 후 균의 지질다당류에 대하여 만들어진 항체가 말초신경의 강글리오시드와 교차 반응하여 신경조직과 말초신경계를 손상시켜서 Guilain-Barré syndrome(길랑바레증후군)이 나타나기도 한다. 길랑바레증후군 증상은 며칠~몇 주 동안 안면마비와 같은 운동마비 증상이 나타나고 합병증이 발생하여 관절부종이 나타날 수 있다.
④ 예방대책 : 건조나 가열에 약해 60℃에서 30분 가열로 사멸한다.

12 아포(포자)를 형성하는 균이며, 가열조리 후에도 식품에 증식하기 쉬운 식중독균은?

① Vibrio parahaemolytucus
② Salmonella enteritidis
③ Clostridium perfringens
④ Campylobacter jejuni
⑤ Listeria monocytogenes

해설 클로스트리디움퍼프린젠스균(Clostridium perfringens)은 열에 약해 75℃ 이상에서 파괴되지만, 끓인 뒤에 그대로 실온에 방치할 경우 가열과정에서 살아남은 퍼프린젠스 아포(spore)가 깨어나 증식하며 식중독의 원인이 될 수 있다.

13 저온조건 및 진공포장 상태에서도 증식이 가능한 식중독균은?

① Salmonella enteritidis
② Salmonella typhi
③ Clostridium botulinum
④ Yersinia enterocolitica
⑤ Vibrio parahaemolyticus

해설 여시니아 식중독(Yersinia enterocolitica)

① 형태 : Gram음성, 간균, 1~수십개의 편모, 협막이 없고, 통성혐기성균이다.
② 발육최적온도(적온도)는 25~30℃이며, 0~5℃에서도 증식이 가능하다.
③ Yersinia enterocolitica는 장내세균과에 속하며, 원래 돼지의 장염균으로 알려져 있다.

14 겨울철에 많이 먹는 복어에 들어 있는 독소는?

① 프타퀼로시드(ptaquiloside)
② 아마니타톡신(amanitatoxin)
③ 베네루핀(venerupin)
④ 듀린(dhurrin)
⑤ 테트로도톡신(tetrodotoxin)

15 다음 중 섭조개의 독소는?

① 에르고톡신(ergotoxin)
② 테물린(temuline)
③ 삭시톡신(saxitoxin)
④ 리시닌(ricinine)
⑤ 시큐톡신(cicutoxin)

16 다음 중 발아된 감자의 독소는?

① 리신(ricin)
② 솔라닌(solanine)
③ 에르고타민(ergotamine)
④ 리코린(lycorine)
⑤ 아미그달린(amygdalin)

17 다음 중 신경장애를 일으키는 황변미의 독소는?

① 루테오스카이린(luteoskyrin)
② 시트리닌(citrinin)
③ 제랄레논(zearalenone)
④ 아이슬란디톡신(islanditoxin)
⑤ 시트레오비리딘(citreoviridin)

해설 황변미독

① citrinin : 신장독을 유발한다.
② islanditoxin : 간장독으로서 간암, 간경변증을 유발한다.
③ citreoviridin(시트레오비리딘) : 신경독소이다.
※ 제랄레논(zearalenone) : 붉은 곰팡이, 가축에게 비정상적인 발정을 유발, 돼지에게 불임증을 유발한다.

18 다음 중 붉은곰팡이 속이 생산하는 독소로 옳은 것은?

① 시트리닌(citrinin)
② 푸모니신(fumonisin)
③ 루브라톡신(rubratoxin)
④ 파튤린(patulin)
⑤ 시트레오비리딘(citreoviridin)

해설 푸모니신(Fumonisin)

① 푸모니신은 옥수수 붉은곰팡이병을 일으키는 곰팡이인 *Fusarium moniliforme*이 만드는 독소이다.
② 감염된 옥수수를 섭취하면 인간에게는 암을, 돼지에게는 폐부종(pulmonary edema), 말과 당나귀에는 blind stagger 병을 일으킨다.
※ 파튤린(patulin) : 페니실륨속이 생산하는 발암성 진균독이다.

19 다음 중 적조생물 가운데 "온도감각이상"의 증상을 나타내는 독소는?

① 고시폴(gossypol)
② 씨큐독신(cicutoxin)
③ 베네루핀(venerupin)
④ 시구아톡신(ciguatoxin)
⑤ 솔라린(solanine)

해설 시구아독신(ciguatoxin)

산호초와 관련된 원생동물이 생산하는 신경 독소. 물고기에 축적되어 이를 먹으면 시구아테라를 일으킨다. 적조생물 가운데 Gambierdiscus toxicus는 시구아독소를 생산하는 대표적인 원생동물이다. 최소한 다섯 가지의 시구아 독소가 확인되었고, 큰 물고기일수록 또한 성숙한 물고기일수록 독소의 축적이 크다.
※ 독미나리 : 씨큐독신(cicutoxin)

20 다음 중 내인성 위해요소에 해당하는 것은?

① 덜 익은 매실
② 잔류농약이 많이 묻어 있는 채소
③ 고열 처리한 튀김
④ 맥각이 혼입된 보리쌀
⑤ 숯불에 검게 탄고기

21 다음 중 식품의 외인성 위해요소에 해당하는 것은?

① 감자독 ② 조개독 ③ 잔류농약
④ 니트로사민 ⑤ 버섯독

22 다음 중 아세틸콜린에스터라아제(acetylcholinesterase)라는 효소를 억제하는 살충제이며 독성이 강한 유기인제 농약은?

① DDT ② BHC(HCH) ③ 디엘드린(Dieldrin)
④ 엘드린(Aldrin) ⑤ parathion

해설 ① 유기인계 : DDVP, Diazinon, 메틸디메톤, PMP, EPN, ~thion
② 유기염소계 : DDT, BHC(HCH), 엘드린(Aldrin), 디엘드린(Dieldrin)

23 HACCP기준상 화학적 위해요소에 해당하는 것은?

① 회충 ② 장티푸스균 ③ 살균소독제
④ 도자기 조각 ⑤ A형 간염바이러스

24 치명률이 높거나 집단 발생의 우려가 커서 발생 또는 유행 즉시 신고하여야 하는 감염병은?

① 홍역 ② 콜레라 ③ 장티푸스
④ 디프테리아 ⑤ A형간염

25 경구 감염병 중 바이러스성 감염병은?

① 디프테리아 ② 백일해 ③ 장티푸스
④ 파상열 ⑤ 유행성간염(A형간염)

26 다음 〈보기〉의 설명에 해당하는 경구 감염병은?

- 병원체는 Shigella dysenteriae이며, 매개체는 주로 파리이다.
- 증상은 38~39℃의 고열을 일으키며 설사와 혈변을 유발한다.

① 콜레라 ② 폴리오 ③ B형간염
④ 세균성이질 ⑤ 파라티푸스

27 다음 중 장티푸스 병원체로 옳은 것은?

① Salmonella typhi ② Staphylococcus aureus
③ Salmonella paratyphi ④ Listeria monocytogenes
⑤ Salmonella enteritidis

28 **다음 중 인수공통감염병에 해당하는 것은?**

① 결핵 ② 폴리오 ③ 콜레라
④ 파라티푸스 ⑤ B형간염

29 **다음 〈보기〉의 설명에 해당하는 기생충으로 옳은 것은?**

> • 경구, 경피를 통해 감염되며, 야채와 관련된 기생충이다.
> • 빈혈을 유발하며, 채독증 또는 풀독이라고도 한다.

① 회충 ② 요충 ③ 편충
④ 동양모양선충 ⑤ 십이지장충

30 **다음 중 광절열두조충의 제1중간숙주로 옳은 것은?**

① 다슬기 ② 연어 ③ 붕어
④ 담수어 ⑤ 물벼룩

31 **육류의 섭취로 감염되는 기생충은?**

① 회충 ② 요충 ③ 편충
④ 선모충 ⑤ 십이지장충

32 **이타이이타이병의 원인이 되는 중금속은?**

① 수은 ② 세슘 ③ 크롬
④ 카드뮴 ⑤ 납

33 **다음 중 시험물질의 독성을 LD_{50}으로 표시하는 것은?**

① 만성독성 시험 ② 급성독성 시험 ③ 발암성 시험
④ 변이원성 시험 ⑤ 아만성독성 시험

34 **식품의 안전성을 평가하기 위해 최대무작용량을 결정하는 독성시험을 무엇이라 하는가?**

① 급성독성 시험 ② 만성독성 시험 ③ 유전성 시험
④ 변이원성 시험 ⑤ 아급성독성 시험

해설 "무영향관찰용량/농도"란 : 만성독성 등 노출량-반응시험에서 노출집단과 적절한 무처리 집단 간 악영향의 빈도나 심각성이 통계적으로 또는 생물학적으로 유의한 차이가 없는 노출량 또는 노출농도를 말한다.

35 다음 중 보존료로 사용되는 식품첨가물은?

① 질산나트륨　② 차아염소산나트륨　③ 프로피온산나트륨
④ 아스코르빈산　⑤ 부틸히드록시톨루엔(BHT)

36 다음 중 식품의 기호성을 향상시키기 위해 사용하는 식품첨가물은?

① 감미료　② 보존제　③ 방미제
④ 산화방지제　⑤ 피막제

37 다음 중 밀가루 개량제로 옳은 것은?

① 프로피온산 나트륨　② 안식향산　③ 디히이드로초산(DHA)
④ 과산화벤조일(희석)　⑤ 과산화수소

38 식품의 모양을 그대로 유지하기 위해 사용되며, 원료가 용기에 붙는 것을 방지하기 위해 사용하는 식품첨가물은?

① 소포제　② 이형제　③ 피막제
④ 개량제　⑤ 추출제

39 HACCP의 7원칙 중 다음 〈보기〉에 해당하는 것은?

• 기기고장 시 즉시 작업을 중단하고 수리를 의뢰한다. • 가열온도와 가열시간이 이탈되었을 때에는 즉시 해당 제품을 재가열한다. • 이탈에 대한 원인규명을 하고, 이탈이 재발되지 않도록 방지 대책을 정한다.

① 위해요소 분석　② 중요관리점 결정　③ 개선조치방법 수립
④ 한계기준 설정　⑤ 검증절차 및 방법 설정

40 다음 중 GMO(유전자변형식품)을 개발하는 방법으로 옳은 것은?

① 기체크로마토그래피법　② 흡광도법　③ 원자흡광분광법
④ 아그로박테리움법　⑤ 이온교환법

4 위생곤충학

01 곤충의 가해 방법 중 간접적인 피해에 해당하는 것은?

① 기계적 외상
② 독성물질 주입
③ 인체기생
④ 알러지 반응
⑤ 병원체의 인체 내 주입

02 모기 유충의 방제방법 중 물리적 방법으로 옳은 것은?

① 웅덩이 매립
② 자연계에 잠자리 성충 방사
③ 물웅덩이에 살충제 살포
④ 기생벌 방사
⑤ 살문등 이용

03 다음 중 리케치아성 질병으로 옳은 것은?

① 페스트
② 장티푸스
③ 발진열
④ 일본뇌염
⑤ 말라리아

04 위생곤충은 크게 질병매개곤충과 뉴슨스(nuisance)로 분류한다. 깔따구의 피해 현상으로 옳은 것은?

① 불쾌감을 준다.
② 독성물질의 주입한다.
③ 기계적 전파를 한다.
④ 기계적 외상에 의한 피해를 준다.
⑤ 독모에 의해 붉은 반점을 유발한다.

05 다음 〈보기〉의 ( ) 안에 들어갈 내용으로 옳은 것은?

> ( )는 현재 방역용 살충제로 가장 적당하다고 인정되는 살충제이다.
> ( )는 속효성이 있고, 잔류성이 없어, 실내 · 항공기내의 공간살포용으로 적합하다.

① 유기염소계 살충제
② 유기인계 살충제
③ 합성 살충제
④ 탄소계 살충제
⑤ 피레스로이드계 살충제

06 효력증강제는 살충력이 전혀 없지만 살충제와 혼합하여 사용하면 살충제의 효능을 현저하게 증강시킨다. 다음 중 효력증강제에 해당하는 것은?

① DDT
② HCH
③ 파라티온
④ DDVP
⑤ 썰폭사이드

07 다음 중 기피제로 옳은 것은?

① temephos(템포스)
② piperonyl butoxide(피페로닐브톡사이드)
③ benfuracarb(벤프라카브)
④ tetramethrin(테트라메스린)
⑤ Benzyl benzoat(벤질벤조에이트)

08 모기가 벽면에 앉는 습성을 이용하는 방제방법으로 옳은 것은?

① 독먹이법
② 가열연무법
③ 잔류분무법
④ 미량연무(ULV)법
⑤ 미스트(mist)법

09 위생곤충 방제방법 중 전자모기향의 살충작용은?

① 훈증법
② 공간분무법
③ 잔류분무법
④ 미량연무(ULV)법
⑤ 미스트(mist)법

10 다음 중 살충제 원체에 증량제(탈크, 규토, 고령토)와 친수제 및 계면활성제를 혼합하여 잔류분무에 사용하는 제제로 옳은 것은?

① 유제(EC)
② 용제(S)
③ 분제(D)
④ 입제(G)와 부리켓(briquet)
⑤ 수화제(WP)

11 쥐의 방제작업 시 살서제를 흑색 및 청색으로 착색하는 이유로 옳은 것은?

① 쥐의 후각을 낮춘다.
② 쥐의 미각을 좋게 한다.
③ 쥐의 군거성을 높인다.
④ 사람의 촉각을 높인다.
⑤ 사람들의 중독사고를 예방하기 위한 것이다.

12 살충제의 독성 시험에서 LC_{50}이 의미하는 것은?

① 공시동물의 50%를 치사시킬 수 있는 살충제 양
② 공시동물의 50%를 치사시킬 수 있는 살충제 농도
③ 살충제의 희석농도가 50%이라는 뜻
④ 살충제의 원체 사용량이 50%라는 뜻
⑤ 살충제의 인축 독성을 비교하기 위하여 사용된 공시동물이 50이라는 뜻

13 곤충의 발육단계 중 완전변태를 결정하는 것은?

① 알
② 유충
③ 약충
④ 성충
⑤ 번데기

14 위생절지동물의 분류 시 거미강에 속하는 것은?

① 파리 ② 모기 ③ 전갈
④ 바퀴 ⑤ 등애

15 위생절지동물의 분류 시 빈대는 어느 "목"에 속하는가?

① 바퀴목 ② 이목 ③ 벼룩목
④ 노린재목 ⑤ 파리목(쌍시목)

16 곤충의 소화 및 배설기관 중에서 섭취한 먹이의 역행(逆行)을 막는 밸브역할을 하는 기관으로 옳은 것은?

① 소낭 ② 말피기관 ③ 중장
④ 전위 ⑤ 후장

17 가주성 바퀴의 생활사 및 습성으로 옳은 것은?

① 점프형 ② 군거성 ③ 주간활동성
④ 저온서식 ⑤ 야외서식

18 겨울철에 아파트단지와 같은 대형건물 내에서 모기가 활동하는 경우 발생원이 될 수 있는 곳은?

① 주방 ② 탈의실 ③ 옥외배수로
④ 지하 정화조 ⑤ 세탁실

19 다음 중 모기가 매개하는 질병으로 옳은 것은?

① 발진티푸스 ② 수면병 ③ 사상충
④ 양충병 ⑤ 페스트

20 집파리는 먹이의 상태에 따라 섭취방법이 다르다. 다음 중 집파리의 "구기"가 먹이의 형태에 따라 변형되는 부위로 옳은 것은?

① 순판 ② 대악 ③ 소악
④ 상순 ⑤ 하순

21 다음의 집파리과 중 흡혈형 파리는?

① 집파리 ② 딸집파리 ③ 침파리
④ 큰집파리 ⑤ 아기집파리

22 다음 〈보기〉의 특징이 있는 파리에 해당하는 것은?

- 흉부 순판에는 흑색종선이 3개 있다.
- 촉각극모는 단모이고, 유충은 각 체절에 육질돌기가 있다.
- 음식물에 앉는 빈도는 낮으며, 특히 인분(변)을 좋아한다.
- 비상할 때 공중의 한 지점에서 꼼짝 않고 정지하는 습성이 있다.

① 집파리 ② 큰집파리 ③ 침파리
④ 딸집파리 ⑤ 쉬파리

23 다음 중 체체파리가 매개하는 질병으로 옳은 것은?

① A현간염 ② 일본뇌염 ③ 사상충
④ 이질 ⑤ 아프리카수면병

24 "이"의 구기(口器)에서 타액선과 연결되어 흡혈한 혈액을 위(gut)로 보내는 역할을 하는 것은?

① 배자침(1st stylet) ② 복자침(3rd stylet)
③ 중자침(2nd stylet) ④ 배자침의 중간
⑤ 복자침의 앞

해설 이의 구기(口器)는 짧지만 흡혈에 적합하게 변형되어 있어 **배자침**(背刺針, 1st stylet), **중자침**(中刺針, 2nd stylet), **복자침**(服刺針, 3rd stylet)의 3개침으로 구성되어 있다. **중자침에 타액선이 연결되어 있다.**

25 다음 내용은 벼룩의 특징을 설명한 것이다. 옳은 것은?

① 사람벼룩 : 협즐치와 전흉즐치가 모두 있다.
② 유럽쥐벼룩 : 협즐치는 있고 전흉즐치는 없다.
③ 장님벼룩 : 전흉즐치와 협즐치가 없다.
④ 개벼룩 : 협즐치는 있으나 전흉즐치는 없다.
⑤ 열대쥐벼룩 : 즐치는 없으며 중흉복판에 중흉측선이 있다.

26 다음 중 약충과 성충은 자유생활을 하고, 유충시기만 포유동물에 기생하며 흡혈하는 진드기는?

① 참진드기 ② 털진드기 ③ 생쥐진드기
④ 여드름진드기 ⑤ 공주진드기

27 라임병을 매개하는 곤충은?

① 털진드기 ② 물렁진드기 ③ 바퀴
④ 참진드기 ⑤ 파리

28 다음 중 독나방 유충이 발생하는 장소를 찾아내기 위해 조사해야 하는 곳은?

① 탈의실 ② 정원숲 ③ 지하실
④ 세면장 ⑤ 배수구

29 다음 중 독침으로 사람에게 피해를 입히는 위생곤충은?

① 딱정벌레 ② 청색하늘소붙이 ③ 침개미
④ 청딱지개미반날개 ⑤ 독나방

30 국내에서 서식하는 들쥐 중 세계최초로 한타바이러스가 분리된 쥐의 명칭은?

① 생쥐 ② 집쥐 ③ 곰쥐
④ 등줄쥐 ⑤ 지붕쥐

5 위생관계법령

01 「공중위생관리법」상 용어의 정의 중 공중위생영업이 아닌 것은?

① 숙박업 · 목욕장업 ② 이용업 · 미용업 ③ 세탁업
④ 휴게소영업 ⑤ 건물위생관리업

해설 공중위생관리법 제2조(정의)

02 다음 중 위생사의 업무범위가 아닌 것은?

① 감염병의 예방 및 방역대책
② 공중위생영업소, 공중이용시설 및 위생용품의 위생관리
③ 음료수의 처리 및 위생관리, 유해 곤충 · 설치류 및 매개체 관리
④ 쓰레기, 분뇨, 하수, 그 밖의 폐기물의 처리
⑤ 식품 · 식품첨가물과 이에 관련된 기구 · 용기 및 포장의 제조와 가공에 관한 위생관리

해설 공중위생관리법 제8조의2(위생사의 업무범위)

03 위생사의 면허취소 처분을 하려고 할 때 청문을 실시하여야 하는 사람은?

① 교육부장관 ② 시 · 도지사 ③ 보건복지부장관
④ 질병관리청장 ⑤ 국시원장

해설 공중위생관리법 제12조(청문)

04 다음 중 "위생사가 아니면 위생사라는 명칭을 사용한 자"에 대한 처벌은?

① 100만원 이하의 과태료
② 150만원 이하의 과태료
③ 200만원 이하의 과태료
④ 300만원 이하의 과태료
⑤ 1,000만원 이하의 과태료

해설 공중위생관리법 제22조(과태료)

05 목욕장 목욕물의 수질기준 중 원수의 과망간산칼륨 소비량으로 옳은 것은?

① 10mg/l 이하
② 12mg/l 이하
③ 25mg/l 이하
④ 30mg/l 이하
⑤ 35mg/l 이하

해설 공중위생관리법 규칙 제4조(목욕장 목욕물의 수질기준 등)
※ 위생사 필기, "환경위생학" 참고

06 다음 중 제1급감염병으로 옳은 것은?

① 장티푸스
② 홍역
③ 파상열
④ 매독
⑤ 신종감염병증후군

해설 감염병예방법 제2조(정의)

07 「감염병예방법」상 전파 가능성을 고려하여 감염병의 발생 또는 유행시 24시간 이내에 신고하여야 하고, 격리가 필요한 감염병으로 옳은 것은?

① 제1급감염병
② 제2급감염병
③ 제3급감염병
④ 제4급감염병
⑤ 인수공통감염병

해설 감염병예방법 제2조(정의)

08 질병관리청장은 보건복지부장관과 협의하여 감염병의 예방 및 관리에 관한 기본계획을 몇 년마다 수립 · 시행하여야 하는가?

① 20년
② 10년
③ 7년
④ 6년
⑤ 5년

해설 감염병예방법 제7조(감염병 예방 및 관리 계획의 수립 등)

09 질병관리청에 둔 "감염병관리위원회"가 심의하여야 할 내용으로 옳지 않은 것은?

① 기본계획의 수립
② 감염병 관련 의료제공
③ 감염병병원체의 보유 허가
④ 감염병에 관한 조사 및 연구
⑤ 감염병의 예방 · 관리 등에 관한 지식 보급 및 감염병환자등의 인권 증진

해설 감염병예방법 제9조(감염병관리위원회)

10 **특별자치시장 · 특별자치도지사 또는 시장 · 군수 · 구청장이 실시해야 하는 "필수예방접종" 종류의 질병이 아닌 것은?**

① 디프테리아　② 인플루엔자　③ 유행성이하선염
④ 요충　⑤ 일본뇌염

해설 감염병예방법 제24조(필수예방접종)

11 **질병관리청장 및 시 · 도지사가 실시하는 실태조사 중 "감염병 실태조사"에 포함되어야 할 사항이 아닌 것은?**

① 의료기관의 감염관리체계
② 감염병환자등의 연령별 · 성별 · 지역별 분포 등에 관한 사항
③ 감염병환자등의 임상적 증상 및 경과 등에 관한 사항
④ 감염병환자등의 진단 · 검사 · 처방 등 진료정보에 관한 사항
⑤ 감염병의 진료 및 연구와 관련된 인력 · 시설 및 장비 등에 관한 사항

해설 감염병예방법 시행규칙 제15조(실태조사의 방법 및 절차 등)

12 **「식품위생법」상 식품의약품안전처장은 국민건강을 보호 · 증진하기 위하여 판매를 목적으로 하는 식품 또는 식품첨가물에 관한 기준과 규격에 대해 정하여 고시하는 사항이 아닌 것은?**

① 제조 · 가공 · 조리에 관한 기준　② 가격에 관한 기준
③ 사용에 관한 기준　④ 보존 방법에 관한 기준
⑤ 성분에 관한 규격

해설 식품위생법 제7조(식품 또는 식품첨가물에 관한 기준 및 규격)

13 **다음 〈보기〉의 (　) 안에 들어갈 내용으로 옳은 것은?**

- 식품의약품안전처장은 유전자변형식품등의 안전성 심사를 위하여 식품의약품안전처에 "안전성심사위원회"를 둔다.
- 안전성심사위원회 위원의 임기는 (　)년으로 한다. 다만, 공무원인 위원의 임기는 해당 직(職)에 재직하는 기간으로 한다.

① 1　② 2　③ 3
④ 5　⑤ 6

해설 식품위생법 법 제18조(유전자변형식품등의 안전성 심사 등)

14 **다음 중 식품위생감시원을 두지 않아도 되는 곳은?**

① 보건복지부　② 식품의약품안전처　③ 시 · 도
④ 특별자치시　⑤ 시 · 군 · 구(자치구)

해설 식품위생법 제32조(식품위생감시원)

15 집단급식소를 설치 · 운영하려는 자는 누구에게 신고를 하여야 하는가?

① 보건복지부장관
② 식품의약품안전처장
③ 지방식품의약품안전청장
④ 시 · 도지사
⑤ 특별자치시장 · 특별자치도지사 · 시장 · 군수 · 구청장

해설 식품위생법 제88조(집단급식소)

16 식품위생법에서 위해평가의 대상 중 화학적 요인이 아닌 것은?

① 잔류농약, 중금속
② 식품첨가물
③ 잔류동물용의약품
④ 식품등의 형태 및 이물(異物)
⑤ 환경오염물질

해설 식품위생법 시행령 제4조(위해평가의 대상 등)

17 다음 중 식품의약품안전처장의 허가를 받아야 할 업종은?

① 단란주점영업
② 유흥주점영업
③ 식품조사처리업
④ 식품제조 · 가공업
⑤ 식품첨가물제조업

해설 식품위생법 시행령 제23조(허가를 받아야 하는 영업 및 허가관청)

18 다음 중 식품안전관리인증기준 대상 식품이 아닌 것은?

① 어묵 · 어육소시지
② 과자 · 캔디류 · 빵류 · 떡류
③ 피자류 · 만두류 · 면류
④ 레토르트식품
⑤ 다류(茶類) 및 커피류

해설 식품위생법 시행규칙 제62조(식품안전관리인증기준 대상 식품)

19 「먹는물관리법」상 용어의 정의 중 "먹는물관련영업"이 아닌 것은?

① 지표수 제조업
② 먹는샘물제조업
③ 먹는염지하수의 제조업
④ 수처리제 제조업
⑤ 정수기의 제조업

해설 먹는물관리법 제3조(정의)

20 다음 중 샘물등의 개발허가의 유효기간으로 옳은 것은?

① 4년
② 5년
③ 10년
④ 15년
⑤ 20년

해설 먹는물관리법 제12조(샘물등의 개발허가의 유효기간)

21 **먹는샘물제조업을 하려는 자는 누구에게 허가를 받아야 하는가?**

① 보건복지부장관
② 질병관리청장
③ 환경부장관
④ 시 · 도지사
⑤ 시장, 군수, 구청장

해설 먹는물관리법 제21조(영업의 허가 등)

22 **「먹는물관리법」상 1일 취수능력 (　　) 이상의 샘물을 개발하려는 자는 시 · 도지사의 허가를 받아야 한다. (　　) 안에 들어갈 내용으로 옳은 것은?**

① 100톤
② 200리터
③ 200톤
④ 300리터
⑤ 300톤

해설 먹는물관리법
법 제9조(샘물 또는 염지하수의 개발허가 등)
시행령 제3조(샘물 또는 염지하수의 개발허가 대상)

23 **다음 중 "먹는물수질검사기관"으로 옳지 않은 것은?**

① 국립환경과학원
② 지방식품의약품안전청
③ 유역환경청 또는 지방환경청
④ 시 · 도 보건환경연구원
⑤ 특별시 · 광역시의 상수도연구소 · 수질검사소

해설 먹는물관리법 시행규칙 제35조(검사기관의 지정 등)

24 **환경부장관이 폐기물 시험 · 분석 전문기관(폐기물분석전문기관)으로 지정할 수 있는 곳은?**

① 한국환경공단, 보건환경연구원
② 환경부
③ 지방환경청
④ 폐기물학회
⑤ 한국수자원공사

해설 폐기물관리법 제17조의2(폐기물분석전문기관의 지정)

25 **「하수도법」상 용어 정의 중 "수거식 화장실에서 수거되는 액체성 또는 고체성의 오염물질"을 무엇이라 하는가?**

① 오니
② 분뇨
③ 하수
④ 오수
⑤ 폐수

해설 하수도법 제2조(정의)

제4회 실전모의고사 정답

1 공중보건학

1. ⑤	2. ④	3. ①	4. ②	5. ⑤	6. ⑤	7. ④	8. ②	9. ①	10. ①
11. ①	12. ③	13. ③	14. ①	15. ④	16. ⑤	17. ②	18. ⑤	19. ①	20. ②
21. ④	22. ⑤	23. ③	24. ②	25. ③	26. ③	27. ③	28. ③	29. ④	30. ①
31. ⑤	32. ④	33. ②	34. ③	35. ④					

2 환경위생학

1. ⑤	2. ④	3. ⑤	4. ⑤	5. ②	6. ⑤	7. ①	8. ④	9. ③	10. ②
11. ③	12. ③	13. ①	14. ②	15. ③	16 ②	17. ④	18. ②	19. ⑤	20. ③
21. ②	22. ②	23. ⑤	24. ③	25. ③	26 ⑤	27. ④	28. ⑤	29. ③	30. ④
31. ①	32. ②	33. ③	34. ①	35. ①	36 ①	37. ④	38. ④	39. ③	40. ⑤
41. ①	42. ⑤	43. ③	44. ②	45. ①	46 ⑤	47. ④	48. ②	49. ④	50. ⑤

3 식품위생학

1. ④	2. ③	3. ②	4. ⑤	5. ①	6. ④	7. ①	8. ⑤	9. ②	10. ⑤
11. ③	12. ③	13. ④	14. ⑤	15. ③	16. ②	17. ⑤	18. ②	19. ④	20. ①
21. ③	22. ⑤	23. ③	24. ④	25. ⑤	26. ④	27. ①	28. ①	29. ⑤	30. ⑤
31. ④	32. ④	33. ②	34. ②	35. ③	36. ①	37. ④	38. ②	39. ③	40. ④

4 위생곤충학

1. ⑤	2. ①	3. ③	4. ①	5. ⑤	6. ⑤	7. ⑤	8. ③	9. ①	10. ⑤
11. ⑤	12. ②	13. ⑤	14. ③	15. ④	16. ④	17. ②	18. ④	19. ③	20. ①
21. ③	22. ④	23. ⑤	24. ③	25. ⑤	26. ②	27. ④	28. ②	29. ③	30. ④

5 위생관계법령

1. ④	2. ①	3. ③	4. ①	5. ①	6. ⑤	7. ②	8. ⑤	9. ③	10. ④
11. ①	12. ②	13. ②	14. ①	15. ⑤	16. ④	17. ③	18. ⑤	19. ①	20. ②
21. ④	22. ⑤	23. ②	24. ①	25. ②					

제5회 실전모의고사

① **"출제 및 예상문제"**와 **"실전모의고사"**가 **중복**되는 경우 **"실전모의고사"** 문제의 **해설은 생략**하였음

1 공중보건학

01 질병 발생의 3대인자 중 숙주요인에 해당하는 것은?

① 온실효과 ② 의료보험 ③ 상수시설
④ 생활습관 ⑤ 매개곤충(파리, 모기)

02 질병의 발생은 병원체의 단일 존재에 의한 것이 아니고 병원체의 존재하에 여러 가지 복잡한 요인들이 거미줄처럼 얽혀있다고 보는 모형이다. 이 모형의 명칭은?

① 원인망 모형 ② 생태학적모형 ③ 생의학적모형
④ 역삼각형 모형 ⑤ 수레바퀴 모형

03 일정한 인구집단을 대상으로 특정한 시점이나 기간 내에서 유병률을 산출하여 질병발생의 상호 관련성을 조사 분석하는 것은?

① 단면연구 ② 분석역학 ③ 기술역학
④ 환자-대조군 조사 ⑤ 작전역학

04 다음 중 전향성조사의 장점으로 옳은 것은?

① 조사 대상자의 수가 적어도 된다.
② 비용과 경비가 적게 든다.
③ 빠른 시일 내에 결론을 얻는다.
④ 희귀한 질병조사에 적합하다.
⑤ 위험요인과 질병발생 간의 인과관계 파악이 용이하다.

해설 ①~④번 : 환자-대조군의 장점이다.

05 역학의 연구방법 중 원인관계를 검증함에 있어 가장 정확한 증거를 제시해 주는 역학은?

① 기술역학 ② 분석역학 ③ 실험역학
④ 이론역학 ⑤ 작전역학

06 다음 〈보기〉의 설명에 해당하는 것은?

> 어떤 지역사회에 특정질병에 대한 면역을 획득한 인구의 비율이 어느 정도 되면, 마치 해당 질병에 면역된 것처럼 지역사회에 질병유행이 발생하지 않게 된다.

① 집단면역(herd immunity) ② 감수성 ③ 역학적 이행
④ 공동매개 전파 ⑤ 인공능동면역

07 "1918년 스페인독감, 2009년 신종인플루엔자, 2020년 코로나-19"가 유행하였다. 이와 같은 질병의 유행현상은?

① endemic ② epidemic ③ sporadic
④ pandemic ⑤ 단기변화

해설 지리적 현상 : 지방병적(endemics), 유행병적(epidemics), 산발적(sporadic), 범발적(pandemics)

08 다음 중 생물테러로 사용될 가능성이 가장 높은 것은?

① 청산가리 ② 비스페놀A ③ 다이옥신
④ 이산화탄소 ⑤ 보툴리눔독소균, 탄저균

09 다음 중 B형간염에 관한 설명으로 옳은 것은?

① 제2급감염병이다.
② 제4급감염병이다.
③ 일병 "유행성간염"이라고도 한다.
④ "의료관련감염병"으로 지정하고 있다.
⑤ 주사기, 수혈, 성접촉 등으로 전파된다.

10 다음 중 자궁경부암과 관련 있는 병원체는?

① 풍진바이러스 ② 로타바이러스 ③ 노로바이러스
④ 지카바이러스 ⑤ 사람유두종바이러스

11 생물학적 전파 중 발육 · 증식형 전파를 하는 감염병은?

① 일본뇌염 ② 세균성이질 ③ 말라리아
④ 페스트 ⑤ 쯔쯔가무시병

12 다음 〈보기〉의 설명에 해당하는 생물테러감염병은?

- 병원체 : 바이러스
- 감염성지수 : 95%
- 증상 : 고열, 두통, 발진, 수포, 농포성의 병적인 피부 변화가 나타난다.
- 1980년 5월 WHO는 이 감염병이 근절된 것으로 선언하였다.

① 두창(천연두) ② 황열 ③ 백일해
④ 탄저 ⑤ 홍역

13 다음 〈보기〉와 관련 있는 인수공통감염병은?

- 병원소 : 설치류, 가축 등에서 바이러스가 발견됐다는 보고가 있으나, 주로 돼지가 증폭숙주 역할을 한다.
- 잠복기 : 5~15일
- 전파양식 : 감염된 모기에 물릴 때 전파되는 바이러스성 질병이다.
- 사람을 감염시키는 모기는 주로 증폭숙주인 돼지로부터 감염된다.

① 뎅그열 ② 파상열 ③ 말라리아
④ 일본뇌염 ⑤ 양충병

14 주로 소아에게 감염되며 불현성감염이 높은 대표적인 질병이다. 이 질병에 감염되면 중추신경계의 손상으로 영구적인 하지마비를 일으키는 소화기계 감염병은?

① 홍역 ② 백일해 ③ 폴리오
④ 성홍열 ⑤ 장티푸스

15 다음 중 수인성감염병의 특성으로 옳은 것은?

① 치명율과 2차 발병률이 높다
② 발생하는 계절은 주로 겨울이다.
③ 잠복기가 비교적 짧다.
④ 환자 발생이 집단적 또는 폭발적이다.
⑤ 이환율은 연령, 성별, 직업 등에 차이가 크다.

16 체내에 어떤 비타민 부족시 괴혈병을 유발하는가?

① A ② B1 ③ C
④ D ⑤ E

17 다음 중 심혈관질환자를 줄이기 위한 1차예방 활동으로 옳은 것은?

① 조전문적인 집중치료 ② 재활치료
③ 조기진단 ④ 응급이송
⑤ 규칙적인 운동, 금연, 금주 등의 건강행태 개선

18 2024년 기준 우리나라 암사망률 1위는?

① 폐암 ② 대장암 ③ 위암
④ 간암 ⑤ 전립선암

19 다음 중 1885년 설립된 우리나라 최초의 서양식 의료기관으로 옳은 것은?

① 광혜원 ② 내의원 ③ 전형사
④ 혜민서 ⑤ 활인서

해설 조선시대 보건행정(의료행정)
① 전형사(전향사) : 의약을 담당
② 전의감 : 의료행정 및 의과고시
③ 혜민서 : 서민치료
④ 내의원 : 왕실의료
⑤ 활인서 : 감염병(전염병) 관리
⑥ 광혜원(廣惠院) : 조선 때, 일반백성의 병을 치료하기 위해 세운 한국최초의 근대식 병원.
⑦ 서양의학 유입 : 1894년, 고종, 조선말기

20 「지역보건법」상 특별히 지역주민의 만성질환예방 및 건강한 생활습관 형성을 지원하기 위해 지방자치단체의 조례로 설치할 수 있는 기관은?

① 보건소 ② 보건지소 ③ 보건진료소
④ 건강생활지원센터 ⑤ 보건의료센터

해설 지역보건법 제14조 (건강생활지원센터의 설치) 지방자치단체는 노건소의 업무 중에서 특별히 지역주민의 만성질환 예방 및 건강한 생활습관 형성을 지원하는 건강생활지원센터를 대통령령으로 정하는 기준에 따라 해당 지방자치단체의 조례로 설치할 수 있다.

21 보건소의 기능 및 업무 내용으로 옳은 것은?

① 화장품의 안전성 검사　② 모성과 영유아의 건강유지 · 증진
③ 의료기술 평가　④ 식품첨가물의 규격 및 기준 검사
⑤ 환자중심의 의료서비스 개발

해설 지역보건법 제11조(보건소의 기능 및 업무) 지역주민의 건강증진 및 질병예방 · 관리를 위한 다음의 지역보건의료서비스의 제공한다.
① 국민건강증진 · 구강건강 · 영양관리사업 및 보건교육
② 감염병의 예방 및 관리
③ 모성과 영유아의 건강유지 · 증진
④ 여성 · 노인 · 장애인 등 보건의료 취약계층의 건강유지 · 증진
⑤ 정신건강증진 및 생명존중에 관한 사항
⑥ 지역주민에 대한 진료, 건강검진 및 만성질환 등의 질병관리에 관한 사항
⑦ 가정 및 사회복지시설 등을 방문하여 행하는 보건의료 및 건강관리사업
⑧ 난임의 예방 및 관리

22 「사회보장기본법」상 "사회보장이란 출산, 양육, 실업, 노령, 장애, 질병, 빈곤 및 사망 등의 사회적 위험으로부터 모든 국민을 보호하고 국민 삶의 질을 향상시키는 데 필요한 소득 · 서비스를 보장하는 사회보험, 공공부조, (　)를(을) 말한다." (　)안에 들어갈 용어로 옳은 것은?

① 의료보험　② 기초생활보호　③ 공적부조
④ 사회서비스　⑤ 국민연금

해설 사회보장기본법 제3조(정의) : "사회보장"이란 출산, 양육, 실업, 노령, 장애, 질병, 빈곤 및 사망 등의 사회적 위험으로부터 모든 국민을 보호하고 국민 삶의 질을 향상시키는데 필요한 소득 · 서비스를 보장하는 사회보험, 공공부조, 사회서비스를 말한다.

23 전체 집단을 몇 개의 집단으로 나누어 토론한 후, 다시모여 의견을 모으는 보건교육방법은?

① 패널디스커션　② 심포지엄　③ 분단토의(버즈세션)
④ 강연회　⑤ 집단토론

24 앤더슨이 공중보건의 목적달성 3요소를 제시 하였다. 이중 가장 중요하다고 한 것은?

① 보건교육　② 보건봉사　③ 보건법규
④ 사회보건　⑤ 보건행정

25 학교건강검사 시 신체의 발달상황을 검사하는 항목으로 옳은 것은?

① 몸무게　② 윗몸일으키기　③ 달리기
④ 높이뛰기　⑤ 예방접종

해설 객관적인 영양상태 판정 : BMI(체질량지수) = 체중(kg)/[신장(m)]2

26 초고령사회는 전체인구 중 65세 이상의 인구가 몇 %일 때를 말하는가?

① 7% ② 10% ③ 15%
④ 17% ⑤ 20%

해설 ① 고령화 사회 : 전체 인구 중 노인인구가 7% 이상(7~14% 미만)
② 고령 사회 : 전체 인구 중 노인인구가 14% 이상(14% ~20% 미만)
③ 초고령사회 : 전체 인구 중 노인인구가 20% 이상

27 다음 중 "일반출산율"의 분모에 해당하는 것은?

① 출생아수 ② 영아 사망수 ③ 전체 여자인구
④ 초생수 ⑤ 가임연령의 여자인구

해설 일반출산율 = (연간 총출생수/가임연령의 여자인구) × 1,000

28 보건상태를 나타내는 지표 중 신생아사망수에 대한 영아사망수의 비를 나타낸 것은?

① 주산기사망률 ② a-index ③ 신생아사망률
④ 영아사망률 ⑤ 모성사망률

29 인구가 1,000명인 지역에서 1년 동안 150명이 출생하고 100명이 사망하였다. 이 지역에 전입자와 전출자가 없다면 인구증가율은?

① 1% ② 5% ③ 15%
④ 20% ⑤ 25%

해설 인구증가율 = [(150−100)/1,000] × 100 = 5%

30 다음 〈보기〉의 측정값에서 "8"에 해당하는 것은?

3, 12, 10, 3, 8

① 중앙치(중앙값) ② 산술평균 ③ 조화평균
④ 최빈치(최빈값) ⑤ 범위

31 다음 〈보기〉의 정의로 옳은 것은?

측정치 중에서 빈도가 가장 높은 값이다.

① 중위수 ② 변이계수 ③ 표준편차
④ 평균편차 ⑤ 최빈치(최빈값)

32 다음 중 측정한 자료의 최댓값과 최솟값의 차이를 나타내는 보건통계는?

① 표준편차 ② 분산 ③ 범위
④ 변이계수 ⑤ 대표값

33 1986년 캐나다 "오타와헌장"의 5가지 전략 중 다음 〈보기〉의 내용에 해당하는 것은?

- 보건사업에서 건강증진에 대한 책임은 개인 · 지역사회 · 보건전문인 · 보건의료기관 · 정부 등 공동의 몫으로 건강추구에 함께 기여하는 보건의료체계를 만들어 가도록 움직여야한다.
- 보건 분야의 역할은 치료와 임상서비스에 대한 책임을 뛰어넘어 건강증진을 위한 방향으로 전환되어야 한다. 건강한 생활을 위해서는 개인이나 집단의 요구를 지원해야한다.
- 건강에 문제를 유발하는 요인이 변화함에 따라 보건의료서비스도 치료보다는 건강증진을 위한 생활습관의 개선 등을 중심으로 지원해야한다.

① 건강에 관한 공공정책의 수립 ② 지원적 환경의 조성
③ 지역사회 활동의 강화 ④ 개인 건강기술의 개발
⑤ 보건사업의 재정립(보건의료체계의 방향재설정)

34 노인의 신체기능 상태를 조사하기 위한 일상생활수행능력(ADL)의 평가항목으로 옳은 것은?

① 옷 입기 ② 전화 걸고 받기 ③ 상점물건사기
④ 금전관리 ⑤ 교통수단이용 장거리외출

해설 노인의 신체기능상태

① **일상생활수행능력(ADL)**(7개) : **옷 입기**, 세수 · 양치질 · 머리감기, 목욕 · 샤워하기, 차려놓은 음식식사하기, 이부자리에서 일어나 방밖으로 나오기, 화장실사용하기, 대소변조절.

② **도구적 일상생활수행능력(IADL)**(10개) : 몸단장, 집안일, 식사준비, 빨래, 약 챙겨먹기, **금전관리**, 근거리외출, **상점물건사기**, **전화 걸고 받기**, **교통수단이용** 장거리외출

35 「정신건강복지법」상 「의료법」에 따른 정신병원은 어디에 해당하는가?

① 정신요양복지센터 ② 정신의료기관 ③ 정신재활시설
④ 정신요양시설 ⑤ 요양병원

해설 정신건강증진 및 정신질환자 복지서비스 지원에 관한 법률(약칭 : 정신건강복지법)

법 제3조(정의)

5. **"정신의료기관"**이란 주로 정신질환자를 치료할 목적으로 설치된 다음 각 목의 어느 하나에 해당하는 기관을 말한다.
   가. 「의료법」에 따른 의료기관 중 제19조제1항 후단에 따른 기준에 적합하게 설치된 병원(이하 **"정신병원"**이라 한다) 또는 의원
   나. 「의료법」에 따른 병원급 의료기관에 설치된 정신건강의학과로서 제19조제1항 후단에 따른 기준에 적합한 기관
6. **"정신요양시설"**이란 제22조에 따라 설치된 시설로서 정신질환자를 입소시켜 **요양 서비스를 제공**하는 시설을 말한다.

2 환경위생학

01 0℃, 1기압 표준상태에서 부피의 조성이 약 1% 정도 되는 기체는?

① 질소 ② 산소 ③ 아르곤
④ 이산화탄소 ⑤ 일산화탄소

02 실내공기질 관리를 위하여 환기횟수를 계산시 지표로 사용하는 물질은?

① 총부유세균 ② PM-2.5 ③ PM-10
④ 이산화탄소 ⑤ 암모니아

03 「실내공기질 관리법」상 실내공기질기준 중 기체상물질에 해당 하는 것은?

① 총부유세균 ② PM-2.5 ③ PM-10
④ 이산화탄소 ⑤ 석면

04 CO_2 1,000ppm을 %로 환산하면?

① 0.1 ② 1 ③ 10
④ 100 ⑤ 1,000

해설 %=10,000ppm ∴ 1,000ppm=0.1%

05 다음 중 건구온도와 습구온도가 같아 포화상태에 이르게 되었을 때의 상대습도로 옳은 것은?

① 0% ② 20% ③ 30%
④ 50% ⑤ 100 %

06 실내의 불감기류(0.5m/sec)와 냉각력을 측정할 수 있는 기구는?

① 건구온도계 ② 건습계 ③ 흑구온도계
④ 카타온도계 ⑤ 풍향풍속계

07 고도가 높아질수록 기온이 낮아지는 대기권은?

① 대류권 ② 성층권 ③ 중간권
④ 열권 ⑤ 오존층

08 **다음 중 고온, 고압의 연소조건에서 다량 배출되는 오염물질은?**

① 일산화탄소 ② 이산화탄소 ③ 아르곤
④ 질소산화물 ⑤ 이산화황

09 **광화학산화물을 생성하는 원인물질의 연결이 옳은 것은?**

① 매연, SOx – 자외선 ② 매연, HC – 가시광선
③ CO, NOx – 적외선 ④ NOx, HC – 자외선
⑤ CO, HC – 자외선

10 **다음 중 고무제품을 손상시키는 2차 오염물질은?**

① PAN ② 오존 ③ HC
④ NOCl ⑤ CO

11 **다음 집진장치 중 유해가스와 입자상물질을 동시에 제거할 수 있는 장치는?**

① 중력집진장치 ② 관성력집진장치 ③ 원심력집진장치
④ 세정집진장치 ⑤ 전기집진장치

해설 세정집진장치
① 원리 : 함진가스를 세정액에 분사시킬 때 생성되는 액적 · 액막 · 기포 등에 의해 먼지가 포집되는 것으로서 세정집진기의 포집기전은 관성충돌, 직접흡수 및 확산의 방법 중 하나 또는 복합적으로 이루어진다.
② 장점 : 입자상물질과 유해가스를 동시에 처리가능하다.

12 **다음 중 인체에 가장 큰 피해를 주는 입자상물질의 크기는?**

① 5um 이하 ② 5~10um ③ 10~30um
④ 30~100um ⑤ 100um 이상

13 **다음 중 대기오염물질의 주된 인체 침입경로는?**

① 작업장 ② 대중교통 ③ 피부
④ 호흡기 ⑤ 소화기

14 **다음 중 대기오염 사건은?**

① 도노라 사건 ② 카네미 사건 ③ 미나마타병 사건
④ 청색아증 사건 ⑤ 레만호사건

해설 레만호오염 사건 : 합성세제에 의한 오염사건이며, 1950년대 말 스위스 레만호에서 발생한 오염사건이다.

15 **다음 중 태양을 차단하여 지구대기의 온도를 떨어뜨릴 수 있는 물질은?**

① 이산화탄소　② 메탄　③ 아산화질소
④ 수소불화탄소　⑤ 화산재

해설 화산재는 태양을 차단하므로 대기의 기온을 떨어뜨릴 수 있다.

16 **우리나라 수자원 중 최근 이용 비율이 가장 높은 것은?**

① 생활용수　② 농업용수　③ 생활용수
④ 유지용수　⑤ 공업용수

해설 우리나라의 용수공급 현상 : 농업용수 53.4%〉유지용수 20.3%〉생활용수 17.3% 〉공업용수 9%

17 **지하수에 해당하는 수원은?**

① 지표수　② 심층수　③ 저수지수
④ 호소수　⑤ 하천수

18 **하천이나 호수의 바닥 또는 측부의 모래층에 포함된 수원의 종류는?**

① 천수　② 심층수　③ 복류수
④ 용천수　⑤ 지표수

19 **상수처리 과정에서 염소소독의 특징으로 옳은 것은?**

① 강한 소독력이 있으며, 잔류효과가 없다.
② 냄새가 나지 않는다.
③ 염소소독은 오존소독보다 처리비용이 비싸다.
④ 발암물질인 THM이 생성될 수 있다.
⑤ 살균력은 pH 변화에 상관없이 항상 강력하다.

20 **다음 중 밀스-라인케 현상과 관련 있는 것은?**

① 침전　② 여과　③ 소독
④ 희석　⑤ 폭기

21 **먹는물의 기준 중 탁도의 단위로 옳은 것은?**

① mg/L　② NTU　③ ppm
④ 도　⑤ CFU

22 **음용수에서 대장균 검출이 갖는 의미로 옳은 것은?**

① 유기물 오염 ② 분변 오염 ③ 수은 오염
④ 중금속 오염 ⑤ 암모니아 오염

23 **물의 순환현상(전도현상), 성층현상, 부영양화 현상이 발생하는 수원은?**

① 호소수 ② 지하수 ③ 복류수
④ 심층수 ⑤ 천수

24 **하천의 자정작용에 대한 설명으로 옳은 것은?**

① 자정작용에서 유기물 제거는 물리적 작용이 가장 중요하다.
② 겨울이 여름보다 잘 일어난다.
③ 난류(와류)가 없는 곳에서 잘 일어난다.
④ 수중의 BOD, COD는 증가한다.
⑤ 자갈, 모래 등으로 바닥의 기울기(구배)가 클수록 자정작용이 활발하게 일어난다.

25 **호소나 저수지에 부영양화 발생시 조류의 대량증식을 억제하기 위한 약품은?**

① 황산구리 ② 생석회 ③ 황산
④ 수산화나트륨 ⑤ 질산

26 **하 · 폐수 처리과정에서 스크린으로 제거할 수 있는 물질은?**

① 대장균 ② 유기물 ③ 협잡물
④ 모래 ⑤ 자갈

27 **하 · 폐수 처리과정에서 유지류(기름) 성분을 처리하는 방법으로 옳은 것은?**

① 침전법 ② 부상분리법 ③ 활성오니법
④ 3차 처리법 ⑤ 고도의 처리

28 **폐수의 화학적처리에 사용되는 응집제는?**

① 황산구리 ② 질산 ③ 황산
④ 수산화나트륨 ⑤ 황산알루미늄

29 활성탄을 이용하여 휘발성유기물질은 처리하는 원리는?

① 흡착법 ② 세정법 ③ 원립력법
④ 여과법 ⑤ 흡수법

30 유기물을 제거하는 하수처리방법 중 포기(폭기)를 통해 호기성미생물의 활성을 촉진하는 방법은?

① 살수여상법 ② 임호프탱크 ③ 관계법
④ 부패조 ⑤ 활성슬러지법

31 다음 중 공기(산소)가 없는 상태에서 환원반응으로 진행되는 슬러지처리 공정으로 옳은 것은?

① 소화 ② 개량 ③ 탈수
④ 농축 ⑤ 건조

해설 슬러지(오니) → 농축 → 안정화(소화, 혐기성소화) → 개량(조정) → 탈수 → 분(메립 등)

32 다음 중 하수 · 폐수의 오니처리에서 발생하는 탈수 슬러지의 최종처리 방법으로 가장 옳은 것은?

① 농축 ② 매립 ③ 소화
④ 개량 ⑤ 건조

33 폐기물관리에서 자원생산성의 향상을 위해 우선적으로 하는 방법은?

① 매립 ② 퇴비화 ③ 소각
④ 재활용 ⑤ 연료화

34 다음 중 폐기물 중간처리 과정에서 플라스틱을 절단 또는 분쇄하는 주요 목적으로 옳은 것?

① 운반용이 또는 용적감소
② 표면적 증가 또는 함수율 감소
③ 혼합의 용이 또는 중량 증가
④ 표면적 감소 또는 함수율 증가
⑤ 자원회수 또는 중량 증가

35 매립과 비교시 소각할 때의 특징으로 옳은 것은?

① 건설부지 선정이 쉽다.
② 처리기간이 길다.
③ 대기 오염물질이 발생할 수 있다.
④ 처리속도가 느리다.
⑤ 의료폐기물을 위생적으로 처리하기 어렵다.

36 **다음 중 의료폐기물의 일반적인 처리 방법 옳은 것은?**

① 소각 ② 산화 ③ 환원
④ 중화 ⑤ 매립

37 **폐기물 매립지에서 혐기성분해 시 발생하는 가연성 기체성분은?**

① 메탄 ② 이산화탄소 ③ 일산화질소
④ 탄화수소 ⑤ 황산

38 **위해의료폐기물 중 손상성폐기물의 최대 보관기간은?**

① 10일 ② 20일 ③ 30일
④ 40일 ⑤ 50일

해설 폐기물관리법 시행규칙 [별표 5] : 의료폐기물을 위탁처리 하는 배출자는 의료폐기물의 종류별로 다음의 구분에 따른 보관기간을 초과하여 보관하여서는 아니 된다.
① 격리의료폐기물 : 7일
② 위해의료폐기물 중 조직물류폐기물(치아는 제외한다), 병리계폐기물, 생물 · 화학폐기물 및 혈액오염폐기물과 일반의료폐기물 중 섭씨 4℃ 이하로 냉장보관하는 것을 제외한 일반의료폐기물 : 15일
③ 위해의료폐기물 중 손상성폐기물 : 30일
④ 위해의료폐기물 중 조직물류폐기물(치아만 해당한다) : 60일

39 **다음 의료폐기물 중 폐백신 및 폐항암제의 분류로 옳은 것은?**

① 격리 의료폐기물 ② 조직물류폐기물 ③ 병리계폐기물
④ 혈액오염폐기물 ⑤ 생물 · 화학폐기물

해설 폐기물관리법 시행령 [별표 2] 의료폐기물의 종류

40 **다음 중 벤젠을 사용하는 근로자에게서 나타날 수 있는 직업병은?**

① 사지의 색소침착 ② 골연화 ③ 백혈병
④ 단백뇨 ⑤ 폐기종

해설 벤젠
① 빈혈(조혈기능장애를 유발), 백혈병을 유발한다.
② 국제암연구소(IARC)에서는 벤젠을 "사람에게 암을 일으키는 물질"인 발암성 1군로 분류하고 있다

41 **태양 복사열에 오랜 시간 노출시 체온을 조절하는 중추신경계에 장애가 생기고 심하면 사망할 수도 있는 열중증은?**

① 열경련 ② 열피로 ③ 열실신
④ 열사병 ⑤ 열쇠약

42 **전리방사선의 인체 투과력이 높은 것부터 나열한 것은?**

① X선 〉 β입자 〉 α입자
② X선 〉 α입자 〉 γ입자
③ X선 〉 α입자 〉 β입자
④ β입자 〉 α입자 〉 X선
⑤ α입자 〉 X선 〉 β입자

43 **석면보다 유해성이 낮은 유리섬유를 사용하여 작업환경을 개선하는 원칙은?**

① 대치
② 환기
③ 격리
④ 밀폐
⑤ 위생보호구 착용

44 **다음 중 아포(포자)를 포함한 모든 미생물을 파괴할 수 있는 것은?**

① 고압증기멸균법
② 저온소독법
③ 고온멸균법
④ 고온단시간멸균법
⑤ 열탕소독법

45 **다음의 소독방법 중 습열멸균법에 해당하는 것은?**

① 일광소독
② 건열멸균법
③ 화염멸균법
④ 방사선살균법
⑤ 고압증기멸균법

46 **열을 이용하지 않는 소독방법 중 강한 투과력으로 단시간 내에 높은 멸균효과를 얻을 수 있는 것은?**

① 저온멸균법
② 간헐멸균법
③ 방사선멸균법
④ 일광멸균법
⑤ 건열멸균법

47 **기체 소독제 중 균체의 단백질이나 핵산의 알킬화작용으로 강한 살균력을 나타내는 소독제는?**

① 알코올
② 과산화수소
③ 생석회
④ 붕산
⑤ 에틸렌옥사이드

48 **다음 중 석탄산계수 시험에 사용되는 균주로 옳은 것은?**

① 세균성이질균, 살모넬라균
② 장염비브리오균, 살모넬라균
③ 보툴리우스균, 포도상구균
④ 콜레라균, 장티푸스균
⑤ 포도상구균, 장티푸스균

49 **토양이나 지반의 암석 등에서 자연적으로 배출되지만, 실내 건축자재에서도 검출되며, 폐암의 원인으로 알려진 물질은?**

① 라돈 ② 카드뮴 ③ 비소
④ 석면 ⑤ 메탄

해설 라돈(radon, ^{222}Rn)
① 라돈은 라듐이 알파(α) 붕괴를 할 때 생기는 비활성(非活性) 기체인 방사성 원소이다.
(라돈은 라듐이 이온화될 때 "라돈"기체가 주생성물로 발생한다.)
② 무색 · 무취 · 무미
③ 반감기 : 3.82일
④ 노출시 폐암을 일으킨다.
⑤ 라돈의 실내 유입
라돈은 건축자재, 상수, 취용 천연가스, 등에서도 실내로 들어오지만 전체노출량의 10~20%정도이고, 대다수는 토양이나 지반의 암석에서 발생된 라돈 가스가 건물 바닥이나 벽의 갈라진 틈을 통해 들어오는 것이다. 건축자재에 들어있는 라듐으로부터 발생(2~5%)하거나, 지하수에 녹아 있던 라돈이 실내로 유입(1%)되기도 한다.

50 **다음 중 환경보호 목적의 유엔기구에 해당하는 것은?**

① UNICEF ② UNEP ③ UNESO
④ UN ⑤ ILO

해설 ① WHO : 모자보건에 관한 정책결정, 현장조사
② UNICEF(유니세프) : 모자보건에 관한 현장조사, 정책실행 즉, 모자보건에 관한 정책결정은 WHO가 정하고, 현장조사는 WHO와 UNICEF가 같이하고, 실질적으로 정책실행은 UNICEF가 한다. 따라서 모자보건과 관련된 기구는 WHO와 UNICEF이다.
③ UNEP(유엔환경계획) : 유엔의 환경정책수립, 지구환경감시, 환경관련 국제협력, 환경관련지식 발전 등 환경문제 해결의 주도적 역할을 담당하는 국제기구이다.
④ UNESO(국제연합교육과학문화기구)
⑤ ILO(국제노동기구

3 식품위생학

01 **식품의 초기 부패판정 중 물리적 판정 기준에 속하는 것은?**

① 점성, 탄성 ② 휘발성염기질소 ③ 생균수
④ pH, 휘발성유기산 ⑤ trimethylamine(트리메틸아민)

02 **식품의 초기부패에 해당하는 생균수(CFU/g)는?**

① $10 \sim 10^2$ ② $10^2 \sim 10^3$ ③ $10^3 \sim 10^5$
④ $10^5 \sim 10^6$ ⑤ $10^7 \sim 10^8$

03 세균의 증식곡선 중 균수가 최고치를 유지하는 시기는?

① 유도기 ② 대수기 ③ 정지기
④ 사멸기 ⑤ 내호흡다계

해설 미생물 성장곡선
① 대수기 : 유기물이 가장 많이 분해되는 단계이다.
② 정지기(감소성장단계) : 세균의 수가 가장 많은 단계이다.

04 다음 중 에틸알코올을 손소독제로 사용시 농도는?

① 3% ② 5% ③ 50%
④ 70% ⑤ 85%

05 우유를 고온단시간 살균시 온도와 시간은?

① 40~55℃, 30분 ② 65℃, 30분
③ 72~75℃, 15초~20초 ④ 90~95℃, 10초
⑤ 130~150℃, 0.5초~5초

06 식품조사처리(방사선조사)시 사용되는 방사성 동위원소는?

① ^{16}O ② Rn ③ ^{60}Co
④ ^{137}Cs ⑤ $^{131}1$

07 다음 중 알코올 발효에 이용하는 효모는?

① Salmonella 속 ② Shiglla 속 ③ Clostridium 속
④ Vibrio 속 ⑤ Saccharomyces 속

08 다음 중 붉은곰팡이(Fusarium) 속이 생성하는 독소로 가축의 비정상적인 발정을 유발하는 물질은?

① 말토리진(maltoryzine) ② 루브라톡신(rubratoxin)
③ 제랄레논(zearalenone) ④ 트리코테센(trichothecene)
⑤ 푸모니신(fumonisin)

해설 제랄레논(zearalenone) : 붉은 곰팡이, 가축에게 비정상적인 발정을 유발, 돼지에게 불임증을 유발한다.

09 histamine(히스타민)을 생성하여 "알레르기성" 질병을 유발하는 세균은?

① Vibrio parahaemolyticus ② Morganella morganii
③ Clostridium perfringens ④ Clostricium botulinum
⑤ Staphylococcus aureus

10 **다음 중 그람양성인 세균은?**

① 대장균, 병원성대장균 ② 바실러스균
③ 여시니아균 ④ 살모넬라균, 장염비브리오균
⑤ 장염비브리오균, 비브리오콜레라

해설 ① 바실러스 셀레우스(Bacillus Cereus)균 : 그람양성, 간균, 주모성균
② 살모넬라균 : Gram음성, 무포자 간균, 주모균
③ 장염비브리오균 : Gram음성, 간균, 단모균, 무포자
④ 비브리오콜레라(Vibrio cholera) : Gram음성, 단모균, 콤마형 간균
⑤ 병원성대장균 : 그람음성, 주모균, 무포자 간균, 무아포성
⑥ 대장균군 : Gram음성, 무아포, 간균, 주모균.
⑦ 장티프스균 : Gram음성, 간균, 주모균, 편모가 있어 활발한 운동을 한다.
⑧ 여시니아균 : Gram음성, 간균, 1~수십개의 편모, 협막이 없고, 통성혐기성균

11 **리스테리아균에 대한 설명으로 옳은 것은?**

① 그람양성균 ② 구균 ③ 내열성 아포를 생성
④ 단모성 편모 ⑤ 편성혐기성균

해설 리스테리아균 : 그람양성, 막대균, 산소성 또는 통성혐기성, 아포나 협막은 형성하지 않는다.

12 **편성혐기성균 이며, 포자를 형성하며, 식중독을 유발하는 균은?**

① Salmonella typhimurium ② Staphylococcus aureus
③ Clostridium perfringens ④ Vibrio parahaemolyticus
⑤ Bacillus subtilis

해설 ① Salmonella typhimurium(살모넬라 식중독균) : 아포형성은 안 한다.
② Staphylococcus aureus(포도상구균) : Gram 양성, 구균, 무(無)아포성, 무편모로 비운동성 이다.
③ 가스괴저균(clostridium perfringens) : 그람양성, 혐기성의 간균으로 난원형의 아포를 형성한다.
④ Vibrio parahaemolyticus : 장염 Vibrio 식중독균, 3~4%의 식염농도(호염균)에서 잘 자라는 중온균, 열에 약하다.
⑤ Bacillus Subtilis : 고초균(枯草菌) : 물로 전파되지 않는다.

13 **다음 중 세균성 식중독을 유발하는 균은?**

① Mycobacterium tuberculosis ② Salmonella paratyphi
③ Campylobacter jejuni ④ Vibrio cholerae
⑤ Shiglla dysenteria

해설 Camphylobacter(캄필로박터)
① 특징 : 건조나 가열에 약해 60℃에서 30분 가열로 사멸, 소나 염소에 유산과 설사, 사람에 대한 병원성이 밝혀짐
② 원인균 : Campylobacter jejuni, C. coli이며, 이 균은 인축공통 질환의 원인균이다.
③ 원인식품 : 식육, 우유, 햄버거, 닭고기
④ 감염원 : 가축, 가금류, 애완동물
⑤ 잠복기 : 2~7일
⑥ 증상 : 설사, 복통, 두통, 발열, 구토 등 감염형 식중독과 유사하다.

14 세균에 의한 식중독 중에서 감염독소형(생체 내 독소형) 균은?

① Vibrio parahaemolyticus
② Salmonella typhi
③ Clostridium perfringens
④ Clostridium botulinum
⑤ Campylobacter jejun

15 다음 〈보기〉의 내용과 관련된 식중독균으로 옳은 것은?

- 원인식품은 우유 및 유제품, 식육제품, 도시락(김밥) 등이다.
- 독소형식중독 중 장독소(enterotoxin)를 생성한다.
- 잠복기는 짧다(1~6시간, 평균 3시간).
- 증상은 구토가 나타나며, 발열이 거의 없다.

① Clostridium botulinum
② Vibrio parahaemolyticus
③ Staphylococcus aureus
④ Salmonella typhi
⑤ Campylobacter jejuni

16 다음 〈보기〉의 내용과 관련된 식중독균으로 옳은 것은?

- 특징 : 이 식중독은 식품과 같이 섭취된 균이 장관내에서 증식하여 생성된 엔테로톡신(enterotoxin) 에 의해서 일어난다.
- 원인식품 : 동 · 식물성 단백질 및 전분질 식품, 쌀밥류(쌀밥, 볶음밥), 국수류 등의 전분을 주체로 발생한다.
- 증상 : 설사형과 구토형이 있다.

① Bacillus cereus
② Yersinia enterocolitica
③ Salmonella typhi
④ Campylobacter coli
⑤ Listeria monocytogenes

해설 바실러스 셀레우스(Bacillus Cereus)

Bacillus cereus 식중독은 식품과 같이 섭취된 cereus균이 장관 내에서 증식하여 생성된 엔테로톡신(enterotoxin)에 의해서 일어난다.

① 원인균은 : 독소형과 설사형이 있고, 그람양성, 간균, 주모성 편모가 있다.
② 원인식품 : 동 · 식물성 단백질 및 전분질 식품, 쌀밥류(쌀밥, 볶음밥), 국수류 등의 전분을 주체로 발생한다.
③ 잠복기 : 설사형(8~16시간, 평균 10~12시간), 구토형(1~5시간, 평균 2~3시간)
④ 증상 : 설사형과 구토형이 있다.
⑤ 호기성, 내열성의 아포를 형성하기 때문에, 가열식품에도 잔종하겨 증식하여 식품 부패의 원인으로 된다.

17 다음 〈보기〉의 식중독균으로 옳은 것은?

> • 4℃ 이하의 온도에서도 증식이 가능하므로 냉장보관이라도 주의를 요한다.
> • 돈육의 냉장, 냉동, 유통과정에서 주의를 요한다.
> • 장내세균과에 속하며, 원래 돼지의 장염균으로 알려져 있다.

① Staphylococcus aureus ② Yersinia enterocolitica
③ Clostridium botulinum ④ Bacillus cereus
⑤ Salmonella typhi

해설 여시니아 식중독(Yersinia enterocolitica)
① 형태 : Gram음성, 간균, 1~수십개의 편모, 협막이 없고, 통성혐기성균
② 지적온도 : 25~30℃이며, 0~5℃에서도 증식
③ Yersinia enterocolitica는 장내세균과에 속하며, 원래 돼지의 장염균으로 알려져 있다.

18 식물성 자연독과 원인 식품의 연결이 옳은 것은?

① 듀린(dhurrin) – 수수 ② 시트리닌(citrinin) – 콩류
③ 아미그달린(amygdalin) – 면실류 ④ 무스카린(muscarine) – 감자
⑤ 셉신(sepsine) – 피마자

19 제1급감염병이며, 원인균이 "Francisella tularensis"인 질병은?

① 페스트 ② 광견병 ③ 파상열
④ 탄저 ⑤ 야토병

20 다음 〈보기〉에 해당하는 감염병으로 옳은 것은?

> • 파리에 의해 전파 가능한 경구감염병이며, 법정 제2급감염병이다.
> • 병원체는 3가지(A, B, C형)가 있으며, 그람음성, 간균으로 운동성이 있다.
> • 임상적 특징 : 급작스런 발병에 이어 계속적인 고열, 쇠약감, 두통, 비장종대, 설사 등을 유발한다.

① 포도상구균 ② 디프테리아 ③ 파라티푸스
④ 후천성면역결핍증 ⑤ 장염비브리오균

21 콜레라의 설명으로 옳은 것은?

① 원인균은 그람양성균이다.
② 원인균은 단모균, 콤마형 간균이다.
③ 쌀뜨물 같은 수양변을 배설하지 않는다.
④ 법정 제3급감염병이다.
⑤ 감염 후 영구면역이 형성된다.(콜라균은 인플루엔자처럼 변종을 한다는 조건하에서).

해설 콜레라(Vibrio cholera) : Gram음성, 단모균, 콤마형 간균

22 **다음 중 제3급감염병인 것은?**

① 페스트　② 성홍열　③ 수족구병
④ 비브리오패혈증　⑤ 볼거리

23 **동물에게는 유산을 유발하며, 원인균은 그람음성, 무포자, 간균인 인수공통감염병은?**

① 돼지단독　② 쯔쯔가무시병　③ 렙토스피라증
④ 브루셀라증　⑤ 결핵

24 **"Escherichia coli O157:H7은 베로톡신(verotoxin)을 생산하다." 다음 중 "O157:H7"에 해당하는 병원성대장균은?**

① 대장균　② 장관조직 침입성 대장균
③ 독소원성 대장균　④ 장관출혈성 대장균
⑤ 장관조직 부착성 대장균

해설 장출혈성대장균감염증
① 병원체 : O-157
② 독소 : Verotoxin
③ O-157균 은 법정 2급감염병에 속하는 장출혈성대장균의 일종으로, 1982년 미국에서 발생한 햄버거 식중독사건을 계기로 처음 알려졌다. 초기증상은 설사, 발열 등 일반 식중독과 비슷하다. 하지만 균이 대장내에서 증식하는 과정에서 배출하는 독소가 장출혈과 용혈성요독증을 일으켜 신장기능 저하 및 뇌장애를 일으키고 심할 경우 죽음에 이른다.

25 **다음 중 병원성대장균의 특징으로 옳은 것은?**

① 그람양성　② 포자생성　③ 유당분해
④ 나선균　⑤ 편성혐기성균

해설 병원성대장균 : 그람음성, 주모균, 무포자 간균, 무아포성

26 **소고기를 생식하거나 불충분하게 가열하여 섭취시 감염 될 수 있으며, 소화불량, 복통, 오심, 구토 등의 증상을 유발하는 기생충은?**

① 유구조충　② 무구조충　③ 구충
④ 동양모양선충　⑤ 요충

27 **요코가와흡충의 제1중간숙주와 제2중간숙주의 연결이 옳은 것은?**

① 가재 - 참게　② 은어 - 다슬기
③ 다슬기 - 은어　④ 물벼룩 - 붕어
⑤ 왜우렁이 - 잉어

해설 요코가와흡충 : 제1중간숙주 → 다슬기, 제2중간숙주 → 담수어(붕어, 은어 등)

28 **식품의 위해요소 중 외인성인 것은?**

① 부패된 단백질　② 불에 탄 돼지고기　③ 썩은 감자
④ 덜 익은 매실　⑤ 과일에 잔류하는 농약

29 **다음 식중독의 원인물질 중 외인성 위해 요인으로 옳은 것은?**

① 산패된 유지　② 방사성물질　③ 복어독
④ 시안배당체　⑤ 알칼로이드배당

30 **다음 중 염소계 플라스틱을 소각시 발생하는 내분비계교란물질은?**

① 다이옥신　② 암모니아　③ 아황산
④ 포름알데히드　⑤ 시안

31 **1955년 일본 조제분유 사건의 원인 중금속이며, 만성중독 시 피부가 청색으로 변하고 손발, 피부에 각화현상이 일어나며 흑피증을 유발하는 중금속은?**

① 수은　② 비소　③ PCB
④ 카드뮴　⑤ 니켈

해설 **비소의 중독사건** : 1955년 여름, **일본**에서 발생한 일반 **비소밀크사건**이다. 이는 지금까지의 환경오염과 달리 **식품오염**에 의해 일어난 **중독사건**이다.

32 **aldrin은 환경 중에서 오래 잔류하며 지용성이다. 다음 중 aldrin이 속하는 농약은?**

① 피레스로이드계　② 유기인계　③ 무기수은계
④ 유기염소계　⑤ 유기불소계

33 **식품에 사용할 수 없는 유해감미료는?**

① 둘신(dulcin)　② 아우라민(auramine)
③ Rhodamin　④ 붕산, 승홍
⑤ 롱갈리트(rongalite)

해설 **유해첨가물**

① 유해 **감미료** : Dulcin, Cyclamate, ρ-nitro-toluidin 등
② 유해 **착색료** : Auramine, Rhodamin, Silk scarlet 등
③ 유해 보존료 : 붕사, Formaldehyde, β-naphtol, 승홍 등
④ 유해 표백제 : Rongalite, 삼염화질소 등

34 **보존료의 사용 목적으로 옳은 것은?**

① 착색효과　② 색의 안정화
③ 후각 증가　④ 살균효과
⑤ 미생물의 증식을 억제하므로 품질저하를 방지

35 **다음 식품첨가물 중 표백제로 사용하는 것은?**

① 아스파탐　② 디히드초산　③ 안식향산
④ 프로피온산나트륨　⑤ 메타중아황산나트륨

36 **식품첨가물 중 식품이 건조되는 것을 방지하기 위해 첨가하는 물질은?**

① 보존제　② 습윤제　③ 유화제
④ 분리제　⑤ 발색제

37 **국내에서 유전자변형 농산물의 혼합표시를 하지 않아도 되는 기준치는?**

① 3% 이하　② 4% 이하　③ 5% 이하
④ 7% 이하　⑤ 10% 이하

해설 한국에서 유통되는 콩, 콩나물, 옥수수 등은 GMO가 3% 이상 섞일 경우에는 반드시GMO(유전자변형농산물)를 표시해야 한다.

38 **식품안전관리인증기준(HACCP)에서 다음의 〈보기〉의 정의에 해당하는 것은?**

• HACCP 관리계획의 유효성과 실행여부를 정기적으로 평가하는 일련의 활동을 말한다. • HACCP 계획에 대한 검증인 최초검증, 연 1회 이상 정기적으로 HACCP 시스템의 적절성을 재평가하는 정기검증이 있고, 그 외 일상적인 실행성 또는 문제가 발생했을 때 실시하는 수시검증이 있다. • HACCP에 있어서 중요한 검증 내용은 크게 2가지(유효성 평가, 실행성 검증)로 분류한다.

① 검증　② 위해요소분석　③ 중요관리점 설정
④ 모니터링　⑤ 한계기준 설정

해설 검증

① 검증이란 HACCP 관리계획의 유효성과 실행여부를 정기적으로 평가하는 일련의 활동을 말한다.
② 해썹의 7원칙 중 6원칙은 해썹의 시스템이 적절하게 운영되고 있는지 확인하기 위한 검증절차를 설정하는 것이다.
③ HACCP에 있어서 중요한 검증 내용은 크게 2가지(유효성 평가, 실행성 검증)로 분류한다.
㉮ 유효성 평가 ; HACCP 계획이 식품안전이 확보될 수 있도록 효과적으로 수립되었는지 확인
㉯ 실행성 검증 : 해썹 계획이 설정된 내용대로 절차를 통해 이행되었는지 확인

39 다음 중 HACCP의 물리적 위해요소에 속하는 것은?

① 세균 ② 곰팡균 ③ 잔류농약
④ 유리나 플라스틱 조각 ⑤ 수은

40 다음 중 독성시험시 공시동물에 시험물질을 1회만 투여하여 독성의 영향을 관찰하는 시험방법은?

① 아급성독성 시험 ② 급성독성 시험 ③ 만성독성 시험
④ 교차형 시험 ⑤ 발암성 시험

해설 독성실험

(1) 급성독성 실험

① 실험용 쥐의 입에 투여 후, 원칙적으로 1주간 관찰하여 50%치사량(LD50)값을 구하는 시험을 말한다. 경구 투여에 따른 급성독성증상은 원칙적으로 중독은 1~2주에 걸쳐 관찰을 실행한다. 필요에 따라서 토끼, 개, 원숭이, 어류 등을 이용한다.

② 급성독성을 밝히기 위한 시험방법의 하나이며, 동물에게 대량의 검체를 1회 투여하여 치사량을 구한다. 식품위생상의 경우 주로 경구 투여가 실시되지만, 피하, 복강 또는 혈관내에 투여하는 경우도 있다. 투여한 동물의 반수가 사망하는 양을 LD50(50%치사량)이라고 하며 체중 1kg 당 mg으로 나타낸다.

③ 1회 또는 24시간 반복투여 후, 중독증상은 1~2주에 걸쳐 관찰한다.

(2) 아급성독성 실험

아급성독성은 14일, 90일, 6개월 동안 실험해서 나타난 무관찰작용량(No Observed Effect Level, "NOEL")을 이용한다.

(3) 아만성독성 실험

① 시험동물에 3개월간을 연속투여 했을 때 생기는 특성을 말한다.

② 최대무작용량, 최대허용량 따위를 결정하는 데 이용한다.

(4) 만성독성 실험

시험동물에게 6개월간 또는 그 이상 연속적으로 투여하여, 그 때 나타나는 동물의 장애를 규명하는 시험이다.

(5) 발암성 시험

시험물질을 실험동물에게 장기간(24개월 이상~30개월 이내)투여하여 암(종양)의 유발 유무를 질적 · 양적으로 검사하는 시험을 말한다.

4 위생곤충학

01 다음은 위생곤충이 사람에게 주는 피해를 연결한 것이다. 옳은 것은?

① 깔따구 – 난소형 전파 ② 독나방 – 증식형 전파
③ 옴진드기 – 물리적 전파 ④ 빈대 – 기계적 전파
⑤ 모기 – 흡혈시 질병을 매개

02 곤충의 생물학적 전파 중 수적증식 없이 발육만하는 질병과 병원체의 연결이 옳은 것은?

① 발진티푸스 – 리케차 ② 로키산홍반열 – 리케차
③ 일본뇌염 – 바이러스 ④ 말라리아 – 원충
⑤ 말레이사상충증 – 선충

해설 사상충병(Filariasis)

① 병원체 : 말레이사상충(Brugia malayi)(사상충)
② 병원소 : 사람(감염자)
③ 전파방식 : 사상충의 유충을 가진 모기에 물렸을 때 감염된다(마개모기 : Aedes togoi).
④ 특징
㉮ 모기(숲모기속)가 매개체로 혈류에 filaria형으로 감염, 임파조직에 기생한다.
㉯ 자충이 혈중에 나타나는 시간이 야간에만 한정되는 야간 주기성으로 밤 10~새벽 2시에 피이크를 이룬다(혈류감염).

03 다음 중 설치류를 통해 2차감염이 될 수 있는 질병은?

① 페스트 ② 일본뇌염 ③ 말라리아
④ 발진티푸스 ⑤ 쯔쯔가무시병

04 다음 중 참진드기가 전파시키는 질병은?

① 페스트 ② 쯔쯔가무시병 ③ 말라리아
④ 발진티푸스 ⑤ 중증열성혈소판감소증후군

05 생활주기에 따라 방제방법을 달리 적용해야 하는 곤충은?

① 모기 ② 참진드기 ③ 빈대
④ 독일바퀴 ⑤ 흡혈노린재

해설 완전변태를 하는 곤충은 생활주기에 따라 방제방법을 달리한다.

06 들판에서 동물이 배설한 분(糞)을 섭취하고 파헤쳐 건조하게 만들므로, 파리유충이 서식할 수 없게 만드는 곤충은?

① 모기 ② 기생벌 ③ 거미
④ 똥풍뎅이 ⑤ 하루살이

07 모기의 방제 중 생물학적 방제방법은?

① 불임제 살포 ② 발육억제제 살포 ③ 천적 이용
④ 트랩이용 ⑤ 독먹이

08 **페스트 유행시 간접적인 방제방법으로 옳은 것은?**

① 쥐 끈끈이 설치 ② 불임제 설치
③ 쥐의 천적 방사 ④ 급성살서제 살포
⑤ 쥐구멍에 살충제인 분제를 살포

09 **상수원에서 모기유충이 발견되었다. 유충방제를 위해 사용시 방제효과가 좋은 살충제는?**

① DDT ② 템포스(temephos) ③ 파라치온
④ DDVP ⑤ 벤디오카브(bendiocarb)

해설 temephos(템포스)
① 모기유충 및 깔따구 유충에는 방제효과가 좋으나, 모기성충에는 살충력이 약하다.
② 수서동물에 해가 거의 없다.

10 **살충제 분류 중 "살란제, 살유충제, 살성충제, 살진드기제 등"이 속하는 분류는?**

① 화학구조에 따라 분류 ② 치사시키는 대상에 따라 분류
③ 침입경로에 따라 분류 ④ 식독제에 따라 분류
⑤ 훈증제에 따라 분류

해설 치사시키는 대상에 따라 분류 : 살란제, 살유충제, 살성충제, 살진드기제 등이 있다

11 **살충제 용제(溶劑)를 석유 또는 경유로 희석한 용액이 400~600℃의 연소실을 통과시켜 입자를 0.1~40μm으로 미립화되어 에어콤프레서의 힘으로 배출되게 하는 방법으로 옳은 것은?**

① 잔류분무 ② 가열연무(가열연막)
③ 극미량연무 ④ 에어로솔 ⑤ 미스트(mist)

해설 살충제 입자의 크기
(1) 공간살포 : 1~50μm(μ)
① 에어로솔 : 30μm
② 가열연무(가열연막) : 0.1~40μ(5~15μ)
③ 극미량연무(ULV) : 5~50μ(50μ 이하)
(2) 미스트(mist) : 50~100μ
(3) 잔류분무 : 100~400μ
(4) 분제와 입제 살포 : 10μ내외

12 **살충제는 적용방법에 따라 입자의 크기가 다르다. 다음 중 "분제"의 입자크기 범위로 옳은 것은?**

① 100um 이하 ② 100~150um ③ 150~200um
④ 200~400um ⑤ 500um 이상

13 피레스로이드계 살충제 중 천연 살충제는?

① 피레스린(pyrethrin)
② 퍼머스린(permethrin)
③ 델타메스린(deltamethrin)
④ dimethrin(디메스린)
⑤ cyfluthrin(싸이흐르스린)

해설 합성 피레스로이드계 살충제 : tetramethrin(테트라메스린), allethrin(아레스린), cyfluthrin(싸이흐르스린), barthrin(바스린), dimethrin(디메스린), permethrin(퍼머스린, EXMIN) 등

14 살충제의 급성독성에 관한 설명으로 옳은 것은?

① 급성 경구 독성등급의 분류는 2등급이다.
② 급성 경피 독성등급의 분류는 3등급이다.
③ 급성 경구 및 경피 독성등급의 단위는 g/kg으로 표시한다.
④ 흡입독성은 1L 내의 약제농도를 g으로 표시한다.
⑤ 고독성 살충제의 용기에는 "POISON"으로 표시하고 "해골"과 2개의 뼈를 "X자형"으로 그려 넣는다.

해설 급성독성에 의한 살충제의 분류
① 급성 경구 독성등급의 분류는 6등급이다.
② 급성 경피 독성등급의 분류는 6등급이다.
③ 급성 경구 및 경피 독성등급의 단위는 mg/kg으로 표시한다.

15 말피기관의 "위"에 있는 것은?

① 인두~전위
② 전장~중장
③ 중장~후장
④ 회장~직장
⑤ 직장~항문

해설 말피기관은 일정한 장소에 부착되어 있지 않고 체강 내에 떠 있으며 중장과 후장 사이에 연결되어 있다.

16 다음 중 곤충의 혈액인 혈림프액의 혈구의 역할로 옳은 것은?

① 노폐물을 배설기관으로 저장
② 외부로부터의 이물질 탐식
③ 탈피과정을 억제
④ 혈압을 이용함으로써 호흡작용을 억제
⑤ 체내의 수분증발 억제

17 호흡계 중 파리의 기관낭에 관한 설명으로 옳은 것은?

① 호흡을 억제한다.
② 체온을 올려 준다.
③ 이산화탄소 공급하는 풀무작용
④ 날아갈 때 체중을 가볍게 한다.
⑤ 공기를 배출하여 체중을 무겁게 한다.

해설 기관낭(공기주머니)의 기능
① 공기를 저장하여 호흡을 돕는다.
② 산소를 공급하는 풀무작용
③ 체온을 식히는 일
④ 탈피시 공간을 만드는 일
⑤ 비상(飛翔)곤충에서는 체중을 가볍게 하는 일 등

18 다음 중 분류학상 "곤충강"에 속하는 것은?

① 참진드기 ② 물렁진드기기 ③ 거미
④ 가재 ⑤ 작은빨간집모기

19 도시의 아파트 정화조에 집단 서식하면서 뉴슨스로 불리기도하며, 사람을 공격하기도 하므로, 겨울철에도 아파트나 빌딩에서 방역을 하여야하는 모기는?

① 지하집모기 ② 작은빨간집모기 ③ 중국얼룩날개모기
④ 토고숲모기 ⑤ 왕모기

20 다음 바퀴 중 전흉배판은 약간 오목볼록형이며, 암컷의 날개가 짧아 복부를 반만 덮고 있는 것은?

① 독일바퀴 ② 집바퀴 ③ 이질바퀴
④ 먹바퀴 ⑤ 일본바퀴

21 중형 내지 대형(8~15mm)의 회색 파리이다. 중흉배판에 3개의 흑색종대가 있으며, 복부엔 바둑판 모양의 무늬를 갖고 있는 곤충은?

① 모래파리 ② 쉬파리 ③ 집파리
④ 체체파리 ⑤ 왕파

22 유충의 두부에 1쌍의 부채모양을 한 구기쇄모를 갖고 있는 곤충은?

① 모기 ② 파리 ③ 진드기
④ 먹파리 ⑤ 딸집파리

해설 먹파리 유충의 두부는 특이하여 다른 곤충과 쉽게 구별된다. 유충의 두부에는 1쌍의 촉각, 1쌍의 발달한 대악, 1쌍의 부채모양을 한 구기쇄모(mouth brush)가 있다.

23 모래파리에 관한 설명으로 옳은 것은?

① 아프리카수면병을 매개한다.
② 염분기가 있는 수생식물의 잎 뒷면에 산란한다.
③ 앉을 때 양 날개를 수직으로 세운다.
④ 성충은 크기는 8~9mm 정도이다.
⑤ 암수가 특이한 구조의 촉각을 가지고 있다.

해설 모래파리는 앉을 때 양 날개를 위로 직립(수직)으로 세우고, 나방파리는 날개를 양옆으로 접어 복부를 덮는다.

24 **사람에게 질병을 매개하지는 않는 것으로 알려져 있으며, 2시간 간격으로 흡혈하는 곤충은?**

① 빈대　② 참진드기　③ 몸이
④ 머릿니　⑤ 모기

해설 흡혈습성
① 머릿니 : 2시간 간격으로 흡혈한다.
② 몸이 : 1일 평균 2회 흡혈한다.
③ 빈대 유충 : 1주일에 1~2회 흡혈한다.
※ 발진티푸스 : 몸이만이 중요한 매개종이며, 머릿니와 사면발이는 매개하지 않는 것으로 되어 있다.

25 **흡혈하면 곧 혈액의 수분이 분(糞)에 섞여 배설되는데 반액체상의 분이 나와 가구나 벽에 흑색 또는 갈색 오점(汚點)을 남기므로 서식 유무를 쉽게 알 수 있는 위생곤충은?**

① 모기　② 빈대　③ 개미
④ 나방파리　⑤ 집파리

해설 빈대
① 흡혈하면 곧 혈액의 수분이 분(糞)에 섞여 배설되는데 반액체상의 분이 나와 가구나 벽에 흑색 또는 갈색 오점(汚點)을 남기므로 빈대의 서식 유무를 쉽게 알 수 있다.
② 빈대가 건물에 침입하는 경로 : 주로 중고품가구, 낡은 책, 옷, 여행가방 등에 묻어 들어 온다.

26 **진드기를 "아목" 별로 분류시 기준은?**

① 기문 위치　② 호흡계의 특징　③ 순판 길이
④ 순판 모양　⑤ 구하체 유무

해설 진드기목은 호흡계의 특징이나 기문의 위치에 따라 7개의 아목으로 분류하는데, 그중 위생상 중요한 아목은 4아목(후기문아목, 중기문아목, 전기문아목, 무기문아목)이다.

27 **참진드기과의 형태에 대한 설명으로 옳은 것은?**

① 순판은 발육 기간 중 성충에게서만 볼 수 있다.
② 암컷은 수컷보다 몸이 더 크다.
③ 촉수는 길고, 움직인다.
④ 다리는 짧고, 뭉뚝하며, 끝에 흡반이 있다.
⑤ 기문은 의두와 제2절 사이에 위치한다.

해설 참진드기
① 암컷은 수컷보다 대형이다. 흡혈 후의 암컷은 흡혈 전에 비하여 엄청나게 커지나, 수컷은 흡혈량이 극히 소량이므로 크게 변하지 않는다.
② 순판은 발육 기간 중 어느 시기에서나 볼 수 있다.
③ 기문은 크고 뚜렷하며 원형 또는 콤마형으로 제4기절 뒤에 위치한다.

〈참진드기와 물렁진드기의 형태적 비교〉

	참진드기	물렁진드기
순판	있다	없다
의두	몸의 전단에 위치	복부에 위치
촉수	짧고, 고정되어 있다.	길고, 움직인다.
눈(존재 시)	1쌍	2쌍
기절선	없다.	있다.
후장	항문과 연결	체강내에서 막혀있다

※ 옴진드기 특징 : 다리는 짧고 뭉뚝하며 끝에 흡반이 있다.

28 다음은 독나방의 독모에 관한 설명이다. 옳은 것은?

① 독낭 속에 독모를 저장된다.
② 성충 시기에만 생성된다.
③ 복부말단에서 독모를 생성된다.
④ 독모의 양 끝은 굵기와 모양이 같다.
⑤ 유충의 유방돌기에 밀생하고 있는 독모는 요철(凹凸)형으로 길게 연결되어 있다.

해설 독나방의 독모

① 유충의 유방돌기에 밀생하고 있는 독모의 길이는 평균 100μm(50~227μm)의 미세한 털로, 하단부가 가늘고 뾰족하고 다른 한 끝은 굵고 가운데 홈이 파여 있다.
② 독모의 뾰족한 끝이 다른 독모의 홈(凹 부)에 박혀 있고 반대 끝의 홈에는 또 다른 독모가 박혀있는 것으로 3~12개 독모가 길게 연결되어 있어서 건드리면 각 독모가 홈에서 빠져 흩어지게 된다. 요철(凹凸)형으로 길게 연결되어 있다.
③ 독모가 밀생하고 있는 유방돌기는 유충의 2령기부터 생겨나기 시작하여 발육과 함께 수가 증가하여 종령기 유충은 23쌍의 유방돌기에 약 600만개의 독모를 갖게 된다.

29 주택가 근처의 땅굴이나 하수구에서 생활하는 쥐의 명칭은?

① 생쥐 ② 곰쥐 ③ 시궁쥐
④ 지붕쥐 ⑤ 등줄쥐 또는 들쥐

30 만성살서제에 관한 설명으로 옳은 것은?

① 혈액응고제이다.
② 사전미끼가 필요하다.
③ 독성작용은 섭취 후 1~2시간 내에 발현된다.
④ 1번 투여하는 것이 좋다.
⑤ 저농도의 약제를 1번 투여보다는 4~5회 반복 투여하는 것이 효과적이다.

5 위생관계법령

01 「공중위생관리법」상 "이 법은 공중이 이용하는 영업의 (　)에 관한 사항을 규정함으로써 (　)시켜 국민의 (　)에 기여함을 목적으로 한다." (　)의 들어갈 내용으로 옳은 것은?

① 위생관리등 – 위생수준을 향상 – 질병예방
② 위생관리등 – 위생수준을 향상 – 건강증진
③ 위생수준을 향상 – 건강증진 –위생관리
④ 권한 – 위생수준을 향상 – 건강증진
⑤ 질병예방 – 위생수준을 향상 – 건강증진

해설 공중위생관리법 제1조(목적) 이 법은 공중이 이용하는 영업의 위생관리등에 관한 사항을 규정함으로써 위생수준을 향상시켜 국민의 건강증진에 기여함을 목적으로 한다.

02 「공중위생관리법」상 위생사 국가시험에서 부정행위를 한 사람에 대하여는 그 시험을 정지시키거나 합격을 무효로 한다. 시험이 정지되거나 합격이 무효가 된 사람은 위생사 국가시험에 몇 회 응시할 수 없는가?

① 1회　② 2회　③ 3회
④ 4회　⑤ 5회

해설 공중위생관리법제6조의2(위생사의 면허 등)

03 「공중위생관리법」상 공중위생감시원의 자격이 있는 자는?

① 수산물제조기사 및 산업기사
② 영양사 및 조리사
③ 위생사 또는 외국에서 위생사 면허를 받은 사람
④ 식품기사 및 산업기사
⑤ 산업위생사 및 산업기사

해설 공중위생관리법 시행령(제8조(공중위생감시원의 자격 및 임명) ① 법 제15조에 따라 특별시장 · 광역시장 · 도지사(이하 "시 · 도지사"라 한다) 또는 시장 · 군수 · 구청장은 다음 각 호의 어느 하나에 해당하는 소속 공무원 중에서 공중위생감시원을 임명한다.
1. 위생사 또는 환경기사 2급 이상의 자격증이 있는 사람
2. 「고등교육법」에 따른 대학에서 화학 · 화공학 · 환경공학 또는 위생학 분야를 전공하고 졸업한 사람 또는 법령에 따라 이와 같은 수준 이상의 학력이 있다고 인정되는 사람
3. 외국에서 위생사 또는 환경기사의 면허를 받은 사람
4. 1년 이상 공중위생 행정에 종사한 경력이 있는 사람

04 「공중위생관리법」상 영업신고 전에 위생교육을 받아야 하는 자 중 "천재지변, 본인의 질병 · 사고 등의 사유로 교육을 받을 수 없는 경우"에 해당하는 자는 영업신고를 한 후 몇 개월 이내에 위생교육을 받아야 하는가?

① 1개월 ② 3개월 ③ 6개월
④ 12개월 ⑤ 3년

해설 공중위생관리법 시행규칙 제23조(위생교육)

05 "해수를 목욕물로 사용할 때 총대장균군수는 100mL 당 ( ) 이하가 되어야 한다." ( )안에 들어갈 내용으로 옳은 것은?

① 10 ② 100 ③ 200
④ 1,000 ⑤ 2,000

해설 공중위생관리법 시행규칙 [별표 2]
※ 환경위생학, 이론, 집합소의 위생 중 "해수를 목욕물로 하는 경우" 참고

06 「공중위생관리법」상 미용기구 및 이용기구의 소독기준 및 방법으로 옳지 않은 것은?

① 자외선소독 : 1cm² 당 70μW 이상의 자외선을 20분 이상 쬐어준다.
② 열탕소독 : 섭씨 100℃ 이상의 물속에 10분 이상 끓여준다.
③ 증기소독 : 섭씨 100℃ 이상의 습한 열에 20분 이상 쐬어 준다.
④ 건열멸균소독 : 섭씨 100℃ 이상의 건조한 열에 20분 이상 쐬어준다.
⑤ 에탄올소독 : 에탄올수용액(에탄올 70%인 수용액)에 10분 이상 가둔다.

해설 공중위생관리법 시행규칙 [별표 3] : ②~⑤번 외
① 자외선소독 : 1cm²당 85μW 이상의 자외선을 20분 이상 쬐어준다.
② 석탄산수소독 : 석탄산수(석탄산 3%, 물 97%의 수용액을 말한다)에 10분 이상 담가둔다.
③ 크레졸소독 : 크레졸수(크레졸 3%, 물 97%의 수용액을 말한다)에 10분 이상 담가둔다.

07 「감염병예방법」상 제1급감염병에 속하는 질병은?

① b형헤모필루스인플루엔자 ② 신증후군출혈열
③ 폐렴구균감염증 ④ 에볼라바이러스병
⑤ 지카바이러스 감염증

해설 감염병예방법 제2조(정의)

08 「감염병예방법」상 표본감시감염병(제4급감염병)에 해당하는 것은?

① 디프테리아, 에볼라바이러스병
② 백일해, 콜레라
③ 파상풍, 중증열성혈소판감소증후군(SFTS)
④ 중증급성호흡기증후군, 신종감염병증후군
⑤ 급성호흡기감염증

해설 감염병예방법 제2조(정의)

09 「감염병예방법」상 감염병환자, 식품, 동식물 등으로부터 고위험병원체를 분리한자와 고위험병원체를 분양 · 이동 받으려는 자는 지체 없이 누구에게 어떻게 하여야하는가?

① 질병관리청장 – 등록
② 질병관리청장 – 신고
③ 질병관리청장 – 허가
④ 보건복지부장관 – 신고
⑤ 시장 · 군수 · 구청장 – 허가

해설 감염병예방법 제21조(고위험병원체의 분리, 분양 · 이동 및 이동신고)

10 「감염병예방법」상 "감염병 실태조사"의 실시 주기로 옳은 것은?

① 1년
② 2년
③ 3년
④ 4년
⑤ 5년

해설 감염병예방법 시행규칙 제15조(실태조사의 방법 및 절차 등) ② 실태조사의 실시 주기는 다음 각 호의 구분에 따른다.
1. 의료기관의 감염관리 실태조사 : 3년
2. 감염병 실태조사 : 3년
3. 내성균 실태조사 : 매년

11 「감염병예방법」상 약물소독에 사용되는 약품으로 옳지 않은 것은?

① 크롤칼키수(크롤칼키 5% 수용액)
② 석탄산 3% 수용액
③ 생석회(대한약전 규격품)
④ 포르마린(대한약전 규격품)
⑤ 메탄올 70% 수용액

해설 감염병예방법 시행규칙 [별표 6] 약물소독 : ①~④번 외
① 크레졸수(크레졸액 3% 수용액)
② 승홍수(승홍 0.1%, 식염수 0.1%, 물 99.8% 혼합액

12 「식품위생법」상 기구 및 용기 · 포장에 관한 기준 및 규격을 정하여 고시하는 자는?

① 보건소장
② 시 · 도지사
③ 질병관리청장
④ 보건복지부장관
⑤ 식품의약품안전처장

해설 식품위생법 제9조(기구 및 용기 · 포장에 관한 기준 및 규격)

13 「식품위생법」상 식품의약품안전처장은 등록한 식품을 제조 · 판매하는 자에 대하여 식품이력추적관리기준의 준수여부 등을 몇 년마다 조사 · 평가하여야 하는가?

① 1년 ② 2년 ③ 3년
④ 5년 ⑤ 10년

해설 식품위생법 제49조(식품이력추적관리 등록기준 등) ⑤ 식품의약품안전처장은 등록한 식품을 제조 · 가공 또는 판매하는 자에 대하여 식품이력추적관리기준의 준수 여부 등을 3년마다 조사 · 평가하여야 한다. 다만, 영유아식 제조 · 가공업자, 일정 매출액 · 매장면적 이상의 식품판매업자 등 등록한 식품을 제조 · 가공 또는 판매하는 자에 대하여는 2년마다 조사 · 평가하여야 한다.

14 「식품위생법」상 "식품의약품안전처장은 식품이력추적관리기준에 따라 등록한 영유아 식품을 제조 · 가공 또는 판매하는 자에 대하여 식품이력추적관리기준의 준수 여부 등을 몇 년마다 조사 · 평가하여야 하는가?

① 1년 ② 2년 ③ 3년
④ 5년 ⑤ 10년

해설 식품위생법 법 제49조(식품이력추적관리 등록기준 등)

15 「식품위생법」상 기준 · 규격이 고시되지 아니한 화학적 합성품 등의 판매금지를 위반하여 판매를 한 자에 대한 벌칙은?

① 1년 이하의 징역 또는 1천만원 이하의 벌금
② 3년 이하의 징역 또는 3천만원 이하의 벌금
③ 5년 이하의 징역 또는 5천만원 이하의 벌금
④ 7년 이하의 징역 또는 7천만원 이하의 벌금
⑤ 10년 이하의 징역 또는 1억원 이하의 벌금

해설 식품위생법
법 제6조(기준 · 규격이 정하여지지 아니한 화학적 합성품 등의 판매 등 금지)
법 제94조(벌칙)

16 「식품위생법」상 식품위생감시원의 직무가 아닌 것은?

① 식품 등의 위생적 취급기준의 이행지도
② 식품 등의 압류 · 폐기 등
③ 위생등급 지정에 관한 식품조사 및 연구 사업
④ 출입 · 검사 및 검사에 필요한 식품등의 수거
⑤ 영업소의 폐쇄를 위한 간판제거 등의 조치

해설 식품위생법 시행령 제17조(식품위생감시원의 직무)

17 「식품위생법」상 영업신고를 하여야 하는 업종이 아닌 것은?

① 식품판매업
② 용기 · 포장류 제조업
③ 식품조사처리업
④ 용기 · 포장류제조업
⑤ 식품냉동 · 냉장업

해설 식품위생법 시행령 제25조(영업신고를 하여야 하는 업종)

18 「먹는물관리법」상 "샘물이란 암반대수층 안의(　) 또는 (　) 등 수질의 안전성을 계속 유지할 수 있는 자연 상태의 깨끗한 물을 먹는 용도로 사용할 원수(原水)를 말한다." (　)에 들어갈 용어는?

① 심층수, 수돗물
② 지하수, 용천수
③ 염지하수, 지표수
④ 지표수, 재이용수
⑤ 수돗물, 재이용수

해설 먹는물관리법 제3조(정의)

19 「먹는물관리법」상 "먹는물관련영업"이 아닌 것은?

① 수돗물 및 지표수 제조업
② 먹는샘물 · 먹는염지하수의 제조업
③ 먹는샘물 유통전문판매업
④ 수처리제 제조업
⑤ 정수기의 제조업 · 수입판매업

해설 먹는물관리법 제3조(정의) : "먹는물관련영업"이란 먹는샘물 · 먹는염지하수의 제조업 · 수입판매업 · 유통전문판매업, 수처리제 제조업 및 정수기의 제조업 · 수입판매업을 말한다.

20 「먹는물관리법」상 "샘물의 수량이 풍부하게 부존되어있는 지역"을 샘물보전구역으로 지정할 수 있는 사람은?

① 시장, 군수, 구청장
② 시 · 도지사
③ 환경부장관
④ 보건복지부장관
⑤ 질병관리청장

해설 먹는물관리법 제8조의3(샘물보전구역의 지정)

21 「먹는물관리법」상 대통령령으로 정하는 규모 이상의 샘물 또는 염지하수("샘물등")를 개발하려는 자는 누구에게 어떻게 하여야하는가?

① 시장, 군수, 구청장 – 허가
② 시 · 도지사 – 신고
③ 시 · 도지사 – 허가
④ 환경부장관 – 허가
⑤ 유역환경청장 – 허가

해설 먹는물관리법 제9조(샘물 또는 염지하수의 개발허가 등)

22 「폐기물관리법」상 의료기관에서 배출되는 "혈액이 함유되어 있는 일회용기저귀"는 어느 의료폐기물에 해당하는가?

① 격리의료폐기물 ② 병리계폐기물 ③ 일반폐기물
④ 일반의료폐기물 ⑤ 혈액오염폐기물

해설 폐기물관리법 시행령 제4조 [별표 2]

23 다음 중 액상폐기물의 수분함량 기준으로 옳은 것은?

① 수분함량이 5퍼센트를 초과 ② 수분함량이 15퍼센트를 초과
③ 수분함량이 50퍼센트를 초과 ④ 수분함량이 75퍼센트를 초과
⑤ 수분함량이 85퍼센트를 초과

해설 폐기물관리법 시행규칙 제10조(폐기물처리시설 외의 장소에서의 폐기물 처리)

24 「하수도법」상 "분뇨처리시설이란 분뇨를 ( )·( ) 등의 방법으로 처리하는 시설을 말한다.( )에 들어갈 용어는?

① 침전, 화학 ② 산화, 환원
③ 침전, 부상 ④ 흡착, 응집
⑤ 침전, 분해

해설 하수도법 제2조(정의) : "분뇨처리시설"이라 함은 분뇨를 **침전 · 분해** 등의 방법으로 처리하는 시설을 말한다.

25 1일 하수처리 용량이 500m^3 이상 일 때 BOD의 방류수 수질기준은?

① 5mg/L 이하 ② 10mg/L 이하 ③ 20mg/L 이하
④ 30mg/L 이하 ⑤ 50mg/L 이하

해설 하수도법 시행규칙 제3조(방류수의 수질기준 등) [별표 1]

제5회 실전모의고사 정답

1 공중보건학

1. ④ 2. ① 3. ① 4. ⑤ 5. ③ 6. ① 7. ④ 8. ⑤ 9. ⑤ 10. ⑤
11. ③ 12. ① 13. ④ 14. ③ 15. ④ 16. ③ 17. ⑤ 18. ① 19. ① 20. ④
21. ② 22. ④ 23. ③ 24. ① 25. ① 26. ⑤ 27. ⑤ 28. ② 29. ② 30. ①
31. ⑤ 32. ③ 33. ⑤ 34. ① 35. ②

2 환경위생학

1. ③ 2. ④ 3. ④ 4. ① 5. ⑤ 6. ④ 7. ① 8. ④ 9. ④ 10. ②
11. ④ 12. ① 13. ④ 14. ① 15. ⑤ 16. ② 17. ② 18. ③ 19. ④ 20. ②
21. ② 22. ② 23. ① 24. ⑤ 25. ① 26. ③ 27. ② 28. ⑤ 29. ① 30. ⑤
31. ① 32. ② 33. ④ 34. ① 35. ③ 36. ① 37. ① 38. ③ 39. ⑤ 40. ③
41. ④ 42. ① 43. ① 44. ① 45. ⑤ 46. ③ 47. ⑤ 48. ⑤ 49. ① 50. ②

3 식품위생학

1. ① 2. ⑤ 3. ③ 4. ④ 5. ③ 6. ③ 7. ⑤ 8. ③ 9. ② 10. ②
11. ① 12. ③ 13. ③ 14. ③ 15. ③ 16. ① 17. ② 18. ① 19. ⑤ 20. ③
21. ② 22. ④ 23. ④ 24. ④ 25. ③ 26. ② 27. ③ 28. ⑤ 29. ② 30. ①
31. ② 32. ④ 33. ① 34. ⑤ 35. ⑤ 36. ② 37. ① 38. ① 39. ④ 40. ②

4 위생곤충학

1. ⑤ 2. ⑤ 3. ① 4. ⑤ 5. ① 6. ④ 7. ③ 8. ⑤ 9. ② 10. ②
11. ② 12. ① 13. ① 14. ⑤ 15. ③ 16. ② 17. ④ 18. ⑤ 19. ① 20. ②
21. ② 22. ④ 23. ③ 24. ④ 25. ② 26. ① 27. ② 28. ⑤ 29. ③ 30. ⑤

5 위생관계법령

1. ② 2. ② 3. ③ 4. ③ 5. ④ 6. ① 7. ④ 8. ⑤ 9. ② 10. ③
11. ⑤ 12. ⑤ 13. ③ 14. ② 15. ⑤ 16. ③ 17. ③ 18. ② 19. ① 20. ②
21. ③ 22. ④ 23. ⑤ 24. ⑤ 25. ①

위생사 필기시험문제

발 행 일 2025년 6월 05일 개정19판 1쇄 인쇄
2025년 6월 10일 개정19판 1쇄 발행

저자협의 인지생략

저 자 하재남

발 행 처 크라운출판사 http://www.crownbook.co.kr

발 행 인 李尙原
신고번호 제 300-2007-143호
주 소 서울시 종로구 율곡로13길 21
공 급 처 (02) 765-4787, 1566-5937
전 화 (02) 745-0311~3
팩 스 (02) 743-2688, 02) 741-3231
홈페이지 www.crownbook.co.kr
I S B N 978-89-406-5004-2 / 13510

특별판매정가 42,000원

이 도서의 문의를 편집부(02-6430-7007)로 연락주시면 친절하게 응답해 드립니다.